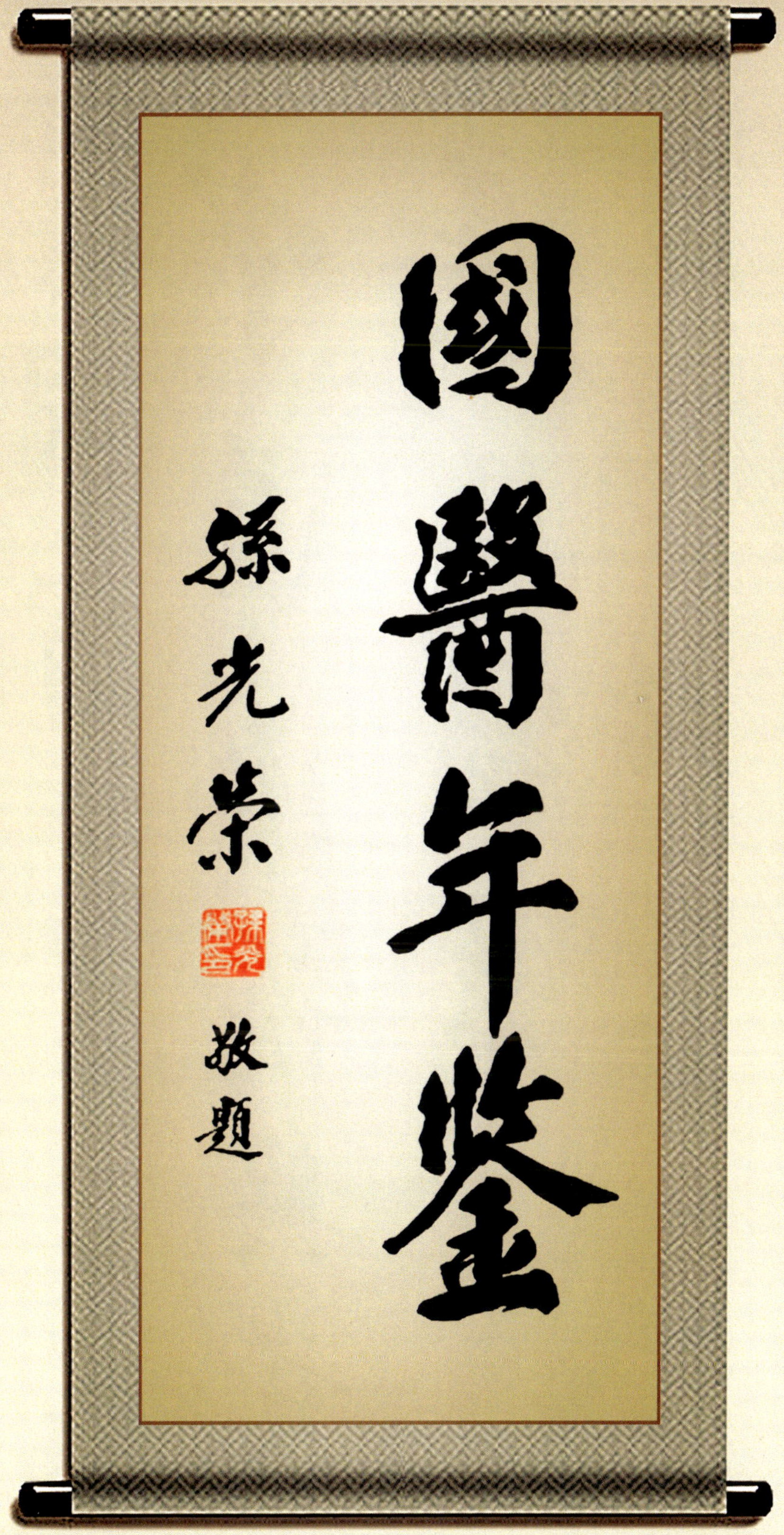
國醫年鉴
孫光荣敬題

國醫年鑒出版紀念

中医藥振興發展之實录

路志正

壬辰冬月

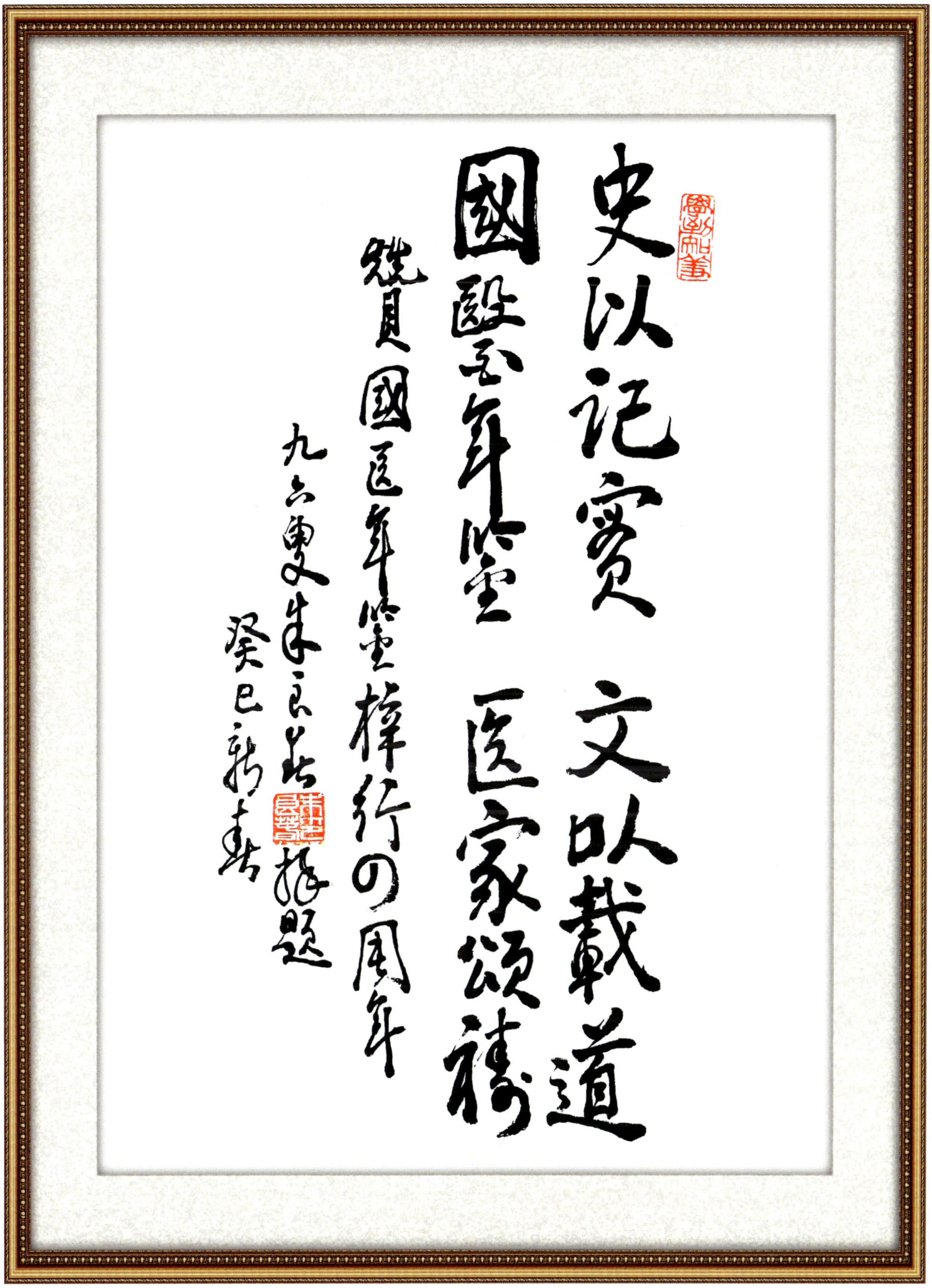
史以记实 文以载道
國醫年鑒 醫家頌禱
賀國醫年鑒梓行四周年
九六叟朱良春撰題
癸巳新春

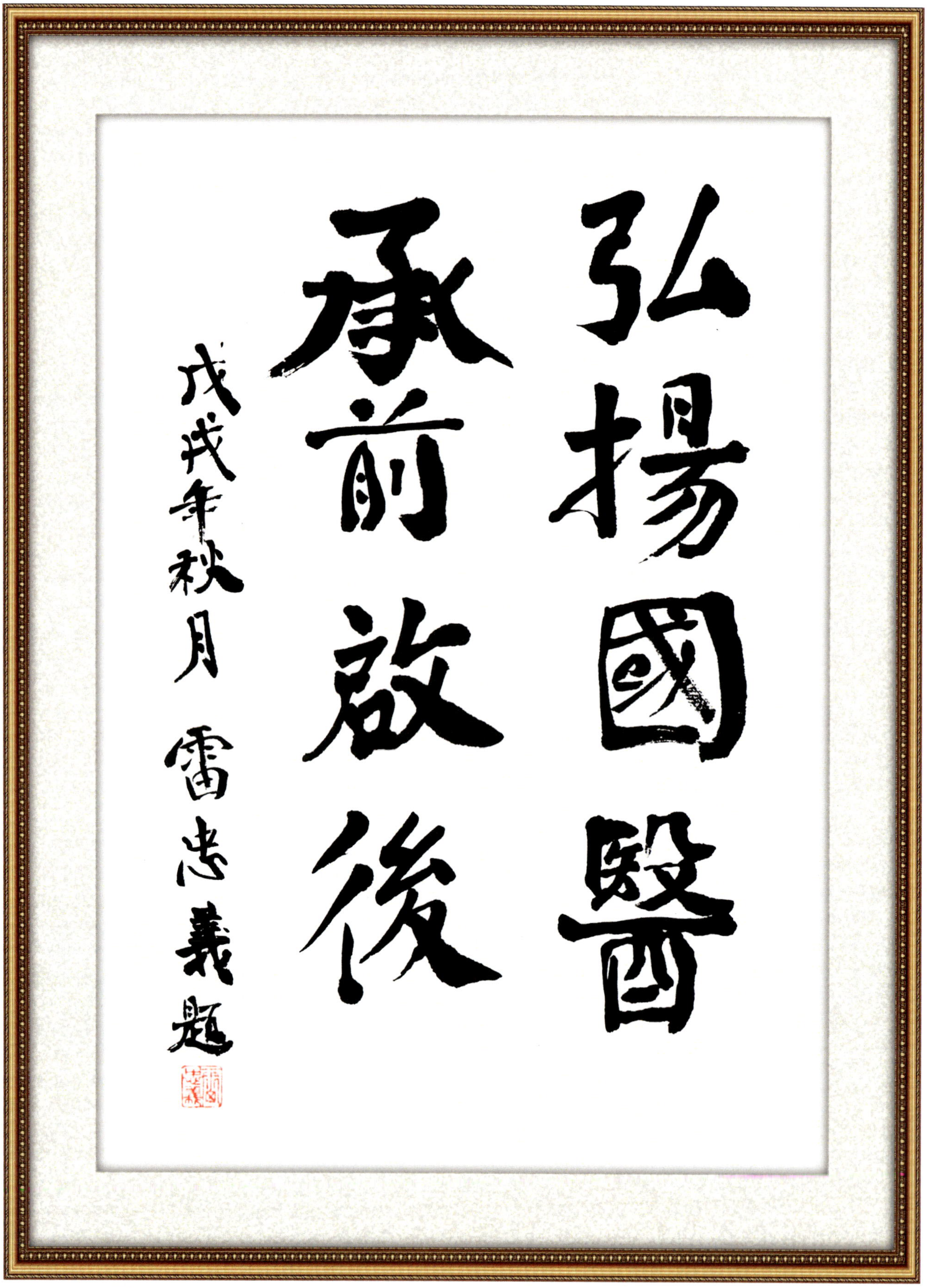
弘揚國醫
承前啟後
戊戌年秋月 雷忠義題

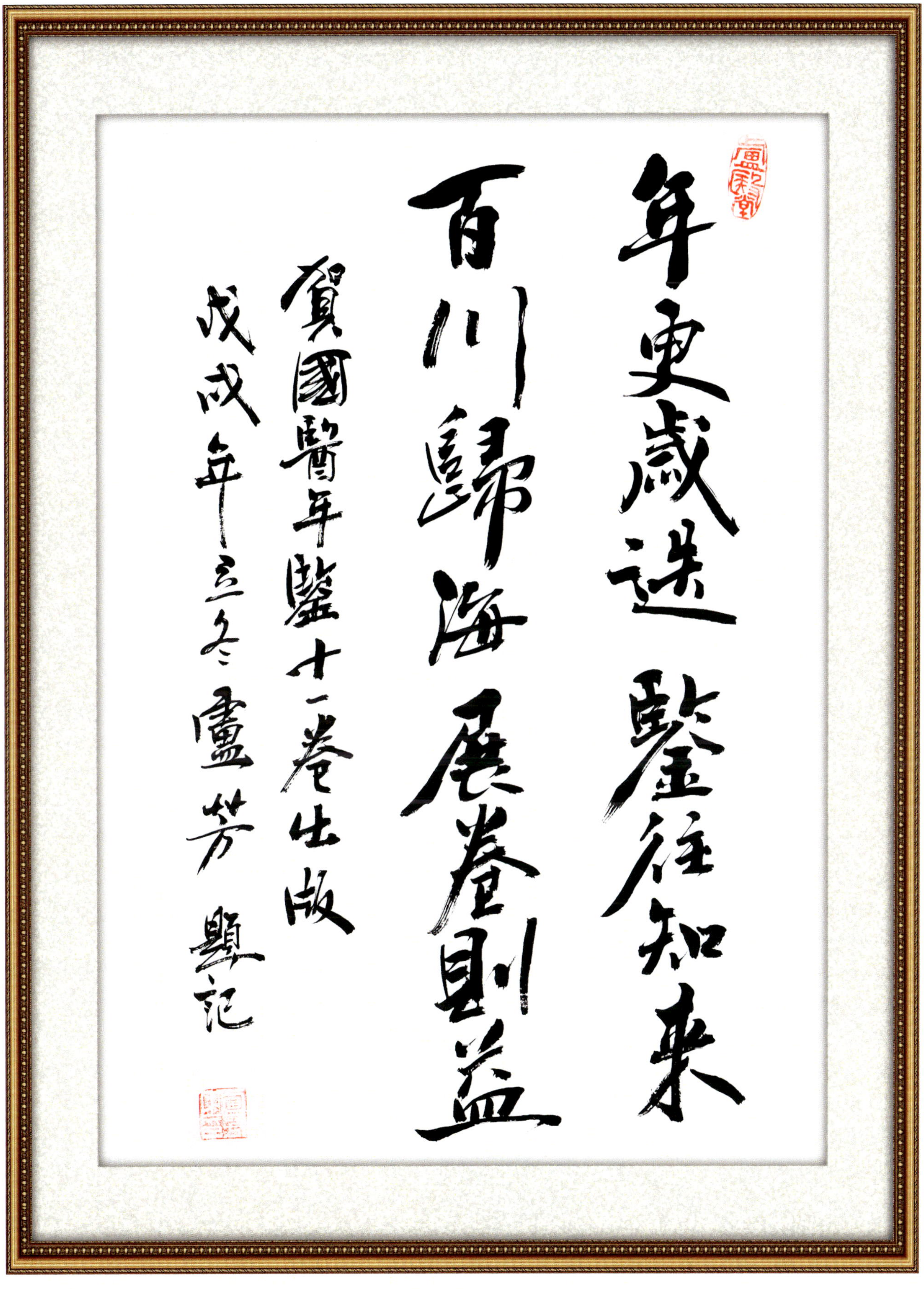
年更歲迭 鑒往知來
百川歸海 展卷則益
賀國醫年鑑十一卷出版
戊戌年立冬 盧芳 題記

中醫學是中國人民對生命和健康的認知，在天人合一背景下，中醫學立陰陽之綱紀，辨萬物之屬性，將人體健康歸結為陰平陽秘，為養生保健治病求本指明了方向。

為國醫年鑑二〇二三年卷題

諸國本

图书在版编目（CIP）数据

国医年鉴. 2023 卷/孙涛，朱嵘，何清湖主编. --北京：中医古籍出版社，2023.11（2024.6重印）

ISBN 978-7-5152-2765-8

Ⅰ.①国…Ⅱ. ①孙…②朱…③何…Ⅲ.①中国医药学-2023-年鉴Ⅳ.①R2-54

中国版本图书馆 CIP 数据核字（2023）第 193714 号

《国医年鉴》2023 卷

孙 涛 朱 嵘 何清湖 主 编

责任编辑 刘 婷

封面绘画 胡春福

封面设计 张东东

出版发行 中医古籍出版社

社 址 北京市东城区东直门内南小街 16 号（100700）

电 话 010-64089446（总编室） 010-64002949（发行部）

网 址 www.zhongyiguji.com.cn

印 刷 北京中献拓方科技发展有限公司

开 本 889 mm×1194 mm 1/16

印 张 31.75 印张

字 数 860 千字

版 次 2023 年 11 月第 1 版 2024 年 6 月第 3 次印刷

书 号 ISBN 978-7-5152-2765-8

定 价 365.00 元

《国医年鉴》编撰委员会

（以姓氏笔画为序）

顾　问：	石学敏	卢　芳	李佃贵	雷忠义		
主　审：	孙光荣	孟庆云	温长路			
主　编：	孙　涛	朱　嵘	何清湖			
副主编：	朱　胆	刘　平	刘富林	孙永章	杜杰慧	肖　燕
	何丽云	陈继松	徐荣谦	曹东义	樊新荣	魏育林
委　员：	于天源	王　力	王　超	王天芳	王松波	牛福彬
	史亚文	付中原	宁梢凤	朱沁泉	朱夜明	朱桂祯
	刘　勇	刘东波	刘松鹤	刘朝圣	闫玉慧	汤宏勇
	安定祥	孙　琍	孙永章	孙德仁	苏　燕	李　晨
	李丽慧	李泽德	李勇英	李继杰	李淑芹	吴浩恺
	何述金	沈敬国	张　明	张　鹏	张国豪	张冀东
	林振群	周　洋	周怀明	胡木明	查文锋	姜继峰
	胥永会	徐莉亚	高大鹏	高　磊	郭建兵	黄博明
	蒋大伟	潘年松	魏云强	魏育林		

编委会办公室：　史亚文

编撰说明

1. 编辑主体

《国医年鉴》编撰工作是在《国医年鉴》编委会指导下，由《国医年鉴》编撰办公室负责具体实施。《国医年鉴》编委会是由中和亚健康服务中心、中华中医药学会亚健康分会、中华中医药学会治未病分会、世界中医药学会联合会亚健康专业委员会、中国中医药研究促进会治未病与亚健康分会推荐的中医药与亚健康领域专家、社会知名人士、企业经营管理专家等组成。

2. 编辑主旨

实录中医药行业年度法规、重大事件；记录中医药学术科研成果、教育文化和民间特色经验；编录中医药世家方药技艺传承发展脉络；中医药名人成长经历、医学感悟；辑录中医药年度人物重大影响、学术成就；选录国内外中医药文化史实、趣文。搭建一切有志、有成就中医药事业者的展示平台。

3. 编辑原则

以传承、传播中医药文化为目标、摈弃门户之见，力求客观、真实、多元。

4. 篇章结构

政策法规选编

重大事件

年度人物

中医药名人榜

中医药传人

中医药特色个人秀

新学术流派

传统医药非物质文化遗产

治未病与亚健康

知名国医堂馆

百家学说

中医药教育与文化

年度成果

特色医案

杏林纪事

海外中医药

警示台

附录

5. 组稿途径

之一：年鉴编委[2022]03 号文件——关于组织编纂《国医年鉴》2023 卷通知，下发各行政单位、《国医年鉴》工作站点征稿。

之二：政府信息网站正式发布的资讯 。

之三：行业主要媒体公开刊发的资讯 。

之四：国家中医药管理局、各级中医药行政机构、一级学会、科研机构、医疗机构等评选出来的优秀人员征稿。

《国医年鉴》编撰委员会

序

过去的2022年，对全人类都有非同寻常的意义，肆虐全球的新冠病毒疫情终于渐至尾声。

自2019年新冠病毒与人类不期而遇，从个人到种族，从家庭到社会，从企业到国家，无一不在经受前所未有的考验。

中医中药在这场历史性的大考中，再次续写千年凯歌。有学者早在2003年整理了一份《中国古代疫情年表》，从公元前647年到1911年间，中国历史上发生过355次疫情。毋庸置疑，中医药抗疫从未缺席。中医中药，已经不是简单的选择一种医疗方法而已。小到个人生活方式，大到全民健康，中医药都有难以替代的特色和优势。波澜壮阔的现实，成就了本卷《国医年鉴》的精彩。

于是我们能看到，2022年4月，首次由国务院办公厅印发《“十四五”中医药发展规划》。2022年9月，中国中医科学院第一个京外实体分院——中国中医科学院中医药健康产业研究所正式揭牌，将努力探索中医药健康产业发展新思路、新模式。中国中医药报对2022年度公布的第四届国医大师系列采访报道，生动而深刻地展现了每一位大师的卓越成就，现代中医人不负先贤。

王庆国大师研究发现，经方是由一个个的小方构成，就像是盖房子所用的“砖块”一样，它们将其命名为方元，即构成经方的有规律可循的最小方剂单元。王庆国带领着项目组总结提出56个具有代表性经方方元，如当归和芍药、茯苓和桂枝、桃仁和大黄等等。项目组提炼出的“组方变化，重在方元”规律，为经方依法化裁提供了坚实的理论支撑。也让经方现代应用化裁更灵活、加减更规范、适用更广泛。

孙申田大师首次证实了头穴对周围神经损伤治疗作用，他主持的针刺促进神经损伤修复研究，从周围神经损伤、脊髓、脑研究，客观证实了针刺促进神经损伤修复作用机制。

被誉为“重症圣手，急症先锋”的陈绍宏大师，运用纯中药制剂成功治疗急性脑出血，大幅降低脑血管病的死亡率、致残率。这不仅刷新人们对中医“慢郎中”的偏见，在心血管疾病严重危害人类健康的时下，更值得被广为知晓。

出生于1921年的百岁陈彤云大师，是北京中医药大学的创校元勋之一，早年关闭收入不菲的家族医馆，投身新中国的中医药教育事业，值得载入史册。

如果说大师们对发展中医中药责无旁贷，还有一批人，就像吸引了世界目光的贵州足球“村超”一样，因为热爱而投入，因为投入而出彩。他们虽然没有中医中药科班的名分，但是对中医药用心研修独有所悟。他们有长期从事化工制药者，结合中药研究，获得多项发明专利。有从事测绘研究的退休高级工程师，从自己调养身体开始研究中医药，认为中医药治病是能量归经，通脉排病气。本期另有研究者报道了“发现按照中医药传承指引，能在经络上找到生物补偿的能量共振波——就是归经，振频波是按照经络路线走的。例：天麻的振频会在隐白穴找到，对肝功能有效的会跑章门穴，对肺功能有效的会在中府穴产生共振，对糖尿病有效的会在冲门穴产生共振”。不同的知识背景、不同的研究方法和手段，殊途同归都论证中医归经理论。这也佐证《国医年鉴》编委会一贯秉持的“不设藩篱、摈弃门户”，对促进中医药学术和事业发展都具有显著的积极作用。

信息时代为更多不同职业的人学习和研究中医药提供了便利。我相信，本卷之序，也将是下一卷新起点的开始。

2023 年 8 月 15 日

目　录

政策法规选编

1. 首批中医适宜技术防控儿童青少年近视试点县（市、区）名单（2022－2023年度）......3
2. 关于推进家庭医生签约服务高质量发展的指导意见......4
3. 国务院办公厅关于印发“十四五”中医药发展规划的通知......7
4. 基层中医药服务能力提升工程“十四五”行动计划......20
5. 关于表彰第四届国医大师的决定......28
6. 关于开展国家中医临床教学培训示范中心建设工作的通知......29
7. 关于开展健康中国行动中医药健康促进专项活动的通知......31
8. 关于再次公开征求《中医养生保健服务规范（试行）（征求意见稿）》意见的通知......33
9. 关于深入开展“优质服务基层行”活动加强基层医疗卫生机构绩效评价的通知......36
10. 药品网络销售监督管理办法......37
11. 关于印发《广东省2022年夏季中医治未病指引》的通知......41

重大事件

1. 中国共产党第二十次全国代表大会在京开幕......47
2. 习近平向青蒿素问世50周年暨助力共建人类卫生健康共同体国际论坛致贺信 青蒿素挽救了全球特别是发展中国家数百万人生命......50
3. 南京中医药大学学习习近平总书记考察中国人民大学时的重要讲话......50
4. 全国中医药系统新冠肺炎疫情防控工作视频会议召开......50
5. 国家中医药管理局召开基层中医药服务能力提升工程“十四五”行动计划推进视频会议以提升工程为抓手推动基层中医药发展......52
6. 深入贯彻落实中央人才工作会议精神　加快建设高质量中医药人才队伍 国家中医药局召开全国中医药人才工作会议......53
7. 闫树江出席2022中国（广西）大健康产业峰会并调研广西中医药工作......54
8. 《“十四五”中医药发展规划》的五大亮点......55
9. 中国中医科学院中医药健康产业研究所成立......57
10. 2022年度中医药十大学术进展发布......57

年度人物（按姓氏笔画排序）

1. 丁　樱......63
2. 王永钧......65
3. 王自立......67
4. 王庆国......69
5. 王晞星......71
6. 王新陆......74
7. 皮持衡......76
8. 孙申田......78
9. 严世芸......80
10.李文瑞......82
11.杨　震......84
12.肖承悰......86
13.何成瑶......88
14.余瀛鳌......90
15.张伯礼......92
16.张静生......95
17.陈民藩......97
18.陈彤云......99
19.陈绍宏......102
20.林　毅......104
21.林天东......106
22.旺　堆......108
23.南　征......111
24.涂晋文......113
25.施　杞......115
26.姚希贤......118
27.翁维良......120
28.黄瑾明......123
29.韩明向......125
30.潘敏求......127

中医药名人榜（按姓氏笔画排序）

1. 王昌国......133
2. 刘为民......134
3. 关东恩......134

4. 李太秀……136
5. 李向林……137
6. 杨开勤……137
7. 杨瑞德……138
8. 余伟金……138
9. 邹献霖……139
10. 张丽华……140
11. 陈绍荣……141
12. 虎一浩……142
13. 罗　山……142
14. 周　钰……143
15. 郑彼得……144
16. 钱　海……144
17. 高国俊……146
18. 黄长安……146
19. 梁敏辉……147
20. 葛琼芳……147
21. 甄生联……149
22. 蔡光海……150
23. 蔡曾征……151

中医药传人（按姓氏笔画排序）

1. 丁瑞澜……155
2. 于万年……156
3. 王子彪……156
4. 王永欣……157
5. 尹士贵……159
6. 卢　静……160
7. 田东明……160
8. 刘佰林……162
9. 汤　野……163
10. 李景禄……164
11. 张国礼……164
12. 张照民……165
13. 谢灼明……165

中医药特色个人秀（按姓氏笔画排序）

1. 丁菊元……169
2. 于吉润……169
3. 王卫新……170
4. 王松伟……171
5. 王树岭……172
6. 王举凤……172
7. 方元骐……173
8. 邓小龙……174
9. 邓国生……174
10. 邢应南……175
11. 曲唐君……175
12. 吕有藏……176
13. 刘　平……176
14. 刘国清……177
15. 刘春旺……177
16. 刘胜利……178
17. 闫建庄……178
18. 孙亚臣……178
19. 孙承敏……179
20. 李　伟……180
21. 李光斌……180
22. 李向尚……181
23. 李纯才……182
24. 杨永琳……183
25. 杨建兵……183
26. 吴　慎……184
27. 吴炳德……184
28. 何月容……185
29. 邹小华……185
30. 汪守玉……186
31. 张　予……186
32. 张爱华……186
33. 陈　豪……187
34. 陈为公……187
35. 陈林峰……188
36. 陈海周……189

37. 周国华……189
38. 郑金聘……190
39. 项二磊……190
40. 赵保善……191
41. 袁国勇……191
42. 耿瑞明……192
43. 聂源生……192
44. 钱　娟……193
45. 徐象泉……194
46. 高明春……194
47. 郭国康……195
48. 彭小华……195
49. 葛建胜……196
50. 蒋世华……197
51. 雍鑫兰……197

新学术流派（按首字笔画排序）

1. 尺肤医派……201
2. 湘西田氏土家医派……210

传统医药非物质文化遗产（按名称笔画排序）

1. 中医正骨疗法（郭氏正骨）……215
2. 下荫营田氏“百损膏”……217
3. 道口铺善卿堂针灸……220

治未病与亚健康

一、治未病健康工程进展

1. 广东省2022年夏季中医治未病指引印发……225
2. 天津推进中医治未病健康工程升级……225
3. 成都新都：创新中医治未病政策机制……226
4. 中国中医药研究促进会治未病与亚健康分会换届大会暨首届中医治未病与亚健康防治生活化高峰论坛在中国长沙市成功举办……227
5. 第三届“5·25 亚健康防治日”大型公益活动报道……230
6. “金丝带”关爱女性生殖健康文化工程启动……235

二、特色调理技术

1. 理视康百草舒润眼精华乳亚健康中医调理技术......236
2. 纤溶美栓通片（压片糖果）亚健康中医调理技术......237
3. 脉络养元灸法......238
4. 音药疗愈亚健康中医调理技术......238
5. 佑尔堂内经筋骨疗法......239

知名国医堂馆

1. 木瑶中医馆......243
2. 荣县留佳镇大屋坡村通输桥卫生室......244
3. 汤瓶八诊疗法传承体验中医养生馆......245
4. 北京针缘堂中医院......247

百家学说

1. 邓华岳的能量归经通脉健养疗法......253
2. 搭建生命科学大健康产业......254
3. 问题性皮肤病简述......256
4. 构建中西医结合医学癌症防治体系......257
5. 对预防癌变的认识......261
6. 我对中医药发展的建议......262
7. 郑慧南的中医观......263
8. 陈克雄和他的四维“磁场综合治疗系统”......264
9. 六次诊治银屑病思路历程与体会......265
10. 尹士贵治病重视“精气神三元”......269
11. 陈德彬的认知观......271
12. 紫杉毒的重大发现和应用......272

中医药教育与文化

一、教育

1. 深入学习贯彻党的二十大精神 在新征程上奋力开创中医药传承创新发展新局面......277
2. 教育部与河北省政府开展保定职业教育改革试点 筹建中医药特色高职学校......280
3. 重视中医药人才培养的三个阶段......280
4. 建设国家中医临床教学培训示范中心......281
5. 构建符合中医药人才发展规律的师承教育模式......282
6. 中医药院校思政课程协同创新的“五个着力点”......284

7. 秦怀金出席全国中医药行业高等教育规划教材专家指导委员会会议......285
8. 《研究生教育学科专业目录（2022年）》发布针灸正式列为一级学科......286

二、文化

1. 6项传统医药项目入选吉林非物质文化遗产......287
2. 纪念医圣张仲景诞辰1872周年“2022春季仲景健康节”开幕......287
3. 树木入药历史久......289
4. 以文化为引领 推进中医院现代化建设——《中医医院现代化建设与战略管理》评介......289
5. 广西确定10家中医药文化宣传教育基地......290
6. 擦亮“地域医派”这块金字招牌......291
7. 岐黄文化与中医药发展......292
8. 樊新荣与他的中医谣......293

年度成果

一、规范

1. 山东济南发布智慧中药房建设标准......297
2. 王阶委员：结合人用经验规范中药制剂管理......298
3. 黄璐琦：中药材质量需规范......298
4. 黑龙江开展15项道地药材标准制定......299
5. 《南阳艾艾绒》地方标准发布......300
6. 《中医药——青风藤》ISO国际标准发布......300

二、科研

1. 成都中医药大学13项成果获四川省教学成果奖......301
2. 6项中医药科技成果获广东省科技进步奖......301
3. 多项中医药成果获安徽省科学技术奖......301

三、著作·论著

1. 科技部公布2020年度全国优秀科普作品 4部中医药作品入选......302
2. 《国医大师晁恩祥学术经验集》出版发布......302
3. 《黄帝内经学术发展史略》出版......303
4. 《骨质疏松性骨折中医诊疗指南》发布......303
5. 《神魂意魄志论》问世......304
6. 《大国育儿》出版......304
7. 《儿童自闭症防治100问》出版......305

四、合作交流

1. 安徽中医药大学与马来西亚国立大学牵手合作......306
2. 中马续签传统医学领域合作谅解备忘录......306
3. 黑龙江中医药大学与俄罗斯阿穆尔国立医学院线上交流 推进两校务实合作......307
4. 成都中医药大学和杜甫草堂博物馆签约 合作共建传统文化研习基地......307
5. 四川—尼泊尔中医药线上交流会成功举办......308
6. “中—德中药与植物药创新研发国际合作基地”在德国挂牌......308
7. 中国—哈萨克斯坦传统医学中心建设合作协议签署......309

特色医案

1. 新冠病毒感染者居家中医药干预指引......313
2. 李佃贵治疗溃疡性结肠炎经验......315
3. 前列腺癌术后骨转移验案解析......317
4. 张大宁运用四神丸治肾性血尿......318
5. 丁樱“养血活血”法论治儿童免疫性血小板减少症经验......320
6. 治小儿肺系病药对应用举隅......324
7. 严世芸辨治溃疡性 结肠炎验案解析......327
8. 张伯礼临床诊疗思维举隅......328
9. 经方治验三则......331
10. 郭子光从肝论治杂病经验......332
11. 张志远治疗不寐经验......334
12. 袁长津治疗女性青春期痤疮验案一则......336
13. 国医大师王庆国用经方治疑难病证......337
14. 贾宗亢先生在泰国治疗癌症案例分享......340
15. 沈桂祥先生特色医案......346
16. 曹东义用“六合辨证”治疗疑难杂症......350
17. 廖成荣巧用“和调”治肺疾......353
18. 河北中医陈晓燕师承案例摘选......355
19. 何安宁特色刮痧拔罐案例分享......358
20. 内丘老中医韩健新特色医案......361
21. 尺肤诊断医案分享......362
22. 血糖调复与综合管理解决方案......365

杏林纪事

1. 二十大提出“促进中医药传承创新发展”......369
2. 历经新冠病毒三年疫情，中医药更受重视......370

3. “岐黄学者”深研究，《岐黄使者》广传播......371
4. 路老生前心系燕赵　魂归故里传播学术......372
5. 中医科普名家马有度先生逝世......373
6. 疫情割不断冀台之间的中医药交流......374
7. 中医书院论坛盛况，见证中医事业发展......376
8. 中医哲学助力中华民族和中医药复兴......377
9. 中医与时俱进，有了救援分会......379
10. 跨越三座大山，“五医联动”发展中医......380
11. 杜鹃花红了，他走了！——悼念易学大师朱胆教授......383
12. 耶律楚材的赠医诗......386
13. 王卫东：做农民健康的“守门人”......388
14. 学用中医五十年回望......389
15. 鉴真东渡日本带去中医药......392
16. 为中医药增光 为冬奥会添彩......393
17. 李延萍：上下求索为中医......394
18. 李今庸与我的四十四载师生情......396
19. 胡钢：让杏林之花在新疆绚丽绽放......398
20. 张奇文：振兴岐黄为苍生......399
21. 许润三：“三心”练就“最美医生”......401
22. 第二届中国中医药健康（澳门）品牌展览会日前在澳门开幕——大湾区出海，中医药产业迈向未来......403
23. 为有源头活水来——潘年松会长与湿缠身学派的故事......406
24. 潜心研究传承中医药文化......407
25. 周氏世家墓遗址......409
26. 周氏针灸铺旧址......409
27. 蛇毒胶囊研发人尤学科......411
28. 传承中医精髓的李勇英......412
29. 热爱中医药事业的李志威......413
30. 投身健康事业的汪丽清......413
31. 家传古匾，激励我探索抗癌硒制品......414
32. 杏林福音——记白癜风专科医师林金春......416
33. 医术高超驱疾苦　生将痛弱变康宁......417
34. 长春中医肿瘤门诊部李哲：守正创新中医药抗癌获硕果......417

海外中医药

1. 柬埔寨考斯玛中柬友谊医院启用 设立中医科，由中国中医专家负责技术指导......421
2. 四川推动中医药高质量融入共建“一带一路”到2025年与共建国家建8个中医药海

外中心......421
3. 《世界中医药》杂志法国版创刊......422
4. 中国—新西兰中医药中心揭牌......422

警示台

违法违规开展中医药服务典型案例......427

附 录

附件一：2022 年度亚健康专业调理机构一览表......428
附件二：2022 年度百项亚健康中医调理技术一览表......432
附录三：2022 年度中医药传承推动者名单......440
附录四：国家中医药管理局关于公布第五批全国中医临床优秀人才研修项目培养对象名单......441
附录五：第二届全国中医药文创产品设计大赛奖项名单公布......444
附录六：第二届全国名中医公示名单......445
附录七：2022 年度全国知名国医堂馆一览表......448

国医年鉴

2023

政策法规选编

【法规名称】首批中医适宜技术防控儿童青少年近视试点县（市、区）名单（2022－2023 年度）
【发文机构】国家中医药管理局办公室
【发文字号】国中医药办医政函〔2022〕47 号
【颁布时间】2022 年 2 月 21 日
【效力属性】有效

国家中医药管理局办公室关于印发首批中医适宜技术防控儿童青少年近视试点县（市、区）名单（2022—2023 年度）的通知

各省、自治区、直辖市卫生健康委、中医药管理局，新疆生产建设兵团卫生健康委：

为深入贯彻落实习近平总书记关于学生近视问题的系列重要指示批示精神，推动落实《儿童青少年近视防控光明行动工作方案（2021－2025 年）》，国家中医药管理局、国家卫生健康委在全国组织开展了中医适宜技术防控儿童青少年近视试点工作。

经审核，确定北京市海淀区等 60 个县（市、区）为首批中医适宜技术防控儿童青少年近视试点县（市、区），请按照试点工作要求组织实施。

附件：首批中医适宜技术防控儿童青少年近视试点县（市、区）名单（2022－2023 年度）

国家中医药管理局办公室
2022 年 2 月 21 日

附件

首批中医适宜技术防控儿童青少年近视试点县（市、区）名单（2022－2023 年度）（共 60 个）

北京市（2 个）海淀区、大兴区
天津市（2 个）武清区、东丽区
河北省（2 个）石家庄市新华区、邯郸市馆陶县
山西省（2 个）运城市芮城县、临汾市霍州市
内蒙古自治区（2 个）呼和浩特市赛罕区、赤峰市红山区
辽宁省（2 个）沈阳市皇姑区、鞍山市铁东区
吉林省（1 个）吉林市蛟河市
黑龙江省（1 个）哈尔滨市南岗区
上海市（2 个）浦东新区、长宁区
江苏省（2 个）无锡市江阴市、盐城市东台市
浙江省（2 个）湖州市长兴县、杭州市拱墅区
安徽省（2 个）合肥市蜀山区、安庆市怀宁县
福建省（2 个）泉州市南安市、南平市建瓯市
江西省（2 个）赣州市于都县、南昌市进贤县
山东省（2 个）临沂市平邑县、烟台市莱州市
河南省（2 个）新乡市原阳县、平顶山市舞钢市
湖北省（2 个）武汉市江汉区、武汉市武昌区
湖南省（2 个）长沙市浏阳市、永州市祁阳县
广东省（2 个）深圳市罗湖区、东莞市茶山镇

广西壮族自治区（2 个）南宁市青秀区、河池市宜州区

海南省（1 个）琼中黎族苗族自治县

重庆市（2 个）永川区、江津区

四川省（2 个）成都市金牛区、成都市青羊区

贵州省（2 个）贵阳市乌当区、贵阳市云岩区

云南省（2 个）大理州祥云县、红河州弥勒市

西藏自治区（2 个）昌都市卡若区、日喀则市桑珠孜区

陕西省（2 个）宝鸡市眉县、铜川市耀州区

甘肃省（2 个）华亭市、酒泉市肃州区

青海省（2 个）海东市乐都区、海南藏族自治州共和县

宁夏回族自治区（1 个）银川市贺兰县

新疆维吾尔自治区（2 个）巴州库尔勒市、昌吉州昌吉市

新疆生产建设兵团（2 个）第一师阿拉尔市一团、十三师新星市红星一场

【法规名称】关于推进家庭医生签约服务高质量发展的指导意见
【发文机构】国家卫生健康委 财政部 人力资源社会保障部
国家医保局 国家中医药管理局 国家疾控局
【发文字号】国卫基层发〔2022〕10 号
【颁布时间】2022 年 3 月 3 日
【效力属性】 有效

国家卫生健康委 财政部 人力资源社会保障部 国家医保局 国家中医药局 国家疾控局 关于推进家庭医生签约服务高质量发展的指导意见

各省、自治区、直辖市卫生健康委、财政厅（局）、人力资源社会保障厅（局）、医保局、中医药局：

为贯彻新时代党的卫生与健康工作方针，推进实施健康中国战略，落实《中华人民共和国国民经济和社会发展第十四个五年规划和 2035 年远景目标纲要》要求，进一步加快推动家庭医生签约服务发展，现提出以下指导意见。

一、总体要求

（一）*发展思路*。积极增加家庭医生签约服务供给，扩大签约服务覆盖面；强化签约服务内涵，突出全方位全周期健康管理服务，推进有效签约、规范履约；健全签约服务激励和保障机制，强化政策协同性，夯实签约服务政策效力，推进家庭医生签约服务高质量发展。

（二）*主要目标*。准确把握工作节奏，在确保服务质量和签约居民获得感、满意度的前提下，循序渐进积极扩大签约服务覆盖率，逐步建成以家庭医生为健康守门人的家庭医生制度。从 2022 年开始，各地在现有服务水平基础上，全人群和重点人群签约服务覆盖率每年提升 1~3 个百分点，到 2035 年，签约服务覆盖率达到 75%以上，基本实现家庭全覆盖，重点人群签约服务覆盖率达到 85%以上，满意度达到 85%左右。

二、扩大服务供给

（一）*有序扩大家庭医生队伍来源渠道*。家庭医生既可以是全科医生，又可以是在医疗卫生机构执业的其他类别临床医师（含中医类别）、乡村医生及退休临床医师。鼓励各类医生到基层医疗卫生

机构提供不同形式的签约服务，积极引导符合条件的二、三级医院医师加入家庭医生队伍，以基层医疗卫生机构为平台开展签约服务。家庭医生既可以个人为签约主体，也可组建团队提供签约服务。

（二）支持社会力量开展签约服务。鼓励各地结合实际，在签约服务费、医保报销、服务项目、转诊绿色通道等方面做好政策引导支持，为社会办医疗卫生机构开展签约服务创造条件，满足居民个性化、多元化健康需求。各地应对社会办医疗卫生机构开展签约服务予以支持。

（三）强化家庭医生培养培训体系。加强全科专业住院医师规范化培训、助理全科医生培训、转岗培训、订单定向免费医学生培养，推进乡村全科执业助理医师考试，积极扩充家庭医生队伍。优化家庭医生的临床诊疗服务能力和全科理念、知识、技能培训体系，重点加强针对性、操作性强的实用技能培训。

三、丰富服务内容

（一）提升医疗服务能力。进一步改善基层医疗卫生机构基础设施和装备条件，强化基层医疗卫生机构基本医疗服务功能，提升家庭医生开展常见病、多发病诊疗及慢性病管理能力，鼓励乡镇卫生院和社区卫生服务中心根据服务能力和群众需求，按照相关诊疗规范开展符合相应资质要求的服务项目，拓展康复、医养结合、安宁疗护、智能辅助诊疗等服务功能。

（二）提高基本公共卫生和健康管理服务质量。积极提供预防保健等公共卫生服务，对签约居民落实基本公共卫生服务项目和其他公共卫生服务，加强对慢性病的预防指导，推进电子健康档案向签约居民个人开放。根据签约居民健康状况和服务需求，提供优质健康教育服务和优化健康管理服务，提升签约服务的获得感和满意度。

（三）保障合理用药。落实基本药物目录管理等政策，加强基层医疗卫生机构与二级以上医院用药目录衔接统一，进一步适应签约居民基本用药需求。按照长期处方管理有关规定，为符合条件的签约慢性病患者优先提供长期处方服务，原则上可开具4~12周长期处方。到2025年，全部乡镇卫生院和社区卫生服务中心均应提供长期处方服务。

（四）开展上门服务。对行动不便、失能失智的老年人、残疾人等确有需求的人群，要结合实际提供上门治疗、随访管理、康复、护理、安宁疗护、健康指导及家庭病床等服务，加强医疗质量监管，确保医疗安全。

（五）优化转诊服务。统筹区域优质卫生资源，城市医疗集团、县域医共体牵头医院应将一定比例的专家号源、预约设备检查等医疗资源交由家庭医生管理支配，可给予家庭医生部分预留床位，方便经家庭医生转诊的患者优先就诊、检查、住院。

（六）加强中医药服务。坚持中西医并重，加强基层医疗卫生机构中医科和中医馆建设，改善中医药服务场地条件和设施水平，推进普遍将中医药服务纳入签约服务内容，加强签约团队中医药人员配置，鼓励家庭医生（团队）掌握和使用针刺、推拿、拔罐、艾灸等中医药技术方法，提供中医治未病服务。

（七）形成有序就医秩序。进一步推进基层医疗卫生机构预约就诊和智能分诊，大力引导和推进签约居民到基层医疗卫生机构就诊时由家庭医生接诊。家庭医生应通过日常诊疗服务全方位掌握签约居民及其家庭成员健康状况，加强与签约居民联系，引导签约居民逐步形成到基层医疗卫生机构首诊的就医选择。对签约居民可积极推广采用信用支付、诊间结算等方式，整合挂号、检查、检验、诊疗、取药等付费环节，实行一站式结算，减少排队等候次数和时间。

四、优化服务方式

（一）推广弹性化服务协议。服务协议应明确签约双方的责权利，列出服务清单。服务协议有效期可为1~3年，可根据居民需求和基层医疗卫生机构工作实际，允许服务关系稳定的家庭医生和签约居民签订2年、3年有效期的服务协议。支持家庭医生与居民以家庭为单元签订服务协议，鼓励各地探索以党政机关、企事业单位、产业园区、商务楼宇等功能社区为签约对象，签订服务协议。

（二）加强全专结合医防融合。通过专科医生直接参与签约服务、家庭医生经绿色通道优先转诊专科医生等形式，为签约居民提供“一站式”全专结合服务，加强全科和专科医生的协作，促进基层医防融合，增强签约服务的连续性、协同性和综合性。

（三）鼓励组合式签约。鼓励各地按照城市医疗集团、县域医共体建设的网格化布局，引导三级医院采取“包干分片”方式，通过对口支援、科室共建、人才下沉、多点执业等多种途径，促进优质医疗资源下沉，与辖区基层医疗卫生机构一起壮大签约服务力量，共同做好家庭医生签约服务。

（四）推进“互联网+签约服务”。基于区域全民健康信息平台，搭建或完善家庭医生服务和管理信息系统，实现线上为居民提供签订协议、健康咨询、慢病随访、双向转诊等服务。信息系统记录的服务行为，作为考核评价家庭医生服务履约的重要指标。加强区域健康信息互通共享，打通家庭医生服务和管理信息系统同医疗机构诊疗系统、基本公共卫生系统等数据通道，积极推广应用人工智能等新技术。

（五）提供健康咨询服务。结合签约居民基本健康情况，通过面对面、电话、社交软件、家庭医生服务和管理信息系统等多种形式，为签约居民提供针对性健康咨询服务，包括健康评估、健康指导、健康宣教、疾病预防、就诊指导、心理疏导等，密切签约双方关系，增加互信互动，发展长期稳定的服务关系。

（六）突出重点人群。要将老年人、孕产妇、儿童、残疾人、脱贫人口、计划生育特殊家庭成员以及高血压、糖尿病、结核病和严重精神障碍患者等作为签约服务重点人群，优先签约、优先服务。脱贫地区要结合实际，逐步将脱贫不稳定户、边缘易致贫户、突发严重困难户等群体中的慢病患者、老年人等纳入签约服务重点人群范围，重点做好主要慢病患者的规范管理和健康服务。

五、完善保障机制

（一）加强组织领导。各地要强化属地责任，结合实际及时出台具体实施方案，细化工作目标和措施。要切实加强统筹协调，建立健全家庭医生签约服务保障制度，形成政府主导、部门协作、基层医疗卫生机构为平台、多种社会资源参与的工作机制，确保各项任务落实到位，签约服务覆盖面持续扩大，签约服务质量和满意度持续提升。

（二）健全激励机制。签约服务费是家庭医生（团队）与居民建立契约服务关系、履行相应健康服务责任，打包提供医疗服务、健康服务以及其他必要便民服务的费用。签约服务费由医保基金、基本公共卫生服务经费和签约居民付费等分担。要合理测算家庭医生签约服务费结算标准，原则上将不低于70%的签约服务费用于参与家庭医生签约服务人员的薪酬分配，签约服务费在考核后拨付。二级以上医疗机构要在绩效工资分配上向参与签约服务的医师倾斜。明确家庭医生签约服务中基本服务包和个性化服务包的内涵，并相应调整费用结算标准。

（三）发挥基本医保引导作用。在医疗服务价格动态调整中，优先考虑体现分级诊疗、技术劳务价值高的医疗服务项目，促进就近就医。推进基层医疗卫生机构门诊就医按人头付费，引导群众主动在基层就诊，促进签约居民更多利用基层医疗卫生服务。有条件的地区可探索将签约居民的门诊基金按人头支付给基层医疗卫生机构或家庭医生（团队），对经分级诊疗转诊的患者，由基层医疗卫生机构或家庭医生（团队）支付一定的转诊费用。医保部门加强协议管理，完善结算办法，确保参保人获得高质量医疗服务，加强绩效评价，完善结余留用的激励政策。继续对不同层级医疗机构实行差别化支付政策，合理设置基层医疗卫生机构同二级及以上医疗机构间报销水平差距。

（四）加强宣传引导。加强家庭医生签约服务宣传，扩大签约服务群众知晓率，引导更多居民利用签约服务。重点做好签约服务内涵内容宣传，合理引导居民预期。要发掘优质高效推进家庭医生签约服务的典型案例，以点带面，发挥正面示范引导作用，为家庭医生签约服务发展创造良好的社会氛围。

（五）提升家庭医生职业荣誉感。鼓励支持家庭医生（团队）评优争先，注重挖掘服务质量好、群众认可度高的家庭医生典型模范，树立家庭医生热心服务群众的正面形象，卫生健康系统内各类表彰和评优评先要向家庭医生适当倾斜，提高全社会对家庭医生的认可度和信任度。

（六）加强监督、考核与评价。加强家庭医生签约服务质量考核和监督力度，将签约服务人数、重点人群占比、续签率、健康管理效果、服务质量以及签约居民满意度等作为评价指标，利用信息化手段和居民回访等方式，定期对基层医疗卫生机构和家庭医生开展监督评价，考核结果同经费拨付、绩效分配等挂钩。国家卫生健康委将会同有关部门对各地家庭医生签约服务的进展情况开展年度和5年为周期的评价评估，并将结果通报各地。

国家卫生健康委 财政部 人力资源社会保障部
国家医保局 国家中医药局 国家疾控局
2022年3月3日

【法规名称】国务院办公厅关于印发“十四五”中医药发展规划的通知
【发文机构】国务院办公厅
【发文字号】国办发〔2022〕5号
【颁布时间】2022年3月3日
【效力属性】有效

国务院办公厅关于印发“十四五”中医药发展规划的通知

各省、自治区、直辖市人民政府，国务院各部委、各直属机构：

《“十四五”中医药发展规划》已经国务院同意，现印发给你们，请认真贯彻执行。

国务院办公厅
2022年3月3日

“十四五”中医药发展规划

为贯彻落实党中央、国务院关于中医药工作的决策部署，明确“十四五”时期中医药发展目标任务和重点措施，依据《中华人民共和国国民经济和社会发展第十四个五年规划和2035年远景目标纲要》，制定本规划。

一、规划背景

“十三五”期间，中医药发展顶层设计加快完善，政策环境持续优化，支持力度不断加大。2017年，中医药法施行。2019年，中共中央、国务院印发《关于促进中医药传承创新发展的意见》，国务院召开全国中医药大会。中医药服务体系进一步健全，截至2020年底，全国中医医院达到5482家，每千人口公立中医医院床位数达到0.68张，每千人口卫生机构中医类别执业（助理）医师数达到0.48人，99%的社区卫生服务中心、98%的乡镇卫生院、90.6%的社区卫生服务站、74.5%的村卫生室能够提供中医药服务，设置中医临床科室的二级以上公立综合医院占比达到86.75%，备案中医诊所达到2.6万家。中医药传承发展能力不断增强，中医药防控心脑血管疾病、糖尿病等重大慢病及重大传染性疾病临床研究取得积极进展，屠呦呦研究员获得国家最高科学技术奖，中医药人才培养体系持续完善，中成药和中药饮片产品标准化建设扎实推进，第四次全国中药资源普查基本完成，公民中医药健康文化素养水平达20.69%。中医药开放发展取得积极成效，已传播到196个国家和地区，中药类商品进出口贸易总额大幅增长。特别是新冠肺炎疫情发生以来，坚持中西医结合、中西药并用，中医药全面参与疫情防控救治，做出了重要贡献。

当前，全球新冠肺炎疫情仍处于大流行状态，新发传染病不断出现，我国慢性病发病率总体呈上升趋势，传统传染病防控形势仍然严峻。随着经济社会发展和生活水平提高，人民群众更加重视生命安全和健康质量，健康需求不断增长，并呈现多样化、差异化特点。有效应对多种健康挑战、更好满足人民群众健康需求，迫切需要加快推进中医药事业发展，更好发挥其在健康中国建设中的独特优势。同时也应看到，中医药发展不平衡不充分问题仍然突出，中医药优质医疗服务资源总体不足，基层中医药服务能力仍较薄弱，中西医协同作用发挥不够，中医药参与公共卫生和应急救治机制有待完善，传承创新能力有待持续增强，中药材质量良莠不齐，中医药特色人才培养质量仍需提升，符合中医药特点的政策体系需进一步健全。

二、总体要求

（一）指导思想

以习近平新时代中国特色社会主义思想为指导，深入贯彻党的十九大和十九届历次全会精神，统筹推进“五位一体”总体布局，协调推进“四个全面”战略布局，认真落实党中央、国务院决策部署，坚持稳中求进工作总基调，立足新发展阶段，完整、准确、全面贯彻新发展理念，构建新发展格局，坚持中西医并重，传承精华、守正创新，实施中医药振兴发展重大工程，补短板、强弱项、扬优势、激活力，推进中医药和现代科学相结合，推动中医药和西医药相互补充、协调发展，推进中医药现代化、产业化，推动中医药高质量发展和走向世界，为全面推进健康中国建设、更好保障人民健康提供有力支撑。

（二）基本原则

坚持以人民为中心。把人民群众生命安全和身体健康放在第一位，加强服务体系和人才队伍建设，提升中医药服务能力，充分发挥中医药在治未病、重大疾病治疗、疾病康复中的重要作用，全方位全周期保障人民健康。

坚持遵循发展规律。正确把握继承与创新的关系，坚持中医药原创思维，坚持创造性转化、创新性发展，注重利用现代科学技术和方法，深入发掘中医药精华，在创新中形成新特色新优势，促进中医药特色发展。

坚持深化改革创新。破除体制机制和政策障碍，完善政策举措和评价标准体系，持续推进中医药领域改革创新，建立符合中医药特点的服务体系、服务模式、管理模式、人才培养模式，推动中医药事业和产业高质量发展。

坚持统筹协调推进。坚持中西医并重，提升中西医结合能力，促进优势互补，共同维护人民健康。统筹谋划推进中医药服务、人才、传承创新、产业、文化、开放发展、深化改革等工作，形成促进中医药事业发展的合力。

（三）发展目标

到2025年，中医药健康服务能力明显增强，中医药高质量发展政策和体系进一步完善，中医药振兴发展取得积极成效，在健康中国建设中的独特优势得到充分发挥。

中医药服务体系进一步健全。融预防保健、疾病治疗和康复于一体的中医药服务体系逐步健全，中医药基层服务能力持续提升，中西医结合服务水平不断提高，中医药参与新发突发传染病防治和公共卫生事件应急处置能力显著增强。

中医药特色人才建设加快推进。中医药教育改革深入推进，具有中医药特色的人才培养模式逐步完善，人才成长途径和队伍结构持续优化，队伍素质不断提升，基层中医药人才数量和质量进一步提高。

中医药传承创新能力持续增强。中医药传承创新体系进一步健全，有利于传承创新的政策机制逐步完善，基础理论和重大疾病防治研究取得积极进展，临床与科研结合更为紧密，多学科融合创新持续推进。

中医药产业和健康服务业高质量发展取得积极成效。中药材质量水平持续提升，供应保障能力逐步提高，中药注册管理不断优化，中药新药创制活力增强。中医药养生保健服务有序发展，中医药与相关业态持续融合发展。

中医药文化大力弘扬。中医药文化产品和服务供给更为优质丰富，中医药博物馆事业加快发展，文化传播覆盖面进一步拓宽，公民中医药健康文化素养水平持续提高，中医药文化影响力进一步提升。

中医药开放发展积极推进。中医药积极参与重大传染病防控国际合作，助力构建人类卫生健康共同体的作用更加显著。中医药高质量融入“一带一路”建设，国际交流不断深化，服务贸易积极发展。

中医药治理水平进一步提升。中医药领域改革持续深化，遵循中医药发展规律的治理体系逐步完善，中医药信息化、综合统计、法治、监管等支撑保障不断加强，中医药治理水平持续提升。

主要发展指标

主要指标	2020 年	2025 年	指标性质
1．中医医疗机构数（万个）	7.23	9.50	预期性
2．中医医院数（个）	5482	6300	预期性
3．每千人口公立中医医院床位数（张）	0.68	0.85	预期性
4．每千人口中医类别执业（助理）医师数（人）	0.48	0.62	预期性
5．每万人口中医类别全科医生数（人）	0.66	0.79	预期性
6．二级以上公立中医医院中医类别执业（助理）医师比例（%）	51.58	60	预期性
7．二级以上中医医院设置康复（医学）科的比例（%）	59.43	70	预期性
8．三级公立中医医院和中西医结合医院（不含中医专科医院）设置发热门诊的比例（%）	_	100	约束性
9．二级以上公立中医医院设置老年病科的比例（%）	36.57	60	预期性
10．县办中医医疗机构（医院、门诊部、诊所）覆盖率（%）	85.86	100	预期性
11．公立综合医院中医床位数（万张）	6.75	8.43	预期性
12．二级以上公立综合医院设置中医临床科室的比例（%）	86.75	90	预期性
13．二级妇幼保健院设置中医临床科室的比例（%）	43.56	70	预期性
14．社区卫生服务中心和乡镇卫生院设置中医馆的比例（%）	81.29	力争到 2022 年全部设置	预期性
15．公民中医药健康文化素养水平（%）	20.69	25	预期性

注：1．中医医疗机构包括中医医院（含中西医结合医院、少数民族医医院）、中医门诊部（含中西医结合门诊部、少数民族医门诊部）、中医诊所（含中西医结合诊所、少数民族医诊所）。

2．二级以上公立中医医院中医类别执业（助理）医师比例统计范围不含中西医结合医院和少数民族医医院。

三、主要任务

（一）建设优质高效中医药服务体系

1．做强龙头中医医院

依托综合实力强、管理水平高的中医医院，建设一批国家中医医学中心，在疑难危重症诊断与治疗、高层次中医药人才培养、高水平研究与创新转化、解决重大公共卫生问题、现代医院管理、传统医学国际交流等方面代表全国一流水平。将全国高水平中医医院作为输出医院，推进国家区域医疗中心建设项目，在优质中医药资源短缺或患者转外就医多的省份设置分中心、分支机构，促进优质中医医疗资源扩容和均衡布局。

2．做优骨干中医医院

加强各级各类中医医院建设，强化以中医药服务为主的办院模式和服务功能，规范科室设置，推进执行建设标准，补齐资源配置不平衡的短板，优化就医环境，持续改善基础设施条件。建设一批中医特色重点医院。提升地市级中医医院综合服务能力。支持中医医院牵头组建医疗联合体。

3．做实基层中医药服务网络

实施基层中医药服务能力提升工程“十四五”行动计划，全面提升基层中医药在治未病、疾病治疗、康复、公共卫生、健康宣教等领域的服务能力。持续加强县办中医医疗机构建设，基本实现县办中医医疗机构全覆盖。加强基层医疗卫生机构中医药科室建设，力争实现全部社区卫生服务中心和乡镇卫生院设置中医馆、配备中医医师，100%的社区卫生服务站和80%以上的村卫生室能够提供中医药服务。实施名医堂工程，打造一批名医团队运营的精品中医机构。鼓励有资质的中医专业技术人员特别是名老中医开办中医诊所。鼓励有条件的中医诊所组建家庭医生团队开展签约服务。推动中医门诊部和诊所提升管理水平。

4．健全其他医疗机构中医药科室

强化综合医院、专科医院和妇幼保健机构中医临床科室、中药房建设，有条件的二级以上公立综合医院设立中医病区和中医综合治疗区。鼓励社会办医疗机构设置中医药科室。

专栏1　高质量中医药服务体系建设

1. 国家中医医学中心建设。依托综合实力强、管理水平高的中医医院建设国家中医医学中心，推动解决重大问题，引领国家中医学术发展方向。

2. 国家区域医疗中心建设。将优质医疗资源富集地区的全国高水平中医医院作为输出医院。实施国家区域医疗中心建设项目，促进优质中医医疗资源均衡布局。

3. 中医特色重点医院建设。以地市级中医医院为重点。建设130个左右中医特色突出、临床疗效显著、示范带动作用明显的中医特色重点医院。

4. 县级中医医院建设。加强县级中医医院能力建设。支持脱贫地区、“三区三州”、原中央苏区、易地扶贫搬迁安置地区县级中医医院基础设施建设。

5. 名医堂工程。按照品牌化、优质化、规范化、标准化的要求，分层级规划布局建设一批名医堂，创新机制，打造可推广、可复制、可持续的示范性名医堂运营模式。

6. 基层中医馆建设。加强基层医疗卫生机构中医馆建设。鼓励有条件的地方完成15%的社区卫生服务中心和乡镇卫生院服务内涵建设；在10%的社区卫生服务站和村卫生室开展“中医阁”建设。

（二）提升中医药健康服务能力

1．彰显中医药在健康服务中的特色优势

提升疾病预防能力。实施中医药健康促进行动，推进中医治未病健康工程升级。开展儿童青少年近视、脊柱侧弯、肥胖等中医适宜技术防治。规范二级以上中医医院治未病科室建设。在各级妇幼保健机构推广中医治未病理念和方法。继续实施癌症中西医结合防治行动，加快构建癌症中医药防治网络。推广一批中医治未病干预方案，制定中西医结合的基层糖尿病、高血压防治指南。在国家基本公共卫生服务项目中优化中医药健康管理服务，鼓励家庭医生提供中医治未病签约服务。持续开展0—36个月儿童、65岁以上老年人等重点人群的中医药健康管理，逐步提高覆盖率。

增强疾病治疗能力。开展国家中医优势专科建设，以满足重大疑难疾病防治临床需求为导向，做优做强骨伤、肛肠、儿科、皮肤科、妇科、针灸、推拿及脾胃病、心脑血管病、肾病、肿瘤、周围血管病等中医优势专科专病，巩固扩大优势，带动特色发展。制定完善并推广实施一批中医优势病种诊疗方案和临床路径，逐步提高重大疑难疾病诊疗能力和疗效水平。加强中药药事管理，落实处方专项点评制度，促进合理使用中药。鼓励依托现有资源建设中医医疗技术中心，挖掘整理并推广应用安全有效的中医医疗技术。大力发展中医非药物疗法，充分发挥其在常见病、多发病和慢性病防治中的独特作用。加强护理人员中医药知识与技能培训，开展中医护理门诊试点。

强化特色康复能力。实施中医药康复服务能力提升工程。依托现有资源布局一批中医康复中心，二级以上中医医院加强康复（医学）科建设，康复医院全部设置传统康复治疗室，其他提供康复服务的医疗机构普遍能够提供中医药服务。探索有利于发挥中医药优势的康复服务模式。促进中医药、中华传统体育与现代康复技术融合，发展中国特色康复医学。针对心脑血管病、糖尿病、尘肺病等慢性病和伤残等，制定推广中医康复方案，推动研发中医康复器具。大力开展培训，推动中医康复技术进社区、进家庭、进机构。

专栏2　中医药服务“扬优强弱补短”建设

1. 国家中医优势专科建设。建设一批国家中医优势专科，强化设备配置，优化完善中医诊疗方案，提升中医临床疗效。

2. 地市级中医医院综合服务能力建设。推动地市级中医医院加强专科和中医综合治疗区建设，全面提升医院综合服务能力。

3. 基层中医药服务能力提升。推动县级中医医院加强特色优势专科建设，将县级中医医院建设成县域中医适宜技术推广中心。实施对口支援提升项目，提高被支援单位综合诊疗能力。加强三级中医医院对口帮扶国家乡村振兴重点帮扶县中医医院工作，推动30万人口以上国家乡村振兴重点帮扶县的中医医院达到二级甲等水平。开展国家中医医疗队巡回医疗。

4. 中医治未病服务能力建设。针对重点人群和重大疾病，制定并推广20个中医治未病干预方案。

5. 重点人群中医药健康促进项目。开展儿童青少年近视防治中医适宜技术试点，推广运用中医适宜技术干预儿童青少年近视。依托现有资源，推动省级老年人中医药健康中心建设，推广应用老年期常见疾病中医诊疗方案和技术。针对妇女围绝经期、孕育调养、产后康复、亚健康状态和儿童生长发育、脊柱侧弯、肥胖等，开展中医药适宜技术和方法试点。

6. 中医药康复服务能力提升工程。依托现有资源布局一批中医康复中心。加强中医医院康复（医学）科和康复医院中医科室建设。

2．提升中医药参与新发突发传染病防治和公共卫生事件应急处置能力

完善中医药参与应急管理的制度。在传染病防治法、突发公共卫生事件应对法等法律法规制修订中，研究纳入坚持中西医并重以及中西医结合、中西药并用、加强中医救治能力建设等相关内容，推动建立有效机制，促进中医药在新发突发传染病防治和公共卫生事件应急处置中发挥更大作用。

加强中医药应急救治能力建设。依托高水平三级甲等中医医院，建设覆盖所有省份的国家中医疫病防治基地，依托基地组建中医疫病防治队伍，提升中医紧急医学救援能力。三级公立中医医院和中西医结合医院（不含中医专科医院）全部设置发热门诊，加强感染性疾病、急诊、重症、呼吸、检验

等相关科室建设，提升服务能力。

强化中医药应急救治支撑保障。加强中医药应急科研平台建设，合理布局生物安全三级水平实验室。加大国家中医药应对重大公共卫生事件和疫病防治骨干人才培养力度，形成人员充足、结构合理、动态调整的人才库，提高中医药公共卫生应急和重症救治能力。完善中药应急物资保障供应机制。

专栏3　中医药应急服务能力建设
1. 国家中医疫病防治基地建设。建设35个左右国家中医疫病防治基地，提升中医药应急服务能力。 2. 中医医院应急救治能力建设。推动三级中医医院提高感染性疾病科、呼吸科、重症医学科服务能力，建成生物安全二级以上水平实验室。二级中医医院设置感染性疾病科、急诊科、呼吸科等。开展人员培训，加强院感防控管理，按照要求配备管控人员，提升新发突发传染病防治和公共卫生事件应急处置能力。

3．发展少数民族医药

加强少数民族医医疗机构建设，提高民族地区基层医疗卫生机构少数民族医药服务能力。改善少数民族医医院基础设施条件，加强少数民族医医院专科能力、制剂能力和信息化能力建设。建立符合少数民族医医疗机构自身特点和发展规律的绩效评价指标体系。加大少数民族医药防治重大疾病和优势病种研究力度，有效传承特色诊疗技术和方法。鼓励和扶持少数民族医药院校教育、师承教育和继续教育。加大对少数民族医药的传承保护力度，持续开展少数民族医药文献抢救整理工作，推动理论创新和技术创新。

专栏4　少数民族医医院能力建设项目
少数民族医医院能力建设。推动建设一批少数民族医重点专科，提高少数民族医医院制剂能力。推动地市级以上少数民族医医院信息化能力建设。在部分少数民族医医院开展以双语电子病历为核心的信息化能力建设。

4．提高中西医结合水平

推动综合医院中西医协同发展。在综合医院推广“有机制、有团队、有措施、有成效”的中西医结合医疗模式，将中医纳入多学科会诊体系，加强中西医协作和协同攻关，制定实施“宜中则中、宜西则西”的中西医结合诊疗方案。将中西医协同发展工作纳入医院评审和公立医院绩效考核。推动三级综合医院全部设置中医临床科室，设立中医门诊和中医病床。打造一批中西医协同“旗舰”医院、“旗舰”科室，开展重大疑难疾病、传染病、慢性病等中西医联合攻关。

加强中西医结合医院服务能力建设。建立符合中西医结合医院特点和规律的绩效评价指标体系，修订中西医结合医院工作指南。加强中西医结合医院业务用房等基础设施建设，强化设备配置。开展中西医结合学科和专科建设，促进中西医联合诊疗模式改革创新。

提升相关医疗机构中医药服务水平。引导专科医院、传染病医院、妇幼保健机构规范建设中医临床科室、中药房，普遍开展中医药服务，创新中医药服务模式，加强相关领域中医优势专科建设。优化妇幼中医药服务网络，提升妇女儿童中医药预防保健和疾病诊疗服务能力。

专栏5　中西医结合能力提升项目
1. 中西医协同“旗舰”医院、“旗舰”科室建设。支持建设50个左右中西医协同“旗舰”医院，建设一批中西医协同“旗舰”科室，加强基础设施建设和设备配置。 2. 中西医临床协作能力建设。持续开展中西医临床协作，围绕重大疑难疾病、传染病和慢性病等进行中西医联合攻关，逐步建立中西医结合临床疗效评价标准，遴选形成优势病种目录，形成100个左右中西医结合诊疗方案或专家共识。

5. 优化中医医疗服务模式

完善以患者为中心的服务功能，优化服务流程和方式，总结推广中医综合诊疗模式、多专业一体化诊疗模式和集预防、治疗、康复于一体的全链条服务模式。推进智慧医疗、智慧服务、智慧管理“三位一体”的智慧中医医院建设。建设中医互联网医院，发展远程医疗和互联网诊疗。持续推进“互联网+医疗健康”“五个一”服务行动。构建覆盖诊前、诊中、诊后的线上线下一体化中医医疗服务模式，让患者享有更加便捷、高效的中医药服务。

（三）建设高素质中医药人才队伍

1. 深化中医药院校教育改革

深化医教协同，进一步推动中医药教育改革与高质量发展。建立以中医药课程为主线、先中后西的中医药类专业课程体系，优化专业设置、课程设置和教材组织，增设中医疫病课程，增加经典课程内容，开展中医药经典能力等级考试。强化中医思维培养，建立早跟师、早临床学习制度，将师承教育贯穿临床实践教学全过程。加大对省（部）局共建中医药院校改革发展的支持力度，推动建设100个左右中医药类一流本科专业建设点。加强中医临床教学能力建设，提升高校附属医院和中医医师规范化培训基地教学能力。实施卓越中医药师资培训计划。依托现有资源，支持建设一批中医药高水平高等职业学校和专业（群）。

2. 强化中医药特色人才队伍建设

实施中医药特色人才培养工程（岐黄工程）。打造岐黄学者品牌，持续开展岐黄学者培养、全国中医临床优秀人才研修等项目，做强领军人才、优秀人才、骨干人才梯次衔接的高层次人才队伍。建设一批高水平中医药重点学科。构建符合中医药特点的人才培养模式，发展中医药师承教育，建立高年资中医医师带徒制度，与职称评审、评优评先等挂钩，持续推进全国名老中医药专家传承工作室、全国基层名老中医药专家传承工作室建设。将综合医院、妇幼保健院等医疗机构中医药人才纳入各类中医药人才培养项目。按照“下得去、留得住、用得上”的要求，加强基层中医药人才队伍建设，根据需求合理确定中医专业农村订单定向免费培养医学生规模，在全科医生特岗计划中积极招收中医医师。推广中医药人员“县管乡用”，探索推进轮岗制与职称评审相衔接。适当放宽长期服务基层的中医医师职称晋升条件，表彰奖励评优向基层一线和艰苦地区倾斜，引导中医药人才向基层流动。

3. 完善落实西医学习中医制度

开展九年制中西医结合教育试点。增加临床医学类专业中医药课程学时，将中医药课程列为本科临床医学类专业必修课和毕业实习内容，在临床类别医师资格考试中增加中医知识。落实允许攻读中医专业学位的临床医学类专业学生参加中西医结合医师资格考试和中医医师规范化培训的政策要求。在高职临床医学类专业中开设中医基础与适宜技术必修课程。临床、口腔、公共卫生类别医师接受必要的中医药继续教育，综合医院对临床医师开展中医药专业知识轮训，使其具备本科室专业领域的常规中医诊疗能力。加强中西医结合学科建设，培育一批中西医结合多学科交叉创新团队。实施西医学习中医人才专项，培养一批中西医结合人才。

专栏6 中医药特色人才培养工程（岐黄工程）
1. 高层次人才计划 “国医大师”和“全国名中医”表彰奖励项目。表彰30名国医大师和100名全国名中医。中医药领军人才支持项目。遴选50名岐黄学者和200名青年岐黄学者，遴选组建10个左右国家中医药多学科交叉创新团队和一批国家中医药传承创新团队。 中医药优秀人才研修项目。培养1200名中医临床、少数民族医药、西医学习中医等优秀人才。 中医药骨干人才培养项目。持续开展全国老中医药专家学术经验继承工作，遴选指导老师，培养一批继承人。为二级以上中医医疗机构培养一批骨干师资及中药、护理、康复、管理等骨干人才。支持一批中医医师开展规范化培训。 综合医院中医药高层次人才支持项目。面向省级以上综合医院、妇幼保健院等医疗机构，开展西医学习中医高级人才培养和全国老中医药专家学术经验继承工作，建设一批传承工作室，培养一批中医药骨干人才。 2. 基层人才计划 基层中医药人才培训项目。招录一定数量的中医专业农村订单定向免费培养医学生。支持一批中医类别全科医生开展规范化培训、转岗培训。支持一批中医医师开展中医助理全科医生培训。为中医馆培训一批骨干人才。 革命老区等中医药人才振兴项目。在革命老区、国家乡村振兴重点帮扶县等地区，加大中医专业农村订单定向免费培养医学生支持力度；支持建设一批全国基层名老中医药专家传承工作室。 3. 人才平台建设计划 高水平中医药重点学科建设项目。重点建设一批中医基础类、经典类、疫病防治类、中药类和多学科交叉重点学科，加强学科内涵建设，培养一批学科团队和学科带头人。 中医临床教学基地能力建设。支持一批中医医师规范化培训基地加强培训能力建设，遴选若干个标准化规范化培训实践技能考核基地。 传承工作室建设。新增建设一批国医大师、全国名中医及全国名老中医药专家传承工作室。新增建设一批全国基层名老中医药专家传承工作室，覆盖二级以上中医医院。启动建设一批老药工传承工作室。

（四）建设高水平中医药传承保护与科技创新体系

1. 加强中医药传承保护

实施中医药古籍文献和特色技术传承专项，编纂出版《中华医藏》，建立国家中医药古籍和传统知识数字图书馆。加强对名老中医学术经验、老药工传统技艺等的活态传承，支持中医学术流派发展。推动出台中医药传统知识保护条例，建立中医药传统知识数据库、保护名录和保护制度。

2. 加强重点领域攻关

在科技创新2030—重大项目、重点研发计划等国家科技计划中加大对中医药科技创新的支持力度。深化中医原创理论、中药作用机理等重大科学问题研究。开展中医药防治重大、难治、罕见疾病和新发突发传染病等诊疗规律与临床研究。加强中医药临床疗效评价研究。加强开展基于古代经典名方、名老中医经验方、有效成分或组分等的中药新药研发。支持儿童用中成药创新研发。推动设立中医药关键技术装备项目。

3. 建设高层次科技平台

依托现有资源，建设一批国家级中医药研究平台，研究布局全国重点实验室、国家临床医学研究中心、国家工程研究中心和国家技术创新中心；推进国家中医药传承创新中心、国家中医临床研究基地和中国中医药循证医学中心建设。发挥中国中医科学院“国家队”作用，实施中医药科技创新工程。

4. 促进科技成果转化

建设一批中医药科技成果孵化转化基地。支持中医医院与企业、科研机构、高等院校等加强协作、共享资源。鼓励高等院校、科研院所、医疗机构建立专业化技术转移机构，在成果转化收益分配、团队组建等方面赋予科研单位和科研人员更大自主权。

专栏 7 国家中医药传承创新平台工程

1. 培育和建设国家重大科技创新平台。

全国重点实验室。支持在中医理论、中药资源、中药创新、中医药疗效评价等重要领域方向建设多学科交叉融合的全国重点实验室或全国重点实验室培育基地。

国家临床医学研究中心。围绕心血管疾病、神经系统疾病、恶性肿瘤、代谢性疾病等重大慢性病，妇科、骨伤、免疫等优势病种，以及针灸、其他非药物疗法等特色疗法，建设一批中医类国家临床医学研究中心及其协同创新网络。

深化建设国家工程研究中心。对已建的中医药国家工程研究中心和国家工程实验室明确功能定位，优化运行，符合条件的纳入国家工程研究中心序列管理。围绕制约中医药发展的关键技术和核心装备，在中医药标准化、中医药临床疗效与安全性评价、中药质量控制等方向深化研究。

培育国家技术创新中心。围绕中药现代化重大共性技术突破、产品研发和成果转化应用示范，培育建设一批中医药国家技术创新中心。

2. 国家中医药传承创新中心。建设 30 个左右国家中医药传承创新中心。

3. 做大做强中国中医科学院专项工程。实施中国中医科学院中医药科技创新工程，做强一批在国内外有影响力的优势学科，加强科技创新平台建设，打造成为中医药科技创新核心基地和创新人才高地。

4. 国家中医药局重点实验室。优化整合国家中医药局重点研究室、三级实验室，建设一批国家中医药局重点实验室，形成相关领域关键科学问题研究链。

5. 中医药活态传承工程。开展当代名老中医药专家学术经验、技术方法和临证方药挖掘整理和应用推广。开展老药工鉴定、炮制、制药技术传承。开展民间中医药技术方法整理和利用。开展中医理论、技术、方法原态保护和存续。

6. 中医药科技研究项目。实施中医药现代化研究重点专项，开展中医药循证评价研究，推进中医药理论创新。开展经典名方类中药复方制剂研发、应用。推动设立中医药关键技术装备项目。

（五）推动中药产业高质量发展

1. 加强中药资源保护与利用

支持珍稀濒危中药材人工繁育。公布实施中药材种子管理办法。制定中药材采收、产地加工、野生抚育及仿野生栽培技术规范和标准。完成第四次全国中药资源普查，建立全国中药资源共享数据集和实物库，并利用实物样本建立中药材质量数据库，编纂中国中药资源大典。

2. 加强道地药材生产管理

制定发布全国道地药材目录，构建中药材良种繁育体系。加强道地药材良种繁育基地和生产基地建设，鼓励利用山地、林地推行中药材生态种植，优化生产区域布局和产品结构，开展道地药材产地和品质快速检测技术研发，集成创新、示范推广一批以稳定提升中药材质量为目标的绿色生产技术和种植模式，制定技术规范，形成全国道地药材生产技术服务网络，加强对道地药材的地理标志保护，培育一批道地药材知名品牌。

3. 提升中药产业发展水平

健全中药材种植养殖、仓储、物流、初加工规范标准体系。鼓励中药材产业化、商品化和适度规模化发展，推进中药材规范化种植、养殖。鼓励创建以中药材为主的优势特色产业集群和以中药材为主导的农业产业强镇。制定实施全国中药饮片炮制规范，继续推进中药炮制技术传承基地建设，探索将具有独特炮制方法的中药饮片纳入中药品种保护范围。加强中药材第三方质量检测平台建设。

研究推进中药材、中药饮片信息化追溯体系建设，强化多部门协同监管。加快中药制造业数字化、网络化、智能化建设，加强技术集成和工艺创新，提升中药装备制造水平，加速中药生产工艺、流程的标准化和现代化。

4. 加强中药安全监管

提升药品检验机构的中药质量评价能力，建立健全中药质量全链条安全监管机制，建设中药外源性有害残留物监测体系。加强中药饮片源头监管，严厉打击生产销售假劣中药饮片、中成药等违法违规行为。建立中成药监测、预警、应急、召回、撤市、淘汰的风险管理长效机制。加强中药说明书和标签管理，提升说明书临床使用指导效果。

专栏8 中药质量提升工程
1. 全国中药资源普查成果转化。完善全国中药资源普查数据库及中药资源动态监测数据，建设重点区域常态化管理机制。 2. 中药材种质资源保护和发展。支持国家药用植物种质资源库建设。加强道地药材良种繁育基地建设。 3. 中药材规范化种植提升行动。加快中药材品种培优、品质提升、品牌打造和标准化生产，集成推广中药材标准化种植模式。开展适宜品种林下种植示范研究，形成生态种植技术体系。建设一批道地药材标准化生产基地。 4. 中药智能制造提升行动。研发中药材种植、采收、产地加工装备，中药饮片自动化、智能化生产装备，以及中成药共性技术环节数字化、网络化生产装备，提高中药生产智能化水平。

（六）发展中医药健康服务业

1. 促进和规范中医药养生保健服务发展

促进中医健康状态辨识与评估、咨询指导、健康干预、健康管理等服务规范开展。推广太极拳、八段锦等中医药养生保健方法和中华传统体育项目，推动形成体医结合的健康服务模式。鼓励中医医疗机构为中医养生保健机构提供技术支持，支持中医医师依照规定提供服务。

2. 发展中医药老年健康服务

强化中医药与养老服务衔接，推进中医药老年健康服务向农村、社区、家庭下沉。逐步在二级以上中医医院设置老年病科，增加老年病床数量，开展老年病、慢性病防治和康复护理。推动二级以上中医医院与养老机构合作共建，鼓励有条件的中医医院开展社区和居家中医药老年健康服务。鼓励中医医师加入老年医学科工作团队和家庭医生签约团队，鼓励中医医师在养老机构提供保健咨询和调理服务。推动养老机构开展中医特色老年健康管理服务。在全国医养结合示范项目中培育一批具有中医药特色的医养结合示范机构，在医养结合机构推广中医药适宜技术。

3. 拓展中医药健康旅游市场

鼓励地方结合本地区中医药资源特色，开发更多体验性强、参与度高的中医药健康旅游线路和旅游产品，吸引境内外消费者。完善中医药健康旅游相关标准体系，推动中医药健康旅游高质量发展。

4. 丰富中医药健康产品供给

以保健食品、特殊医学用途配方食品、功能性化妆品、日化产品为重点，研发中医药健康产品。鼓励围绕中医养生保健、诊疗与康复，研制便于操作、适于家庭的健康检测、监测产品及自我保健、功能康复等器械。

（七）推动中医药文化繁荣发展

1. 加强中医药文化研究和传播

深入挖掘中医药精华精髓，阐释中医药文化与中华优秀传统文化的内在联系。加强中医药学与相关领域协同创新研究。实施中医药文化传播行动，推动建设体验场馆，培育传播平台，丰富中医药文化产品和服务供给。推动中医药文化贯穿国民教育始终，进一步丰富中医药文化教育。加强中医药机构文化建设。加大对传统医药类非物质文化遗产代表性项目的保护传承力度。加强中医药科普专家队伍建设，推动中医医疗机构开展健康讲座等科普活动。建设中医药健康文化知识角。开展公民中医药健康文化素养水平监测。

2．发展中医药博物馆事业

开展国家中医药博物馆基本建设，建成国家中医药数字博物馆。促进中医药博物馆体系建设，强化各级各类中医药博物馆收藏研究、社会教育、展览策划和文化服务功能，加强数字化建设，组织内容丰富的中医药专题展览。

3．做大中医药文化产业

鼓励引导社会力量通过各种方式发展中医药文化产业。实施中医药文化精品行动，引导创作一批质量高、社会影响力大的中医药文化精品和创意产品。促进中医药与动漫游戏、旅游餐饮、体育演艺等融合发展。培育一批知名品牌和企业。

专栏9 中医药文化弘扬工程及博物馆建设

1．中医药文化研究阐释。深入挖掘中医药精华精髓，做好研究阐释。编写若干种针对不同受众的中医药文化读物。

2．中医药文化传播行动。广泛开展群众性中医药文化活动。充分依托地方现有资源，推动一批中医药文化体验场馆、中医药文化宣传教育基地达到国家级建设标准。推动开展中医药文化教育活动。持续开展公民中医药健康文化素养水平监测。

3．中医药文化精品行动。扶持创作一批中医药文学、影视和网络视听优秀作品，支持制作一批中医药新媒体产品。

4．国家中医药博物馆建设。开展国家中医药博物馆基本建设，打造中医药文化重要高地。建成国家中医药数字博物馆，建立中医药资源藏品信息数据库。开展各级中医药博物馆能力建设。

5．中医药科普项目。推出一批中医药科普节目、栏目、读物及产品。建设中医药健康文化知识角。加强中医药文化科普巡讲专家队伍建设。推广中医药传统保健体育运动，举办全国中医药院校传统保健体育运动会。

（八）加快中医药开放发展

1．助力构建人类卫生健康共同体

积极参与全球卫生健康治理，推进中医药参与新冠肺炎等重大传染病防控国际合作，分享中医药防控疫情经验。在夯实传播应用基础上，推进中医药高质量融入“一带一路”建设，实施中医药国际合作专项，推动社会力量提升中医药海外中心、中医药国际合作基地建设质量，依托现有机构建设传统医学领域的国际临床试验注册平台。指导和鼓励社会资本设立中医药“一带一路”发展基金。推进在相关国家实施青蒿素控制疟疾项目。

2．深化中医药交流合作

巩固拓展与有关国家的政府间中医药合作，加强相关政策法规、人员资质、产品注册、市场准入、质量监管等方面的交流。鼓励和支持有关中医药机构和团体以多种形式开展产学研用国际交流与合作。促进中医药文化海外传播与技术国际推广相结合。鼓励和支持社会力量采用市场化方式，与有合作潜力和意愿的国家共同建设一批友好中医医院、中医药产业园。加强与港澳台地区的中医药交流合作，建设粤港澳大湾区中医药高地，打造高水平中医医院、中医优势专科、人才培养基地和科技创新平台。

3．扩大中医药国际贸易

大力发展中医药服务贸易，高质量建设国家中医药服务出口基地。推动中医药海外本土化发展，促进产业协作和国际贸易。鼓励发展“互联网+中医药贸易”。逐步完善中医药“走出去”相关措施，开展中医药海外市场政策研究，助力中医药企业“走出去”。推动中药类产品海外注册和应用。

专栏10　中医药开放发展工程
1. 中医药国际抗疫合作计划。组织中医药国际抗疫学术交流活动，举办中医药防控重大传染病等培训班，组建中医药国际抗疫合作专家团队，完善中医药国际疫情防控线上指导平台。
2. 中医药开放发展平台建设。在共建“一带一路”国家的重要节点城市，鼓励社会力量持续建设一批高质量中医药海外中心。依托国内中医药机构，拓展建设一批高质量中医药国际合作基地。鼓励和支持社会力量采用市场化方式，与有合作潜力和意愿的国家共同建设一批友好中医医院、中医药产业园。
3. 中医药国际影响力提升计划。扩大中医药学术期刊的国际影响力。在跨国科研合作计划中加大中医药参与力度。
4. 中医药国际贸易促进计划。高质量建设国家中医药服务出口基地，努力形成一批中医药服务知名品牌。建设中医药服务贸易统计体系。
5. 粤港澳大湾区中医药高地建设工程。支持粤港澳大湾区建设成为国际中医医疗先行区，建成多学科融合的科研平台，建立中医药人才协同培养机制。支持建设香港中医医院、粤澳合作中医药科技产业园，推进中医药产品创新研发。

（九）深化中医药领域改革

1. 建立符合中医药特点的评价体系

建立完善科学合理的中医医疗机构、特色人才、临床疗效、科研成果等评价体系。健全公立中医医院绩效考核机制，常态化开展三级和二级公立中医医院绩效考核工作。完善各类中医临床教学基地标准和准入制度。建立完善符合中医药特点的人才评价体系，强化中医思维与临床能力考核，将会看病、看好病作为中医医师的主要评价内容。研究建立中医药人才表彰奖励制度。研究优化中医临床疗效评价体系，探索制定符合中医药规律的评价指标。通过同行评议、引进第三方评估等方式，完善有利于中医药创新的科研评价机制。

2. 健全现代医院管理制度

建立体现中医医院特点的现代医院管理制度，落实党委领导下的院长负责制，推动公立中医医院发展方式从规模扩张转向提质增效和中医内涵式特色发展，运行模式从粗放管理转向精细化管理，资源配置从注重物质要素转向更加注重人才技术要素。推进公立中医医院人事管理制度和薪酬分配制度改革，落实“两个允许”要求。落实公立中医医院总会计师制度。建立完善中医医疗质量管理与控制体系，推进中医病案质量控制中心和中药药事管理质控中心建设。完善中医医院院感防控体系。构建和谐医患关系，改善中医医务人员工作环境和条件，在全社会营造尊重中医的良好氛围。

3. 完善中医药价格和医保政策

建立以临床价值和技术劳务价值为主要依据、体现中医药特点的中医医疗服务卫生技术评估体系，优化中医医疗服务价格政策。在医疗服务价格动态调整中重点考虑中医医疗服务项目。医疗机构炮制使用的中药饮片、中药制剂实行自主定价，符合条件的按程序纳入基本医疗保险支付范围。改善市场竞争环境，引导形成以质量为导向的中药饮片市场价格机制。将符合条件的中医医疗服务项目和中药按程序纳入基本医疗保险支付范围。探索符合中医药特点的医保支付方式，遴选和发布中医优势病种，鼓励实行中西医同病同效同价。一般中医诊疗项目可继续按项目付费。继续深化中医药参与按床日付费、按人头付费等研究。支持保险公司、中医药机构合作开展健康管理服务，鼓励商业保险机构开发中医治未病等保险产品。

4. 改革完善中药注册管理

优化中药临床证据体系，建立中医药理论、人用经验和临床试验“三结合”的中药注册审评证据体系，积极探索建立中药真实世界研究证据体系。探索中药饮片备案、审批管理，优化医疗机构中药制剂注册管理。推进古代经典名方目录制定发布，加快收载方剂的关键信息考证。

5．推进中医药领域综合改革

建设10个左右国家中医药综合改革示范区，鼓励在服务模式、产业发展、质量监管等方面先行先试，打造中医药事业和产业高质量发展高地。开展全国基层中医药工作示范市（县）创建工作。开展医疗、医保、医药联动促进中医药传承创新发展试点，发扬基层首创精神，完善更好发挥中医药特色优势的医改政策。

（十）强化中医药发展支撑保障

1．提升中医药信息化水平

依托现有资源持续推进国家和省级中医药数据中心建设。优化升级中医馆健康信息平台，扩大联通范围。落实医院信息化建设标准与规范要求，推进中医医院及中医馆健康信息平台规范接入全民健康信息平台。加强关键信息基础设施、数据应用服务的安全防护，增强自主可控技术应用。开展电子病历系统应用水平分级评价和医院信息互联互通标准化成熟度测评。鼓励中医辨证论治智能辅助诊疗系统等具有中医药特色的信息系统研发应用。

2．建立国家中医药综合统计制度

逐步完善统计直报体系，建立与卫生健康统计信息共享机制。加强综合统计人才队伍建设，构建统一规范的国家中医药数据标准和资源目录体系，建设国家、省级中医药综合统计信息平台，建立统计数据定期发布机制，稳步推动数据资源共享开放。

3．加强中医药法治建设

深入推进中医药法贯彻实施，完善中医药法相关配套制度。推动制修订相关法律法规和规章，加强对地方性法规建设的指导。进一步推进全国人大常委会中医药法执法检查报告及审议意见落实工作。建立不良执业记录制度，将提供中医药健康服务的机构及其人员诚信经营和执业情况依法依规纳入全国信用信息共享平台。强化中医药监督执法工作，健全长效机制，落实执法责任，加强人员培训，完善监督执法规范，全面提高中医药监督能力和水平。

4．深化中医药军民融合发展

加强军地双方在中医药学科建设、科技创新、人才培养等方面的合作，完善工作机制和政策措施，畅通信息交流渠道，加快军事中医药学科全面建设与发展，提高军队中医药整体保障水平。

专栏11　中医药支撑保障建设

1．基层中医药信息化能力提升项目。推动中医馆健康信息平台升级改造，扩大中医馆联通范围。以县级中医医院为重点，提升基层中医医疗机构信息化水平。

2．中医药综合统计体系建设。依托现有机构建设国家、省级中医药综合统计平台，构建统一规范的国家中医药数据标准和资源目录体系，加强人才队伍建设，构建中医药综合统计体系。

3．新兴信息技术与中医药结合应用研究项目。支持中医医院应用人工智能、大数据、第五代移动通信（5G）、区块链、物联网等新兴信息技术，推动中医辨证论治智能辅助诊疗系统、名老中医经验传承系统等临床应用。

4．中医药监督能力建设。开展虚假违法中医医疗广告监测，建立健全会商机制，提高有关突发事件处置能力。加强人员培训，提高专业水平和业务能力。

四、强化组织实施

（一）加强组织领导

强化国务院中医药工作部际联席会议办公室统筹职能，加强工作协调，及时研究和推动解决中医药发展重要问题。各省（自治区、直辖市）要完善中医药工作跨部门协调机制，支持和促进中医药发展，推动将中医药相关工作纳入政府绩效考核。建立健全省、市、县级中医药管理体系，合理配置人员力量。

（二）强化投入保障

各级政府通过现有资金渠道积极支持中医药发展，落实对公立中医医院的办医主体责任。支持通过地方政府专项债券等渠道，推进符合条件的公立中医医院建设项目。引导社会投入，打造中医药健康服务高地和学科、产业集聚区。鼓励金融机构依法依规为符合条件的中医药领域项目提供金融支持，进一步完善中医药发展多元化投入机制。

（三）健全实施机制

加强国家和省（自治区、直辖市）两级规划衔接。强化规划编制实施的制度保障，建立监测评估机制，监测重点任务、重大项目、重大改革举措的执行情况，进行中期、末期评估，及时发现并解决重要问题，确保本规划顺利实施。

（四）注重宣传引导

做好政策解读和培训，加强正面宣传和科学引导，大力宣传中医药传承创新发展成效，及时回应群众关切，营造良好社会氛围。及时总结提炼地方好的做法和经验，加强典型报道，发挥示范引领作用。充分发挥各方面积极作用，形成全社会共同关心和支持中医药发展的良好格局。

【法规名称】基层中医药服务能力提升工程“十四五”行动计划
【发文机构】国家中医药局　国家卫生健康委　国家发展改革委　教育部　财政部　人力资源社会保障部　文化和旅游部　国家医保局　国家药监局　中央军委后勤保障部卫生局
【发文字号】国中医药医政发〔2022〕3号
【颁布时间】2022年3月8日
【效力属性】有效

关于印发基层中医药服务能力提升工程“十四五”行动计划的通知

各省、自治区、直辖市及新疆生产建设兵团卫生健康委、中医药管理局、发展改革委、教育厅（局）、财政厅（局）、人力资源社会保障厅（局）、文化和旅游厅（局）、医疗保障局、药品监督管理局，军队各有关大单位卫生管理部门：

为贯彻落实《中共中央　国务院关于促进中医药传承创新发展的意见》《“健康中国2030”规划纲要》《关于加快中医药特色发展的若干政策措施》《中共中央　国务院关于实现巩固拓展脱贫攻坚成果同乡村振兴有效衔接的意见》，进一步提升基层中医药服务能力，在总结“十三五”基层中医药服务能力提升工程实施工作基础上，国家中医药局、国家卫生健康委、国家发展改革委、教育部、财政部、人力资源社会保障部、文化和旅游部、国家医保局、国家药监局、中央军委后勤保障部卫生局联合制定了《基层中医药服务能力提升工程“十四五”行动计划》。现印发给你们，请认真贯彻执行。

附件：基层中医药服务能力提升工程行动计划考核评价指标

国家中医药局　国家卫生健康委
国家发展改革委　教育部　财政部
人力资源社会保障部　文化和旅游部
国家医保局　国家药监局
中央军委后勤保障部卫生局

2022年3月8日

基层中医药服务能力提升工程“十四五”行动计划

基层中医药（含少数民族医药，下同）服务是中医药发展的根基，是维护人民群众健康的基础保障。“十三五”时期，在党中央、国务院坚强领导下，各地区、各部门全面贯彻《中华人民共和国中医药法》，全面落实中央关于促进中医药发展的各项政策要求，加大基层中医药工作力度，基层中医药服务能力明显提升，人民群众看中医的公平性、可及性和便利性得到明显改善。截至2020年底，99%的社区卫生服务中心、98%的乡镇卫生院、90.6%的社区卫生服务站、74.5%的村卫生室能够提供中医药服务，85.38%的社区卫生服务中心和80.14%的乡镇卫生院设立中医综合服务区，中医药为缓解群众看病就医问题发挥了重要作用。

为贯彻落实《中共中央 国务院关于促进中医药传承创新发展的意见》《“健康中国2030”规划纲要》《国务院办公厅印发关于加快中医药特色发展若干政策措施的通知》《中共中央 国务院关于实现巩固拓展脱贫攻坚成果同乡村振兴有效衔接的意见》，持续推进基层中医药高质量发展，持续提升基层中医药服务能力，在总结“十三五”基层中医药服务能力提升工程实施情况的基础上，编制本行动计划。

一、总体要求

（一）指导思想

以习近平新时代中国特色社会主义思想为指导，深入贯彻党的十九大和十九届历次全会精神以及习近平总书记关于中医药工作的重要论述，立足新发展阶段，贯彻新发展理念，构建新发展格局，推动基层中医药事业高质量发展。坚持以人民健康为中心，落实新时期卫生健康工作方针，补短板、强弱项、固根基，着力健全基层中医药服务网络，全面提升基层中医药在治未病、医疗、康复、公共卫生、健康教育等领域的服务能力，持续提高基层中医药服务的可及性、便捷性、公平性，为健康中国建设和乡村振兴做出新贡献。

（二）主要目标

到2025年，融预防保健、疾病治疗和康复于一体的基层中医药服务网络更加健全，服务设施设备更加完善，人员配备更加合理，管理更加规范，提供覆盖全民和全生命周期的中医药服务，中医药服务能力有较大提升，较好地满足城乡居民对中医药服务的需求，为实现“一般病在市县解决，日常疾病在基层解决”提供中医药保障。

具体目标是，到2025年，基层中医药实现五个“全覆盖”：

县办中医医疗机构（医院、门诊部、诊所）基本实现全覆盖，80%以上的县级中医医院达到“二级甲等中医医院”水平。

社区卫生服务中心和乡镇卫生院中医馆实现全覆盖，鼓励有条件的地方对15%的社区卫生服务中心和乡镇卫生院中医馆完成服务内涵建设。

基层中医药服务提供基本实现全覆盖，100%社区卫生服务中心、乡镇卫生院能够规范开展10项以上中医药适宜技术，100%社区卫生服务站、80%以上村卫生室能够规范开展6项以上中医药适宜技术。

基层中医药人才配备基本实现全覆盖，社区卫生服务中心和乡镇卫生院中医类别医师占同类机构医师总数比例超过25%，100%社区卫生服务站、80%以上的村卫生室至少配备1名能够提供中医药服务的医务人员。

基层中医药健康宣教实现全覆盖，所有县级区域依托县级医院设置中医健康宣教基地，推动中医药健康知识普及。

二、重点任务

（一）完善基层中医药服务网络

1．发挥县级中医医院龙头带动作用

落实《中华人民共和国中医药法》和《中共中央 国务院关于促进中医药传承创新发展的意见》要求，原则上每个县办好一所县级中医类医院，有效承担县域居民常见病、多发病中医诊疗和急危重症抢救与疑难病转诊任务。支持县级中医医院能力建设，提升县级综合医院、专科医院、妇幼保健机构中医药服务设施配置，中医临床科室、中药房、煎药室设置达到医院中药房、医疗机构中药煎药室等国家标准，鼓励县级妇幼保健机构设置中医妇科、中医儿科。

2．改善基层医疗卫生机构中医药服务条件

推进基层医疗卫生机构中医馆建设，提升乡镇卫生院、社区卫生服务中心中医药综合服务区（中医馆）综合服务能力。在社区卫生服务中心和乡镇卫生院全部设置符合标准中医馆的基础上，对部分社区卫生服务中心和乡镇卫生院中医馆开展服务内涵建设，重点加强中医药人员配备、中医药技术服务提供和中医设备配备。改善社区卫生服务站、村卫生室中医药服务条件，在全部社区卫生服务站和80%以上的村卫生室具备提供中医药服务条件的基础上，探索在部分社区卫生服务站和村卫生室设置“中医阁”，打造区域相对独立、中医服务更加丰富的中医药服务场所。

3．鼓励社会力量在基层办中医

鼓励社会力量在县域举办中医类别医疗机构，发展具有中医特色的康复医院、护理院（站），支持社会力量举办以中医特色为主的医养结合机构，鼓励中医医院举办互联网医院，支持名老中医举办诊所，支持企业举办连锁中医医疗机构，保证社会办非营利性中医医疗机构和政府办中医医疗机构在准入、执业等方面享有同等权利。

专栏1　基层中医药服务体系建设

名医堂建设：以中国中医科学院等优势中医机构和团队为依托，创新政策措施，发挥示范带动作用，分层级规划布局建设一批名医堂，推动名医团队入驻，服务广大基层群众。

县级中医医院建设：围绕脱贫地区、易地搬迁安置点、原中央苏区等地区支持县级中医医院加强基本建设，改善业务用房条件，更新换代医疗设备。

社区卫生服务中心、乡镇卫生院中医馆建设：推进社区卫生服务中心、乡镇卫生院中医馆设置全覆盖，鼓励有条件的地方对15%的中医馆完成服务内涵建设。

社区卫生服务站、村卫生室中医阁建设：开展“中医阁”建设，完善中医药场地、中医药诊疗服务设施，10%的社区卫生服务站、村卫生室设置“中医阁”。

（二）推进基层中医药人才建设

1．扩大基层中医药人才有效供给

根据需求合理确定本科层次中医专业农村订单定向免费医学生培养规模，持续开展中医类别全科医生规范化培训、助理全科医生培训、转岗培训等，鼓励开展专科层次农村订单定向免费医学生培养，为基层培养一批高素质中医药人才。开展基层西医学习中医人才培养和培训，鼓励西学中人员开展中医药服务。对现有基层中医药人员通过岗位培训、外出进修、跟师学习等方式，提高岗位技能和服务能力。鼓励退休中医医师和中医医术确有专长医师到基层执业服务。

2．畅通基层中医药人才使用途径

完善基层中医药人才配置和岗位标准，优化基层中医药人才招聘、使用机制，在全科医生特设岗位计划中积极招收中医医师，吸引一批中医药人才服务基层。畅通基层中医药人才流动途径，推广“县管乡用”“乡管村用”等人才管理模式，建立完善县域内中医药人才流动机制。实施基层中医临床优秀人才研修项目，为县级及以下医疗机构培养一批能看病、看好病的中医临床优秀人才。到2025年，基本实现城乡每万居民有0.6～0.8名合格的中医类别全科医生，社区卫生服务中心和乡镇卫生院中医类别医师占同类机构医师总数比例超过25%，社区卫生服务站至少配备1名中医类别医师或能够提供中医药服务的临床类别医师，80%以上的村卫生室至少配备1名能够提供中医药服务的医务人员。鼓励中医临床人才到医养结合机构执业。

3．改善基层中医药人员发展环境

在职称晋升、薪酬待遇、进修学习等方面给予优惠政策，提升基层中医药岗位吸引力。落实“两个允许”，建立有利于中医药服务供给提升的绩效分配机制，激发中医药人员提供中医药服务动力。县级及以下医疗机构聘用卫生技术人员应包括一定比例基层中医药人员。

专栏2　基层中医药人才建设

开展基层中医药人才培养培训：招录7500名中医专业农村免费订单定向医学生，对1.25万名左右中医类别全科医生开展规范化培训、转岗培训，培训一批基层中医临床优秀人才、基层中医馆骨干人才。

革命老区中医药人才振兴项目：在原中央苏区等革命老区及乡村振兴重点帮扶县，加大中医专业农村订单定向免费医学生培养力度，建设一批全国基层名老中医药专家传承工作室，培养一批中医馆骨干人才。支持全国名老中医药专家传承工作室通过对口帮扶形式建设传承工作站，培养一批骨干人才。

（三）推广基层中医药适宜技术

1．加强中医药适宜技术推广平台建设

完善省级中医医院中医药适宜技术推广中心设置，提升原县级常见病多发病中医药适宜技术推广基地能力，建成县域中医药适宜技术推广中心，省、县两级中心应具备符合规范要求的师资、设施、设备，设置有符合标准的适宜技术示教和实训场地，具备远程培训示教能力。全面完善适宜技术推广工作机制，各中心要落实适宜技术推广责任制，按要求配置适宜技术推广人员，负责县域、乡镇、村级卫生机构适宜技术推广，做到人员相对固定。到2025年，原则上所有县域均应设置符合标准的中医药适宜技术推广中心。

2．加大适宜技术推广力度和考核力度

每个省级中医药适宜技术推广中心推广10类60项以上中医药适宜技术，为每个县培训至少15名县级师资，每人掌握8类以上中医药适宜技术；每个县级中医药适宜技术中心能够按照中医药技术操作规范开展45项以上中医药适宜技术。各县依托县级中心5年内面向基层医疗卫生机构推广10类40项以上中医药适宜技术，每个社区卫生服务中心、乡镇卫生院能够按照中医药技术操作规范开展6类10项以上中医药适宜技术，每个社区卫生服务站、80%以上村卫生室能够按照中医药技术操作规范熟练开展4类6项以上中医药适宜技术。在医养结合机构积极推广中医药适宜技术。各级中医药主管部门应建立中心考核和管理制度，完善中心设置、管理和考核标准；中医药行业学会（协会）应主动参与中医药适宜技术推广，完善相关专业学术组织，提升中医药适宜技术学术水平。

专栏3　中医药适宜技术推广

省域中医药适宜技术发掘与推广：各省中医药主管部门依托省级中医药适宜技术推广中心，深入研究，发掘和推广省域内的中医药适宜技术。

县级中医药适宜技术推广中心建设：每个县建设1个中医药适宜技术推广中心，提升培训、实训、实习能力，指导、规范、优化基层中医药服务提供。

中医药适宜技术师资培训：整理完善常见病多发病中医药适宜技术筛选，推动开展中医药适宜技术师资人员培训。

（四）提升基层中医药服务能力

1．加强县级医疗机构中医医疗服务能力建设

开展县级中医医院“两专科一中心”建设，即每个县级中医医院建成2个中医特色优势专科和1个县域中医药适宜技术推广中心。加强县级中医医院临床薄弱专科、医技科室建设，提高医院综合服务能力。加强基层名老中医药专家传承工作室建设，培养基层中医药人才。提升基层中医医疗机构传染病防治能力，县级中医医院设置符合规范的发热门诊，具备规范的预检分诊能力。加强县级中医医院基层指导科建设，负责全县中医药技术指导和业务培训。推进中西医协同诊疗服务，提升综合医院、妇幼保健机构中医药综合服务能力和专科诊疗能力。到2025年，全部县级中医医院达到《县级

中医医院医疗服务能力基本标准》。

2. 提升基层医疗卫生机构中医药诊疗能力

提升乡镇卫生院、社区卫生服务中心中药饮片、中医非药物疗法诊疗能力，扩大中医药服务规模。推动社区卫生服务站、村卫生室应用中医药适宜技术开展医疗服务。基层医疗卫生机构中医诊疗量在“十四五”期间稳步提升。

3. 发展基层中医治未病服务和中医康复服务

加强县级中医医院治未病科规范化建设和科学管理，提高中医治未病服务水平和能力，强化基层医疗卫生机构中医馆中医治未病服务。加强二级以上中医医院老年病科与康复科建设，提高中医康复和老年健康服务能力。到2025年，60%的二级以上县级中医医院设置老年病科，70%的二级以上县级中医医院设置康复科，鼓励在社区卫生服务中心和乡镇卫生院设置中医康复诊室和康复治疗区。

4. 完善中医药公共卫生服务能力

优化中医药健康管理服务，加强中医药健康管理服务规范和技术规范培训和指导，围绕儿童、老人、慢病管理等提升中医药健康管理服务能力，提高中医药健康管理率，扩大目标人群覆盖面。加强签约团队中医药人员配置和中医药服务能力建设，制定推广适宜的中医药签约服务包，提高中医药签约服务的数量与质量，提供全生命周期的中医药签约服务。在国家基本公共卫生服务项目中，针对高血压、糖尿病等慢性病强化医防融合，优化中医药健康管理服务内容。到2025年，老年人和儿童中医药健康管理率分别达到75%和85%。

5. 切实做好中医药城乡对口帮扶工作

严格落实过渡期“四个不摘”要求，按照乡村振兴政策要求，三级中医医院继续做好对口帮扶工作，继续采取驻点帮扶、人员培训、技术指导、巡回医疗、学科建设、合作管理等方式，加强脱贫地区政府举办的中医医院能力建设，提高受援单位中医药服务能力、综合服务能力及管理水平并达到国家考核标准。

专栏4　中医药服务能力提升

县级中医医院服务能力建设：每个县级中医医院建成2个中医特色优势专科，提升肺病、脑病、心病、骨伤、皮科、肿瘤等专科专病能力。新增建设一批全国基层名老中医药专家传承工作室。

提升基层中医药康复能力：完善县级中医医院康复科设置，加强基层医疗机构中医康复技术培训和推广，提升中医康复技术应用比重。

县级中医医院应急和救治能力建设：加强县级中医医院感染性疾病科等科室特别是发热门诊建设，加强院感防控管理，提高县级中医医院对传染病的筛查、预警和防控能力及对突发公共卫生事件的应急能力。

对口帮扶工作：实施对口帮扶提升项目建设，加强被帮扶单位人才培养、重点专科、远程诊疗、人才培训、管理能力等建设，提升被帮扶单位综合诊疗能力。开展国家中医医疗队巡回医疗，深入巡回地区基层送医下乡。

（五）加强基层中医药管理能力

1. 加强基层中医药服务管理和质量监管

推进县级中医药行政管理机构规范设置，综合医院、专科医院、妇幼保健机构应当有院领导相对固定分管中医药工作，督促中医药政策措施的落实，并在医疗管理部门中明确责任人员，负责中医药各方面管理。提升社区卫生服务中心、乡镇卫生院中医药管理能力。

加强基层中医药服务质量的评估和监管，完善有关规章制度，重点对基层医疗卫生机构执行中医药行业标准和技术规范、合理用药、落实核心制度等进行监督检查，提高服务质量，保证医疗安全。

2. 加快基层中医医疗服务信息化建设

落实《全国基层医疗卫生机构信息化建设标准与规范》和《全国医院信息化建设标准与规范》要求，提升基层医疗卫生机构中医药信息化水平，推进以电子病历和医院管理为重点的信息系统建设，支撑县级中医医院、基层中医馆、村卫生室实现信息共享和远程支持，丰富中医馆健康信息平台服务种类，扩大平台涵盖范围。鼓励三级中医医院牵头组建互联网医共体，为社区卫生服务中心中医馆中医药服务提供信息化支持。2025年，所有中医馆接入中医馆健康信息平台，实现县级中医医院牵头的医共体内信息互通和管理信息共享。

专栏5　中医药管理能力建设

基层中医药信息化建设：升级改造中医馆健康信息平台，扩大中医馆联通范围。以县级中医医院为重点，提升基层中医药机构信息化水平。

（六）深化基层中医药健康宣教和文化建设

广泛推动中医药健康知识普及

所有县级区域依托县级医院设置中医健康宣教基地，将中医药科普知识和《中国公民中医养生保健素养》作为健康教育重要内容加以推广。充分利用网络化、智能化、数字化等方式，扩大中医药优质科普内容的覆盖面。在社区卫生服务中心、乡镇卫生院、社区居委会、乡村群众活动场所等，建设中医药健康文化知识角。鼓励支持优秀中医药科普图书、展览、新媒体产品等的创作。推动基层医疗机构通过电子屏、海报、宣传栏等经常性展示科普内容，开展健康讲座等科普活动。加强中医药科普专家队伍建设，鼓励中医药医务人员、科研人员面向社会开展科普服务。

专栏6　广泛推动中医药健康知识普及

中医药健康文化知识角建设：推动在社区卫生服务中心、基层中医馆、社区居委会、乡村群众活动场所等，建设一批中医药健康文化知识角，帮助群众更加经常接触到规范的中医药养生保健知识。

制作中医药科普产品：制作推出一批易于传播推广的中医药科普微视频等新媒体产品，支持优秀中医药科普图书等的创作，编写若干种针对不同受众的中医药读物。

建设中医药科普专家队伍：持续开展中医药文化科普巡讲专家遴选，培训一批中医药科普人才，组织开展线上线下等多种形式的中医药科普巡讲、健康讲座。

（七）稳步推进基层中医药改革

1．做好中医医院牵头的县域紧密型医共体建设

落实国家医改政策要求，在全国基层中医药工作示范市（县）地区，政府举办的县级中医医院全部牵头组建紧密型医共体，在开展县域医共体建设的其他地区，鼓励政府举办的县级中医医院牵头组建紧密型医共体，中医医院牵头的医共体覆盖人口原则上不低于县域人口的30%。建立医共体内中医药服务标准、服务质量评价和督查标准，推进不同医共体内中医药服务提供的质量和比重持续提升。探索符合县域特点、有利于中医药优势发挥的总额付费和补偿机制，引导医共体向以健康为中心的服务方式转变。

2．开展全国基层中医药工作示范市（县）建设

制定全国基层中医药工作示范市（县）管理办法和建设标准，完善创建程序，在有序衔接全国基层中医药工作先进单位评审工作的基础上，创建一批全国基层中医药工作示范市（县）。充分发挥典型示范和带动作用，推动基层中医药工作实现新发展。

3．加大医保对基层中医药服务的政策支持

建立健全中医药质量和治疗优势的评价体系，发布权威评价结果，为落实相关支持政策提供技术依据。建立符合基层中医药诊疗特点的医保支付模式。各省（区、市）均遴选发布中医优势病种，开展支付方式改革。鼓励实行中西医同病同效同价。通过对部分慢性病病种等实行按人头付费、完善相关技术规范等方式，鼓励引导基层医疗卫生机构提供适宜的中医药服务。积极将适宜的中医医疗服务项目和中药按规定纳入医保范围。

三、保障措施

（一）加强组织领导

提升工程行动计划是贯彻落实《中共中央 国

务院关于促进中医药传承创新发展的意见》重要举措，涉及面广、政策性强，地方各级中医药工作领导小组要加强组织领导，统筹协调卫生健康、中医药管理、发展改革、教育、财政、人力资源社会保障、文化和旅游、医疗保障、药品监督管理和军队卫生部门，将其作为重要任务纳入本部门工作总体安排，要定期听取提升工程行动计划推进落实情况，加强对实施工作的宏观指导和督促检查，研究协调解决实施过程中的困难和问题。地方各级卫生健康行政部门根据提升工程行动计划考核评价指标协同同级中医药主管部门加强对辖区内基层医疗卫生机构的考核。

（二）明确责任分工

在各级中医药工作领导小组领导下，各地区各有关部门要切实履行职责，分工协作、密切配合，合力推进提升工程行动计划实施。

中医药主管部门要把提升工程行动计划作为一把手工程抓细抓实抓好，指定专门的处室和人员负责工作任务的落实和组织协调工作，对各项工作目标和任务进行细化分解，明确任务分工和责任人。加强对实施工作的指导、协调和监督。

卫生健康行政部门将提升工程行动计划纳入卫生健康各项管理评价指标，统筹规划、医改、基层卫生、医政、妇幼健康、应急、宣传等领域，抓好中医药建设任务的落实。

发展改革部门负责将提升工程行动计划纳入所在地经济社会发展规划，加大对中医医院基础设施建设项目的支持，将中医医院基础建设、环境改造、重大业务建设纳入项目支持范围给予重点支持。

教育部门负责支持符合条件的普通高校、职业院校设置中医药专业，加强中医药人才培养。

财政部门要按规定落实政府投入政策，围绕提升工程行动计划明确的重点任务和国家实施的建设项目，合理安排资金投入，确保各项工作任务顺利完成。

人力资源社会保障部门负责落实职称评聘、人才招聘、薪酬待遇的政策。

文化和旅游部门要鼓励支持中医药文化作品和产品制作、中医药文化基地建设、传统医药类非物质文化遗产保护、中医药健康旅游发展，提升中医药传统文化自信和影响力。

医疗保障部门要将符合条件的中药（含中药饮片、中成药、中药制剂）和中医诊疗项目按规定纳入基本医疗保险基金支付范围，制定和推广适合中医特点的支付政策，开展中医优势病种按病种付费等。

药品监管部门会同中医药主管部门负责加强医疗机构中药制剂监督管理、优化完善医疗机构中药制剂调剂使用的政策措施，保证中药质量，确保用药安全。

提升工程行动计划纳入地方各级中医药工作领导小组绩效考核目标，实行领导小组组长负责制，对各地提升工程行动计划落实负总责，各部门负责人对部门责任分工分别负责。军队系统实施提升工程“十四五”行动计划相关任务由中央军委后勤保障部卫生局组织实施。

（三）强化考核督查

各地要将提升工程行动计划纳入本地区“十四五”发展规划和年度医改重点任务，将其重点指标纳入地方各级卫生健康行政部门的年度责任目标考核。

各省（区、市）要围绕提升工程行动计划确定的主要目标和重点任务以及考核评价指标进行“对账盘点”，加强督促检查，5 年内省级督查覆盖辖区内所有的市（地）和 60%的县（市、区），市级督查覆盖辖区内所有的县（市、区）和 60%的基层医疗卫生机构。国家中医药管理局、国家卫生健康委将协同各部门适时对各省（区、市）提升工程行动计划实施情况进行督查。军队系统督查工作由中央军委后勤保障部卫生局组织实施。

（四）强化宣传引导

加强提升工程行动计划的正面宣传和典型宣传，增强社会对中医药工作的普遍认知，大力宣传中医药有关法律、法规、政策和改革发展成效，动员各部门、社会各界、广大群众参与和支持，营造有利于中医药事业振兴发展的良好舆论氛围和社会环境。

附件

基层中医药服务能力提升工程行动计划考核评价指标

序号	分　类	指 标 内 容
1	基层中医药服务覆盖面	100%社区卫生服务中心、乡镇卫生院能够按照中医药技术操作规范开展6类10项以上中医药适宜技术
2		100%社区卫生服务站、80%以上村卫生室能够按照中医药技术操作规范熟练开展4类6项以上中医药适宜技术
3		100%的社区卫生服务站和80%以上的村卫生室能够提供中医药服务
4	基层中医药服务能力建设	基本实现县办中医医疗机构全覆盖
5		社区卫生服务中心和乡镇卫生院全部设置中医馆、配备中医医师
6		所有县级区域依托县级医院设置中医健康宣教基地
7		80%以上的县级中医医院达到“二级甲等中医医院”水平，县级中医医院均达到《县级中医医院医疗服务能力基本标准》
8		15%的社区卫生服务中心和乡镇卫生院的中医馆完成服务内涵建设
9		10%的社区卫生服务站和村卫生室设置“中医阁”
10		70%的二级以上县级中医医院设置康复科
11		60%的二级以上县级中医医院设置老年病科
12		各县（市、区）老年人和儿童中医药健康管理率分别达到75%和85%
13	基层中医药人才队伍建设	基本实现城乡每万居民有0.6～0.8名合格的中医类别全科医生
14		社区卫生服务中心和乡镇卫生院中医类别医师占同类机构医师总数比例达到25%以上
15		社区卫生服务站至少配备1名中医类别医师或能够提供中医药服务的临床类别医师
16		80%以上的村卫生室至少配备1名能够提供中医药服务的医务人员
17	基层中医药管理能力建设	所有中医馆全部接入中医馆健康信息平台，实现县级中医医院牵头的医共体内信息互通和管理信息共享
18	县域紧密型医共体建设	鼓励政府举办的县级中医医院牵头组建紧密型医共体，中医医院牵头的医共体覆盖人口原则上不低于县域人口的30%

备注：除特别说明外，完成指标要求的截止时间均为2025年。

【法规名称】关于表彰第四届国医大师的决定
【发文机构】人力资源社会保障部　国家卫生健康委员会　国家中医药管理局
【颁布时间】2022 年 3 月 29 日
【效力属性】有效

人力资源社会保障部 国家卫生健康委 国家中医药局 关于表彰第四届国医大师的决定

各省、自治区、直辖市人力资源社会保障厅（局）、卫生健康委、中医药局，新疆生产建设兵团人力资源社会保障局、卫生健康委，中国中医科学院，北京中医药大学：

近年来，全国中医药系统广大干部职工在党中央、国务院的正确领导下，坚持以习近平新时代中国特色社会主义思想为指导，全面贯彻党的十九大和十九届历次全会精神，深入学习贯彻习近平总书记关于中医药工作的重要论述，按照党中央、国务院关于中医药工作的决策部署，传承精华、守正创新，中医药事业发展成效显著，涌现出一大批德高望重、医术精湛的名医名家。

为表彰他们的杰出贡献，营造名医辈出的良好氛围，调动广大中医药工作者的积极性和创造性，人力资源社会保障部、国家卫生健康委、国家中医药局决定，授予丁樱等 30 位同志国医大师称号，享受省部级表彰奖励获得者待遇。希望受表彰的同志再接再厉，谦虚谨慎，不断为中医药事业做出新的更大贡献。

全国卫生健康和中医药系统干部职工要以受表彰的同志为榜样，高举中国特色社会主义伟大旗帜，紧密团结在以习近平同志为核心的党中央周围，增强“四个意识”、坚定“四个自信”、做到“两个维护”，认真贯彻落实习近平总书记关于中医药工作的重要指示批示精神，坚定信心、扎实工作，不断树立和弘扬大医精诚的医德医风，保持和发扬中医药特色优势，积极推进中医药学术的继承创新，推动中医药振兴发展，为建设健康中国和实现中华民族伟大复兴的中国梦作出新的更大贡献！

附件：第四届国医大师名单

人力资源社会保障部
国家卫生健康委员会
国家中医药管理局
2022 年 3 月 29 日

附件

第四届国医大师名单（按姓氏笔画排序）

丁　樱（女）河南中医药大学第一附属医院主任医师、教授
王永钧　杭州市中医院主任医师
王自立　甘肃省中医院主任医师
王庆国　北京中医药大学主任医师、教授
王晞星　山西省中医院主任医师
王新陆　山东中医药大学教授
皮持衡　江西中医药大学主任医师、教授
孙申田　黑龙江中医药大学附属第二医院主任医师、教授

严世芸　上海中医药大学教授
李文瑞　北京医院主任医师
杨 震　西安市中医医院主任医师
肖承悰（女）北京中医药大学东直门医院主任医师、教授
何成瑶（女）贵州中医药大学第二附属医院主任医师、教授
余瀛鳌　中国中医科学院中国医史文献研究所主任医师、研究员
张伯礼　天津中医药大学教授
张静生　辽宁中医药大学附属医院主任医师、教授
陈民藩　福建中医药大学附属人民医院主任医师、教授
陈彤云（女，回族）首都医科大学附属北京中医医院主任医师
陈绍宏　成都中医药大学附属医院主任医师
林 毅（女）广州中医药大学第二附属医院主任医师
林天东　海南省中医院主任医师
旺 堆（藏族）西藏藏医药大学主任医师、教授
南 征（朝鲜族）长春中医药大学附属医院教授
涂晋文　湖北中医药大学主任医师、教授
施 杞　上海中医药大学主任医师、教授
姚希贤　河北医科大学第二医院主任医师、教授
翁维良　中国中医科学院西苑医院主任医师、研究员
黄瑾明（壮族）广西中医药大学第一附属医院教授
韩明向　安徽中医药大学第一附属医院主任医师、教授
潘敏求　湖南省中医药研究院主任医师

【法规名称】关于开展国家中医临床教学培训示范中心建设工作的通知
【发文机构】教育部办公厅 国家中医药管理局办公室
【发文字号】教高厅函〔2022〕5号
【颁布时间】2022年3月21日
【效力属性】有效

教育部办公厅 国家中医药管理局办公室 关于开展国家中医临床教学培训示范中心建设工作的通知

各省、自治区、直辖市教育厅（教委）、中医药局，新疆生产建设兵团教育局、卫生健康委，中央部门所属有关高等学校，中国中医科学院：

为贯彻落实《国务院办公厅关于深化医教协同进一步推进医学教育改革与发展的意见》（国办发〔2017〕63号）要求，扎实推进《教育部 国家卫生健康委 国家中医药管理局关于深化医教协同进一步推动中医药教育改革与高质量发展的实施意见》（教高〔2020〕6号），进一步加强中医药院校临床实践教学基地建设，不断提高中医学人才培养质量，经研究，教育部、国家中医药管理局决定开展国家中医临床教学培训示范中心（以下简称示范中心）建设工作。现将有关事宜通知如下。

一、建设目的

建设一批示范中心，发挥示范中心在中医学类

专业本科生临床实践教学、研究生培养、住院医师规范化培训及临床带教师资培训等方面的示范辐射作用，带动提升我国中医临床实践教学基地教育培训水平，加快培养高素质中医学人才。

二、建设范围

示范中心建设依托的主体为承担中医学类专业本科生、研究生、住院医师等培养培训的高校（单位）直属附属医院（医院主要负责人的任免权或党组织关系在高校或相应单位）。高校（单位）可以依托1家直属附属医院建设示范中心，也可由1家直属附属医院牵头联合1至2家本校（单位）其他直属附属医院共同建设示范中心。

三、组织实施

（一）申报方式及名额

（1）省属高校由本省（区、市）教育、中医药行政管理部门组织遴选后向教育部和国家中医药管理局推荐，每省（区、市）限推荐1个候选示范中心。

（2）中央部门所属高校（单位）直接向教育部和国家中医药管理局申报，每校（单位）限申报1个候选示范中心。

（二）申报材料填写及报送方式

（1）按照《国家中医临床教学培训示范中心建设指南》（附件1）有关要求，认真填写《国家中医临床教学培训示范中心申报书》（附件2）。由多家附属医院联合建设的示范中心要在申报书中明确牵头的附属医院。附件相关材料请从 http://www.moe.gov.cn/s78/A08/下载。

（2）请各省级教育行政部门和中央部门所属高校（单位）将申报书（纸质版一式两份，电子版一份）于2022年4月20日前统一报送至教育部高等教育司。同时，通过登录以下链接（https://www.gjzylc.bucm.edu.cn）进行网上填报。

（三）认定方式

教育部、国家中医药管理局组织专家对候选示范中心相关材料进行综合评价，提出示范中心建设单位名单，以适当方式公示后，正式公布建设名单。

四、其他

（一）联系人及联系方式

（1）教育部高等教育司

李佳佳　010-66096767

夏韶华　010-66096767

shaohua@moe.edu.cn

（2）国家中医药管理局人事教育司

陈令轩　010-59957642

（二）通讯方式

邮寄地址：北京市西城区大木仓胡同35号高等教育司农林医药科教育处

邮政编码：100816

附件（略）：

（1）国家中医临床教学培训示范中心建设指南

（2）国家中医临床教学培训示范中心申报书

（3）支撑材料清单

教育部办公厅　国家中医药管理局办公室

2022年3月21日

【法规名称】关于开展健康中国行动中医药健康促进专项活动的通知
【发文机构】健康中国行动推进办　国家卫生健康委办公厅　国家中医药局办公室
【发文字号】国健推委办发〔2022〕5号
【颁布时间】2022年9月8日
【效力属性】有效

关于开展健康中国行动中医药健康促进专项活动的通知

各省、自治区、直辖市及新疆生产建设兵团健康中国行动推进办、卫生健康委、中医药局：

为贯彻落实《中共中央 国务院关于促进中医药传承创新发展的意见》《国务院关于实施健康中国行动的意见》等要求，在健康中国行动中进一步发挥中医药作用，健康中国行动推进办、国家卫生健康委、国家中医药局决定在健康中国行动中开展中医药健康促进专项活动。现将《健康中国行动中医药健康促进专项活动实施方案》印发给你们，请遵照执行。

健康中国行动推进办 国家卫生健康委办公厅
国家中医药局办公室
2022年9月8日

健康中国行动中医药健康促进专项活动实施方案

为深入贯彻习近平总书记关于健康中国建设和中医药工作的重要指示批示精神，贯彻落实《中共中央 国务院关于促进中医药传承创新发展的意见》《国务院关于实施健康中国行动的意见》，充分发挥中医药在治未病中的独特优势，促进中医治未病健康工程升级，更好地为人民群众提供全方位、全生命周期的中医药健康服务，健康中国行动推进办、国家卫生健康委、国家中医药局决定开展健康中国行动中医药健康促进专项活动。为做好此项活动的组织实施，特制定本方案。

一、活动主题

以习近平新时代中国特色社会主义思想为指导，全面贯彻党的十九大和十九届历次全会精神，坚持以人民健康为中心，发挥中医治未病的独特优势和重要作用，重点围绕全生命周期维护、重点人群健康管理、重大疾病防治，普及中医药健康知识，实施中西医综合防控，在健康中国行动中进一步发挥中医药作用。

二、活动时间和目标

（1）活动时间：3年。

（2）活动目标。中医治未病理念融入健康促进全过程、重大疾病防治全过程、疾病诊疗全过程。中医药健康服务能力明显增强，公民中医药健康文化素养水平持续提高。人民群众多层次多样化中医药健康服务需求基本得到满足。

三、活动内容

（1）开展妇幼中医药健康促进活动。发挥中医药在优生优育、妇幼保健和儿童生长发育等方面的重要作用。在二级以上中医医院（含中西医结合医院、少数民族医医院，下同）广泛开设优生优育门诊。在妇幼保健机构全面开展中医药服务，到2025年，三级和二级妇幼保健院开展中医药专科服务的比例达到90%和70%。鼓励有条件的医疗卫生机构规范开展小儿推拿，支持医护人员参加小儿推拿培训。加大小儿推拿健康知识普及，让家长了解小儿推拿适应证和注意事项，传授推广易于家长操作的捏脊、按揉足三里等方法。加强基本公共卫生服务儿童中医药健康管理，到2025年，儿童中医药健康管理率达到85%。

（2）开展老年人中医药健康促进活动。发挥中医药在老年人健康维护、疾病预防和治疗康复中的重要作用。二级以上中医医院均与养老机构开展不同形式的合作协作，支持有条件的中医医院托管或举办养老机构，鼓励创建具有中医药特色的医养结合示范机构。开展省级老年人中医药健康中心建设试点，探索完善老年人中医药健康服务模式。加强基本公共卫生服务老年人中医药健康管理，到2025年，65岁以上老年人中医药健康管理率达到75%。

（3）开展慢病中医药防治活动。在二级以上中医医院广泛开展脑中风、高血压、糖尿病等慢病门诊服务，支持与基层医疗卫生机构组建慢病防治联盟，构建“医院—社区—个人”慢病管理模式，对慢病患者进行全周期中医药健康管理。支持中医医院对慢病患者建立中医健康档案，开具中医健康处方，从营养膳食、传统运动方式、情志调养等方面指导慢病患者进行自我健康维护。

（4）开展中医治未病干预方案推广活动。实施中医治未病干预方案“20+X”推广计划，在实施好国家发布的20个中医治未病干预方案基础上，各省（区、市）结合本地区疾病谱和地域特点，再制定推广一批中医治未病干预方案。加强二级以上中医医院治未病科建设，支持开展多种形式的中医治未病干预方案推广。鼓励有条件的二级以上中医医院、综合医院中医科和基层医疗卫生机构，开展膏方和三伏贴服务。

（5）开展“中医进家庭”活动。支持中医类别医师牵头家庭医生团队或者加入家庭医生团队，为居民提供主动、连续、综合、个性化的中医药健康服务。鼓励基层医疗卫生机构在家庭医生签约服务包中增加中医药服务相关内容，对家庭医生团队开展中医药诊疗服务能力的技能培训。推动中医家庭医生入户走访，宣传中医药服务项目和内容，为居民提供健康状态辨识评估、健康咨询指导等中医健康管理服务。

（6）开展青少年近视、肥胖、脊柱侧弯中医药干预活动。推进中医适宜技术防控儿童青少年近视试点，在中医医院以及基层医疗卫生机构推广使用耳穴压丸等中医适宜技术，对儿童青少年近视进行早防早控。针对儿童青少年肥胖、脊柱侧弯等健康问题，开展中医适宜技术干预试点，组织中医药防控儿童青少年肥胖、脊柱侧弯健康教育活动，引导儿童青少年养成良好生活习惯。

（7）开展医体融合强健行动。鼓励有条件的中医医院教授传统体育项目，指导康复期患者练习适合的传统体育项目。推动传统体育项目全面融入日常生活，鼓励社区组织开展传统体育项目学习及有关活动，倡导每天进行半小时传统体育项目。

（8）开展中医药文化传播行动。举办“中医中药中国行”“名医故里行”“千名医师讲中医”、校园中医药文化主题日、中医药健康文化知识大赛等活动。建设中医药文化宣传教育基地、中医药健康文化知识角，推出一批针对不同受众的中医药题材节目、纪录片、动漫等产品。面向家庭和个人推广四季养生、节气养生、食疗药膳等中医药养生保健知识、技术和方法，推广艾灸等一批简单易行、适宜家庭保健的中医适宜技术。到2025年，公民中医药健康文化素养水平提升到25%。

四、工作要求

（1）加强组织领导。各地区、各有关部门要高度重视，把中医药健康促进专项活动作为本地区健康中国行动的重要内容，制定活动具体实施方案，召开专项活动启动会，定期评估活动开展效果，及时提炼活动中的典型经验和亮点，按要求报送工作总结至国家中医药局和健康中国行动推进办。将有关工作及指标纳入本地区健康中国行动考核体系。推动和支持发挥中医药相关学会、协会和中医药高等院校的作用。

（2）开展政策探索。各地要发挥基层首创精神，积极探索有利于发挥中医治未病优势和作用、支持中医药健康服务提供的政策机制。加快推广医保区域总额付费，引导医疗机构从“重治疗”向“重预防”转变。探索商业保险和基本医疗保险有序衔接，鼓励有条件的地区支持商业保险公司推出中医药特色健康保险产品。

（3）强化宣传动员。各地要充分发挥广播、电视、报刊等传统媒体以及网站、微博、微信、短视频等新媒体作用，线上线下齐动员，使中医药健康促进专项活动深入人心，形成人人参与、人人热爱中医药的良好社会氛围。

【法规名称】关于再次公开征求《中医养生保健服务规范（试行）（征求意见稿）》意见的通知
【发文机构】国家中医药管理局中西医结合与少数民族医药司
【颁布时间】2022 年 11 月 15 日
【效力属性】有效

关于再次公开征求《中医养生保健服务规范（试行）（征求意见稿）》意见的通知

为贯彻落实《中华人民共和国中医药法》，促进和规范中医养生保健服务发展，在广泛听取意见和建议、对重点问题反复深入研究基础上，国家中医药管理局进一步修改完善《中医养生保健服务规范（试行）（征求意见稿）》，现再次向社会公开征求意见。公众可通过以下途径和方式提出反馈意见：

（1）电子邮件：yzs@natcm.gov.cn

（2）通信地址：北京市东城区工体西路 1 号，国家中医药管理局中西医结合与少数民族医药司，邮政编码：100027。请在信封上注明“中医养生保健服务规范征求意见”字样。

（3）传真：010-59957694

意见反馈截止时间为 2022 年 12 月 16 日。

附件：

1. 中医养生保健服务规范（试行）（征求意见稿）

2. 《中医养生保健服务规范（试行）（征求意见稿）》起草说明

国家中医药管理局中西医结合与少数民族医药司

2022 年 11 月 15 日

附件 1

中医养生保健服务规范（试行）（征求意见稿）

第一条　为规范中医养生保健服务，保护人民健康，根据《中华人民共和国中医药法》有关规定，制定本规范。

第二条　本规范所指中医养生保健服务，是在中医药理论指导下，运用中医药技术方法，开展保养身心、改善体质、预防疾病、增进健康的非医疗性活动。

第三条 本规范适用于登记经营范围为中医养生保健服务（非医疗）、提供中医养生保健服务的非医疗机构。提供中医养生保健服务的医疗机构开展中医养生保健服务，按照卫生健康、中医药主管部门关于医疗机构管理的有关规定执行。

第四条 中医养生保健服务内容主要包括中医健康咨询指导、中医健康干预调理、中医健康教育等，如为服务对象提供中医健康咨询服务，制定个性化中医健康干预调理方案，提供规范的中医特色健康干预调理服务，向服务对象介绍中医养生保健的基本理念和常用方法，以及常见疾病的中医养生保健知识等。

第五条 提供中医养生保健服务的机构及其人员不得从事诊疗活动，包括但不限于以下情形：

（1）使用针刺、瘢痕灸、发泡灸、牵引、扳法、中医微创类技术、中药灌洗肠以及其他具有创伤性、侵入性或者危险性的技术方法。

（2）开具药品处方。

（3）给服务对象口服不符合《既是食品又是药品的物品名单》规定的中药饮片。

（4）开展医疗气功活动。

第六条 提供中医养生保健服务的机构及其人员，不得宣传治疗作用，不得以中医药预防、保健、养生、治未病、健康咨询等为名或者假借中医药理论和术语开展虚假宣传，欺诈消费者，牟取不正当利益。

第七条 提供中医养生保健服务的机构应当针对不同服务对象制定中医养生保健服务方案及服务流程，建立工作制度、人员岗位职责及技术服务目录、服务规范和操作规程，并加强服务质量管理。中医养生保健服务人员应当按照服务方案、服务流程及相关服务规范开展服务。

第八条 提供中医养生保健服务的机构应当配备与所提供的服务项目相适应的设施设备包括必要的急救设备。中医养生保健服务用品用具参照医疗机构消毒技术规范、中医医疗技术相关性感染防控指南等规定执行。

第九条 提供中医养生保健服务的机构场所应当保持室内清洁，空气流通，符合环保、消防的相关规定。服务环境参照《公共场所卫生管理条例》《室内空气质量标准》等有关规定执行。

第十条 提供中医养生保健服务的机构场所应当按照功能与用途，对区域进行合理划分，并满足服务项目、设备与功能需要。咨询指导类和操作类服务区域应当独立设置，注重保护服务对象的隐私。

第十一条 提供中医养生保健服务的机构应加强对服务对象相关健康信息的管理，保护服务对象的信息安全。

第十二条 提供中医养生保健服务的人员应当具有中医药类相关专业背景，或者接受过较为系统的中医养生保健专业培训并具备相关知识和技能，掌握从事中医养生保健服务相关技术操作规范和流程、技术风险防控方法、基本急救知识技能等，遵守卫生健康和中医药相关法律法规，遵守职业道德。提供中医养生保健服务的人员依据有关规定取得健康合格证，甲类、乙类传染病传染期、精神疾病发病期以及身体健康状况不适宜或者不能胜任中医养生保健服务工作的人员，不得提供中医养生保健服务。

第十三条 提供中医养生保健服务的机构应当建立健全人员培训制度，制定人员培训计划。中医养生保健机构应当将消防安全纳入中医养生保健人员岗前培训和定期培训内容。

第十四条 《营业执照》等经营凭证、服务项目收费标准、中医养生保健服务人员的相关信息等应当置于服务场所的醒目位置。

第十五条 中医养生保健行业社会组织应当在中医养生保健服务质量、服务费用、服务内容、培训指导、信誉维护等方面发挥自律作用，研究制定中医养生保健服务的技术规范和标准。

第十六条 本规范自发布之日起施行。

附件 2

《中医养生保健服务规范（试行）（征求意见稿）》起草说明

一、起草背景

《中医药法》第四十四条规定“中医养生保健服务规范、标准由国务院中医药主管部门制定”。为促进和规范中医养生保健服务发展，国家中医药管理局组织起草了《中医养生保健服务规范（试行）》（以下简称《规范》）。

二、起草过程

一是对《中共中央 国务院关于促进中医药传承创新发展的意见》《国务院关于促进健康服务业发展的若干意见》《“健康中国 2030”规划纲要》《中医药发展战略规划纲要（2016—2030 年）》《中医药健康服务发展规划（2015—2020 年）》《国家中医药管理局关于促进中医养生保健服务发展的指导意见》和《中医师在养生保健机构提供保健咨询和调理等服务的暂行规定》等文件提出的中医养生保健服务有关要求进行了系统整理和分析，确定了《规范》的重点内容及调研关键问题。二是对 2007 年中医治未病健康工程实施以来关于中医养生保健服务的一系列技术性指南、规范等进行了梳理，为文件起草准备了丰富的专业素材。三是深入实地调研，就重点和关键问题现场听取各级卫生健康、中医药主管部门、卫生监督机构、政策研究专家、法律专家、医疗机构、中医养生保健行业组织、中医养生保健机构等不同层面人员的意见及建议。四是广泛征求全国各省级中医药管理部门、局机关各司办及中华中医药学会等相关行业组织和公众意见及建议，并就一些重点和关键问题当面听取各相关部门和法律专家意见。五是赴全国人大常委会法工委就《规范》定位、内涵等问题进行了充分探讨，得到明确指导性意见。在充分采纳相关意见基础上，形成《规范》。

三、总体思路

（1）贯彻落实习近平新时代中国特色社会主义思想，坚持以人民健康为中心，服务健康中国战略，规范中医养生保健服务行为，提升服务质量，维护人民健康权益，满足人民日益增长的健康需要。

（2）明确《规范》的定位。对象上，定位在非医疗机构及其人员提供的中医养生保健服务，医疗机构开展中医养生保健服务，按照卫生健康、中医药主管部门关于医疗机构管理的有关规定执行；内容上，“服务”定位在“中医养生保健服务业”，对服务的内容、技术方法及提供服务的场所、人员具备知识技能等服务行为做出相关规定。

（3）坚持从实际出发，充分考虑中医养生保健机构和从业人员现状，注重合理性、实用性和可操作性，遵循中医药发展规律，充分体现中医药特点。

四、主要内容

《规范》共有 16 条，明确了适用范围和中医养生保健服务的定义、服务内容及要求，从服务管理、设施设备配备、用品用具、服务环境、信息安全、人员培训等方面对提供中医养生保健服务的机构提出了具体要求，规定了提供中医养生保健服务的人员应具备的条件，同时强调中医养生保健行业社会组织应当发挥自律作用。

五、重点问题说明

（1）关于《规范》的定位问题。目前，医疗机构提供的中医养生保健服务相对安全规范，而社会非医疗机构提供的中医养生保健服务存在的问题较多。《中医药法》第 44 条提出由国务院中医药主管部门制定中医养生保健服务规范、标准，是以问题为导向，主要针对非医疗机构提供的中医养生保健服务而言。

（2）关于中医养生保健服务人员资质问题。《规范》起草和调研过程中，大多数卫生健康、中医药主管部门负责同志、行业专家及中医养生保健机构代表反映，中医养生保健服务涉及人身健康和生命安全，建议在《规范》中明确规定中医养生保健服务人员的资质要求。由于目前无上位法行政许可依据，《规范》从人员基本素质和专业技能入手，提出了中医养生保健服务人员的基本要求，未对其作准入性资质规定。

（3）关于医疗活动与养生保健服务界定问题。由于部分中医技术的双重属性，致医疗与养生保健有时无法明确界定。考虑《关于打击非法行医专项行动中有关中医监督问题的批复》明确提出了非医疗机构及其人员服务项目的负面清单，文件实施后各地反映良好、普遍认同。因此，我们以此文件作为界定医疗活动与养生保健服务及监督执法的依据，并强调了机构行业自律等要求。

【法规名称】关于深入开展“优质服务基层行”活动加强基层医疗卫生机构绩效评价的通知
【发文机构】国家卫生健康委办公厅　国家中医药局综合司
【发文字号】国卫办基层函〔2022〕410号
【颁布时间】2022年11月28日
【效力属性】有效

关于深入开展“优质服务基层行”活动加强基层医疗卫生机构绩效评价的通知

各省、自治区、直辖市及新疆生产建设兵团卫生健康委、中医药局：

开展“优质服务基层行”活动，加强基层医疗卫生机构服务能力建设和评价是“十四五”时期的一项重点工作。为落实国家卫生健康委办公厅、国家中医药局办公室《关于加强基层医疗卫生机构绩效考核的指导意见（试行）》（国卫办基层发〔2020〕9号）要求，充分发挥绩效评价的导向作用，提高基层医疗卫生机构服务能力和效率，现就深入开展“优质服务基层行”活动，加强基层医疗卫生机构绩效评价有关事宜通知如下：

一、开展国家级绩效评价

2022年起，国家卫生健康委、国家中医药局将结合“优质服务基层行”活动，组织开展基层医疗卫生机构发展和服务绩效评价，评价范围为截至上一年年底达到服务能力推荐标准的乡镇卫生院和社区卫生服务中心，评价具体工作将分别由中国农村卫生协会、中国社区卫生协会按照《基层医疗卫生机构发展和服务国家级绩效评价方案（2022）》（见附件）开展。

二、发挥设区的市级卫生健康行政部门绩效评价作用

设区的市级卫生健康行政部门、中医药主管部门要根据当地实际，对本地所有乡镇卫生院和社区卫生服务中心组织开展绩效评价排名工作。省级卫生健康行政部门要加强对设区的市级卫生健康行政部门开展绩效评价工作的指导，并组织开展本省（自治区、直辖市）基层医疗卫生机构绩效评价工作，评价范围为达到服务能力推荐标准和基本标准的乡镇卫生院和社区卫生服务中心，逐步实现绩效评价机构全覆盖。各地根据工作需要，可委托行业学会协会、高校、科研院所等专业机构开展绩效评价的技术工作。

三、加强绩效评价结果应用

国家卫生健康委将以适当形式发布国家级绩效评价结果，会同相关部门研究把各省份基层医疗卫生机构绩效评价工作开展情况作为国家基本药物制度补助项目等资金的绩效分配因素。地方各级卫生健康行政部门、中医药主管部门要主动将绩效评价结果通报相关部门，供相关部门参考，发挥绩效评价激励先进、鞭策后进的作用。

四、工作要求

各地要切实提高认识，将开展基层医疗卫生机构绩效评价工作作为落实“以基层为重点”的新时代党的卫生健康工作方针要求的重要手段，健全绩效评价机制和工作制度，根据本地基层卫生健康发展阶段、管理体制运行机制、存在的短板弱项、开展的重点工作等情况，制定本地基层医疗卫生机构绩效评价方案，加强绩效评价专家队伍建设，严格绩效评价过程管理，确保绩效评价结果客观、真实、公正。

省级卫生健康行政部门、中医药主管部门要按照方案要求，组织本省份基层医疗卫生机构通过“优质服务基层行”活动申报系统填写相关指标数据，并督促做好数据质量控制工作。请将本省份年度基层医疗卫生机构绩效评价结果于次年10月底以前报送国家卫生健康委。

国家卫生健康委基层司联系人：来岳标、胡同宇

电子邮箱：yxpjc@nhc.gov.cn

国家中医药局医政司联系人：任艳

附件：基层医疗卫生机构发展和服务国家级绩效评价方案（2022）（略）

国家卫生健康委办公厅 国家中医药局综合司

2022年11月28日

【法规名称】药品网络销售监督管理办法
【发文机构】国家市场监督管理总局
【实施时间】2022年12月1日
【效力属性】有效

药品网络销售监督管理办法

第一章　总 则

第一条 为了规范药品网络销售和药品网络交易平台服务活动，保障公众用药安全，根据《中华人民共和国药品管理法》（以下简称药品管理法）等法律、行政法规，制定本办法。

第二条 在中华人民共和国境内从事药品网络销售、提供药品网络交易平台服务及其监督管理，应当遵守本办法。

第三条 国家药品监督管理局主管全国药品网络销售的监督管理工作。

省级药品监督管理部门负责本行政区域内药品网络销售的监督管理工作，负责监督管理药品网络交易第三方平台以及药品上市许可持有人、药品批发企业通过网络销售药品的活动。

设区的市级、县级承担药品监督管理职责的部门（以下称药品监督管理部门）负责本行政区域内药品网络销售的监督管理工作，负责监督管理药品零售企业通过网络销售药品的活动。

第四条 从事药品网络销售、提供药品网络交易平台服务，应当遵守药品法律、法规、规章、标准和规范，依法诚信经营，保障药品质量安全。

第五条 从事药品网络销售、提供药品网络交

易平台服务，应当采取有效措施保证交易全过程信息真实、准确、完整和可追溯，并遵守国家个人信息保护的有关规定。

第六条 药品监督管理部门应当与相关部门加强协作，充分发挥行业组织等机构的作用，推进信用体系建设，促进社会共治。

第二章　药品网络销售管理

第七条 从事药品网络销售的，应当是具备保证网络销售药品安全能力的药品上市许可持有人或者药品经营企业。

中药饮片生产企业销售其生产的中药饮片，应当履行药品上市许可持有人相关义务。

第八条 药品网络销售企业应当按照经过批准的经营方式和经营范围经营。药品网络销售企业为药品上市许可持有人的，仅能销售其取得药品注册证书的药品。未取得药品零售资质的，不得向个人销售药品。

疫苗、血液制品、麻醉药品、精神药品、医疗用毒性药品、放射性药品、药品类易制毒化学品等国家实行特殊管理的药品不得在网络上销售，具体目录由国家药品监督管理局组织制定。

药品网络零售企业不得违反规定以买药品赠药品、买商品赠药品等方式向个人赠送处方药、甲类非处方药。

第九条 通过网络向个人销售处方药的，应当确保处方来源真实、可靠，并实行实名制。

药品网络零售企业应当与电子处方提供单位签订协议，并严格按照有关规定进行处方审核调配，对已经使用的电子处方进行标记，避免处方重复使用。

第三方平台承接电子处方的，应当对电子处方提供单位的情况进行核实，并签订协议。

药品网络零售企业接收的处方为纸质处方影印版本的，应当采取有效措施避免处方重复使用。

第十条 药品网络销售企业应当建立并实施药品质量安全管理、风险控制、药品追溯、储存配送管理、不良反应报告、投诉举报处理等制度。

药品网络零售企业还应当建立在线药学服务制度，由依法经过资格认定的药师或者其他药学技术人员开展处方审核调配、指导合理用药等工作。依法经过资格认定的药师或者其他药学技术人员数量应当与经营规模相适应。

第十一条 药品网络销售企业应当向药品监督管理部门报告企业名称、网站名称、应用程序名称、IP 地址、域名、药品生产许可证或者药品经营许可证等信息。信息发生变化的，应当在 10 个工作日内报告。

药品网络销售企业为药品上市许可持有人或者药品批发企业的，应当向所在地省级药品监督管理部门报告。药品网络销售企业为药品零售企业的，应当向所在地市县级药品监督管理部门报告。

第十二条 药品网络销售企业应当在网站首页或者经营活动的主页面显著位置，持续公示其药品生产或者经营许可证信息。药品网络零售企业还应当展示依法配备的药师或者其他药学技术人员的资格认定等信息。上述信息发生变化的，应当在 10 个工作日内予以更新。

第十三条 药品网络销售企业展示的药品相关信息应当真实、准确、合法。

从事处方药销售的药品网络零售企业，应当在每个药品展示页面下突出显示“处方药须凭处方在药师指导下购买和使用”等风险警示信息。处方药销售前，应当向消费者充分告知相关风险警示信息，并经消费者确认知情。

药品网络零售企业应当将处方药与非处方药区分展示，并在相关网页上显著标示处方药、非处方药。

药品网络零售企业在处方药销售主页面、首页面不得直接公开展示处方药包装、标签等信息。通过处方审核前，不得展示说明书等信息，不得提供处方药购买的相关服务。

第十四条 药品网络零售企业应当对药品配送的质量与安全负责。配送药品，应当根据药品数量、运输距离、运输时间、温湿度要求等情况，选择适宜的运输工具和设施设备，配送的药品应当放置在独立空间并明显标识，确保符合要求、全程可追溯。

药品网络零售企业委托配送的，应当对受托企业的质量管理体系进行审核，与受托企业签订质量协议，约定药品质量责任、操作规程等内容，并对受托方进行监督。

药品网络零售的具体配送要求由国家药品监督管理局另行制定。

第十五条 向个人销售药品的，应当按照规定出具销售凭证。销售凭证可以以电子形式出具，药品最小销售单元的销售记录应当清晰留存，确保可追溯。

药品网络销售企业应当完整保存供货企业资质文件、电子交易等记录。销售处方药的药品网络零售企业还应当保存处方、在线药学服务等记录。相关记录保存期限不少于 5 年，且不少于药品有效期满后 1 年。

第十六条 药品网络销售企业对存在质量问题或者安全隐患的药品，应当依法采取相应的风险控制措施，并及时在网站首页或者经营活动主页面公开相应信息。

第三章　平台管理

第十七条 第三方平台应当建立药品质量安全管理机构，配备药学技术人员承担药品质量安全管理工作，建立并实施药品质量安全、药品信息展示、处方审核、处方药实名购买、药品配送、交易记录保存、不良反应报告、投诉举报处理等管理制度。

第三方平台应当加强检查，对入驻平台的药品网络销售企业的药品信息展示、处方审核、药品销售和配送等行为进行管理，督促其严格履行法定义务。

第十八条 第三方平台应当将企业名称、法定代表人、统一社会信用代码、网站名称以及域名等信息向平台所在地省级药品监督管理部门备案。省级药品监督管理部门应当将平台备案信息公示。

第十九条 第三方平台应当在其网站首页或者从事药品经营活动的主页面显著位置，持续公示营业执照、相关行政许可和备案、联系方式、投诉举报方式等信息或者上述信息的链接标识。

第三方平台展示药品信息应当遵守本办法第十三条的规定。

第二十条 第三方平台应当对申请入驻的药品网络销售企业资质、质量安全保证能力等进行审核，对药品网络销售企业建立登记档案，至少每六个月核验更新一次，确保入驻的药品网络销售企业符合法定要求。

第三方平台应当与药品网络销售企业签订协议，明确双方药品质量安全责任。

第二十一条 第三方平台应当保存药品展示、交易记录与投诉举报等信息。保存期限不少于 5 年，且不少于药品有效期满后 1 年。第三方平台应当确保有关资料、信息和数据的真实、完整，并为入驻的药品网络销售企业自行保存数据提供便利。

第二十二条 第三方平台应当对药品网络销售活动建立检查监控制度。发现入驻的药品网络销售企业有违法行为的，应当及时制止，并立即向所在地县级药品监督管理部门报告。

第二十三条 第三方平台发现下列严重违法行为的，应当立即停止提供网络交易平台服务，停止展示药品相关信息：

（一）不具备资质销售药品的；

（二）违反本办法第八条规定销售国家实行特殊管理的药品的；

（三）超过药品经营许可范围销售药品的；

（四）因违法行为被药品监督管理部门责令停止销售、吊销药品批准证明文件或者吊销药品经营许可证的；

（五）其他严重违法行为的。

药品注册证书被依法撤销、注销的，不得展示相关药品的信息。

第二十四条 出现突发公共卫生事件或者其他严重威胁公众健康的紧急事件时，第三方平台、药品网络销售企业应当遵守国家有关应急处置规定，依法采取相应的控制和处置措施。

药品上市许可持有人依法召回药品的，第三方平台、药品网络销售企业应当积极予以配合。

第二十五条 药品监督管理部门开展监督检查、案件查办、事件处置等工作时，第三方平台应当予以配合。药品监督管理部门发现药品网络销售企业存在违法行为，依法要求第三方平台采取措施制止的，第三方平台应当及时履行相关义务。

药品监督管理部门依照法律、行政法规要求提供有关平台内销售者、销售记录、药学服务以及追溯等信息的，第三方平台应当及时予以提供。

鼓励第三方平台与药品监督管理部门建立开放数据接口等形式的自动化信息报送机制。

第四章　监督检查

第二十六条 药品监督管理部门应当依照法律、法规、规章等规定，按照职责分工对第三方平台和药品网络销售企业实施监督检查。

第二十七条 药品监督管理部门对第三方平台和药品网络销售企业进行检查时，可以依法采取下列措施：

（一）进入药品网络销售和网络平台服务有关场所实施现场检查；

（二）对网络销售的药品进行抽样检验；

（三）询问有关人员，了解药品网络销售活动相关情况；

（四）依法查阅、复制交易数据、合同、票据、账簿以及其他相关资料；

（五）对有证据证明可能危害人体健康的药品及其有关材料，依法采取查封、扣押措施；

（六）法律、法规规定可以采取的其他措施。

必要时，药品监督管理部门可以对为药品研制、生产、经营、使用提供产品或者服务的单位和个人进行延伸检查。

第二十八条 对第三方平台、药品上市许可持有人、药品批发企业通过网络销售药品违法行为的查处，由省级药品监督管理部门负责。对药品网络零售企业违法行为的查处，由市县级药品监督管理部门负责。

药品网络销售违法行为由违法行为发生地的药品监督管理部门负责查处。因药品网络销售活动引发药品安全事件或者有证据证明可能危害人体健康的，也可以由违法行为结果地的药品监督管理部门负责。

第二十九条 药品监督管理部门应当加强药品网络销售监测工作。省级药品监督管理部门建立的药品网络销售监测平台，应当与国家药品网络销售监测平台实现数据对接。

药品监督管理部门对监测发现的违法行为，应当依法按照职责进行调查处置。

药品监督管理部门对网络销售违法行为的技术监测记录资料，可以依法作为实施行政处罚或者采取行政措施的电子数据证据。

第三十条 对有证据证明可能存在安全隐患的，药品监督管理部门应当根据监督检查情况，对药品网络销售企业或者第三方平台等采取告诫、约谈、限期整改以及暂停生产、销售、使用、进口等措施，并及时公布检查处理结果。

第三十一条 药品监督管理部门应当对药品网络销售企业或者第三方平台提供的个人信息和商业秘密严格保密，不得泄露、出售或者非法向他人提供。

第五章　法律责任

第三十二条 法律、行政法规对药品网络销售违法行为的处罚有规定的，依照其规定。药品监督管理部门发现药品网络销售违法行为涉嫌犯罪的，应当及时将案件移送公安机关。

第三十三条 违反本办法第八条第二款规定，通过网络销售国家实行特殊管理的药品，法律、行政法规已有规定的，依照法律、行政法规的规定处罚。法律、行政法规未作规定的，责令限期改正，处5万元以上10万元以下罚款；造成危害后果的，处10万元以上20万元以下罚款。

第三十四条 违反本办法第九条第一款、第二款的规定，责令限期改正，处3万元以上5万元以下罚款；情节严重的，处5万元以上10万元以下罚款。

违反本办法第九条第三款的规定，责令限期改正，处5万元以上10万元以下罚款；造成危害后果的，处10万元以上20万元以下罚款。

违反本办法第九条第四款的规定，责令限期改正，处1万元以上3万元以下罚款；情节严重的，处3万元以上5万元以下罚款。

第三十五条 违反本办法第十一条的规定，责令限期改正；逾期不改正的，处1万元以上3万元以下罚款；情节严重的，处3万元以上5万元以下罚款。

第三十六条 违反本办法第十三条、第十九条第二款的规定，责令限期改正；逾期不改正的，处5万元以上10万元以下罚款。

第三十七条 违反本办法第十四条、第十五条规定，药品网络销售企业未遵守药品经营质量管理规范的，依照药品管理法第一百二十六条的规定进行处罚。

第三十八条 违反本办法第十七条第一款的规定，责令限期改正，处3万元以上10万元以下罚款；造成危害后果的，处10万元以上20万元以下罚款。

第三十九条 违反本办法第十八条的规定，责令限期改正；逾期不改正的，处5万元以上10万元以下罚款；造成危害后果的，处10万元以上20万元以下罚款。

第四十条 违反本办法第二十条、第二十二条、第二十三条规定，第三方平台未履行资质审核、报告、停止提供网络交易平台服务等义务的，依照药品管理法第一百三十一条的规定处罚。

第四十一条 药品监督管理部门及其工作人员不履行职责或者滥用职权、玩忽职守、徇私舞弊，依法追究法律责任；构成犯罪的，依法追究刑事责任。

第六章 附 则

第四十二条 本办法自2022年12月1日起施行。

【法规名称】广东省2022年夏季中医治未病指引
【发文机构】广东省中医药局办公室
【发文字号】粤中医办函〔2022〕43号
【颁布时间】2022年6月14日
【效力属性】有效

关于印发《广东省2022年夏季中医治未病指引》的通知

粤中医办函〔2022〕43号

各地级以上市卫生健康局（委）：

为充分发挥中医药在疾病预防工作中的作用，我局委托省中医治未病服务质控中心组织专家依据“正气存内，邪不可干”的中医治未病理念，结合广东时下气候特点，研究制定《广东省2022年夏季中医治未病指引》，供各地参考选用。

附件：广东省2022年夏季中医治未病指引

广东省中医药局办公室

2022年6月14日

广东省2022年夏季中医治未病指引

夏季是岭南地区流行性疾病高发的季节，今年入夏以来，我省气候主要以湿热为主，新冠肺炎疫情形势较为复杂，表现为病毒传播速度快，以无症状感染者、轻症患者居多。为充分发挥中医治未病特色优势，保障人民群众健康，广东省中医药局委托省中医治未病服务质控中心组织专家研究制定了《广东省2022年夏季中医治未病指引》。根据“正气存内，邪不可干”的中医治未病理念，以固护正气，提高自身卫外功能，抵御外邪侵袭为目的，制定相应保健建议，具体指引如下：

一、夏季预防保健方

参照2022壬寅年五运六气：木运太过，少阳相火司天，厥阴风木在泉，入夏为二之气主气为少阴君火，客气为太阴湿土，之后的三之气主气、客气皆为少阳相火，提示今年夏天人容易出现虚火上浮，阳根不固的情况。结合“天人合一”的理论，今年夏季治未病应遵循“上焦疏风清热、生津清暑，中焦健运脾胃、行气化湿，下焦清利湿热”的调养方法。具体参考的预防保健方如下：

（一）上焦热证保健方

适用范围：部分人易出现“上火”症状，体质类型中的阴虚质、湿热质者更易发生，如口舌生疮、口周疱疹、咽痛、头胀、痤疮、目赤、耳痒、易烦躁等表现。

处方组成：金银花5克，薄荷3克，芦根5克，桔梗5克，甘草3克，陈皮3克。

用法：加水600mL，浸泡20～30分钟，大火加热，煮沸5分钟后即成，供2～3人饮用，可连服3天。

功效：具有疏风清热，生津消暑的功效。

（二）暑湿阻滞中焦保健方

适用范围：暑湿阻滞中焦，耗气伤津化热，出现怕热、乏力、身重、汗出、口黏、口苦、心下烦闷、食欲不振、脘腹胀满、大便黏滞不爽等表现。多见于体质类型中的痰湿质、湿热质、或痰湿质、湿热质合并气虚质。

处方组成：荷叶3克，扁豆花3克，土茯苓10克，北沙参10克，莲子10克（保留莲子芯）。

用法：加水800mL，浸泡20～30分钟，大火加热至煮沸，转小火20分钟后即成，供2～3人饮用，可连服3～5天。

功效：具有健运脾胃、化湿解表的功效。

（三）下焦湿热保健方

适用范围：下焦湿热，表现为怕热、小腹胀满、小便频数、短赤、大便黏滞、女性白带偏多、男性阴囊潮湿、腹股沟易生痒疹等症状，多发生于体质类型中的痰湿质、湿热质者。

处方组成：槐花5克，薏苡仁15克，车前草5克，白茅根10克，五指毛桃15克。

用法：加水800mL，浸泡20～30分钟，大火加热至煮沸，转小火30分钟后即成，供2～3人饮用，可连服3～5天。

功效：具有清利下焦湿热的功效。

二、中医药简易辟秽防疫

（一）艾条烟熏

按每$100m^2$ 1条的分量，在室内燃烧、烟熏。注意烟熏期间勿在房间内久留，烟熏完毕后彻底通风再进入房间，并注意用火安全。

（二）辟秽香囊

苍术、白芷、菖蒲、川芎、香附、辛夷、青蒿、藿香、艾叶，各等分。共研细末后放在布包中。随包佩戴或放置家中。

三、穴位保健按摩

（一）上焦保健穴位

曲池、孔最、外关

1．曲池

曲池是手阳明大肠经合穴，有清热解表，散风止痒的功效。

曲池穴定位方法：屈肘成直角，当肘弯横纹尽头处，于尺泽与肱骨外上髁连线的中点处取穴。

按摩方法：找到穴位后，用拇指或中指指腹按揉。穴位定位正确后，按压时会出现明显的酸痛、酸胀感觉，此为正常的反应，按压的力度以出现这种感觉为宜。每次按揉 5 分钟，每日 2～3 次。

2．孔最

孔最是手太阴肺经郄穴，有清热止血、润肺理气的功效。

孔最穴定位方法：在前臂掌面桡侧，当尺泽与太渊连线上，腕横纹上 7 寸。

按摩方法：找到穴位后，用拇指或中指指腹按揉。穴位定位正确后，按压时会出现明显的酸痛、酸胀感觉，此为正常的反应，按压的力度以出现这种感觉为宜。每次按揉 5 分钟，每日 2～3 次。

3．外关

外关是手少阳三焦经络穴，有疏风清热，缓解上焦热证的功效。

外关穴定位方法：腕背横纹上 2 寸（三横指），桡骨与尺骨之间。

按摩方法：找到穴位后，用拇指或中指指腹按揉。穴位定位正确后，按压时会出现明显的酸痛、酸胀感觉，此为正常的反应，按压的力度以出现这种感觉为宜。每次按揉 5 分钟，每日 2～3 次。

（二）中焦保健穴位

足三里、地机、阳辅

1．足三里

足三里为足阳明胃经合穴，能健脾化湿，生发胃气，对提高人体免疫力有帮助。

足三里穴定位方法：足三里在小腿前外侧，犊鼻下 3 寸，犊鼻与解溪连线上。

按摩方法：找到穴位后，用拇指或中指指腹按揉。穴位定位正确后，按压时会出现明显的酸痛、酸胀感觉，此为正常的反应，按压的力度以出现这种感觉为宜。每次按揉 5 分钟，每日 2～3 次。

2．地机

地机是足太阴脾经的郄穴，有健脾利湿、调经止痛的作用。是治疗脾失健运，湿阻中焦的常用要穴。

地机穴定位方法：地机穴位于人体的小腿内侧，当内踝尖与阴陵泉穴的连线上，阴陵泉穴下 3 寸。

按摩方法：找到穴位后，用拇指或中指指腹按揉。穴位定位正确后，按压时会出现明显的酸痛、酸胀感觉，此为正常的反应，按压的力度以出现这种感觉为宜。每次按揉 5 分钟，每日 2～3 次。

3．阳辅

阳辅是足少阳胆经的经穴，有疏肝利胆的功效

阳辅穴定位方法：位于小腿外侧，当外踝尖上 4 寸，腓骨前缘稍前方。

按摩方法：找到穴位后，用拇指或中指指腹按揉。穴位定位正确后，按压时会出现明显的酸痛、酸胀感觉，此为正常的反应，按压的力度以出现这种感觉为宜。每次按揉 5 分钟，每日 2～3 次。

（三）下焦保健穴位

委中、水泉、昆仑

1．委中

委中是足太阳膀胱经的合穴，有舒筋通络、活血散瘀的功效。

委中穴定位方法：在膝后区，腘横纹中点。

按摩方法：找到穴位后，用拇指或中指指腹按揉。穴位定位正确后，按压时会出现明显的酸痛、酸胀感觉，此为正常的反应，按压的力度以出现这种感觉为宜。每次按揉 5 分钟，每日 2～3 次。

2．水泉

水泉是足少阴肾经的郄穴，有清热益肾、通经活络的功效。

水泉穴定位方法：内踝后下方，当太溪直下 1 寸，跟骨结节内侧凹陷处。

按摩方法：找到穴位后，用拇指或中指指腹按揉。穴位定位正确后，按压时会出现明显的酸痛、酸胀感觉，此为正常的反应，按压的力度以出现这种感觉为宜。每次按揉 5 分钟，每日 2～3 次。

3．昆仑

昆仑是足太阳膀胱经的经穴，有舒筋活络，开窍调神的作用。

昆仑穴定位方法：在外踝后方，外踝尖与跟腱之间的凹陷处。

按摩方法：找到穴位后，用拇指或中指指腹按揉。穴位定位正确后，按压时会出现明显的酸痛、酸胀感觉，此为正常的反应，按压的力度以出现这种感觉为宜。每次按揉5分钟，每日2～3次。

四、生活方式调养

（一）避免交叉感染

“虚邪贼风，避之有时”，新型冠状病毒主要的传播途径为飞沫传播及接触传播，因此要做好手卫生，出门戴口罩，避免到人流密集场所，尽可能减少聚会。按照中国疾控中心（微信公众号“中国疾控动态”）、广东省疾控中心（微信公众号“广东疾控”）发布的相关疫情防控要求、预防指引要求，做好个人卫生防护。

（二）保持居室卫生清洁

保持空气流通。避免空调和风扇直吹，空调温度不宜过低。

（三）避免熬夜

保证充足的睡眠。

（四）清淡饮食

避免进食油腻、煎炸、烧烤、辛辣食物；慎食寒凉性较强或湿热性质较重的水果；食用奶制品宜适量，不宜过多；食物宜烹饪制作成易于吸收的形式食用。

（五）养成每天定时排便的习惯

尽量保证每天能自然排解大便。

（六）保持每日适当活动

居家时可进行一些肢体伸展活动或者力量锻炼，年轻人可跳绳、原地高抬腿跳、哑铃等；老年人在居室中可进行深呼吸、太极拳、八段锦、易筋经等锻炼，运动量以身上有微微温热感或微微汗出为佳。国医大师邓铁涛的八段锦视频可通过观看《邓铁涛养生之道八段锦》视频光碟练习（双语版，广东珠江音像出版社出版发行）。

（七）运动或户外活动避免出汗过多

运动出汗之后，应该尽快擦干，如果衣服湿了应尽快换衣服。儿童可提前垫干毛巾在前胸后背吸汗，保持身体干爽。室外工作人员应做好遮阳和避雨措施，并适当补充盐分、葡萄糖及维生素。

五、心理自理自助与疏导

疫情发生，难免会让人产生巨大心理压力，心情也难免容易焦虑。过度的心理压力、焦虑不仅会影响睡眠，还让人容易上火，以及消化与免疫失调等，为疾病预防带来阻碍甚至加重易感性。因此，正确认识并接纳这些情绪，自我减轻心理负担。不轻信某些传言，要相信政府公开的信息，要对政府的防治工作保持足够的信心。同时在人们选择隔离或居家健康监测时，维持稳定健康的生活方式，可以通过以下方法疏导情绪：

（一）积极联想法

主动去联想一些积极的、放松的场景，有利于改善我们的心态。

（二）放松训练

依次对手部、上肢、头部、下肢、双脚进行逐渐紧张和放松的过程，最后达到全身放松的目的。

（三）正确宣泄情绪

可以通过写日记、亲朋间的有效沟通或寻求专业人士帮助等途径和方式宣泄不良情绪。

（四）调整认知

做有意义、有价值感的事情。

六、注意事项

（1）服用期间有不适感觉者，应立即停止服用并及时就医。

（2）对上述预防方食材、预防措施有过敏者禁用，过敏体质慎用。

（3）孕妇、哺乳期妇女应在医生指导下应用本指引。

（4）本指引仅用于大众作为调理、预防使用，不能用于患病后的治疗。如出现发热、咳嗽、流涕等感冒症状，请及时就医。

国医年鉴

2023

重大事件

中国共产党第二十次全国代表大会在京开幕
习近平代表第十九届中央委员会向大会作报告
李克强主持大会　2340名代表和特邀代表出席大会

新华社北京2022年10月16日电 凝心聚力擘画复兴新蓝图，团结奋进创造历史新伟业。举世瞩目的中国共产党第二十次全国代表大会16日上午在人民大会堂开幕。

习近平代表第十九届中央委员会向大会作了题为《高举中国特色社会主义伟大旗帜 为全面建设社会主义现代化国家而团结奋斗》的报告。习近平指出，中国共产党第二十次全国代表大会，是在全党全国各族人民迈上全面建设社会主义现代化国家新征程、向第二个百年奋斗目标进军的关键时刻召开的一次十分重要的大会。大会的主题是：高举中国特色社会主义伟大旗帜，全面贯彻新时代中国特色社会主义思想，弘扬伟大建党精神，自信自强、守正创新，踔厉奋发、勇毅前行，为全面建设社会主义现代化国家、全面推进中华民族伟大复兴而团结奋斗。

人民大会堂雄伟庄严，万人大礼堂气氛热烈。主席台上方悬挂着“中国共产党第二十次全国代表大会”的会标，后幕正中是镰刀和锤头组成的党徽，10面鲜艳的红旗分列两侧。二楼和三楼眺台上分别悬挂着“高举中国特色社会主义伟大旗帜，全面贯彻习近平新时代中国特色社会主义思想，弘扬伟大建党精神，为全面建设社会主义现代化国家、全面推进中华民族伟大复兴而团结奋斗！”“伟大、光荣、正确的中国共产党万岁！”的横幅。

在主席台前排就座的大会主席团常务委员会成员有习近平、李克强、栗战书、汪洋、王沪宁、赵乐际、韩正、丁薛祥、王晨、刘鹤、许其亮、孙春兰、李希、李强、李鸿忠、杨洁篪、杨晓渡、张又侠、陈希、陈全国、陈敏尔、胡春华、郭声琨、黄坤明、蔡奇、胡锦涛、李瑞环、温家宝、贾庆林、张德江、俞正声、宋平、李岚清、曾庆红、吴官正、李长春、贺国强、刘云山、张高丽、尤权、张庆黎。

大会由李克强主持。上午10时，会议开始。全场起立，高唱中华人民共和国国歌。随后，全体同志为毛泽东、周恩来、刘少奇、朱德、邓小平、陈云等已故老一辈无产阶级革命家和革命先烈默哀。

李克强宣布，党的二十大应出席代表2296人，特邀代表83人，共2379人，今天实到2340人。他对列席大会的党外朋友和有关方面负责同志表示热烈的欢迎。

习近平代表第十九届中央委员会向大会作的报告共分15个部分：一、过去五年的工作和新时代十年的伟大变革；二、开辟马克思主义中国化时代化新境界；三、新时代新征程中国共产党的使命任务；四、加快构建新发展格局，着力推动高质量发展；五、实施科教兴国战略，强化现代化建设人才支撑；六、发展全过程人民民主，保障人民当家作主；七、坚持全面依法治国，推进法治中国建设；八、推进文化自信自强，铸就社会主义文化新辉煌；九、增进民生福祉，提高人民生活品质；十、推动绿色发展，促进人与自然和谐共生；十一、推进国家安全体系和能力现代化，坚决维护国家安全和社会稳定；十二、实现建军一百年奋斗目标，开创国防和军队现代化新局面；十三、坚持和完善“一国两制”，推进祖国统一；十四、促进世界和平与发展，推动构建人类命运共同体；十五、坚定不移全面从严治党，深入推进新时代党的建设新的伟大工程。

习近平在报告中指出，十九大以来的五年，党中央统筹中华民族伟大复兴战略全局和世界百年未有之大变局，就党和国家事业发展作出重大战略部署，团结带领全党全军全国各族人民有效应对严峻复杂的国际形势和接踵而至的巨大风险挑战，以奋发有为的精神把新时代中国特色社会主义不断推向前进。五年来，我们党团结带领人民，攻克了许多长期没有解决的难题，办成了许多事关长远的大事要事，推动党和国家事业取得举世瞩目的重大成就。

在总结新时代十年工作时，习近平指出，十年来，我们经历了对党和人民事业具有重大现实意义和深远历史意义的三件大事：一是迎来中国共产党成立一百周年，二是中国特色社会主义进入新时代，三是完成脱贫攻坚、全面建成小康社会的历史任务，实现第一个百年奋斗目标。这是中国共产党和中国人民团结奋斗赢得的历史性胜利，是彪炳中华民族发展史册的历史性胜利，也是对世界具有深远影响的历史性胜利。

习近平说，十年来党和国家事业取得历史性成就、发生历史性变革，推动我国迈上全面建设社会主义现代化国家新征程。创立了新时代中国特色社会主义思想，全面加强党的领导，实现了小康这个中华民族的千年梦想，对新时代党和国家事业发展作出科学完整的战略部署，提出并贯彻新发展理念，以巨大的政治勇气全面深化改革，实行更加积极主动的开放战略，坚持走中国特色社会主义政治发展道路，确立和坚持马克思主义在意识形态领域指导地位的根本制度，深入贯彻以人民为中心的发展思想，坚持绿水青山就是金山银山的理念，贯彻总体国家安全观，确立党在新时代的强军目标，全面准确推进“一国两制”实践，全面推进中国特色大国外交，深入推进全面从严治党。同时必须清醒看到，我们的工作还存在一些不足，面临不少困难和问题。

习近平指出，新时代十年的伟大变革，在党史、新中国史、改革开放史、社会主义发展史、中华民族发展史上具有里程碑意义。走过百年奋斗历程的中国共产党在革命性锻造中更加坚强有力，在坚持和发展中国特色社会主义的历史进程中始终成为坚强领导核心。中国人民的前进动力更加强大、奋斗精神更加昂扬、必胜信念更加坚定，中国共产党和中国人民正信心百倍推进中华民族从站起来、富起来到强起来的伟大飞跃。

习近平强调，不断谱写马克思主义中国化时代化新篇章，是当代中国共产党人的庄严历史责任。继续推进实践基础上的理论创新，首先要把握好新时代中国特色社会主义思想的世界观和方法论，坚持好、运用好贯穿其中的立场观点方法。坚持人民至上，坚持自信自立，坚持守正创新，坚持问题导向，坚持系统观念，坚持胸怀天下。

在谈到新时代新征程中国共产党的使命任务时，习近平指出，从现在起，中国共产党的中心任务就是团结带领全国各族人民全面建成社会主义现代化强国、实现第二个百年奋斗目标，以中国式现代化全面推进中华民族伟大复兴。前进道路上，必须牢牢把握重大原则：坚持和加强党的全面领导，坚持中国特色社会主义道路，坚持以人民为中心的发展思想，坚持深化改革开放，坚持发扬斗争精神。

习近平强调，必须完整、准确、全面贯彻新发展理念，坚持社会主义市场经济改革方向，坚持高水平对外开放，加快构建以国内大循环为主体、国内国际双循环相互促进的新发展格局。要构建高水平社会主义市场经济体制，建设现代化产业体系，全面推进乡村振兴，促进区域协调发展，推进高水平对外开放。

习近平指出，坚持科技是第一生产力、人才是第一资源、创新是第一动力，深入实施科教兴国战略、人才强国战略、创新驱动发展战略，开辟发展新领域新赛道，不断塑造发展新动能新优势。坚持教育优先发展、科技自立自强、人才引领驱动，加快建设教育强国、科技强国、人才强国。

习近平说，必须坚定不移走中国特色社会主义政治发展道路，坚持党的领导、人民当家作主、依法治国有机统一。加强人民当家作主制度保障，全面发展协商民主，积极发展基层民主，巩固和发展最广泛的爱国统一战线。

习近平指出，必须更好发挥法治固根本、稳预期、利长远的保障作用，在法治轨道上全面建设社会主义现代化国家。要完善以宪法为核心的中国特色社会主义法律体系，扎实推进依法行政，严格公正司法，加快建设法治社会。

习近平表示，要建设具有强大凝聚力和引领力的社会主义意识形态，广泛践行社会主义核心价值观，提高全社会文明程度，繁荣发展文化事业和文化产业，增强中华文明传播力影响力。

习近平指出，要实现好、维护好、发展好最广大人民根本利益，紧紧抓住人民最关心最直接最现实的利益问题，坚持尽力而为、量力而行。完善分配制度，实施就业优先战略，健全社会保障体系，推进健康中国建设。

习近平强调，必须牢固树立和践行绿水青山就是金山银山的理念，站在人与自然和谐共生的高度谋划发展。要加快发展方式绿色转型，深入推进环境污染防治，提升生态系统多样性、稳定性、持续性，积极稳妥推进碳达峰碳中和。

习近平提出，坚定不移贯彻总体国家安全观，把维护国家安全贯穿党和国家工作各方面全过程。要健全国家安全体系，增强维护国家安全能力，提高公共安全治理水平，完善社会治理体系。

习近平表示，如期实现建军一百年奋斗目标，加快把人民军队建成世界一流军队，是全面建设社会主义现代化国家的战略要求。要全面加强练兵备战，全面加强军事治理，巩固提高一体化国家战略体系和能力。

习近平强调，“一国两制”是中国特色社会主义的伟大创举，是香港、澳门回归后保持长期繁荣稳定的最佳制度安排，必须长期坚持。坚持依法治港治澳，落实中央全面管治权，落实“爱国者治港”“爱国者治澳”原则，支持香港、澳门更好融入国家发展大局，为实现中华民族伟大复兴更好发挥作用。坚持以最大诚意、尽最大努力争取和平统一的前景，但保留采取一切必要措施的选项。祖国完全统一一定要实现，也一定能够实现！

习近平表示，当前，世界之变、时代之变、历史之变正以前所未有的方式展开。中国坚定奉行独立自主的和平外交政策，坚持在和平共处五项原则基础上同各国发展友好合作，坚持对外开放的基本国策，中国人民愿同世界人民携手开创人类更加美好的未来！

习近平指出，全党必须牢记，全面从严治党永远在路上，党的自我革命永远在路上，决不能有松劲歇脚、疲劳厌战的情绪，必须持之以恒推进全面从严治党，深入推进新时代党的建设新的伟大工程，以党的自我革命引领社会革命。

他强调，要坚持和加强党中央集中统一领导，坚持不懈用新时代中国特色社会主义思想凝心铸魂，完善党的自我革命制度规范体系，建设堪当民族复兴重任的高素质干部队伍，增强党组织政治功能和组织功能，坚持以严的基调强化正风肃纪，坚决打赢反腐败斗争攻坚战持久战。

习近平指出，党用伟大奋斗创造了百年伟业，也一定能用新的伟大奋斗创造新的伟业。

习近平报告过程中，全场一次次响起热烈的掌声。

现任和曾任全国人大常委会副委员长、全国政协副主席的党外人士，在京各民主党派中央、全国工商联副主席，无党派代表人士，宗教界代表人士，在京全国人大、全国政协常委中的民主党派、无党派和民族宗教界人士作为来宾列席大会。党内有关负责同志也列席了大会。

约 2500 名中外记者采访报道了开幕会盛况。

习近平向青蒿素问世50周年暨助力共建人类卫生健康共同体国际论坛致贺信 青蒿素挽救了全球特别是发展中国家数百万人生命

青蒿素是中国首先发现并成功提取的特效抗疟药，问世50年来，帮助中国完全消除了疟疾，同时中国通过提供药物、技术援助、援建抗疟中心、人员培训等多种方式，向全球积极推广应用青蒿素，挽救了全球特别是发展中国家数百万人的生命，为全球疟疾防治、佑护人类健康做出了重要贡献。

中国愿同国际社会一道，密切公共卫生领域交流合作，携手应对全球性威胁和挑战，推动共建人类卫生健康共同体，为维护各国人民健康做出更大贡献。

新华社北京2022年4月25日电 4月25日，国家主席习近平向青蒿素问世50周年暨助力共建人类卫生健康共同体国际论坛致贺信。

习近平指出，青蒿素是中国首先发现并成功提取的特效抗疟药，问世50年来，帮助中国完全消除了疟疾，同时中国通过提供药物、技术援助、援建抗疟中心、人员培训等多种方式，向全球积极推广应用青蒿素，挽救了全球特别是发展中国家数百万人的生命，为全球疟疾防治、佑护人类健康做出了重要贡献。

习近平强调，中国愿同国际社会一道，密切公共卫生领域交流合作，携手应对全球性威胁和挑战，推动共建人类卫生健康共同体，为维护各国人民健康做出更大贡献。

4月25日是“世界防治疟疾日”。青蒿素问世50周年暨助力共建人类卫生健康共同体国际论坛当日在北京举行，主题为“加强青蒿素抗疟国际发展合作，共建人类卫生健康共同体”，由国家国际发展合作署、国家卫生健康委、国家中医药管理局共同主办。

南京中医药大学学习习近平总书记考察中国人民大学时的重要讲话

2022年，南京中医药大学召开全校哲学社会科学研究人员学习习近平总书记考察中国人民大学时的重要讲话座谈会。围绕马克思主义原理中国化的“两个结合”、加快构建中国特色哲学社会主义自主知识体系等四个方面进行交流学习。

会议要求，要立足培根铸魂，做到研究与阐释社会现象相结合，宣传与普及哲学社会科学知识相结合，推动习近平总书记重要论述落地见效。要做到涵养底蕴，主动研究回应马克思主义原理“两个结合”这一重大历史命题，调动一切有利因素推动哲学社会科学研究可持续发展。要注重经世致用，立足中国实际，解决中国问题。要加强队伍建设，加强人才队伍思想政治建设，构建学科、学术、学生一体化的哲学社会科学人才培养模式，培养担当民族复兴大任的时代新人。

（南中文）

全国中医药系统新冠肺炎疫情防控工作视频会议召开

2022年6月9日，国家中医药管理局召开中医药系统新冠肺炎疫情防控工作视频会议，深入学习贯彻习近平总书记关于疫情防控的一系列重要指示精神，进一步落实党中央、国务院决策部署，坚持“动态清零”总方针，对做好疫情防控工作再强调、再部署、再推进。国家中医药管理局局长于文明出席会议并讲话，国家中医药管理局副局长、党组成员闫树江主持会议。

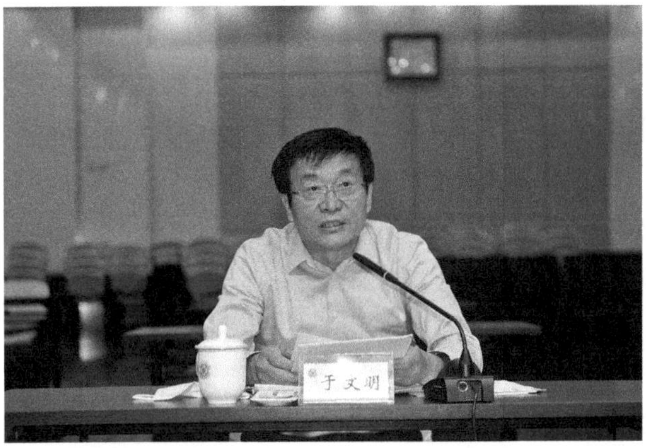

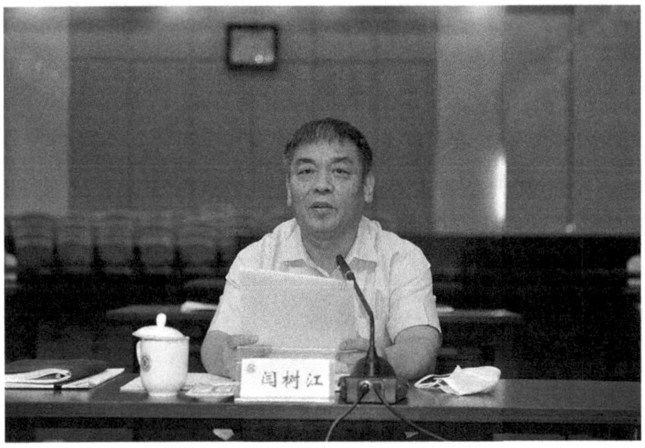

会议指出，各级中医药主管部门要深刻认识国内外疫情防控的复杂性、艰巨性、反复性，要从忠诚拥护“两个确立”、坚决做到“两个维护”的政治高度，一以贯之把思想和行动统一到以习近平同志为核心的党中央决策部署上来，坚持人民至上、生命至上，毫不动摇坚持“外防输入、内防反弹”总策略和“动态清零”总方针，坚决克服认识不足、准备不足、工作不足等问题，抓实抓细疫情防控各项工作。

会议强调，要进一步加强中医药应对疫情体制机制建设，确保“第一时间启动中医药参与的应急防控指挥和救治工作机制，第一时间应用中医药防控救治方案，第一时间有中医药专家团队，第一时间用上中药”的经验模式落实到位。要加强方舱医院、集中隔离场所中医药工作，强化中药应急保障机制，保障好疫情期间群众就医需求。要强化医疗机构感染防控措施，加强中医医疗机构发热门诊建设，做强做实国家中医疫病防治基地和国家中医紧急医学救援基地，着力加强中医疫病防治队伍建设。

会议指出，要压实“四方”责任，慎终如始抓紧抓细抓实各项防控措施；要强化督导检查，及时发现问题，堵塞漏洞；要加强总结分析，针对影响和制约中医药作用发挥的关键问题拿出行之有效的政策措施建议。

吉林、上海、山东、广东等4个省（市）中医药管理局主要负责同志在会上就中医药参与聚集性疫情处置工作情况做了汇报交流。

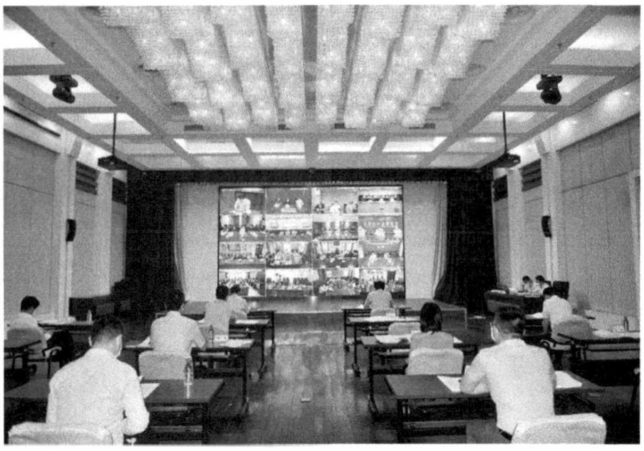

国家中医药管理局应对新冠肺炎疫情防控工作领导小组各工作组、中国中医科学院、北京中医药大学、局属（管）各医院，以及各省级中医药主管部门主要负责同志和有关同志等分别在主会场和各地分会场参加会议。

国家中医药管理局召开基层中医药服务能力提升工程“十四五”行动计划推进视频会议以提升工程为抓手推动基层中医药发展

2022 年 7 月 7 日，国家中医药管理局召开基层中医药服务能力提升工程“十四五”行动计划推进视频会议。国家卫生健康委党组成员、国家中医药管理局党组书记余艳红出席会议并讲话，国家中医药管理局局长于文明主持会议，副局长、党组成员闫树江就国家中医药管理局联合国家卫生健康委、国家发展改革委、教育部、财政部、人力资源社会保障部、文化和旅游部、国家医保局、国家药监局、中央军委后勤保障部卫生局印发的《基层中医药服务能力提升工程“十四五”行动计划》做情况说明。

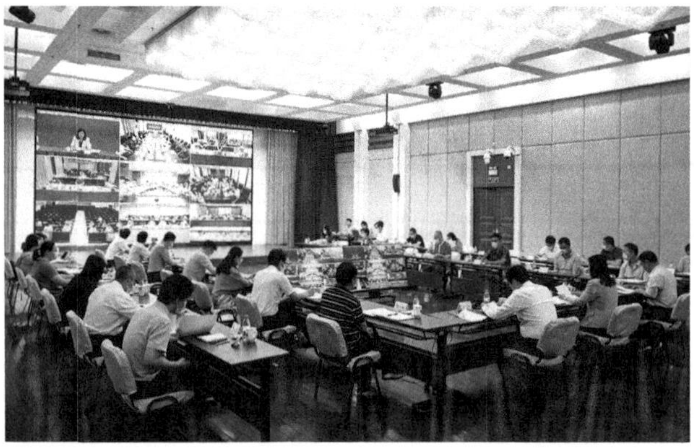

会议充分肯定了“十三五”期间实施基层中医药服务能力提升工程取得的成绩，总结了有益经验。会议强调，实施提升工程必须坚持党的统一领导、政府统筹协调、落实目标责任、强化部门联动、凝聚发展合力。必须坚持融入深化医改和卫生健康大局，以问题、目标、结果为导向，抓住重点领域和关键环节，完善政策机制，强化政策落实。必须坚持以人民健康为中心，顺应广大群众方便看中医、放心用中药的期盼，最大限度满足群众对中医药健康服务的需求。必须坚持改革创新，尊重地方首创精神，鼓励大胆探索实践，发挥示范引领和项目带动作用。

会议指出，要深刻认识新形势下持续实施提升工程的重大意义。持续实施提升工程，是做强中医药发展根基的必然要求，是促进人民群众共享中医药发展成果的必然要求，是巩固拓展脱贫攻坚成果与促进乡村振兴有效衔接的重要举措，是全面推进健康中国建设的必然要求。要以继续实施提升工程为抓手，持之以恒地推动基层中医药加快发展。

会议强调，“十四五”提升工程系统性强、目标要求高、工作任务重，各地要提高思想认识，切实增强责任感使命感紧迫感，不断拓展、优化、完善基层中医药发展政策举措。要精准发力，聚焦建立健全优质高效的中医药服务体系、夯实基层中医药人才根基、大力推广中医适宜技术、深入开展中医药文化传播行动等各项任务，全面推动贯彻落实。要明确目标要求，进一步提高基层中医药服务的可及性和优质度，增强人民群众的获得感，实现基层中医药事业高质量发展。要强化指标落实，力争到“十四五”期末，基本实现“五个全覆盖”的发展指标要求。

会上，江苏省、安徽省、湖南省、云南省中医药管理局主要负责同志作经验交流。国家卫生健康委、国家发展改革委、教育部、财政部、人力资源社会保障部、文化和旅游部、国家医保局、国家药监局、中央军委后勤保障部卫生局有关司局负责同志，国家中医药管理局有关部门负责同志在主会场参加会议。各省（区、市）卫生健康、发展改革、教育、财政、人力资源社会保障、文化和旅游、医保和食品药品监督管理、中医药等有关厅局负责同志，以及部队卫生部门有关负责同志等在分会场参加会议。

深入贯彻落实中央人才工作会议精神　加快建设高质量中医药人才队伍

国家中医药局召开全国中医药人才工作会议

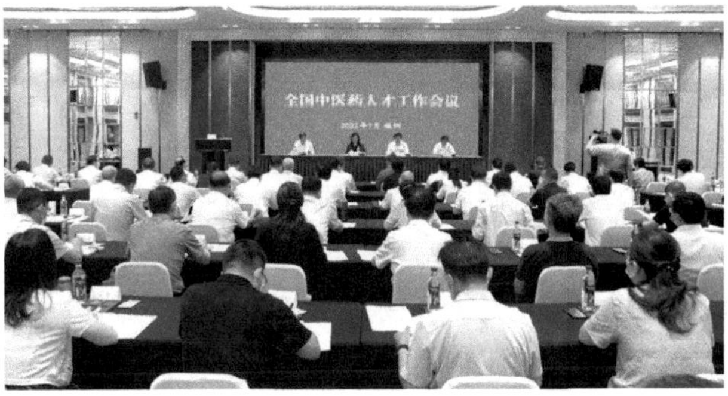

图为会议现场（福建卫生报供图）

要围绕中医药传承创新发展迫切需求，加快建设高层次中医药人才队伍，深入实施中医药领军人才支持计划和多学科交叉创新团队建设专项，建设一批中医药高层次人才中心和创新高地，培育一批中医药领军人才。 要加强党对中医药人才工作的全面领导，推动各地党委政府把中医药人才工作纳入人才“大盘子”，协调卫生健康、教育、人力资源社会保障等部门研究制定加强中医药人才工作的具体措施，明确任务分工，压实工作责任。

本报讯 7月28日，全国中医药人才工作会议在福州召开，这是新中国成立以来国家中医药管理局首次召开的人才工作会议。会议深入贯彻落实习近平总书记关于人才工作、中医药工作的重要指示批示精神和中央人才工作会议精神，落实第四届国医大师和第二届全国名中医表彰大会精神，部署新时代中医药人才工作，推进中医药人才队伍建设，为中医药振兴发展提供强有力人才支撑和智力保障。国家卫生健康委党组成员、国家中医药管理局党组书记余艳红出席会议并讲话，国家中医药管理局局长于文明主持会议，福建省人民政府副省长李德金致辞，国家中医药管理局副局长、党组成员秦怀金出席会议。

会议指出，党的十八大以来，在以习近平同志为核心的党中央坚强领导下，中医药系统坚持以习近平新时代中国特色社会主义思想为指导，深入学习贯彻习近平总书记关于做好新时代人才工作的重要思想和党中央、国务院决策部署，坚持党对人才工作的全面领导，实现了中医药人才工作的系统化推进和全方位提升，为中医药振兴发展提供了坚实人才支撑。中医药人才政策供给不断优化，聚焦改革人才培养模式、优化人才成长路径、健全人才评价机制、发展中医药师承教育等出台一系列部署举措；人才队伍规模不断壮大，中医机构卫生技术人员超过136万，中医类别执业（助理）医师超过73万；深入实施中医药人才岐黄工程，形成了领军人才、骨干人才、青年人才梯次衔接的高层次人才队伍；构建院校教育、毕业后教育、继续教育有机衔接，师承教育贯穿始终的中医药人才培养体系；中医药人才效能持续增强，涌现出一批重大先进典型，中医药人才对健康中国建设的贡献度明显提升。

会议强调，要深入学习贯彻习近平总书记的重要论述，深刻认识做好新时代中医药人才工作是深入实施新时代人才强国战略的重要组成部分，是推动中医药高质量发展、全面建设健康中国的战略支撑，是发挥中医药原创优势、推动我国生命科学实现创新突破的迫切需要，也是坚持问题导向、破除中医药人才工作瓶颈的迫切需要。要进一步树牢“人才是第一资源”的理念，站在实施人才强国战略、推进健康中国建设的新高度，深刻认识加强中医药人才工作的重要性、紧迫性，切实增强推动中医药人才工作的责任感、使命感。要把人才资源开发放在首要位置，全方位全链条开发各级各类中医药人才，不断做大中医药人才总量、提高人才质量、释放人才能量，推动人才结构分布与服务需求、服务数量、服务效率相匹配，努力建设一支规模大、素质强、结构优的中医药人才队伍。

会议强调，要围绕中医药传承创新发展迫切需求，加快建设高层次中医药人才队伍，深入实施中医药领军人才支持计划和多学科交叉创新团队建设专项，建设一批中医药高层次人才中心和创新高地，培育一批中医药领军人才。要建立健全对青年人才普惠性支持措施，设立青年人才支持专项，完善青年人才发现机制，促进青年人才快速成长、早担大任。要大力推进西医学习中医，完善西医学习中医制度，实施西医学习中医专项，打造一支高层次中西医结合人才队伍。要夯实基层中医药人才队伍，开展基层医生中医药知识技能全员培训，扩大中医专业农村订单定向免费医学生培养规模，改善基层人才发展环境。要完善中医药人才培养模式，推进中医药活态传承，提升中医临床实践教学能力，提高人才培养质量。要持续深化中医药人才发展体制机制改革，用好国家人才政策，落实用人自主权，完善人才评价体系，加大人才激励力度，着力解决人才政策落实“最后一公里”“最后一百米”问题。要坚持以需求为导向，聚焦释放中医药的多元功能和价值，加强中医医疗、科研、教育、产业、文化、对外交流等各级各类人才队伍建设。

会议强调，要加强党对中医药人才工作的全面领导，推动各地党委政府把中医药人才工作纳入人才“大盘子”，协调卫生健康、教育、人力资源社会保障等部门研究制定加强中医药人才工作的具体措施，明确任务分工，压实工作责任。国家中医药综合改革示范区要加大创新力度，先行先试，力争产生一批可推广、可复制的先进经验。要建立健全联系服务专家制度，营造重视人才、尊重人才的良好导向。要加强政治引领，巩固拓展党史学习教育成果，常态化开展弘扬大医精诚优良传统活动，引领广大中医药工作者修医德、重品行、行仁术，更好地服务人民群众。

上海市、福建省、山东省、广东省、四川省中医药主管部门以及中国中医科学院、北京中医药大学、江苏省中医院等 8 家单位进行交流发言。

财政部、教育部、国家卫生健康委、中国科学院、中国工程院相关同志，国家中医药管理局机关各部门负责同志，各省（区、市）卫生健康委分管中医药工作负责同志、中医药主管部门主要负责同志，中医药领域院士、国医大师、全国名中医、岐黄学者代表和部分中医药院校负责同志等参加会议。

（国文）

闫树江出席 2022 中国（广西）大健康产业峰会并调研广西中医药工作

2022 年 9 月 8 日，2022 中国（广西）大健康产业峰会在南宁召开。此次峰会以“实施健康中国战略、发展大健康产业、建设宜居康寿广西”为主题，由中国农工民主党中央委员会、国家中医药管理局、广西壮族自治区人民政府联合主办。全国人大常委会副委员长、农工党中央主席陈竺发表视频致辞，广西壮族自治区党委书记、自治区人大常委会主任刘宁出席峰会并致辞，自治区党委副书记、自治区主席蓝天立出席峰会并做主旨演讲，国家中医药管理局副局长、党组成员闫树江出席峰会并致辞。

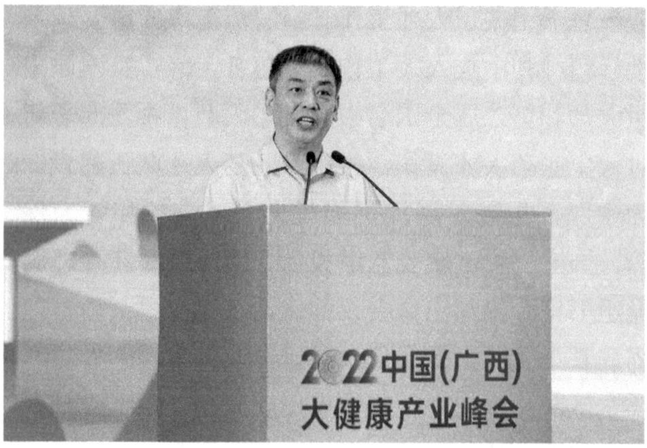

闫树江指出，习近平总书记高度重视促进全民

健康和健康中国建设，对中医药工作作出了一系列重要论述，党中央、国务院把传承创新发展中医药作为新时代中国特色社会主义事业的重要内容，视为中华民族伟大复兴的大事，做出一系列重大决策部署，以前所未有的力度推进中医药深化改革、加快发展，推动中医药事业发生历史性变革、取得历史性成就。广西壮族自治区党委、政府坚决贯彻落实习近平总书记对广西工作的重要指示精神，扎实推进健康广西建设，抢抓战略发展机遇，发挥独特资源禀赋和区位优势，全力推动大健康产业发展取得明显成效，创造积累了许多有益经验。他希望在发展大健康产业中进一步彰显中医药力量，深刻认识和充分发挥中医药的独特优势，不断拓展中医药服务领域，持续创新中医药健康服务发展模式，为推动新时代新征程大健康产业高质量发展注入强劲动力和强大活力。

9月6日至7日，闫树江一行在广西壮族自治区百色市及平果市、田东县部分中医医疗机构、乡

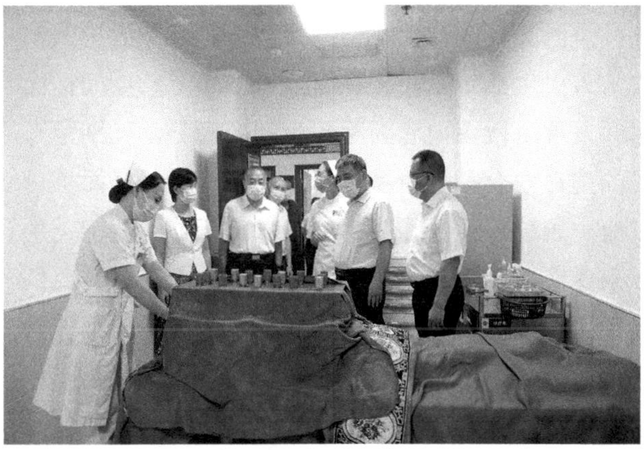

镇卫生院中医馆等调研工作。闫树江充分肯定了广西中医药工作取得的成绩，强调要把中医药摆在经济社会发展全局中谋划推进，统筹好当前疫情防控和为人民群众提供中医药服务，进一步做好深化医改中医药工作，推动中医药事业和产业融合发展，持续提升基层中医药服务能力，助力建设健康中国，更好服务乡村振兴。

国家中医药管理局有关部门、广西壮族自治区中医药管理局负责同志等陪同调研。

《“十四五”中医药发展规划》的五大亮点

中国工程院院士、国医大师 王琦

2022年，国务院办公厅印发《“十四五”中医药发展规划》（以下简称《规划》），对“十四五”时期中医药工作进行全面部署。《规划》突显出五大亮点，充分体现了党中央、国务院在新时代背景下，全力助推中医药事业振兴发展的坚定决心和关键举措。

一、体现党中央、国务院对中医药事业发展高度重视，中医药行业五年规划首次由国务院办公厅印发

以往的中医药五年发展规划均由行业部门印发，《规划》首次由国务院办公厅印发，政策进一步优化，支持进一步加大。这是自2016年国务院印发《中医药发展战略规划纲要（2016—2030年）》，2017年中医药法实施，2019年《中共中央国务院关于促进中医药传承创新发展的意见》印发，国务院召开全国中医药大会，以及2021年国务院办公厅印发《关于加快中医药特色发展的若干政策措施》以来，党中央、国务院高度重视中医药事业发展的又一次具体体现。再次证明了传承创新发展中医药，是新时代中国特色社会主义事业的重要内容，是中华民族伟大复兴的大事。

二、体现中医药事业走进新时代的新理念和新作为，全面布局、统筹协调

“十三五”期间，我国经济运行总体平稳，经济结构持续优化，创新型国家建设成果丰硕，脱贫攻坚成果举世瞩目，完成了消除绝对贫困的艰巨任

务，全面深化改革取得重大突破，对外开放持续扩大，人民生活水平显著提高。“十四五”期间，面对新发展阶段国内和国际环境的新形势，特别是人民的生命安全和健康需求出现的新特征，全面推进健康中国建设的新需要，以及自新冠肺炎疫情发生以来中医药全面参与疫情防控救治的新成效，我们对中医药事业发展产生的新认识、新理念，都被融入《规划》之中。《规划》对中医药与现代科学相结合、中医药与西医药优势互补、中医药现代化与产业化、中医药走向世界等诸多涉及全局、根本、未来的战略问题进行部署、提出举措，既解决自身困难，又顺应时代需求，体现了中医药自身发展与时俱进，与国家发展同频共振。

三、体现中医药发展认真落实党中央、国务院决策部署，以“四个坚持”一张蓝图干到底

《规划》的基本原则提出“四个坚持”

坚持以人民为中心。把人民群众生命安全和身体健康放在第一位，加强服务体系和人才队伍建设，提升中医药服务能力，充分发挥中医药在治未病、重大疾病治疗、疾病康复中的重要作用，全方位全周期保障人民健康。

坚持遵循发展规律。正确把握继承与创新的关系，坚持中医药原创思维，坚持创造性转化、创新性发展，注重利用现代科学技术和方法，深入发掘中医药精华，在创新中形成新特色新优势，促进中医药特色发展。

坚持深化改革创新。破除体制机制和政策障碍，完善政策举措和评价标准体系，持续推进中医药领域改革创新，建立符合中医药特点的服务体系、服务模式、管理模式、人才培养模式，推动中医药事业和产业高质量发展。

坚持统筹协调推进。坚持中西医并重，提升中西医结合能力，促进优势互补，共同维护人民健康。统筹谋划推进中医药服务、人才、传承创新、产业、文化、开放发展、深化改革等工作，形成促进中医药事业发展的合力。

四、体现中医药事业高质量发展形成了日趋科学完善的顶层设计，明确 7 大发展目标、10 个主要任务包含 39 个方面的具体措施、15 项主要发展指标

《规划》针对中医药服务体系、人才、传承创新、产业和健康服务业、文化、开放发展、治理能力等方面提出 7 大发展目标。统筹医疗、科研、产业、教育、文化、国际合作等中医药发展重点领域，提出建设优质高效中医药服务体系、提升中医药健康服务能力、建设高素质中医药人才队伍、建设高水平中医药传承保护与科技创新体系、推动中药产业高质量发展、发展中医药健康服务业、推动中医药文化繁荣发展、加快中医药开放发展、深化中医药领域改革、强化中医药发展支撑保障 10 个主要任务，包含 39 个方面的具体措施。为提升中医药服务供给、服务新时期人民群众健康需求、推动中西医协同发展、提高公民中医药健康文化素养水平等，更好发挥发展指标的引领和约束作用，设置 15 项主要发展指标。《规划》目标明确，任务清晰，指标具体，稳中求进，科学务实，合理完善，既展现了与以往规划一脉相承的战略定力，又突出了“十四五”期间对中医药事业高质量发展推进健康中国建设、更好保障人民健康，积极主动作为、发挥独特作用、彰显更大优势的希冀和信心。

五、体现政策体制机制对中医药事业发展的坚强保障，从四个方面提供有力支撑

《规划》从加强组织领导、强化投入保障、健全实施机制、注重宣传引导四个方面，保障《规划》组织实施。从行业内到行业外、从中央到地方、从国内到国际，国务院统筹、跨部门协调、各级别衔接、多元化投入，监测评估、宣传引导，充分调动地方和社会各方面力量，形成各有关部门、地方党委政府共同推动中医药振兴发展的工作合力，必将开拓有利于全社会、国内外关心和支持中医药发展的良好局面。

（《人民日报》2022 年 04 月 01 日第 13 版）

中国中医科学院中医药健康产业研究所成立

2022年9月15日，中国中医科学院中医药健康产业研究所揭牌仪式在江西南昌举行，江西省委书记易炼红出席活动，国家中医药管理局副局长、党组成员黄璐琦与江西省人民政府党组副书记、副省长殷美根共同为研究所正式揭牌。2022江西智库峰会暨国家级大院大所产业技术及高端人才进江西活动巡展期间，江西省人民政府省长叶建春在研究所展位前详细了解有关情况，对研究所取得的阶段性成果予以充分肯定。

据了解，中国中医科学院中医药健康产业研究所于2021年10月获中央编办批复成立，是贯彻落实习近平总书记在江西考察时对中医药工作的重要指示精神的具体举措。该研究所是中国中医科学院获批的第一个京外国家级科研机构。研究所将围绕中医药健康产业，汇聚人才力量，运用系统的理论、技术、方法，对中医药治未病的精华予以挖掘梳理、传承转化，填补中医药健康领域高端科研平台的空白。目前已通过开展中药资源的开发利用研究、研发中药新药、对已上市中成药品种进行工艺变更等方式，明确“一方”“一草”“一药”“一乌鸡”等科研重点任务，着力打造集中医药传承与创新、科研与转化为一体的综合性健康产业研究新高地，把中医药推进全民健康落到实处。

活动开幕式期间，江西省人民政府与中国中医科学院签署了省院共建战略合作协议，江西省将在政策、土地规划、基础建设、经费等方面给予研究所全力支持。国家中医药管理局有关部门负责同志、中国中医科学院主要负责同志和江西省科技厅、省中医药管理局主要负责同志参加了签约和揭牌。

（国文）

2022年度中医药十大学术进展发布

由中华中医药学会主办的2022年度中医药十大学术进展发布会在京召开。“金花清感颗粒、疏风解毒胶囊、荆银固表方等中医药治疗新冠病毒感染临床研究取得新进展”“中法国际合作临床研究黄葵胶囊治疗糖尿病肾脏疾病蛋白尿获得高质量证据”“循证方法支撑针灸临床研究取得新进展”“中医药治疗克罗恩病等慢性难治性疾病获得新证据”“单细胞组学、靶点‘钩钓’等新技术助力中药功效科学内涵阐释”“青蒿原植物黄花蒿首个染色体级别基因组图谱破解”“首个按古代经典名方目录管理的中药（苓桂术甘颗粒）获批上市”“学术研究助力‘三结合’中药注册审评证据体系构建”“首个中国大陆药物肝损伤不良反应调查报告发布”“中药治疗糖尿病肾脏疾病优势特色及作用机制阐述取得新进展”十项学术进展入选。

中国工程院院士张伯礼指出，2022年度中医药十大学术进展主要呈现出三个方面的特点：一是突出以临床问题为导向的评价机制。“金花清感颗粒、疏风解毒胶囊、荆银固表方等中医药治疗新冠病毒感染临床研究取得新进展”等均是中医药通过规范的随机对照研究证实疗效，解决具体临床问题的典范；二是注重学术研究支撑行业发展。“首个按古代经典名方目录管理的中药（苓桂术甘颗粒）获批上市”等突出学术进展支撑行业发展，解决行业面临的瓶颈问题，发挥示范引领作用；三是重视新技术新方法在中医药中的应用。“青蒿原植物黄花蒿首个染色体级别基因组图谱破解”等，都是新技术新方法在中医药研究领域的应用并取得良好成效。

中国科学院院士陈凯先对“单细胞组学、靶点‘钩钓’等新技术助力中药功效科学内涵阐释”“首个按古代经典名方目录管理的中药（苓桂术甘颗粒）获批上市”等几项学术进展进行了详细的学术点评，阐明了各项进展对引领中医药学术发展和推动行业进步的价值及意义。陈凯先表示，每年度的学术进展是中医药学术研究的“指南针”和“风向标”。

中国科协科学技术创新部部长刘兴平表示，积极推进中医药科研和创新，推动传统中医药和现代科学结合，对于加快推进健康中国建设，推动实现中国式现代化具有重要意义。中华中医药学会评选发布中医药十大学术进展，并以此为基础举办系列沙龙，是促进中医药科技创新的一项重要举措，能够充分展示中医药领域最新最有价值科研成果，引导中医药研究的创新方向，激励广大中医药科技工作者提高创新能力，促进社会公众关心理解中医药发展。

中华中医药学会副会长兼秘书长王国辰介绍，中医药十大学术进展的遴选旨在定期梳理总结中医药研究成果，动态呈现中医药学术进展，充分发挥学术团体的学术引领作用。2022 年度遴选工作坚持“四个面向”，破除“四唯”，突出解决临床问题、回答科学问题、引领行业发展，体现探索性与前瞻性、创新性与突破性，聚焦中医药基础研究和应用基础研究领域取得的新规律、新发现、新方法、新产品、新理论。

1. 金花清感颗粒、疏风解毒胶囊、荆银固表方等中医药治疗新冠病毒感染临床研究取得新进展

首都医科大学附属北京中医医院刘清泉团队联合巴基斯坦卡拉奇大学、香港浸会大学等团队，在巴基斯坦开展了金花清感颗粒治疗新冠病毒感染的多中心、随机、双盲、安慰剂对照临床研究，证实金花清感颗粒治疗新冠病毒感染可显著提高临床有效率，降低转重风险，缩短单项症状缓解时间。研究论文 2022 年发表于 Frontiers in Medicine。

安徽中医药大学第一附属医院杨文明团队牵头开展疏风解毒胶囊治疗奥密克戎变异株感染临床研究，证实疏风解毒胶囊能显著改善奥密克戎感染的临床症状，有效缩短症状持续时间，降低转重率，提高治愈率，缩短核酸转阴时间。研究论文 2022 年发表于 BioSci. Trends。

上海中医药大学附属曙光医院高月求团队开展荆银固表方改善新型冠状病毒感染轻症患者的随机双盲对照试验，证实荆银固表方可提高新型冠状病毒感染轻症患者的核酸转阴率，缩短核酸转阴时间及住院时间。研究论文 2022 年发表于 Int. J. Biol. Sci。

2. 中法国际合作临床研究黄葵胶囊治疗糖尿病肾脏疾病蛋白尿获得高质量证据

南京中医药大学附属医院（江苏省中医院）孙伟团队联合法国巴黎公立医院集团比提耶-萨勒伯特医院伊莎贝拉团队共同开展“黄葵胶囊治疗糖尿病肾病（DKD）蛋白尿的多中心、双盲双模拟、随机对照临床试验”，结果显示对于 DKD 患者自体细胞再生的疗效，黄葵胶囊与厄贝沙坦作用相当且更具优势，两者联合用药疗效更加显著，为 DKD 蛋白尿患者提供了一种新的治疗方案。研究论文 2022 年发表于 Diabetes Care。

3. 循证方法支撑针灸临床研究取得新进展

中国中医科学院、中国中医科学院针灸研究所、中国中医药循证医学中心、北京中医药大学循证医学中心、广州中医药大学等国内研究团队，联合加拿大、瑞士、美国等 9 个国家 48 家单位的 109 位国内外中西医临床专家、循证医学专家、流行病与统计学专家、临床指南专家、卫生经济学和卫生政策专家共同参与，对目前针灸随机对照临床试验、系统评价、临床实践指南及卫生经济学研究的现状和质量进行评价，并提出方法学建议，形成专家共识。系列研究论文 2022 年以专辑形式发表于 Br. Med. J.。

北京中医药大学刘存志团队、上海中医药大学附属市中医医院徐世芬团队、成都中医药大学李瑛和郑晖团队分别开展针刺促进术后胃肠功能恢复、电针治疗抑郁症失眠、针刺治疗慢性紧张型头痛临床研究，获得高质量临床证据。相关研究论文 2022 年分别发表于 EClinicalMedicine， JAMA Surg.， JAMA Network Open， Neurology。

4. 中医药治疗克罗恩病等慢性难治性疾病获得新证据

上海中医药大学吴焕淦和季光团队组织开展针灸、经方临床研究，证实针灸对药物不响应的轻中度活动性克罗恩病患者安全有效；证实低剂量苓桂术甘汤可显著改善肥胖型脂肪肝脾阳虚证患者的胰岛素抵抗指数，并发现其药效物质基础；证实穴位埋线疗法减轻肥胖患者体重的有效性和安全性。相关研究论文2022年发表于eClinicalMedicine，Front. Med.， Front. Endocrinol.。

5. 单细胞组学、靶点“钩钓”等新技术助力中药功效科学内涵阐释

浙江大学范骁辉和王毅团队，以丹参、红景天等活血类中药为对象，针对系统解析中药治病科学原理的技术瓶颈开发了SpaTalk、Bulk2Space等系列单细胞组学分析新工具，发现免疫细胞对心肌梗死后损伤修复过程的动态调控作用，诠释了丹参酮IIA调控免疫细胞亚群减少心肌梗死范围、红景天中草质素抑制SGK1抗心肌肥大的作用机制。研究论文2022年发表于Nat. Commun.， Adv. Sci.，Small methods等，并获授权发明专利3项。

北京大学医学部曾克武和屠鹏飞团队以中药药效成分为工具探针，通过靶点“钩钓”技术系统揭示了蟾酥、五味子、野马追等中药代表性成分的直接靶点蛋白及参与疾病相关进程的分子生物学机制，为“清热解毒、补肾宁心、消肿利湿”等中药功效提供了微观证据，同时也提出了具备自主知识产权的免疫炎症、肿瘤、神经退行等重大疾病治疗新靶点。研究论文2022年发表于Sci. Adv.，EBioMedicine等。

博奥生物集团有限公司、北京博奥晶方生物科技有限公司研究团队利用“超大规模的中药分子功能基因表达谱数据库”，筛选出多种具有调节血脂、血糖功效的天然植物，并利用多组学技术系统分析出麻竹降血糖的作用机理和药效物质基础。研究论文2022年发表于Acta Pharm. Sin. B。

大连医科大学马骁驰团队提出分子拼接等化学生物学新策略，实现代谢酶、肠道菌等炎症代谢靶点的多维度实时、定量检测与识别，诠释部分常用中药发挥抗炎功效的物质基础和潜在分子机制，为阐明中医药科学内涵提供了有效的方法与工具。相关研究论文2022年发表于Signal Transduction and Targeted Ther.，PNAS，GUT，Angew. Chem.，Int. Ed.，Nat. Prod. Rep.，J. Adv. Res.，Acta Pharm. Sin. B， ACS Sens.， Anal. Chem.，并获授权发明专利10项，开发6种检测试剂盒。

6. 青蒿原植物黄花蒿首个染色体级别基因组图谱破解

陈士林研究团队联合中国中医科学院、成都中医药大学、天津中医药大学、广东省中医院等团队，构建并公布了黄花蒿首个染色体级别分型基因组图谱。项目团队通过基因组分析揭示了青蒿素含量与紫穗槐二烯合酶基因拷贝数之间的相关性，为青蒿素生物合成及调控、黄花蒿优良品种选育提供了更加准确和全面的遗传背景，该发现有利于高青蒿素含量的黄花蒿选育。研究论文2022年发表于Mol. Plant。

7. 首个按古代经典名方目录管理的中药（苓桂术甘颗粒）获批上市

2022年12月27日，首个按古代经典名方目录管理的中药复方制剂（即中药3.1类新药）苓桂术甘颗粒通过技术审评，获批上市。该药品处方来源于汉代张仲景《金匮要略》，已列入《古代经典名方目录（第一批）》。江苏康缘药业股份有限公司肖伟团队和上海中医药大学季光团队对苓桂术甘汤历代医籍、医案进行系统梳理，明确了关键信息；完成了药材基原、药用部位、饮片炮制、基准样品、制剂工艺等系统研究，建立了符合中药特点的全过程、多维度的质量控制体系，保障制剂质量稳定、可控。苓桂术甘颗粒的上市是深入发掘中医药宝库精华，推进古代经典名方向新药转化的一次生动实践。

8. 学术研究助力“三结合”中药注册审评证据体系构建

为推动中医药理论、人用经验和临床试验相结合的中药注册审评证据体系构建，在国家相关管理部门的整体统筹部署下，经充分凝聚学术共识，2022年相关部门发布了《中药注册专门规定（征求意见稿）》《基于人用经验的中药复方制剂新药临床研发指导原则（试行）》《基于“三结合”注册审评证据体系下的沟通交流指导原则（试行）》《基于人用经验的中药复方制剂新药药学研究技术指导原则》等文件和技术标准，基本形成了“三结合”中药注册审评证据体系。研究论文2022年发表于《中国中药杂志》等。

9. 首个中国大陆药物肝损伤不良反应调查报告发布

解放军总医院第五医学中心肖小河团队联合首都医科大学、国家药品不良反应监测中心等团队，基于国家药品不良反应监测大数据，结合药源性肝损伤因果关系评价“整合证据链法”，完成了首个中国大陆药物性肝损伤不良反应调查报告，阐明了总体流行趋势，构建了“人口谱”“药物谱”和“地域谱”，为我国药物性肝损伤精准防控提供了翔实参考数据。结果显示，在全部药物性肝损伤不良反应中，中草药占比4.5%，化学药占94.5%，生物药和其他占1.0%，表明中草药不是中国大陆药物性肝损伤的首要原因。研究论文2022年发表于Acta Pharm. Sin. B。

10. 中药治疗糖尿病肾脏疾病优势特色及作用机制阐述取得新进展

中日友好医院李平团队前期通过多中心临床试验研究证实，糖肾方对糖尿病肾病患者具有肾脏保护作用，可以降低尿蛋白排泄，改善肾功能，尤其针对糖尿病肾病eGFR下降，肾衰竭具有明显的治疗作用，在eGFR<30mL/min/1.73m2时仍然可以使用，弥补了西药在这方面的治疗不足。2022年北京市药品监督管理局批准其为医疗机构中药制剂。研究发现，糖肾方可减轻糖尿病大鼠结肠上皮损伤，从而抑制结肠炎症及炎症诱发的Cajal间质细胞凋亡；可减轻代谢产物的异常积累和肠道菌群的紊乱，通过上调吲哚衍生物等氨基酸活性代谢产物调节机体炎症和氧化应激，起到肾脏的保护作用，揭示了糖肾方多环节、多途径作用的新机制。研究论文2022年发表于Front. Pharmacol.，Chin. J. Integr. Med.等。（王青云）

国医年鉴

2023

年度人物

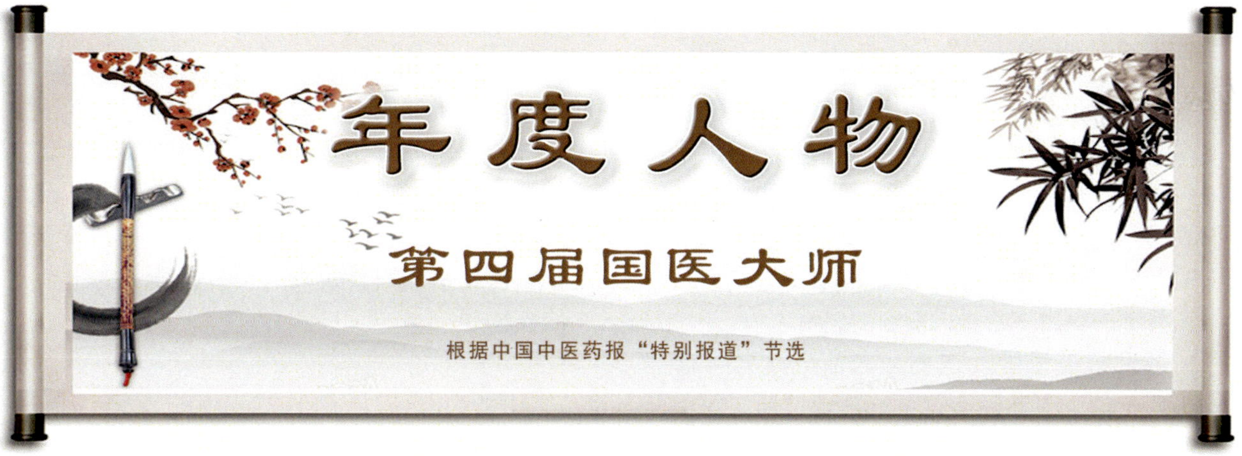

丁樱：河南中医儿科拓路人

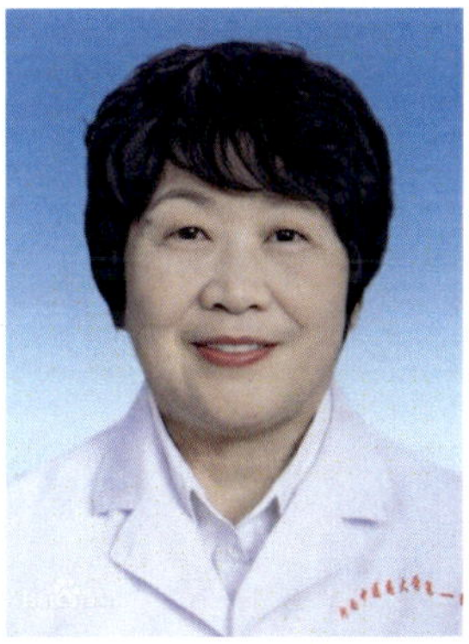

丁樱，河南中医药大学儿科医学院院长，河南中医药大学第一附属医院儿科医院院长。1951年出生于江苏南京，1974年进入河南中医学院（现河南中医药大学）中医系学习，毕业后留校从事中医临床工作，1999年临危受命重振河南中医药大学第一附属医院儿科，历时15载带领该科室发展壮大为全国第一个中医儿科医院，并为河南中医药大学儿科医学院的成立奠定了重要基础。

丁樱是河南中医界有名的“铁娘子”，她对中医儿科的发展起着重要的推动作用，其间发生的故事曲折而动人。

走上中医之路，与儿科工作结缘

丁樱1951年出生于江苏南京的一个知识分子家庭，1968年从卫校毕业后，丁樱先后被分配到河南林县河顺公社医院、林县人民医院、安阳事业单位职工医院做医生，中西医医学知识、经验储备和临床技能都得到了长足的进步。

1974年，已经在基层临床一线实战了近6年的丁樱，因为业务能力突出以及难得的“好人缘儿”，经单位领导和同事一致推荐，进入河南中医学院（现河南中医药大学）中医系学习，正式迈向了中医之路。

大学毕业后，丁樱顺利留在了河南中医学院第一附属医院儿科，从事中医临床工作。在工作中，丁樱有幸与著名的中西医儿科专家李晏龄、黄明志、苗培显、郑建民、高智铭、张子萍、范忠纯等朝夕相处数十年，在他们的亲自指导下查房、出诊、走上讲台并参与科研。“这些前辈们把精湛的技术、丰富的临床经验毫无保留地传给我，使我很快领略并掌握了辨证施治的基本思路与方法，积累了诊治儿科疾病的宝贵经验。”每忆及此，丁樱对这些中医前辈都有道不尽的感激。

也正是在步入中医儿科临床，有了更加丰富的实践之后，丁樱对中西和西医有了不同以往的认识。她意识到，“中医和西医的思维模式尽管不一致，但有其共同的研究对象和价值标准，两者结合起来取长补短是非常有益的”。这一观念也为她日后带领团队重振儿科埋下了伏笔。

从优势病种入手，带出儿科重点专病专科

1999年，丁樱正式接任河南中医学院第一附属医院儿科主任。彼时，全国中医儿科均处于低落期，河南中医学院第一附属医院的儿科也不例外：床位只有25张，床位占用率不足50%，日门诊量不到100人，业务量在全院倒数第一。尽管摆在眼前的是个“烂摊子”，丁樱始终对这个工作了20多年的科室有着难以割舍的感情。

经过一番思索，丁樱认为造成儿科“老大难”现状的主要原因有三：一是经过基层医院儿科的初步“消化”，大部分儿科普通病、常见病都能得到解决，留给省级医院儿科的多为疑难病或重症，这等于来了“瓷器活”，手里却还没有准备好“金刚钻”；二是医院儿科的发展仍停留在“大儿科”的粗放水平，缺少高精尖的细分专业，更没有鲜明的中医特色，医院几代老中医宝贵的儿科临证经验也未得到很好的传承；第三，中医儿科医务人员高付出、高风险、低收益，人才流失严重，专科规模呈现日益萎缩的趋势。

事实证明，方向对了，路也会越走越宽。渐渐地，丁樱团队有了应对儿科疑难重病的“金刚钻”，也有了让中医儿科人才栖息的“良木”，不缺技术不缺人才，全国各地乃至国外的患者都慕名前来求诊。在不到10年的时间里，儿科的规模就扩大了不止10倍，患者数量大幅增加，一度出现了儿科专家一号难求、儿科病房一床难入的局面。2001年以来，河南中医药大学第一附属医院儿科先后被评为国家中医药管理局重点学科、重点专科，卫生部（现卫生健康委）中医临床重点专科，中医儿科全国协作组大组长单位，河南省中医管理局重点专科、儿科名科等。

医教研并进，创建国内第一个中医儿科医院

在建设小儿肾病、脑病、呼吸病专科专病的同时，由于河南中医药大学第一附属医院是教学医院，丁樱还力主加大以上三个特色专业的人才培养，以及专科病区、科研项目、实验室基地等多方面的配套建设。

在后来的发展中，儿科还先后成立了小儿心血管、消化、内分泌、结缔组织病、重症监护、精神心理、遗传代谢等专业。经过不懈的努力和建设，各专业均具备一定规模，儿科形成了医、教、研并进的发展格局。2015年12月，河南中医学院第一附属医院正式获批并挂牌“河南省中西医结合儿童医院”。2021年，河南中医药大学又正式成立儿科医学院，实现了本科、硕士、博士、博士后的科学及临床学位全覆盖的中医儿科培养体系。

严师亦慈母，带出一支中医儿科强劲队伍

数十年来，无论工作多忙，丁樱都坚持完成课堂和临床教学的一线工作和管理，尤其是儿科研究生的课程及临床实习，都由她亲自主抓。丁樱对学生要求非常严格，对于学生存在的问题总是直言不讳地指出，并给予指导改进。她常说：“如果学生在成长的阶段，作为老师不能够非常明确地指出来存在的问题，这个学生就错失了改正的机会。”

在丁樱培养的109名硕博士和42名师承学术继承人中，有三分之一在国内外高校、医院成为学术骨干，成为儿科主任者已有十余名。“当看到一批批青年骨干迅速成长起来并为儿科做出重大贡献的时候，我由衷感到欣慰，并有成就感。”让更多年轻人从“承者”变成“传者”，让中医儿科开枝散叶，是丁樱最大的心愿。

（中国中医药报记者 孙学达 通讯员 郑金铎）

王永钧：中西医结合肾病治疗领航者

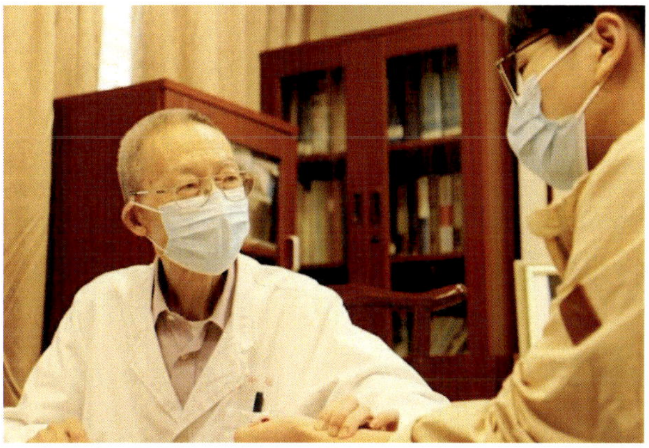

王永钧在坐诊

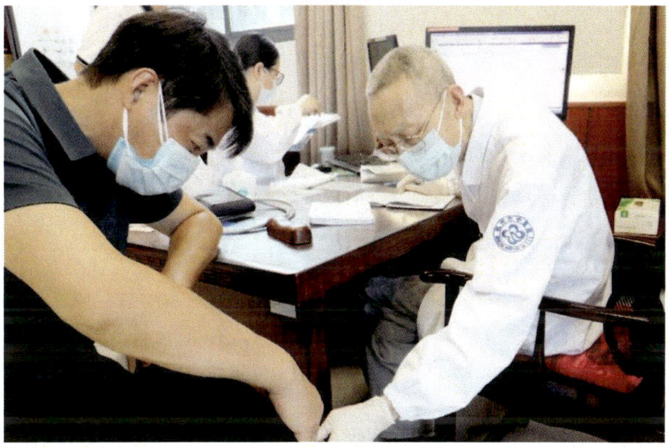

王永钧在坐诊

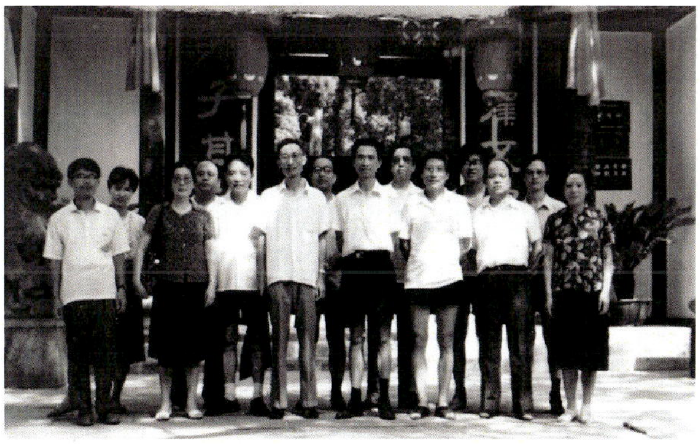

1989年，在全国中医肾脏病学术年会召开前夕，王永钧（前左四）与参加论文审稿的专家们在杭州合影

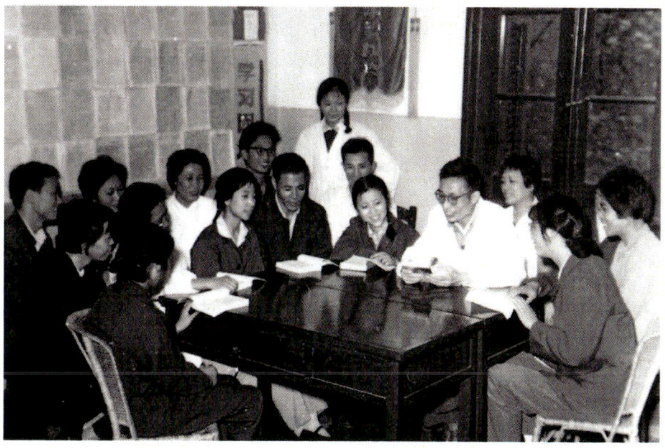

20世纪80年代，王永钧（右四）组织科室同事业务学习

王永钧，1935年1月生，从医60余年，长期从事中西医结合肾脏病，专注IgA肾病研究20多年，率领团队参与“IgA肾病中西医结合证治规律与诊疗关键技术的创研及应用”项目，获得2016年度国家科技进步奖一等奖。

一场大病意外踏上从医路

时至今日，王永钧依然会想起当年与西湖张姓船工的一段奇遇。彼时，年轻的王永钧已患肾脏病两年多时间，辗转多家医院诊治，病情却始终没有好转。绝望之际，他来到虽不是医生却有一张专治水肿黄胖药方的张船工处。在张船工处经过一段时间的中草药治疗，相关指标竟然奇迹般地全部正常了，复查了几次后也无大恙，这段奇特的经历让王永钧对中医产生了浓厚的兴趣。

之后，王永钧毅然辞去了在财税局的稳定工作，在家里研读起了医书。1954年，王永钧拜到了杭城名医王显庭门下。几个月后，爱才惜才的王显庭把王永钧推荐给了杭城名医赵志超。1955年，王永钧又在老师赵志超的引荐下，到杭州市第一人民医院，师从大名鼎鼎的俞尚德。王永钧拜的最后一位老师，是慢性病调理专家，浙江三大名老中医之一，曾任杭州市中医院副院长和杭州市红十字会医院副院长的张硕甫。

一件小事，令王永钧对中医药学有了“颠覆性”的认识。1956年，他师从时任杭州市第一医院中医科主任的俞尚德。“一次我去拜访俞老时，他举着一张X光片在认真地看。”王永钧回忆道，这是他第一次看见中医读X光片，俞老坐在灯下，聚精会神的样子令他难忘。治学严谨的俞尚德带着王永钧读《古文观止》，让他领略博大精深的传统文化，同时也不停引导他：“中医也要懂西医的知识，中医药学才会有生命力。”

跟师潜心研学几年后，王永钧打下了扎实的中医基础，并顺利考入了浙江省医学院（现浙江大学医学院），并以优异成绩本科毕业。他还在浙江中医学院（现浙江中医药大学）主治医师提高班学习并顺利结业，打下了扎实的中西医学基础。

闯出中西医结合治疗肾病路

依托于丰富的中、西医学基础知识和临床实践，王永钧在中西医结合治疗肾脏病领域闯出了一条路。

20世纪60年代，王永钧与同事洪用森在杭州市第一医院创建中医病房、在杭州市红十字会医院创建中医内科病房。

1986年，王永钧被调到杭州市中医院任副院长，他高屋建瓴，创建省内首个中医肾病专科，开创国内中医院多个第一：第一个开展肾穿刺活检术，为中医微观辨证提供依据；第一个建立肾病实验室；第一个开展中药皮肤、结肠、血透等系统透析疗法。科室逐步建设成为国家临床重点专科、国家中医药管理局重点学科和专科、华东区域中医肾病诊疗中心。

他整合中医治证和西医治病的特色和优势，将“审病-辨证-治病/证”这一临床思维方法成功应用于肾病临床实践，病证结合，中西合璧，取长补短。其次，拓展象思维，建立肾脏病中医微观辨证体系。再次，创新“风湿致肾病”理论。该理论被中华中医药学会肾病分会纳入“原发性肾病综合征的诊断、辨证分型及疗效评定（试行方案）”，被国家中医药管理局的中医临床路径及治疗方案所采用，并在“十一五”国家科技支撑项目中，被全国13家三甲医院临床验证。

王永钧主持完成国家科技部“十一五”科技支撑计划1项，省部课题2项；获省部科研成果9项，其中浙江省科技进步一等奖1项，国家科技进步一等奖1项，并获国家发明专利2项，以第一作者在国内外发表论文70余篇，主编学术专著4部，参编《中西医结合肾病学》《中医肾病学》等4部专著。

二十多年专注IgA肾病研究结硕果

“IgA肾病（以系膜增生及系膜区显著弥漫的IgA沉积为特征的一组肾小球疾病）好发于23～45岁的青壮年，近三分之一的患者在5～20年间会演变成尿毒症。”王永钧说，我国目前有血透和肾移植需求的患者中，26.6%的人患有IgA肾病。

20多年前，王永钧专注于这种亚洲发病率较高的肾病，决心要去研究它。

功夫不负有心人，经多年潜心研究，王永钧团队参与的“IgA肾病中西医结合证治规律与诊疗关键技术的创研及应用”项目，完成了中西医结合“理论-辨证-治则-新药”研制的全链条创新，该方案显著提高了IgA肾病知晓率和治疗率，使因IgA肾病导致的新发尿毒症下降10.5%。IgA肾病系列课题所取得的多项成果，被推广应用至1700余家三甲医院，使广大患者受益。该研究获得2016年度国家科技进步奖一等奖f。

德艺双馨，为中医传承创新辛勤育桃李

2007年，王永钧获评杭州市德艺双馨名医，2009年获杭州市第二届杰出人才奖，2019年荣获“杭州工匠”和“最美长者”荣誉称号，2021年荣获浙江省“医师终身成就奖”。

王永钧致力于中医药事业的传承、创新和发展，培育人才无数，先后培养出5位肾病专/学科带头人，4位国家名老中医药专家学术指导老师，4位浙江省名中医，8位杭州市名中医。他还曾担任浙江中医药大学硕导和博导，培养博士8名、硕士21名；培养继承人6名；带教全国优秀中医临床研修人才7人。曾任杭州市第2～4届中医学习班班主任和教师，培养的学生目前多数已成为省市医疗单位的中医骨干力量，其中，多人获得中国中西医结合特殊贡献奖、中国中西医结合青年贡献奖、全国百名杰出中医等荣誉。

（中国中医药报记者 黄心 徐尤佳）

王自立：陇原上的脾胃大家

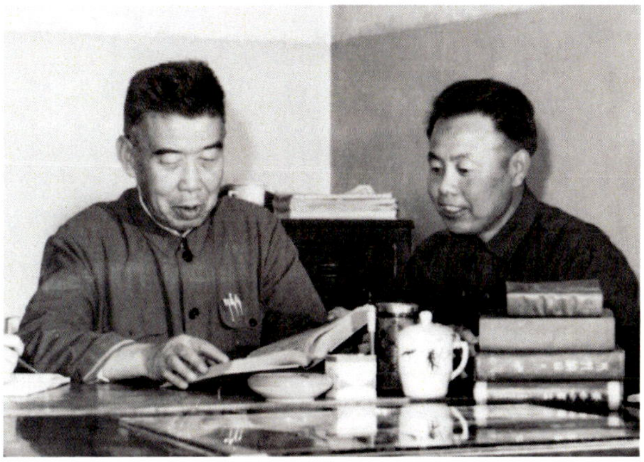

王自立（右）跟席梁丞学习

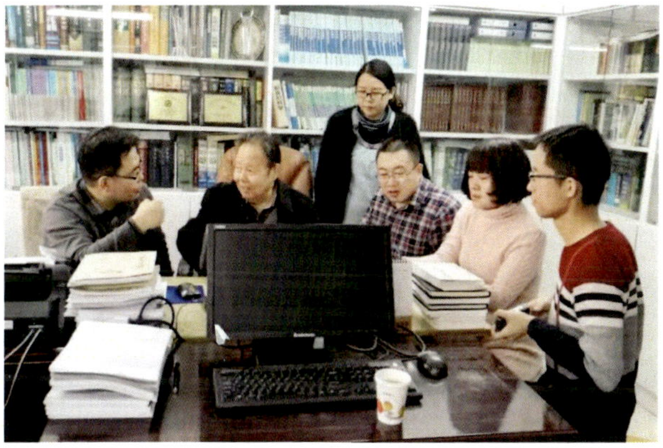

王自立（左二）与《西部中医药》杂志编辑交流

王自立，1936年生，甘肃泾川人，甘肃省中医院主任医师、首席专家，甘肃中医药大学终身教授。首创“运脾思想”，提出“脾以运为健，以运为补”，开创了脾胃病治疗新领域，为全国中医脾胃病学术创新发展做出了突出贡献。

反哺这片黄土地

1936年，王自立出生在甘肃省泾川县的一个中医世家。父亲王子隆是当地名医。1952年，年仅16岁的王自立考入兰州卫生学校学习。1954年8月毕业后分配至甘肃省中医门诊部（甘肃省中医院前身）。1958年8月被调干至北京中医学院（现北京中医药大学）学习。

1964年9月，28岁的王自立即将毕业，站在人生的十字路口，看到很多同学都选择了留在北京工作，他毅然决然返回贫瘠的大西北，在甘肃省中医院从事临床一线工作。

作为陇原中医的领军人物，如今，年近九旬的王自立从不后悔自己当年的选择，他深知，是这片土地哺育了他，他也要支援家乡中医事业，如同河西地区的劳动英雄们世代“治沙”一样，坚持不懈地进行着中医事业的全方位投入和中医人才的“百年”工程。

有些病要用心来治

2009年9月，一位71岁的男性患者来到了王自立的诊室。患者自述舌体发麻、随即头汗出一年，多方求治无效，各项检查也无明显异常。王自立检查后随即开具处方7剂。

3天后患者复诊，王自立身边的学生提醒患者：“您的药应该还没有服完。”此时，患者突然伸出右手做出夸奖的手势，说道：“王医生您不愧为名医，九味药，三元钱，治好了我一年的病。说实话，当时您开了7剂，我只取了3剂，想先试试有没有效果。服了第1剂，病已去了五成，3剂服完再未出现舌体发麻、头汗出的情况，您的药太有效果了。”

退休后，年事渐高的王自立仍然坚持出门诊。虽然每次门诊患者数被限定为30个号，但他还会为80岁以上的老年患者、病情特殊的患者、外地的患者破例加号，很多患者都是慕名而来，往往在半夜就已经开始排队，为此，王自立总会起的早一点，再早一点。

王自立总是对患者非常耐心，认真解答患者的疑问，有时还要做患者的思想工作。曾经，一旁抄方的弟子也忍不住问王自立：“您的时间这么宝贵，您这样诊病多浪费时间啊？”可王自立告诫学生：“有些病是用药来治的，而有些病是要用心来治的。”

成为脾胃病科擎旗者

1987年，王自立向甘肃省中医院提出，在大内科的基础上创建消化科（后改名为“脾胃病科”，现已发展成为脾胃病诊疗中心），又在1992年创建肾病科（现已发展成为肾病诊疗中心）。作为带头人，他将一腔热血扑在工作上，直到退休后很长时间，仍担任脾胃病科和肾病科的技术指导。

他首创“运脾思想”，提出“脾以运为健，以运为补”，开创了脾胃病治疗新领域，研发了“运脾颗粒”；首创“柔肝思想”，首创“脾色环唇”中医诊断辨证理论，丰富了中医诊断学，被列为国家科技支撑计划，为全国中医脾胃病学术创新发展做出了突出贡献。

同时，作为全国最早倡导人之一，王自立还参与中华中医药学会脾胃病学组的创建工作。20世纪80年代，在他组织承办的第一届全国中医脾胃病学术大会（甘肃省兰州市召开）上，确定慢性萎缩性胃炎对应中医病名为“胃痞”，被写入中医内科学教材，沿用至今。

作为王自立主要成就的重要载体——其与我国脾胃病学大家李乾构共同担任主编的我国第一部中医脾胃病巨著——《中医胃肠病学》（中国医药科技出版社，1232千字），既反映了他具有指挥千军万马展开宏伟巨战的大将军风度，更反映了他对于胃肠病精勤实践及研究的广度和深度。作为主编，他既切实地贯彻自己高超的学术思想，还能对麾下成员的学术见解给予准确评判和指导。

如今，在王自立的指导下，脾胃病科从甘肃省中医药重点专（学）科发展为国家中医药管理局重点专科，甘肃省区域脾胃病医疗中心。肾病科也发展为甘肃省中医药重点专科。

在西部向全国发声

如果问西部地区中医药最有号召力的学术杂志是什么，那非《西部中医药》莫属。

作为西部与全国沟通交流的广阔学术平台，王自立从创刊初起，就抱有自信，敢为人先地面向全国发出声音，在西部地区创办国家级杂志，展现甘肃中医人的风范。

1985年，王自立受甘肃省卫生厅委托，组建了甘肃省中医药学会内科专业委员会。在王自立的组织推动下，甘肃省中医药学会中医内科专业委员会作为省属二级学会，不仅定期举办学术交流会，还创建了专刊《甘肃中医内科通讯》，给广大的中医药工作者提供了一个学术交流的平台。

很快，《甘肃中医内科通讯》就在业界受到了广泛的赞誉，得到甘肃省卫生厅的表彰，也成为《甘肃中医》（现已改名为《西部中医药》）杂志的前身。

1988年，王自立受甘肃省卫生厅和甘肃省中医药管理局委托，创办《甘肃中医》杂志，并担任主编长达15年。

在这15年期间，两百多期杂志，每期杂志印刷之前王自立都要亲自过目。正是精益求精的工作态度，让杂志事业发展蒸蒸日上，很快就由季刊发展为双月刊，又发展为月刊。

近年来，《西部中医药》杂志入选中国科技核心期刊（中国科技论文统计源期刊）名录，入选甘肃省人社厅《国家权威学术期刊参考名录》，先后荣获“中国中医优秀期刊三等奖”“甘肃省优秀期刊”等荣誉称号。编辑部也被甘肃省卫生厅授予“甘肃促进中医药学术交流先进集体”。

育桃李济天下苍生

王自立连续6次担任全国老中医药专家学术经验继承工作指导老师。他的首批全国老中医药专家学术经验继承人廖志峰，继王自立之后成为第四、五、六批全国老中医药专家学术经验继承工作指导老师，并荣获第二届“全国名中医”称号。

他的学生，甘肃省中医院肾病科原主任、甘肃省名中医靳锋总是视患者为亲人，用特色诊疗赢得患者信任。他说：“作为医生，一定要有仁心、爱心、责任心，用巧妙的交流技巧和高超的诊疗技术，努力为患者解除病痛，以提高他们的生活质量。”

王自立的儿子王煜，作为甘肃省卫生厅认定

的王子隆中医世家第三代传人、第四批全国老中医药专家学术经验继承人，2013年被国家中医药管理局授予“全国老中医药专家学术经验继承工作优秀继承人”称号。现为甘肃省中医院综合门诊主任医师，王自立国医大师传承工作室负责人。

在王自立的教导下，不过度用药是学生们的行医准则。在王自立的影响下，学生们从不开大处方，坚持做到合理诊断、合理用药，该用药的就用药，不该用药的坚决不用，以“小处方”解决患者“大问题”，渐渐地，很多远至新疆、青海、陕西、宁夏、内蒙古、山东等地久治不愈的患者都慕名前来就诊，为医院和科室赢得了良好的社会声誉。

从2013年起，作为甘肃唯一国家中医药管理局首批中医药传承博士后合作导师，王自立先后共培养硕博士研究生11名、国家级师承教育继承人11名，全国优秀中医临床人才带教学员3名，其他师承及再传弟子70余人，带教进修、实习医师累计2000余人。

（中国中医药报记者 李娜 通讯员 郑访江 王煜）

王庆国：燕京刘氏伤寒学派“掌门”

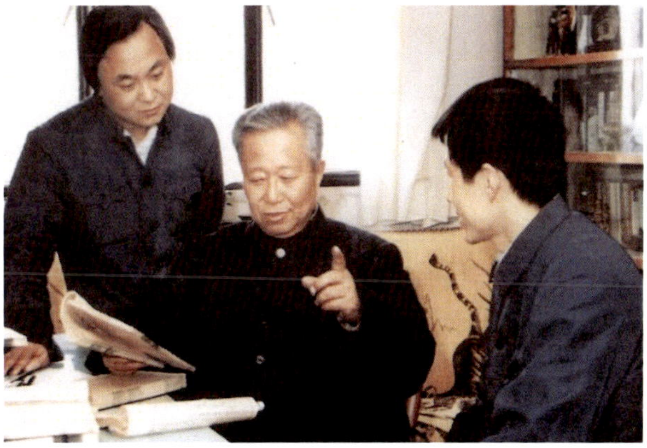

王庆国（左一）跟恩师刘渡舟（中）学习中医经典知识

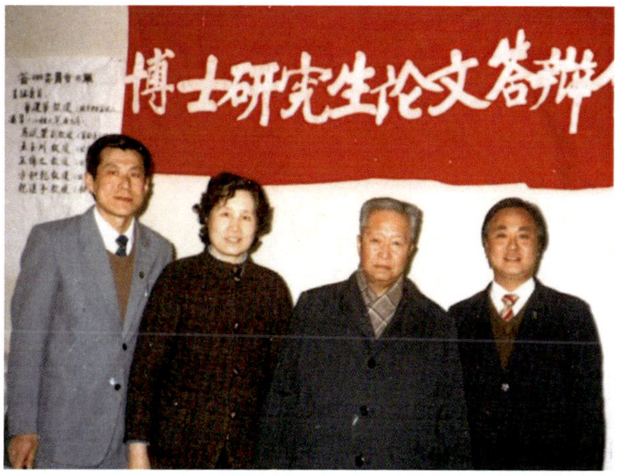

王庆国博士毕业论文答辩会（从左至右依次为：裴永清，聂惠民，刘渡舟，王庆国）

王庆国，1952年生，河北沧州人，北京中医药大学教授，学宗伤寒，兼及各家，推崇经方，不薄时方，提出“通平致和”的学术思想；强调“少阳为表里之枢，脾胃为升降之枢，临床诊疗调枢为要”的论治纲领。

从油田向北京出发

1970年，王庆国在辽河油田钻井队担任卫生员。1972年，王庆国成为工农兵学员，求学于辽宁中医学院（现辽宁中医药大学）。

1975年大学毕业后，王庆国申请回到辽河油田职工医院成为一名中西医结合临床大夫。

“小王，国家恢复研究生招生考试啦，你不试试？”

1981年，当消息传来时，行医10余年的王庆国早已暗下决心，他要去北京中医学院（现北京中医药大学），进一步提高自己的临床水平。

那一年，全国共有238人报考北京中医学院的研究生，但此次考研招生，出题极难，选拔严格，最终成绩公布，仅有两个人达到了录取标准，王庆国就是其中一位，他凭借自身实力争取到了宝贵的研究生学习机会。

拜入“伤寒泰斗”刘渡舟门下

曾经，背经方，是王庆国自认的长项，那时他能拔得头筹，榜上有名，考入北京中医学院，靠的就是能脱口而出800多首方剂。

与刘老一比，“简直是沧海一粟”，多年后，王庆国在回忆恩师仍是敬仰，“他掌握的方子实在是太多了”。一本《医宗金鉴》中有几千个方子，刘老全都可以信手拈来。

跟随刘老学习，“汗流浃背”是王庆国时常会有的感受，“以前我在学校考试，100分的题，我能考110分，因为加分题我也会”。

妥妥“学霸”的王庆国，在刘老的考试中，即使花费数倍精力，却常常只能考六七十分，这让他压力很大，也逐渐意识到中医学海之深。

“原本1.5的视力，不到两年时间，就戴上了近视眼镜，那时候谁30多岁还学习到近视啊。”他笑着说。

由于当年只有王庆国和师弟两人被录取，北中医格外重视对他们的培养，从京内及全国各地邀请了任应秋、赵绍琴，王绵之、祝谌予、步玉茹、李金庸等多位杏林名家，对他们进行高强度、高水平、长周期的教育培养。王庆国也由此得以继承各位名家的学术经验，形成了灵活多变的诊疗思路。

勤思渐悟求臻“达药”境界

作为中医经典，《黄帝内经》虽奠定了中国传统医学的所有理论基础，但书中临床内容涉猎并不是很多。

而由医圣张仲景所著的《伤寒论》，却包括中医从看病，诊断、辨证、确定治则开方子，包括针药并用等一系列内容。

“可以说，《伤寒论》奠定了中医临床医学的基础。”王庆国说，正是这本书后，中医的临床医学蓬勃发展起来，“现在中医内外妇儿各科，都与《伤寒论》有关，都是从它的基础上发展起来”。

1988年王庆国顺利完成研究生学业，成为我国中医基础专业首批博士学位获得者，并留校任教。

2017年，国家中医药管理局公布的全国64家中医学术流派，“燕京刘氏伤寒学派”位列其中。作为刘渡舟先生的大弟子，王庆国当之无愧成为学派“掌门人”。

“很多人只知道当归是调血补气的良药，却很少有人知道当归能治咳嗽。”燕京刘氏伤寒学派第四代传人王雪茜说，作为对《本草纲目》（金陵本）校注的“大咖”级人物，正是王庆国的不断深入研究，才发现诸多隐藏的“知识点”。

他说，古人云“博涉知病，多诊识脉，屡用达药”，然若想做到如此，必须在临证时留心药物之进退，观察效验之应否，更要随时总结，方能臻“达药”之境界。

他愿做奔赴“达药”的扛旗者。

幻化经方屡起沉疴

“燕京刘氏伤寒学派”以擅用经方治疗内、妇、儿科疾病为特点，用药精炼，效如桴鼓。

然而历经两千多年的中医经方，究竟疗效如何，“古方能否治新病”？这些问题曾一度引发行业内外的讨论。

身为“掌门人”的王庆国很自信，“我可以说是经方的受益人”。

原来，从油田起就困扰王庆国的严重胃病，刘老知晓后当下开出了方子。“第一次吃完就感觉胃特别舒服，很温暖，吃了7天，胃基本就没有胀痛的‘存在感’了。”王庆国记忆很深，老师开的是经方——柴胡桂枝干姜汤，在那个年代，这个方子只有两毛钱左右。

化裁于《伤寒论》中柴胡桂枝汤，或许正是仲景所“偏爱”的方子。

其“张仲景290多个方子中，只给他的两个方子命了名，一个是小柴胡汤，一个就是桂枝汤，合起来就是柴胡桂枝汤”。王庆国介绍说，它可以调脾胃、调肝胆、调水道，是万能调和方。

“经方有无穷幻化的魅力”，王庆国介绍，他以简单的小柴胡汤为例，在原方上通过各种方式加减，理论上最多可达7的7次方多种变化。

躬身科研揭秘千古名方

为彻底说清楚，讲明白经方的疗效，从1984年起，王庆国开始着手阐释经方的作用机制和配伍规律。

经过30余年努力，2010年，由王庆国带头的《经方现代应用的临床与基础研究思路探讨》取得可喜成绩，项目荣获2010年国家科学技术进步奖二等奖。

“经方配伍规律研究是诠释经方现代临床应用科学内涵的关键环节之一。”王庆国说。

在深入研究中，项目组发现，经方是由一个个的小方构成，就像是盖房子所用的“砖块”一样，它们将其命名为方元，即构成经方的有规律可循的最小方剂单元。

随即，王庆国带领着项目组总结提出56个具有代表性经方方元，如当归和芍药、茯苓和桂枝、桃仁和大黄等等，这些药物天然组合在一起，便能产生神奇的化合“反应”。

项目组提炼出的“组方变化，重在方元”规律，为经方依法化裁提供了坚实的理论支撑。也让经方现代应用化裁更灵活、加减更规范、适用更广泛。

一剂“半夏泻心汤”是王庆国平日最常用一张经方，也被他誉为“千古脾胃第一方”。

“一个好中医，只要学好了半夏泻心汤，就能治疗一半以上的脾胃病患者。”为揭开千古经方的神秘面纱，王庆国带头对其进行现代药理研究，发现该方能杀灭幽门螺杆菌，可用于各类胃炎的治疗，在相关的癌前病变及癌症治疗过程中也疗效确切。

培植桃李誉满天下

在王庆国的办公室里，有一尊刘老的铜像，铜像的背后是四副联：胆欲大，心欲细；行欲方，智欲圆；遵所闻，行所知；守有度，节有礼。

这是刘老当年留给他的24字，也是他多年来的行为准则，践行着对恩师精神的传承。

除了名医、科学家，王庆国还是老师，也曾任北京中医药大学副校长，三尺讲台上的他，老派而又新潮，总能将深邃的理论知识，深入浅出，娓娓道来，很受学生们喜欢。

由他主编的全国高等中医院校《伤寒论》课程，已逐步建设成为国内同行业一流、具有自己教学特色并具备示范作用和辐射能量的精品课程，将经典的光芒照进现代中医教学的课堂。

“拜求名师，精研经典，躬耕诊病，勤求博采，总结提高”是王庆国送给年轻人的“五步”成长法则。

一代一代，桃李天下，满园芬芳。

“学一等人忠臣孝子，作两般事诊病读书”，这是他的座右铭，也是他的人生侧记。

（中国中医药报记者 李娜）

王晞星：“和”法治肿瘤 “加”法过人生

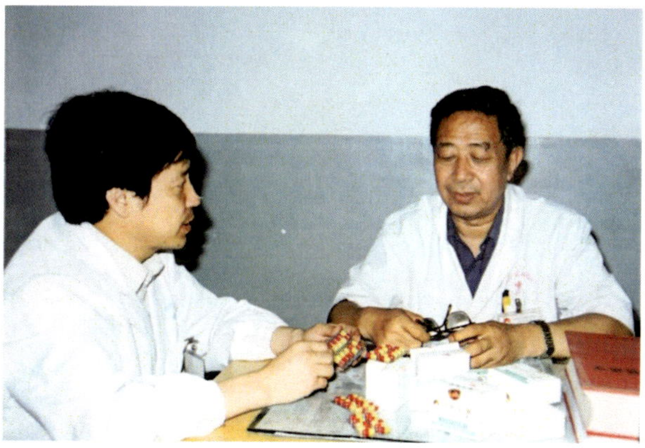

王晞星（左）和老师肖汉玺

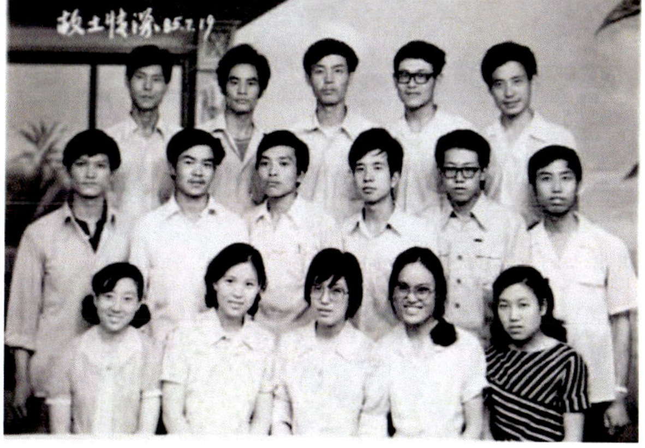

王晞星（后排右一）大学时和同学合影

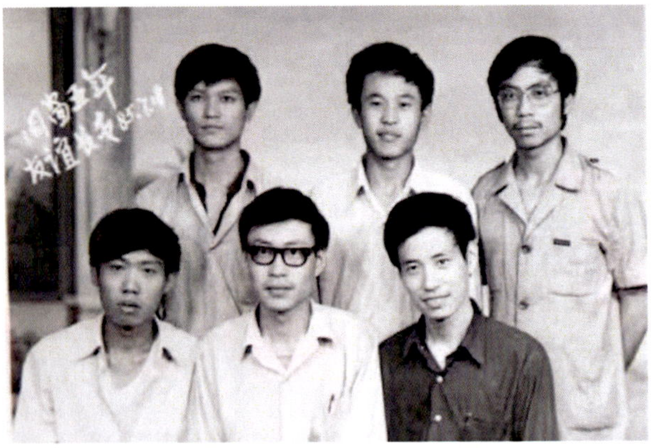

王晞星（前排右一）大学时和同学合影

在王晞星的人生时间表中，有三组数字引人注目。

1995年36岁，破格升为副高职称；2017年58岁，成为“最年轻的”首届全国名中医；2022年63岁，成为“年轻的”国医大师。

求学，是机缘巧合更是命中注定

1959年，王晞星出生在山西省运城地区稷山县。“晞星”的名字是一位本家老先生所起，老先生说，晞者，破晓之谓也；晞星者，欲明不明，混沌之状也。取名晞星，是希望他在混沌昏暗之时成为破晓之光。

高中毕业后，17岁的王晞星回家务农，和祖辈们一样过上了面朝黄土背朝天的生活。但家乡贫瘠的土地无法安放一个少年澎湃的青春和激昂的壮志。半年后，一个改变他命运的机会出现了。

“有人告诉我，我们大队的卫生所药剂科需要一个调剂药物的。”作为村里为数不多热爱读书的青年，王晞星被卫生所所长张仁荣看中，简单培训后当上了药剂员。

“张所长给我讲了好多中医方面的知识，另外让我接触到中药汤头歌诀。”没有洁白的工作服，身着粗布衣裳的王晞星就这样在村卫生所成长起来，从一名“司药”逐渐成长为一名“赤脚医生”。在张所长的启蒙教导之下，王晞星渐渐喜欢上了中医，坚定了他学医、行医的决心。高考恢复后，他坚定地报考了中医专业，走入了山西中医学院开始了更全面系统的学习。在这里，离他悬壶济世的梦想更近了。

1985年，26岁的王晞星作为中医学院的优秀毕业生，被分配到山西省中医研究所附属医院，即如今的山西省中医院，成为消化科的一名住院医师。

行医，苦练技术更要悟道艺术

做住院医生的时候，王晞星在11点前从没回过家。不管值不值班他都在病房里。不管谁的患者都处理，只要遇到抢救的患者就参与。“只有这样真枪实战才能学会好多东西。不然你胜任不了。”

与此同时，王晞星还利用一切可用的时间，跟随消化科主任肖汉玺出诊，肖汉玺出身六代中医世家，德艺双馨，对王晞星的影响至深至远。

从1985年入院开始，到1997年正式拜肖汉玺为师，再到2000年出师，15年里，王晞星在肖汉玺的言传身教之下，不论医德、医术、医风都尽得其真传，这个时期积累的理论储备和医学功底也为王晞星日后的中医造诣奠定了坚实的基础，同时，一个念头在他脑中越来越清晰：仅仅把中医学理解为一种医疗技术是远远不够的。

学西医是一门技术，而学中医是一门艺术。技术是大家公认的、共同研究的，现成的东西是好掌握的，但艺术就难学多了。

回忆初出茅庐之时，王晞星坦言，学了3年之后觉得自己什么病都能治了，但真正在临床实践了3年之后，才意识到什么病都治不好，根本不是书本上学的那么回事儿，要想融会贯通，还必须经过长期的临床历练，通过不断地总结、摸索，然后再在传承的基础上有所创新，才会形成自己一套独特的治疗体系。

在王晞星诊病的过程中，有一个习惯性的动作，就是在给患者把脉的时候，会用另一只手握住患者的手，或者触碰患者的手心，就是这样一个小动作，一下子拉近了医患之间的距离，给饱受病痛折磨的患者以慰藉。遇到外地的患者，王晞星不仅会悉心看病耐心叮嘱，还总不忘在问诊结束时嘱咐住院、拿药、检查事项。不管再累都如此，不敢懈怠丝毫。

选择，二次“创业”无问西东终有所成

36岁时，王晞星就被破格晋升为副高职称，在消化科干得顺风顺水的他发现，临床中的肿瘤患者越来越多，而且通过中药治疗，这些患者生活质量得到了明显改善。当时他所在的山西省中医研究所并没有肿瘤科，对全国来说，肿瘤科也是一个新名词。他下决心研究中医治疗肿瘤。

2000年1月，在一片质疑声中，王晞星依然顶着压力，牵头创建了山西首个中医肿瘤专科。他掷地有声：“我们搞中医，如果不能在重病和疑难病上取得突破，就不能真正体现出中医的价值。”

作为全院最年轻的科室，王晞星带领他的团队进行了二次“创业”。针对癌症患者放、化疗之后造成的免疫功能下降，胃肠道反应，肝、肾脏器损害等，开创了“和”法治疗肿瘤的理论。

“和”是治法、是目的，更是一种理念。“中医‘和合观’强调人体是一个整体，体现在肿瘤治疗上，就是以人为本，人瘤共存。”让患者的身体与肿瘤和平共处，“带瘤生存”，“和”法治疗肿瘤，就是通过调整正负功能、提高人体的免疫力、抑制肿瘤的手段让身体和肿瘤和平共处，这样既能使人体的免疫系统不受到侵害，又能保留人体的正气来抵御肿瘤细胞的扩散。

仁者不忧，智者不惑，勇者不惧。当初做出这样的选择，王晞星本着一颗医者仁心，无问西东。“把每一件事情都当作事业来做，成功就只是时间问题。”正是他的这份信念让他一路披荆斩棘。2004年，45岁的王晞星被评为省中医院的名医，实现了他刚入院时许下的心愿；2006年，王晞星升任山西省中医院院长，成为医院发展前行的掌舵者。

抗疫，踏遍青山人未老

2019年，王晞星光荣退休，他专心做一名医者，继续保持着高强度的出诊。每周坚持三次门诊，次均门诊百余人，遇有加号需求的危重患者就医，多延时加号应诊，对困难患者不但不收诊费，还解囊相助。

2020年春节，是王晞星“退休”后的第一个春节，也是全体国人难以忘记的一个春节。春节前，女儿便帮王晞星订好去海南的机票，妻子和外孙更是早早就飞到了海南。

1月21日，腊月二十七。王晞星出完年前的最后一次门诊，已是中午一点。出了诊室，王晞星便直奔机场，飞往海口。然而，1月23日，武汉宣布封城。

医生的职业本能让王晞星开始密切关注新闻，武汉告急，全国多地开始通报病例。“若有战，召必征！”王晞星再也坐不住，当即打电话告诉女儿，让她帮自己订机票回太原。

2月2日凌晨。王晞星回到太原，山西省卫生健康委迅速成立抗疫专家组，王晞星担任组长。下午三点，王晞星召集专家，根据收集到的省内及湖北确诊者的相关病历、病症和舌苔影像资料，进行逐一分析、辨证。讨论了三个多小时，《山西省中医院新冠肺炎防治方案》基本成形。

实践证明，王晞星制定的中医方案在改善发热、干咳、乏力等症状，提高免疫力，保护脏器，缩短病程，促进痊愈以及减轻激素不良反应等方面效果显著，给严峻的抗疫形势注入了一针强心剂，也极大地鼓舞了战胜疫情的士气。

如今，花甲之年的王晞星又将注意力投入到中医药人才培养上。“我遇到很多学生，一路读到博士，做实验、发文章的能力很强，但让他看病却没了底气，还需要到临床上‘回炉再造’。我们在人才培养中还是要更加注重解决实际问题的能力，必须把院校教育和师承教育结合起来。想成为一名好的中医，还需要自己勤奋、肯吃苦，有悟性，重医德”。

（中国中医药报记者 罗乃莹）

王新陆：现代病血浊理论开创者

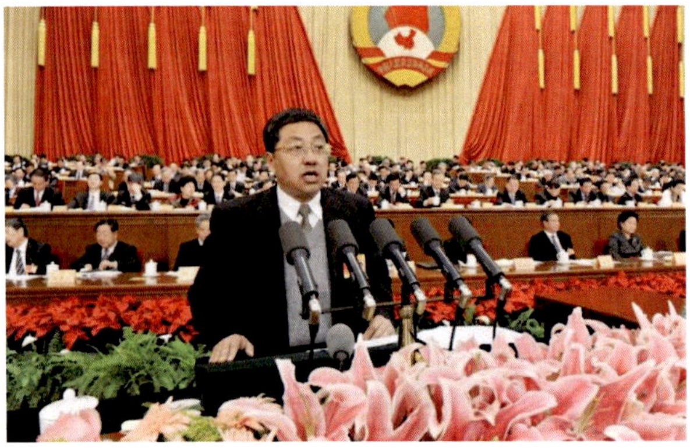

2010年，全国政协十一届三次会议第三次全体会议，王新陆代表农工党中央发言

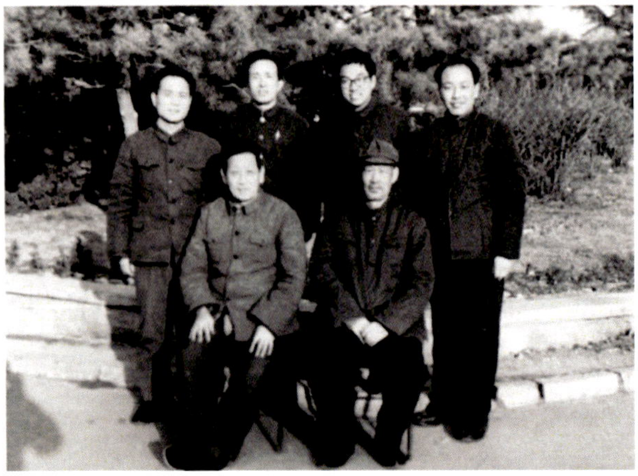

1979年，王新陆（后排左三）与徐国仟（前排左）、李克绍（前排右）合影

王新陆，1949年10月出生，湖南人，农工民主党党员，博士生导师，山东省中医院主任医师。曾任第十一届、十二届全国政协常委，山东省政协副主席，农工民主党山东省委主委，山东中医药大学校长。出版学术著作40余部，发表学术论文200余篇。在“非典”、甲流、新冠肺炎等抗疫斗争中，均担任山东省疫情防控指挥部医疗救治中医药专家组组长。

深感农民疾苦 知青走上学医路

1969年，年仅20岁的王新陆响应国家“上山下乡”的号召，从家乡湖南来到山东省烟台市牟平区高陵镇祝家疃村，成为一名知青。王新陆看到农村生活条件差，老乡们缺医少药，常常带病劳动，十分痛心。特别是生产队里有一个与王新陆同龄的小伙子，白天两人还一起在田间劳动，晚上却因先天性心脏病而突然离世。这件事深深触动了王新陆，也在他心中埋下一颗种子，让他认识到，原来疾病可以瞬间改变一个普通家庭的命运，一个好医生对人的生命有多么重要。

1973年，王新陆进入山东中医学院（现山东中医药大学）学习，中医药的博大精深和那段农村生活的经历让王新陆很快坚定了当个好医生、为人民解决疾苦的信念。

研究生期间，王新陆师从伤寒大家徐国仟和李克绍。“徐老讲课时声音洪亮，底气十足，深入浅出，课讲得详尽透彻又干净利落，重点讲两遍，其他讲一遍，没有一句废话。往往他话音一落，下课铃就响了”。

李老除了中医学问深厚，对易经等国学也颇有研究，讲课时旁征博引，贯通古今。王新陆回忆，“李老所著的《伤寒解惑论》提出了很多创新性的学术观点，可谓开了先河。他曾自信地说，‘我这本书中每一个字都是推敲过的，如果有一个字错了你们可以来辩’。正是李老严谨的治学态度和深厚的学问积淀让他拥有了强大的自信和底气”。

硕士毕业后，王新陆被分配到山东省烟台市中医医院工作，因其扎实的中医功底和出色的临床水平，1993年起担任烟台市中医医院院长、烟台市卫生局副局长，后又历任烟台市副市长、山东中医药大学校长、山东省政协副主席、全国政协常委等职。

取长补短中西并重 开创血浊理论先河

多年来，王新陆一直要求年轻大夫和学生要具有综合性医院同年资西医医生的现代医学水平。他是这么要求别人的，自己更是身体力行。山东中医药大学本科生叶全说，“跟诊时，王老师会随时提问我们，有时是《伤寒论》条文，有时是心电传导路径，中西都有，我们总是紧绷着一根弦”。

在临床实践过程中，王新陆认识到用固有的思路不能够完全适应临床所需，经过反复临床验证，形成了用于防治现代疾病的血浊理论。生活环境变了，疾病谱系变了，思维也不能守在原地。疾病谱系的变化是临床医学发展的原动力和火车头，它的改变决定了中医理论体系与治疗方法的变革。时至今日，由于医学的发展和生活水平的提高，自然界的风、寒、暑、湿、燥、火六淫致病渐退其次，而精神因素、环境污染、不良生活习惯等成为现代疾病的主要病因，这些致病因素均可作用于血，血液失其清纯状态，或丧失循行规律，均会影响其生理功能，扰乱脏腑气机，便成为很多疾病的发病基础，王新陆将其称为血浊。

许多现代疾病，如代谢综合征、心脑血管病、糖尿病、肥胖症、高脂蛋白血症、痛风等，均有血浊的特征。血浊理论是国家中医药管理局齐鲁内科时病流派主要学术思想之一，后又获批山东省中医药管理局齐鲁内科血浊学术流派。

从医从政初心不改 行医不收专家诊费

行医几十年来，王新陆看病从没收过专家诊费，只设普通号以便开方拿药。门诊时患者不论有多少，王新陆都会坚持把所有人看完。王老师说：“医生要将心比心，学会设身处地为患者着想。只要患者找来这里，就要全心全意帮他们好好看病。”王栋先说。当问起不收专家诊费的原因时，王新陆摆摆手，笑答：“对我来说，能帮患者看好病就是最大的回报了。”

王新陆开方时有一个特点，就是一次要开五张处方。第一张处方是中西药物组成的治疗方；第二张处方是饮食方，饮食有何禁忌，该吃什么、不该吃什么都仔细叮嘱；第三张是作息运动方，包括如何加强锻炼、如何做到劳逸适度、自身体质和病情适合什么运动；第四就是情绪方，要注意哪些情绪的调整，怎么保持一个良好的心情；第五就是穿衣方，如何符合自然规律和体质来穿衣，冬天不要穿得太少，小孩则不要捂得太厚……从医四十多年来，王新陆就是这样日复一日地细心叮嘱每一位就诊的患者，事无巨细，一一过问，层层把关。王新陆认为，一个合格医生的标准是不仅要给患者看好病，还要教会他们如何预防，避免再次生病。

在“非典”、甲流、新冠肺炎等抗疫斗争中，王新陆均担任山东省疫情防控指挥部医疗救治中医药专家组组长，与全省中医药工作者逆行而上，全程介入、精准研判、科学施治，取得了突出成绩，为防控疫情开出了“山东处方”，贡献了山东力量。

新冠肺炎疫情暴发后，中医专家组接手治疗的67例重症患者，无1例死亡。靠的就是中医的早期、全程参与。王新陆说：“我一直有一个观点，中医是抗击各类疫情的第一道防线。我们知道，要彻底战胜疫情，须依靠现代科技手段研发出相关疫苗。但是面对突发性疫病，人们对致病原的了解需要一个过程，正是在这期间，中医能够有效减轻患者症状，发挥出巨大价值。”

王新陆认为，中医看病有一个特点，就是不能分科太细，不能跟着现代医学亦步亦趋。中医的产生有深厚的农耕社会背景，讲的是天人合一、整体协调、阴阳互补、五行生克、恒动辨证，与工业经济的标准化、统一量化有很大的差别。所以现在要学会弯道超车，学会用大数据来证明中医的全科医学特质。

创办传统中医班 培养多样化中医人才

1998年，王新陆回到母校出任校长。他谨记恩师教诲，着重培养学生的中医思维，探索创办传统中医班。他认为，中医教育是发展中医事业的基础，而教育的关键在于人才和学术。中医人才的培养模式必须坚持多样化原则，主要培养学术型、临床型、传统型、中西医结合型、外向型、复合型、其他类型等七类人才。他带领全校积极筹划，在政府的大力支持下，于2006年把上述七类人才中紧缺的传统型人才培养方案付诸现实，开设了中医传统本科专业，只教授中医课程，不把西医内容、英语和计算机作为必修课，并让这些学生从入学便跟师侍诊。王新陆称之为“中医基因班”，着力于培养一批在现代社会中有着深厚的中国传统文化积淀的中医，把中医事业的基因传承下来，更好地服务于人类健康。（中国中医药报记者 徐芃芃）

皮持衡：赣鄱大地的“肾病”斗士

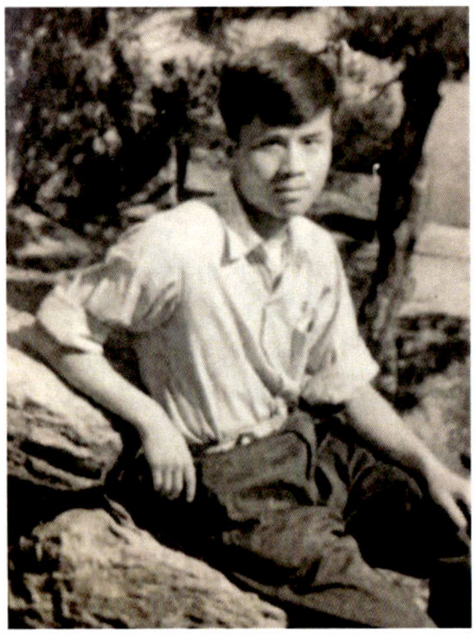

学生时代的皮持衡

皮持衡，1940年12月生，江西南康人。第四届国医大师，曾任江西中医学院院长。

我的儿子要学中医

出生于“药都”江西樟树的皮持衡，与中医药结下了一生的缘分。药柜开合，戥秤摇晃，药香扑鼻，那是属于他的童年回忆。

真正让皮持衡的命运和中医连接起来的，是一部清代的中医教科书——《医宗金鉴》。

读书识字后，皮持衡就对家里的书产生了兴趣。“我看到父亲的案头有这本书，便拿来翻看，一开始根本看不懂，但是觉得里面的歌诀很有意思，朗朗上口，慢慢背下来一些。”皮持衡回忆说。

作为家中长子，皮持衡也被父亲寄予厚望。看到孩子喜欢看《医宗金鉴》，又时常跟诊，皮持衡的父亲格外欣慰，在皮持衡高考的志愿书上写下了这样一句话：“我的儿子要学中医。”学校也结合父子意愿写下意见：“该生家长建议学中医。”

正是这两句话，让皮持衡走进了江西中医学院（现江西中医药大学）的校门，接受系统规范的中医药院校教育。

我从来没有质疑过中医

初入校门的第一堂课，便是中医专业思想课，这堂课，让皮持衡终身受益，奠定了他一生的理想信念。

那堂课上，老师反复强调毛泽东主席对中医药工作的重要批示：“中国医药学是一个伟大的宝库，应当努力发掘，加以提高。”老师说：“学中医就是要坚定中医信念，巩固专业思想，实现党和国家的期待。”这些话让皮持衡记忆犹新。

“我是从来没有质疑过中医的。”自幼翻医书，在父亲身旁侍诊的皮持衡深知中医药的疗效，他谨记“实现党和国家的期待”这句教诲，勤勉学习，从不倦怠。

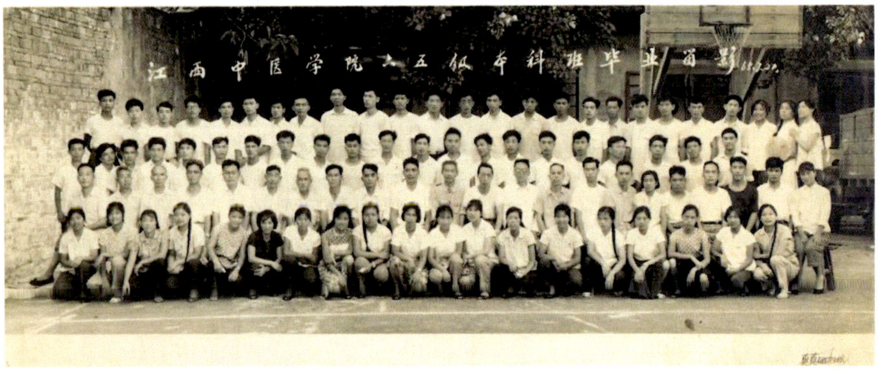

皮持衡（四排左五）在江西中医学院本科班的毕业留影

这个小伙子很上进

毕业后的皮持衡如愿成为江西中医学院附属医院（现江西省中医院）的一名内科医生，然而他遇到的第一位患者，就非常棘手。

“我记得当时那位患者是家属送来的，来的时候冷汗淋漓、气喘吁吁、面色苍白，我看了都直冒汗。尽管之前有过跟师经历，心里有个大概判断，但不敢自己做主，赶紧请示上级医生，最后明确了是心肌梗死，进行了相应处置。”皮持衡说。

此后，皮持衡更加重视临床能力的提升，在门诊出诊了几年后，他主动提出要去年轻医生都害怕的科室——急诊科锻炼。

经过协调，皮持衡进入上海第三人民医院（现上海交通大学医学院附属仁济医院）急诊科锻炼，在上海三院急诊科，这个刚从中医院校毕业不久的“毛头小伙”，多少显得有些格格不入。上海三院的领导也很纳闷，谈话时直言问他为什么想来急诊科，皮持衡坦诚说出了心里的想法：“一是因为我自己对急诊心里最没数，遇到急症患者心里发慌，所以我要补短板；二是因为现阶段中医院对付急诊没有那么强大，会在急诊上吃苦头。所以我要来急诊科。”

那位医院领导听完皮持衡的话，当下就作出安排，交代急诊科总值班医生对皮持衡要多关心多指导，也安排科室医生给皮持衡做后盾。在急诊科三个月的历练，练就了皮持衡的技术和胆量，面对休克、心肌梗死等患者，他再也不发怵了。

“这个小伙子有上进心，不简单，你们特别注意下。”进修期间，皮持衡得知了上海三院院领导对他的评价，欣慰之余，更觉斗志昂扬。他在急诊科学习的同时，还仔细留意医院哪个科室的患者多，医疗服务的缺口大，便钻研相关学科。很快他就找到了方向——肾病。

慢性肾病以脾肾为本

在长期的临床实践中，皮持衡形成了自己的独特的学术思想，总结并提出肾病证治“五论”：慢性肾病以“脾肾为本”论；慢性肾病病机“虚、湿、瘀、毒”论；多途径治疗与治法交替论；方药择用谨守中药“药性理论”；善后调理“重视脾胃”论。其中慢性肾病以“脾肾为本”论居首位。

“脾不健运，气血化生无源，则肾亦不能受五脏六腑之精而藏之，故二者生理相关，病理相系。不求本，就不能解决根本问题。”在皮持衡看来，慢性肾病虽病位在肾，然与脾关系却密不可分，大部分慢性肾病患者多因先天禀赋不足，正气虚弱，易招致外邪侵袭，加之后天饮食不节，寒温无制，劳倦过度，致使脾肾两伤，导致肾病发生。

皮持衡在方药应用上也非常讲究，强调要谨守中药“药性理论”与方剂功效主治原则，方药择用参考“中药与方剂药理”。选方择药不能脱离中药的“四气五味”及中医的辨证论治及整体观，更不能把现代药理学的研究结果作为选方择药的全部标准。

皮持衡根据个人经验拟定了肾病诊疗“十三方”及“三仁肾衰泄浊方案”，其中，研制的院内制剂“肾衰泄浊口服液”年使用量13万余袋，广泛应用于慢性肾衰患者的治疗，延缓了慢性肾衰进展，提高了患者的生存质量。

中医不是速成之品

皮持衡曾被选拔为江西省卫生厅“名师带高徒”计划的三名师承学生之一，拜师著名老中医赖良蒲先生。

“老师给我最深刻的印象，就是治学非常严谨。”皮持衡回忆说，第一次见面，赖良蒲就要求他“好好读书”。其一是多看书、看好书，必须重温四大经典，临证必有启发；其二是要多思考、善总结，在总结的过程中思考问题、研究问题；其三是勤记录、练笔头，每个月要交一篇有模有样的文章。

“中医是大器晚成，不是速成之品，所谓‘板凳要坐十年冷’，就是要有时间的坚守，就是要日积月累地学习，在平日的诊治中实践中医，心无旁骛，咬定青山不放松”，皮持衡说。皮持衡总是告诫自己的学生弟子，名医都是在临床中成就的，古往今来概莫能外。

我就是那个“自感多福者”

在江西中医药大学的镜湖湖畔，立着一块雕刻着“克精克诚”的文化石，这是皮持衡在和同学们举行毕业五十周年聚会时，倡议大家一起捐赠的。这是他们这一辈中医人的精神写照，也是他们对青年学子的殷切希望。

皮持衡总是跟自己的学生说，要牢记中医的根本宗旨，不要忘了医生的基本责任，切莫把技术当成谋利的手段，“孜孜汲汲，唯名利是务”。

“老师特别热衷于义诊，越是别人不愿意去的偏远山区，甚至是传染病流行的地方，老师就越坚持要去。”李福生告诉记者，而且皮持衡每次义诊，都会和义诊组织者商量，尽量不与县一级的政府和医院对接，而是直接跟当地村委会或者乡镇卫生院对接，去了就看病。“在老师看来，这样一来，节省了应酬时间，就能多看几位患者，那是他最高兴的事情。”

留10个皮主任的号现场挂，外地患者、儿童患者和80岁以上老人优先加号。在皮持衡坐诊的江西省中医院国医堂，这已经成了约定俗成的习惯。这10个现场号，是皮持衡特意留给不会操作手机的老年人的。

在皮持衡心里，能以自己一技之长，更多更好地服务社会、服务百姓，即使累一些，也是无比快乐和愉悦，“就像大医精诚里说的，我就是那个‘自感多福者’”。

（中国中医药报记者 黄蓓 通讯员 沈德森）

孙申田：龙江针灸领航人

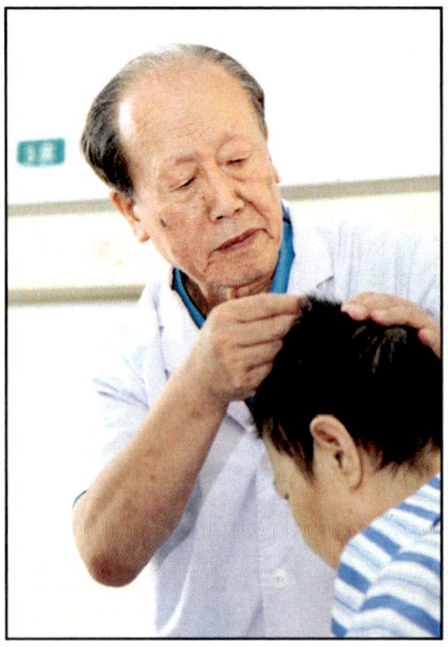

孙申田针刺治疗中风病

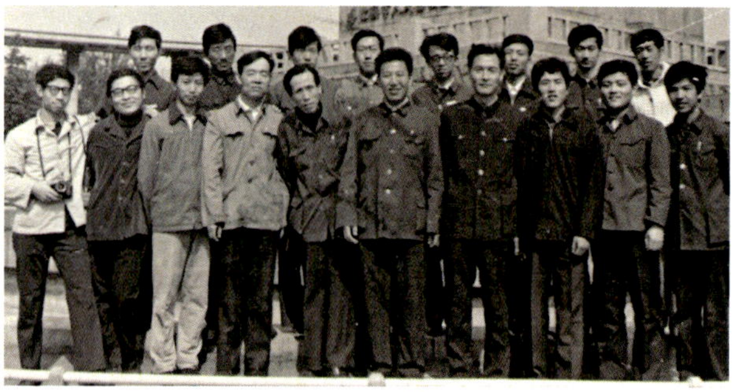

孙申田（前排左五）与黑龙江中医学院78级针灸班的师生合影

孙申田，1939年3月生，黑龙江呼兰人，黑龙江中医药大学附属第二医院名誉院长、教授，黑龙江省针灸学科创始人之一。如“风之吹云”般神速，这是人们对国医大师孙申田施针后起效之快的生动描述。

结缘岐黄 发愿解民疾苦

1939年3月，孙申田出生于黑龙江省呼兰县。16岁读初二时，他因左侧的膝关节肿胀疼痛四处求医，月余病情未见好转，用了不少西药及物理疗法仍未痊愈，不得不休学。

经熟人推荐，父亲带着孙申田去县里的中医李先生那里求诊。李先生询问病情、把脉、看舌象，几分钟后就告知了结果：痹病，因受潮湿而得。他开了中药，并很有把握地说半个月后肯定能好。父亲带孙申田回了家，按医嘱服药并热敷，果真，十来天后病情好转，再去复诊被告知，病已痊愈不用再吃药。

“看病很简单，摸摸脉、问一问、开出药后就可以治病了。”这是年轻的孙申田对中医的第一印象，他也至此立下鸿鹄之志，要学习中医救死扶伤。

1956年，他惊喜地发现，牡丹江卫生学校招收中医专业，这也是全省第一家开设中医专业的学校。他将3个志愿都报了这所学校，并以优异的成绩被录取。

“老师们为了让中医知识更好记忆，把很多内容比如每个穴位的作用、药物的功效等都编成了歌诀，每个句尾都是合辙押韵的，非常具有艺术性，同时在临床中也很实用。这段学习经历对我来说非常有启发，一个合格的中医应该具有丰富的医学知识和古代文学艺术素养。”孙申田说。

坚定意志 走出人生低谷

1959年，孙申田进入黑龙江中医学院（现黑龙江中医药大学）学习，毕业后留校分配到针灸教研室从事教学与临床带教工作。那时，学校刚组建不久，各个专业都很缺教师，年轻的孙申田与同事们一起扛起学科建设的重担，还承担着学生们课后的辅导工作，一有空，他就去医院出诊，锻炼临床技能。

1963年，他被派至天津中医学院（现天津中医药大学）针灸科进修一年，这是对他从事针灸专业影响极为重要的一年。进修期间，他有幸师从著名针灸前辈于伯泉、曹一鸣。于伯泉对中医学造诣颇深，“不做徒手门户的粗工和书本的奴隶”，于伯泉放在口边告诫学生的话语时至今日仍然给孙申田很深的影响，所以他每读经典时都坚持将各家所长反复细心实践于临床，并总结出自己的见解，既博采众长又独树一帜。

研修结束回到学校，本想大展宏图，命运却给了他一记重击。1965年，孙申田的左膝犯病了，严重到不能走动。去医院检查诊断，医生怀疑是恶性肿瘤，要求尽快手术，孙申田无奈之下听从了安排。可手术虽然切除了肿瘤，却带来一个无法改变的后果：关节愈合后不能弯曲，这意味着他终身不能正常行走。

不能自如行动的近一年时间里，他学习了8册医学英语专业书籍，背了大量的单词，想着自己即使今后不能站起来行医了，也可以做一些翻译工作，把中医知识推向世界。

深研针灸 传承与创新并重

20世纪60年代，黑龙江中医学院针灸教研室解散，孙申田被安排到黑龙江中医学院附属医院工作。

“工作一段时间后，我发现了一个难题，针灸科在门诊中似乎只是一个服务性的科室。”孙申田说，古代名医的针灸水平都很高，他们在临床中都采用了针灸疗法。孙申田决定提升针灸的地位。

临床中，孙申田创新了头针疗法，善用独特“孙氏针法”“孙氏腹针疗法”治疗各科疾病。他通过“经颅重复针刺运动诱发电位研究”等一系列研究成果，从实践与理论研究证实了大脑机能定位与头皮对应关系选穴正确性，强调手法与疗效重要性，扩大了头针疗法治疗范围；首次证实了头穴对周围神经损伤治疗作用，他主持的针刺促进神经损伤修复研究，从周围神经损伤、脊髓、脑研究，客观证实了针刺促进神经损伤修复作用机制。

曾有一位双膝关节疼痛的患者，病情严重到行走困难，多方求医不见好转后找到孙申田，诊断为骨关节疾病。孙申田对他说：“我给你扎一次针，见好再来，不见好就别来了。”他让患者端坐于椅子上，在头部选6个穴位针刺，大约5分钟左右，患者缓缓地站起来了，能自己走路了，并兴奋地边走边惊呼：“神了！神了！”

博采众长 提出“三结合”思维

从多年的教学和临床实践中，孙申田总结出“三结合”学术思想。

一是“重诊断、精辨证，中西结合”。在临床实践中，他认为中西医两种诊断各有千秋，中医的发展一定要吸收现代自然科学之所长。

二是“精针灸、熟方药，针药结合”。他认为“针灸中药、各有所宜”。一名合格的针灸医师必须精熟针灸学的各种理论和方法，灵活运用经络辨证等手段，进行正确的选穴配方与手法操作，还应熟练掌握中医辨证遣方用药，当针则针、当药则药、当合则合，以达到最佳的治疗效果。

三是“继传统、求创新，古今结合”。应虚心学习传统中医理论和广泛汲取前人的宝贵经验，在反复临床与实践的基础上，不断进行理论和实践的探索和创新。从而，运用现代自然科学的理论和方法，使传统针灸学研究焕发出崭新的生命力。

倾心育人 传递中医薪火

在龙江针灸学科建设初始，孙申田就大力提倡要“继承与创新针灸”，提出了“院系合一”教学体制，成立了黑龙江中医药大学针灸推拿学院暨附属第二医院。在黑龙江中医学院针灸学专业课程设置上，首次大胆提出在中医院校增设西医学理论教学，在全国中医院校率先设立《神经系统疾病损害定位诊断及检查方法》及《神经病学》课程。

2007年他个人出资10万元创建了黑龙江中医药大学“孙申田教授大学生科研创新基金”，2017年他以个人名义向黑龙江中医药大学第二临床医学院捐资100万元人民币，创立了“孙申田青年人才培养基金”，2017—2020年四年内共立项67项，为扶持和鼓励青年一代传承创新中医药事业做出了杰出的贡献。2019年黑龙江中医药大学第二临床医学院成立了全国名中医孙申田工作站，在全国范围内推广其学术思想，他将60余载以来的学术经验和技术专长进行总结整理，形成了《新编实用针灸临床歌诀》《孙申田医案精选》《孙申田针灸治验》等著述，毫无保留地传授给学生。

2020年初，新冠肺炎疫情席卷了武汉，孙申田第一时间以个人名义向武汉捐款5万元用于武汉新冠肺炎一线防控。同年2月，受黑龙江中医药大学附属第一医院邀请，组成专家组，参与并研制了用于预防新冠病毒的中药方剂。2021年8月，参与并研制了“扶正清瘟合剂”用于德尔塔毒株的预防。 （中医药报记者 李芮 衣晓峰）

严世芸：探传承新路 领“各家”风骚

严世芸，1940年出生于医学世家，又师从于著名医家张伯臾。他提出以藏象为统领的辨证论治体系，把“中和”思想贯穿临床诊治全过程。擅长心脑血管疾病以及内科疑难杂症的诊治。

中医之路，严世芸一走就是60多年，他在临床、科研、教学中穿梭探索，不但治病救人、传道解惑，更以身体力行的实践为中医药传承难题寻找着答案。

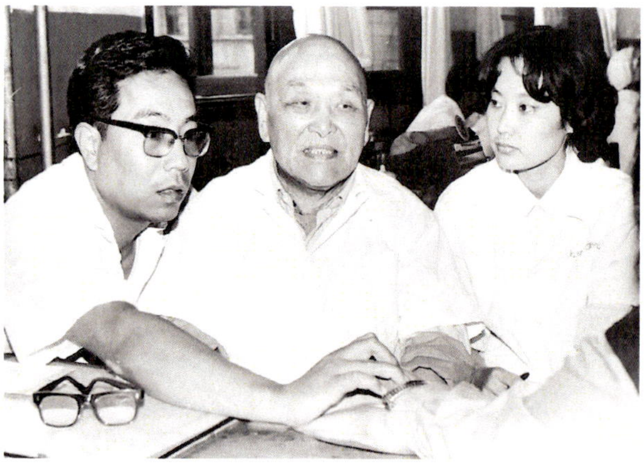

严世芸（左）在跟老师张伯臾（中）临证学习

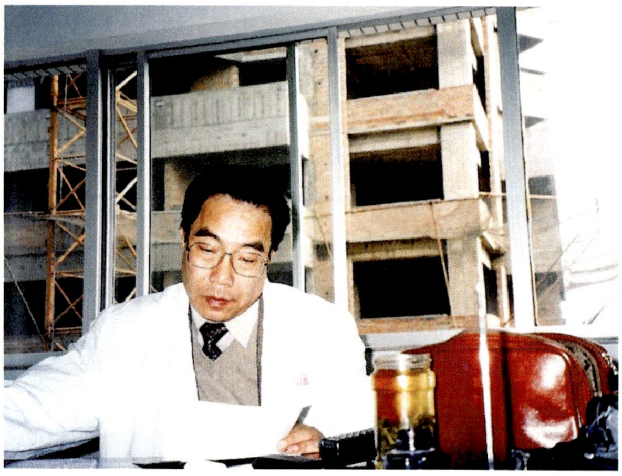

20世纪90年代，严世芸在上海中医学院办公

“家学传承+院校教育”筑就坚实岐黄路

父亲严苍山是严世芸中医路上的重要领路人。严世芸自小看着父亲治病救人，尤其在上海乙脑横行时，父亲以中医之力力挽狂澜挽救无数生命，令严世芸大为钦佩。严世芸准备学中医时，严苍山已在上海开诊所、办学校、带徒弟，颇有名气。然而他并没有让儿子仅随自己学习，而是坚持让严世芸报考了刚成立不久的上海中医学院（现上海中医药大学）。因为，在严苍山看来，“在学校学习，有老师、有同学，能广搜博采、开拓视野，而不是仅仅按祖上沿袭下来的医

学模式，把学术局限在一个框架里”。

回忆往事，严世芸不禁对父亲当年的高瞻远瞩深深敬服。在大学，他不仅深入研习《黄帝内经》《伤寒论》《神农本草经》等中医经典，还学习解剖、生理、病理、药理等西医知识，在上海中医学院附属曙光医院接受规范化临床培训，与同学们合作搞实验，全面提升了综合能力。

大学6年，严世芸一直深受院校教育与家学传承的熏陶，成绩名列前茅，他在校期间写的一篇论文《低热的辨证论治》，得到了上海中医学院时任校长金寿山的赞赏并特意在评语中写下了一个大大的“好”字。

就是这个“好”字，让严世芸出众的研究能力与教学潜力得到了众人的关注，于是他被留在学校伤寒教研室工作，从此与中医药教育结下了深厚缘分。

从学校到医院，青年中医蜕变为临床骨干

刚工作时，严世芸一方面全身心投入教育工作，另一方面又对自己干临床的愿望暂时搁浅而感到遗憾。

念念不忘，必有回响。1969年，严世芸终于等到了下临床的机会。那时，上海中医学院组织医疗队，从校本部及曙光、龙华等几个附属医院抽调中西医骨干30余人到上海陕西路、川沙、江镇的门诊部以及川沙人民医院开展临床工作。医疗队里“藏龙卧虎”，当时上海中医界的临床骨干如裘沛然、殷品之、王玉润、夏德新等十多位名医大家均在其中，严世芸也成为其中一员，并担任了队长。

1972年，医疗队结束任务，严世芸也回校工作。学校按照当时的政策要求，给像严世芸这样的青年中医配了“结对”导师，严世芸正式拜入上海丁派著名中医张伯臾门下，开始一边跟诊，一边出诊，一边教学。

“越钻研临床，越觉得中医药有价值，就越有干劲！”严世芸回忆，当时张伯臾专门研究中医药治疗急症，遇到什么病就钻研什么病。比如曾有一个老大娘被诊断为急性出血坏死性胰腺炎，用西医方法救治了3天，患者还是去世了，这激发了大家研究中医药治疗胰腺炎的想法，逐渐摸索出行之有效的“清胰汤”。只要遇到急性胰腺炎就用“清胰汤”，如果没有大便就再加番泻叶，大便一通，病情就缓解了，这些方子直到现在仍被上海中医药大学附属曙光医院临床一线使用。此外，还有急性心肌梗死、急性出血热、急性消化道出血等，当时严世芸与张伯臾一共总结出了34种急症的中医药治疗方法，均取得了可喜的临床效果。

重振各家学说研究，引领教育改革新风

1978年，严世芸提出搞各家学说，彼时学校在这一领域可谓一片空白。

在严世芸的努力下，上海中医学院开始重新组建各家学说教研室，德高望重的裘沛然老先生出任主任，严世芸出任副主任，从当时的师资培训班中吸纳了几位学验俱丰的中医同道，同时又从应届毕业生中招录了5名青年教师，各家学说教研室的班子算是搭建了起来。

在各家学说教研室工作期间，严世芸仍然坚持临床，一边每周跟随张伯臾抄方，一边自己在几个门诊点固定出诊，不断积累临床经验。这段经历，引发了严世芸深入的思考：什么样的教育才最有利中医药传承？或许应该兼顾院校教育与师承教育之所长，促使理论学习与临床实践相互促进。

严世芸的思考很快有了用武之地。1983年，学校党委任命他担任教务处处长。

严世芸后来又陆续成为主管教学的副校长、校长，他采取的学分制、小学期、早临床、多临床等一系列改革举措不仅奠定了上海中医药大学教育新模式的基础，还对全国的中医药教育产生了深远影响。

退休不退临床，以“中和”思想指导实践

2000年，严世芸从校领导岗位上退了下来，但他依然保持每周5个半天的门诊。严骅有时担心，这么大的工作量，80多岁的父亲会吃不消。可在严世芸看来，能用毕生所学为更多患者解决健康问题，是他这辈子研究中医的最大意义。

“严大夫，您是我的再世父母啊！”几天前，在曙光医院严世芸的诊室，48岁的刘先生拿着“明显好转”的检查、化验单流下了眼泪。原来他曾因重度心衰而几乎被判了死刑，被医院建议只能做心脏移植手术。然而仅仅3个月，严世芸用中药扭转乾坤，患者病情稳定，心脏功能逐渐好转。

心力衰竭、心律失常、冠心病、中风后遗症等很多重症、疑难杂症在严世芸这里都能迎刃而解，总结多年经验，他提出了“中和”学术思想，认为中医学的生命观与疾病观均以“和”为准则，并在“和”思想引领下，形成了独特的临床思维——圆机活法，即无论简单、复杂疾病，关键在于抓住核心病机，面对复杂疾病，要在此基础上对各要素进行分析权衡，组合处方，协调整体阴阳气血，兼顾脏腑虚实，使机体脏腑、气血、阴阳达到和谐状态。

润物细无声，为中医药传承“铺路搭桥”

“看上去很严肃，其实很宽和、很细心。”严世芸的弟子、上海中医药大学附属岳阳中西医结合医院副院长沈雁回忆，上学时跟老师门诊，随口说了一句上海的辣酱不够辣，想念家乡东北的辣酱，老师再次出门诊时就带来了东北的辣酱，令当时身在异乡求学的她倍感温暖。

“老师从来都是亲自写病历，一手漂亮的书法落在病历本上，不仅标明主诉、诊断、治法等常规信息，还将各种注意事项都列得清清楚楚。”上海中医药大学温病学教研室主任杨爱东跟严世芸抄方已经25年了，老师精益求精的治学工作态度一直是激励他不断向前的最大动力。

“从不提严苛要求，但他会以身作则、润物无声地影响晚辈。”严骅谈到，父亲从来没有要求她这个独生女儿一定要学中医、传承家学，但是他每天都勤勤恳恳地为中医而努力工作。严骅小时候总是望着父亲伏案工作的背影入睡，睁开眼睛就看见装满中医书籍的高大书橱，这些影响促使她也报考了上海中医药大学，并逐渐成长为一名优秀的中医师。

（中国中医药报记者 张梦雪）

李文瑞：精研医理的中西医结合学家

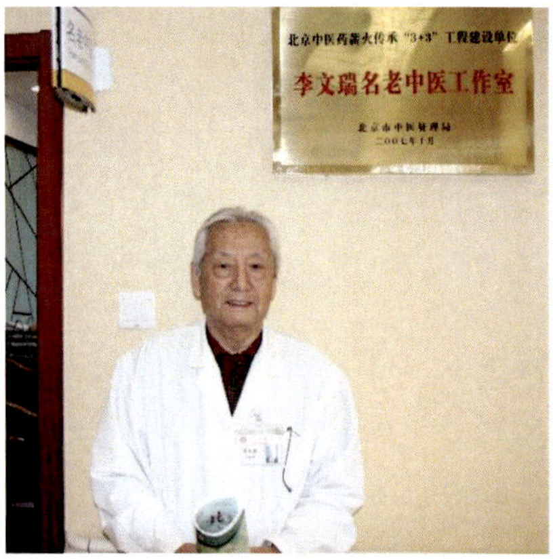

李文瑞在工作室门前留影

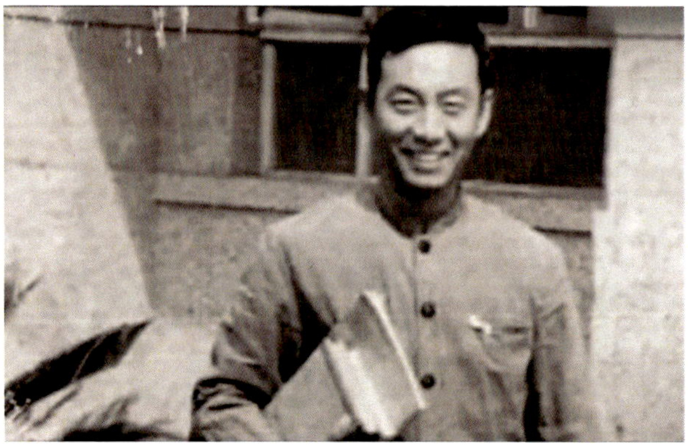

1960年，李文瑞于北京中医学院学习时留影

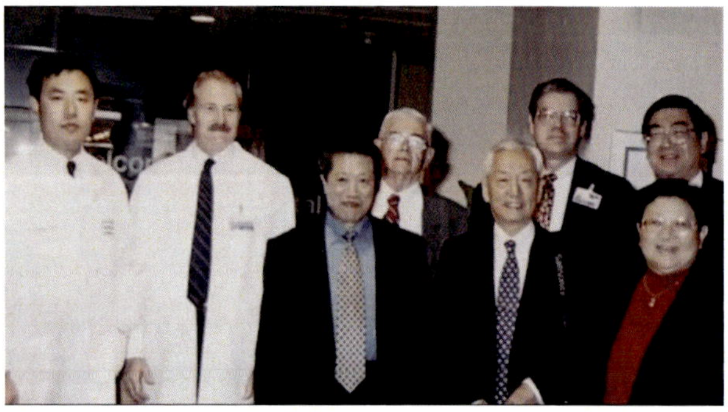

1999年10月，李文瑞（前排右二）访问美国俄亥俄大学医学院和癌医学研究所

幼承家学 学贯中西

1927年，李文瑞出生于黑龙江省哈尔滨市的中医世家，幼承家学。受祖父辈影响，从小浸润在医学环境中的他也走上了学医从医的道路，大学就读于中国医科大学。1948年毕业实习阶段，李文瑞被派至原解放军东北军区第十二后方医院二所，进行临床实习，开始参与战伤救护工作。

1950年1月毕业后，他从事战伤外科工作，参加了解放军东北军区抗美援朝手术队。抗美援朝之后，他又回到医院从事普外工作。

与中医真正结缘，源自李文瑞的临床实践。他在临床中惊喜地发现一些中医疗法效果惊人，渐渐对中医产生了浓厚的兴趣。1958年由卫生部推荐参加西学中班学习中医两个月之后，李文瑞自感中医博大精深，所学中医知识仍不能满足临床需要，因此他果断提出离职，系统学习中医。

在中国医科大学与北京中医学院潜心苦读获取的中西医双本科学历，使他得以将中西医融会贯通。数十年的中医、中西医结合临床实践，让他对肾病、肝病、中风、心病，特别是老年病的临床治疗有了较深入的研究和独特的治疗方法。

他主张“扶正为本，祛邪为辅，平和调理，中病即止”是老年病的治则纲要，开创了中西医结合辨病—辨症—辨证的诊疗思路；独辟“酸苦抑甘”治法，广泛用于糖尿病临证，收效甚佳。

“人命至重，有贵千金。对专业的敬畏，就是对生命的敬畏，对专业的虔诚，就是对患者的精诚”，李文瑞说。

弘扬中医 享誉海外

作为中外学术交流的使者，李文瑞经常应邀前往美、日、韩、澳等地进行学术交流，并与国外学者沟通交流。他先后举行有关中医药专题讲座50余次，推广中医药理论学术，传播中医药文化，得到参会各国人士的一致认可，为中医药文化海外传播的发展壮大做出了重要的贡献。

向海外传播推广中医，李文瑞身体力行、知行合一。利用每年应邀访日的宝贵时机，他广交朋友，为中医药海外传播不断努力。有心人天不负，李文瑞的辛勤奔波得到了回报。被李文瑞深深感动的日本朋友在日本专门成立了“李文瑞基金会”，以帮助他的医学研究。

经过数十年奋斗，在日本友人的资助和北京医院的支持下，李文瑞牵头组建了现代化的实验室，成立“北京医院瑞东糖尿病中西医结合研治中心”。借助实验室的有利条件，在20余年临床治疗糖尿病实践的基础上，他结合现代药理研究，筛选出治疗糖尿病及其并发症的有效药物，组成不同证型的方剂，制成散剂、水丸，重点是治疗2型糖尿病和糖尿病肾病的有效药物。这些药物广泛投入临床，获得良好效果。其中“参地降糖颗粒”，经国家药品监督管理局药品审评中心批准，获得Ⅱ期临床研究批准文号。

李文瑞精通日文。作为中日友好协会理事，在受邀前往日方进行学术交流的同时，他遍览中日古籍，整理中医腹诊资料。这期间，他几乎阅览了所有国内和日本有关中医腹诊的书籍与文献报道，编译了80万字的《日本汉方腹诊选编》。他在腹诊学研究和应用领域凝练出伤寒派、难经派和折中派三个主要门派并编译出版，为中医腹诊学的传承奠定了坚实的基础。

精研医理 博采众方

从医60余载，李文瑞精研医理、博采众方、德才兼备，他精通中西医系统理论，临床经验丰富，是当代颇具众望的中医、中西医结合专家。

不少熟悉李文瑞的医者，都盛赞他思路开阔，中西医互参，辨证与辨病相结合，方小药精，证治贴切，疗效卓著。他擅长内科，尤其对糖尿病、男科病、肾脏疾病，心血管病，消化系统疾病及老年病有较深的研究和独特的治疗方法。

在治疗疾病过程中，不论是经方，抑或时方或后世方，以及自创方，李文瑞均能灵活化裁。例如活用仲景方治疗复杂重证；重用单味药及活血化瘀类方剂治疗疑难病症；萆薢分清饮治疗男子不育症；麻黄附子细辛汤治疗心动过缓；身痛逐瘀汤治强直性脊柱炎；地黄饮子治痦痱；犀角地黄汤治疗紫癜及顽固性皮肤病；自创方治疗糖尿病及其并发症、肾脏疾病、再生障碍性贫血等，均获满意疗效。

要成长为国医大师，必须学名医经验，采百家之长，李文瑞亦是如此。

临证实践中，他与北京市“四小名医”之一的魏龙骧先生亦师亦友，共事多年，受魏老的影响，李文瑞非常重视《伤寒杂病论》的研究；矢数道明先生是李文瑞的日本汉方老师，在汉方的临床应用及腹诊研究方面他受教颇多；临床思辨特点上，他受任应秋、祝谌予的影响很大，曾多次登门向两位大师请教中医问题，获益颇丰。

在数十年如一日的医学实践中，李文瑞兼学名医之长，刻苦钻研，遂成一代国医大师。

笔耕不辍 传道授业

“爱读书、好读书”是学生们对李文瑞的一致评价。

从中学时代起至如今，每天不翻书本，李文瑞就好像未完成某一心愿，尤其四十岁以来，每天必读上几页中医药书籍，以达展卷有益，方能静下心来。每日千字的写作习惯，已成为鲐背之年的他生活中不可缺少的一部分。

在临床实践与科学研究的基础上，李文瑞深入探索，著书立说，著作宏富。主要著作有《经方化裁》《中药别名辞典》《实用针灸学》等近20部；在国内外医学杂志上发表论文、评述及治验50余篇。如今，《伤寒论汤证论治》与《金匮要略汤证论治》已先后发行三版，还被译成日文、韩文在国外发行，并获中华中医药学会学术著作“三等奖”。

笔耕不辍之余，李文瑞还注重人才培养、传承不怠。他积极带徒，为中医培养后辈人才，创办李文瑞名老中医工作室。工作室建成的数十年间，李文瑞先后培养出北京市名老中医2名，中青年名中医2名和国家级临床优秀人才2名，其带教的学员、研究生、医师、实习生，海外学生逾百人。

桃李不言下自成蹊。李文瑞培养的学生也不负众望，如今已在各自领域出类拔萃，引领学科发展。

从初出茅庐的外科医生到如今学贯中西、桃李天下的国医大师，传播中医药文化、弘扬中医药文化，现已九十晋五的李文瑞仍在路上。

（中医药报记者 王青云）

杨震：患者永远最重要

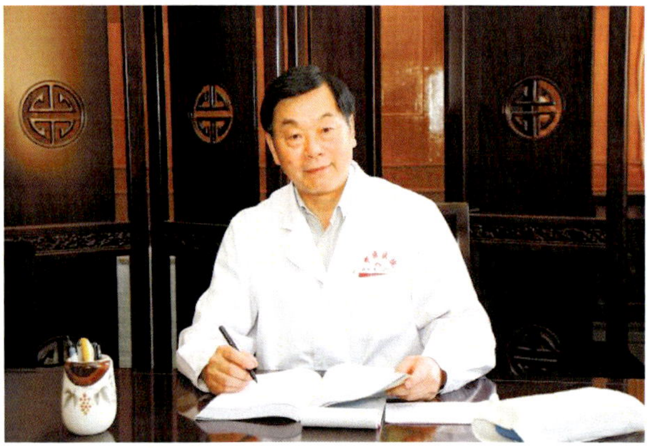

“我这个病没少找大夫，效果都不太好。听说杨震大夫看这个病效果非常好，吃了半年药，病情就稳定了，杨大夫果然是名不虚传！”患有乙肝的闫大妈对杨震的医术竖起了大拇指。

在陕西省西安市中医医院，提起杨震这位高龄的首届全国名中医，不少患者打心眼里充满敬佩和感激之情。

从小痴迷中医

“我出生于中医世家，从小就热爱中医。高中毕业后，我如愿考取了半工半读性质的西安中医讲师团，精读中医四大经典，这为日后博览医书，熟通医理奠定了坚实的基础。”

杨震颇为感慨地说：“我先后拜师于陕西著名中医王新午、麻瑞亭两位老先生，能有今天的成就，得益于两位恩师的指点和教诲。”

在两位老师学术思想启迪下，杨震潜心研究相火理论，首倡“相火气机学说”。他解释说：“相火是人体生命之火，人体阴阳、气血、情志、脏腑气机失调是导致所有疾病的根源，所有疾病均为相火气机运行失调引起的。”

“你看这舌苔是黄腻的，这是典型的湿热相火，火已离位。打个比方，你本来应该在自己家住着，可现在你跑到别人家住且一直不走，这样不但影响到了别人，还丢掉了自己应有的家园，谁去你家里拿东西你也不知道。”杨震的比喻让患者顿时明白了病症所在。

“我对子孙们的要求只有两条：第一，所有人都要成为共产党员；第二，希望他们都能为传承中医药做出自己应有的贡献。”目前，杨震家里三代20多人在从事医学工作。

看病是最大的乐趣

对普通的老人来讲，这个年龄已经到了颐养天年之际，可对杨震来说，依然坚持奋战在中医药临床一线。看病，是杨震最大的乐趣，他坚持在门诊及病房工作，数十年如一日从未间断。

杨震十分理解患者的心情，秉承着“患者第一”的理念，对每个患者仔细诊断、斟酌处方。快到耄耋之年的老人，每次坐诊都会坚持把最后一位患者诊治完毕才下班，对那些重症或远道而来的患者，经常加号诊治。据统计，杨震的年门诊量约1.2万人次，年病房会诊200余人次，名列该院专家前列。

“杨大夫非常谦逊和善，挂专家门诊的患者很多，但是他总是一丝不苟，询问患者病情，有条不紊地号脉、开方。让患者有种特别的亲切感。”这是一位患有免疫力低下的患者在网留下的上评价。

精心培育桃李

师带徒倾囊相授不保守，徒承师青出于蓝而胜于蓝。杨震十分注重弟子的临床学习，毫无保留地把自己从医60年的宝贵经验传授给学生。每次上门诊，他都对学子们手把手地固理论、传经验、教方法，给患者开方时都会给学生说开某汤、某饮、某散。他说：“看病开方是很严谨的，所有病症都有其对应的汤方，开处方一定要有切实的根据。如治疗阴虚型肝腹水的甲苓饮、治疗湿热型肝病的桃红化浊汤、治疗病毒性乙型肝炎的白茜汤等。”

“过去，我常常以西医思维模式指导中医治疗，但在成为杨老师第5批全国名老中医药专家学术经验继承人后，通过跟师慢慢悟到了以‘理’治病的道理。”弟子王少波说，杨震就是这样用中医理论引导他回归到中医思维。

如今，杨震培养的学生有300多人，其中有26名学术继承人成为硕士、博士研究生，已成为西安中医界的栋梁之材，弟子郝建梅还入选省级名中医。

潜心研究医术

杨震把中医科研作为提升医术的重要手段，取得了丰硕成果。他深入总结先辈的学术经验，编著《黄元御医学全书》《麻瑞亭治验集》，并在老师学术思想启迪下，潜心研究首倡“相火气机学说”，曾受邀到苏联医学科学院、日本东京北里大医科大学进行学术讲座和交流，韩国汉方学术研究专刊《医林》介绍了其“相火学说在乙型肝炎诊治中的应用”学术经验；他研究收集历代中医名家的经验方，著有《现代中医肝病诊疗学》，归纳为“治肝十法”，自拟30余首治肝经验方；他在40岁时研发了准字号新药“碧云砂乙肝灵”，荣获陕西省科技进步奖三等奖，1982年与西工大共同研制“电子计算机在肝病诊治中的应用”，受邀参加1990年全国医药卫生科技成果展获优秀成果奖。

在开发研制肝病系列新药的路上，杨震从未止步：先后研发了中药肝毒清治疗乙型肝炎的临床实验研究、健肝口服液治疗慢性活动性肝炎的临床及实验研究获西安市政府科技进步一等奖、二等奖；肝毒清丸、健肝口服液等7项院内制剂广泛运用于临床；碧云砂乙肝颗粒、参虎解毒丸、肝毒清浓缩丸3种新药极大丰富了肝病治疗的中医药物；肝脉通胶囊、海桃肝脂宁胶囊、健肝颗粒3种药物已通过3期临床实验。

（赵文 车喜韵）

肖承悰：萧氏妇科的“侠女婆婆”

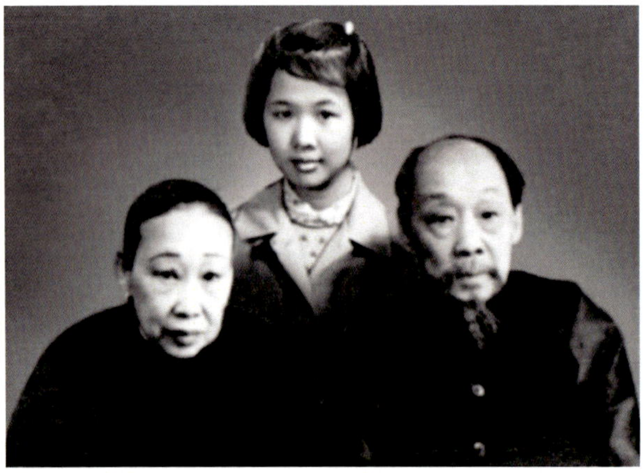

肖承悰与祖父母合影

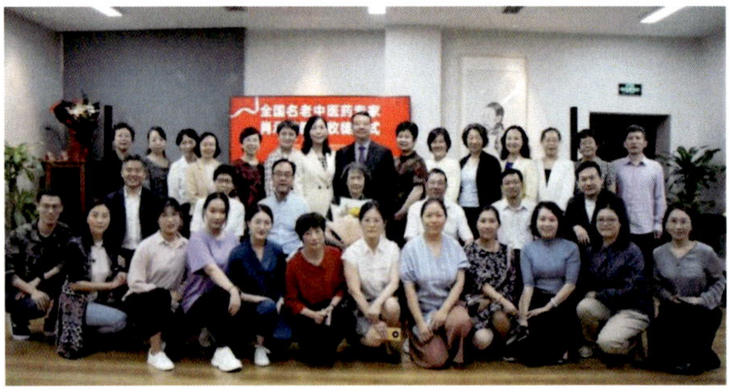

肖承悰与弟子合影

肖承悰，1940年出生于中医世家，萧氏妇科第三代传承人，北京中医药大学东直门医院主任医师、首席专家，京城妇科泰斗。

听祖父的话，坚定地走上中医之路

作为萧龙友的嫡孙女、萧氏妇科的第三代传承人，肖承悰（萧姓后简化为肖）的人生受祖父影响可谓至深至远。

肖承悰从小在祖父身边长大。1949年新中国成立后，萧龙友主动把别号“息翁”改为“不息翁”，表示内心愿景从“独善其身”到“兼济天下”的转变。恰如萧龙友所言：“新中国诞生，万事欣欣向荣，中医亦感枯木逢春，予焉能息？”肖承悰就是在这段流金岁月里，看着祖父为中医药事业奋力建功，内心悄然植下了中医的种子。

医之大者，为国为民。1954年，萧龙友在第一届全国人民代表大会发言时，提出设立中医学院、培养中医人才的提案，该提案随后被采纳并付诸实践，我国于1956年先后成立了北京、上海、广州、成都四所中医学院，开启了中医药高等院校教育的时代。

高考前，肖承悰原本给自己制定的学业规划是先学西医，再西学中，走中西医并重的路子，但父亲萧璋嘱咐她务必要“听爷爷的话”，先学中医。1959年，也就是萧龙友去世的前一年，肖承悰如祖父所愿考上了北京中医学院。

做人要品德正直，行医要心正意诚

肖承悰说：“小时候，祖父除了常对我讲解一些医学知识和经验外，讲得最多的还是医者仁心和医乃神圣之业的道理。”

在肖承悰记忆中，祖父一直是性情极为平和的人，唯一一次见祖父“发脾气”的经历，令她至今记忆尤深。那天下午祖父像寻常一样外出出诊，临走之前留意到门口不远处的大槐树下蹲着一位妇女，当时没有多想，到了傍晚回到家时，发现那个妇女还在大槐树下蹲着，蜷缩着身子似有不适，走上前去询问才知对方因为腹泻严重几近虚脱。祖父当时又急又气，用手杖重重地戳地几下，跟管事发脾气道：“她从早晨到现在一直在这蹲着，为什么没人过来问问怎么回事？为什么不关心一下她？”随即便将这位妇人请进家中，为其把脉开方，施医送药。

当被问起祖父对她最大的影响是什么时，肖承悰毫不犹豫地说：“是低调淡泊，是心正意诚，这是我们的家风。”萧龙友曾凭借精湛的医术获赠匾额无数，但却从不将这些荣誉高调挂起，而是放在不起眼的角落，甚至将匾额留作修补家具之用；他爱好收藏文物却不据为己有，在遗嘱中嘱托家人将其收藏的140余件珍贵文物悉数捐与北京故宫博物院。2011年，肖承悰把祖父留传下来的保存完好的道光、咸丰、民国3个年代的阿胶全部无偿捐献给在山东省东阿县的中国阿胶博物馆，其中年代最为久远的道光二十六年（1846年）的阿胶，距今已有176年的历史，极有可能是现存可考证年份最老的阿胶。肖承悰的父辈还曾把现位于北京金融街的老宅也无偿捐给了国家。

亲切直爽，患者眼中的“侠女婆婆”

“侠女婆婆”这个称号，是多年来患者朋友们“亲颁”给肖承悰的。

她不求回报，只为帮助比自己弱小的人。

肖承悰传承祖父之风，常以药王孙思邈“人命至重，有贵千金”之言为训导，诊病不问贵贱贫富，极为认真详细，每每开具处方时总是再三斟酌，既要疗效好又要药价廉。“肖老的方子小、用药精、疗效好，价格还不贵，她总是尽可能地为患者着想，药效差别不大肯定要用便宜的药，这一点很难得。”曾经跟师侍诊于肖承悰身边，如今已经是北京中医药大学教授和博士生导师的孔军辉如是说。

她真诚幽默，诙谐的谈吐令患者情志舒畅。

在门诊，肖承悰常常用她的真诚、幽默化解患者对疾病的恐惧，她诙谐的谈吐时常引得在场的医患捧腹大笑。她说：“我觉得当今社会的妇女很不容易，生育压力很大。作为妇科大夫要关心、疏导、爱护她们，千万不能使她们再郁闷了。”肖承悰认为让患者情志舒畅，以情治情是很重要的，患者克服了恐惧心理之后，其依从性会非常好，进而能够收获极好的诊疗效果。

她侠骨柔肠，为女性患者仗义执言。

身为女性，肖承悰对自己经诊的妇科患者自然更加理解、同情和关爱。在门诊，她常常为女性患者仗义执言，有人说她“刀子嘴豆腐心”，她却不以为然：“我是性情中人。有些妇女来就诊，婆婆给的压力特别大，或者做丈夫的不讲理，我就说他们两句。另外有的妇女不站在自己的立场上，明明是男性的生理问题，她还往自己身上揽。有时候那些丈母娘带着过来就诊，就给我使眼色，把女婿叫过来让我说说他，那我就只能‘刀子嘴’了。”她用一颗真诚的心驾驭直率的语言，再加上精湛的医术，令患者和家属们心服口服地“受教”，也让本来严肃的诊室多了几分欢声笑语。

继往开来，做好燕京萧氏妇科的擎旗人

2021年9月，燕京萧氏妇科被确定为北京市第五批市级非物质文化遗产代表性项目。如果说祖父萧龙友是燕京萧氏妇科的开山鼻祖，那肖承悰就是萧氏妇科名副其实的擎旗人。萧氏妇科在中医界产生的广泛影响，离不开肖承悰在中医妇科领域长达半个多世纪的耕耘。

自1965年从北京中医学院毕业后进入东直门医院工作，肖承悰57年来始终没有离开中医妇科临床一线。她全面继承燕京萧氏妇科“和合灵动”的学术理念，创新性地提出了以“肾—天癸—冲任—胞宫”环路制化理论。在临床上，她继承传统不泥古，开拓创新不离源，打磨出一个个承古宜今、疗效显著的临床验方，建立了妇科病全系列、全周期诊疗体系，为推动中医药事业发展做出了杰出贡献。

在传承祖父萧龙友深厚学术思想和50余载临床实践的基础上，肖承悰形成了自己独特的学术观点和治疗方法。她治疗妇科疾病提倡“以和为贵”，创立治肾五法、调癸理冲安任法、通调胞脉等基本治疗法则，收获了很好的临床疗效。

全副身心扎在临床，传承中医毫无保留

多年来，肖承悰先后培养出百余名来自海内外的国家级传承人、硕士及博士研究生、博士后等，学生涉及妇科、诊断、内分泌、心理学、肿瘤学等多个领域，其中不乏岐黄学者、全国三八红旗手、全国优秀中医人才、北京市名中医等高层次人才。“我这辈子，一为患者，二为学生。”这是肖承悰勤劳耕耘、诲人不倦的真实写照。在教育教学、培养人才方面，她可谓鞠躬尽瘁，毫不吝啬、毫无保留地向学生们传授自己的治疗经验与心得，为的是能让学生们成为惠泽一方的好医生。出诊时，虽然患者较多，但只要有机会，肖承悰就会耐心细致地向学生们讲述疾病

相关知识，很多时候甚至不辞辛劳地从最基础的医学知识讲起。

对于中医传承和带教，肖承悰的观点很是通透。“我觉得传承，一个是传承医德医风，一个就是要传承医术。我临床50多年，自己揣摩了一些临床经验，而且到耄耋之年，就更应当把医术毫无保留地传下去，不然记忆越来越不好，还怎么传？”除了自己的入室弟子，对于一些到东直门医院妇科实习或者规培的学生，肖承悰也会耐心地给他们讲自己的学术思想和临床经验。

（中国中医药报记者 孙学达）

何成瑶：身心同调“妇科圣手”

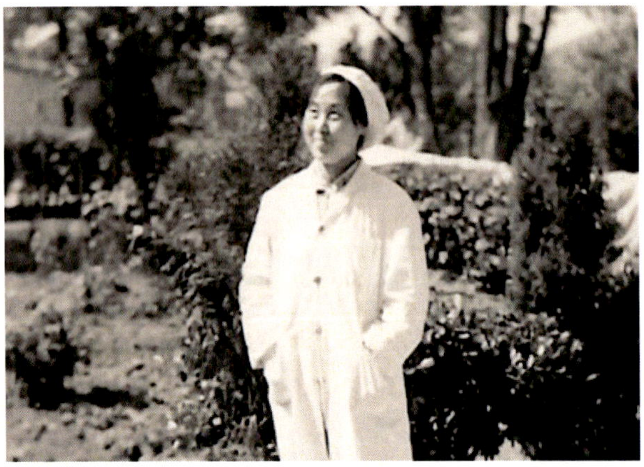

1964年，何成瑶在贵州省黔西县人民医院留影

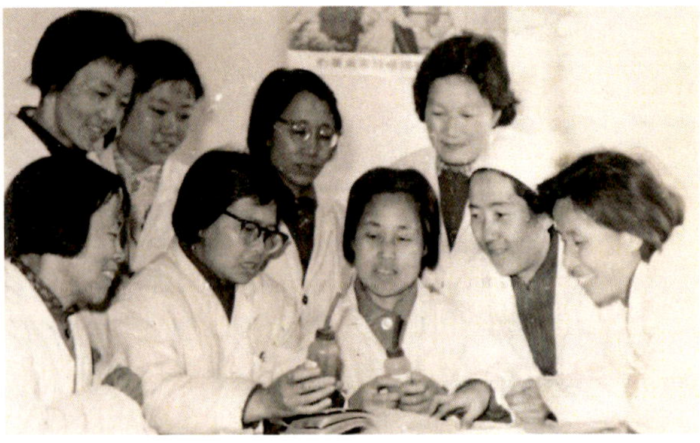

1976年，何成瑶（前排左三）在贵阳中医学院第一附属医院与同事进行业务讨论

何成瑶，1938年4月生，贵州中医药大学第二附属医院主任医师、教授。在治疗妇科经、带、胎、产、杂病方面疗效显著，提出“养精育胞”理论，创“温枢三焦、宁心坚肾”治法，尤擅不孕症和妇科肿瘤诊治，被百姓誉为“妇科圣手”。

对中医学的憧憬源自亲身实践

对于医生这个职业，年少的何成瑶很向往。儿时常见一位道医来家中给祖母看病，她总是好奇观察；高考前，她陪伴祖母到贵阳市里的医院看病，医生一袭白衣忙碌的身影让她羡慕不已。在高考后填报志愿时，亲友们都认为何成瑶肯吃苦又细心，适合学医。于是，她欣然选择了贵阳医学院（现贵州医科大学）医疗专业，并以优异的成绩被录取。

当时学校开设了中医学概论课等中医课程，学习阴阳五行、经络穴位、中药方剂和内外妇儿等中医药理论，何成瑶很珍视学习中医的那段时光：“当时的课本是南京中医学院编的，现在我还珍藏着。”

在医院见习期间，何成瑶跟诊中医老师，观察老师问诊把脉，每每取得良效，就愈发觉得中医“很神奇，很感兴趣”。

1962年自贵阳医学院毕业后，何成瑶任职于贵州省黔西县人民医院外科妇产科。在早年的临床工作中，何成瑶立足于中医辨证，善于将书本上的中医经方和从民间搜集到的经验方等应用于医疗实践中。她应用乌梅汤中药灌肠法治疗多例儿童蛔虫性肠梗阻，避免了手术，患者均获治愈。她根据报纸上登载的存命汤处方，配合玉真散治愈多例破伤风引起的抽搐。她采用生扯拢等草药调配的接骨方，治疗骨折可缩短愈合时间，被收录于《贵州省接骨验方选》中。

用勤奋铺就中医路之基石

在黔西县人民医院工作十余年后，1974年4月，她调入贵阳中医学院工作。1975年10月，何成瑶被学院选入贵州省政府主办、贵阳中医学院承办的贵州省第三届西学中学习班，系统全面地学习中医。

经过11个月的理论学习，何成瑶选择到中医内科实习1个月，并进一步将中西医结合思路应用到临床、教学和科研工作中。

1980年11月，何成瑶到成都中医学院（现成都中医药大学）进修中医妇科，师从川蜀名家卓启墀、刘敏如。当时成都中医学院与其附属医院仅一墙之隔，何成瑶再一次发扬她勤奋好学的精神，在进修期间实现了教学和临床工作双丰收。

1981年5月，进修归来的何成瑶在贵州中医学院担纲教学主力之一，讲授中医妇科学。之后，她又发挥所长，在贵阳中医学院第一附属医院妇科带头积极研发推广以中医为主、中西医结合治疗妇科炎症等疾病的新技术、新项目。1991年，何成瑶被调到贵阳中医学院第二附属医院担任妇产科主任，使该科中医为主、中西医结合的诊疗工作得到进一步推动。

锤炼医术医身病更治心病

何成瑶认为中医的价值、动力、创新等都在临床。因此，在临床上她坚持“四三”路线，追求五个“什么”，常做诊后回顾。“四三”是指三因制宜（因人、因时、因地制宜）、三点跟踪（从病因到病位、病变）、三辨结合（辨病、辨证、辨体质相结合）、三法施治（调理机体、疏导心理、固本扶元）的技术路线，规范、有序地进行诊疗。五个“什么”，即病情辨别的“见什么”，病机找准的“为什么”，病证辨定的“是什么”，治疗攻略的“做什么”，知疗效、积经验的“评什么”。

诊后回顾则是何成瑶提高临床疗效的习惯做法。她接诊过一位36岁的继发性不孕患者，过去十年间曾两次尝试辅助生育术都以失败告终。何成瑶运用整体思维，以补肾为主，辅以疏肝解郁，并以活血化瘀疗法缓解患者输卵管长期慢性炎症。服药20剂，两个月后，患者受孕内环境得到改善，子宫容受性得到提高，竟然成功地自然受孕。尽管这次是宫外孕，但患者因此重燃了自然受孕的信心。待她第三次来就诊，何成瑶又以修复为主的思路组方用药。1个月后就收到了患者的喜讯，她再次怀孕，且各项检查结果正常。何成瑶又为患者开出固肾、益气、养血、安胎之方，药后复查情况良好。

在长期的临床实践中，她创“养精育胞”理论统领女科证治。“养精”即调养先后之精；“育胞”即调育胞宫；养精之目的在于育胞，育胞之妙全在养精。在“养精育胞”理论指导下，创立“温枢三焦、宁心坚肾”之法，强调精之成在于三焦气化，坚肾不唯补肾，补肾当先宁心，心宁则肾自坚矣。

她主持制定不孕症、胎动不安、盆腔炎、异位妊娠4个妇科中医优势病种诊疗方案；创制调经四方、消炎四方、通阻三方等11个协定方，研发调经助孕膏、温经散寒膏等5个膏方。

何成瑶医身病，更治心病，注重身心同调。在她看来，不孕不育症疗程长，病因复杂，患者往往心理压力大。医生诊治的同时要为患者做心理疏导，帮助患者建立信心。

有一患者婚后5年多，曾怀孕3次，反复自然流产。何成瑶积极地给予其安慰，并晓以保胎知识，按“养精育胞”理论施药三剂。患者心情得到纾解，后来正常怀孕生子，还远道寄来锦旗致谢。

终身学习迈向更高境界

何成瑶把每一位患者看作自己的老师。她说：“疾病是考题，诊疗是答卷，疗效是评分，作为医生要向患者交出高质量的临床答案。”

她阅读中西医新专著、新教材，上网学习，在学术会议中学习，更虚心向学生学习。一次，网络上一则蛇床子在妇科方面新用途的报道引起了何成瑶的注意。她进一步翻阅研究进展发现，常作为外用药使用的蛇床子，除清热解毒功效外还能补肾壮阳，在妇科方面有类雌激素作用，此后在为患者调经时，她常用此药，收效卓著。

何成瑶坚持：“辨证论治思路要宽。”诊疗要有多个方案，择优从之。

她示诊有个惯例：有疑难病例，总会先让学生们讲应该如何处理，然后自己再讲。这样，既增强了学生的独立临床能力，又能发现他们的新思路，老师也向学生学习，实现教学相长。

道术结合推动学科发展

作为贵州中医药大学第二附属医院妇产科的第二任科主任，何成瑶坚持中西医结合的医学发展之路，她不仅仅满足于科室临床工作的开展，还格外注重道术结合以加强人才培养、学科建设和科室文化建设。

作为《中医妇科学》《妇产科学》《中西医结合妇产科学》的专任老师，第四、五、六、七批全国老中医药专家学术经验继承工作指导老师，第四、五批全国中医临床优秀人才研修项目指导老师，师承博士生导师，几十年来，何成瑶培养学生数以千计，培养贵州省名中医2名，省学科带头人2名，学术经验继承人、师承博士和全国中医临床优秀人才等12名。

她原本打算在第六批全国老中医药专家学术经验继承人结业后就不再招生带教，但为了培养中医妇科高层次骨干人才，更为了推动中医药的传承，何成瑶还是招收了第七批全国老中医药专家学术经验继承人和第五批全国中医临床优秀人才研修项目学员。（中国中医药报记者 林晓斐）

余瀛鳌：文献巨擘 临床妙手

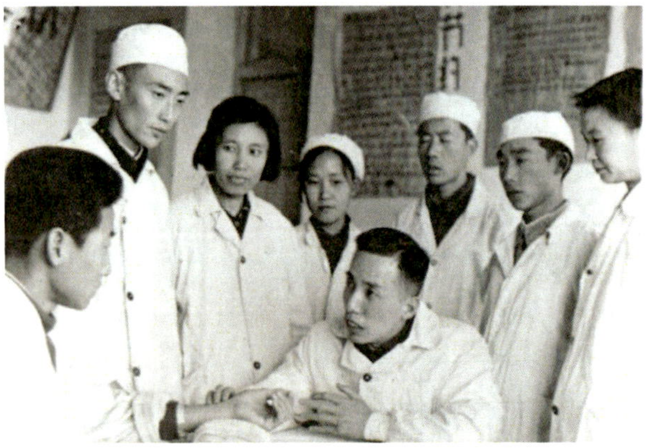

1961年余瀛鳌在包钢职工医院带教“西学中”和“中医学徒”班学员实习

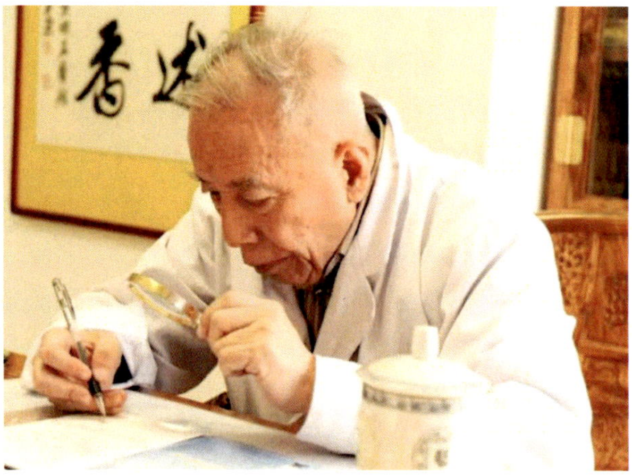

余瀛鳌伏案工作照

余瀛鳌，1933年出生，师承于著名中医学家秦伯未和其父余无言。

父授师传，八字方针铭于心

余瀛鳌出生于中医世家，其高祖即为医，康熙年间便行医乡里；先曾祖余赞襄业医于道光至光绪中期，诊务繁重，是江苏阜宁县的名医；先祖余奉仙悬壶问世，诊治富于胆识，是晚清“苏北三大名医”之一；父亲余无言是近代名医、著名伤寒大家，志在“改进中医”。

在父亲的书柜上贴着一副对联，上联是“好古不求秦汉后”，下联是“知医当在和缓间”，足见其对中医典籍追求之深，对中医临床标立之高。求学阶段，余瀛鳌几乎每天都会看到这副对联，父亲为医治学的良好品格深深地印在了他的脑海里。

1956年初秋，北京西单附近的鸿宾楼，在父亲的引荐下，余瀛鳌拜师于中医大家秦伯未。父亲以经方驰名，秦老则多以时方鸣世，他们各有所长，但教学时多强调要“勤求古训，博采众方”。

秦老告诫余瀛鳌，学问的增长、学术经验的丰富主要靠“学习、钻研、积累、探索”，这8个字深深扎根在余瀛鳌的心中，指引他在中医的海洋里遨游。

皓首穷经，复苏中医药古籍

2019年，在我国著名中医医史文献学家马继兴去世前夕，余瀛鳌来到广安门医院探望他。病榻前，二老紧紧相拥，泪流满面，热泪诉说着两位挚友的情谊与不舍，满含着对中医药古籍工作的热爱。

两位老先生一生大部分时间都埋头于医药古籍中，青灯为伴，皓首穷经。

1958年，以优异成绩在卫生部和中医研究院主办的“西学中”班结业后，余瀛鳌分配至中医研究院的编审室（现中国中医科学院中国医史文献所）工作，在这里他遇到了自己的“学术知己”马继兴。20世纪80年代，他们一起主办了两届全国中医文献进修班，培养了近80名中医文献专家，其中已有多名成为中医医史文献领域的中流砥柱。

作为我国最早的、中医界唯一一名被推荐成为国务院全国古籍规划领导小组成员，余瀛鳌主持或参加有关中医药古籍整理、大中专院校教材、中医文化科普、学术专论、名中医临床医案经验编撰等全国性、大型规划项目的审评。70余年来，余瀛鳌抢救整理的中医药珍善古籍名著有千余种，其中编纂医著100余种，发表论文300余篇，还担任了200余种临床医著整理出版的主审专家。这些书籍成为当代抢救发掘中医药文献精华的代表性著作。

《中医古籍新点新校新参考系列》入选2013年首届全国推荐优秀古籍整理图书；《新安医籍丛刊》获华东科技十省市学术编著一等奖；《中医大辞典》获国家科技进步三等奖等。

……

博古通今，临床文献开先河

他成功开创了中医临床文献学科，构建了中医临床文献学的学术内涵、研究方法与研究范畴。全国高等中医药院校及日本北里研究所受此影响，增设了中医临床文献研究方向和执行机构，为全国乃至周边国家的临床文献研究带来了活力。

他注重方剂学、医案的研究，组织有关专家主编刊行大型方书《宋以前医方选》《中医通治方精选》，主编了《现代名中医类案选》，该书印数近8万册，并有日文本刊行问世，影响深远。

让余瀛鳌真正尝到中医临床与学术相融汇甜头的一次经历发生在1961年，他前往内蒙古包头市包钢职工医院支援祖国建设，时值三年困难时期，余瀛鳌诊疗了多例流行性病毒性肝炎，他用柴胡疏肝散加减治疗，没有达到预期效果。于是他写信请教秦伯未先生，秦伯未回信让他查看清代魏之琇《续名医类案》中的医案，其中治疗“肝燥胁痛”用的是一贯煎方。他就以一贯煎结合柴胡疏肝散据证加减，疗效有了明显的提高。

清代徐灵胎在《兰台轨范》中言：“欲治病者，必先识病之名，能识病名，而后求其病之所由生；知其所由生，又当辨其生之因各不同而病状所由异，然后考其治之之法。一病必有主方，一方必有主药。”

这句话在临床上给了余瀛鳌很大的启发。他顺藤摸瓜，提出了“辨病辨证与通治方”。这是余瀛鳌毕生临床经验的心得和总结，必将造福一代又一代中医人。

他汲取古今名医临床诊疗经验，在“通治方”研究与应用上获得卓效。他倡导“主方主证”与“通治”思想，创立了“通治方”诊疗思想。临证精于内科杂症，尤擅肝肾疾病、心脑血管与妇科等疑难病症，先后创制了肝病、肾病、癫痫等66种疾病75首通治效方，及其随证化裁加减的用药规律。其通治方已被载入《名医名方录》《当代名医证治汇粹》等多部医籍，进一步丰富和发展了中医临床诊疗医学体系。

杏林仁心，严谨认真重传承

“余瀛鳌在中国中医科学院做人数一数二。”

“在他身上诠释了大德必得其位，必得其禄，必得其名，必得其寿。”

“先生一生为人十分谦和，君子端方，温润如玉，风骨骏爽。”

与余瀛鳌有过接触的人，无不盛赞他的为人。

北京中医药大学副校长陶晓华师从余瀛鳌，他回忆，群众求医问药的信，余瀛鳌都会按时回复。陶晓华说：“他做事认真，所有给别人写的稿件，一定先写一遍草稿，包括给患者的回信。”

余瀛鳌不仅著述必是亲力亲为，为他人著作所作序也有近百篇。“先生必是在全文泛阅后方提笔写序，绝无别人写好，自己署名之事。”李鸿涛动情地说。

对学生，他关爱有加，甘为人梯，注重传承。余瀛鳌书写的病历，每页落款都有或长或短的一行“密码”，比如“余谢孙刘王伍安”。第一次看到的人往往不解其意，其实是余老每进诊室，就心里记下了当日跟诊的学生，把学生的姓氏依次落笔在病历上，一上午二三十诊的病历，从不会缺漏。他用这种方式表达对学生的关怀。

他曾在研究生开题会上说：“我在中医科学院算是一个老兵了，但是我觉得我们中医界的所有同仁，老中青的，不管你有什么名号，都要承认在中医药学博大精深的这个圈子里边，我们只是掌握了其中的一部分，也就是说当前中医药传承工作任务是很重的。”

“中医学术传承有方，后继人才培养有道”是余瀛鳌对于当代中医育才的突出贡献。他创建临床文献研究与临证实践相结合的人才培养新模式。作为我国首批中医研究生指导老师、全国老中医药专家学术经验继承工作指导老师、全国中医药传承博士后合作导师，40余年来，通过这一“育才模式”，培养各级各类中医人才、学术继承人、研究生约计百余人，目前这些学生当中有很多也已经成为中医界的知名专家，为中医学术传承做出巨大贡献。

余瀛鳌的为人治学、临床带教可以用其同道友人卢祥之为他做的这首诗来诠释。

世尊余夫子，熟典人所知。
五代传家学，鬓白著不松。
尊为儒者俦，术为富苍生。
历世犁医坛，慷慨驾舟轻。

（中国中医药报记者 王迪）

张伯礼：铁骨捍中医 柔肠为人民

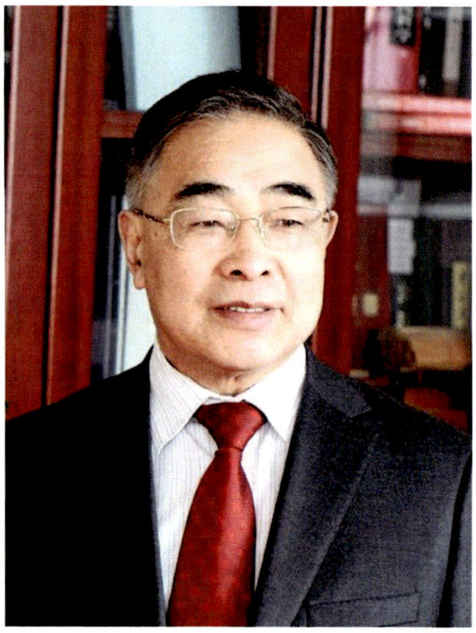

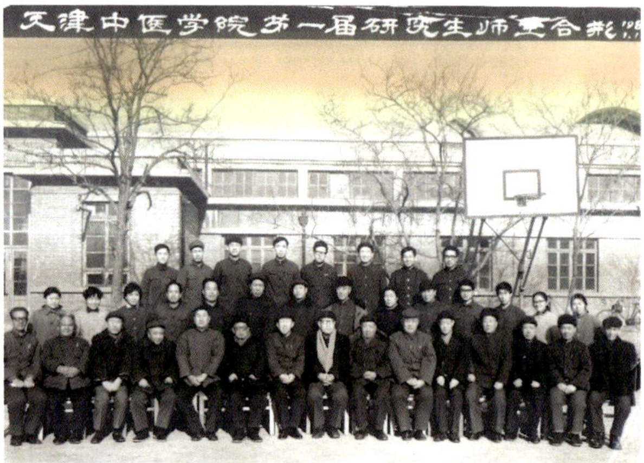

天津中医学院首届研究生师生合影
三排（右一）为张伯礼

张伯礼，1948年2月生。2020年获“人民英雄”国家荣誉称号。

一剂汤药，青年立下一生志向

命运拐点在1979年的那个初春到来了。

立春刚过，在天津研究生考试报名的最后一天，一位年轻人蹬着自行车骑行了80里路，递交了自己的报名表。经过层层选拔，他成为天津中医学院（现天津中医药大学）首届中医研究生班14位学生中的一员，并担任副班长。

“一位妙手回春的老中医，帮我树立了人生的志向。”尽管过去了50多年，张伯礼仍然能想起他定下人生目标的那个冬夜。

1964年，16岁的张伯礼考入天津市卫生学校，4年后，他被分配到天津市大港区一所卫生院当医生。

一个冬日的雪夜，一位年轻小伙突发急性肠梗阻，由于大雪封路，无法被送到40公里外的区医院进行手术。危急时刻，卫生院的一位中医大夫用一剂大承气汤解决了难题。

“就那么几味药，怎么有那么好的效果呢？我开始对中医感兴趣。”几年的自学和实践使他感受到中医的魅力。他又参加了“西医离职学习中医班”的学习，争取到脱产系统学习中医的机会。

1973年末至1976年初，他一边学习，一边参加医疗实践，并和几位同学组成研究小组，在中医治疗急症、热症、血症等领域取得较好疗效。他曾代表小组向到天津调研的时任卫生部部长钱信忠汇报并得到肯定。

一次创新，求索中医药现代化之路

很多人觉得，走上中医药现代化的研究道路，对张伯礼来说是一种必然。因为他求新求变的态度在学生时代就已萌芽。

工程学、药理学、统计学……在20世纪70年代，他的学习就已不局限在中医本身。到天津大学、天津医科大学旁听、蹭课成为他汲取其他知识的方式之一。20世纪90年代初，他筹建了全国第一个“中医工程研究所”。

在吴仕骥看来，张伯礼一直是一个“思想开阔、胸有丘壑”的人。“设毕业论文选题时，我们大部分学生都选择对古代典籍进行研究。但伯礼选择了舌底诊研究，在当时开了先河。”

就连阮士怡都劝张伯礼选择自己本来的专业方向。但当时，张伯礼对舌诊研究着了迷，经过反复思考，他还是向导师提出了自己的想法。张伯礼认为，过去中医舌诊只靠眼睛目测，自己希望做中医诊断的客观化研究。

得到导师的同意后，张伯礼一头扎进了研究里。那时候，照相机还不普及，为了拍摄患者的舌象，他拜师学习摄影，还开拓了舌象色度学、红外热象学研究领域，组织研发了色差式舌象仪等多种仪器。

中医舌诊现代研究，开启了张伯礼探索中医药现代化的大门。“中医药学虽然古老，但它的理念并不落后。”在中医药创新的道路上，张伯礼一直没有停下脚步。

他以心脑血管疾病为重点，开展了中西医结合高黏滞血症的系统研究，筹建了高黏滞血症检查室，并进行了相关病理生理及中药作用机制研究。

他诠释胸痹“阳微阴弦”，明确脾肾虚损、痰瘀互结为冠心病核心病因，开展首个中医防治冠心病大规模临床循证研究。在血管性痴呆治疗中，首创划分平台期、波动期及下滑期的分期证治方案，显著提高了疗效。

他组织研制了具有辨证论治特色的中风病急性期综合治疗方案，并进行了前瞻性、随机对照的临床验证与评价研究。

他总结中医临证病证特点，提出“湿痰浊饮”类病说，建立了湿浊痰饮类病证治体系。

他率先提出了“名优中成药二次开发”战略，对30个中药大品种进行二次开发与产业化研究，在全国推广后，培育了名优中药大品种群。

他带领团队进行组分中药研究，创建了国内首个组分中药技术工程中心，开展中药数字化分析及组分中药配伍优化研究，构建了6万个中药组分和化合物的实体物质库，使中药研发由单纯经验上升为基于经典的组分配伍优化设计，用现代科技方法研制了多个组分中药，二次开发了一批经典名方，同时促进了中药产业的升级换代。

一颗仁心，为百姓开出济世良方

2020年春天，湖北省武汉市江夏方舱医院头顶的日光灯高悬，照得方舱医院的黑夜也宛如白昼。

在这里，张伯礼做回了那个最简单、最纯粹的身份——医生。

“指导中医药全程介入新冠肺炎救治，主持研究制定的中西医结合治疗法成为中国方案的亮点，为推动中医药事业传承创新发展做出重大贡献。”这是他获得“人民英雄”国家荣誉称号时，国家对他的认可。

武汉新冠肺炎康复患者韩威时隔两年多后，仍然难掩激动。他说，当时，母亲因新冠肺炎去世。在方舱医院，自己一度想放弃。在低谷中，是张伯礼那双温暖的手，搭在他的肩膀上，鼓励他坚持下去。

也是这双手，在海拔4000多米的青海省海南藏族自治州共和县，面对患有淋巴癌的患者马占魁，掏出兜里所有的钱，紧紧握住患者的手，嘱咐他不要中止治疗。

有时，那双仁爱的眼能观察到微末的细节。

天津中医药大学附属保康医院的旧楼没有电梯，张伯礼看到有些患者腿脚不便，主动提出用一楼的一个小房间做自己的临时诊室。

当研究人员为患者拍摄舌象照片时，他会为患者准备一副眼罩，避免闪光灯伤害患者的眼睛。

“宁愿自己苦，也不能让患者白等。”出差在外，为了准时赶回天津出诊，他曾经在绿皮火车上站了一夜。

为了更好地服务贫困山区的患者，张伯礼还让自己刚留学回国的女儿加入学校博士团志愿者行动，奔赴甘肃等地帮扶。“父亲把患者看得很重”，张晗说。

黄明讲述了一个鲜为人知的故事。在参加全国抗击新冠肺炎疫情表彰大会的前一晚，陪同张伯礼住在京西宾馆的工作人员接到了一个陌生的电话。原来，是一家中国企业想邀请张伯礼为海外患新冠肺炎的员工诊疗。陪同人员考虑到他的身体婉拒了。张伯礼得知后，立刻为患者远程会诊，他说：“还有什么事儿比救人更重要呢？”

在他心里，患者永远是第一位的。

什么是英雄？

“国有危难时，医生即战士。宁负自己，不负人民！”是他用行动给出的回答。

一副铁胆，为中医拼出一块阵地

2003年春天，在张伯礼的记忆里浓墨重彩。

19年后，当中医药全面参与抗疫受到全国乃至世界认可，他总会想到那一年自己在“非典”（SARS）隔离病房外面，为中医争取的机会。

那时，一位西医院院长的亲戚感染了SARS，经治疗后仍不见好转，情况危急。“试试中药吧。”他开出方子煮成汤剂，悄悄让院长送到隔离病房给患者服用。而当时，天津的抗疫还未允许中医药参与。

几天后，好消息传来，服用中药后，患者退热了，病情明显好转。天津市领导决定，让中医介入治疗，张伯礼担任天津市中医治疗SARS总指挥。

从试着把第一剂中药送进病房，到筹建起“中医红区”，从编撰10万字的《非典专辑》到最终形成的治疗方案被世界卫生组织颁布的《SARS中医治疗方案》收录，在重大公共卫生事件中，他一直在为中医争取阵地。

2020年，在武汉，他提出中医整建制接管方舱医院，担任江夏方舱医院名誉院长。26天，这家方舱医院实现了“零死亡，零转重，零感染”的目标，创造了历史。

“战疫后，别忘了中医药！”“给中医一块阵地，就打赢一场战役！”“发展中医药，是在给整个中华民族争生机！”“以西医的标准考核、评价中医，是错的！”“望有关部门对中医高看一眼、厚待一分！”他为中医药事业的发声字句铿锵。

担任全国人大代表的15年，他为中医药事业发展建言献策，提出近百项议案和建议。中医药法这部法律，也凝聚了张伯礼的智慧和汗水。

一生奉献，让中医薪火传承不息

“他的大家风范深深吸引着我”，这是张伯礼第一次见到阮士怡后，写下的感想。

从老师那里学到的医德医风，他也同样传

承给了自己的学生。毕业后，他留校任教。2002年，他担任天津中医学院院长。

“我做校长，就要做称职的校长。”他先后培养了博士后、博士、硕士及徒弟（师带徒）近300名，多数已成为中医药界的骨干力量。

“我的工资够花了，所有获奖的奖金都用来培育学生，这钱就用在刀刃上了。”2009年，张伯礼将自己获得的各类奖金数百万元捐出，设立了“勇搏奖学金”。

每年初冬，他就购买一批棉衣，发给贫困生。为了保护学生的尊严，他还叮嘱“款式须不同，要悄悄放在学生床头，不搞发放仪式”。

每当晚霞爬上天空，拥有短暂独处时间的张伯礼总会来到学校的如意药岭走一走。

“桑榆不叹暮，药岭有志远。”他写下的这句诗，贴切地描绘了他此刻的心境。

微风吹动药草，也轻拂着他那颗滚烫的中医心。 （中国中医药报 徐婧）

张静生：良术济世治痿证

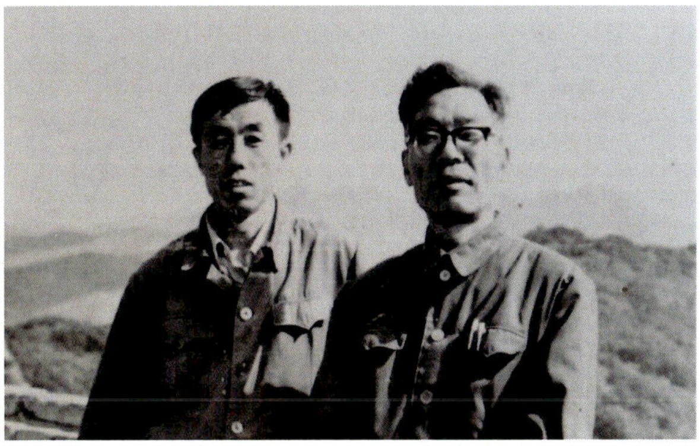

20世纪80年代张静生（左）和史常永合影

张静生，辽宁中医药大学（原辽宁中医药学院）附属医院主任中医师，曾任辽宁省中医研究院副院长、辽宁中医学院附属医院副院长。

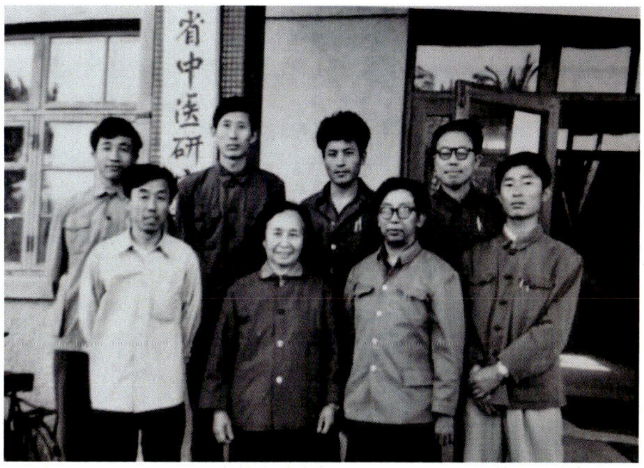

张静生（前排左一）和师友在辽宁省中医研究院结课合影

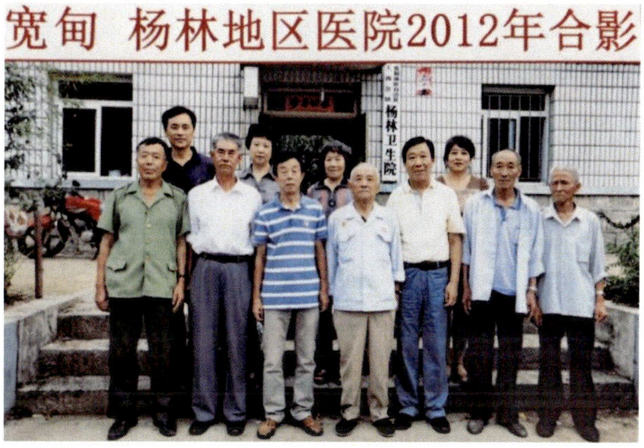

2012年，张静生（前排左三）和下乡时共事的医务人员回宽甸县杨林地区医院探望

大山深处，开启行医之路

1961年10月，张静生收到了辽宁中医学院中药学专业的录取通知书，然而他的报考志愿中并没有医药院校。

“入学后我才知道，我们班的学生是从沈阳重点高中选录的。”张静生介绍，由于当时中医类院校没有中药学专业，于是当时卫生部中医司开展了高级中药专业人才的试点班，然而一年后因中药系办系条件不成熟等原因，自己又被转入了中医专业。

1968年10月，张静生被分配到辽宁省丹东市宽甸县大西岔公社所属的杨林地区医院。医院是新建的战备医院，内外妇儿医生都是由县医院下派的，由沈阳医学院、大连医学院、丹东卫校等学校的毕业生组成，张静生是唯一的一名中医。

张静生回忆，医院地处三个公社的交会处，几十里外的老乡都赶来看病。当地胆道蛔虫症、胆囊炎、胃溃疡、气管炎、小儿肺炎等发病率特别高，春秋两季出血热、钩体病、麻疹等防疫工作很重。好在此前张静生有临床实习的经验，临诊时不手忙脚乱。

张静生接触的第一个患者，感冒三天仍然高热不退，口苦咽干。经诊治，他凭借经验认定是太阳经病邪侵少阳，于是用小柴胡汤加味，三剂退热。

用乌梅丸加使君子治疗胆道蛔虫症；用麻杏石甘汤加鱼腥草治疗小儿肺炎；用小青龙汤治疗支气管咳喘；用少腹逐瘀汤治疗痛经；用完带汤治疗脾虚带下症……在不断看诊中，张静生逐渐“轻车熟路”。

在农村行医的十年里，张静生帮助公社的每个大队建立了合作医疗站，培训20多名赤脚医生，采药制药，自制黄连注射剂、板蓝根注射剂、苦参注射剂等，为农民解决了看病难的问题。

勤研文献，活用经方时方

1978年，中央56号文件转发了原中共卫生部党组《关于认真贯彻党的中医政策，解决中医队伍后继乏人问题的报告》，提出加强中医药研究机构的建设，各省、市、自治区都要办好一所中医药研究所。张静生被辽宁省卫生厅抽调回沈阳，协助院长史常永筹建辽宁省中医研究院。

史常永是国内知名的医史文献理论研究专家。在他的带领下，研究院首先成立了医史文献研究室，接着成立了中华医史学会辽宁医史分会，史常永为主任委员，张静生为秘书，创办了《医史理论文献丛刊》，在国内医史文献研究领域有很大的影响。

后来，张静生承担了原卫生部古籍整理任务，完成《刘纯医学全集》等十部古医籍点校整理任务，《刘纯医学全集》由人民卫生出版社出版，并荣获国家新闻出版署颁发的全国中医古籍整理丛书奖。此外，他还主持、参编了《伤寒论方证研究》《急救广生集》《中医非药物疗法》3部著作。

张静生认为，经方和时方都是中医药宝库中的瑰宝，应积极创新古今接轨的新方剂。

“在治疗上，经方与时方要并重，要对时方兼收并蓄，应重视时方的应用。”张静生举例，如刘完素的寒凉泻火思想，代表名方地黄饮子；李东垣的脾胃论学说，健脾升阳的补中益气汤；朱丹溪的养阴论，滋阴补肾祛湿的二妙丸、虎潜丸；《三因极一病证方论》的温胆汤；《寿世保元》的高枕无忧汤；《医学心悟》半夏天麻丸、止嗽散及王清任的诸活血逐瘀方等。

新冠肺炎疫情发生后，张静生临危受命，挑起中医抗疫重任。作为辽宁省新冠肺炎中医药防治专家组顾问，为辽宁省援鄂医疗队远程会诊，提出“三方一囊”的防治方案，研发了以“扶正解毒合剂”为代表的3种院内制剂，为疫情防控提供“辽宁中医方案”，获得“辽宁省抗击新冠肺炎疫情先进个人”称号。

衷中参西，积极探索治痿证

2017年，一名重症肌无力患者坐着轮椅，被家人推进张静生的诊室。在张静生为该患者诊治半年后，奇迹发生了，这名患者能够独立行走了，还介绍了身边的患者朋友前来就诊。

辽宁中医药大学附属医院脑病康复二科主任王鹏琴说：“只要来了基本都能治。”治疗重症肌无力可以说是张静生及其弟子手里的“金刚钻”，多年来救治了无数患者。

重症肌无力被称为“不死的癌症”。20世纪80年代，张静生在门诊中常常接诊重症肌无力患者，由于缺少有效治疗药物，患病家庭往往贫困潦倒，他有感于此，开始对重症肌无力开展研究。

当时研究和治疗该疾病的人比较少，在摸索治疗过程中，由早期的温补脾胃，到后来的脾肾双补，张静生逐渐认识到脾肾虚损是贯穿重症肌无力病程始终的基本病机。于是他在常法补中益气汤治疗痿证的基础上，加入枸杞子、山茱萸、何首乌等中药增强补肾的功效，使疗效得到了提高。

后来张静生又吸收现代中药药理研究成果，将具有改善平滑肌痉挛作用的枳壳、益母草加入处方中，有效地改善了重症肌无力患者的眼睑下垂，取得了满意的疗效，将其命名为复方黄杞颗粒，作为医疗制剂应用于临床，为重症肌无力患者提供了一个有效的治疗药物。

此外，张静生注重脾胃阳气，重视肝肾阴精的作用，提出的益气养阴、祛痰化瘀法治疗冠心病，以及温补脾肾法治疗重症肌无力的经验，经过了临床与科研的双重验证。研发补益脾肾的复方黄杞颗粒，益气养阴、化痰祛瘀的“冠心康颗粒”均获辽宁省科技进步奖一等奖，并成功申报国家发明专利，完成成果转化。

厚德育人，传承生生不息

面对患者，张静生始终保持医者仁心。有一年，一对吉林的夫妻带着肌营养不良的孩子来张静生处寻求救治，诊方中有一味药材比较稀有，张静生珍藏多年，他二话没说就给了这个孩子。他常常提醒学生们做到“目中有人，口中有德，行中有善，心中有爱”。

“张老与人为善，对学生很亲，大家私下里都喊张老‘老爹’。”张静生的弟子、辽宁中医药大学附属医院副院长冷锦红是张静生传承工作室的负责人，她说，面对诚心来学医的人，张老总是“来者不拒”“有求必应”的，他一辈子的事业就是多看几位患者，多教几名学生。

张老认为：“爱学习是好事，你来吧。”回忆起刚开始跟诊学习时的情景，学生王鹏琴感慨地说：每次我跟老师请教，他转头就会查资料、看文献，再来指导我。他最大的爱好就是看书读文献。为了让自己的学术经验更多地传承，张静生分享的课件内容基本都没有重复，每次都是遍查文献，精心准备，他也常常告诫学生，不要拿着一个课件到处讲。

桃李不言，下自成蹊。几十年来，张静生培养中医人才逾千人，指导博士、硕士研究生、培养全国优秀中医临床人才项目学员、全国老中医药专家学术经验继承人近百名，省市级名中医10余名，这些学生均已成为临床各科的业务骨干。（中国中医药报记者 王青云）

陈民藩：闽派肛肠学科领路人

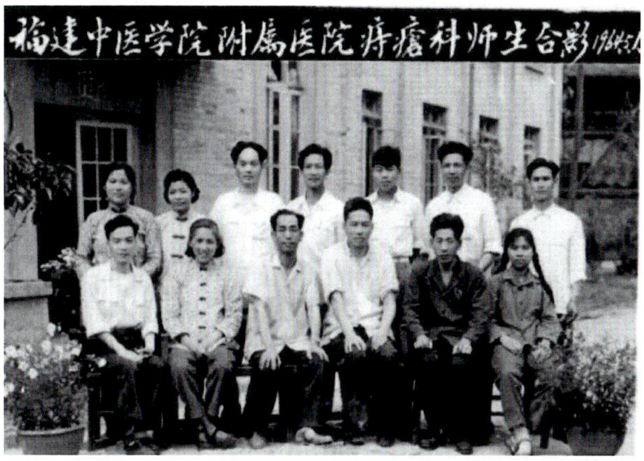

1964年福建中医学院附属医院痔疮科师生合影，前排左一为陈民藩

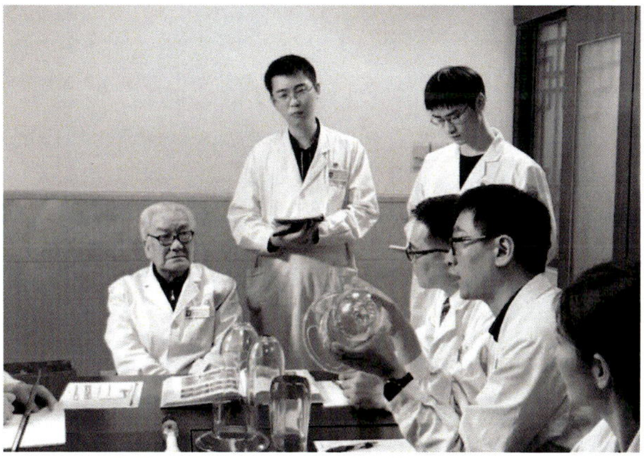

陈民藩（左一）指导专利研发团队进行技术攻关

陈民藩，1935年12月生，福建省福州市连江县人。福建中医药大学附属人民医院肛肠科主任医师，带领福建省在痔疮的治疗上走在全国的前列，让福建省成为“枯痔钉的故乡”。

目不窥园，坚定岐黄心

一次永别，在他心中埋下学医的种子。

1941年，6岁的陈民藩第一次直面死亡。向来神采奕奕的母亲因为感染霍乱，短短几天，整个人迅速萎靡，陈民藩被迫与母亲分开，直到母亲离世的消息传来。

“疾病带走了我的母亲，我当时就想如果我是一个医术精湛的医生，就不会束手无策。”

1953年，陈民藩就读福州医士学校。在这里，他专心笃学，目不窥园，课上认真听讲，课后大部分时间都泡在图书馆里学习各种专业书籍。一本书、一支笔，边读边记。刻苦求学的他收获了优异成绩和同学老师的认可。入学第一年，陈民藩担任了学生会学习部的部长，第二年担任了学生会主席。

1956年，临近毕业的陈民藩因在校期间表现优异，被分配到了福建省卫生厅工作，但一心想做临床工作的陈民藩最终选择成为福建省人民医院的一名临床医生。正是这个选择，让学习西医的他有了系统学习中医的机会。

当时医院要求医生们去福建中医进修学校听课，于是陈民藩除了上班的时间，别的时候都去“补课”，进而接触了大量的中医典籍，从《药性赋》《汤头歌诀》《黄帝内经》《伤寒论》《金匮要略》等中医经典著作，到《外科正宗》《外科大成》《外科理例》等外科专著，他在中医典籍中探赜索隐。但他并不满足于现有学习，1957年报名在福建业余大学中医专业学习，此后也一直没有停下学习的脚步。

扛起闽派肛肠学科大旗

1956年是陈民藩从事中医肛肠工作的第一年。初出茅庐的他接诊了一名因血便、疼痛等症状在其他医院当作痔疮治疗却一直不见好转的患者。通过询问病史、仔细的指诊检查，陈民藩发现患者肛门深处有一个占位病变，他赶快请来更有经验的老师再检查，经过反复检查，最后确诊为直肠癌。患者随后到上海的大医院做了手术，切下有半个乒乓球大小的肿瘤。

在中医学上，“痔疮脱水干枯坏死”叫作枯痔。枯痔疗法在我国有悠久的历史，其中应用枯痔散治疗最早见于南宋，之后演变发展成枯痔钉疗法。20世纪50年代前后，枯痔钉疗法盛行，但传统的枯痔钉含砒霜、明矾等药物，把握不好分寸会发生砒霜中毒。

如何减少传统枯痔钉“以毒攻毒”带来的毒不良反应？陈民藩开展了一系列的科学研究和临床攻关。他先将含砒量降低，通过3000多例临床数据，以及持续的实验研究，找到了含砒枯痔钉合适的用法用量，得到同道的认可，写进含砒枯痔钉的诊疗规范中。六十年代初，他又研究出了去掉砒霜、留下明矾的“无砒枯痔疗法”。

“我们发现，使用无砒的枯痔钉后，患者肝肾功能不受影响，但有些患者会发热，我们就想如何减少感染，后来尝试着用注射疗法，调配出合适的枯痔液，做到无菌操作，解决发热、血尿的问题。”在不断地研究中枯痔液诞生了。

1978年，陈民藩主持的“枯痔疗法”研究揽获全国科学大会奖、福建省科技成果奖，也因此确立了福建肛肠专科在全国的影响力，福建省更是被誉为“枯痔钉的故乡”。

在痔疮治疗中，陈民藩带领团队不断探索。挂线疗法是传统中医疗法，是用医用丝线、橡皮筋等缠扎患病组织，利用“挂线”的紧箍力，使局部组织坏死。挂线疗法多应用于高位肛瘘、深部脓肿的治疗。陈民藩认为挂线疗法还有引流、止血、标志物等作用，他将挂线疗法进一步应用到肛裂并肛门狭窄、耻骨直肠肌肥厚、痔术后肛门直肠狭窄等疑难疾病的治疗，并加以演化，形成了“多挂线术式”“切挂留皮桥术式”“婴幼儿肛瘘挂线术式”等手术模式，临床效果显著。

陈民藩勤求古训、博采众长，应用和发扬中医学天人合一、辨证论治的学术思想，结合福建地域、季节特点，肛肠疾病病因和位属特征，逐步提出并形成了“湿热论治、以通为用、内外并治、存体寡损、形神兼顾”的肛肠病诊疗和康复思想，建立“陈民藩中西医结合诊疗肛肠病模式”，丰富提升了中医肛肠学科的防治水平，逐步形成闽派中医肛肠的学术特色。

心系患者，毕生践行医者心

20世纪60、70年代，医院病床数不足，住院条件也不完善，因此医生带着医疗器具前往患者家中诊治疾病的“家庭病房”十分流行。每到这时候，陈民藩都会带上印着“为人民服务”五个大字的小药箱。

这个小药箱，现在还保存在福建中医药大学附属人民医院的陈民藩国医大师传承工作室中，成为科室一代又一代人不忘初心的“强心剂”。

临床上，陈民藩注重“非观血、少损伤”疗法的应用，以减少术后并发症、后遗症的发生。“老师经常对我们说，要多为患者着想，让患者少花钱、看好病，不断地去提升技术”。学生石荣告诉记者，陈民藩为了让学生提升技能，就让年轻医生们拿季节性水果练技术。

夏季葡萄多，陈民藩让学生用葡萄练手。手术切口小，对肛口组织损伤就少，患者痛苦就少。陈民藩用笔在葡萄上圈定个小范围，让学生将圈定的范围“抠”下来，并最大限度地保护葡萄完整性。葡萄过季了，就改用橘子。

陈民藩不仅在技术上尽量让患者少受痛苦，在经济上更是为他们着想。陈民藩至今都是以普通号出诊，看诊时会经常询问患者“经济上有没有什么困难”，根据患者的具体情况提供最适合的治疗方案。他每每开的方药都是小而精且价格便宜。学生单苏圆说：“老师总说医生一定要为患者多考虑。”

本色示范，口传心授育桃李

1990年后，科内许多的老同志先后退休，年轻人还不能独挑大梁，陈民藩就奔波在门诊、病房和手术室。遇到普通的病例，给年轻医生做助手，当“定海神针”；复杂的病例，则术前分析，术中指导，术后评点。

“开放办科，领先半代。”这是陈民藩常说的一句话，他要求师承弟子要比同期毕业的医生早“成名”半代。陈民藩认为35～45岁是外科医生的黄金时期，这个阶段他们的思维最活跃，且已经积累了丰富的临床经验，要让他们有发挥的平台，这样学术流派才不会断层，学科发展才不会衔接不上。

60多年来，陈民藩重视学术的传播和经验的下沉。他积极把最新的技术和看家本领向同行和基层医生传播，讲学、会诊的足迹遍布祖国的大江南北和福建省的县乡农村，主持举办全国及福建省肛肠病学科新技术学习班近百期，培训专业人员1万多人次。他先后发表了60多篇医学论文，撰写《陈民藩学术思想与临证经验》等医学专著、合著6部。如今，陈民藩国医大师传承工作室也在继承陈民藩学术思想的基础上，建立了一个由40多家专科参加的闽派中医肛肠医联体，建成了20个二级工作站，将核心技术下沉到基层中，造福当地百姓。

（中国中医药报记者 董俊彤）

陈彤云：京城皮科的“最美”传奇

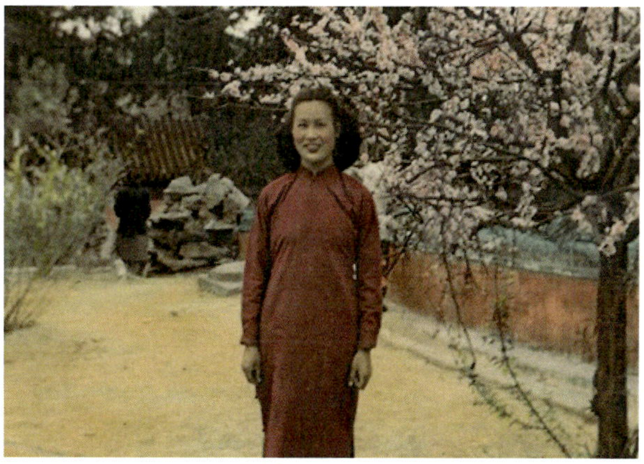

1942年，陈彤云于北京香山

陈彤云，1921年出生于中医世家。北京中医药大学创校元勋之一。

目睹父亲治愈重病患儿，对中医产生信赖感

1921年，陈彤云出生在北京一个大户人家。父亲陈树人在东四十条行医，因擅治温热病而享有盛誉。陈家从祖辈就崇尚苦读诗书博取功名。

陈彤云还没懂事时，《三字经》《百家姓》就像歌谣一样熟记于心。

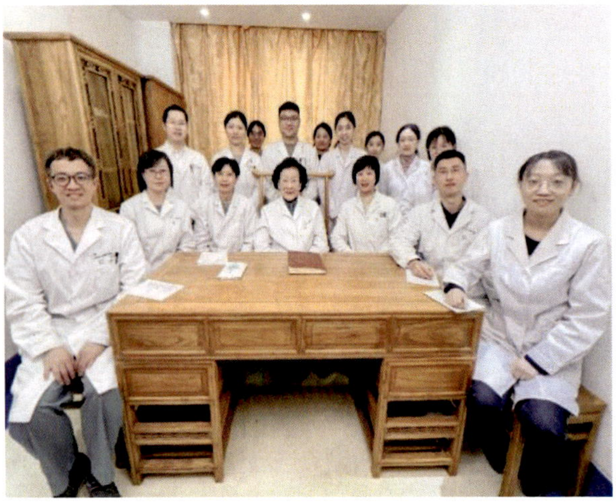

陈彤云和她的学生们

真正对中医学产生强烈的兴趣，缘于陈彤云12岁时发生的一件事。当时邻居一个5岁的小孩，患猩红热发高热昏迷不醒，嗓子肿得连水都无法下咽。那时青霉素尚未问世，西医没办法，染上猩红热无异于被判了死刑。孩子的父亲是当时的察哈尔省主席刘翼飞，患儿是他的独生子，刘家上上下下为孩子的病情惊慌失措，最后决定请陈树人做最后的努力。

一番诊视后，陈树人见患儿高热谵妄已是危象，但并非无药可救。他略做沉吟，心里已经有数，一方开出，几剂药下，一周后那小公子烧退人醒，不久竟痊愈如初。

刘家大喜过望，刘翼飞全副戎装，亲自登门陈树人的诊所鞠躬致谢，送上一块写有“功高保育”的巨幅匾额。直到现在陈彤云还清晰地记得，那巨大的匾额高过当时她的身高。这件事不仅在她家街坊中引起轰动，连其小学的校长、老师都来相问，让她在学校里讲这个故事。年少的她看到由于治病救人，父亲受到了社会的尊重，意识到中医药真的很了不起。从那时起，她对中医学产生了深深的信任感，心里种下了热爱中医的“种子”。

与哈玉民喜结连理，得哈氏外科“外病内治”之真传

陈彤云很幸运，父亲的眼界开阔且不保守，上中学时父亲为她选择了北平有名的教会学校——贝满女中。贝满的校训是“敬业乐群”，她的6年中学生活是在校训中成长起来的，敬业乐群成为其一生学与行的规范。1940年她考入了著名的辅仁大学。这一时期，她的先生哈玉民走入了她的生活，彼时毕业于华北国医学院的哈玉民已是内科医生。

说到陈彤云的从医之路，还须先提及她的公公哈锐川。哈锐川的父亲哈文瑞家境清寒，他素喜医道，常为回族同胞诊治疾病。哈锐川在父亲指导下，13岁已攻读诸多医家名著，16岁时，哈锐川拜在中医外科名家丁庆三门下。

哈锐川与陈树人在北平城的中医界里，一内科一外科，相交甚笃。在双方家长撮合下，陈彤云与哈玉民于1939年举行了订婚仪式。1942年，陈彤云读大学三年级时与哈玉民正式成婚，婚后她仍到校上课。

陈彤云的从医之路，始于哈锐川医馆。在翁公的指导下，她边阅读《医宗金鉴》《外科大成》《外科准绳》等入门书籍，边参加医疗实践。

外用药物和制剂是哈锐川的看家本领。哈氏医馆当时的外用药物已达上百种，剂型又分为大小敷贴、掺药、丹、散、软膏、油、酒、水调剂，治法上又分为熏、熨、洗多种，均为哈氏医馆自制。哈氏内外兼治的思路和用药技巧，对陈彤云后来治疗皮肤疾病暨损美性皮肤病有至关重要的影响。因此，她一直把自己列入哈锐川的中医外科门下，即外病内治。

1945年10月，哈锐川因劳累病倒，医馆改由哈玉民主诊，陈彤云进行外科处理。亲手进行大量的外科操作，使她的临床能力迅速提高。同时，她广泛接触了各类型患者，比如乳腺炎、淋巴结炎、腮腺炎、皮肤结核、痈、丹毒、疖以及痔疮、肛瘘等，陈彤云都能辨证取效，特别是仅用中药内服、外敷，就能把许多严重的感染和炎症控制住。

1950年陈彤云正式考取了行医执照，成为名正言顺的外科中医师。她秉承哈锐川的外科治疗理念，重视正气与病邪的辨证关系。在重视外用药治疗的同时，认为痈、疔、疮、疡虽是局部的病变，必须先着眼于整体。体表的病变其根本在于体内的阴阳失调，因此要审视脏腑虚实、气血盛衰、津液盈亏，以及病证的轻、重、顺、逆等，创造了一套以散结消肿为主、辅以扶正的治疗方法，在当时没有抗生素的情况下，取得了满意的效果。

与先生多方奔走，共同为中医教育事业开拓、奠基

哈氏医馆因陈彤云的加入，在京城的声誉不亚于哈锐川在世时，哈氏外科进入全盛时期。全国第一届卫生工作会议召开时，邀请了哈玉民作为北京中医界的代表出席。在卫生部的直接领导下，1950年3月，哈玉民与北京名中医赵树屏、董德懋、魏龙骧、赵锡武等，受命共同筹建了北京中医学会，哈玉民被选举为北京中医学会副会长。适值新中国成立初期，百废待兴，中医学会没有办公经费，开展学术活动也没有会址。陈彤云夫妻二人商量后毅然决定，将自家医馆一楼100多平方米无偿提供给学会作为办公场地。

1951年，北京市卫生局成立了中医进修学校，哈玉民受命创办此校并担任校长。虽然哈氏医馆业务繁忙，患者盈门，处于最好的运行时期，但哈玉民与陈彤云又做出一个惊人决定：停办医馆，一心为国办学。这意味着，她们的收入要减少一大半还多，曾有不少人为之惋惜，但是他们夫妻决心已定，全身心地投入到筹建北京市中医进修学校中去。

学校先后举办了多届中医进修班、西医学习中医针灸班、中医研究班、中医师资班等。后来还开办了中医专业本科班。陈彤云担任进修学校的教务主任，所有的教材编写、教师聘任等，均由她来具体操持。这所学校进修的医生和学生，后来大多成长为北京中医学界临床、教学、科研方面的栋梁骨干、知名学者。1956年4月，夫妻二人又接到新的任务——受卫生部委托，筹建北京中医学院（现北京中医药大学）。

继承赵炳南学术思想 成为京城皮科领域的领军人物

1966年，陈彤云离开了中医教育岗位，被调到北京中医医院（现首都医科大学附属北京中医医院），与皮科大家赵炳南一同工作。20世纪70年代初期，在北京中医医院，陈彤云跟随赵炳南参与创建全国第一家中医皮肤科。从此，她得以专心致志地从事中医皮肤病的诊疗和研究，并且根据疾病谱的变化和群众需求，逐渐形成了自己治疗损容性皮肤病的临床特色。

陈彤云在诊治疾病时重视人与自然、气候、环境、季节的协调统一，重视皮肤与脏腑、经络、气血的联系，强调“没有内患不得外乱”。她认为，体表的病变必有内在的根源，皮科疾病应重视外治，但更不可忽视五脏六腑和气血阴阳的盈亏盛衰。

2017年，陈彤云把研究了几十年的验方捐献给北京中医医院，根据此方研制的金花清爽系列及洋参靓肤系列产品同期上市，由此产生的经济效益也全部捐献给社会。获评“北京礼物”，两次参展服贸会广受好评，是中医药走向市场，走向世界进行的有效尝试。

目前，陈彤云有国家级师承徒弟6名，院内拜师徒弟6名，院外及国际跟诊学生8名，已毕业及在读研究生32名。2007年成立“陈彤云名老中医工作室”。2010年成立全国“陈彤云传承工作室”。陆续在全国建立14家流派传承分站、11家推广基地暨传承分站，已建立起一支合理的人才梯队。（中国中医药报记者 杨志云）

陈绍宏：重症圣手，急症先锋

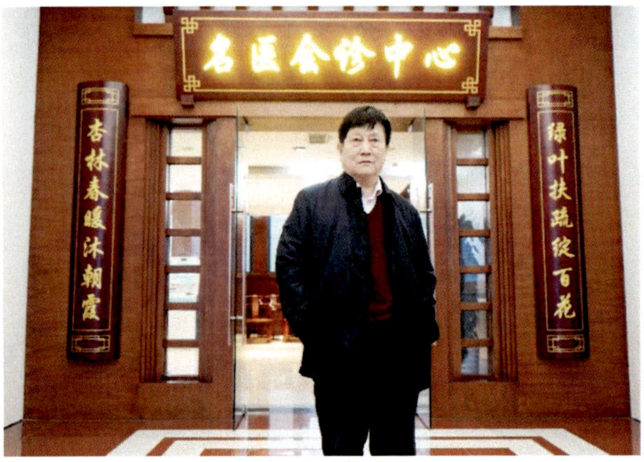

陈绍宏在成都中医药大学附属医院

陈绍宏，1942年4月生。从20世纪80年代开始单纯运用中医药治疗急性脑出血，研制出具有“益气活血”功效的中药制剂“中风醒脑液”，能大幅度降低急性脑卒中患者的病死率和致残率。

因母病想学中医 少年坚定走上中医路

小学时，他的母亲患上了肝癌。家庭的变故让他在心中下定决心：“既然西医治不了母亲的病，我就想学中医或走中西医结合的道路。”

1960年，陈绍宏进入成都中医学院（现成都中医药大学）中医内科学习，在求学的6年里，令他印象最深的是在四川省射洪县基层医院跟随75岁老中医谢湘泉学习的经历，老师在临床上对于古方的活用给他留下了深刻的印象。

有一天，一位20岁的小伙从邻近的县被滑竿抬到谢湘泉老师的门诊。这位小伙患了对口疮（项部蜂窝组织炎，属中医危症），高热神昏，病情危重，西医院认为无法手术。家人抱着试一试的心态找到了中医。

在老师的要求下，陈绍宏首先为患者辨证施治，他自信满满地认为是火毒炙盛（实证）导致的。没想到老师说：“辨证不对，‘饮食、劳倦、喜怒不节，始病热中’，应为新婚之后，阴精暗耗，元气不足则火亢，根据《内经》理论‘火郁发之’‘其高者因而越之’，当开仓廪汤。”

陈绍宏亲眼见证了，在服用三剂仓廪汤后，这位被判“死刑”的小伙逐渐可以进食，病情好转，最终痊愈了。

立下三条军令状 引领中医急诊事业发展

1984年，应卫生部的号召，有条件的医院建立急诊科。当时成都中医药大学附属医院还只有急诊室，医院任命陈绍宏为首任急诊科主任。

陈绍宏在面对筹建中医急诊科的任务时，立下了三条军令状：“三年内，把医院的急诊局面打开。让老百姓知道，中医学院附院也可以看急诊；三年内，建立一支中医急诊队伍；争取在三年内能够单纯用中医中药治疗一个到两个医学界所公认的急症病种。如果没有达到预期目标，我自动辞去急诊科主任的职务。”

1985年5月，时任卫生部副部长的陈敏章到医院视察工作，他问陈绍宏：“你能告诉我你们用中医药治疗急症的比例占多少？”他回答：“中医治疗占百分之四十，中西医结合占百分之三十，纯西医治疗占百分之三十。”

这让当时来视察的领导感觉难以置信。但一位急诊留观患者的案例让在场所有人都心服口服。

那是一位复合型溃疡所致上消化道大出血的患者，因内科保守治疗无效，而患者又坚持不做手术，主动从西医院出院，来到中医院急诊科求治。患者出血不止，不升压药血压测不出，病情十分危急。陈绍宏征得患者及家属同意后，根据“有形之血不可速生、无形之气所当急固”理论，开出了甘草人参汤（甘草60克，人参30克），每剂熬制500毫升频服，仅两个多小时后患者血压即开始回升，连续频服三天后，患者生命体征平稳，患者开始进食流质饮食，逐步恢复健康。

作为我国中医急诊学科主要创建者，陈绍宏建立了集院前急救、急诊抢救室、急诊门诊、急诊病房、急诊监护室、急诊教研室、名中医工作室、疑难病研究中心八位一体的急诊科建设模式，在全国中医院急诊科的建设中发挥了示范作用；构建中医急诊高端人才培养体系，指导出了我国第一个中医急诊专业博士后，培养了一大批中医急危重症领域领军人物，引领和推动了中医急诊事业的发展。

更难能可贵的是，陈绍宏集55年临床经验，总结制定了治疗冠心病、颈动脉斑块、血管神经性头痛、带状疱疹、口腔溃疡、灼口综合征、慢性萎缩性胃炎、胃肠功能紊乱、顽固性便秘、急慢性胰腺炎、慢性前列腺炎、慢性盆腔炎、痛经等60多个专病专方，疗效显著，上述处方不仅在医院中医经典门诊普遍使用，还在全国各地推广应用，深受广大病患欢迎。

以中风病为例，陈绍宏和他的团队秉承着“能中不西，先中后西”的理念，在中医理论的指导下，研制出具有“复元醒脑、泄热息风”功效的中风醒脑液。通过开展的随机双盲、前瞻性多中心临床研究表明，单纯应用中医药治疗中、重型急性脑出血的患者，与西药对照组比较，病死率降低了25.76%，且显著降低了患者的致残率，明显提高了患者的生活质量。

2009年，陈绍宏团队制定的出血性中风诊疗方案在全国33家单位验证，结果显示能明显降低脑出血患者的病死率和致残率，为中医药治疗急危重症开拓了新的思路和方法。

2006年，陈绍宏在波士顿大学医学院与美国专家们展开一场关于中医药治疗急性脑出血的学术讨论。当时，他向美国专家们展示了一组中医方案救治脑出血的病例数据。

“基底节出血75毫升，临床痊愈”，美国专家没有人抬头。

“小脑出血29.3毫升，临床痊愈”，美国专家们开始窃窃私语。

“脑干出血10.88毫升，临床痊愈”，当他展示出最后一组数据，全场的美国专家们都张大了嘴，表示不可思议。

毕竟，在急性脑出血中，脑干出血相比于其他部位出血更为凶险，出血量超过10毫升病死率是100%。

2017年，陈绍宏开始筹建成都中医药大学附属医院中医经典病房，集医学、教学、科研为一体，创造出了更多中医治疗急危重症的奇迹。就在这个时候，他带领团队确定了“中风、肺纤维化、冠心病”三个主攻方向。

2018年10月，香港中医药代表团来院参观后，代表团团长朱恩对中医治疗急危重症给予了高度评价：当你去经典病房看看，去调查了解，便会为中医药的疗效所折服。

除了在中风病领域，在公共卫生领域，陈绍宏也一直主张中医药的实践和运用。

2003年“非典”疫情期间，他对在广东省中医院一线奋战的弟子远程指导，运用中医药参与“非典”治疗。

在2008年汶川大地震中，他带领急诊科医护人员第一时间积极投入抗震救灾，对收治的89名重伤员的治疗进行指导，运用中西医结合的方法，避免了13名患者截肢。

2009年，甲流疫情期间，陈绍宏是成都市传染病院的首席科学家，创造了甲流患者零死亡率的成绩。

2020年新冠肺炎疫情来袭，作为四川省新型冠状病毒防控专家组首席中医专家，他指导制定出共9版四川中医药防疫指南，为疫情防控贡献中医力量，并指导弟子抗疫。

无悔一生追求 躬耕临床育桃李满园

成都中医药大学附属医院现任急诊科主任卢云回忆，自己的博士毕业论文，老师让他反复修改了19次才通过。在需要手写病历的那些年，作为住院医师，卢云在管床期间，常常因为一句话，一个字，都要反复书写10多遍，直到老师满意为止。这种从严治学，从严带教，让卢云迅速成长为省内新一代中医急诊的领军人物。

卢云说，对于学生的培养，老师也有自己的一套方法。他认为学习经典不是死记硬背，传承必须理论联系实践。充分利用学术沙龙、微信讨论群等方式及时地探讨临床疑难问题、交流学习运用经典的心得体会。这样，实践中遇到难以理解的问题，可以随时交流。

2020年4月，陈绍宏的学生、成都中医药大学附属医院急诊科副主任金伟作为中国援埃塞俄比亚抗疫医疗专家组的成员之一参与到海外抗疫援助工作中。刚到埃塞俄比亚的晚上，他便接到了老师的微信语音通话，对当地的疫情形势给出了指导意见。

多年来，陈绍宏一直牵挂着高原的藏民。2012年，他捐赠给甘孜州藏医院一台价值46万元的高效液相色谱仪，为少数民族医药事业的发展做出了贡献。

面对“植物人”患者的家属，他总是握住患者家人的手，尽力安慰，给予温暖。

他的一颗仁心，藏在他与死神赛跑的疾步中，藏在他挑战医学禁区的胆识里，藏在他日复一日坐诊的点滴中。

（中国中医药报记者 徐婧）

林毅：现代中医 乳腺病学开拓者

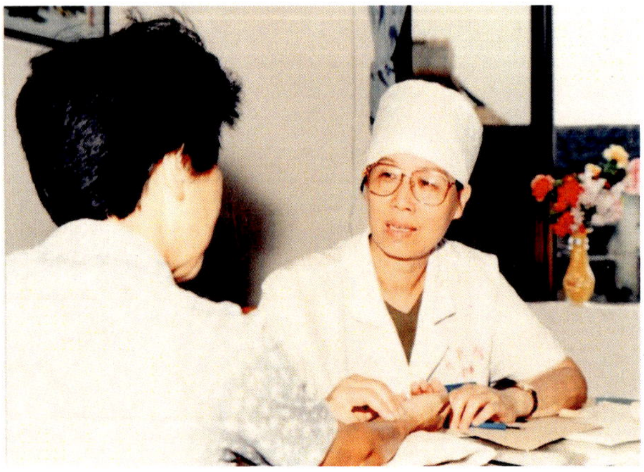

20世纪90年代，林毅在门诊为患者诊治

林毅，1942年3月生，福建古田人，广州中医药大学第二附属医院（广东省中医院）主任医师。

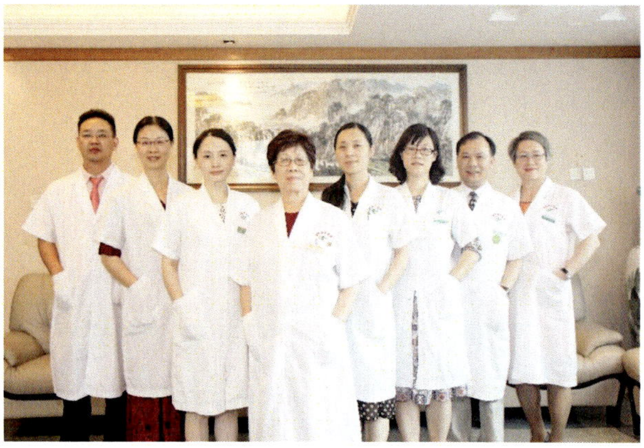

林毅（中）与广东省中医院乳腺科团队

创乳科——成立全国中医系统第一个乳腺病专科

1942年3月，林毅出生于一个西医家庭。父亲为女儿取名为“毅”，意在“士不可不弘毅，任重而道远”。

林毅说：“我这一生无论做什么事，只要努力认真踏实去做，多是成功的，这大概与我的名字有关吧。”林毅做人做事坚持“讲真话，吐真情，求真理”，没有这种毅力是不可能实现的。

这样的精神正体现在她在广西中医学院求学过程中。那时，为了集中精神背诵经典，林毅常常偷偷地爬上校园中的荔枝树，躲在上面背书，“经典背不熟不下树”。

1965年，毕业后的林毅来到桂林市中医医院，很快就成长为医院外科的一名骨干。

1980年，抱着发挥中医特色与优势的信念，她大胆设想，并提出组建乳腺病专科，得到了桂林市中医医院领导的大力支持。随后，全国中医系统第一个乳腺病专科成立。这给了林毅有大的作为空间。

1984年，林毅作为专业技术拔尖人才被任命为桂林市中医医院院长。上任伊始，她便提出了“以急诊为龙头，以专病建设为突破口”的发展思路，1995年，她所领导中医乳腺专科获批成为“全国中医乳腺病医疗中心”建设单位，1997年7月通过专家评审验收正式挂牌，当时在全国也是唯一一家。

后经广东、广西两地反复协商，时年55岁的林毅愿意接受挑战，同时出任广东省中医院乳腺科学术带头人、桂林市中医医院院长及乳腺科学术带头人。

“哪里需要我，我就到哪里去！”是林毅的夙愿。

扬优势——零起点五年建成国家级重点专科

1997年7月，林毅来到广东省中医院筹备乳腺科。9月9日，广东省中医院二沙岛分院开业。

直到现在，林毅还记得那天的开业场景，“我们在一楼大厅搭了几张大桌子做义诊，全国各地患者慕名而来，一直到下午两点多钟才结束。”她说。

当时二楼门诊一半诊室都留给乳腺科，所有的配套设备都是当时最先进的。

那天，林毅站在医院的顶楼天台，思绪翻涌，医院提供这么好的条件，还有这么多有需求的患者，她在内心暗暗地给自己树立了一个梦想：在这片热土上建立一个影响辐射海内外的中西医结合乳腺病医院！

在她的推荐下，医院从上海中医药大学、中山医科大学、湘雅医院等国内知名大学、三甲医院招来专业人才，为新兴的乳腺科带来现代医学新理念和新技术，并很快形成“临床—影像—病理”的完整先进诊疗体系，进一步夯实了临床基础。

短短3年后的2000年，乳腺科就获批省级重点专科，2002年获批为国家中医药管理局“十五”重点专科建设单位，并相继成为国家中医药管理局“十一五”至“十三五”重点专科强化建设单位。短短五年间，实现了从无到有、从小到大、从弱到强的华丽登场。

她用中医的方法，带头攻破了被称作“良性病中的恶魔”的肉芽肿性小叶性乳腺炎，提出“燮理阴阳，立法衡通”中医综合疗法进行治疗，可实现创伤更小、疗程更短、外形更美、功能更好、不良反应更少的治疗目标。

通过运用中医三因制宜观念，林毅提出“乳腺癌分期辨治规范化”理论，确立了乳腺癌围手术期、围化疗期、围放疗期及巩固期的分期治疗体系，并在临床实施过程中验证了这一理论的科学性，不仅符合乳腺癌临床病机变化的特点，而且便于临床实际操作。

她和团队先后牵头制定2010年中华中医药学会乳腺病防治协作工作委员会《乳腺癌分期辨证规范》、2018年国家中医药管理局“乳岩（乳腺癌）围手术期中医诊疗方案及临床路径”等。

她还提出“中医药周期疗法”治疗乳腺增生以及干预癌前病变、“子午流注纳支法”理论结合“健脾补肾生髓法”防治乳腺癌化疗后骨髓抑制症、“激素受体阴性重在健脾，激素受体阳性重在补肾”等重要学术理论，都充分地体现出她在中医理论和实践上融会贯通、推陈出新的境界。

研新药——为经验成果转化树立行业典范

在她的带动下，一个影响全国，独具特色的现代中医乳腺病学科正在蓬勃发展。

她将自己的宝贵经验毫不保留地传授给年轻一辈。诲人育人，提携后学不遗余力，毫无门户之见。无论是师门弟子，抑或是博士生、研究生、进修生等，均视同己出。

她告诉弟子们，“身为中医，必须首先汲取祖国数千年中医药知识精华，只有了解前人的学术精髓，才能在继承基础上创新发展”。继承不泥古，创新不离宗，这就得遍览古籍、精读经典、熟记方药，传承创新，不断攀登科学的高峰，没有捷径可走。

在团队的共同努力下，林毅研制特色院内制剂14种。其中消癖系列口服液制剂，根据月经周期不同阶段女性乳房生理病理特点，以“消、补、散、活、泻”为法，为乳腺增生病中医周期疗法注入了活力，临床运用三十余年取得满意疗效。

林毅在此基础上优化形成“消癖颗粒”，自创方以来，经历了十余年的研发历程。荣获国家发明专利及国家药品监督管理局临床研究批件，成功进行技术转让，并顺利完成全国多中心III期临床试验。2018年12月获得国家药品监督管理局新药证书，为基于“理—法—方—药”模式的名老中医经验成果转化树立了行业典范。

“我只是他们的引路人。”林毅说。这些年来，她主持举办国家级继续教育项目累计20余次，每年培养全国各地中医骨干人才数以千计；多次受邀赴海外讲学，定期开展中日互访学术交流，任日本熊本机能病院名誉院长，荣获美国中华医学会“国际名医奖”，学术声望享誉海内外。

爱患者——构建完整的乳腺病治未病体系

“没有您就没有今天的我！”这些话，有无数患者说过，“活菩萨”是患者对林毅的评价。

疫情期间，医院多数普通门诊暂停，心系患者的林毅让团队开通了“在线咨询服务”，让患者足不出户就能与专家面对面交流互动，解除心中的疑惑。

“林教授连煲药方法、服用时间、平时做些什么运动、按哪些穴位这些细节全都嘱咐好了。”患者张阿姨表示，看林毅门诊最大的感受是“细致”，许多发病原因、生活调理中遇到的问题，林毅都会一一讲解。

她将中医“治未病”的理念与乳腺疾病的防治工作结合，紧紧抓住情志因素、饮食起居等对人体的影响，在临证时非常重视对患者进行心理治疗，“强调养生先养心”。

为让更多患者享受绿色健康的保健方法，远离乳腺疾病，她构建了完整的乳腺病治未病体系，率先将情志疗法、五音疗法、运动疗法、团体治疗等引入乳腺病防治体系中。

她在经络学说的基础上，根据经络、气血、脏腑相关的理论结合意、气、体创立了独特的“女性养生导引功”。这套功法具有疏通经络、运行气血、纳清吐浊、平衡脏腑、燮理阴阳之功，不仅对养生保健有良好功效，对乳腺增生病、乳腺癌患者也有较好的康复作用。

同时，她主张防治并重，身心同治，道术结合，编创“乳房保健八法”获国家体育总局遴选为健身气功运动处方。

（中国中医药报记者　李娜）

林天东：琼州经方流派掌门人

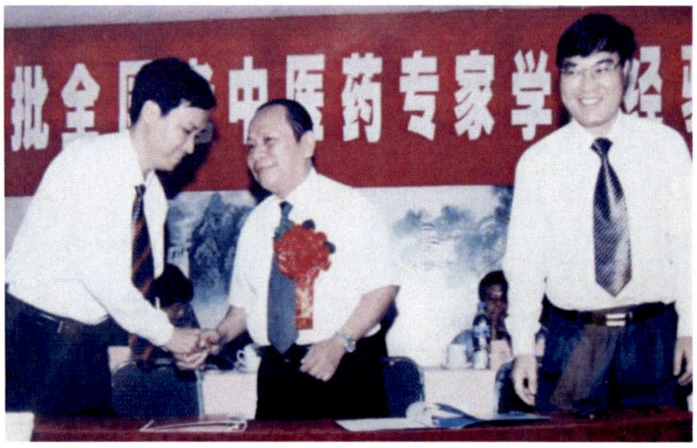

2003年，林天东作为第三批全国老中医药专家学术经验继承工作指导老师收徒

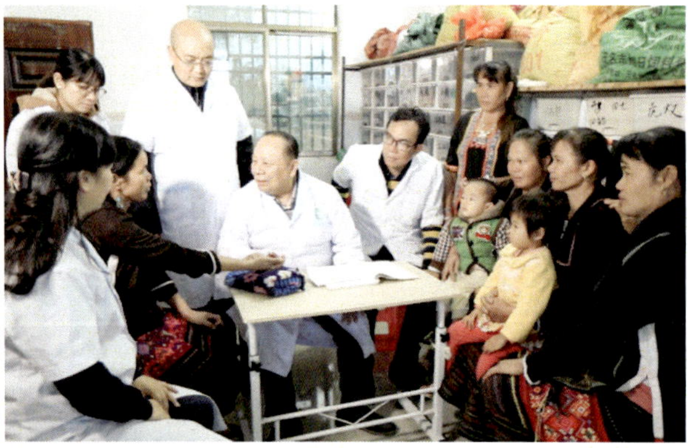

2016年，林天东为黎族百姓义诊

林天东，男，1947年12月出生于中医世家。开创了“琼州经方流派”，填补了黎医药学理论的空白。

幼承庭训，小村庄里开启中医梦

林天东出生于中医世家，父亲林盛森善治疑难杂症，在当地颇有名气，林天东自幼跟随父亲采药行医，积累了丰富的用药经验。

1965年，林天东以全海南第一名的成绩考取海南医学专科学校。不幸的是，因为特殊原因，全班同学都被取消了读书资格。他于1968年取得广州中医学院（现广州中医药大学）中医学徒大专学历。1973年，林天东又以全省第一的优异成绩考上了海南省中医院中医班。

1978年，而立之年的林天东在医术上已经小有名气。为了进一步精进医术，他带着丰富的临床经验，前往广州中医学院进修。成为国医大师邓铁涛的弟子，并得其真传。

1984年秋，他又辞别妻儿，北上攻读中医研究院（现中国中医科学院）研究生班，并得到国医大师陈可冀的赏识，拜其门下。他的第一部专著《中医肝病与病毒性肝炎》便是此时著成。研究生期间，他还师从国医大师王琦，学习继承了王琦对于治疗男科、不孕不育症等疾病的学术思想。这也为他今后诊治男科、不孕不育症奠定了坚实的基础。

良术济世，治病救人育英才

“名不名，诚实待人即是名；利不利，除人疾苦即为利。”这是林天东给自己立下的座右铭。几十年来，他始终奉行患者至上的理念，忘我工作，忠实履行着一名医者的职责。

林天东诊疗经验丰富，除了不孕症外，各科疾病他都能手到擒来。曾有一个安徽的患者，患有肺气肿伴心衰，四处求医问药都没有好转，因儿子在海南工作，经人介绍坐飞机来到海南省中医院求诊于林天东。下了飞机后患者就喘得无法走路，下午到了门诊，林天东经辨证后，给患者开了瓜蒌薤白白酒汤合五苓散加减，并配合西药治疗，当天晚上患者就好转，还邀请林老一起吃饭。像这样的病例，不计其数。

在学生的培养方面，林天东也总是特别耐心，他认为教学就要简单化，要以一种简单易懂的方式，让学生容易接受。2002年，他毅然申报了全国老中医药专家学术经验继承工作指导老师。他表示，要将毕生所学的经验，倾囊授予有志的中医学徒，期望能培养出更多、更好的后来者，让更多的人受益于中医。

严谨治学，致力推广黎族医药

海南省地处热带边缘，属热带海洋性季风气候，是中国最大的“热带宝地”。多数医家认为海南天气炎热，当地应阳盛阴衰者居多，而林天东却认为南方暑热，世人食凉喜冷易伤脾阳，暑易伤气，雨多湿重易伤阳气，提出“南方阳虚、寒病者多，宜用伤寒方”的观点，打破了“南不用麻黄、桂枝，北不用石膏、知母”的禁锢，提出了“南方宜用麻、桂，因温散之性可疗南方寒凉体质；北方宜用石膏、知母，其清热之性 可去北方之内燥”等论述，开创了“琼州经方流派”。

正是基于这种认识，一首麻黄汤，在林天东的手中变化无穷，广泛用于治疗呼吸系统疾病。寒者加细辛、干姜；热者加黄芩、石膏；虚者加人参、五味子；实者加厚朴、大黄。经过他巧妙的灵活运用，治愈了无数苦于咳喘的患者。同样，一首小柴胡汤，亦被他应用的随心应手，用于治疗外感内伤杂病及男科、妇科疾病等。

在治疗男科、妇科疾病及不育、不孕症方面林天东更是信手拈来，尤其在治疗不孕症方面，治愈率高达90%以上，被患者誉为“送子观音”。他认为，男女异，异在经带胎产，而脏象一致；女疾男病，同属阴阳八纲，而治法则一。于是创造性地提出了“男方女用、女方男用”的异病同治临证思想，临床常用五子衍宗丸治疗男子少精子症和妇人卵泡发育不良症，用易黄汤治疗男女生殖系感染等。

他还带领团队研发了八味强精丸、知柏止遗丸、归藤丸、丹桂胶囊和柏苓化浊丸等院内制剂，编著了《全国名中医林天东男妇科学术思想辑要》《全国名中医林天东临床方药荟萃》《男科疾病中医特色外治171法》《妇科疾病中医特色外治344法》和《全国名中医林天东诊疗思想集萃》等10余部著作，形成了海南中医诊治男、妇科规范化的诊疗体系。1990年，作为海南省中医男科学科带头人，林天东创建了海南省中医男科病研究治疗中心，进一步推动海南省中医诊治男、妇科疾病的快速发展。

此外，林天东还对海南黎族医药的推广和发展做出了不可磨灭的贡献。黎族医药作为传统的少数民族医药，对甲亢、胃出血、闭合性骨折、毒蛇咬伤等常见病和疑难杂病方面有着独特的疗效。林天东自幼跟随父亲上山采药，对很多黎药的生长特性及药用价值十分了解，他在临床中也常用黎药治病。在诊疗工作之余，不辞劳苦地带领弟子们跋山涉水考察黎医药资源，深入民间挖掘黎族的特色诊疗及用药经验，对黎药资源进行抢救性挖掘，并在相关部门的支持配合下进行黎药品种标准的制定工作。

作为海南省政协委员，林天东还数次提案呼吁对海南古老的黎族医药开展抢救性挖掘，并牵头成立了中国民族医药学会黎医药分会，整理构建了“以毒立论”为核心的黎族医药理论及疾病诊疗体系，调查梳理400余种黎族医常用药材，编著了《黎族医药概论》《海南黎药》《黎族医药理论与实践》和《海南习用药材初加工与饮片炮制》等著作，填补了黎族医药学理论的空白。

锐意改革，管医院如临床治病

1997年7月，林天东被海南省卫生厅任命为海南省中医院院长。

“我把医院的管理当作治病救人，辨证论治、对症下药。”林天东表示，他认为医院的管理犹如中医选方用药，需君臣佐使俱全，各司其职，分工合作“君药”统筹、“臣药”辅助、“佐使药” 调和。通过这样协调关系，医院的规章制度才能上行下效、上通下达。

上任之初，他提出了“改革是动力，管理是保证，发展是目的”的治院思想。他秉承“能者上，庸者下”的用人原则，严把人事“进口”关，出台了人事制度改革的18项实施细则，实行竞争上岗模式。2000年，竞聘新一届中层干部65名，一批德才兼备的员工走上部门的领导岗位，干部队伍逐渐年轻化、知识化、专业化。

按照精简、高效、统一的原则，他对医院的科室职能进行了合理调整，从原来的9个科室缩减至5个，解决了个别科室职能交叉重复的问题。他还提出实行后勤社会化改革，创办了6个社区门诊和联营科技合作项目，使医院的剩余员工得到合理的分流。

经过改革，海南省中医院门诊量以每年15%的速度递增，住院人数也以每年30%~40%的速度递增，实现年业务总收入、职工年收入、就诊人数、住院人数等年翻番的经营目标。海南省中医院也从当初的一穷二白，变成了引领全省中医发展的三级甲等中医院。

“圣手仁心回天术，悬壶无私携后生。”林天东用一生践行了什么是纯粹的医者。当被问及准备看诊看到什么时候，林天东答道：“如果能幸运活到一百岁，那我就给患者看到一百岁。”

破石奇珠秀杏林，岐黄世事两精深。
英名不属嗟来物，总是元元自笑吟。
等闲短纸费神吟，百草成珠自在心。
物外含英缘济世，柴门淡泊好相寻。

这是海南省琼剧院原副院长、琼剧老作家、编剧家钟少彪写给林天东的一首诗，它真实记录着林天东的杏林情怀与追求，也鞭策与激励他在杏林耕耘不辍，奋斗不止。

（中国中医药报记者 秦怡文 通讯员 吴维炎 林佩芸）

旺堆：擦亮藏医药明珠

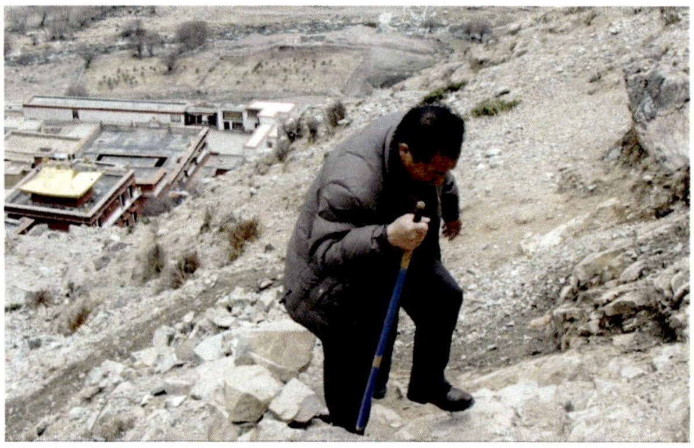

旺堆外出调研考察

旺堆，藏族，1951年生于西藏昌都。编著藏医史上第一部现代综合性藏医药辞典——《玉妥心要》，其论文《藏医药文化源于西藏古象雄医学文明》明确将藏医学起源定位于中国，将藏医史提前1000多年。

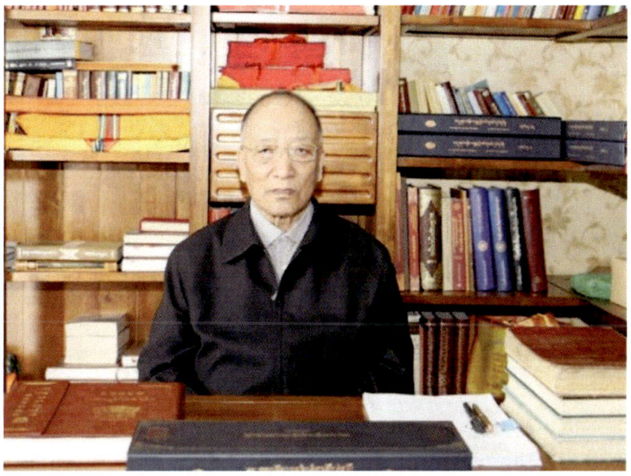

旺堆在工作室

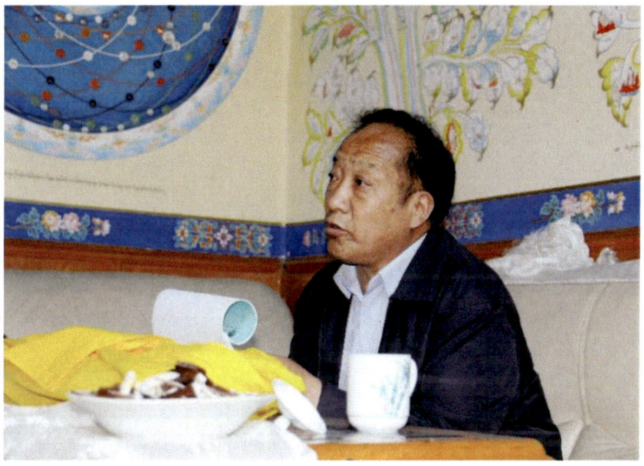

旺堆为学生授课

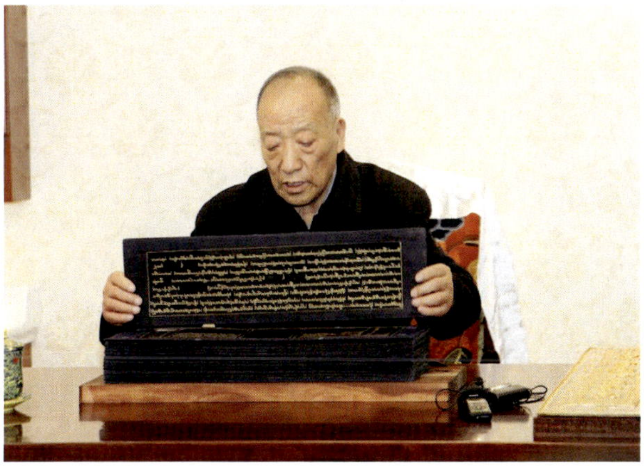

旺堆为研究生授课

师徒相授 融汇各派学说

藏医药学有一句话：“久病的人所懂的比新学成之医生还多。”所以，藏医会把行医的一生视为持续的学习过程，从不认为自己已经学成毕业。旺堆是在传统藏医“师徒传授”制度下成长起来的。从7岁开始，他便跟随西藏昌都的名医土旦、阿松康卓学习。旺堆从不离开老师半步，刻苦钻研学习藏医药相关知识内容。在学习的初始阶段，旺堆背诵医学著作的同时，还会协助师长采药、制药及诊疗，在一旁观察学习，同时也形成了慈悲济世的优秀涵养和品德。

在此基础上，旺堆拜康区著名藏医其美多吉学习藏医理论和临床技能，随后到拉萨市藏医院师从甲日·土旦次仁、康珠·央嘎、贡嘎平措等藏医名家研习典籍，耕耘临床，继承了各派医理医技特长。

良术济世 造福高原百姓

西藏自治区平均海拔在4000米以上，高寒缺氧，气候恶劣，疾病多发。在与疾病斗争的过程中，藏族群众在广泛吸收融合中医药学、印度医药学和大食医药学等理论的基础上，通过长期实践形成了独特的藏医药体系。作为藏医药文化的传承者，旺堆先后在西藏昌都市藏医院、西藏自治区藏医院、西藏藏医药大学附属医院潜心从事临床医疗工作，对临床各类急、慢性疾病做出科学合理的诊断和治疗，同时配制药物遵循药理，一丝不苟，且疗效卓著，深受广大患者的欢迎。

临床中，旺堆针对高原百姓失衡的身体状况，充分运用藏医“散、盛、积、瘀”的病机理论，借助“敛、消、引、泻”的诊疗方法，让患者的身体达到一种平衡，保障患者的身体健康，更好地凸显藏医临床疗效。

针对西藏地区高原严寒、饮食粗糙的特殊情况，旺堆对高原心血管疾病、慢性胃肠病变、肝胆疾病、关节炎、棘球病等病种做了专项研究，尤其是针对癫痫等疑难杂症研发了“那熙所久”“多杰曲登”等特效药。同时，针对高原地区空气稀薄缺氧，人体组织缺氧，引起的红细胞增多症，旺堆撰写了论文《中藏药治疗高原红细胞增多症的多靶点筛选评估系统研究》，选择治疗高原红细胞增多症（HAPC）临床疗效确切的中藏药为研究对象，以期构建一种体现多途径、多层次、多靶点的药物筛选方法平台和体系，推动具有自主知识产权治疗高原红细胞增多症药物的研发。

在抗击“非典”、防控新冠病毒疫情期间，旺堆积极参与疫情防控工作，让藏医药在关键时刻发挥其独特作用和优势。在“非典”期间，旺堆作为研究团队的带头人，研发了“九味防瘟丸”和“多杰苦茶布”，为学校附属医院、自治区藏医院，甘孜州藏医院等医疗一线机构献方献策，展现了藏医药服务疫情防控的特殊作用和价值。在新冠疫情期间，旺堆还参与了西藏自治区卫生健康委组织的线上研讨会，毫不保留地将自己掌握的藏医理论和临床经验全盘托出，服务于百姓健康。

苦心造诣 传承藏医传统

藏医是历史悠久、独具特色、疗效显著的一门科学，是藏族人民在复杂的自然环境中与各种疾病长期斗争所形成的少数民族医学，是中国医学宝库中的重要组成部分。

1976年，旺堆走出昌都，来到拉萨，针对藏医药文献资料匮乏等问题，开始进行收集、整理资料，做记录等编写辞典的研究工作，编著完成藏医药发展史上的第一部现代综合性藏医药辞典《玉妥心要》，对藏医药涉及的专业术语进行解释和分析，明确了注重本源医理的学术思想。由于其特殊价值，该辞典得到第十世班禅额尔德尼的高度评价并亲笔作序。时至今日，《玉妥心要》仍然是藏医药工作者的必备工具书。除此之外，旺堆还编制《新藏医词典》《临床经验纪要汇编》《藏药方剂》等鸿篇巨制，服务于当下的藏医药临床实践。

旺堆先后编写了《藏汉大辞典》，记载有关藏医方面的人物传记、历史知识、名词术语注释等内容；编著了《玉妥心要》《藏医药大辞典》《藏医学史》等专著；独自承担了《宇妥·云丹贡布传》《四部医典注释·祖先遗教》《晶珠本草》《四部医典形象论集》等书的整理、校订工作；此外，还负责设计、绘制了《藏医药历代师承大全》《藏天文历算历代师承大全》《藏医历史典故系列唐卡》（65幅）《藏医人体解剖系列壁画》等藏医唐卡挂图、壁画及注释内容。

在文献研究的基础上，针对藏医学起源学说，旺堆带领团队进行实地调研，几乎走遍了青藏高原的整个藏区，探访相关遗址的同时，走访当地居民，经过十几年的研究，于2002年正式在意大利国际藏学会议上首次提出了“藏医文化源于古象雄医学文明”的学术观点，将藏医学发展史提前1000多年，确定了目前学术界公认的3870多年前的藏医学起源学说，得到了与会诸多学者的称赞。

谆谆教诲 培育优质人才

改革开放以来，西藏自治区藏医教育逐步走向正轨，以正规学历教育和在职进修培训为主、民间师带徒带教为辅的格局已经形成。1983年，西藏自治区建立了第一所专门培养藏医药人才的自治区藏医学校，1985年，西藏大学又设立了藏医系。自1985年筹建藏医本科之初，旺堆就出任藏医系主任，培养了第一批藏医本科生、硕士、博士。他认为现代高等医科教育是必然趋势，并能够缓解藏医人才断层的危机。

在教学岗位上四十余年如一日，旺堆认真负责、任劳任怨、严格要求、孜孜不倦地培养了数以万计的藏医药专业人才，为藏医药传承做出了突出贡献。师从旺堆教授的不同层次的藏医药专业人才超过一万余名，其中直接师从培养的博士研究生8名，硕士研究生22名。旺堆培养的学生中有的已成为全国各大藏医院、医学院校的医疗、教学及科研骨干，其中博士生导师6名、西藏自治区名藏医3人、藏医学科带头人5人、西藏自治区学术技术带头人4人、“西部之光”访问学者3人，全国优秀科技工作者1人，全国优秀教师2人，自治区优秀科技工作者1人，自治区级四有好老师1人等，桃李满天下。

如今，在致力于发展西藏藏医药大学的同时，旺堆更大范围地挖掘和保护民间藏医“财富”，收集整理藏医药信息。2002年，为了继承和抢救藏医药深层文化资源，旺堆与原西藏藏医学院院长措如·才朗教授倡议，着手开展了“藏医药天文历算博物馆”筹建工作。他广布于藏区的学生弟子得知老师要办这样一个博物馆，积极地收集藏医药历史上珍稀无价的藏品，将它们汇聚到这个博物馆中。如今的博物馆藏品令人目不暇接：9尊藏医药和天文星算学古代名家鎏金塑像，20尊近代名家鎏金塑像，9部不同版本《四部医典》及大量藏医药、天文星算及相关学科珍稀古籍手抄孤本文献资料，20幅藏医药历史典故图解唐卡，多部藏医药古籍传统藏纸金汁刻绘版等等。（中国中医药报记者 张霄）

南征："消渴"大家 抗"艾"斗士

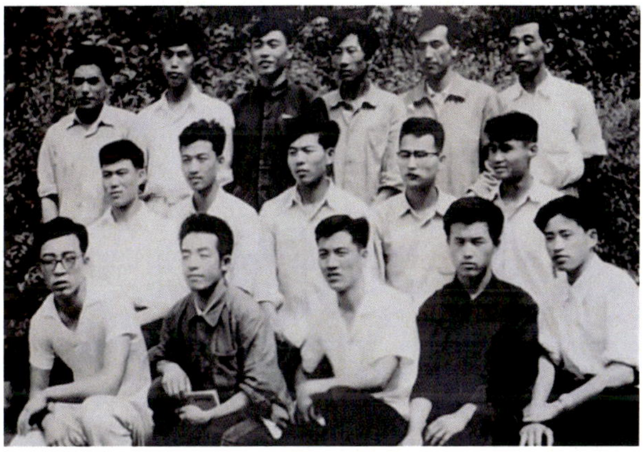

1963年，长春中医学院学生会干部合影，二排右二为南征

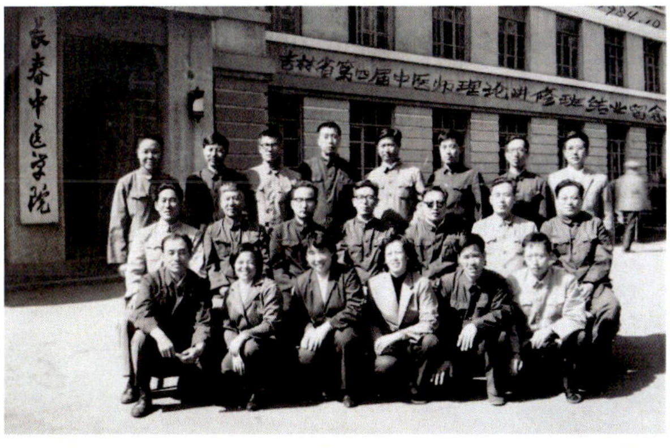

1984年，吉林省第四届中医师理论进修班结业合影，二排左三为南征

南征，1942年1月生，朝鲜族。开创了从"毒损肾络"论治糖尿病肾病的先河，独创"消渴肾病"中医新病名，被收入《中医药学名词》中，丰富了中医络病学理论内涵。

少年立志：朝鲜族少年有个中医梦

学好中医，为更多的人解除病痛，是南征童年时就已确立的理想。南征祖父的挚友是当地一位名老中医，他经常为乡邻诊病，却分文不取，很受大家敬仰。做医生的愿望悄悄在南征心中扎下了根。

在解放战争、抗美援朝战争中，南征的父母先后光荣牺牲了，留下了他和弟弟，成了战争孤儿。在党的关怀下，南征读完了小学、中学。

1959年，坚定学习中医的南征以优异的成绩考入了长春中医学院，当时他只有17岁。

1982年，被中医学界称为"活字典"的首届国医大师任继学把南征收入门下，将毕生所学倾囊相授。老师任继学治学的严谨，一直影响着南征。

他坚持刻苦学习，毕业后，他留在长春中医药大学附属医院工作。

矢志岐黄：首提"消渴肾病"，首倡"一则八法"

每年，全国各地有5000多名糖尿病及其并发症患者来到长春中医药大学附属医院求诊于南征。

在临床中，糖尿病引起的肾病、肾衰竭给患者带来了极大痛苦。南征看在眼里，决定把自己的专业方向定为糖尿病肾病。

南征记得，多年前有一位女患者，尿毒症合并肾脓肿，西医只能开刀治疗，患者不愿意，最后辗转到南征处就医。来时患者已经不能站立，不能行走。经一个月中医药治疗，患者如常人可以站立、行走，经过某西医院详细全面检查后，西医同行也评价说"这是奇迹"。

1988年6月，日韩英兴物产贸易公司董事长郭大植先生将自己危在旦夕的友人——日本明治大学的学友会主席中田先生带到中国长春，找到南征。

他诊断完毕便语出惊人，对郭大植说："只要你的朋友停止透析，我就给治！"

大凡治肾的中医师，一般不敢贸然让患者全停透析，而是采取逐步递减的办法，以备不虞。中田先生表示同意。用药两周之后，患者尿多了、肿消了、腰挺直了、腿疼缓解了，可以自行下床走动了。此后中田先生又到长春找南征看过两次病。相距九年，南征再度赴日时，中田先生的病全好了，全家同来恭请南征赴家宴。

他继承了导师任继学的学术观点，如消渴之病位在散膏，散膏即今之胰腺，由此提出了"滋阴清热、益气养阴、活血化瘀"三法为一法治疗消渴，研制成功国家级准字号新药消渴安胶囊。

他首先提出"消渴肾病"中医新病名，于2010年正式收入《中医药学名词》一书中；首创"毒损肾络"的病因病机学说，首立"调散膏，达膜原，解毒通络，保肾导邪"法，自拟"榛花消肾安汤"治疗消渴肾病，受到了广大患者好评。

在临床中，他创新性地提出中医管理患者、控制疾病"综合疗法"，即"一则八法"，并在实践中得到验效。使患者自我调养"精、气、神"，增强战胜疾病的决心和能力。

他首次提出"毒损肝络"说，并提出"治肝必解毒通络保肝为宜"理论，研发长白山珍贵民间药材榛子雄花，应用于治疗肝病、消渴肾病、脂肪肝等。2008年研究成功以榛子雄花为君药的新药复方榛花舒肝胶囊，2016年11月18日，国家中医药管理局重点课题"复方榛花舒肝胶囊"获吉林省科技进步二等奖。

他又根据"毒损脑络"说，于1986年成功研制了治疗中风病的新药麝香抗栓丸、麝香抗栓胶囊。分别获吉林省科技进步三等奖、长春首届发明与革新奖，麝香抗栓胶囊2010年被录入《国家药典》。

作为朝鲜族医生，他也始终关心着中国朝鲜族医学的发展。他提出了"辨证辨象结合论治"是中国朝医学理论特色，推动朝医成为国家医师资格考试科目并指导编写考试大纲，帮助高校恢复朝医人才高等学历教育，帮助地方加快三甲朝医院建设，审编朝医学著作15部，培养朝医人才百余人，获中国民族医药学会突出贡献奖2次。

炕头义诊：在艾滋病患者心里播撒阳光

从2006年起，在治疗艾滋病这条道路上，南征试图用中医药疗法为更多患者服务。在患者的心里，他就是黑暗里的那束光。

据统计数据显示，2021年，吉林省存活艾滋病感染者和患者首次超过1万例。

2009年，南征担任吉林省防治艾滋病治疗小组组长，他总是亲临艾滋病患者家中诊疗，并搜集、观察、整理艾滋病的中医证候特点。与艾滋病患者握手、拥抱，是南征每次义诊时向患者传递的温暖。患者们把他的义诊亲切地称为"炕头义诊"。

2007年，刚刚确诊艾滋病的王大爷遇到了来村里诊病的南征。那时，他正在地里干活。

王大爷回忆，当时，南征主动伸出手紧紧地握住他的手，那一刻，他觉得心里暖暖的。

"疗效是首位"南征认为，艾滋病属于中医"疫病""伏气温病"等范畴，邪之所凑，其气必虚，疫毒之邪侵入体内，日久必伤正气。他继承了任继学的临证学术精华，运用"散膏""膜原""毒损络脉""破血化瘀"等理论，进行"辨证求因、审因论治"。

16年来，门诊发展成医院，南征也成为专家组组长，可义诊工作从来没有间断，最频繁的时候，他平均每月至少去一趟。支撑他走进患者家中的初心，是对一批批艾滋病患者难以割舍的牵挂。

"我们不能谈'艾'色变，而要让'艾'见中医药色变。艾滋病传染有途径可寻，艾滋病可防可控，并非洪水猛兽。"通过中医药的系统治疗，艾滋病患者由于免疫力低下及服用抗病毒治疗药物而引发的各种不适症状得以明显改善，寿命明显延长，生活质量明显提高。

教书育人：培育代代铁杆真中医

"读经典、跟明师、多临床、做明医，老老实实做人，踏踏实实看病，全心全意为患者服务，做患者需要的、明明白白的铁杆真中医。”是南征对于学生们的基本要求，为此，他对学生们提出了“不忘初心、学会量心、下定决心”的要求。

在女儿南红梅的眼里，对于治学，父亲一直非常严格。“父亲常常因为我一首方歌、一味中药、一句经典原文背错了而批评教育我。”南红梅说。

但是，在生活中，他又十分关心学生的成长，常常自掏腰包请学生吃饭。鲍鹏杰回忆，自己第一次跟着老师去艾滋病患者家中义诊时，心里很有顾虑，没想到老师一改往日的严格，温柔地鼓励他说：“要消除社会对艾滋病患者的偏见，就要从医生做起。”老师的鼓励给了他很大的勇气迈出与艾滋病患者近距离接触的第一步。

长春中医药大学附属医院内分泌代谢病科护士长王怀颖说，南征经常给外地来的没挂上号的患者加号；告诉患者不要起早贪黑挂号，没有号可以找他加号；能让患者跑一趟，绝不让患者跑两趟，曾经因为这个问题，还严厉地批评过学生。

“你当一回患者，你就知道当患者有多么不容易了”，这是他常挂在嘴边的话。

2020年新冠肺炎疫情肆虐期间，已是78岁高龄的南征教授主动请缨，通过亲临一线、远程会诊平台等多渠道开启了中医人的战“疫”之路。即使是78岁生日当天，他仍旧马不停蹄奔忙在抗疫救治一线。

“大河向东流，人生如逆旅。

我亦是行人，不忘争上游。”

在南征的案头，挂着他书写的这首诗歌，是他对自己的中医事业最生动的注脚。

（中国中医药报记者 徐婧 许守年）

涂晋文：荆楚大地上的急症先锋

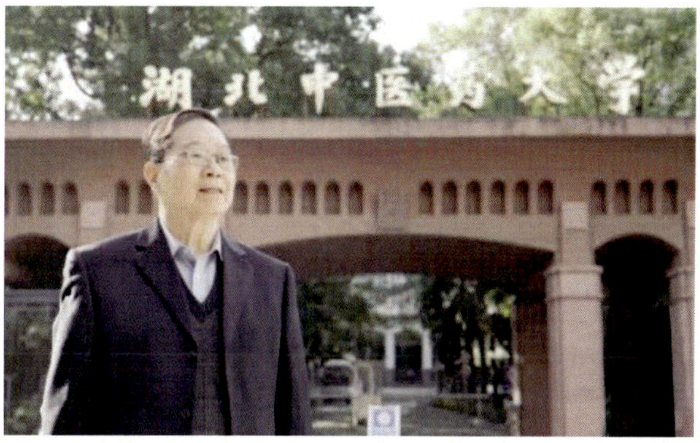

2022年，涂晋文在湖北中医药大学留影

涂晋文，男，1940年10月生于湖北武汉。“正德厚生，臻于至善”，这是一位老友对涂晋文的评价。

结缘中医，“读得精，学得深”

1958年初秋，湖北医学院（现武汉大学医学院）医疗系迎来一批新生，其中就有时年18岁的涂晋文，东湖边的校舍里，多了一名勤奋好学的杏林学子。

“当时的湖北医学院正在进行院系调整。”涂晋文回忆，彼时，全国掀起西医学习中医的热潮。因此，湖北医学院新创办了两个院系，一个是儿科系，另一个就是祖国医学系。“祖国医学系创办后，要在我们医学院400余名新生中挑选30名新生进入，学习中西医结合和中医，我有幸成为其中一员”，涂晋文说。

当时采取自愿报名的形式，自幼喜爱国学的涂晋文没有犹豫便在申请书上签了名，被选中进入祖国医学系学习，由此与中医结缘。1960年，由于院系调整，涂晋文转入湖北中医学院（现湖北中医药大学）中医系中医学本科，开启了在漫漫中医路上的求索。

“被选上我真的很高兴。”每每提起与中

医结缘的经历，涂晋文的眼神里总会透出一丝喜悦，“这件事改变了我的人生啊，我从一个喜欢学西医的人，成为一名中医人，而且越学越喜欢”。

坚守一线，全心全意为人民

1964年，涂晋文大学毕业，留任湖北省中医院工作，在临床一线一干就是近60年。

20世纪六七十年代，年轻的涂晋文与其他医疗卫生人员遵照毛泽东关于“把医疗卫生工作的重点放到农村去”的指示，到农村开展巡回医疗，深入农民家庭或田间地头，发挥中医药优势为农民治疗血吸虫病、梅毒等传染病及其他常见病。

“我们去基层，乡亲们都非常欢迎。”涂晋文回忆，令他印象最深的是在恩施土家族苗族自治州，一位老人听说有省里医疗队来为村民看病，走了20多里山路来就诊。确诊是高血压后，老人说，希望能用一服药治好。“那个年代基层穷，人们没钱，老人的钱只够买一服药。”涂晋文说，因此他经常给基层捐款，以资助贫困患者支付医药费。

2003年“非典”（SARS）疫情暴发以后，涂晋文长期担任湖北省中医药防治艾滋病、“非典”及重大传染病的防治专家组组长。2004年，涂晋文接到中医药防治艾滋病（AIDS）方面的工作任务，要用中医药治疗湖北省约200名艾滋病患者。这些患者大部分居住在偏远山区，交通不便。涂晋文带队跋山涉水，亲自到每一名患者家中，询问病情，把脉开方，甚至送钱送物送药，帮助患者改善生活条件。

涂晋文十分重视患者的感受，为了保护患者隐私，他在为患者诊断或送药时都会避开其他人；患者中还有部分外出务工人员，涂晋文每次都会提前和他们沟通，按照他们的时间要求诊断或送药。

2007年，涂晋文获得 “中药治疗艾滋病试点工作先进个人”称号。

2020年1月，80岁高龄的涂晋文临危受命，担任湖北省卫生健康委中医药防治新冠医疗救治专家组组长，组织编写了《湖北省新型冠状病毒肺炎中医药防治方案》，负责指导湖北省新冠病毒感染患者的中医药治疗和医师的临床培训。

埋头深耕，专攻急症、脑病

在湖北省中医院从事临床、科研、教学工作以来，涂晋文先后担任湖北省中医院大内科主任、中医急症研究所所长、脑病学术带头人等职务。从医近60年来，涂晋文潜心钻研中医热病、急症、心脑病证及疑难杂症的诊疗。

涂晋文带领团队，从高热入手开展研究。“当时在急诊科，最常见的急症就是高热，遇到高热患者就是吃西药或者打针。我们研究的目标就是用中药来解决发热这个症状，转变中医慢郎中的形象”，涂晋文说。

经过一段时间的研究，涂晋文对外感高热的诊疗已颇有心得。在他看来，外感高热因其病因的多源性、证候的多样性、病证的多变性、病情的复杂性，以及在其病情的演变过程中极易耗伤津气，发生闭证、痉证、血证、脱证等特点，在救治上，应遵循中医的温病卫气营血理论，清热、解毒、和解、通下等多法联用，才能有良效。

经过多年的研究和临床实践，2001年，涂晋文团队成功研制出中药新药“柴石退热颗粒”。“这个药我们以前病房里叫‘退热一号’，现在院内制剂叫‘热必宁合剂’，在同等条件下比西药退热要快，可以说是为中药治疗急症提供了一种新的手段”，涂晋文说。

对于脑病的诊疗，尤其是中风病，涂晋文亦有自己独到见解。涂晋文介绍，中风的发病机理有外风与内风之说，在唐宋以前，中风的发病多倾向于外风致病；唐宋以后，内风致病学说逐渐盛行，渐渐取代了外风学说。在多年的临床工作实践中，涂晋文发现，每年冬季中风发病病例最多，其次为七八月份，这表明四季的变更，气候（六气）的变化对中风病的发病具有一定的影响。在总结临床病例中，涂晋文还发现，部分中风患者在发病前有感染的诱发因素。因此，他提出对中风病“外风”致病说的重新认识，并且在临床科研中得到验证，研制出“愈风汤合剂”治疗急性中风，效果很好。

在病机上，涂晋文认为，血瘀是中风病机的核心。脑络为气血津液濡养脑髓之通路，由于气虚血瘀、或痰瘀交夹、或阳亢生风，皆可使脉络不通，瘀阻脑络，而致中风。因此，治疗过程中，应将活血化瘀法贯穿于中风治疗的始终。以活血化瘀为基础，配合其他治法进行综合治疗，或兼以化痰、或益气、或温阳等，随患者不同情况而加减。由此思路，涂晋文研制出活血行气、化痰通络的院内制剂“复方白花前胡胶囊”，在临床用于治疗中风患者，效果颇佳。

2009年，他主持国家中医药防治传染病行业专项项目“中医药防治流行性乙型脑炎的临床方案与诊疗规律研究”，在全国开展多中心、大样本、随机对照的循证医学的乙脑中医药临床研究，对我国疫病防治工作产生深远影响。

正德厚生，言传身教做良医

从医近60年来，涂晋文承担着湖北中医药大学中医内科教研室老师，师带徒经典继承班老师，硕博导师，第三，第四批全国老中医药专家学术经验继承工作指导老师，国家中医药管理局优秀中医临床人才指导老师等多项任务，以自己的言传身教培养出一批批各层次的杏林桃李。他招收硕博士研究生50余名，培养第三，第四批全国老中医药专家学术经验继承人4名，全国优秀中医临床研修人才10名。

他以身作则，用实际行动为弟子诠释大医风范。每次出诊前必早早休息养足精神，出诊必定早到，整理好病案等待患者；就算再疲惫，面对患者也温和耐心，开方精炼得当，剂型也会考虑患者服用方便；下门诊后独自安静散步，复盘门诊中遇到的疑难病例，回家后翻阅书籍资料，研究制定最佳治疗方案……涂晋文为患者所作的一切，他的弟子们都看在眼里，记在心上。

涂晋文对学生的严格体现在对学术、临床的精益求精。无论是学术论文、学科申报，还是讲座课件，大到用词酌句，小到标点符号，涂晋文都会认真审阅、修改。

涂晋文说：“被评为国医大师，我心里很激动很高兴，这不仅是对我个人的肯定，也是社会对整个湖北中医药工作的肯定。今后我们要在有限的时间里，进一步投入中医药事业，取得更大成绩。” （中国中医药报记者 方碧陶）

施杞：中医骨内科学奠基人

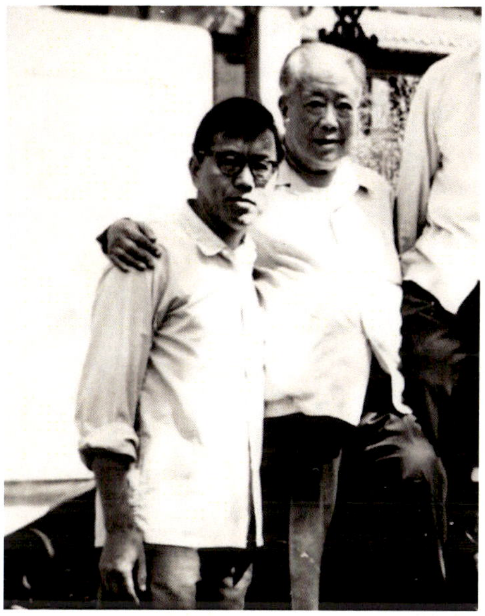

施杞（左）与石幼山先生合影

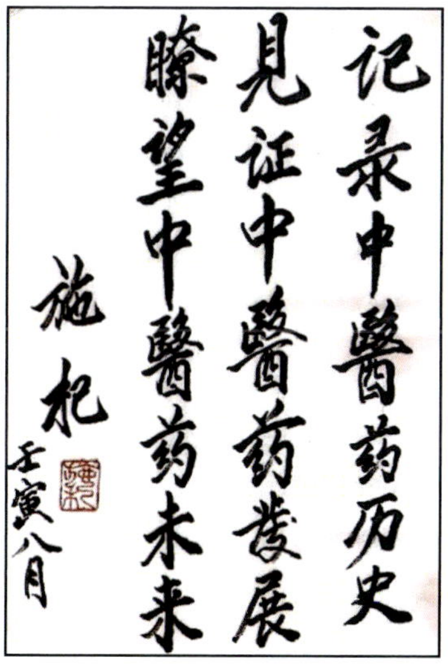

施杞赠中国中医药报题字

施杞，1937年出生。国家级非物质文化遗产项目“中医正骨疗法”代表性传承人，首创“中医骨内科”并主编《中医骨内科学》，促进了中医骨伤科学发展。

成才：少承祖志，拜师名门

施杞10岁时举家迁至上海。幼时幸得家庭开蒙，父亲是教师，祖父是乡里名医。耳濡目染之间，他从小就对“中医能治好病”有信心。

1957年春，德智体兼优的施杞即将完成中学学业，81岁高龄的祖父叮嘱道：“考中医学院吧！上海有名医，中医有学问，值得你一辈子用功去研究。”于是20岁的施杞考入上海中医学院（现上海中医药大学）中医学专业。

上海中医学院六年的本科生涯，给施杞最大的收益是得到名家的嫡传。大学三年级学期结束后，他到当时的上海市公费医疗第五门诊部实习了半年，有幸跟随朱小南、蒋文芳、严二陵、袁杏佛等名医抄方。

1963年秋，施杞毕业后分配到龙华医院伤科工作，从此侍诊于石氏伤科石筱山之侧。石筱山善用药物、针灸、手法综合治疗，外伤内损兼顾，同时十分注重中医经典著作的学习，在诸多武术跌打行当等出身的伤科医家中，石筱山的文化理论基础最好。

一年后，石筱山因病去世，施杞在1979年拜石幼山为师，继续学习传承石氏伤科。石幼山临床经验丰富，诊所里一天能有四五百位患者，且对中药颇有研究。施杞记得当时有很多患者不需要外治，也不需要手法，开个方子服一个疗程就好了。在石幼山指导下，施杞完成《中国医学百科全书·中医骨伤科分册》“内伤”篇的撰写，打好伤科的基本功。如今看来，施杞早年学习打下的中医内科基本功和跟师练就的伤科基本功相融合，成就了这位中医骨内科大家。

临床：整体论治，双调一通

施杞在龙华医院骨伤科从事中医临床与教学科研工作，这一待就是20年。

20世纪70年代，施杞参加上海市郊区农村及贵州山区的医疗活动，带队至深山老林送药，为胎盘前置的产妇献血，手术治疗大批小儿麻痹症、血吸虫病巨脾症，甚至协助眼科医生做手术，进一步提升自己的医疗技术水平，拓展中医诊疗的适应范围。

长期以来，骨伤科重外治手法而轻药物疗法，随着现代医学的发展，手术更是成为学科的主流。而施杞致力于中医骨伤的整体论治，面对很多无法手术、害怕手术或者术后效果不好的患者，他得心应手，每起沉疴危疾。曾有一位患严重脊髓型颈椎病的高龄患者，四肢瘫痪，浑身疼痛，很多医院断定只能开刀，又不敢开刀。施杞深知若手术效果不好患者就彻底瘫痪了，他判断患者是气血瘀阻、经脉不通，导致脏腑亏损，开出圣愈汤加地黄饮子，治疗9个月，患者疼痛消失，便能下床活动，恢复了生活自理能力。

“你是做什么工作的啊？从哪里来？”在施杞的诊室里，他习惯询问患者的家庭、工作、性格，像聊天一般亲切，挖掘病机的草蛇灰线。这也是他整体论治观念的体现，治病即是治“病的人”。曾有一位腰椎间盘突出了12年的患者找到施杞，症状除腰痛外还有大便溏稀、四肢冰凉。原来，患者有一年冬天到哈尔滨出差，醉酒后摔倒，直到第二天下午才被别人救起。施杞诊断这是典型的受风寒后的肾阳虚，他在温肾阳的基础上加活血通络的药，一个星期后患者就觉得手脚温暖了，腰痛和下肢麻木也明显减轻。

几十载的临床经验，施杞发现，随着人口老龄化趋势及生活工作方式的改变，筋骨疾病逐渐由急性外伤所致骨折脱位，转变为以慢性退变所致气虚血瘀、筋损骨衰为主，中医药治疗慢性筋骨病具有巨大的社会需求。

他总结临床经验，传承了石氏伤科“以气为主、以血为先”等特色学术思想，发现“气血痹阻、脏腑失调、筋骨失衡”导致“气虚血瘀、脏腑失养、筋损骨衰”是慢性筋骨病主要病因病机，“动力失衡为先、静力失衡为主”是筋骨失衡力学基础。施杞还创立“双调（调和法、调衡法）一通（通三焦）法”，“调和法”即用筋骨调治十方、益元十三膏方等方药，内调气血脏腑以致平和；“调衡法”指通过筋骨平衡操、施氏十二字养生功及整颈、整腰、整肩、整膝“三步九法”等方法，外调筋骨动静以致平衡，内外兼修，共同作用，使患者免受手术之苦。

施杞建立了益气化瘀法、补肾填精法、蠲痹通络法、调衡筋骨法等治疗慢性筋骨病临床规范化方案和系列指南，已在全国600多家医院推广应用，为更多慢性病、老年病的综合防治起到了示范作用。

学术：推动中医骨内科学从无到有

1986年，中华中医药学会骨伤分会在上海成立，施杞为第一任会长。

此后的数十年间，他带领学科团队建立了“石筱山伤科学术研究中心”和“石筱山伤科学术联盟”，出色地完成了国家重点学科、国家中医药管理局重点学科、国家中医临床研究基地、国家临床重点专科等建设任务。

中医骨伤科需要解决的问题是什么？施杞觉得中医院的骨伤科不能整天开刀，必须突出中医特色。他以石氏伤科“十三科一理贯之”的整体观为指导，以药治、手法、针灸、导引等非手术疗法为手段，预防、治疗、康复、养生、治未病“五位一体”，构建了“中医骨内科学”创新范式及其理论体系。

2019年7月，首届中医骨内科学学术交流研讨会在上海召开，施杞主编的《中医骨内科学》首发，标志着中医骨内科学的建立。后续又制定了国家标准《中医骨伤病证诊断疗效标准》，其主审的《中医骨伤科学临床研究》获首届国家教材建设奖。1998年11月，施杞到了退休年龄。香港大学、新加坡中医学院等机构向他发来了聘书，年薪不菲，而他却坚定地回到龙华医院。

他购买了一架显微镜，在龙华医院带着两个研究生开始探索中医药疗法治疗脊柱、骨与关节退变性疾病的机理。2003年，上海中医药大学脊柱病研究所成立，施杞担任第一任所长。

“没有临床，你的科研是空中楼阁；而只有临床，学问就做不到深度。”施杞坚持双向转化，即总结临床经验向基础研究转化，取得的成果再在临床和社区转化应用。

基于“气血”理论，以颈椎病、腰椎病等椎间盘退变性疾病为突破口，施杞团队建立了“椎体骨赘来源于软骨终板”学说，并从生物化学和分子生物学角度揭示了椎间盘退变“三期变化规律”，提出“颈椎病从痹论治”的学术观点，研发出芪麝丸、参芪麝蓉丸等中药新制剂；基于“肾精”理论，以骨质疏松症和骨质疏松性骨折等骨代谢性疾病为突破口，团队揭示了“骨代谢动态调控规律”的新机制，研发出健腰密骨片、温肾阳颗粒、滋肾阴颗粒等中药新制剂；基于“痰瘀”理论，以类风湿关节炎、膝关节骨性关节炎、蛛网膜下腔出血等疾病为突破口，团队证明靶向促进淋巴引流是治疗关节炎的潜在靶点。研究所由此承担了200余项国家和部市级研究课题并获得众多奖项，其中包括国家科技进步奖二等奖2项、中华医学奖一等奖、上海市科技进步奖一等奖等部市级一等奖8项。

热爱：在不同岗位护航中医发展

1983年，46岁的施杞作为改革开放后选拔的青年干部，担任上海市卫生局副局长，主管上海市卫生系统的中医、科研和教育工作。

施杞认为，中医的发展要以机构建设为基础、以学术发展为依靠，人才培养是关键、科学管理是保证。他任职期间，完成对上海中医药大学三家附属医院的改造扩建，上海中医机构从数量上大大扩展了，全市每个区县都建有中医院，大大缓解了广大群众看中医难的现状。

1992年，上海中医药学院处于换岗阶段，组织选派施杞回到母校担任校长。9年管理者身份经验让施杞提高了对中医药教育事业的眼界，他提出“建立全国一流、世界著名的中医学院”的口号。

“创中华牌，建上海队”，这是施杞对上海中医药事业的希冀。他希望中医骨伤也能跟随时代进步而传承发展。作为中华中医药学会首批中医骨伤名师、全国老中医药专家学术经验继承工作指导老师、中医药高等学校教学名师，施杞先后培养硕士45名、博士48名、指导博士后5名，学术继承人和高徒47名，为中医骨伤科学创新发展输送了一批优秀的人才。

（中国中医药报记者 张昕）

姚希贤：衷中笃西攻肝胃两病

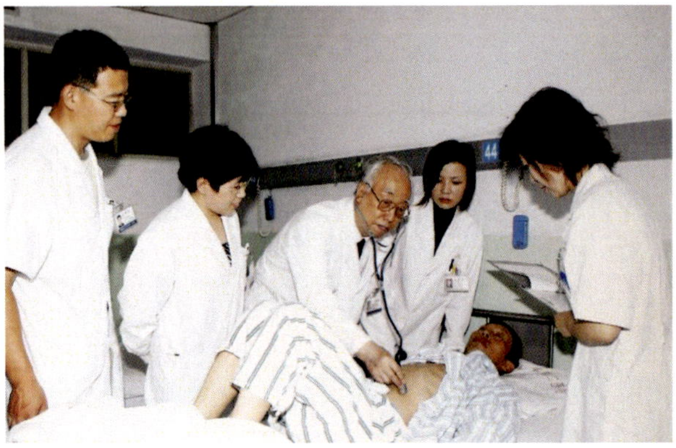

姚希贤（左三）带领博士为患者查体

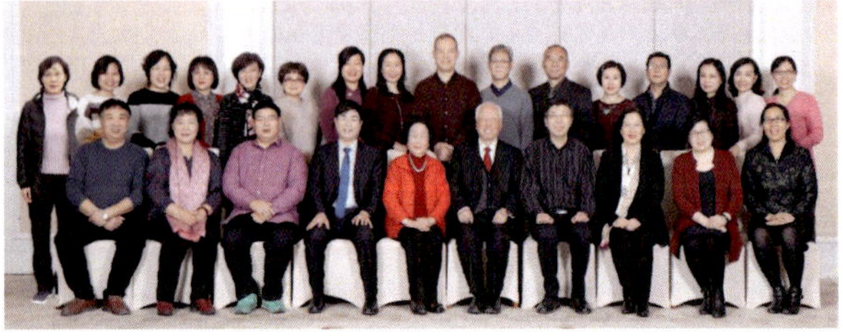

姚希贤（前排右五）与学生合影

姚希贤，1929年4月生。年少跟叔叔启蒙中医。1955年毕业于河北医学院（现河北医科大学）。

少年立志 破除艰辛循医道

姚希贤作为家中长子，目睹了年幼的弟妹得不到妥善医治而离开人世，在悲伤之余，“治病救人”的想法也在姚希贤的脑海中深深扎下了根。

怀揣着行医的梦想，8岁的姚希贤以“程门立雪”的精神打动了行医的叔叔，为他进行了中医启蒙。1942年，由于战乱的影响，姚希贤举家迁往北京谋生，跟随叔叔的学习被迫中断。

没有机会学医，就去诊所帮工，耳濡目染学习老师的诊病方法。“披星戴月”是少年姚希贤最真实的生活写照。

功夫不负有心人，聪敏好学的姚希贤很快得到了当地名医孙瑾广的认可，慧眼识人的孙老师惊讶于姚希贤不薄的中医功底，于是为他破例讲解疑难问题，并让他利用假日到门诊学习；而姚希贤所就读的中学，也因他成绩优异而免除了学费。

1950年，姚希贤凭借自己不懈的努力被河北医学院录取。

在他的认知里，中医和西医都是治病救人的良策，如果能将二者结合运用，也许会碰撞出更奇妙的火花。

初出茅庐 融汇中西探良策

1955年，姚希贤大学毕业，被分配到河北医学院附属医院（现河北医科大学第二医院）工作。

同年，卫生部中医研究院（现中国中医科学院）正式成立，全国首届西医离职学习中医研究班开设。熟识两套医学理论的姚希贤在临床中如鱼得水，他积极承担起了医院内“西学中”桥梁的工作，一方面跟随名老中医继续深造，另一方面学以致用，率先在全院推广针灸治疗。

他发现，在治疗一些亚健康症状时，如“梅核气”“呃逆”“阴虚内热”“五心烦热”等症，患者自觉痛苦，但找不到器质性损害，西医治疗无从下手，用中药调理效果就很好。而在处理一些急症、重症时，西医治疗则靶点明确，常有药到、术到病除之效。

20世纪50年代末60年代初，姚希贤所在的医院接收了许多患有慢性肝炎、肝硬化腹水的患者。

在治疗过程中，姚希贤观察到，有时单纯的西医治疗无法收到让人满意的疗效，但肝硬化腹水所表现出的腹部胀大如鼓、皮色苍黄、腹筋暴露等表现，与中医“臌胀”高度相似。

抓住了这条“线索”，姚希贤积极组织优秀的医疗力量，成立专门的肝炎门诊，一方面向名老中医请教，精心研究中医组方、辨证论治；一方面参考国外先进治疗方法，采用腹水回收等方式为患者解决病痛。在姚希贤的反复摸索下，一套中西医结合治疗肝硬化腹水的方案落实临床，不少接受治疗的患者病情好转。

此后，姚希贤又利用中西医结合的方法，对患有流行性乙型脑炎的患儿展开救治，同样大幅度地降低了患儿的死亡率。

衷中笃西 潜心学术克难题

20世纪80年代，我国病毒性肝炎感染者激增，由此引发的慢性肝病患者也不在少数。

彼时，国际上针对肝炎病毒的抑制研究已初见成果，随着干扰素、核苷类药物如拉米夫定（LAM）及恩替卡韦（ETV）等抗病毒药物投入临床，肝炎病毒活跃复制的问题得以控制，但对于此类病毒导致的慢性肝炎、肝纤维化病变等，西医始终没有良策。

面对业内公认的慢性肝病治疗学术难题，姚希贤坚信可以用中西医结合疗法破局。

最终他以“瘀血证”立论，将祖传治疗肝病的有效药“益肝丸”二次研制，开发为具有抗肝纤维化作用的中成药“益肝冲剂”。

1985年，该药通过了312例切实有效的临床观察评估，获河北省批准投放市场，由于效果显著，该研究成果还获得了中华中医药学会科学技术奖二等奖。

1988年，姚希贤继续潜心学术研究，基于大量临床和病理学研究，将原本的“益肝冲剂”进行拆方、筛选，通过重用丹参、黄芪和一组活血化瘀药，研制出了疗效更为确切的新一代中药——“益肝康”，并获国家发明专利。

临床研究显示，“益肝康”对消除肝纤维化、肝脂肪变性、炎症、坏死的疗效确切，总有效率高达82.1%～88.3%。该药能有效缓解症状、降酶、恢复肝功能，82.6%的炎症、坏死改善，肝纤维化逆转的总有效率更是高达92.8%。

为把这一中西医结合的科研成果推向世界，姚希贤出版专著《肝纤维化的基础与临床》，为学界攻克肝纤维化、肝硬化等疾病做出了突出贡献。

此后，姚希贤充分发挥中西医结合的诊疗优势，针对多种消化系统难治病攻关克难，他研制出的“胃忧康”、中药“灭HP四联疗法”，提高了幽门螺杆菌的根除率，对慢性胃炎、萎缩性病变亦有良效。

此外，他还积极针对泄泻、疫毒痢、臌胀大出血等病症展开探索，在国内较早提出了“急性消化病”概念，并撰写了《急性消化病学》书，开创我国对急性消化病诊治研究的先河。

砥志研思 倡导集中西精粹的“中国医学”

工作中的姚希贤不仅是一位技精德诚的好医生，也是一位坚定的中医传承者。他认为，认识和理解中医，须把握其独特的思维，如“阴阳五行”是其辨证医疗体系的理论基础，阴阳五行相生、相克、相乘、相侮以及传变等，是用以说明人体组织结构、生理功能、病理变化以及并发症的诊断、治疗的医学思想，体现了唯物辩证法，其科学性不容置疑。

在临床中，他主张“辨病与辨证相结合”的诊疗原则，藉以改变“西医只知病而不知证，中医重辨证，而忽视或不谋求是何种疾病”的不足。

“例如慢性乙型肝炎的病毒控制要靠西医，而对病毒导致的慢性肝炎、肝纤维化病变要靠中医治疗，二者结合才能收获良效。 中西医并重既是临床治病的一种战略原则，又可作为一种临战战术。办法多了，临床疗效提高了，这是能促使医学发展、造福人类的大事、好事。”

谈到“中国医学”体系的构建，姚希贤认为，中西医结合方向明确，但不可预设终点，需要长期艰辛的探索实践。

1986年，姚希贤带领团队依托河北医学院第二医院消化内科创建了河北省首个“中西医结合消化病实验室”，而该实验室也不负众望，完成了三项课题研究，部分项目填补了河北省空白。

1998年，他筹集资金，创建了拥有肝病、基因病理和分子生物学等8个实验室的河北省消化病研究所并担任所长。

两年后，河北省消化病研究所被评为河北省消化内科重点实验室，他又被批准为博士后导师。

至今，姚希贤已培养出中医高徒，博士、硕士研究生48人，5位高徒正在培养中，建立起一支结构合理、具有较高水平的医疗、教学和科研梯队。

德业并进 心怀大爱的“平凡”医生

在近70载的执教行医之路上，姚希贤所获荣誉数不胜数，下领奖台，姚希贤永远都是那个面容慈爱、心怀大爱的“平凡”医生。

“德者业之本，业者德之著。”是姚希贤的座右铭，也是他对学生的谆谆教诲。

在教学中，姚希贤从来都不会苛责学生，他总是能够发现学生的特长，然后因材施教、倾囊相授。

多年来，姚希贤博采众长、笔耕不辍，即使临床工作再忙碌，他仍抽出休息时间撰文著书：出版《病毒性肝炎》《肝纤维化基础与临床》《衷中笃西消化病治疗学》《衷中笃西内科病证治疗学》等四部专著；主编《临床消化病学》《疾病诊治大典》《急性消化病学》《最新内科诊治手册》，共计近700万字。他为我国中医药事业的传承发展留下了宝贵的文字资料。

（中国中医药报记者 高继明 通讯员 陈世文）

翁维良：躬身为民为良医 活血化瘀领风潮

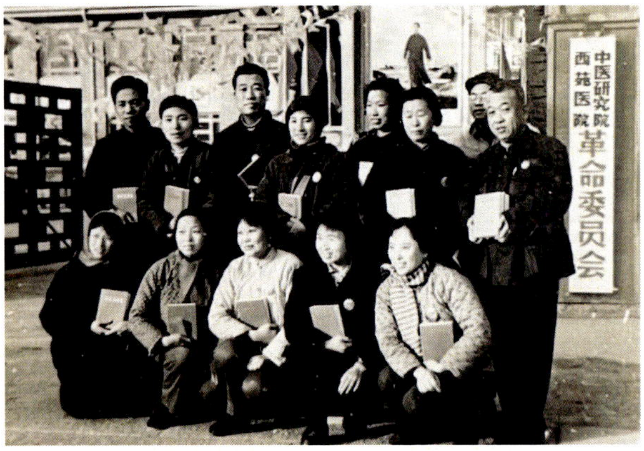

20世纪60年代，翁维良（第二排左二）与郭士魁（第二排右一）、陈可冀（第二排左一）合影

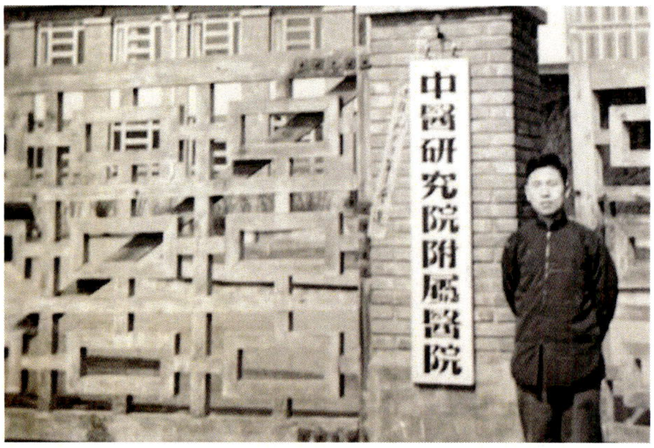

年轻时的翁维良

翁维良，1937年出生。临床擅长心血管重症、疑难病的诊治，提出“治心必通瘀”的学术思想，总结出“活血化瘀十二法”。

“不中不西”困境练就坚定岐黄心

翁维良常常调侃自己的学医经历“不中不西”。

“那时全国没有中医院校，要学医都是学西医，在选修课上接触过一点中医知识，觉得很有意思。”1955～1960年，翁维良在上海第一医学院医疗系读大学，当时的他没想到，最初“有意思”的中医竟会成为他一生的挚爱。大学毕业后，他被分配到卫生部中医研究院（现中国中医科学院）工作，从此与中医结下了不解之缘。

所幸的是，他们这一批学生刚好赶上北京中医学院（现北京中医药大学）1960～1962年的卫生部第二届西学中班，有了系统学习中医的机会。然而开始学习了才知道，更难的在后面——由于中西医分属不同的思维体系，这批西医毕业生很难接受和理解中医知识，更不要谈深入研究。

尝试了许多方法之后，翁维良终于摸到了学中医的窍门——忘记所学的西医知识，把自己当作一张白纸，重新接受中医理论的洗礼。

“西医先入为主、根深蒂固，不放下西医思维，永远学不好中医。”翁维良没有忘记中西医结合的初心，但他意识到，建立地道的中医思维是关键一步。于是，他全身心地投入浩瀚的中医经典中。

1962年，随着中医研究院院所调整，翁维良被派到西苑医院参与心血管病研究室筹建，他又先后拜老中医赵锡武、郭士魁为师，与后来的中国科学院院士陈可冀成为同事。在各位中医名家的指导下，翁维良彻底摆脱了“不中不西”的困境，坚定地走上了岐黄之路。

“18年住院医师”引领活血化瘀风潮

1963年，西苑医院正式成立心血管病研究室，同时还配备了30多张病床。翁维良作为住院医师（初级职称），管着几乎一半病床。随叫随到，24小时责任制，每天2～3次查房，如此高强度的工作，他一干就是18年。

“心肌缺血、冠心病、心绞痛，用点活血化瘀中药。”如今，这已是深入人心的医学常识，可在当年，活血化瘀治心脑血管疾病是一条人迹罕至的路，翁维良那一批中医人以水滴石穿的精神将这条路拓宽、踏实，以中医药的独特优势改变了心脑血管疾病“唯西医是从”的治疗格局。

“那时候，大家都憋着一股劲儿要证明中医药的价值，临床上强调先中后西、能中不西。”翁维良说。什么叫先中后西、能中不西？就是治心绞痛、心衰等急症首选中药，而不是硝酸甘油、毛地黄等惯用的西药。那么，中药的疗效能与西药叫板吗？

20世纪60年代之前，中医界普遍认为冠心病、心绞痛、心衰等心脑血管疾病的基本病机是心阳不振，治疗多使用通阳散结的栝楼薤白半夏汤一类的经方。

“有效，但不够快！”翁维良的老师、西苑医院心血管病研究室时任副主任郭士魁在与北京阜外心血管病医院的合作中，深切地感受到栝楼薤白半夏汤的见效速度根本无法与硝酸甘油、毛地黄等西药媲美，而心脑血管疾病患者的生死往往在分秒之间，中医药一下子就落了下风，如何“先中后西”？

虽然当时普遍认为，久用活血药会损伤正气，不适于本质为虚的心脑血管疾病，但是清代著名医家王清任却将活血化瘀之法用到了极致，解决了很多医学难题。再结合关于临床实践的思考，郭士魁、翁维良认为，“活血化瘀的路子值得一试！”

令人惊喜的是，以王清任的血府逐瘀汤、通窍活血汤为基础方化裁的活血化瘀方药一应用于临床，就取得了极其显著的成效，见效速度更是可与西药有得一拼。

“起初是温阳宣痹药与活血化瘀药合用，效果出来后，渐渐地单用活血化瘀药，看到这一路子行得通，大家都很兴奋！”耄耋之年的翁维良回忆起年轻时与老师一起在临床攻关的往事，仍然心潮澎湃。

找到治疗思路只是第一步，要让中医药治疗心脑血管疾病可与西医药比肩，还有漫漫征程——心脑血管疾病血瘀证的理论需要完善，活血化瘀药物分类及使用规范需要明确，将传统中药做成起效快的滴丸、喷雾剂的工艺仍需探索，郭士魁、翁维良在紧抓临床的同时，也意识到了科研工作的重要意义。

中医药科研需要将传统中医理论方法与现代科学技术相结合，这正是“西学中”的翁维良所擅长的。他没有忘记刚毕业时自己怀揣的中西医结合梦想，也终于找到了中西医结合的恰当契合点——运用现代技术方法深入解读中医药内涵，并将中医药诊疗思路具体化、明确化，最大限度地提升临床疗效。

20世纪80年代，国家自然基金会刚刚成立，翁维良就拿下了国自然支持的活血化瘀研究项目。此后，研究活血化瘀成为行业热潮，几乎年年都有关于活血化瘀的科研项目落地。2003年，“血瘀证与活血化瘀研究”成为第一个获国家科学技术进步奖一等奖的中医药研究项目，将活血化瘀研究推向了更高潮。直到现在，这一思路仍深刻地影响着心脑血管疾病的临床诊疗。

“十八年住院医师”的经历没有阻碍翁维良前进的脚步，他凭借扎实的中西医功底，在郭士魁、陈可冀的指导下，提出了“治心必通瘀”的诊疗思想，并总结出“百病多瘀”“老年多瘀”“久病多瘀”“怪病多瘀”“心病多瘀”的血瘀病因病机理论以及“活血化瘀十二法”，丰富了血瘀证、活血化瘀理论的内涵。他引入了血栓、血小板等血瘀高黏状态指标，使血瘀证的诊断更清晰、实用；按照作用强度将活血化瘀药明确分为养血活血、活血化瘀、破血逐瘀三类；研制出冠心3号等实用经验方，制定了凸显中医特色的优势病种诊疗方案，并身体力行地推动以中医理论为基础、实验研究为依据、回归临床为根本的血瘀证病症结合诊疗模式日益成熟。

黄土高原养出大医情怀

“要做好医生，就要到基层去。”翁维良之所以常常这样教导学生，与他扎根黄土高原做“赤脚医生”的一段经历分不开。

20世纪60年代末，中苏关系紧张，党和国家提出了“深挖洞，广积粮，不称霸”的口号，中医研究院西苑医院也因此迁至山西稷山县，建立了农村疾病研究所。当时，翁维良作为先遣组的一员提前赶到稷山县，与同事们一起在吕梁山下挖了防空洞储存中医古籍。后来，翁维良的妻子带着五岁的儿子也来到稷山县，然而没能与妻儿团聚多久，翁维良就作为医疗队领队前往汾河以南的黄土高原，开始了为期两年的医疗队“赤脚医生”生涯。

“高原上的井有几十丈深，打不上来多少水，下雨的积水都要留着喝，卫生条件不好，乡亲们很容易生病。”翁维良回忆，那时医疗队没有多少经费，老百姓更付不起药钱，他就带着医疗队为老百姓扎针、埋线、推拿，必须用药时就采当地野生的中药材，洋金花、地肤子、地锦草、马齿苋甚至棉花秆都成了治病的良药。

最让翁维良印象深刻的是，他曾就地取材，用洋金花治好了老乡的慢性支气管炎。那个年代，农村有很多“老慢支”患者，一动就咳嗽，根本就干不了农活，有这样患者的家庭往往格外艰难。翁维良看着乡亲们受苦，心里着急，他发现漫山遍野都是有止咳平喘作用的洋金花时，不禁思考：能不能用这药为乡亲们治病呢？

翁维良和医疗队的同事开始尝试用洋金花煮汤药，结果虽有平喘作用但见效很慢，而且量特别不好掌握，用量小了不起作用，用量大了又会损伤神经引发舞蹈症，这可难倒了医疗队。直到一天，翁维良看到农闲时乡亲们聚在地头抽旱烟，不禁眼前一亮，他联想起古籍中有记载洋金花切丝卷烟通过吸入而止咳平喘的方法。于是，他也依样“画葫芦”，把洋金花晒干后卷在烟叶里。为了让治疗剂量精准，翁维良和同事自己卷烟亲身尝试，并搭起了简易病房，让早期尝试此方法的老乡住下，随时观察各种剂量的不同反应，最终确定了最佳剂量。

由于存在不良反应，用洋金花治慢性支气管炎并非临床首选，可在那个缺医少药的年代，翁维良用这个法子为很多老百姓减轻了痛苦，他也因此收获了很多“铁杆粉丝”。多年后，仍有黄土高原的乡亲拖家带口地来北京找他看病。

以身传承让国医精神永续

从医60年，翁维良一直忙忙碌碌，他的研究领域早已不局限于活血化瘀治心脑血管疾病。他担任中国中医科学院西苑医院临床药理研究所名誉所长，牵头制定中医临床研究质量控制行业规范，主编出版我国第一部《中药临床药理学》专著；他在“九五”“十五”“十一五”“十二五”期间主持重大科研计划，推动形成适合中医临床研究方案优化方法的规范程序，提高中医药临床研究的规范化水平……

如何才能做好传承？翁维良曾带领学生反复研究这个问题。在他的指导下，张菀桐曾专门以“探究传承方法”为主题作博士论文。经过长期研讨与尝试，他们针对名老中医医案记载的病情错综复杂、治疗周期长的特点，形成长时动态诊疗方案的图文分析策略，强调通过个案分析积累形成群体诊疗规律的医学范式，系统性地建立基于个体化医疗的中医药经验传承方法。

运用现代科学方法，为中医药经验找到可复制、可推广的传承方式，是翁维良倾注心血努力探索并会一直做下去的事业。其实，从名老中医身上传承的又何止是经验方法，还有更可贵的国医精神。（中国中医药报记者　张梦雪）

黄瑾明：开壮医临床研究先河

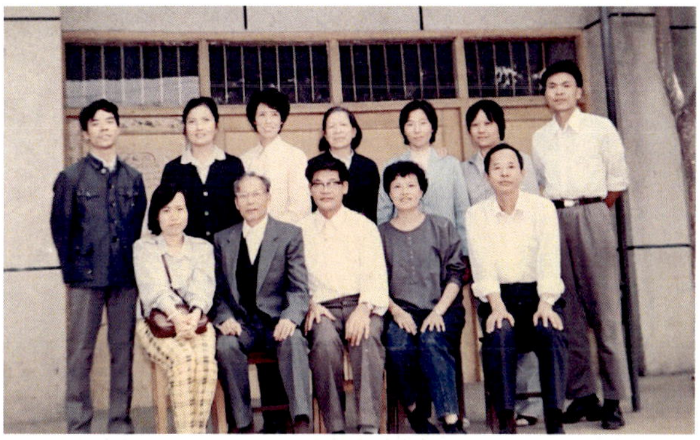

20世纪80年代，黄瑾明（前排左三）创立广西中医学院壮医门诊部，与门诊部同事合影

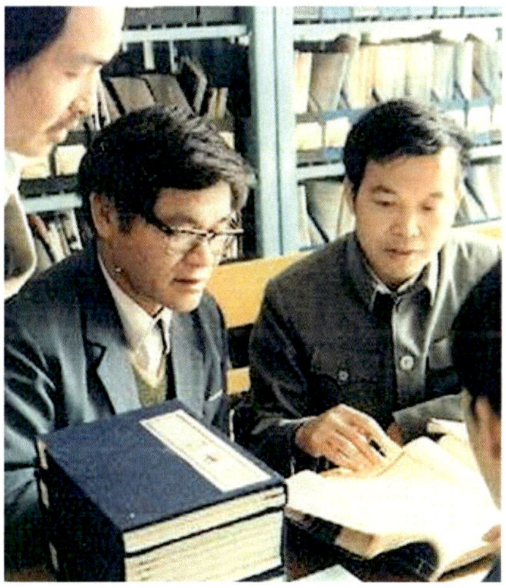

黄瑾明（左）和黄汉儒（右，现为全国名中医）在研讨壮医学

黄瑾明，1937年7月生。国家级非物质文化遗产——壮医药线点灸疗法传承人，广西黄氏壮医针灸流派代表性传承人。

“壮族人民的儿子” 誓要传承发展壮医学

时间回到20世纪60年代。1965年，黄瑾明毕业于广西中医学院（现广西中医药大学）中医专业，同年留校后即进入广西中医药大学第一附属医院针灸科轮转学习。在基层的工作中，黄瑾明接触到了很多壮族医药学知识和治疗经验，这为他以后从事壮医临床工作，积累了宝贵的临床经验。

壮医药如今逐渐广为人知，但在20世纪80年代以前，壮医学却未能在医学界拥有一席之地，甚至还没有形成理论体系。时任广西中医学会秘书长的黄瑾明常常有机会前往全国各地参加学术活动，可每当藏族、维吾尔族等少数民族的同行津津乐道本民族的医学文化时，他总也插不上一句话，因为那时的他对壮医学知之甚少。

“我是壮族人民的儿子，却对壮族的医学一无所知，这让我内心触动很大，就此萌生了发掘、整理、研究与推广壮医的决心。”黄瑾明说，“壮族医药是壮族历史文化的杰出代表，有着非常宝贵的经验和极强的实用性。如果任其湮没于民间，是对世世代代壮族先人医学成果的浪费；如能进一步挖掘并加以推广应用，将是一件利国利民的好事”。

黄瑾明提出开展壮医研究的想法后，得到了广西中医学院领导的大力支持，于1983年在广西中医学院创建了壮医研究室，开展文献检索和社会调查工作。1985年，黄瑾明创办了广西中医学院壮医门诊部，师从壮医名家龙玉乾，从此开始了对壮医长达三十多年的挖掘和研究，开创了壮医临床整理研究先河。

博极医源 形成广西黄氏壮医针灸流派

回首往事，黄瑾明仍清晰地记得第一次目睹壮医药线点灸疗法治病时的情景。仅一盏煤油灯，一撮浸泡过的药线，以火燃线，线头微烧成圆珠状炭火，炭火直点穴位，一下、两下……成了！立竿见影的疗效和施治者所用器具之奇特，令他叹为观止。

“在广西壮族民间口耳相传的壮医疗法中，壮医药线点灸疗法正是应用最广的一种，看似简单的过程，发展至今已知能治疗的疾病就有130多种。”黄瑾明介绍。

壮医门诊部成立之后，黄瑾明把各地确有专

长的民间壮医请来坐堂应诊，首次引入壮医药线点灸等技法。与此同时，黄瑾明带领团队将壮医的临床治疗方法和经验等进行总结整理，不断丰富壮医临床知识宝库。

在整理壮医药民间疗法的过程中，黄瑾明特别重视临床疗效、治疗规律和作用机理等的研究，用以验证壮医的科学性。

随着发掘研究的深入，黄瑾明逐步完善了壮医针灸学的理论体系，提出了阴阳互生学说、三气同步学说、三道两路学说、毒虚致病学说、平衡气血学说“五大学说”，调气、解毒、补虚、祛瘀“四大治则”，壮医药线点灸、壮医浅刺、壮医莲花针拔罐逐瘀疗法“三大核心技术”，使壮医针灸从民间技法成为一门完整的学科。

黄瑾明先后主编出版了《壮医药线点灸疗法》和《壮医药线点灸疗法临床治验录》，并将其学术思想著书立说，出版《中国壮医针灸学》等专著18部。壮医疗法从此有了独立而完善的学术理论基础，为临床实践提供理论指导。黄瑾明还全面梳理了壮医特定穴，制定出版了《壮医针灸三部特定穴位挂图》和《壮医针灸学三大疗法技术操作规范》（DVD）并公开发行，只希望让更多人掌握壮医针灸技术，规范壮医针灸操作，从而让更多的患者能受益于壮医疗法。

2011年，壮医药线点灸疗法被列入国家级非物质文化遗产名录，黄瑾明是传承人。2012年“广西黄氏壮医针灸流派”成为国家中医药管理局第一批全国中医学术流派，黄瑾明为代表性传承人，传授壮医针灸疗法学术思想及经验。

仁爱精诚 以壮医书写医患故事

20世纪90年代，广西南宁一度红眼病高发，药店里的眼药水几乎被抢购一空。看到这个情形，黄瑾明有了一个大胆的想法：尝试用药线点灸治疗红眼病。4天的治愈率达到80%。药线点灸治疗红眼病轰动一时。

在受益于壮医疗法的众多患者中，感触最深的莫过于最近刚从带状疱疹后遗症噩梦中走出来的杨女士。58岁的杨女士是防城港人，2022年1月突发带状疱疹（又名“腰缠龙”），在当地医院治疗一个多月，病情未见好转反而越来越严重，各种难以言状的疼痛汹涌而来，食不知味，夜不能寐。3月中旬，听说广西中医药大学第一附属医院仙葫院区壮医针灸科黄瑾明教授团队治疗“腰缠龙”很厉害，她当即前往南宁治疗。由于病情拖延已久，带状疱疹后遗神经痛给杨女士身心带来巨大的伤害，治疗起来很棘手。

为帮杨女士把带状疱疹“连根拔除”，年过八旬的黄瑾明不辞辛劳，指导壮医针灸科副主任韩海涛为杨女士制定了一个以壮医的莲花针拔罐逐瘀疗法为主、包括壮药内服外用、壮医针灸的个性化，治疗方案。入院首日，做了第一次莲花针拔罐疗法后，杨女士疼痛顿时减轻，当天晚上睡了发病四个多月以来的第一个好觉。住院治疗半个月，疼痛得到完全控制，杨女士出院了。

曾有一对英国夫妇，结婚五年没有小孩，在黄瑾明的治疗下，他们生育了一个女孩。为表达感谢，夫妇二人带着女儿来看望黄瑾明，并感慨道：“亲爱的黄医师，非常感谢您为孩子的诞生所给予的帮助。我们感到非常幸运遇到您！”

薪火相传 不遗余力推广壮医学

为了让壮医疗法得到更好的传承，1985年，黄瑾明率先将整理研究的壮医药线点灸等民间技法引入高校课堂，亲自授课，其主持完成的“壮医药线点灸疗法的研究与教学实践”获广西教学成果二等奖，开创了高等壮医药教育的先河，并使壮医药成为广西中医药大学的办学特色。

1985年到1995年的十年间，黄瑾明面向全国开办了30多期壮医药线点灸疗法培训班，使该疗法在全国范围内得到广泛应用。2009年以来，以黄瑾明为首席专家，广西中医药大学第一附属医院指导了20多家县级中医院建立壮医科，为50多家基层中医院培养壮医人才1500多人。

50多年来，在黄瑾明的带领下，经历了在职教育、本科教育和研究生教育，壮医教育已成为较完善的高等教育体系，为壮医执业医师考试和广西国际壮医医院的成立奠定了基础。

（中国中医药报记者 王青云）

韩明向：明振兴内科志愿 向虚瘀理论笃行

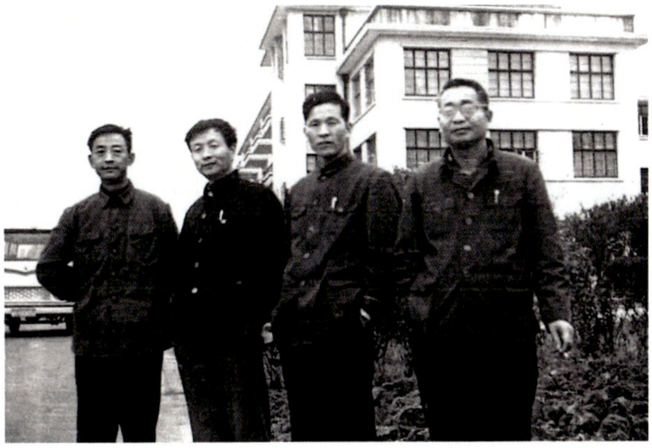

1978年，韩明向（左二）和安徽中医学院同学合影

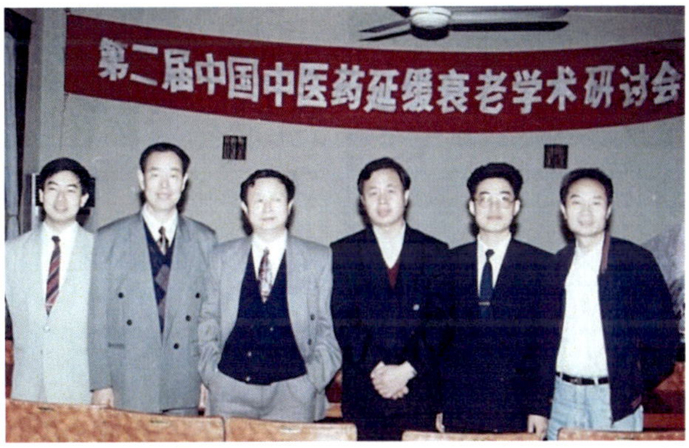

1996年，韩明向（左三）作为中华中医药学会内科延缓衰老专业委员会主任委员在湖北武汉参加第二届中国中医药延缓衰老学术研讨会

韩明向，1940年11月生。创立“虚—瘀—衰老”理论、肺气虚证三级分度法、心功能不全三治法。

启航：顺境不堕 业精于勤

抓住机遇靠勤奋

韩明向13岁考入合肥市第三初级中学；16岁毕业时，因成绩优异被直接保送到合肥医学专科学校学习；19岁时，经组织推荐到安徽中医学院读书。

大学期间，因买不起课本，韩明向只能课上全神贯注听讲记笔记，课后跟有书的同学借书校对笔记，业余时间泡在校图书馆补充笔记。为了巩固每日所学，他还养成了复盘的习惯，每晚睡前在脑子里过一遍一天的学习重点，次日早起自习查漏补缺。

完成转变靠兴趣

尽管韩明向在合肥医学专科学校除了系统学习西医基础理论和临床知识外，也学习了一些简单的中医学理论和针灸知识。但当进入安徽中医学院，“八纲辨证”“上热下寒”“阴平阳秘”等大量中医学概念潮水般向他涌来，中西医“语言”差距之大让他一时不知所措。

但他没有选择调转船头，而是乘上了中华传统文化这股东风，他说：“不懂的中医学概念，我就从传统文化的角度去理解，一下就通了。”

1958年，还在合肥医学专科学校学习的韩明向由学校安排到安徽淮北袁庄煤矿，负责诊所医疗及管理工作。因为经济困难，当地农民生了病负担不起药费。韩明向想到了在学校学过的针灸。他拿出一本针灸图谱手册，照着书为乡亲们免费施针。“农活繁重，老百姓腰腿疼等疼痛类疾病多，针灸见效很快。”

一天，一位胆道蛔虫症患者疼痛难忍、紧急就诊，韩明向选穴足三里、内关、中脘，仅强刺激并留针3分钟，急症即缓解。患者治愈后，韩明向对中医之速效念念不忘。

1959年春，皖北发生流行性水肿病，韩明向根据安排去界首县陶庙区任医疗队长，开展防控工作。他调查发现，用西药利尿剂治疗，虽然利尿作用强，但不良反应也大。而各乡卫生所医生采用中药五皮饮、五苓散治疗，都取得了满意疗效，且无不良反应。

有舍有得为理想

“我学医九年一心就想做一名医生”，怀揣这个理想，韩明向在中医内科临床一线上一干就是几十年。他常说：“中医的生命力在于临床。”

韩明向望闻问切、辨证施治讲求一个“细”字。咳嗽之难治，从“名医不治咳，治咳必见拙”的俗语中可见一斑，韩明向认为详辨咳痰性状对确立治咳之策略尤为关键，他从多年的临床实战中练就的问诊功底，让错综复杂的咳嗽病因无处遁形。

心功能不全是韩明向早期的临床研究重点，很多患者在危急关头都因遇到他而重获新生。有一天，一患者因胸闷心慌被送至安徽中医学院第一附属医院就诊，检查发现其患有多源性室性早搏，此病很可能导致室颤，引发心源性猝死，病房随即下了病危通知。

然而，患者的心律总在使用利多卡因后恢复正常，停药不久又现反复，眼看西医的法子不灵了，医院决定让韩明向用中医的办法治疗。

韩明向诊视发现患者舌苔黄腻、脉濡滑，判定是肝胆湿热的表现。他治以清利肝胆湿热兼泻其子之火，予龙胆泻肝汤加苦参、茵陈、黄连等，患者服用后收效甚著。更意想不到的是，停药后患者心律失常的症状也没有反复，病危的状况解除了。

因在临床和管理工作中均表现出色，1984年，组织欲任命韩明向为安徽中医学院第一附属医院副院长，在谈话中韩明向诚恳表达了自己想继续坚守大内科做医生的愿望，因为他从未忘记“学医九年就为从医”的理想。韩明向对临床的执着打动了领导，他得以继续专注临床医生的工作。韩明向也不负众望，于此后的十年间，在临床和科研都取得了重大成果。

奋进：科研引路 振兴内科

20世纪80年代，国家加大对科研的投入，医院要求各科申报科研项目，韩明向作为大内科副主任责无旁贷。那时，他刚从卫生部举办的第一届全国中医内科急症学习班回来，对中医治疗急症很感兴趣，于是申报了关于人参针剂的研究并获批。

韩明向用实验动物造出血瘀模型，将人参提取有效成分人参皂苷制成人参针剂，结果发现人参针剂能够益气祛瘀，对气虚血瘀有很好的疗效，由此也打破了人参为补气药的局限。人参针剂后来成为医院的院内制剂。

一天晚上，韩明向在病房夜班巡视时，询问一位慢性肾炎、肾性高血压患者的情况，住院医生表示患者状况良好。然而，不到5分钟后该患者就突发急症，病房传来病危通知。韩明向查看发现患者呼吸困难、有粉红色泡沫痰，是急性左心衰。对此西医的处置方法是静推毛花苷C（西地兰），但这个患者情况特殊，还合并贫血、心脏受损、尿毒症等情况，用于此患者可能非常危险。

韩明向当机立断，决定用人参针剂抢救，刚注射一针患者就有明显好转，注射三针后，患者呼吸困难的症状大为缓解，竟能张口与医生正常对话。此事对韩明向用中医治疗急症的信心大为振奋，“人参能提高人体的应急能力，在急危重症时能够提高缺血缺氧内脏的耐受能力，治疗急症效果很好”。

受人参益气祛瘀研究的启发，韩明向创立心功能不全三治法，提出该病病机为气虚为本，瘀水为标，并认为左心衰以气虚为主，右心衰以瘀水为主，创立治疗心衰的益气、活血、利水法。

后又从气虚血瘀病机切入，开展了“老年证候调查及延缓衰老临床和实验研究”项目，对779例老年人进行证候调查，发现衰老是随增龄而致的全身、渐进、衰退性变化，提出衰老“气虚、阴亏、血瘀”理论，并在此基础上，研制了延缓衰老中药“宁清泰”，研究成果获安徽省科技进步二等奖。

20世纪80年代末，卫生部推动中医脏腑研究，韩明向又一次抓住机遇，选择肺病作为研究对象又一次申报成功。根据肺气卫外、主气、治节功能减退程度，将肺气虚证量化，确立三级分度，并创制治疗慢阻肺的化痰降气胶囊、芪白平肺胶囊等有效方药，获国家发明专利和新药临床研究批件，研究成果获安徽省自然科学奖二等奖。有了这一奖项的“加持”，韩明向指导中医肺病学科获批全省唯一国家中医药管理局“十一五”中医药重点学科并任学术带头人。

护航：虚怀若谷 温润如玉

“韩老师上课，每一条经文、汤方，他不但能倒背如流，更能将自己的临床经验和辨证体会与之融会贯通，相得益彰，富有代表性的医案不胜枚举。那些或疑难或复杂的病例，在他用中医理论讲解和剖析下，总能诠释得深入浅出、清晰透彻。”杨文明说，韩老倾囊相授、言传身教，不仅使他在学术及医疗技术上受益匪浅，更让他懂得了医者仁心、大医精诚的意义所在。

“搞学问重要，做人更重要”，韩明向认为教育当以德为先，为医当生命至上。在学生时代，他就深受老一辈医家大医精诚精神的熏陶。“在校临床实习期间，我跟随杨雨初老先生，他对患者不论贵贱贫富普同一等，对菜农和高级干部一视同仁。在上海毕业实习期间，我跟随石幼山先生，他看病时精神专注，从不多说一句与疾病无关的话。骨伤患者行动不便，他就在候诊室一连询问十几个患者的病情，回到诊室可以把每个患者的情况清晰地记录下来。”

对自己的学生，他一直强调：“做医生要做个精诚大医，患者把生命交付于你们，你们必须博极医源，精勤不倦，以精湛医术救治患者。同时要有感同身受的心，大慈恻隐之心，如此方能无愧于医生的称号。”

（中国中医药报记者 林晓斐）

潘敏求：上下求索 力攻肝病

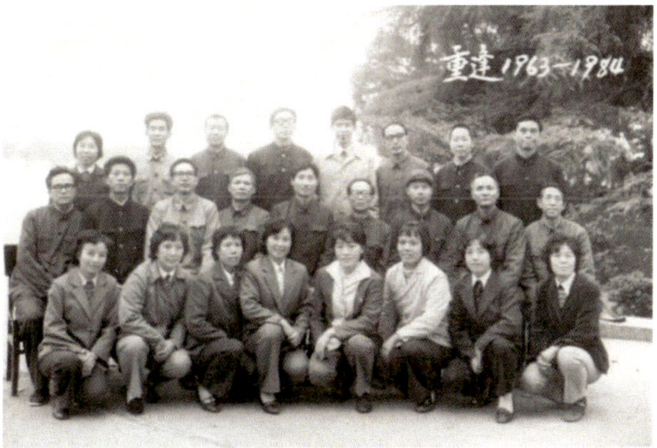

1984年，潘敏求（二排左三）、黎月恒（一排左四）与湖南中医学院63级同学在湖南烈士公园留影

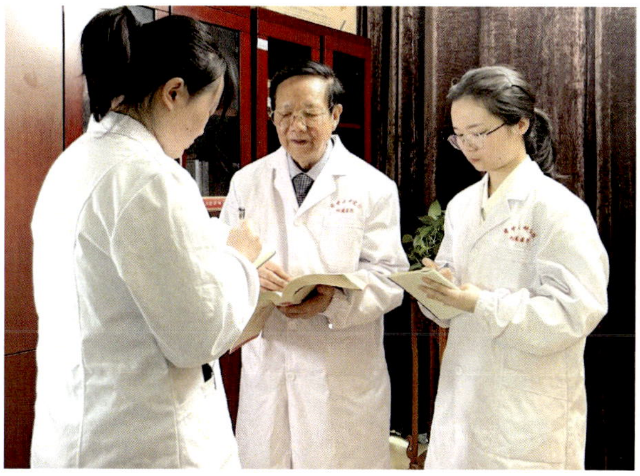

潘敏求（中）带教学生

潘敏求，1941年10月生。重点从事中医药防治肿瘤和肝病的研究，尤其在运用中药治疗乙肝、肝硬化、顽固性肝腹水、肝癌、肺癌、乳腺癌、胃肠道癌等常见肝病及恶性肿瘤方面，以及中药防治肿瘤术后复发等方面疗效出众。

汤头歌诀里润大的湖南伢

82年前，潘敏求出生在湖南浏阳一个中医世家里。祖父旁侧，一个把汤头歌诀当作“童谣”，耳边传来君臣佐使配伍之道，鼻子闻着药味长大的孩子，在看到祖父救治患者的一幕幕场景后，或许必然会让一颗治病救人的种子萌发。

当时，一些乡亲患有喉疾，爷爷经常捉爬在水缸边上的“蚜泥婆”（中药蛞蝓），把它焙干，碾成粉，配上冰片、麝香等中药作为散剂口服、喷雾，乡亲的喉病很快就治好了。在祖父陪伴他成长的日子里，潘敏求眼见许多这样“神奇”的故事发生。

1963年，他如愿以偿进入湖南中医学院（现湖南中医药大学）医疗系继续学习。入学后，潘敏求更加如饥似渴地学习。“我背方剂，方剂是我的子弹。”潘敏求深信，理论吃透，抓准精髓，方剂越熟，开药越准，“可以指哪打哪，疗效更好”。

你们不收治的患者给我

1972年，湖南省肿瘤医院成立，当时，机构新开迫切需要相关的人才加入。湖南省从全省各地抽调具有学术背景、丰富临床经验的医生，潘敏求和爱人黎月恒作为骨干医生列入被抽调人选。

作为加入肿瘤医院的中医力量，夫妻二人认为自己责无旁贷，应该为肿瘤患者救治带来中医药的方法和希望，于是二人共同向医院申请开设中医科病房，成为湖南省首个中医肿瘤科。

在西医院，对于中医能否治疗肿瘤不太了解，“中医药能治得了吗”？有的人表示怀疑。

“把你们不收治的患者给我。”为了给患者生存的希望，潘敏求必须迎难而上，“啃最硬的骨头”。

1978年，潘敏求花了3个多月时间，跑遍了湖南省内80多个县、区，深入各地调查、搜集秘方和偏方；北上长春、北京，南下广州，东赴上海，西抵重庆等地，登门拜访我国各地有名望的中医药学专家，向他们求教；通过孜孜不倦地学习与临床经验的积累，编成了《中华肿瘤治疗大成》，书中收集了内、外、妇、儿各科百余种肿瘤，重点突出了中医药治疗肿瘤的9种治疗方法，对我国中医治疗肿瘤作了全面总结和高度概括。

肝癌是癌中之王，一直是肿瘤治疗的大难点。“腹胀—腹水—死亡”是中晚期肝癌患者“恶变三部曲”。潘敏求决心从肝癌治疗下手突破。

潘敏求在20世纪70年代就在国内率先提出，“瘀、毒、虚”是肝癌的基本病因、病机。根据这一理论，他首创了治疗肝病“健脾理气、化瘀软坚、清热解毒”的法则。这一法则后来被誉为“潘氏法则”，得到国内外同行专家的普遍认可，录入全国中医药高等院校第6版教材。

临床源头活水来

1986年春节期间，正在家里过年的潘敏求接到一个求助电话，一名在邵阳的患者重度肝炎，吐血拉血不止，家里已在准备后事。潘敏求立即搭车赶往邵阳，途中发生车祸。“车子翻了，不过我人没事。”潘敏求从车子里钻出来，在路上拦个货车继续赶往患者家，发现患者已“一派虚相”。他用“灶心土”加上几味药开了方子，让患者家属去抓药。家属拿到方子觉得不可思议，反复问：“省城来的医生开的药，居然不到一块钱？能治好病吗？”然而，奇迹发生了。这位亚急性重症肝炎患者服用1服药后，不吐血了；服用3服后，大便成形；继续服用中药，黄疸慢慢褪去。提到潘医生，这名患者至今仍难掩热泪，“他就是我的救命恩人，没有他我早就没命了，我每年都要来感谢他，是他给予了我第二次生命。”

面对患者的感恩，潘敏求说：“医生就是要把患者放在心上，摆在第一位，这是医者该有的品德。”

在一场对120例肝癌患者中药组和全身化疗组的情况对比中，癌症患者一年的生存率，中药组为20%，而放疗组仅有8.3%。

理论突破也大大推动了肝复方临床试验的成功。1994年，潘敏求通过6易处方，研制出了一剂良方——“肝复乐片”，获批成为治疗肝癌的三类中药新药，2000年被国家中医药管理局列为向全国推广的科研成果，现已成为临床中、西医治疗肝癌的常规用药。

“肝复方治疗Ⅱ、Ⅲ期原发性肝癌的临床和实验研究”获1992年国家中医药管理局中医药科学技术进步奖一等奖。在潘敏求的带领下制定的“原发性肝癌中医药诊疗方案规范化研究”获得湖南省中医药科技进步奖一等奖。

“没有临床的科研是无稽之谈。”潘敏求直言，中医药科技成果研发和转化的关键在临床，“需求源自临床，检验在于临床”，只有从临床中来，到临床中去，满足患者、社会的需求，才能有市场。

肝复乐研发成功后，许多人劝潘敏求，这一个药可以“吃一辈子”。而潘敏求则拒绝了所有院外社会医疗机构的高薪聘请，也没自己建厂生产。他很淡然地说，“我不适合搞经营，我就适合做个大夫老老实实看病”。

诲人不倦医德为先

潘敏求的学生说，“潘老师每次口述处方

后，都会要求我们重新把中药名和剂量报给他听，他边核对边琢磨，有时会再次询问患者病情，做些修改和调整”。

什么样的医生是好医生？在临床一线50余年的潘敏求说，首先是有医德。带着对患者的同情投入忘我的工作，是潘敏求的写照。更多的时候，他在用自己的一言一行言传身教去告诉学生，如何做一个真正的好医生。

倾囊相授下，潘敏求先后培养博士后、博士、硕士研究生40余名，弟子20余名，其弟子不乏岐黄学者、省名中医、国务院津贴专家、有突出贡献专家、学科学术带头人。在他的带领下，湖南省中西医结合医院（湖南省中医药研究院附属医院）肿瘤专科发展成为国家区域中医（专科）诊疗中心、国家临床重点专科、国家中医药管理局重点学科和重点专科，下设7个病区，7个专科门诊，年服务患者20余万人次，开放床位300张，病床使用率100%，成为湖南省中医、中西医结合治疗肿瘤的龙头单位，在国内享有盛誉。

潘敏求天生就是个来者不拒的人，再忙再累，只要有间隙，就给患者诊治。这些没有预约的患者中，有的是晚期肿瘤患者，个别患者身体有难闻气味，潘敏求仍是一如既往地给他们望闻问切，有时患者咯痰血，喷到潘敏求身上，助手们都有些担心，但潘敏求总是笑笑：“有什么办法，医生的责任就是救死扶伤，为患者排忧解难，我们没有理由拒绝患者……”

如今，年过八旬的潘敏求仍然笔耕不辍，一直思考着中医药治疗肿瘤的科研方向，“我们有很多治疗成功的个案，中医认为肿瘤是全身疾病在局部身体的体现，怎么能把这些个案总结发现其中的规律，让中医药治疗效果可复制、可推广，我们还得琢磨”。

（中国中医药报记者 罗乃莹 通讯员 王艳姿）

国医年鉴

2023

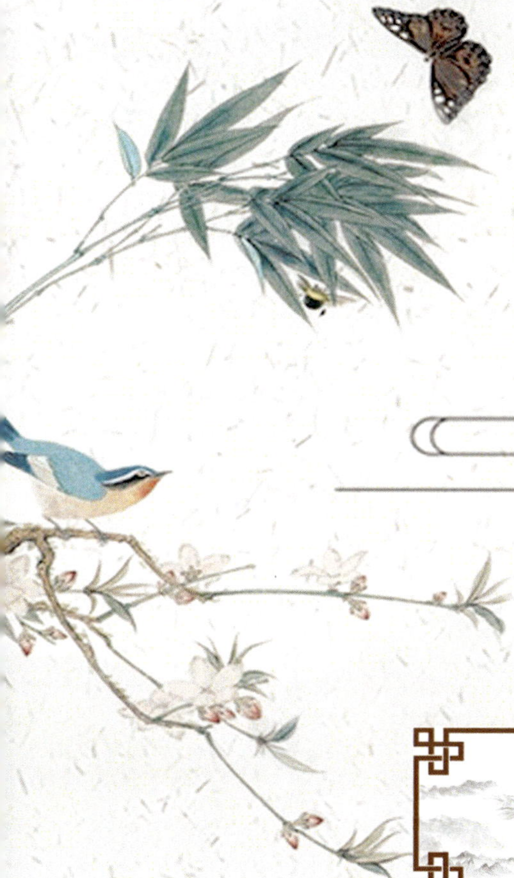

中医药名人榜

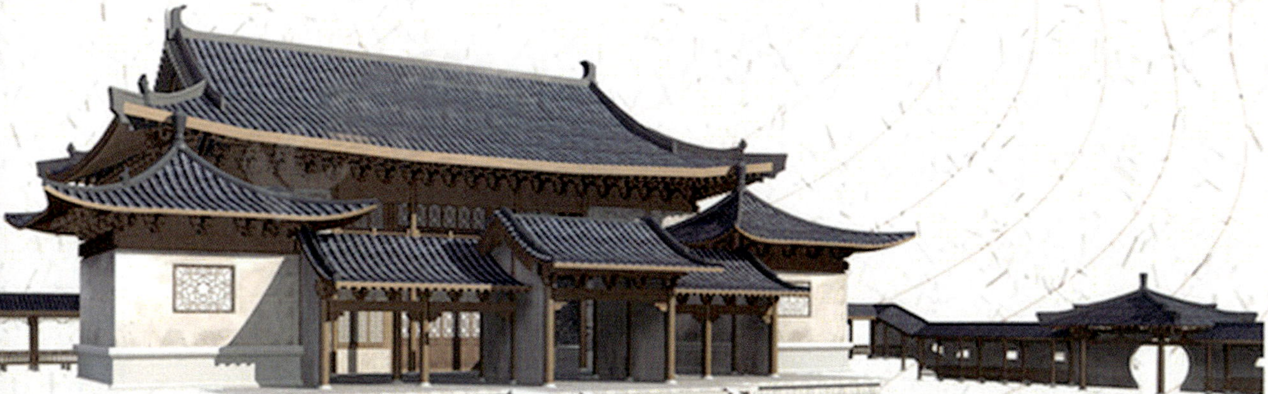

中医药名人榜

王昌国

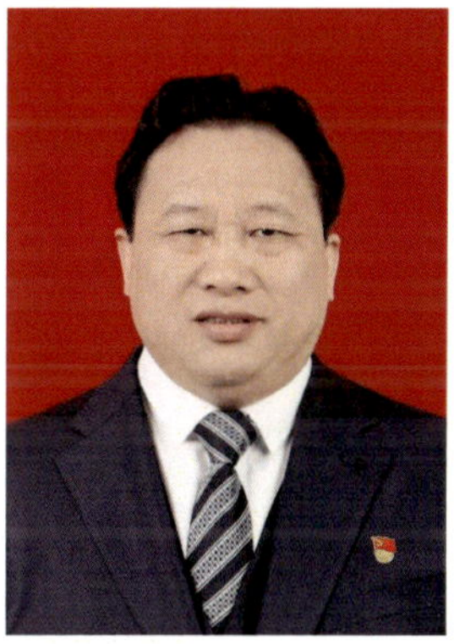

名人小传

王昌国，苗族，中共党员。1963年生于贵州省贵阳市花溪区高坡苗族乡硐口村。现任贵阳苗昌翔中医院院长，贵阳市南明区中医院院长，贵阳南明苗韵草堂中医院院长。

王昌国祖上在苗族谋生迁徙路上承担医疗，家族传承到王昌国，已经是第十九代。王昌国自小聪慧，八岁开始跟着爷爷上山采药。十四岁时，他已经可以把脉开方、诊治疾病，十八岁时就开始独立行医。他对苗医药情感深，兴趣浓，他走访了云、贵、川、湘等地深山苗乡的几百位有名的苗医和老中医，得到众多名师高人的指点，学习掌握了大量的民间医技医方，先后攻克上万例各形疑难杂症，其中包括重症肌无力，心脑血管突发疾病及其后遗症，白血病，各类型结核病，皮肤病以及不孕不育等，都有可查案例记录。2019年被中国民族卫生协会难治病专家委员会增选为难治病专家委员。中国民族卫生协会基层卫生人才工作委员会副会长；贵州省苗学会副会长，苗学会苗医苗药委员会主任。获评贵阳市优秀共产党员。

学术经验

王昌国博采众长、融会贯通，医术极其高明，专业擅长：苗医苗药，秘方苗药医治，苗族五行手法推拿，苗家奇针等医术。

王昌国自2020年在贵阳文昌阁对面创建苗昌翔中医医院，2021年在贵阳贵惠路创建苗韵草堂中医医院，相继成功诊治数十个重大疑难病症。其中山东烟台李某的7岁儿子在2020年10月做了脊髓栓系综合征松解手术，手术虽然预防了病情继续发展，但由于神经系统损毁性的损害无法修复，大小便功能障碍、下肢异常未得到改善。李某夫妇在绝望中找到王昌国，在苗昌翔中医医院用了半年的时间，就让可怜的孩子摆脱了导尿困扰，可以正常的学习和生活

2021年9月治好了贵阳“重症肌无力”患者宋庆慧。重症肌无力疑难症属于免疫系统疾病，主要表现的是肌肉的力量变弱，严重者日常生活难以自理，甚至出现瘫痪，宋庆慧患上此症，处于生命危险期，住进省医重病监护室。王昌国用苗药从她鼻腔中流汁灌药治疗，把她从生死线上抢救出来，使生命焕发活力。

学术成果

2022年11月，以贵阳南明苗韵草堂中医院为保护单位申报的“五变通路助孕法”，入选贵阳贵安第七批非遗项目。

刘为民

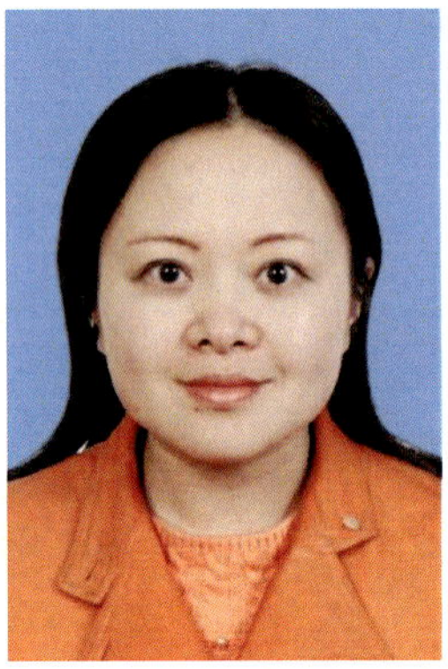

名人小传

刘为民，女，博士，副研究员。1973年出生于贵州省德江县，中共党员。2000级中国中医研究院中医内科博士，2003年7月毕业，博士论文为《肝纤维化从络病辨治的临床和实验研究》，现供职于中国中医科学院。

中国人口文化促进会中医药健康科普分会常委，中国中医药信息学会全科医学分会常务理事，国际临床流行病学网中国中医科学院CEU秘书，担任循证医学教育部网上合作中心秘书。

学术成果

翻译医学英文著述八百多万字。发表学术论文30多篇，参编书籍6部，在国内外会议上发言二十多次。先后赴新加坡、马来西亚、韩国、挪威及我国澳门、香港等地讲学。参与世界卫生组织课题、973、863课题等国际国内各级课题40多项，主持课题3项。从事的主要研究方向是中医药临床评价方法学研究。工作重点是在吸纳循证医学、临床流行病学、医学伦理学、转化医学、GCP 的基础上，充分考虑中医药临床特点，发展中医药临床评价方法学体系，并将其用于中医临床实践中。参加多项国家级课题，对于肝炎、艾滋病、SARS、禽流感、手足口病、结核、甲型流感、乙型脑炎等多种传染病有一定的认识。完成灯盏花制剂治疗急性脑梗死和疏血通的系统评价，并在国际上注册发表。参与世界卫生组织西太区循证医学指南的制定、世界卫生组织亚健康标准的制定。参加中韩合作课题针刺治疗过敏性鼻炎的课题。参加重大传染病防治科技专项“临床研究支撑平台与共性技术”子课题“中医药治疗传染病临床研究的计算机化体系核心技术与平台升级应用研究”；参加2017—2022年国家自然基金课题“基于整合数据分析方法的糖尿病中西医结合适应性治疗策略研究”，列第三，获资助。

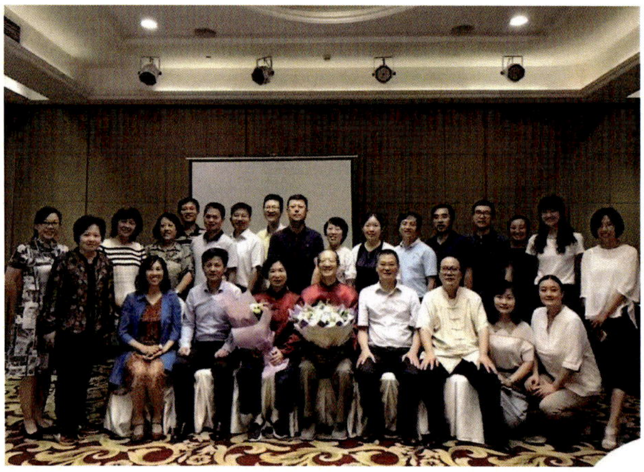

中国中医研究院姚乃礼院长（前排坐位右三）和学生们的合影照片（站位左二刘为民）

关东恩

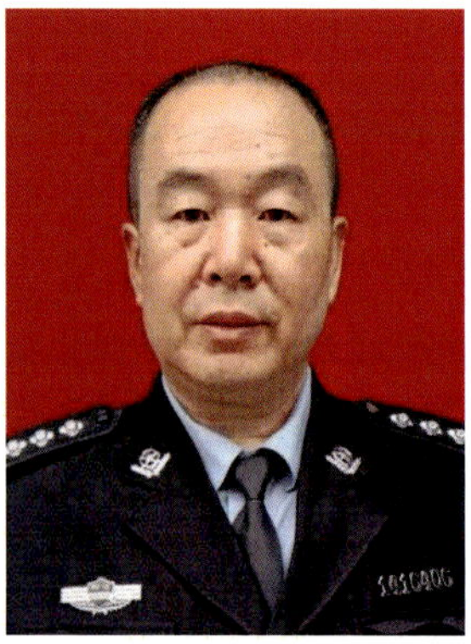

名人小传

关东恩，男，满族，1963年出生，北京海淀人，毕业于中央司法警官学院，一级警督，四级高级警长。中国老教授协会医药专业委员会特邀研究员，人事部全国人才流动中心中国国家人才网高级健康指导师，2023年6月退休于山西省阳泉第二监狱。中医暴露干燥疗法根治烧伤技术创始人，知网数据库收录其发表于2006年、2007年相关论文两篇。

关东恩1985年郑重拜师学习中医，考取执业中医师证书。他对我国中医药学的历史传承、现代发展有深刻的思考，早在2006年公开发表的论文中呼吁：“中医药是我国拥有自主知识产权最为丰富的行业，是医药领域最具关键技术、核心技术突破创新的源泉和推动力，国家应当象对待中华文化文明一样对待中医药，中医药理论、知识是融会在中华民族的日常生活、工作学习、饮食起居当中，是中华文化文明的重要组成部分，国家应当把发展中医药事业提升到国家战略的高度，以提升中医药自主创新的能力和环境，以适应国家发展的重要战略机遇期，发挥中医药理论资源优势，体现中医药文化和科技含量高的医疗技术，用医疗效果这个根本标准体现中医药的科学性，增强中医药对国家科技进步的贡献。国家应当大力宣传保护继承发展中医药，中医药事业不仅仅是医学医疗界的事业，是全中华振兴和发展共同的事业，应当从娃娃抓起在教科书中体现其科学内涵。”

学术经验

关东恩在挖掘继承传统中医药精华的基础上变革创新，经过潜心研究配伍、实践、实验、试制，创立了“中医暴露干燥疗法根治烧伤”的个人经验方法，研制了“无痕宝贵烧伤停”“无痕宝贵烧伤散”“宝贵烧伤通”“宝贵烧伤复”等中药以及中医各种辅助疗法，取得了令人瞩目的成效。

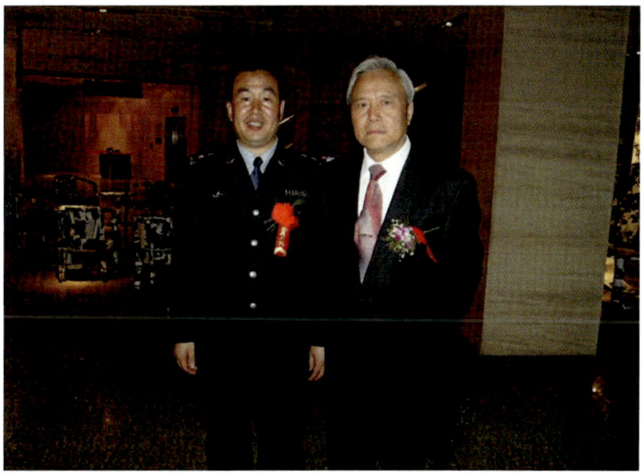

关东恩主张对极重和特大面积的烧伤患者，使用暴露干燥疗法根治烧伤的医疗技术，使用特效药物瞬间铲除烧伤破坏力，瞬间封闭住所有烧伤创面，铲除烧伤伤疡存在的条件和基础。采取针对性地选方配伍，激发、激活患者免疫修复潜在的能力，提高药力形成的效果，防止发生脱水、休克、感染、伤疡，以及进一步发展到创面脓毒症、血液败血症、血管内弥漫性凝血等危险境地，经过一涂、一撒、一抹，消灭了国际四大烧伤难题之创面疼痛、感染、加深、瘢痕粘连，是促进恢复患者原貌的技术治疗，相较于西医手术治疗，更加安全。同时中医、中药不良反应小，药力作用于外而提毒不让入血，不让入内脏，不动手术即可解除烧伤对皮肤的破坏和对生命的威胁。

案例分享

案例一：张某，6岁，2008年9月不慎掉进油锅里，致50%的烧伤，经过暴露干燥烧伤疗法的治疗，现已痊愈，且没有留下任何功能性的障碍。

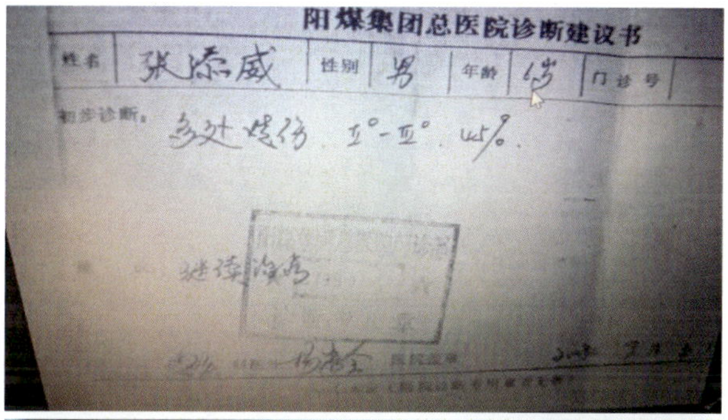
阳煤集团总医院诊断建议书

姓名	张添威	性别	男	年龄	6岁	门诊号	

初步诊断：多处烧伤

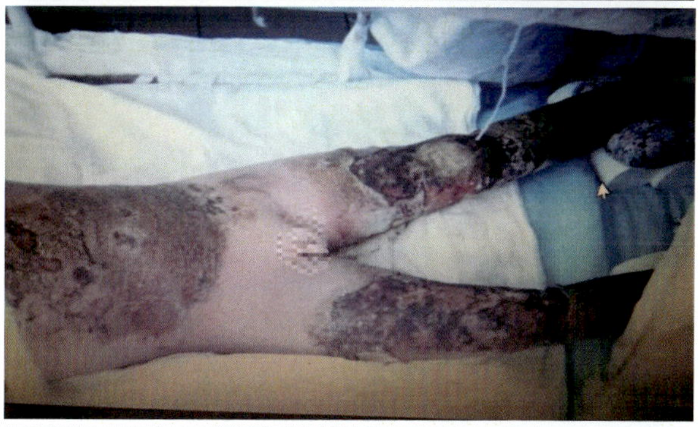

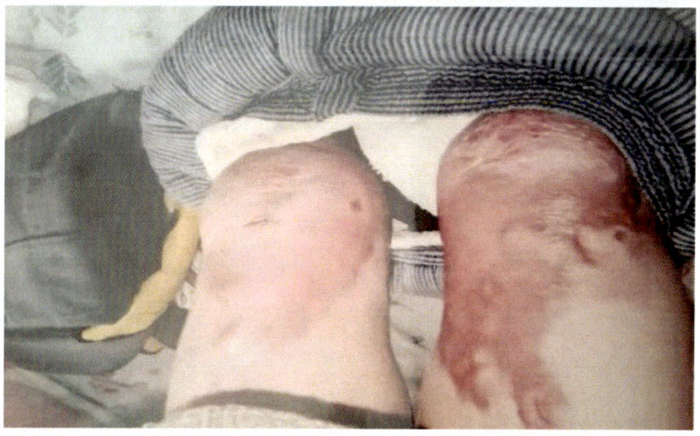

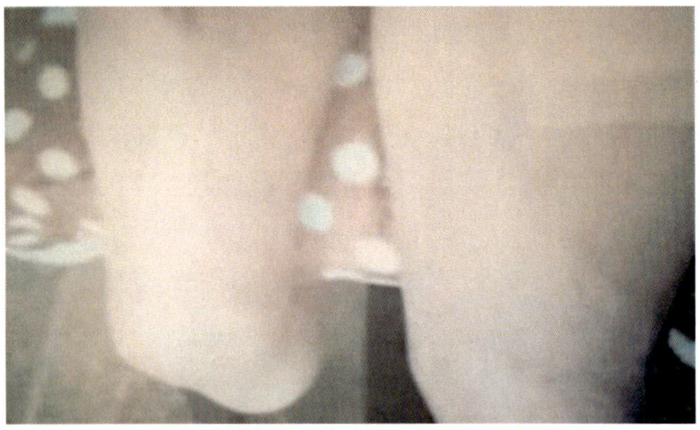

案例二：2018年患者烧伤严重，某医院通知截肢。经过关东恩采用保守治疗痊愈。

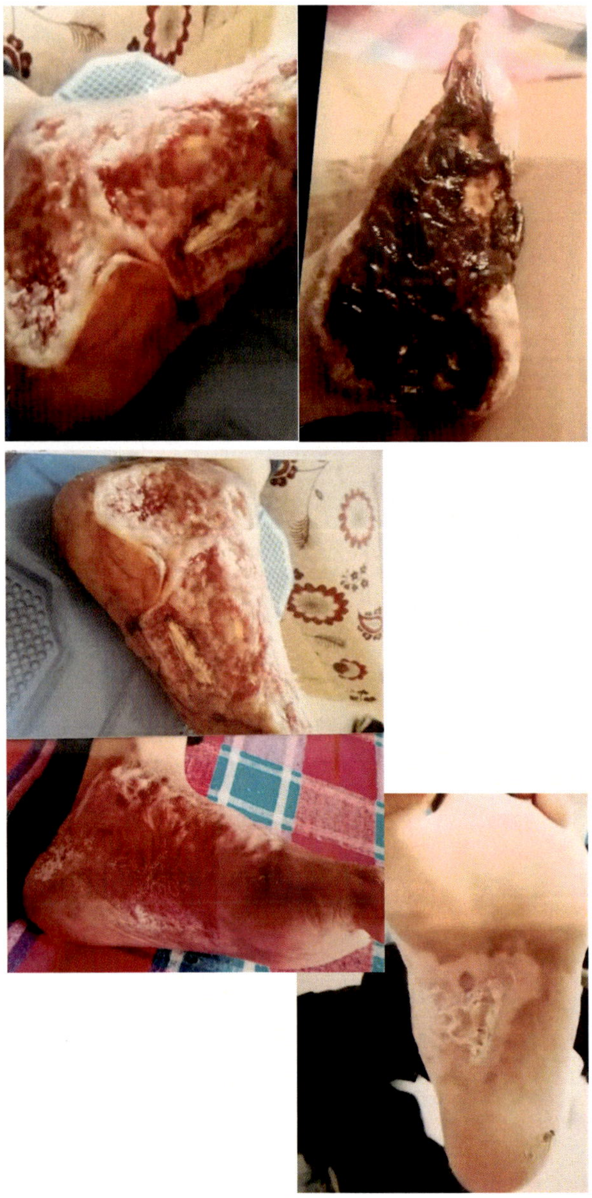

李太秀

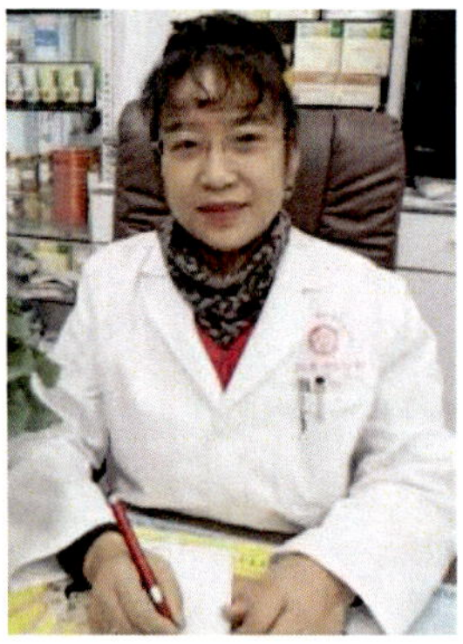

名人小传

李太秀，1956年生，中共党员，主治医师，从医40余年，1978年开始在云南省来宾煤矿职工医院从事医务工作，曾担任妇产科主任16年，其间多次到省内外各大医院进行深造，2012年取得主治医师资格，在岗时曾多次被医院评为优秀医师，2000年退休后开办个体诊所。

2016年，李太秀诊所被中国医药新闻信息协会中医药临床分会指定：“健康基层惠民工程指定治疗机构。”李太秀医师多次参加国内国际学术交流会。曾多次到北京大学，北京中医药大学，华西医科大学进修深造。

学术经验

李太秀主治：内科、儿科、妇科、乳腺疾病，以特色医疗，理疗养生为主，真正做到“未病先防”“欲病早治”。擅长：家传秘方治疗“不孕不育症”“私密护理”（缩阴、宫颈炎、宫颈糜烂Ⅱ度、纳氏囊肿、子宫肌瘤、腺肌症、多囊卵巢综合征、HPV阳性转阴等）；“前列腺”“抗衰老”（生殖美疗、卵巢保养、增强免疫力、抗疲劳、抗氧化、清除自由基等）；“筋骨养护”（软骨再生、颈腰椎病、骨质增生、椎管狭窄、股骨头坏死）；曾用“蝎毒疗法”治愈面瘫、脑瘀血后遗症、中风等，并积累了丰富的临床治疗经验。

李太秀医师治愈了全国各地多少的不孕不育患者，就幸福了多少个家庭，而且这些患者终生都会感激她。

李太秀医师不但医术高超，对家庭困难的患者还减免医药费，对于家庭极度困难想要放弃治疗的患者还帮忙组织募捐，作为医师，医术固然重要，但医德更重要，所以李太秀医师这种无私大爱的精神是值得我们一代又一代中医人学习的。

李向林

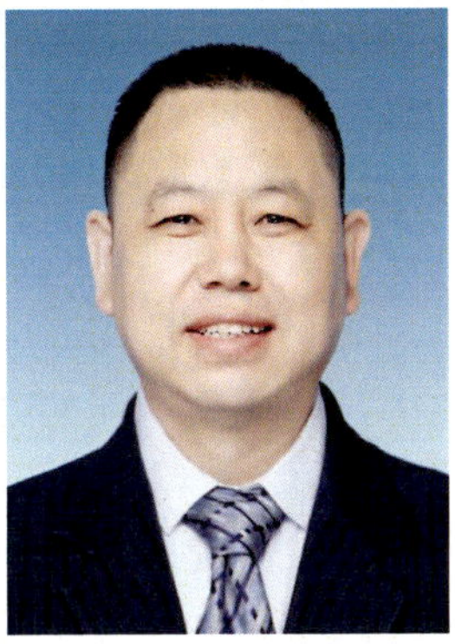

名人小传

李向林，1971年出生，中共党员，中医副主任医师、中医全科主任医师，仁德合中医院创始人、院长，中国针刀医学新疆学术部委员。

李向林幼承师学，师从甘肃省名老中医王毅门下，学习数年，毕业于兰州医学院中西医结合专业，2007年在新疆医科大学深造。曾在2008年10月7跟随周铭心、马德孚、韩葆贤、王孝先、王光耀等十几位教授专家在本院门诊学习临床经验，由马德孚教授亲授男女不孕不育精髓。2015年参加吴门医术学习，成为吴雄志教授传承中医团队的志愿者，并由吴教授亲授各种肿瘤中医治疗精髓。坚持读经典、做临床。

学术成就

为北京中医药大学、天津医科大学肿瘤学博士生导师、教育部新世纪优秀人才吴雄志的弟子；传承中医治疗各种肿瘤的精髓；国家资深名医、新疆医科大学副校长、中华中医药学会方剂专业委员会常务委员、新疆中医药学会副会长周铭心的学子，深得中医治疗肝胆脾胃疾病的精华。师从全国名老中医、中国中医药学会张仲景学术研究委员会全国委员、全国高等院校《金匮要略》新世纪全国教材编委马德孚教授的亲传弟子，授中医治疗妇科疾病的经典方剂。现就读于北京大学健康中国领航计划首期班，由张伯礼院士主教，秉承“学古而不泥古”借鉴现代医学的先进经验，应用太湖大学“中西汇通”的方法治疗疾病，把“辨证论治”和“辨病论治”有机结合能够做到“医学一统”的为患者健康服务，发挥中医药特长，运用中医辨证理论指导思想，开创同步整体治疗方案，运用验方多维度专攻疑难病症，经由数十年的潜心钻研，辨证、施治，在诊疗过程中累计丰富经验，接诊患者多达数十万名，疗效快，治愈率高，深得广大病患的好评。擅长：以纯中药特效验方专治各种早、中、晚期肿瘤，男女不孕不育，更年期综合征，月经不调，子宫肌瘤等妇科疑难杂症，男科疾病，阳痿早泄、精子不佳，甲状腺疾病，肝胆脾胃病，糖尿病及并发症，颈腰椎增生综合征，小儿诸症调理及类风湿、风湿，脑血栓，心脑血管疾病，神经衰弱，记忆力减退，急慢性气管炎，慢性咽喉炎、口腔溃疡、盆腔炎、乳腺增生、肝胆肾结石。

杨开勤

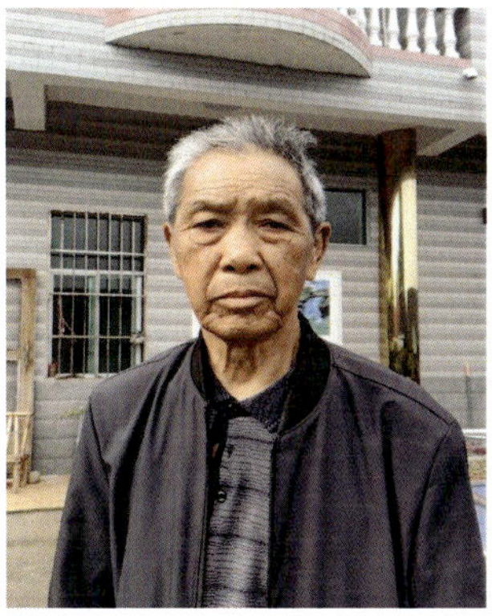

名人小传

杨开勤，男，1936年生于湖南怀化中草药世家，外公是当地有名的中草药医生，从小跟随其学习中草药知识。1956年先后从师金如寿、郭荣治（地区医院名老中医大师）和刘明勋（县中医院院长，中医大师），跟班学习中医三年。后又参加怀化地区中医进修学习，先后担任乡镇医院院长，组建县中草药研究所并担任所长职务（事业编）。杨开勤热爱医疗事业，极力推广中医药发展，任职期间培训乡镇基层医生过百人，无偿带徒数十名。家传则已培养第四代传人：杨永宏、杨会文；第五代传人：杨镇宇并就读于医药院校研究生。

学术成果

于1980年代参加了湖南省中草药普查和本县中草药普查，编写了中草药普查名录，制作中草药植物标本1200多种，并为怀化医药学院采集 制作药用植物标本1000多份用来作为教学之用。于1988年开展天麻有性繁殖研究，获得科技成果二等奖（此证保存于洪江市卫生局）。

由于多年来对中草药的研究积累了丰富临床经验，包括药材的识别、种植、应用，先后多次接受邀请去袁隆平院士的母校（安江农校）及湖南中医药学院讲学。

至今从事中医药工作近70年，掌握了数千种中草药的性能及对各种疑难杂症的临床运用，攻克了很多的难治的病症，取得了不错的成果，对肿瘤、带状疱疹、颈腰骨质增生、斑秃、黄蜂伤、结石、蛇伤有独特疗效，曾被省电视台采访报道。

成功治愈肺部肿瘤患者蒋某某，51岁，结合中草药治疗1年多，痊愈，恢复体力劳动。鼻咽肿瘤患者复某某，安江镇人，结合中草药治疗，痊愈。治疗带状疱疹更是有独特经验，用中草药治疗数千例，自组方，内服、外擦，大部分3～5剂康复，多则十几剂痊愈，目前没有发现疼痛后遗症患者。

杨瑞德

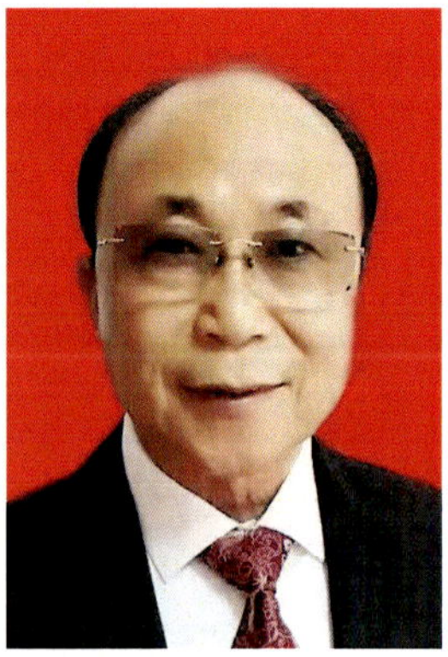

名人小传

杨瑞德，汉族，出生1954年，黑龙江省鸡西市人。1966年从师研习中医，1976年毕业于黑龙江省佳木斯医学院，1977年在黑龙江省鸡西市中医院工作。1985年开始从事生物及中医药学研究。曾任河北省徐水区起元生物工程研究所副所长、华夏高新（北京）国际科学医学研究院研究员。工作几十年来树立了良好的医德医风，对工作十分认真，关爱患者，遵守职业操守，深得广大群众的信任和爱戴。2011年6月，经中国记录证书鉴证委员会鉴证，其业绩收录在《中国记录年鉴》。

杨瑞德长期从事民间中医药学方面的研究工作，临床研制的“瑶池仙露”系列产品在国家科学技术委员会、中国科学技术协会、中国科学院、国家外国专家局主办的“全国第三届科技人才交流展示会”上荣获金奖。在以上的基础上不断研究与创新，将“瑶池仙露”系列产品升级更名“人参饮品”，本品对疑难杂症以及各种肿瘤等有辅助疗效。

他勤奋好学、刻苦钻研，大胆实践。多次参加国内外医疗、医药大型学术会议，经常去各地考察，擅长应用各种特色疗法研究探索疑难杂症治疗方法，特别对糖尿病、心脑血管、心肌梗死类疾病的治疗和调理，取得显著成效。他的精湛医术，被或愈患者称赞为“妙手回春、医技精湛”“医德高尚、华佗再世”。在医学道路上，他深感治病救人责任重大，便刻苦研读医学名著，不断吸取前人医术精华，大胆探究疑难病症良方，形成独创医疗特色的诊治方法，成为患者信任的知名大夫。

余伟金

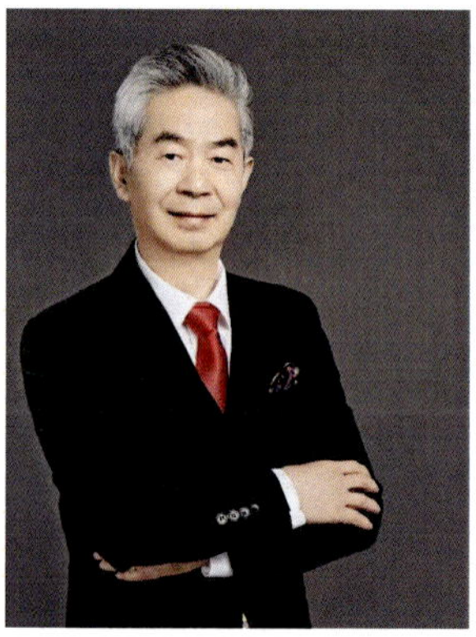

名人小传

余伟金，男，1953年2月出生于无锡市惠山区前洲浮舟村。汉族，大专学历，副主任医师。先后毕业于原江苏省无锡县卫校及北京光明中医学院。

1971年学医，师承无锡南长医院名医肖惠炎学习针灸、梁少春学习中医内科、诸竹生学习中医外科。1985年在市中医院随骨伤科邹文浩主任学习中医骨伤科。1980年在洛社县医院、1987年在市二院进修。

1993年前在前洲医院外科工作，并兼麻醉工作。1993年后在前达外伤卫生所任所长。2007年创办余伟金诊所至今。

1976年被评为无锡市卫生战线先进个人，后多次获市先进工作者荣誉称号。长期以来，以患者的需要为己任，临床刻苦钻研，擅以中药、针灸、整骨推拿、小针刀、园扁针刀等治疗颈肩腰腿痛、风湿病、类风湿病、中风后遗症、肝病、胃病、高血脂、高血糖、高血压、高尿酸血症等常见病及疑难杂症，以及脊源性及脊柱相关性疾病。1993年至今，成功抢救高热昏迷抽搐、药物过敏性休克、心脏骤停昏迷患者8例。获得很多患者锦旗、镜、匾、感谢信等好评。

学术成果

学术会议上发表论文“八将化瘀膏治疗软组织损伤”，在《临床麻醉学杂志》发表论文“基层卫生院抢救创伤性失血性休克的麻醉”。“激能电摩配针药治疗神志病探讨”刊于香港医药出版社出版的期刊《中华医学研究》杂志2003年15期，并被评为优秀论文二等奖。

余伟金经常参加国内、国际会议，学习交流及讲课。2014年应邀前往斯里兰卡参加第52届世界传统医学大会，交流文章“针刀治疗腘窝囊肿”获奖。2016年带“针刺大骨空治疗带状疱疹后遗症”参加美国第87届国医节庆祝活动旧金山国际中医药学术交流研讨会。2018年带“婴儿房间膈缺损治验”参加意大利罗马第15届世界中医药大会，以及参加国际针刀学术交流会，中美疑难杂症交流会等。

现为仲景学术传人，中华中医药学会会员，世界中医药学会针刀专业委员会会员，世界中医药学会专家委员会委员，中国民族医药健康科普分会常务理事，北京中西医慢病防治促进会国际自然疗法创新联盟副主席；国医网健康顾问委员会主任委员。

邹献霖

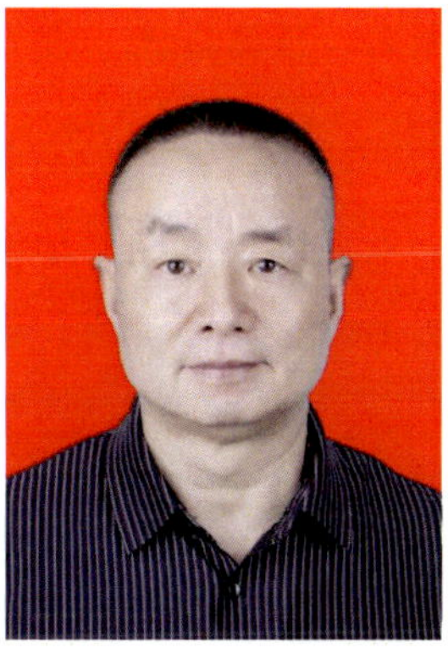

名人小传

邹献霖，生于1966年，毕业于成都中医学院，1992年参加四川省卫生厅举办的“肛肠临床提高班”学习一年。曾在四川省苍溪县中医院从事中医临床工作。现任全国临床疾病误诊误治委员会委员，全国肛肠医师学会会员，中医协会委员。

学术成果

从事中医、肛肠、胃肠专业临床工作40多年，具有丰富的临床治验。1993年6月在《福建中医药》杂志发表综述论文“我国肛肠病研究新进展”。

擅长采用中西结合治疗顽固性失眠、便秘，慢性胃肠病（久治不愈者）；女性月经病、带症、子宫肌瘤及囊肿、乳腺结节和肺结节；男性性功能退减、前列腺炎；男女不育不孕；胆肾结石（溶、化、利、推、排，五法并用）；风湿骨痛（颈肩腰腿痛），在长期临床实践中不断积累，在心脑血管病、糖尿病、高血压、中风、各种肿瘤（癌）等诊治也有独到之长。

邹献霖研发个人经验方邹公百灵丸。本方依据先祖及古皇秘方，他结合个人数十年临床经验，采用上等天然动植物道地药材高丽参、虫草、首乌、西红花等数十味药，并以现代科学调配方法精制而成。具有滋阴壮阳、益气养血、填精补髓、强筋健骨、补肾纳气、养肝明目、温经通脉、健脾养胃、祛风除湿等诸多功效。

适用范围：久病体虚、头晕耳鸣、视物昏花、迎风流泪、听力减退、失眠多梦、四肢麻木、怕冷怕风、畏寒肢冷、易患感冒、体弱多病、气血亏虚、心慌气短、自汗盗汗、精神萎靡、腰腿酸软、体乏无力、高低血压、阳痿早泄、房劳过度、性欲冷淡、勃而不坚、力不从心、梦遗滑精、反复咳喘、阴部湿痒、色斑沉着、胃呆纳少欲食无味、便结难解、风湿骨痛、虚寒胃痛、子嗣维艰、未老先衰、齿痛反复、松动不固、夜尿频多、小便无力、孩童尿床、发育欠佳、月经不调、带下清稀。

服用方法：一日2～3次，每次12克（30～60粒），淡盐水送服。孩童减半，不用忌口。无论男女老幼，素体亏虚，体弱多病者均可食用。连服七天为一个疗程。

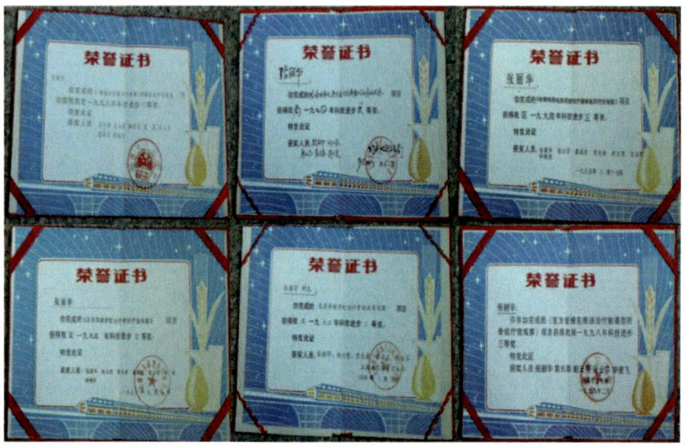

张丽华

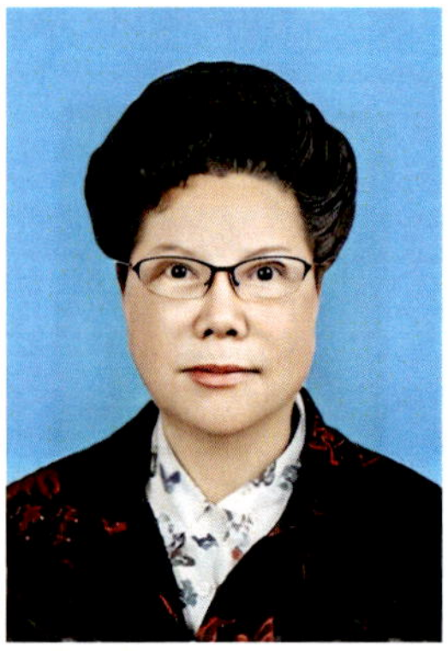

名人小传

张丽华，女，白族，1973年生于云南大理。光明中医函授大学毕业，主任医师。年轻时读书之余，常跟随长辈学医，识药、采药、是江川区苗氏骨科第六代传人，擅长治疗骨伤、骨病，骨髓炎、骨坏死等骨病及手足麻木、风湿类风湿、痛风、腰椎间盘突出等疾病。临床疗效显著，深受患者好评。

社会兼职：玉溪市民族医药文化研究协会会长；中国民族医药学会理事；云南省民族民间医药学会常务理事；中国云南玉溪东方民族医药研究所所长；中国人口文化促进会中医药健康科普分会委员常务委员，中国民主建设会会员。

先后就职于东川矿务局医院、东川市二建公司医务室、玉溪市中医医院，于市中医医院退休。曾九年被评为单位先进工作者、六年被评为市级、省级先进工作者。在二十多年市政协委员任期中，多次被评为“优秀政协委员”，政协提案多项被评为“优秀提案”；被玉溪市委市政府评为“优秀党外人士”；被中国人才学会、世界骨伤专家学会评为“中华骨伤医学名医”；被市政府、市监察局聘为“玉溪市政府纠风评议员”；被市工商行政管理局高新技术产业开发分局聘为“行风监督员”。

学术经验

擅长骨病治疗。张丽华与赵云斐、袁长春等多人合作进行临床研究，采用白族民间草药岛苏秀为主要成分的经验复方制剂——岛苏秀续骨酊，经随机用于69例闭合性骨折疗，与69例闭合性骨折用常规中草药包敷法治疗做对照，有显著性差异。

药物制备与制备方法

（1）取岛苏秀1600克，满山香800克，透骨草800克，虎杖800克，黑骨头300克，百花丹300克，大发汁20克，金叶子10克。置陶缸内，加75%酒精 10000mL，密闭浸泡，10天后，开启搅拌，滤过，取滤液分装 （每瓶100mL），贴笺即得。

本组药方为自拟药方。

（2）取满山香、小麻药、青竹标、青香叶灯笼草、茶豆、山豆根、骨碎补各600克，共研末，包装备用。

本组药方为院内多年常规使用的包敷药。

试验组：取岛苏秀续骨酊约30mL洒布于已固定的骨折部位作湿敷，隔天或每天洒布1次（可根据药液挥发情况而定，但1天内不超过2次），7天为1疗程，2个疗程摄片1次。

对照组：取备用包药剂30克，用开水糊状，解开已固定好的夹板，将调好的药包敷在骨折部位，然后再把夹板固定好。隔天或每天换药 1次，7日为1疗程，2个疗程摄片1次。

观察结果经统计学处理有显著性差异

（P<0.05），说明试验组的局部消肿和骨痂形成时间明显短于对照组。证明岛苏秀制剂有良好的活血化瘀、消肿止痛、接骨续筋的作用。且75%的酒精制剂有较强的渗透力，便于药物迅速吸收。药物由制剂室配制供给，可以按规定控制和保证其质量，避免了原散剂易潮霉、变质，难于贮存的缺点；方便贮存和携带；减少了现用现调的临时操作，节约了时间；符合中药剂型改革的要求，为中草药的批量生产创造了条件。

此研究结果1997年发表于《中国民族民间医药杂志》总26期。

主要成果

撰写36篇学术论文，8篇被国际学术会选用、9篇被国家学术会选用、6篇刊发学术期刊并收录于中国知网数据库。多项科研成果临床应用疗效显著，其中《岛苏秀续骨酊治疗骨折疗效观察》《复方蜜桶花根汤治疗脓毒蚀骨类骨髓炎疗效观察》《哈秀米得通络灵电热药袋治疗痛痹疗效观察》等项目获玉溪地区、玉溪市科技进步奖，“电热药袋”获云南省1996年“优秀发明奖”，“一种治疗风热感冒的中药组合物及其制备方法和应用”2012年获国家发明专利。

参加中国民族医药学会编撰《少数民族科技文明从书（医药卷）》中“白族医药卫生文明”。经过玉溪七县两区民族民间医药普查，编撰《中国·玉溪民族民间医药》。现正在进行非药物疗法和健康产业发展研究。

陈绍荣

名人小传

陈绍荣，男，山西平遥人，主治医师，坐诊于山西介休市康泽大药房。现任中国药学会高级会员、中国医师网副主任委员、中国特效医术研究会理事、中国民族卫生协会健康养生分会专家委员，华医头条网健康顾问委员。

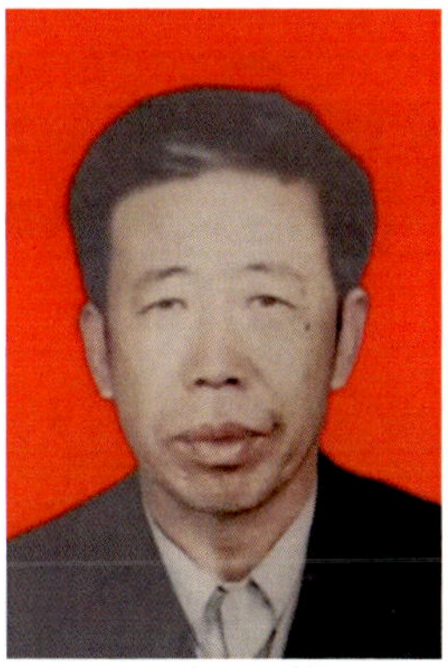

学术经验

长期从事基层医疗卫生工作，40余年来订阅国内多种中西医临床杂志，学习中西医理论及临床知识，注重临床实践，在长期中西医理论与实践相结合的临床诊治中，对一些常见病、疑难病有着独到的见解和认识。对面神经麻痹、脉管炎、前列腺增生炎症、脑梗死血栓形成、习惯性流产、糖尿病（2型）、角膜炎、溃疡等有所研究。

曾多次参加全国性学术交流会进行交流。1993年撰写论文“疑难病症治验三则”收录于1993年第17卷《山东中药学院学报》增刊，1996年辽宁大学出版社出版的《疮疡荟萃》第2卷，收载了其撰写的“一例急腹症术后感染治疗体会”。1998年四川科学技术出版社出版的《中华内科理论与实践》（一），收载了其“临床治疗脑血栓形成的体会”一文。1999年，中国科学技术出版社出版的《面向21世纪医学的创新与发展》，收载了“鼻炎宝的临床运用”，该文被香港国际传统医学研究会在世纪传统医学日《世界传统医药研究》录用。

学术成果

经验处方纯中药制成鼻炎宝鼻吸粉，对鼻炎、过敏性鼻炎、鼻窦炎治愈率高，疗程短，对鼻窦炎治愈率为98%，过敏性鼻炎为90%，原鼻炎宝2号主治过敏性鼻炎，为口服药，因较贵，使用不方便，于2000年后开始与一号拆开选择混合成细粉，鼻炎宝没有了一号、二号之分。鼻窦炎、过敏性鼻炎都可治。结果鼻窦炎治疗效果如前，过敏性鼻炎也如前，效果高达90%。纯中药经验方“养胎丸”一方不仅对习惯性流产疗效可靠，且对先天性子宫发育不全的流产治疗效果显著。纯中药经验方“腹泻-贴糊”外用治疗婴幼儿各种腹泻，使用1～2次，确有效果。以上三项专科药物经多年临床验证均无不良反应。

虎一浩

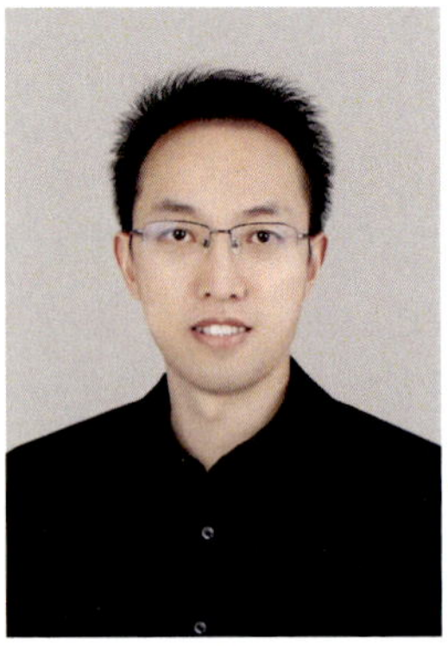

名人小传

虎一浩，男，1976年出生于宁夏固原。2000年7月毕业于西安医科大学，获得全科医学硕士学位，供职于西安交通大学医学院，副主任医师，擅长采用中西医结合治疗小儿疾病。

2016至2019年连续4年被当地市卫健委评为先进执业医师。2019年创办陕西一浩普众医疗服务有限公司任总经理。

医学感悟

虎医师医术精湛，医德高尚，以优质的服务，还生命一片灿烂晴空；他淡泊宁静，无怨无悔，用真心、爱心呵护每一位患者，驱走患者心间的阴霾；他对工作的不懈追求，对岗位的敬业奉献，诠释“医者仁心”的大爱；多年来，他恪守为医之本，始终慈心济世，救人为先，并且坚持学习，不断更新知识，为更好地护佑百姓健康、增进人民福祉奋斗不息。

学术经验

中医药学理论建立在物质现象变化传递理论（现象传递）之上，通过“一元气”论实现了天人一体的系统认识，实现了物质（阴阳）与状态（五行）统一的整体认识，揭示了现象传递的六十模型（六十甲子），作为宇宙到人体模型分类及变化的基础，指出了物质相互作用与状态变化的规律性，奠定了中医药人体结构和功能认识的理论基础，形成中医药理论的疾病观点：物质相互作用与状态，具有时位与疾病相关的特征“非其位则邪，当其位则正”。中医药学的这种物质相互作用与状态变化的理论在中医药临床指导的经验：四诊合参和疾病的关系、疾病与体质的关系、疾病与环境的关系，三者合一判断，是临床数据和系统变化理论结合的一种诊疗手段，有效实现病症、病机、体质结合的中药用药有效。

病例：朱某，女，64岁（1955年10月生），颈部疼痛，咨询中药。

刻诊：神疲，颈部疼痛，服药止痛药无效，无法休息，诊脉涩弱，舌苔淡白。体质分析寒湿体现（金木相刑），发病年壬寅（2022年），木运强少阳司天。因此，判断疾病是运气环境变化之下的体质变化。处方：延胡索10克，香附9克，黄芩12克，厚朴8克，桑白皮12克，桂枝9克，白芍10克，甘草5克，葛根6克，茯苓12克，大黄（先煎）3克，白芥子9克。3剂。1剂即效，3剂痊愈。

主要成果

（1）《“五行”本义新探》；独撰；文章出处：第六届全国中西医结合基础理论研究学术研讨会暨第二届湖南省中西医结合学会肝病专业学术年会论文集[C]；2010年；创新及要点：五是物质现象，五行是物质现象运动变化状态。

（2）The Supporting Foundation of “Yin and Yang” for the Universal Theory of All Things；独撰；文章出处：WOP in Economics and Management，2019.10。创新及要点：阴阳适宜一切物质现象，理论原则上阴阳就是质能。

罗　山

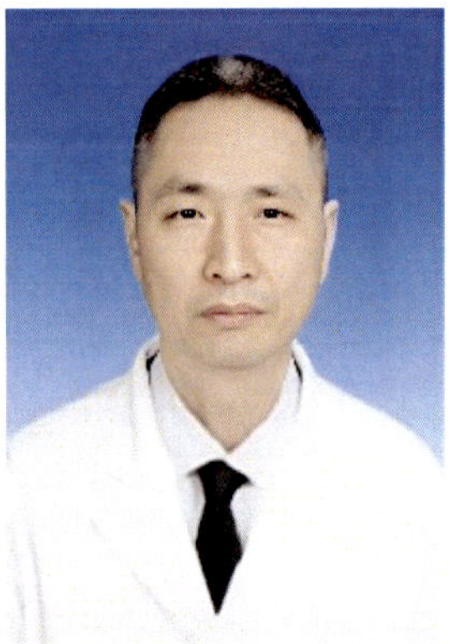

名人小传

罗山，男，副主任中药师，1969年生，1992年毕业于贵阳中医学院中药系，同年进入中国贵州茅台酒厂（集团）职工医院工作，从事药学工作30余年。

（3）2022年现象传递基础（中国古代自然科学体系暨中医药理论基础的现代研究）已在国家版权局登记。

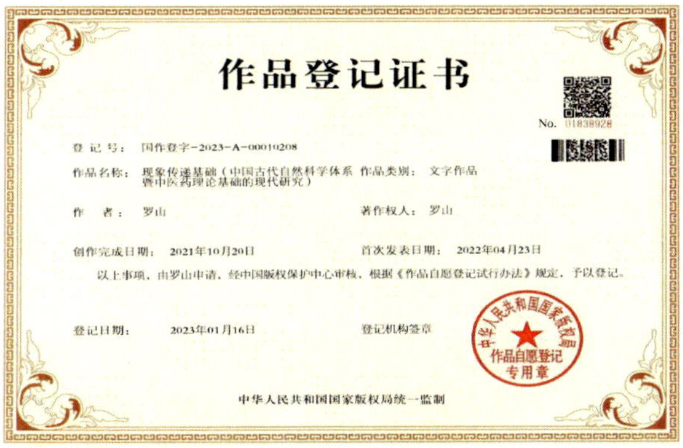

作品登记证书

No. 01838928

登记号：国作登字-2023-A-00010208

作品名称：现象传递基础（中国古代自然科学体系暨中医药理论基础的现代研究）　作品类别：文字作品

作　　者：罗山　　著作权人：罗山

创作完成日期：2021年10月20日　　首次发表日期：2022年04月23日

以上事项，由罗山申请，经中国版权保护中心审核，根据《作品自愿登记试行办法》规定，予以登记。

登记日期：2023年01月16日　　登记机构签章

中华人民共和国国家版权局 作品自愿登记专用章

中华人民共和国国家版权局统一监制

医学感悟

中医药技术百花齐放，中医药实践理论百家争鸣，中医药理论和实践离不开的根本是天人合一现象与传递的认识。

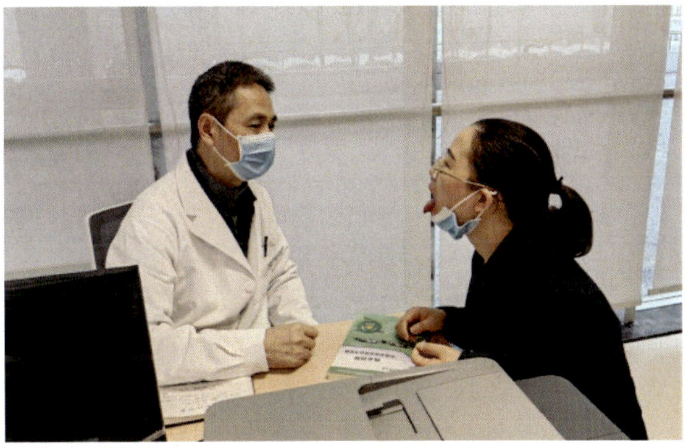

周　钰

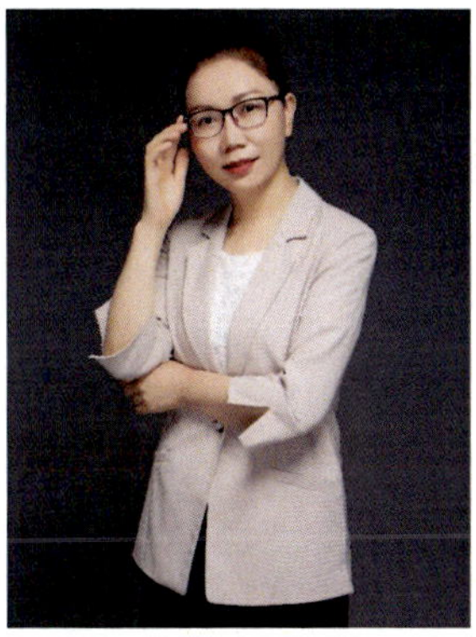

名人小传

周钰，女，新疆医科大学第一附属医院针灸推拿科主任，主任医师，副教授，硕士生导师。现任中华中医药学会针刀专业委员会副主任委员，中国针灸学会综合医院针灸学会副主任委员，中国中医药研究促进会骨伤分会针刀专业委员会副主任委员，中华中医药学会国际微创联盟副主席，世界中医药学会联合会埋线研究专业委员会副会长，中国中医药研究促进会埋线分会副主任委员，中国中医药信息学会疼痛分会副主任委员，中国国医经方高级研究员，中华中医药学会亚健康分会常务委员，世界中联亚健康专业委员第二届理事会理事，全国儿童中医养生保健专家委员会第一届理事会委员，中国针灸学会青年委员，新疆针灸学会副主任委员，新疆中医药学会针刀专业委员会副主任委员，新疆医学会第一届加速康复外科专业委员会委员。新疆维吾尔自治区干部保健专家。

学术经验

1. 指导新疆维吾尔自治区自然科学基金项目：2018D0IC211

[摘要]目的：研究“颈六刀”松解术结合龙氏牵引下正骨手法治疗神经根型颈椎病的临床疗效。方法：采用前瞻性研究方法，将90例患者随机分为2组，每组45例，治疗组采用小针刀结合龙氏引下正骨手法治疗：对照组采用针灸结合传统牵引治疗，2组均治疗1个疗程，应用视觉模拟量表（VAS）测定治疗前后患者疼痛值：颈椎功能障碍指数（NDD）评估治疗前后患者疼痛及功能改善情况。结果：治疗组总有效率为 93.33%，对照组总有效率为68.88%，2 组差异具有统计学意义（P〈005）。结论：“颈六刀”松解术结合龙氏牵引下正骨手法治疗神经根型颈椎病疗效显著。

2. 主持新疆维吾尔自治区自然科学基金项目：2015211C082

[摘要]目的：观察针刀配合拔罐对湿热型湿疹患者的湿疹面积及严重度指数（EASI）评分、瘙痒积分的临床疗效。方法：将 62 例符合诊断标准的湿热型湿疹患者，采用前瞻性的研究方法，按照就诊的先后顺序，根据随机数字表法分为治疗组和对照组，每组31例。治疗组给予针刀配合拔罐的方法治疗，选取大椎、身柱、灵台、

阴陵泉（双侧）、血海（双侧）对照组单纯给予中药煎剂内服。观察两组治疗前后主症积分变化情况，并比较两组临床疗效。结果：两组患者治疗后EASI评分较治疗前均显著降低（P0.05），治疗组EASI评分低于对照组（PC0.01）两组患者治疗后瘙痒积分较治疗前均显著降低（P<0.05），且治疗组瘙痒积分低于对照组（PC0.01）。治疗组总有效率为 90.3%，对照组为 67.7%，两组比较差异具有统计学意义（P<0.01）。结论：针刀配合拔罐是一种治疗湿热型湿疹有效的治疗方法。

从事针灸临床工作多年，长年致力于针灸、针刀治疗脑血管病、小儿脑瘫、不孕不育等领域的研究。擅长运用脑针结合针灸、穴位埋线、针刀、推拿等疗法治疗神经系统、内分泌系统、消化系统、呼吸系统等慢性疑难杂症以及颈椎病、肩周炎、腰椎间盘突出、骨性关节炎等脊柱关节疾病的复杂疑难症的诊治。

主要成果

在核心期刊发表120余篇文章；出版专著9部；参编“十三五”规划教材3部，“十三五”创新教材2部，主持参与20余项省部级课题、主持参与2项国家基金课题。

郑彼得

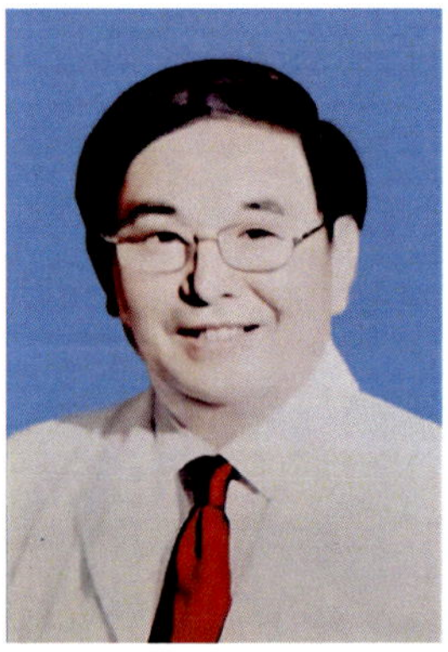

名人小传

郑彼得，1949年生，汉族，浙江金华人。彼得中医肿瘤科专家医师、北京同仁堂特聘专家、中国民族卫生协会难治病研究专家委员会专家委员、中华中药学会仲景学说分会成员、原经典中医院专家，现杭州市上城区万承志中医门诊部主任中医师。

学术成果

郑主任从部队到地方从事中医临床工作40余年，通过八纲、脏腑和气血三大辨证互参，诊治各种恶性肿瘤（肺癌、胃癌、肝癌、食道癌、子宫颈癌、鼻咽癌、恶性淋巴癌、脑癌及晚期转移癌等常见的恶性肿瘤），为广大患者减轻痛苦，增长生命，提高生活质量；并在肿瘤术后预防复发、转移和癌性疼痛的治疗及肿瘤化疗后中药增敏解毒方面颇有建树。多次受邀参加国内外各大肿瘤知名专家进行的相关学术及临床研究等方面的会议，发表多篇论肿瘤医学论文。郑主任表示，中医认为肿瘤的基本病因病机是正虚邪实，所谓“正气存内，邪不可干”。正气亏虚，阴阳气血失调，脏腑功能失常，继而邪毒内侵，痰浊内蕴，瘀血阻滞。治疗应扶正固本，调整阴阳气血，改善内环境，增强免疫机能，并化瘀散结，清热解毒以抗癌抑瘤。

前后多次申报郑氏祖传良方良药知识产权保护：郑氏祖传腹泻停、郑氏祖传阴阳平衡穴位贴敷、郑氏小儿安宁汤、郑氏伤寒散、郑氏胃寒散、郑氏口腔溃疡药。同时他还在不断潜心学习和临床研究，应用中医理论对常见病，如胃炎、胃溃疡、结肠炎，痔疮、内外混合痔，风湿、类风湿关节炎，腰骨神经痛、痛风、颈腰椎病，心脑血管疾病、高血压、冠心病、心肌炎、心律失常，肝炎，脑膜炎，脂肪肝，月经不调、盆腔炎、卵巢囊肿、不孕不育、子宫肌瘤，长久咳嗽、气喘、支气管炎，肺源性心脏病等进行治疗，具有良好的疗效。

钱　海

名人小传

钱海，副教授，中医药养生专家。曾任职于上海中医药大学中药学院、为上海中医药博物馆中草药标本室主任兼科普部主任。1978年9月就读上海中医学院中药系，1982年7月留校任教，1984年参与筹建中药标本展示中心，1994年3月晋升副

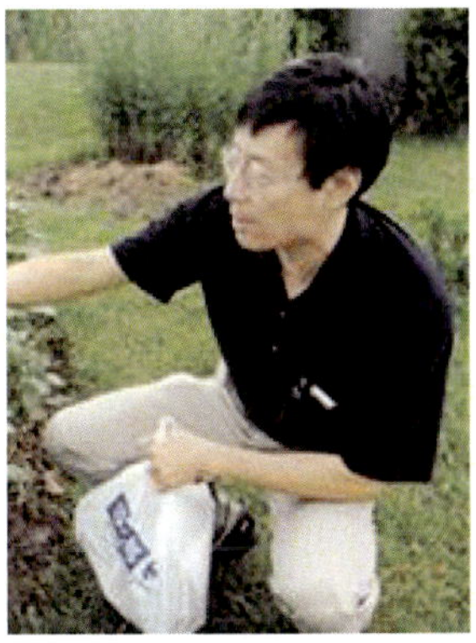

教授；1997年3月任职中药剂型研究室。1998年3月任上海中药学院党总支副书记、院长办公室主任。2000年3月任职中药学院鉴定教研室附属中药标本馆。2004年3月筹建张江校区上海中医药博物馆所属中药标本馆及50年校庆博物馆配套及庆典项目百草园、杏林苑，任科普部主任兼中药标本馆主任。2007年7月任上海中医药大学科技发展公司法人、总经理。2011年获聘上海中医药大学中健生物科技有限公司执行董事、法人兼总经理，上海徐汇区东方中医进修学校教务主管、养生系列培训项目带班主任。

社会兼职：曾任上海市保健行业协会评审专家、上海市科普教育基地联合会理事、全国中医药院校中药标本馆专业委员会专家组顾问、上海慈善基金会科普志愿者分会专家委员会顾问、中国人口文化促进会中医药健康科普分会副会长。

学术经验

长期从事药食同源植物的研发，擅长中草药调理人体亚健康与制定营养食疗处方。

担任上海中医药大学本（专）科、成教学院（夜大学）学员、研修生（硕、博）及国际教育学院留学生药用植物、中药鉴定、中药商品、饮片调剂、中药仓储养护（含现代医药物流）等教学带教及野外实习、仓储见习带教和毕业课题指导带教。

承担上海市执业药师国家资格考试《养护保管》考前培训，受聘上海师范大学老年大学《中医保健》三年制（黄帝内经养生之道、养生中药品种精解、时令节气三餐食养），上海老年大学（总校）三年制（养生中药活用、时令家常食养、康养仙居揽萃），上海中医药大学老年大学（康养膳食）等系列课程的授课。

承担白领养生沙龙、集团企业员工及社区学校居民的膳食疗法、情志及娱乐疗法（五音、书画、插花、茶道、香薰、芳疗）、养生园艺与家养中药、茶酒汤粥羹糕与食养制作等科普公益讲座及教学。

承担各类养生职业技能培训考证，养生机构、会所企业内训及行业从业人员委托培训相关课程的教学：养生食疗、康复药膳食疗、食用中药学、中药保健、膳食调理、功能性食品概论、名贵参茸类药材饮片真伪辨识、运动营养学等。

兼职中医外治法理论基础、常用外用中草药、中药外用制剂炮制工艺及常用剂型、中药外用制剂使用方法和应用原则；中医传统疗法之中药外用热敷法、中药竹罐、拔药筒、浸渍、熏、熨、热烘疗法；艾灸、药灸、香灸，泡澡、中药足浴疗法等教学及见、实习带教。

受聘主讲东方讲坛、市健教所、市残联、正安中医、素问轩中医、玛阳文化等机构邀约的四季养生食疗及针灸（含古法易筋经）养生沙龙等专题中医药养生文化科普系列讲座。

主要成果

作为上海中医药大学老教授协会理事及关心下一代工作委员会专家组成员，担任多家上海中医药大学附属及全市其他幼儿园、小学、初中及高中阶段中医药文化进校园科普传播与分享系列授课，规划所在园、校的百草园及建设维护，参与上海多处康养基地或康养机构的园地百草园种植规划及建设维护。参与全年时令节气各类形态的康养膳食的研创、制作及科普传播和推广。

面向长三角一体化核心示范区布局，参与多处康养基地及康养机构的考察规划、建设推进。举办扎根基层一线、理论实践相融合的先创农林讲习所，结合土壤修复、农耕再生，面向田头看草头，造福百姓抓源头，切实从大地母本着力，通过中医农业及中医农法浇灌益生菌及活力酵素，扶正固本，修复土壤及水系。

以丰富的中草药资源为优势，精准管控、高效推进绿色农药、绿色兽药（两药），绿色肥料、绿色饲料（两料）特色农林生态产业，面向21世纪打造有机生态、绿色无公害优新先创高效农林生态产业。

高国俊

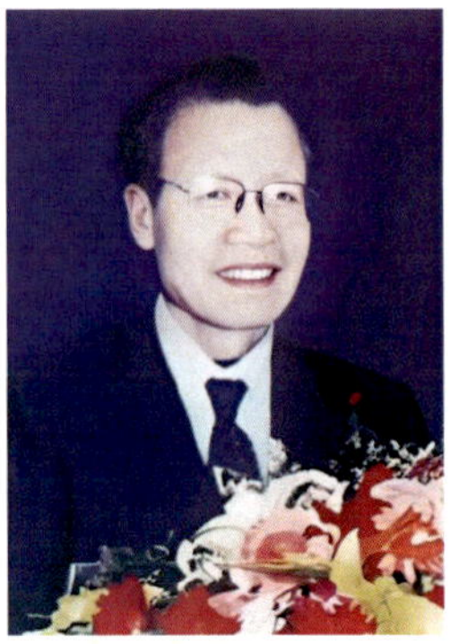

名人小传

高国俊，1940年生，江苏常州人，毕业于苏州医学院。主任医师、教授，28岁担任苏州东山人民医院院长。中西医结合治疗肿瘤医学的奠基人，连续多年被评为“科技先进工作者”“先进个人”和“政协先进人物”等，其先进事迹及成果先后被国内多家媒体报道。

2017年5月1日，受邀出席在北京人民大会堂召开的全国劳动英模“五一”座谈会暨爱国公益人物先进事迹报告会，在会上做了主题报告，并在业界产生广泛影响。2018年12月，高国俊教授在中国科学家年会上荣获最佳发明奖和终身成就奖。2022年4月，新华在线网·名人堂，授予高国俊教授“行业影响力人物”。

学术成果

从事临床医学40余年，擅长运用中西医结合治疗胃癌、乳腺癌、肺癌、胰腺癌等疑难杂症；创制发明的“天冬”“复方钱驼胶囊（原东南1号）”“天草方”抗癌药物，进一步实现中医药学时代性的转化，为人类健康做出崭新的征服疾病威胁的贡献。

主编了《肿瘤的中西医结合治疗与康复》《中西医结合肿瘤治疗学》分别于1990年、2001年由东南大学出版社出版。他努力探索出了一条具有中国特色的肿瘤治疗的新模式，创新成果多次荣获国家科技奖。

黄长安

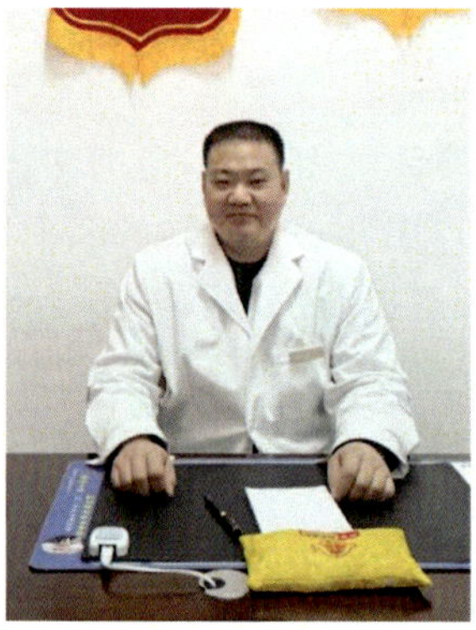

名人小传

黄长安，1970年出生于四川省广元市。一介布衣，无为淡泊于斯世，不求闻达于杏林。奈何亲眷多病，求治于三甲，苦疾病未愈而财物已空，人财两空者或亦有之，遂发习医之志。感念古人“为人子弟者，不可不知医，不知者不孝也”，求索于岐黄，问道于名高之师，学技于隐逸之士。游历日久而至技成，每愈亲友邻里之疾，名声渐显。奈何无证，行医受阻，故求学于黑龙江中医药大学，求文凭，过国考而获医师执业。2021年8月应邀入驻中国民间中医医药研究开发协会民间疗法研究专业委员会担任委员，2021年11月特聘请入驻由刘忠波先生创建的公益性网站“大美中医药学习网”讲师团“首席专家”。

临证以来，谨遵先贤教诲，察色按脉，审清浊、视喘息，四诊合参，辨证施治，虽顽业痼疾，多得痊愈。

医学感悟

我们正处在中华民族的复兴时代，中医药

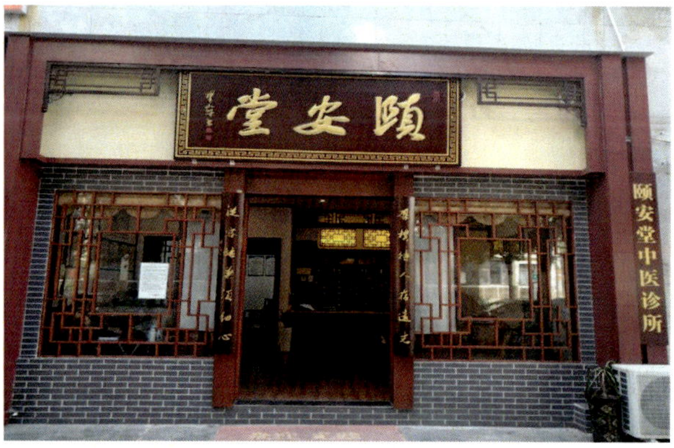

文化复兴迎来了契机。祖国医学是一个伟大的宝库，我们要努力发掘、传承、提高，造福人类。我们责无旁贷，勤学苦练，脚踏实地，志存高远，在祖国的大地上，勤奋工作，为传承中医药文化尽绵薄之力。发挥中医优势，护佑百姓健康；专治疑难杂症，为您排忧解难。

梁敏辉

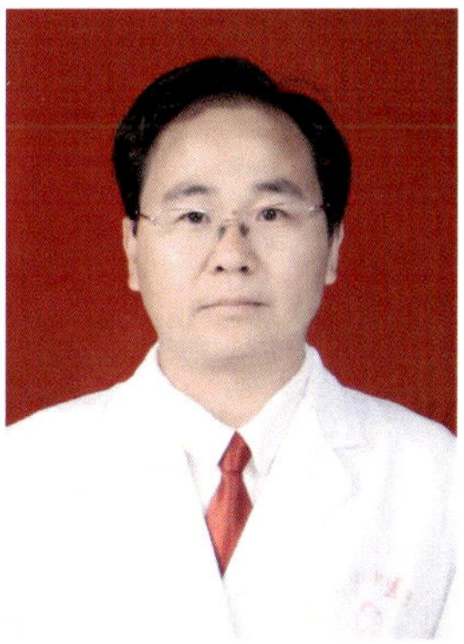

名人小传

梁敏辉，男，汉族，云南省大理州巍山县人，1964年生于中医之家，1988年毕业于云南中医学院中医学专业。中共党员、主任医师、教授、“全国基层名中医”“云南省基层名中医”“苍洱霞光人才”“白州名中医”“兴巍人才”“云南省中医药工作先进个人”、大理州首届“医德标兵”、全国基层名老中医药专家传承工作室指导老师、云南省第五批中医药师带徒指导老师、大理州名老中医药专家工作室指导老师。现任巍山县中医医院党支部书记、巍山县中医药防治艾滋病项目办公室主任、中国民族卫生协会健康养生分会专家委员会委员、云南省中医药学会九届常务理事、云南省中医药学会中医药文化建设专业委员会常务委员、云南省民族民间医药学会康复委员会常务委员、云南省中西医结合学会中西医协同发展工作委员会成员、大理州中医药学会常务理事、巍山县中医药学会会长、巍山县科协常委。

学术成果

长期从事师承教育、中医临床、中医药文化宣传、健康保健、中医适宜技术培训及推广工作。应用黄芪桂枝五物加甘草汤治疗“痹证”取得很好疗效，并在全院推广使用，深受患者好评。在内、妇、儿、皮肤科疾病及艾滋病的中医治疗有一定造诣。先后参与“国家‘十一五’科技重大专项—无症状HIV感染中医药早期干预项目”“云南省中医药降低HIV/AIDS的发病率/病死率项目”研究。

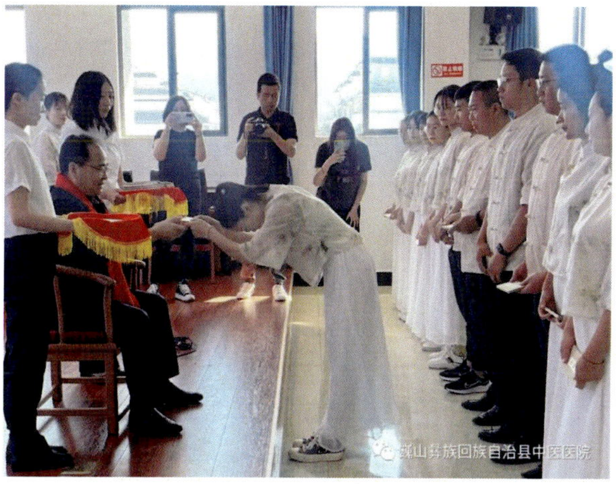

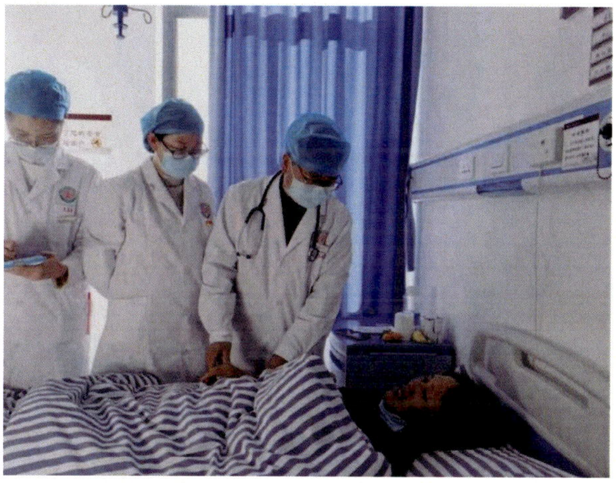

葛琼芳

名人小传

葛琼芳，1957年出生，中共党员，主任医师，葛氏济世堂先祖葛洪的传承人，自幼随父葛德耀（1916-1985）习医，深得葛氏真传，从小受到中医文化世家的环境熏陶和父亲葛德耀言传身教，成都中医药大学毕业后，精心研究学习先祖葛洪及后人流传下来的医学知识和独门秘方等医术，真正成为葛氏“济世堂”道家中医医馆传承人。现行医已有40余年，在中医临床运用中备

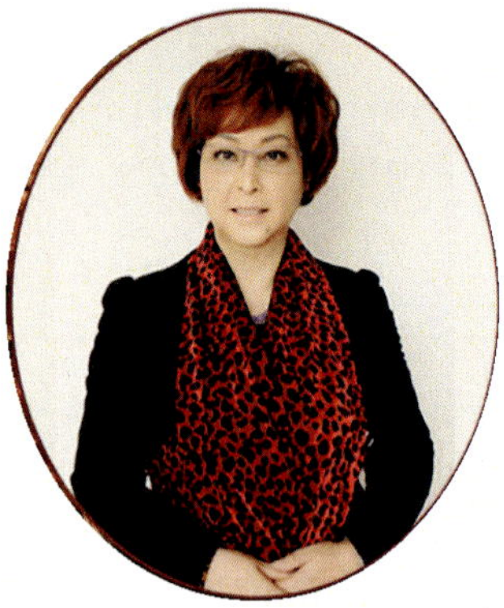

受业界推崇，并对中医养生也有独到的见解。在四川广汉南兴医院从事临床工作，担任门诊部主任，在成都市开办葛氏济世堂中医馆，口碑极好。她仁慈献爱心，长期坚持对65岁以上老人献爱心，免费部分服务，被评为先进公益人物。2014年至今担任北京晶珠中医医院副院长。

学术成果

她谨承祖训、发扬光大，精通医理、擅长治疗各种疑难杂症，对男女不孕不育症，糖尿病，静脉曲张，肝硬化、肝腹水，肝、胆、肾结石，胃糜烂等内科有独到的治疗功底，特别对银屑病、白癜风、天疱疮、痛风等疑难杂症有独到的治疗经验，在临床中诊疗患者已超30万人/次。近年来还从中医内科方面不断探索对各类癌症病例的治疗研究，已经取得了一定的进展与成效。

中药研发方面，数十年持续不断的中医诊疗实践和临床运用中，在先祖秘方的基础上，既遵循传统中医理论，又结合现代医学技术，创新应用传统中医处方配方配量，积极推动“药食同源”健全免疫功能的目标发展。

亲自开发了“雪蓝茶”“动力源”等系列药食类康养产品，对有效改善血液黏稠度、清理血液杂质、增加心脑冠状动脉血液流量、滋养五脏六腑、缓解疲劳改善睡眠、补肾壮阳、添精补髓、修复人体再生细胞、抗衰老、养颜美白肌肤、祛除色斑、调节内分泌，尤其对预防三高症（高血压、高血糖、高血脂）有着明显的作用。

以葛氏“济世堂”道家中医传统的师带徒的方式，收有徒弟李顺、葛文轩、葛阳利非、孙伟、孙德华等10余人，在他们成长过程中，轻言细语地讲，手把手地教，席间叮咛嘱托“不忘初心，方得始终”，徒弟们也承袭着葛琼芳师傅的仁厚慈爱、爱岗敬业、沉稳行医，在医疗医学界都已有所建树，有的独立开办中医诊所数年，有的成为公立卫生院的技术骨干和科室负责人，还不断发表医学论文，深受广大患者的赞许和领导的肯定。

2012年“雪蓝茶”获得国家发明专利，作为国内目前首款温性茶，其具有清除自由基、抗疲劳、抗缺氧、抗辐射的作用。长期饮用雪蓝茶，能改善血液黏稠度、清理血液杂质、改善心脑冠状动脉血液流量、滋养五脏六腑、缓解疲劳，改善睡眠、修复人体再生细胞、抗衰老、养颜美白肌肤、祛除色斑、调节内分泌，尤其对三高症患者（高血压、高血糖、高血脂）有着保健作用。

为了将葛氏医药的精华发扬传承，普惠人生，葛琼芳遵循中医学的理、法、方、药，依据中药配方的君、臣、佐、使，潜心于妙方良药的研发创新。经过多年反复的临床实践、研究和不断总结、归纳，终于在先祖秘方的基础上，结合现代医学技术，将源自雪域高原的草本精华，精心研制为药食同源健全免疫功能的雪蓝茶系列养生保健产品。

（1）2012年国家发明专利：“一种复合雪茶及其制备方法。”

本发明涉及食品领域，具体涉及一种复合雪茶及其制备方法，所述复合雪茶具有清热解毒，降高血压、高血脂、高血糖，增加冠状动脉和脑血流量，养眼名目，清洗血液中的杂质，延缓衰老，减肥，抗癌，抗疲劳，改善睡眠的功效。所述复合雪茶，由雪茶、绞股蓝、玫瑰花和木瓜组成。

（2）2017年国家发明专利：“一种多维植物压片糖及其加工工艺。”

本发明提供了一种多维植物压片糖及其加工工艺，可以解决亚健康人群的健康问题。

甄生联

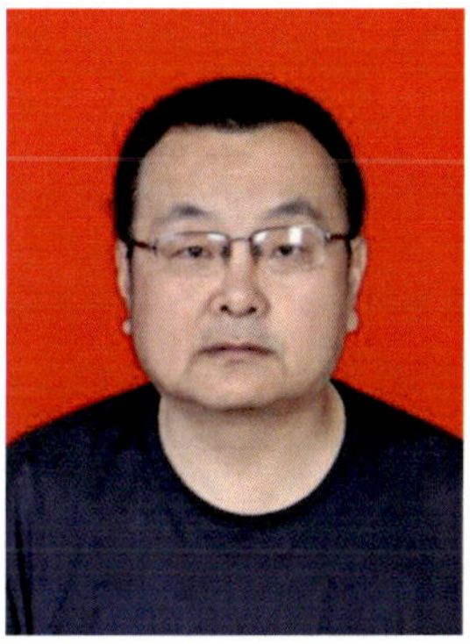

名人小传

甄生联，男，1963年出生。中医世家，主任医师。内蒙古自治区乌拉特中旗政协第十三届、第十四届委员。白求恩精神研究会理事，中华中医药学会民间特色诊疗技术研究分会及内科分会常委、中国民间中医药研究会研究员，中国医师协会中西医结合分会常委，中国卫生医药文化学会常委，内蒙古自治区非物质文化遗产代表性项目“甄氏祖传秘方”传承人、内蒙古乌拉特中旗甄生联诊所法人。

甄生联出生于中医世家，从12岁开始就跟随父亲甄名素在乌拉特中旗的泉掌子卫生所学医。那时卫生所条件艰苦，只有听诊器、血压表、体温计等简单的疗诊用具。中医是卫生所的主力军，但药房药材奇缺，他和父亲常上山采药，还在河边的沙土地上亲自种植中药材。他切身感受到了当地农牧民看病难的境遇，因此立志长大后要当医生，为这片土地上的农牧民解除病痛。

甄生联每天放学后，不仅要将父亲写在白纸上的中医知识背得滚瓜烂熟，还要帮他抓药、拔罐、针灸、推拿、灌肠，甚至还替产妇接生，天天忙个不停。勤奋上进的甄生联1980年开始文学创作，发表了第一篇文学作品。

1987年从包头医学院毕业后，甄生联放弃在乌拉特中旗人民医院工作的机会，来到条件非常艰苦的巴音哈太苏木卫生院工作。后来，由于放不下自己的中医情怀，2012年从卫生院办理了退休手续，开办了中医诊所。

几十年来，他坚守在人烟稀少的乌拉特草原深处，为这里的农牧民默默服务着，足迹遍布乌拉特草原的每一个角落。由于工作繁忙，有时春节期间都去患者家中为人治病。

乌拉特草原是贫困的牧区，疾病产生的痛苦及高额的医疗费用，导致农牧民生活窘迫、贫困交加，特别是一些老年人生活在贫困线以下，身患重病却无力求医。甄生联想方设法让他们在少花钱的前提下治好病，还劝说农牧民种植道地中药材，并教他们识别和采集中药材，努力改善当地的医疗生态。

2010年至2020年这十年间，甄生联担任乌拉特中旗政协委员会委员。在“敬佑生命·2017荣耀医者”公益评选中，荣获“基层好医生”奖。2018年，获得第二届“白求恩式好医生”提名奖。

甄生联是甄氏医家第九代传人。从2012年开始，为了更好地服务农牧民，他决定把家里的先祖秘方贡献出来。甄氏中医家族祖籍河北顺德府（现河北邢台）。从1803年开始，从甄琪瑞到甄名素，六代传承，完整地保存下来《甄氏中医祖传秘方》这部书，共7册。书中记载的“甄氏秣灰烧伤散”“清痢汤”“调经益草汤”“胁痛逐瘀汤”等秘方对治疗肠道疾病、烧伤、月经不调、胁痛等病症有独特疗效。

抗战时期，日本人入侵顺德城，第六代传承人即甄生联的父亲甄名素，带着民国府颁发的行医许可证、《甄氏祖传秘方》和甄生联的爷爷逃离故土。爷爷去世后，甄生联的父亲又带着“祖传秘方”辗转多地，一路逃荒才来到内蒙古，很快在当地声名鹊起，特别是用“清痢汤”治疗肠痢等肠道疾病，用“甄氏秣灰烧伤散”治疗烧伤等方法，在乌拉特草原上声名远扬。

《甄氏祖传秘方》经过甄氏家族几代人的传承与拓展，形成了许多宝贵的临床经验。为造福更多人，甄生联分批将精心保存的《甄氏祖传秘方》无偿捐赠出来。

甄生联还到牧区收集了大量蒙古族的治疗方法。蒙古族是游牧民族，蒙药的剂型基本都是散剂与小丸药，大多是中药材加一些矿物药和动物药制成的，便于携带。比如用酸马奶治疗高血压、糖尿病和结核病；还有用于治疗中暑的清血八味散，由紫草、土木香、人工牛黄、栀子、瞿麦、石膏、甘草等八味中药材研磨成粉末制成。

2020年武汉发生新冠肺炎疫情，甄生联第一时间向当地卫生健康委递交“请战书”，并捐款捐物。还陆续写了6篇关于如何防控新冠肺炎、鼠疫的提案，并撰写大量科普文章向农牧民普及疫情防控的知识。

学术成就

（1）《甄氏祖传秘方》入选2017年内蒙古自治区人民政府的区级非物质文化遗产传统医药项目，甄生联是该项目的代表性传承人。

（2）甄生联和女儿甄淑媛共同整理出版《甄氏中医祖传实录》一书，2017年由人民卫生出版社出版。2019年，该书在中国医师协会、医师报社举办的“2019医学家高峰论坛”上获中国医学界好书——特别推荐奖，学术专著《甄氏中医祖传实录》获学术著作三等奖。

（3）撰写医学人文散文集《那些年那些事》，2015年由内蒙古人民出版社出版。

（4）获得两项发明专利：①一种烧伤药的制备方法和应用。②治疗阑尾炎的中药配方和制备方法。

（5）在地处中蒙边境的乌拉特草原从事医疗工作，用祖传医技加西医的方法救人无数，常年坚持出诊，没有节假日，即使伤病缠身，也风雨无阻，在农牧民中口碑极好，威信也高。

（6）将祖辈传承的“祖传秘方”无偿捐献给国家，并把四十多年来的行医经验公布于众，发表论文40余篇。

（7）成功地将师承制“祖传秘方”与学院派的中医理论有机结合，将其发展成了独特的“甄氏中医体系”，形成了独一无二的中医流派和学说。整理验证了民间传统的高效土方验方，并整理成册，用这些实用、简便、价格低廉及疗效显著的中医药技术福泽后人。热衷慈善，自己出资购买自己写的医学专著捐赠给150多所科研单位和高等院校，供专家学者参考研究。

（8）发表300多万字的医学人文作品，是德艺双馨的民间非物质文化遗产传统文化大家。这归功于他的中医世家的身份和对故土的挚爱，所以对家乡状况感慨颇多，回击病魔侵扰、知晓风土人情、勘察地理景观、记录历史风云、聆听社会发展的脚步等都会付之笔墨。乡间俚人冠予其“赛罕塔拉上山药圪蛋谝谝匠”“调理人体的佗医”“故纸堆扒拉的侃货”等绰号。

附：甄生联，二级作家，自由撰稿人。内蒙古河套文化研究所研究员，内蒙古作家协会会员，巴彦淖尔市十大藏书家，乌拉特中旗作家协会副主席。

主要作品：在《柳絮》《花雨》《狮子吼》《星星》《同心》《河套文学》及《巴音淖尔日报》等报纸杂志及人民网、散文网等网络平台上发表了《中旗的色彩》《希热庙》《泉掌子纪实》《小镇巨变》《乌兰敖包的传说》《走近阿其山》《游贾拉格大峡谷记》等作品300余万字。出版了纪实散文集《那些年 那些事》（内蒙古人民出版社），和女儿甄淑媛合著医学专著《甄氏中医祖传实录》（人民卫生出版社）。

获奖情况　1985年，《中旗的色彩》获共青团中央委员会“可爱的家乡”全国征文一等奖。全国2012年，叙事诗《母亲》获首届乐山杯全国文学艺术作品大赛优秀奖。2016年，纪实文学作品《走进阿奇山》获中国林业网全国生态网第二届美丽全国征文提名奖（入选《美丽中国美文100篇》，中国林业出版社出版.2017年）。

蔡光海

名人小传

蔡光海，男，1955年生，湖北通山人，中共党员，中西医主治医师，现任湖北省咸宁市通山县通羊镇畈泥卫生所所长。

蔡光海走上从医之路，可以说跟天赋有关，是祖传加自学。家中老辈都会一些单验方治疗常见小毛病，耳濡目染言传身教，蔡光海先是当上了富有乡港堪村赤脚医生，后来担任富有乡卫生院门诊医师、业务副院长、九宫山旅游局卫生院门诊主任。临床研究对治疗慢性萎缩性胃炎、

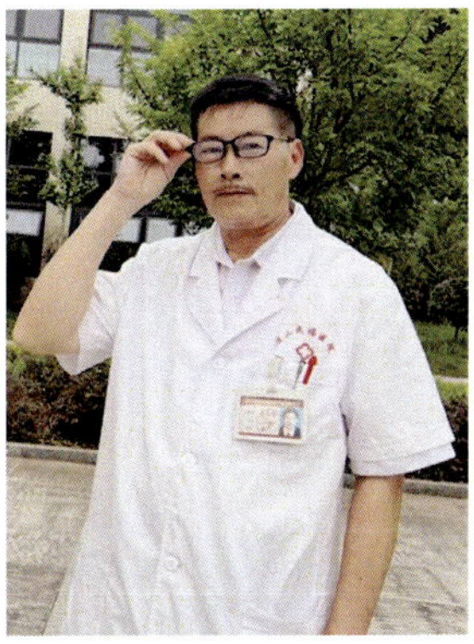

水火烫伤、斑秃脱发、乙型肝炎、风湿、类风湿关节炎、腰腿痛等疑难杂症有独特的疗效。蔡光海一心研究医学，精通各类中医经典，对于妇科疾病的治疗也颇有建树。坐堂行医近50载，结合古今中医对女性问题解决方案，以自己多年的行医经历提出了“气血同源，初病在气，久必入血”，“百病皆生于气”等学术观点及调气活血为主的“衡法”治则。他坚持理论创新及个案实践、中西医结合、辨证实施。在2003年抗击“非典”工作中，积极与同事战斗在预防第一线，2001—2006年连续六年被评为乡镇先进工作者，1966年、2000年、2004年、2005年、2006年先后被评为乡镇优秀中国共产党员，多次获得群众赠送锦旗及上级奖励。2000年《咸宁日报》以“游客的健康使者”为题报道。2002年《通山报》以“蔡光海，自学路上展才华”为题做了报道；2004年《咸宁日报》以“他将患者当亲人”为题报道。

学术经验

蔡光海医师在长期工作实践中诊疗以下慢性疑难杂症经验丰富：斑秃脱发、脂溢性脱发、少年白发、面神经麻痹（俗名面瘫、口眼歪斜）、神经性头痛、血管性头痛、偏头痛、三叉神经痛、颈椎、肩周炎（肩周围炎、凝结肩）、肘关节炎（网球肘）、腰椎间盘突出、肾虚性腰痛、风湿性腰痛、腰肌劳损、坐骨神经痛、风湿性关节炎、膝关节炎、膝半月板损伤、类风湿关节炎、骨质增生、跟骨骨痛（足跟痛）、小腿转筋（腓肠肌痉挛）、早期痛风、软组织跌打损伤、急性黄疸型肝炎、乙肝（大三阳）、脂肪肝、乳腺炎、乳腺增生、胆囊炎、胆结石、支气管炎、支气管哮喘、久病咳嗽、慢性梅结核、慢性胃炎、胃窦炎、胃炎伴糜烂、胃溃疡、胃下垂、慢性萎缩性胃炎、慢性胃肠炎、带状疱疹（龙善疮）、毒蛇咬伤、毒蜂蜇伤、蜈蚣咬伤、体癣、手足癣、顽固性脚气、脚汗、脚臭、尿路感染（发热淋）、0.7以下肾结石、0.7以下尿路结石、膀胱结石，慢性前列腺炎、急慢性尿路感染（发热淋）、虚汗、盗汗、月经不调、痛经、闭经、输卵管继发性不通不孕、月经不调不孕、脂肪阻塞不孕、血虚不孕、宫寒不孕、妇女更年期综合征、新生儿黄疸、小儿遗尿、小儿癫痫、少精不育、阳痿、鼻炎、鼻窦炎、过敏性鼻炎、鼻出血、面部黑斑、黑痣、手足刺瘊（俗名生休）、足鸡眼等病。

以上病症经蔡光海五十余年临床治疗经验，治愈率、有效率达70%以上。他认为，若使一位患者康复，也是积善积德。能为广大人民的身心健康造福，是他的终身愿望。

蔡曾征

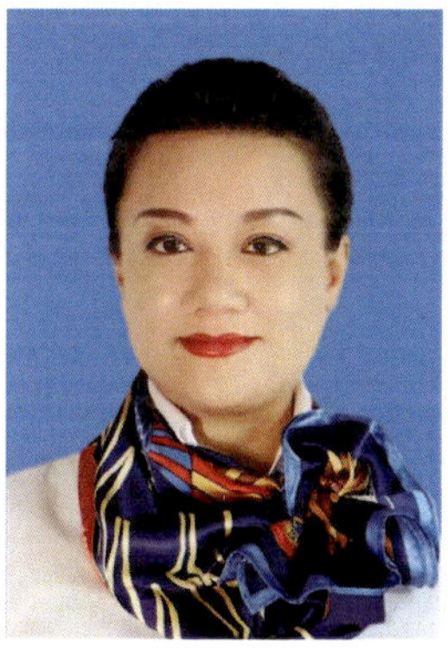

名人小传

蔡曾征，女，1969年生，中医执业医师，出生于中医之家，父母均为中国人民解放军抗美援越时期战地军医，母亲是针灸医生，父亲是野战外科医生。蔡曾征5岁随母学习针刺，后师承谢永刚老师，毕业于达州中医学院中医专业，擅长针药并用治疗心脑血管疾病、癌症、各种痛症及疑难杂症，现担任中国中医药信息学会全科分会副秘书长。

专业领域：水针疗法和埋线疗法，是在20世纪60、70年代，中国人民解放军卫生系统内研发的热点领域，结合了传统针灸术与现代西医注射用药的方式，蔡曾征的母亲就是这类课题的主要发起人之一。她转业离开部队回到地方，运用这一技术救死扶伤造福一方百姓。蔡曾征在自己的职业生涯中将这一技艺得以传承和发扬。

蔡曾征的老师谢永刚是四川省著名的中医泰

斗，双手同时号脉，他的针灸术也非常了得。在20世纪60、70年代非常历史时期，谢老遭受不公正待遇时，蔡曾征的母亲坚持正义不做落井下石之辈，谢老就用心教蔡曾征母亲针灸术。蔡曾征懂事后，母亲邀请他教授技术，他就成了蔡曾征的老师，也传承了他的毕生医术。蔡曾征后来经过医学院校系统学习，在执业的这些年里，不断的跟随国内多位著名的中医大师学习，医术不断提高。

学术成就

蔡曾征擅用火针、头针、背针、腹针、浮针，方法多样，效果显著，治疗颈椎、腰椎、膝关节疼痛等疾病更是信手拈来。同时，在治疗哮喘、失眠、抑郁症上也能达到95%的有效率。

蔡曾征治疗带状疱疹和带状疱疹后遗症，方法独特，疗效显著，基本上一两次治愈，无后遗症。同时，在心脑血管和痛症领域有独特的方法和见解，治愈率和有效率都很高，慕名而来的患者络绎不绝。

国医年鉴

2023

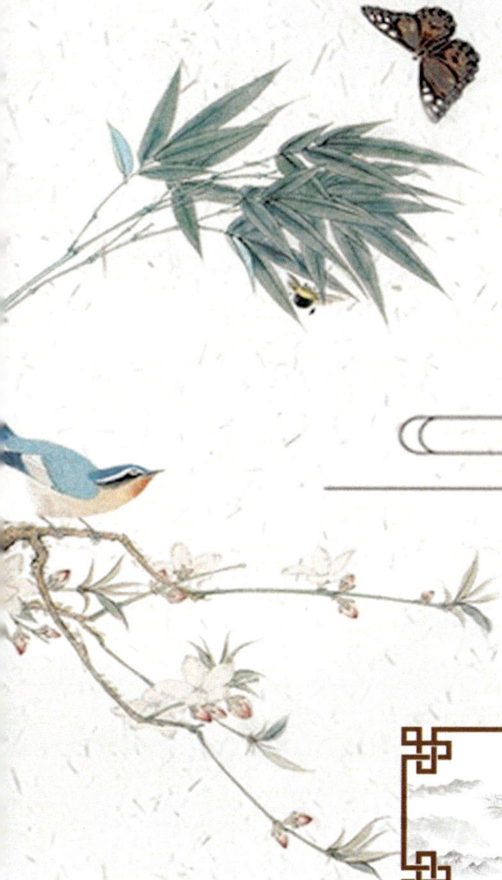

中医药传人

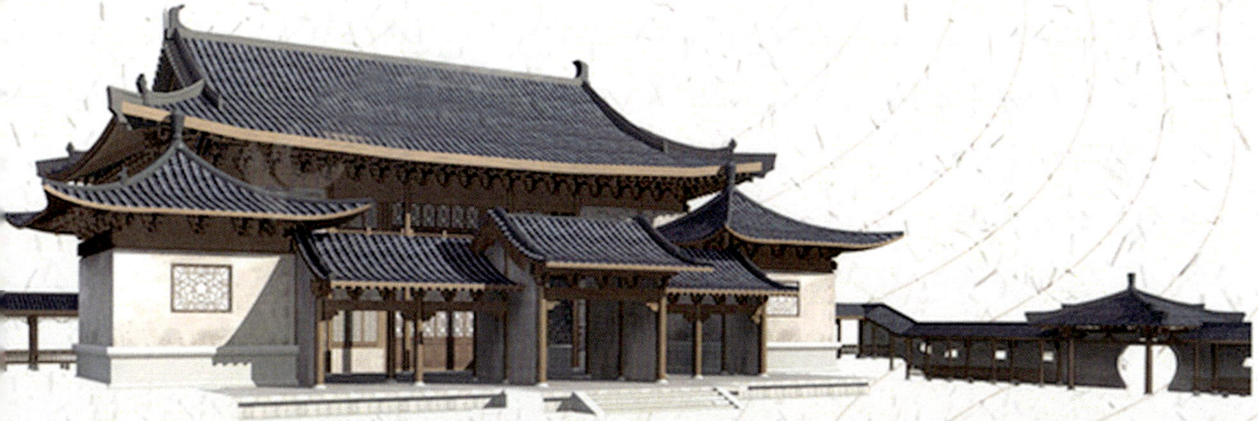

中医药传人

丁瑞澜

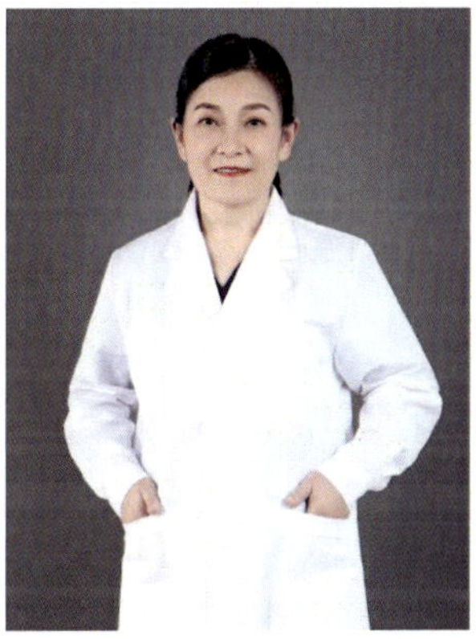

名人小传

丁瑞澜（曾用名张澜），女，1964年生于四川，大学文化。中医（专长）医师，四川省中医药适宜技术研究会会员。师从“八卦动气针”创始人田镜远，为其亲传弟子、“八卦动气针”传承人。随中医大国医馆名老专家临床跟诊及进修。

丁瑞澜孩童时，中医师用银针治好其腱鞘囊肿，欢欣而爱上中医。“一根银针治百病，一颗红心暖万家”电影《红雨》插曲唱到她的心里。高考时因文科生而与成都中医大师失之交臂。后来意外经历过西医误诊等，使其对中医愈加渴望。2006年在攀枝花市“规范调整全市医疗服务价格”领导小组办公室及市发改委社会事业处医疗机构项目审批工作时，更是以发展中医药及“治病救人，减轻人民群众负担”为己任。她撰写了《我市医疗服务价格亟需规范调整》一文，被评为2007年度市政务调研成果优秀奖。2014年，50岁时义无反顾放弃政府部门优越岗位，从公务员队伍提前退休，踏上学习中医之路，后考取《中华人民共和国中医（专长）医师资格证书》《中华人民共和国中医（专长）医师执业证书》。

为学好孩童时期就向往的“银针治病”，她多方寻访中医老师，博采众家之长。先后学习王大铭、王国凡祖传“滇南派”方剂及针灸技术，向北京田镜远学习“八卦动气针”，向湖南红杏林的“灵枢针灸”“五行脉”“太极刮痧”“震荡中医”；参训推广四川省中医药适宜技术研究会中医药专家学术论坛、培训班、继续教育项目。她还潜心读古今书籍《中医基础理论》《中医诊断学》《经络学》《针灸学》《腧穴学》《中药学》《方剂学》以及《黄帝内经》《伤寒论》等。同时注重实践，历年来诊疗患者逾万人。她在古巴留学期间，留下了用中医无偿助人的传说。

她擅长毫针技术治疗痹证。运用毫针技术调和阴阳、扶正祛邪、疏通经络的作用，遵循补虚与泻实、清热与温寒、治标与治本、同病异治与异病同治、局部与整体治疗原则，辨证治疗肢体筋骨、肌肉、关节等处疼痛、酸楚、重着、麻木或关节屈伸不利、肿大、僵硬、变形等，轻者病在四肢关节肌肉、重者可内舍于脏的痹证；对现代医学所称的颈椎病、腰椎病、关节炎、痛风、肩关节周围炎等研究颇深且疗效显著。

于万年

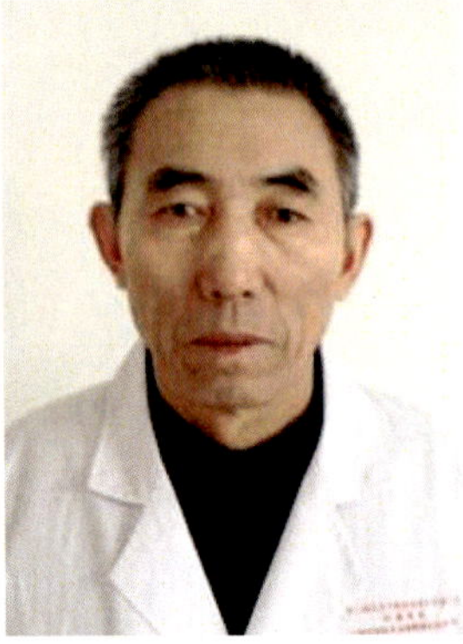

名人小传

于万年，中医肿瘤专家，曾任天津市工人医院中医肿瘤科主任、天津市南开区长江医院中医肿瘤科主任、天津市河西肿瘤医院中医主治医师、解放军第464医院肿瘤专科门诊医师、解放军第222医院中医肿瘤科主任。现任河北廊坊济世园中医疑难病研究所所长、国医网健康顾问委员会主任委员，中国抗癌协会会员。

于万年祖上四代从医，他自幼跟随长辈们学医习文，尽得家传，后系统钻研中医经典，寒窗苦读，博采众长，并通过临床实践加以验证，形成一套诊疗方法。悬壶济世50余载，继承祖业治疗恶疮之术，把肿瘤当作恶疮对待，主治恶性肿瘤、良性肿瘤，对治疗脑瘤、结核病有独到之处，尤其擅长治疗结核性脑病。

他认为癌症是全身症状的局部反应，中医的治则是调整整体的阴阳平衡，要从根本上杜绝癌毒的滋生。他认为癌症是毒素积聚的结果，只有及时排毒才能预防癌毒成患。排毒方法主要有三种：①胃肠道排毒：消化功能强健，及时排毒，还可更好吸取养分，增强机体抵抗力。②气血排毒：气血通畅可使细胞及时纳入新的营养，并带走细胞新陈代谢所产生的生物垃圾，避免聚集成患。③药力排毒：要治疗癌症，重在扶正祛邪，达到脏腑阴阳平衡增强体质的同时，需用药物之力排癌毒。于万年秉承这样的理念，经过多年潜心研究和反复临床实践，调配出一种鼻腔吸药，借助麝香的力量，配合中药汤剂，适用于肿瘤防治。

怀着对中医药事业孜孜以求之心，于万年在临床工作之余，亦不忘参加相关学术会议，与时俱进，及时了解新观点、新思维、新方法，与广大同仁相互学习、切磋技艺。1993年应邀参加全国第二届专科专病学术研讨会；2012年作为特邀嘉宾参加第三届全国名老中医特效绝技演示交流大会；2019年应邀参加不忘初心·牢记使命——庆祝共和国七十周年华诞暨中小企业行业突出贡献者座谈会等。

在临床工作中，于万年十分注重梳理总结临证经验，提炼出自身学术思想，撰写并发表医学论文。论文“甘草止咳汤对于肺癌久咳的治疗”发表于《中国民间疗法》杂志2001年10期，论文“中医药治疗恶性脑瘤的临床浅析”在中华中医药学会第二届全国疑难防治经验研讨会上被评为一等奖。

王子彪

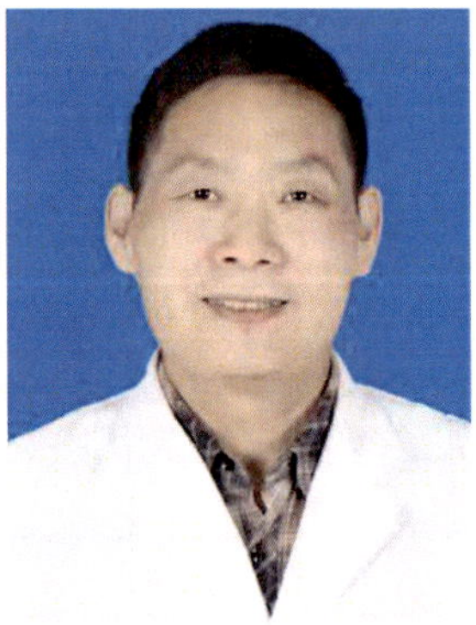

名人小传

王子彪，出生于安徽省界首市中医之家，自幼跟随母亲认识草药，学习用食疗方保健。1992年毕业于安徽中医学院。工作期间先后考取中医医师资格证书和执业医师资格证书，曾多次前往新疆和北京进行学习进修。2008年开办新疆奇台县康乐诊所。为中国中医药研究促进会委员，中国抗癌协会委员。

王子彪行医二十余年中，运用中西医结合治疗各类疾病，尤其在中医方面独有建树。他在实践中不断推陈出新，总结出更具疗效、更科学的治疗方式，独创王子彪神针“盘龙神针”，为患者减少了痛苦和经济上的困难，得到社会广泛好评和嘉奖，为国内外众多疑难杂症患者带来福音，目前已注册商标。

王子彪独创的“盘龙神针”用于治疗各种多

发病，急性、慢性病，以及疑难病。疗效好、速度快。治疗小病，如伤风感冒、急性腹泻，只需要施针几秒钟就能解除患者的痛苦。治疗心肌梗死、主动脉夹层、阑尾炎，最短施针3秒就能挽救一条生命。

在慢性疾病治疗中，风湿免疫类疾病，如风湿、类风湿、强直性脊柱炎等；皮肤病，如牛皮癣、白癜风等；脑血管疾病，如脑梗死、脑出血、脑梗死后遗症，乃至神经退行性病变疾病，如帕金森病、老年痴呆等；眩晕类疾病，如梅尼埃病；肾病综合征及部分类别白血病，均可有效治疗，为患者减轻病痛。

在常见病治疗中，譬如神经性头疼，以及骨关节疾病如颈椎病、粘连性肩关节囊炎、网球肘、腕管综合征、腱鞘炎、腰椎间盘突出、腰椎滑脱、膝关节炎、增生性关节炎、老年骨质退行病变综合征、腘窝囊肿、足跟炎、跟痛症等；消化道疾病如反流性食管炎、糜烂性胃炎、胃溃疡、胃下垂、肠炎、结肠炎、阑尾炎、顽固性呃逆等，以及严重的孕吐症，均取得良好疗效。

在肿瘤、癌症治疗中，多位深受疾病缠身的患者罹患，如食道癌、胃癌、肝癌、胰腺癌、胆管癌、宫颈癌、乳腺癌、前列腺癌等，在接受治疗后，身体状态明显好转，复查结果证明确有疗效。

同时，在白血病治疗方面，疗效非常显著，治愈了多例患者，目前还有几位患者一直在治疗中。

另外，在新型冠状病毒感染病例中，灵活采用中西医结合和王子彪“盘龙神针”，疗效显著，得到患者及家属们的高度认可。

王子彪认为，医者，治的是病，救的是心；开的是药，给的是情。仁医，就是济世良药！他地不分南北，人不分贵贱，认真对待每一位患者，不敢有一丝懈怠，获得业内外人士的广泛好评。

获得发明专利1项，新型实用专利1项目。

王永欣

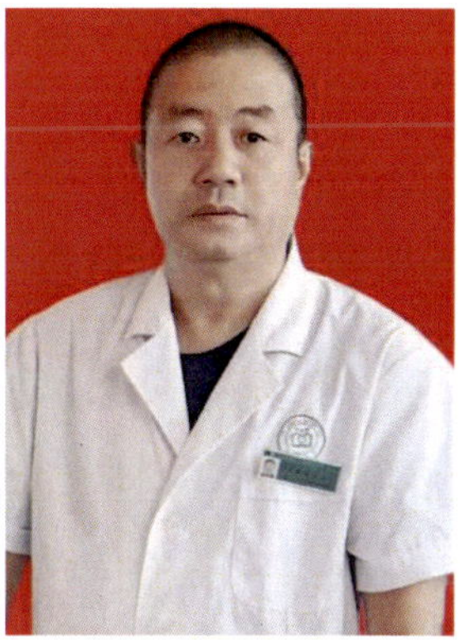

名人小传

王永欣，男，1965年10月生于山东省济南市的中医世家。少年时期就开始跟随父亲王腾甲学习中医，1996年通过考试成为专职乡村医生，并在济南市市中区党家办事处展西村卫生室任负责人至今。

从小受父亲熏陶，用心学习家传“中医治疗烧烫伤”技术。这项家传技术渊源深厚。第一代创始人是京城御医王云波（字学珍，1879-1961），祖籍北京，15岁学医，23岁被考选入宫，进入太医院，32岁出宫到济南宏济堂坐堂，1955年将医术传授于义女李素华、女婿王腾甲。

王腾甲毕业于原济南军区后勤部军医学校军医班，以王云波老先生的“中药烧烫膏”为基础，通过大量的理论学习和临床实验，添加了十余种中药材，使其运用到临床上更加完善。在临床治疗中，又将所学传授给小儿王永欣、儿媳卜祥红，两人同为“王氏烧烫伤治疗法”第三代传

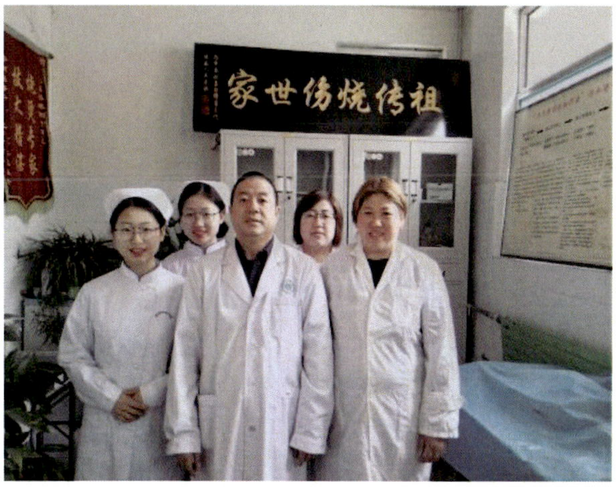

承人。经两人努力学习，结合临床实践，配合父亲研制的中医治疗烧烫伤所需的融痂散、脱痂散、再生散，使患者少留瘢痕，得到更好的康复和治疗。王永欣还继续培养三个女儿王真真、王真金、王真玉，三人为第四代传承人。

王永欣在长期临床实践不断积累经验，研读中医外科古籍，对家传“中医治疗烧烫伤”技术继承创新，2014年专项技术“一种治疗烧烫伤的自愈药膏及其制备方法”获得国家发明专利。

2015年，任中国中医医药研究开发协会会员。2016年中华中医药传统协会授予“中医烧烫伤专家委员”。2017年成立了北京舒肌堂中医药

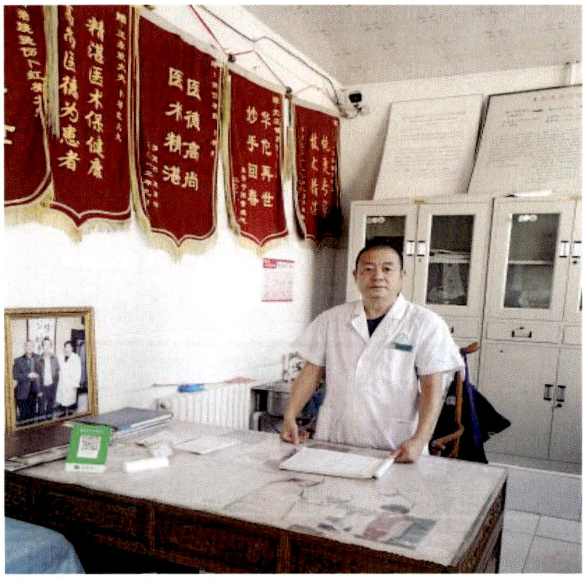

(19) 中华人民共和国国家知识产权局

(12) 发明专利

(10) 授权公告号 CN 102813772 B
(45) 授权公告日 2014.04.09

(21) 申请号 201210310646.0　　审查员 王婵
(22) 申请日 2012.08.29
(73) 专利权人 王永欣
地址 250100 山东省济南市历下区工业南路66号
(72) 发明人 王永欣
(51) Int. Cl.
A61K 36/889 (2006.01)
A61K 36/896 (2006.01)
A61K 9/06 (2006.01)
A61P 17/02 (2006.01)
A61K 35/64 (2006.01)
A61K 35/36 (2006.01)
A61K 35/02 (2006.01)
A61K 31/045 (2006.01)

权利要求书1页　说明书3页

(54) 发明名称
一种治疗烧烫伤的自愈药膏及其制备方法
(57) 摘要
本发明公开了一种治疗烧烫伤的自愈药膏及其制备方法，涉及中药技术领域。其配方为各

研究院（济南分院）。2017年济南市人民政府、济南市文化广电新闻出版局授予“王氏烧烫伤治疗法”，市级非物质文化遗产保护项目，并记录于济南非物质文化遗产（第六卷）上。2018年济南市市中区文化局命名“王氏烧烫伤治疗法”区级非物质文化遗产代表性项目、王永欣同时被授予“王氏烧烫伤治疗法”代表性传承人。2018年参加济南市“非遗就在你身边”参赛作品《寻找王氏中医烧烫伤治疗法》荣获中共济南市委宣传部、济南市文化广电新闻出版局三等奖。2021年“王氏烧烫伤抑菌膏”在济南办理备案制“消”字证号。2022年入库中医药非物质文化遗产数据库。

“王氏烧烫伤治疗法”是传统中医药治疗法，其疗法以《医宗金鉴》《疡医大全》《外科大成》为指导，根据医理得热则行，热者易效，凉着次之，因热性急，而冷性缓，以热引热，热能使伤处的气血流通加快，经络和畅，从而消肿止痛。所谓热性急，是指药物的性能，借热的诱导，迅速在伤面发挥效力，包扎保温又能作用持久，使毛孔疏松，腠理得开，热毒外越加快，所以止痛快。加之用此膏散使创面自行融痂、脱痂、再生新的组织，当皮、肉、膜健全，皮肤角质形成，伤面也随之愈合，从而不留增生性瘢痕。

本疗法采用纯中药，由香油炮制而成，无任何添加剂。适用于由热力（火焰、灼热的气体、液体或固体）、电能、放射线、化学物质（硫酸、盐酸、生石灰等）、战时常见的创伤等作用于人体而引起的局部或全身急性损伤性疾病，在治疗期间，忌食醋、酒、生葱。

主要治疗特点为消炎、杀菌、止痛快、治疗时间短、痛苦小、花费低、不手术、不植皮，90%以上不留增生性瘢痕，治愈率达90%以上。现已治疗几万例伤者，给患者本人和家庭减少了很大痛苦及经济负担，并得到广大群众和患者的肯定和认可。

尹士贵

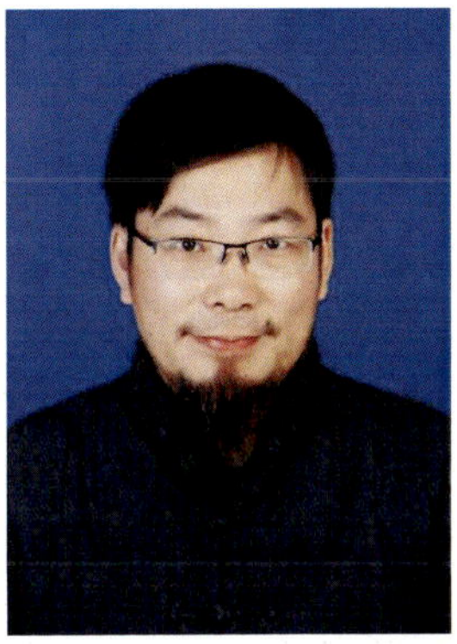

名人小传

尹士贵，男，山东临沭人。多年从事基层医药服务工作，创办临沭县尚和药店、临沂天医道诊所有限公司以及下属中医诊所、临沭县天医道中药材种植专业合作社等。

自幼目睹祖母针刺治疗小儿惊风，内心埋下探索中医治病奥秘的种子。年少进入省中医药学校学习。年轻时跟随道家师父学习识药、修养生命道学，后跟随张流秀先生学习“三通三转中医系统”理论。中年得窥三皇奥旨，继承“天医道生命脉诊技法”，以发扬医道为己任。在带徒过程中，应用“三元中医学”理论架构，不断探索、深入研究中医学。他将“三元思维观法”作为中医思维方法之一，写入他的天医道传承课程。

尹士贵遵循“天人合一”的认识方法，推崇“自身和、家庭和、天下和”的理念。曾跟师学习“上古三元养生调气导引术”“古传手工提疗法”“骨筋疗法”等。主要继承研究“天医道生命脉诊技法”“三元中医体质学”“三元思维观法”等。专注于探究经络对养生的作用，撰写“人体环形经络循行系统”，发表于《亚太传统医药》杂志，2009第11期。文中阐述了尹士贵以“天、地、人”三步划分人体的三大环形经络循行系统，每一分部分别都有三个小项。通俗地说，就是身躯、上肢、下肢各有三个经络循行闭环。

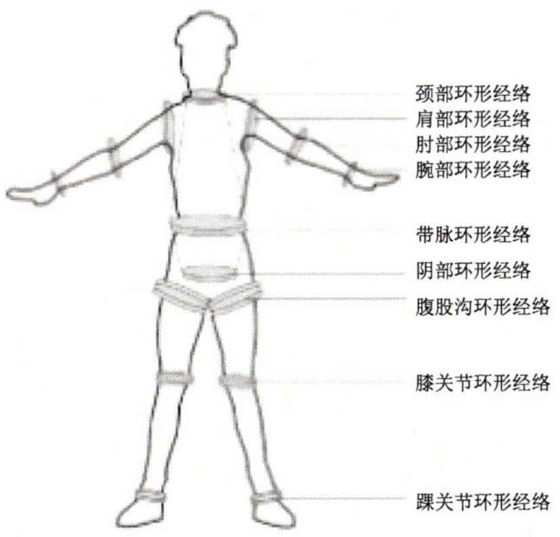

图1　人体环形经络循

尹士贵在文中记叙：“近日观看中央电视台《走进科学》栏目，中国中医科学院经络研究所张维波教授做的点穴印证经络试验，恰恰证实了这一点。　当位于肘部环形经络系统的曲池穴经接受点穴后，上肢前端温度升高，而上肢后端温度降低，则正好说明这个肘部环形经络系统部位是一个太极系统。前后两部分温度的变化是由于肘部环形经络系统遭受破坏，太极散乱、两极分化的结果。这也可以解释为什么点穴可以伤人致残甚至致死的原因。《黄帝内经》言：“阴阳离决，‘精气乃绝’是也。”

尹士贵着手推广的 “三元养生调气导引术”就是在人体环形经络循行系统理论指导下综合多种功法而形成的。比如常伏案工作颈部不适，练习“三元养生调气导引术”中的颈部操，打通颈部环形经络系统，不适即马上消除。尹士贵认为，人体环形经络循行系统的推出，为使用针灸在经络、穴位进行疾病预防和治疗方面带来了更多治疗方案组合的可能。

经多年临床实践，对多种慢性病、不孕不育、皮肤病、内科疑难病有独到的见解和疗效。

研究方向：传统中医文化的继承；从三元思维哲学角度研究中医；　人体环形经络循行系统；新时代人类与环境和谐并存的医道实践。

主要成绩：《人体环形经络循行系统》刊载于《亚太传统医药杂志》2009第11期；《三元中医学研究与中医传承》入选《中国中医名人榜》；《新中医123能量养生工程研究概况》入选《中医特色诊疗年会论文集》；《中医脉诊新识》《古传手工提疗术》《中医药传承教育之我见》收录在《民间中医论文精选》2011卷。在2009年全国中医排毒疗法会议上获“著名中医药专家”荣誉。在2010年第五届中医药发展论坛上获评“2010年中医药继承与创新奖”。2021年被选聘为中国管理科学院商学院大国医药智库客座教授。

卢　静

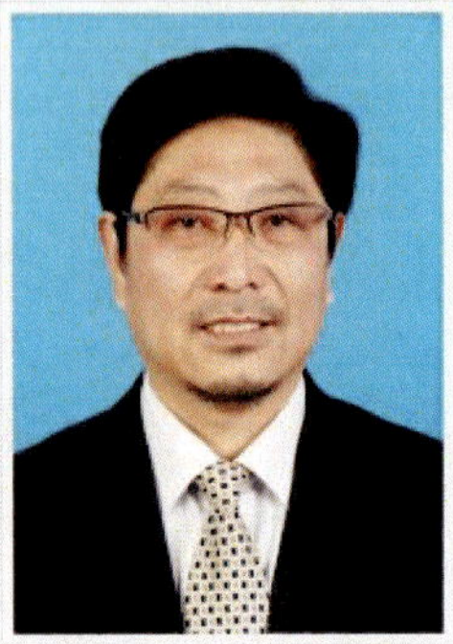

名人小传

卢静，男，1966年出生，本科学历，中医副主任医师，国医大师唐祖宣学术传承弟子，北京卢医堂中医门诊部远程健康管理连锁机构创始人。现任中国民间中医医药研究开发协会特色医疗分会副会长，北京防未中医研究院首席专家，中华中医药学会难治病研究专家委员会委员等职务，中国抗癌协会会员，中国民间中医医药研究开发协会中医药抗衰老医学分会第二届理事会理事，中国民间中医医药研究开发协会第七届理事会理事。

卢静自幼聪颖好学，酷爱中医药，熟读《本草纲目》《黄帝内经》《难经》《伤寒论》《金匮要略》《苏沈良方》《脉诀》《妇人大全良方》《灵枢经》《甲乙经》《针灸大成》等中医典籍，后又拜平衡针灸创始人王文远教授和埋线治疗创始人单顺老师等数位国医名师学习中医创新疗法。其勤求古训，博采众长，善于探索，勇于创新。研制出了“五味益肝胶囊”“益肝排毒散”“去痛定位火针”“灵仙透骨酊”“虫草养元膏”“麝香天灸膏”“健脾补肾壮元丸”“道家脐疗系列方”等方药，并有些获得发明专利。

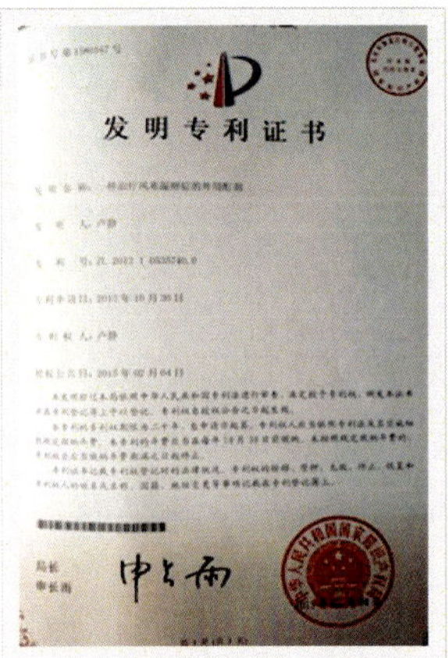
发明专利证书

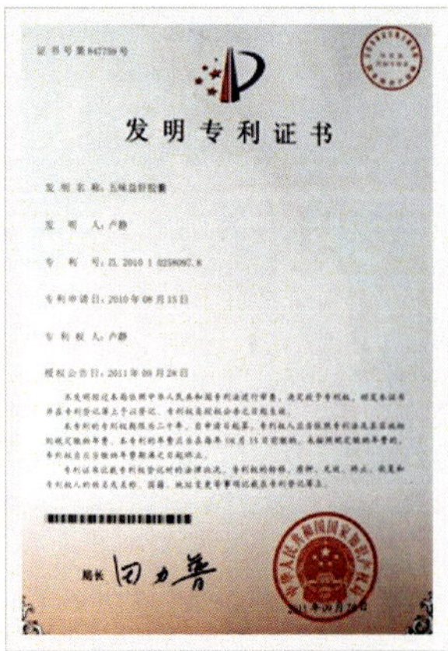
发明专利证书

发明名称：五味益肝胶囊

发明人：卢静

专利权人：卢静

卢静医师从医三十多年来，在临床实践中积累了丰富的经验，在总结前人经验的基础上不断创新，具有独到的学术见解，形成了自己的诊疗风格。临床上擅长使用原生草药，微创埋线，刮痧，脐疗，刺络拔罐等方法。对调治：肝炎，急、慢性阑尾炎，咽炎，痛风，结石，高脂血症，荨麻疹，颈、肩、腰、腿痛，乳腺增生，子宫肌瘤、卵巢囊肿、年久不孕，心脏病，失眠抑郁，肿瘤预防，戒烟拔毒，疲劳健忘，未老先衰，脾胃虚弱等颇有研究，深受广大患者的好评。

2009年10月在中国民间中医药科技大会上荣获“民间中医药特技人才奖”；2012年被中华中医药学会授予“全国基层优秀中医”荣誉称号。

田东明

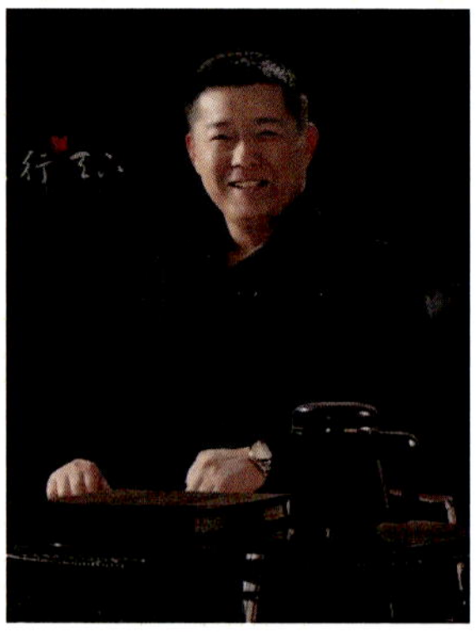

名人小传

田东明，男，山西省闻喜县人，出生在中医世家，幼承家学，曾就读于山西省中医学校，毕业后工作于运城市中医医院，侍诊于其祖父田素廉名老中医。后又师从运城小儿推拿名家杨钊等，博采众家之长，潜心揣摩，通过自己不断实践，掌握了小儿推拿的精华和真谛。以调理小儿病不吃药、不打针、无痛苦，疗效确切，而求医者众多。

擅长调理小儿肺炎、小儿过敏性哮喘、疳证、小儿抽动症等，尤其对于小儿疱疹性咽峡炎和手足口有独特诊疗手段，其研制的“手足口疱疹”肚脐贴，临床效果显著。

田东明现任运城市推拿按摩技术推广协会会长，山西省山东商会副会长，2022年中关村炎黄中医药科技创新联盟会会员。2017—2018年，先后被中华小儿推拿与综合调理协会、中国城市千婴跟踪指导计划工作委员会、运城市龙翔高级技工学校等机构特聘为专家委员会专家、客座教授。

学术经验

“发掘小儿推拿文化底蕴，助力中华儿女强健体魄”，这是田东明的座右铭追求。行医30年来，他每天工作在临床第一线。他讲过：“战士不能离开战场，只有在实战中才能精进战斗技能。”经过长期的临床实践他总结出最关键的一条经验：小儿推拿保健和治疗的关键是调理脾胃功能。

脾胃是水谷气血之海，后天之本。小儿“脾常虚”，原本小儿脏腑功能都处在生长发育期，家长溺爱都会导致喂养不当，食不节制、不规律，这些都会伤及脾胃元气，导致运化失常，机体失养，虚则百病丛生。中医主张整体论，脏腑功能协同作用。脾胃的升降、运化功能，有赖于肝的正常疏泄及肾阳的温煦推动，如肝的疏泄功能失调，则会出现肝胃不和、肝脾不和的病理变化；如肾阳不足，则出现脾胃虚寒的病理变化；当过食生冷，或外感寒邪，寒积于胃，可使胃寒而痛；当情志伤肝，肝气失于疏泄而犯胃，亦可致胃脘痛，肝气郁结化火还可伤阴，可使疼痛加重或使病程缠绵。故治疗、保健以健脾和胃为大法，推拿时，多用揉中脘调理脾胃为要，固护先天之本，养育脾胃之气，这样既能治愈疾病又不伤害小儿机体。

典型案例：小儿消谷善饥、发育不良。

男宝，1岁8个月，体重5.5公斤，面色皖白无华，双目无神，表情呆滞，身体尤其瘦小，皮包骨头，腹部凹陷。家长主诉：孩子特别烦躁，晚上不睡觉，饮食善饥能吃，刚放下碗筷又要吃，大便七八天不排或排出也是硬如羊粪。孩子从7个月开始体重不增反减。

田大夫诊断为严重的慢性消化不良已达到“疳症”，属于喂养不当导致脾胃受损、气液耗伤。给出的方案是：降胃火，养胃液，润肠通便，健脾和胃，平肝息火。配以揉中脘，清大肠，揉板门等穴位，手法以透柔轻巧为度。嘱咐家长饮食配合，以米粥、青菜、稀软饭为主。经过1个多月的调理，孩子肌肉逐渐丰盈，凹腹恢复，情绪、精神明显好转。

近年来，少儿多动症、抽动症频发，不少孩子出现了挤眉弄眼，抖腿耸肩，咧嘴吸鼻，清嗓干咳，秽语怪叫，肌肉不自主抽动等症状。田大夫认为，这与肝有很大关系，小儿肝常有余，肝火旺盛，又因喜食甘厚肥腻，还有情志因素，属肝气不舒或肝风内动。他呼吁家长不要盲目用药，不要相信偏方秘方，更不能放任不管！田大夫主张“因人、因症、因部位而治”的治病原则，要区别不同对象，有同病异治者，有异病同治者，有内病外治者，有上病下治者，有下病上治者，以达阴阳之平衡，百病皆消。对于抽动症，田大夫根据每个孩子的症状不同，使用的配穴手法也不相同，量身定制方案，一对一调理，良好的疗效使更多的孩子受益，被家长们广泛赞誉和流传。

学术成果

“田氏小儿推拿技艺”获评为山西省运城市第五批非物质文化遗产代表性项目，田东明是该

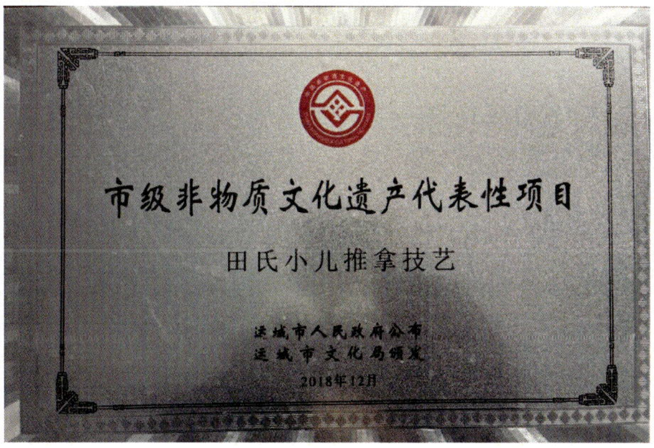
市级非物质文化遗产代表性项目
田氏小儿推拿技艺
运城市人民政府公布
运城市文化局颁发
2018年12月

项目的代表性传承人。

刘佰林

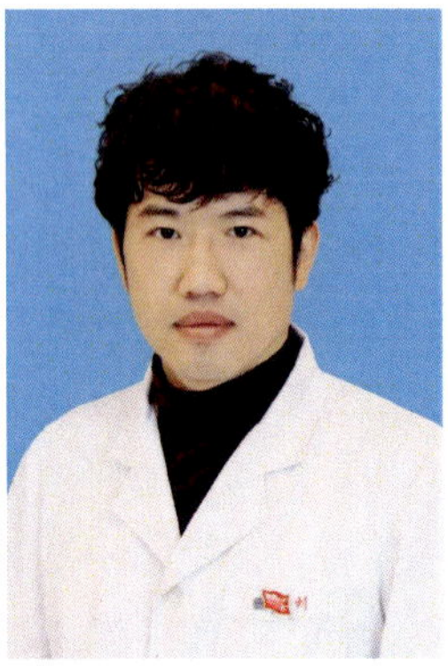

名人小传

刘佰林，1972年生于中医世家。现为新疆维吾尔自治区中医医院门诊专家，刘继组名医名方工作室负责人，新疆鹤草医堂生物科技有限公司法人，2016 年获聘乌鲁木齐幸福乳腺病医院院长，2022 年获聘中国民族医药协会民间医药发展工作委员会理事、中国民族卫生协会首席专家。

其父刘继祖1964年毕业于北京中医学院，分配到江西省卫生厅跟随留日名老中医胡继恒先生，工作业绩突出，1985年选派支援新疆并留任，1999年从自治区中医研究所退休，延聘担任新疆维吾尔自治区中医医院内科主任医师，中医研究所研究员。刘老擅治疑难杂病，病种涵盖肿瘤及内、外、妇、儿科。从事中医工作近60年，曾在新疆维吾尔自治区中医医院工作30余年，担任新疆中医药学会内科分会主任委员、新疆维吾尔自治区卫生系列高级评审委员会二至五届委员、中国农工民主党新疆维吾尔自治区第一届委员会副主任委员、新疆维吾尔自治区第八届人大代表等社会职务，并有多项论著出版。

刘佰林先从事医技工作，主管技师。由于自幼受家族影响，耳濡目染，亲眼见证父亲治病救人，感受到中医药的神奇魅力，在父亲的影响下，他发奋学习并于2010年获国家中医药管理局批准，成为全国名老中医药导师刘继祖学术传承弟子。

学术经验

刘佰林悟性极高，在继承父亲学术经验的基础上，发挥主观能动性有所创新。他遵从中医天人合一的整体观，主张顺应天地四时变化，要按规律去生活，就像二十四节气、天干地支一样，只有这样，磁场相对来说是顺畅的。某处生病不仅仅是一个脏器出了问题，可能其他器官也有问题，只是没有表现出功能性病变。故而强调“缓则治其本，急则治其标， 标本兼治”。还借助药食同源，指导患者调理，从而让身体回归到正常轨道。

刘佰林认为，中医不要排斥西医，西医有自身的逻辑，通过检查寻找原始病变，而这与中医的寻找标本兼治有异曲同工之处。在早期的预防阶段，西医可能更侧重观察为主，是一种循证科学。而中医更强调治未病。以甲状腺肿瘤为例，西医可能是恶性程度有50%左右就要手术，而中医则在早期对甲状腺瘿瘤以疏肝理气等方法，进行干预和治疗。

刘佰林并不因为有家传而故步自封，他清醒地看到，中医药无论家族传承还是学院培养，都会有学术争鸣，中医人要摒弃 “一招走遍天下”的狭隘认知，想要真正的对症下药，需要有综合分析能力，这样用药才能有一种神韵在里面，药才能更有效。刘佰林表示中医也有自身的要求：“不通烹饪不可为医，不通天文地理不可为医，不通兵法不可为医，不通政治不可为医。”后疫情时期，刘佰林是朋友心中的主心骨。当时发生药物供应紧张，他用五味简单又家常的原料：陈皮、葱头、生姜、红糖、大枣，让许多发烧的朋友病情退却。许多平时不在意的食材都可以代替药材在应急时发挥巨大作用，让患者不禁感叹中医神奇。“中医用药有时候就像我们共产党当年的抗日作战一样，用灵活的游击战打法，不拘一格”。他总是用最简单的言语解开中医学的神秘面纱。

学术成果

刘佰林在父亲刘继祖全国名老中医药专家传承工作室，从事重点病种诊疗方案研究及临床经验、技术专长经验传承。每年接诊3500余人次。2011年5月校注编著《玉函宝鉴》一书，由新疆人民出版社出版发行：2014年9月参与编著《鹤草御神》一书，由中国文化出版社出版发行。2022年10月作为主编出版《实用中医内科基础与临床》一书，由科学技术文献出版社出版发行。发表名老中医学术经验相关学术论文十来篇。2019年参与新疆维吾尔自治区自然科学基金资助项目：活血通络对脑缺血再灌注损伤大脑保护作用。临床医案整理：收集既往临床、大量门诊原始诊疗资料和跟师笔记。

2010年参与家传研究“鹤天斶毒散”，申报国家发明专利获批准，专利号：ZL201010602508.0。

针对中医治疗各种过敏性鼻炎，2017 年申报国家发明专利，编号：GG1741151A。

针对男性生育，性功能障碍，补肾壮阳，填精益肾中药治疗，同年申报国家发明专利，编号：GG1741153A。

2022年获得《一种中医内科药物用研磨装置》实用新型专利的发明，专利号：第18054448号，以及《一种中医药材设备过滤设备》实用新型专利的发明，专利号：第17262750号。

汤 野

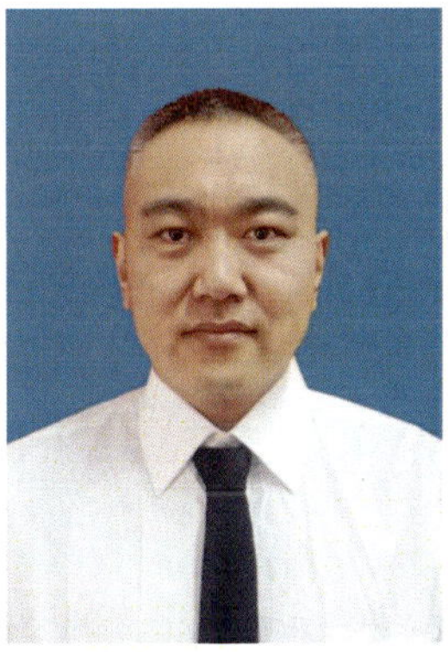

名人小传

岐黄之道，渊远流长。中医文化，博大精深。中国东北是历史悠久、人文荟萃的文化宝地，汤野就是出生在这片承载千年文明的热土上，位于辽宁省葫芦岛市农村的一个中医之家。自小受悬壶济世思想的熏陶，激发了他对医学的崇敬，指引了他一生从事医生职业的追求。2004年，以优秀的成绩毕业于辽宁中医学院本科，后从事临床工作，主攻骨科方向。当他看到不少农民兄弟无钱治病或因病致贫时，毅然下定决心，要将自家祖传的既简便价廉又疗效显著的滑膜炎腱鞘炎秘方发扬光大。于是，勇于开拓创新的他在自己的家乡葫芦岛市连山区开办了“汤家骨科”。“汤家骨科”传承了汤氏家传秘方，精心配方，采取草本植物精华液+纯中药外敷散药的方式治疗各种软组织损伤、膝盖疼痛、积水、半月板损伤、手指手腕疼痛、腱鞘炎、网球肘、脚踝扭伤、跌打损伤等。主药成分不公开配药有五爪龙、米碎树、驳骨兰、松筋藤、大黄、栀子等，主药是在东北一带深山中挖取，其生长周期长，只取其根及颈部，主药由于稀少市面上少有销售。

汤医师在临床工作中孜孜不倦探索滑膜炎腱鞘炎治疗手段的优化。通过在北京积水潭医院进修，诚心向全国知名的专家学习，不放过参加学术会议及专业讲座的机会，从中获取了许多宝贵的知识和经验。在医疗专家的帮助和指导下，将家传秘方申请通过了国家“企业标准信息公共服务平台”赋予的生产执行标准Q/211402 AT 001—2019。

他积极思索，消化吸收学来的知识经验，并结合本地特点，因地制宜，用最地道的中药材，最优化的方法治疗患者并取得了成功。其草本植物精华液＋纯中药外敷的“黄金三联法”，在临床应用中极大地提高了患者治愈的成功率，每年经他手医治好的患者都有逾千人，全国各地慕名而来的患者很多，各种锦旗、感谢信堆满了店面，其业务成就得到葫芦岛市民众的广泛认同，担任辽宁省葫芦岛市“爱心联盟”副会长，长期服务于广大民众，经常下乡救助有困难的人。并被辽宁省卫健委颁发《传统医学医术确有专长证书》。一位膝盖疼痛，拄着双拐的半月板三级损伤患者求诊于多家医院，因为不想手术，要求保守治疗，因此未能解决，后经朋友推荐慕名来诊治，汤医师现场号脉以后，不打针不吃药，开方喷剂和纯中药外敷，一个疗程过后，症状完全缓解，两个疗程彻底治愈！患者对汤医师准确的诊治和开方非常感激和敬佩。

“德不近佛者不可为医，才不近仙者不可为医”。汤医师经常教育青年医师树立高尚、仁爱的医德，他自己就是仁心仁术的典范。当患者送其丰厚的礼金、礼品时，他总婉言谢绝。一些满怀感激之情的患者找到他家，趁他不在丢下红包或者礼品时，汤医师回家后总是认真查问，并设法退给患者。汤医师常说：每一位患者都是医生的朋友，我们要感谢他们的信任和配合。

汤医师从医近二十年，作为一名人民医生，优秀的共产党员，凭着对医学的挚爱和强烈的事业心，以实际行动做出了“医者仁术”的典范注解。

李景禄

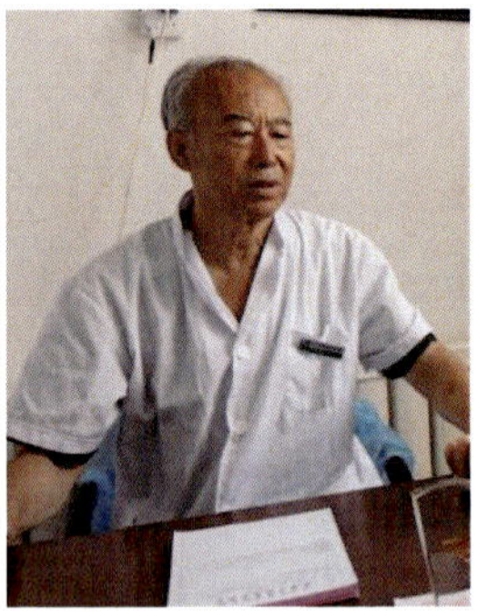

名人小传

李景禄，1952年出生于吉林省四平市梨树县四棵树乡一个中医世家，自幼跟随祖父行医，苦学医术医道，用祖传的“李氏治骨病秘方”纯中医药特色治疗骨伤骨病。

李氏医疗始于清朝道光年间，李景禄是家族的第七代传人，2014年在四平市铁西区站前轱辘把路东侧创办吉林省四平恒德骨伤医院。他有着40余年的临床从医经验，继承家传秘方，吸取现代医学精华，创新出“李氏疗法”，研制成治疗骨伤、风湿类风湿、心脑血管疾病等6个中药品种，并获三项国家发明专利，治愈万余例各种疑难骨伤骨病患者。弘扬民族优秀文化，振兴中医中药事业。李氏中医药治骨伤骨病特色疗法延续二百多年来，得到历代官府和百姓的认可和赞颂。

李景禄三项发明专利处方：一种治疗心脑血管疾病的药剂，CN103272185B，2014-08-06；一种治疗风湿病或类风湿病的药剂，CN102430096B，2013-03-13；一种用于治疗骨病的药物，CN101991736B，2012-01-25，均被收录于中国知网专利数据库。

随着全国人口老龄化的加剧和人们工作强度的加大，患有慢性、劳损性、退变性的人数在不断增加，尤其是股骨头无菌性坏死、脊髓血管瘤、脊髓空洞症、强直性脊柱炎、风湿类风湿等难以治愈的顽疾，发病率在不断提高。“李氏疗法”治疗这些骨伤顽疾，无须高费用、加钢板、见效慢的手术，采用“动静结合、筋骨并重、不开刀、不手术、推拿扶位、内服外敷”的不同特色的祖传中医特殊疗法，医患相互配合，而且疼痛小、收费低、见效快，治愈率可达98%以上。

四平恒德骨伤医院自建院以来，因被批准为非营利性医院，一直注重做好社会公益活动，曾多次为家庭困难的患者减免费用。建院6年多来，为十余名患者减免各种费用累计达10万元。为解决广大农村五保户、低保户、特殊困难家庭患者及时治疗疾病，先后为近百名经济困难的患者，实行先治疗后付款政策，确实困难的患者，可延缓到3年期限，并给予适当减免，缓解了患者家庭的经济压力。

恒久天下，德行永远。用李景禄院长的话说：“回顾40多年的行医路，我深感到，作为一名医生，治病救人是在积德行善，更感到行医者的责任，涉及人命关天，来不得半点虚假和大意，行一辈子医，医德也要伴随一生。”

张国礼

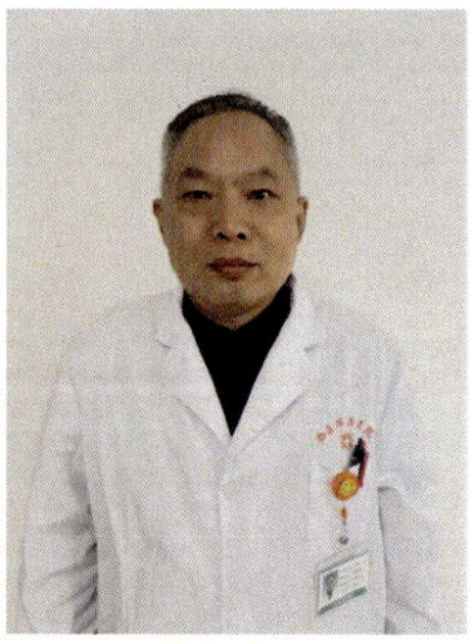

名人小传

张国礼，男，大专学历。临泉华源医院中医科，康复医学科工作。1986年跟老中医周世昌先生学习中医中药，主要学习灵枢疗法、藏象学说、八纲辨证、八法用药、望闻问切等中医基本理论和技能。临床主要学习周老先生的灵枢针灸和推拿正骨技术，以及内服中药和外用蒸疗等技术，尤其是周老先生家传的灵枢针灸疗法治疗脑系疾病、颈、肩、腰腿痛、妇科疑难杂病等，效果显著，临床多年深得体会。

出师行医后，一直保持求知学习，不断自我提升。1991年9月—1993年9月，在临泉卫校学习，毕业后，在家乡临泉县城开办个体诊所。在周老先生灵枢疗法——针灸治疗脑系疾病的基础上，经自己临床多年精心研究，自创“大循环针法”针灸治疗中风病及其并发症，取得较为满意的疗效。2002年受到《阜阳日报》《安徽日报》等多家媒体宣传，并被收入《阜阳市民手册》。他受到人们的一致好评。1999—2001年，在安徽医科大学成人大专班进修学习，以优秀成绩毕业获得大专毕业证书。

一边在诊疗实践中积累经验，一边到院校学习提高理论水平，个人综合能力大大增强。2015年，获国家药物发明专利一项，专利号：201210494206.5。2018年获得中医（专长）医师资格证书、中医（专长）医师执业证书。张国礼多年来一直传承、创新、发展祖国医药事业。

张照民

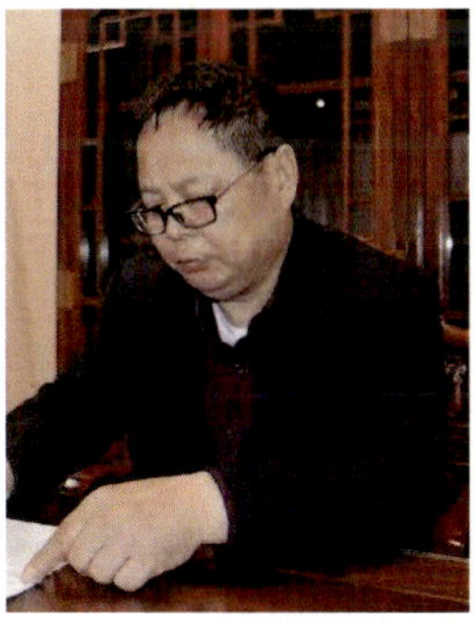

名人小传

张照民，男，1957年出生，原籍山东济南，现住山东省威海市。中国民间中医药发掘整理专业委员会特聘专家委员；沈阳民间医药工作者学术交流研讨会专家组专家委员；北京世界针联浮针中医研究院特聘专家；北京同正堂医学研究院副院长；高级中医按摩师；骨骼养护指导专家；健康讲师。

张照民毕业于河北省石家庄藁城医学院中西医结合专业，祖父、外祖父都是中医世家。父亲是抗美援朝军医。他是家族第四代传人。祖父、外祖父，留下宝贵的医学经验书籍和秘方。张照民在行医的生涯中，走遍了大江南北，不惜重金，拜访民间高手，虚心学习，博采众长，积累了各大门派医学宝贵经验，临床45年之久，自创《道医奇针松解术》，其优势是见效快，痛苦小，简单，价廉，好学易懂。对于一切顽固性疾病有卓越疗效，能治愈百种疾病。对于条索，结节，粘连，囊肿，肿瘤，手术后遗症的瘢痕等，疗效显著。擅长各种肿瘤、瘢痕、结节、粘连、气血郁结等，寒凉瘀滞可瞬间打开。主治范围：甲状腺肿瘤、淋巴腺瘤、腮腺淋巴混合瘤、颈动脉斑块、乳腺结节、乳腺瘤、乳腺小叶增生、睾丸瘤、腹股沟瘤、痔疮、咽喉肿痛、扁桃体肿大、囊肿等病症。

谢灼明

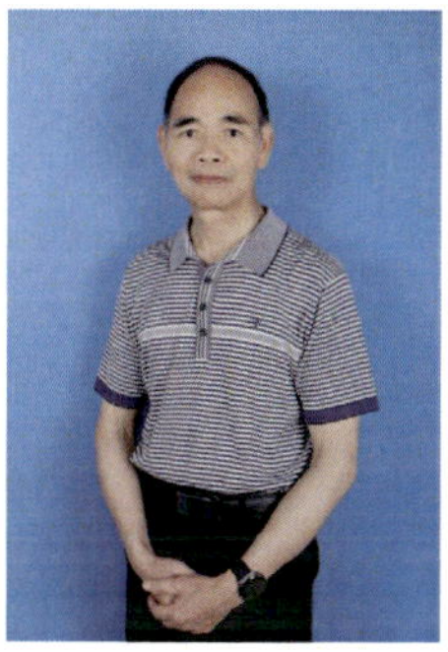

名人小传

谢灼明，男，执业中医师。出生于1952年。祖籍广东清远市。他师承民间老中医，多次进修于广州中医学院（现广州中医药大学），并于清远市技术学院学习中医三年，打下了扎实的中医理论基础。1978年开办谢灼明诊所至今，从事中医临床工作50年，积累了丰富的临床经验。谢医师几十年如一日，不懈追求真知精进医术，他从典籍和临床中汲取精华，探索发现，博采众长，融会贯通。谢医师在临床实践中总结出心脑血管病的治疗，不能只关注心脑，应全方位用药，全方位调治，方能水到渠成。治疗慢性骨疼痛，除了针对风寒湿热治疗外，还应活血化瘀，筋骨

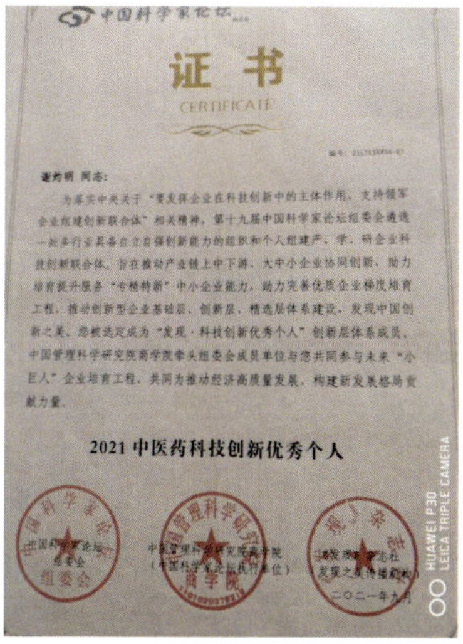
中国科学家论坛

证书

CERTIFICATE

谢灼明 同志：

为落实中央关于“要发挥企业在科技创新中的主体作用，支持领军企业组建创新联合体”相关精神，第十九届中国科学家论坛组委会遴选一批多行业具备自立自强创新能力的组织和个人组建产、学、研企业科技创新联合体，旨在推动产业链上中下游、大中小企业协同创新，助力培育提升服务“专精特新”中小企业能力，助力完善优质企业梯度培育工程，推动创新型企业基础层、创新层、精选层体系建设，发现中国创新之美，您被选定成为“发现·科技创新优秀个人”创新层体系成员。中国管理科学研究院商学院牵头组委会成员单位与您共同参与未来“小巨人”企业培育工程，共同为推动经济高质量发展，构建新发展格局贡献力量。

2021中医药科技创新优秀个人

二〇二一年九月

同治。并研发出“跌伤膏”“接骨膏”“慢性骨伤散”等六个自拟方。用于治疗疑难杂病、颈椎病、腰椎病、软组织损伤等急慢性疼痛病方面疗效显著。他将师传的五龙针法加以整理，用于中风后遗症、颅脑损伤后遗症的康复治疗中，得到患者的一致好评。

谢医师自涉入岐黄以来，兢兢业业地坚守临床第一线，把救死扶伤，为患者解除病痛，作为自己最神圣的职责和使命。2021年，谢医师被十九届科学家论坛组委会选定成为“发现·中医药科技创新优秀个人”。

闽医年鉴

2023

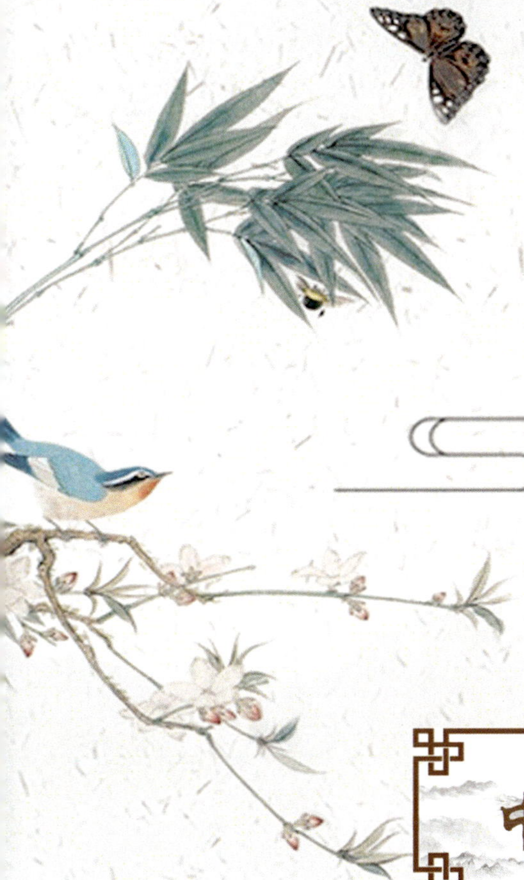

中医药特色个人秀

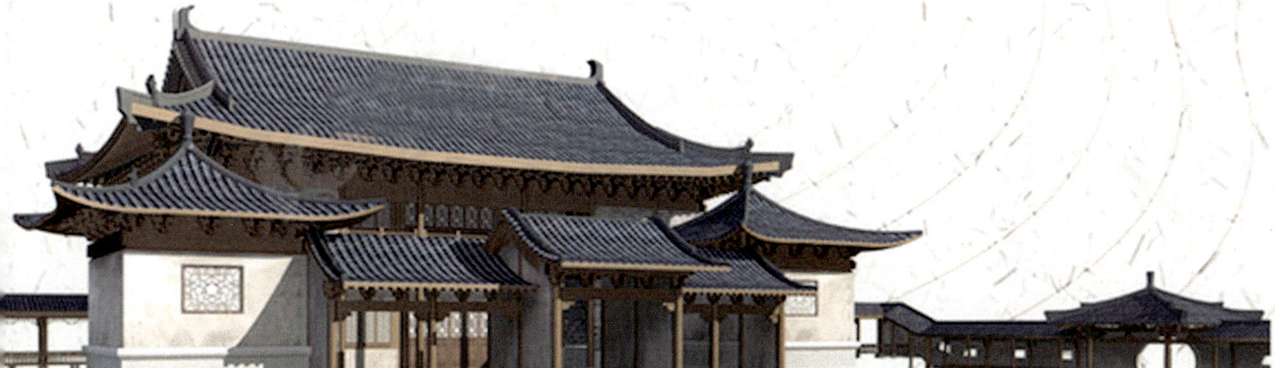

中医药特色个人秀

丁菊元

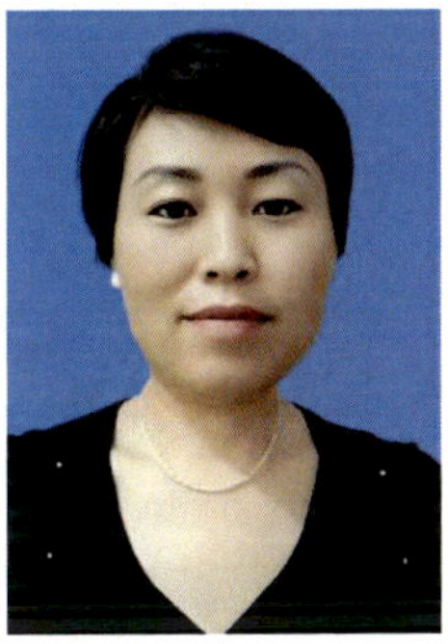

名人小传

丁菊元1971年2月生于中医之家，从小受奶奶影响，耳濡目染，喜欢学习中草药。生活中看到民间单方、验方简便实用，决心努力开发方便老百姓使用又能解决老百姓实际问题的中药。2018年，她用心研究的“一种治疗烧烫伤的中药膏及其制备方法技术”成功申请国家发明专利。这种药膏使用简便，直接涂抹，非常亲民。原料包括菜籽油、马桑树根皮、川牛膝、海螵蛸和蜂蜡等，具有清热解毒、止痛、消炎、生肌的功效，可有效抑制伤口发炎和感染，治愈不留瘢痕。

2020年9月，丁菊元成立了四川久久久健康中医药研究有限公司，主要经营范围是中药研发、销售；医药研究与试验发展，中药材种植及储藏加工；保健食品研发、生产、销售，医疗技术开发、技术咨询、技术服务，市场调查，健康咨询服务等。

丁菊元把中医药发展与健康旅游、康养基地、“大爱医路——贫困爱心救治项目”中医养生馆等实体连锁相结合，开辟了一条独具时代特色的中医药发展之路。

于吉润

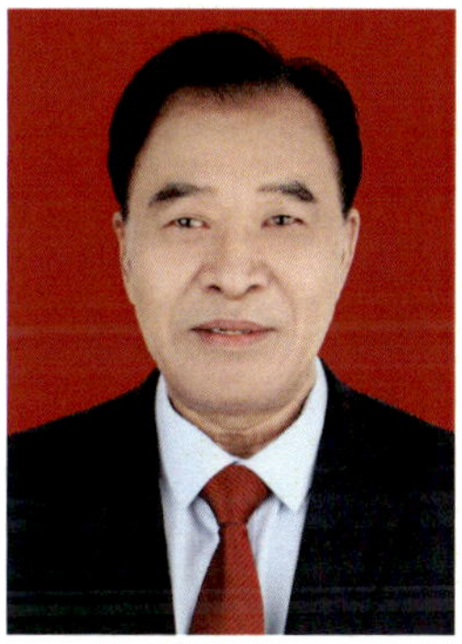

名人小传

于吉润，1949年生，河南省开封市人。“经穴心智疗法”创始人，中医（全科）绝技理疗师。

于吉润从9岁起（1958年）便随祖父学习中医经穴推拿医术，在祖父悉心指导下，掌握了推、拿、滚、按、揉等十多种技法，并且继承了祖传（内病外治）的中药秘方及配制方法。为了提升“祖传秘方”效果及医术能力，于吉润钻研学习了《黄帝内经》“经络学说”和《人体解剖学》《本草纲目》《药物大典》等医药理论知识，并将祖传中医推拿医术与现代医学融为一体，深刻领悟了人体“经络与穴位、经络与器官、经络与神经、经络与淋巴之间的相互联系”。在实践学习过程中，对疾病的诊治生了独到见解。

于吉润认为，人体所产生的各种疾病，归结起来都与人体的“三大系统”（血管系统、神经系统、淋巴系统）密切相关。尤其是血管和神经系统，在人体各个组织器官中是固有的鱼水关系，如果血管系统供血不畅通，就会造成神经细胞滋养不足，甚至造成神经细胞缺血性坏死症。经过多年的潜心研究和临床实践，于吉润于2009

年3月，独创了以“经穴为引、秘剂外敷、渗透病穴、打开痺阻、技法除疾的‘经穴心智’疗法”。

本疗法具有外敷药剂“六不伤”、诊疗医术“六不同”的操作规程。即：不伤皮肤、不伤血管、不伤神经、不伤筋骨、不伤五脏、不伤六腑；不同年龄、不同体质、不同病症、不同部位、不同穴位、不同技法。本疗法的独特优势是：不吃药、不打针、不手术，能够治愈常见病、疑难杂症及肿瘤（癌症）疾病。是一套完整的疾病诊治体系。

“经穴心智疗法”的机理来自《黄帝内经》阴阳学说。从生理、病理、诊断、理疗均以阴阳学说为理论基础。如《素问·生气通天论》曰：“阴胜则阳病，阳胜则阴病，阳胜者热，热伤气，气伤痛；阴胜者寒，寒伤形，形伤肿。先痛而后肿者，气伤形也；先肿后痛者，形伤气也，即阴阳失调。”病理上，阴阳的偏胜偏衰是疾病产生的根源。诊断上，阴阳辨证是八纲辨证之首，是中医辨证体系的本源，阴阳平衡，这是中医论治的根本。

阴阳经穴分布在人体十二经脉及任、督二脉的固定位置上，也是气血运行的流注点。经穴牵动着全身器官的神经系统，连接人体五脏六腑，沟通四肢百骸、五官七窍、皮肤筋骨等组织器官。中医有句术语叫“诸病在内，必行于外”，即哪个经穴出现不正常反应，相应的部位就会有不适疾病，由此可见，每个经穴都是神经器官所处疾病的报警器。

多年来，于吉润运用“经穴心智疗法”，先后治愈了来自法国、新加坡、澳大利亚、马来西亚、泰国等的华人华侨，还有我国香港、澳门、台湾的中国同胞以及来自北京、上海、广东、湖北、湖南、四川、江西、安徽、陕西和河南等省市地区的13400多名不同疾病患者，其中疑难杂症疾病患者3960多名（含肿瘤、癌症患者126名），并且没有发生一例医疗纠纷，深受患者的一致好评，为肿瘤、癌症患者打开一扇恢复健康的大门。

王卫新

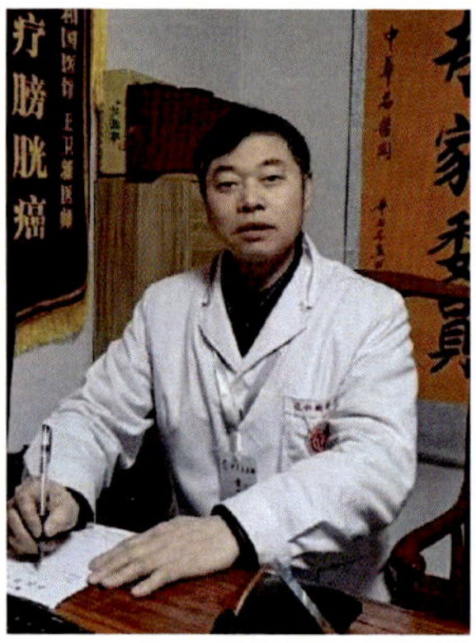

名人小传

王卫新，男，1968年出生于中医家庭，从小偏爱中医药，国家注册高级营养师。1992年7月广州中医学院（现广州中医药大学）毕业后，先后在东莞方树泉医院，广州中医药大学附属金沙洲医院国际肿瘤诊疗中心工作。勤奋学习提高医术，先后拜师孙燕、管忠震、李柳宁、任继学、汤承祖、于泓坤、石学敏七位中医大师，承蒙恩师赐教，加上自己的努力，在医疗领域颇有所建树。

擅长调理肿瘤、高血压中风后遗症、胆结石、肾结石、冠心病、糖尿病、痛风、各种胃病、各种风湿痹证、不孕症、慢性前列腺炎、肥胖症、支气管哮喘、脉管炎、类风湿关节炎。

王卫新认为，健康的四大基石是最佳心态、均衡营养、充足睡眠、适量运动，缺一不可！

常言道，积极的心态像太阳，照到哪里哪里亮，消极的心态像月亮，初一十五不一样。中医认为七情六欲控制不好都可能致病。怒则伤肝，过度思虑伤脾，悲忧伤肺，惊恐伤肾，暴喜伤心，乐极生悲。人的五脏心肝脾肺肾，对应于火木土金水，人的五脏是相对独立又相互关联的动态平衡整体，情志过度会破坏原有的平衡，不及时修复容易造成疾病。

例如长期脾气暴躁，怒则伤肝，久而久之会导致肝气郁结，肝属木，木克土，脾属土，影响脾的运化不良。久而久之也会导致脾气虚弱，土不生金，肺属金，导致肺气不足，金不生水，肾属水，久而久之，导致肾虚。肾水不足，导致心火亢盛，以致心肾不交，水火不济，引起失眠多梦。肝属木，木生火，肝火旺盛，也会导致心火亢盛，容易造成口舌生疮。肝火旺盛，还会造成子夺母气，久而久之，消耗肾阴，导致水不涵木。由此看来，肝为将军之官，肝主疏泄，一旦发怒就会直接或间接伤及其他四个脏器。因此我们必须不断修炼自己，控制好自己的情绪，遇到任何事情保持最佳心态去面对一切，这样才能让我们的五脏相生，气血调和，心肾相交，才能永远拥抱健康幸福快乐！

王卫新提醒大家，现代许多人早餐不吃，或者随便吃点，中餐吃快餐，晚上吃得很丰盛，殊不知早餐要吃皇帝餐，晚上要吃乞丐餐。一天百分之六十的营养来自早餐，可惜许多人不能按时吃早餐，甚至不吃，久而久之，造成严重的营养不良！气血亏虚。晚上吃得很好，口味重，油腻，结果加重了肝胆的负担。只有均衡营养，才能保证健康的身体。

现代人喜欢熬夜，甚至凌晨两三点还没有睡觉。晚上11点至凌晨三点是肝胆休息的时间，有利于肝脏的排毒和净化血液，如果常年熬夜，会对肝胆严重损伤，严重影响肝的排毒和净化血液，久而久之引起免疫力下降，诱发许多慢性疾病如失眠，肝胆病，甚至癌症。

现代许多人缺乏运动，有的人就走极端，要么不运动，要么过量运动，尤其是老年人不要过量运动，容易损伤关节。正确的方式是每天坚持有氧运动，如练太极拳，散步，做体操等。

总之，任何一种保健方式都要根据自身条件量力而行，切忌片面看到别人如何做就盲目跟风模仿。

王松伟

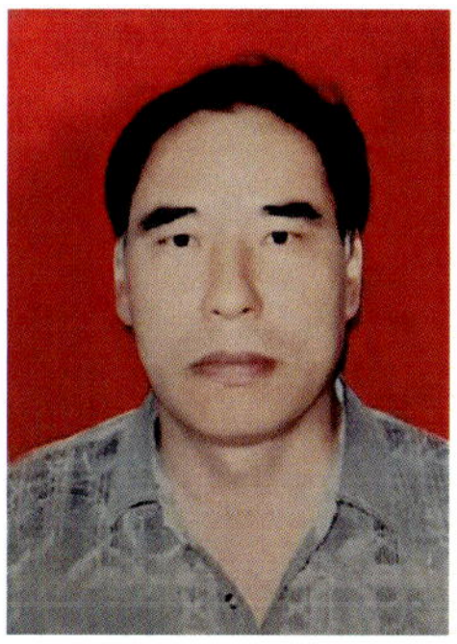

名人小传

王松伟，男，汉族，1963年生于山东省邹城市。曾入伍在部队担任卫生员，1985年11月至1986年5月，在吉林省延边朝鲜族自治州安图县新合卫生院做医士工作。1986年5月至1988年10月，就读于安图县卫生职业技术学校。1988年9月至1992年6月，在吉林省延边朝鲜族自治州安图县新合卫生院做医士工作。1992年6月至1994年6月，就读于延边州卫生干部学校。1994年6月至2002年6月，在吉林省延边朝鲜族自治州安图县医药公司康复药店工作，任经理。2002年6月至2005年9月，就读于长春中医学院临床专业。2005年10月至2014年11月，在吉林省延边朝鲜族自治州安图县新合卫生院工作，任副主任药师。2005年至今，安图县长白山食药用菌合作发展协会会长。2006年至今，任安图县长白山食药用菌研究所负责人。2014年11月至今，任延边灵桦工坊生物科技有限公司董事长。

王松伟多年来一直从事基层医疗卫生工作，积累了丰富工作经验。后期致力于研究应用食用真菌类药物调节人体免疫功能，更好地利用真菌的活性物质，调节五脏六腑，从而达到健康长寿的目的。王松伟依据我国自古就有药食同源的养生文化，致力于打造以长白山野生真菌及培养菌类为原材料的原生态养生产品，将药食同源的野生及培养菌类融入每一位国人的生活中去，在一茶一饮的过程中帮助国人增强免疫力。

王松伟董事长主持的延边灵桦工坊生物科技有限公司与长春中医药大学合作项目桦褐孔菌、桑黄两个系列，荣获国家发明专利。桦褐孔菌系列产品以及桑黄系列产品，已在吉林省卫生健康委员会备案。

其开发的产品经过严谨的研究过程，撰写论文“桑黄抗肝纤维化及其作用机理的探究”和“桦褐孔菌对大鼠肥胖和2型糖尿病的疗效研究”，投稿发表。公司自主研制的“一种在线提取灵芝三萜和灵芝多糖的设备”和“一种用于灵芝的成分提取罐”两项设备已荣获国家专利、国家知识产权。所有研究都以提升人体功能，从而达到“未病先防，已病防变，愈后防复”的目标。

王树岭

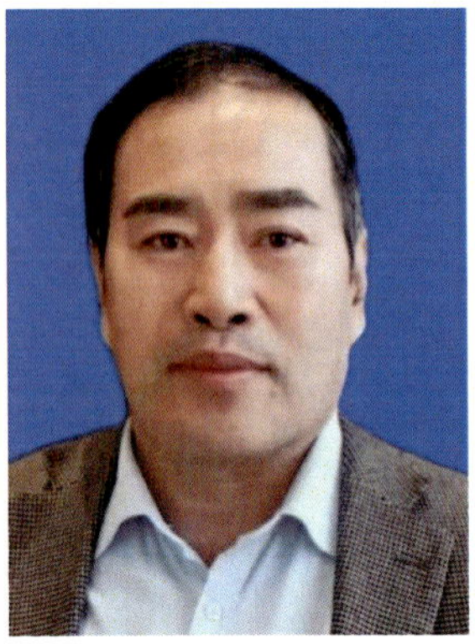

名人小传

王树岭，1958年出生于山东省潍坊市，从医40余年。移毒疗法传承人（内病外治），联合河北省慢病协会合作开展脑卒中防治技术创新，临床经验丰富。擅长脑卒中精准定位提取淤堵技术，就心脏病免支架非药物治疗申请专利。

在中华民族五千年中医理论基础上不断创新突破，将临床医学实践与高科技产品有机结合，创新研发脑卒中定位负压提取淤堵系统。此技术采用国际进口数字热成像CT分析诊断系统，对“隐性血栓”状态进行检测后，运用专利设备“脑卒中定位负压提取瘀堵系统”直接取出血栓根。本技术在早期消除“血栓隐患”提前预防血栓疾病发生等方面效果显著，对已患病的脑血栓、脑出血、脑栓塞患者有立竿见影的治疗效果，可降低发病率和致残率。

“脑卒中定位负压提取淤堵系统”属国内独创，王树岭通过多年的研究实践解决了血管壁上斑块难以清除的问题，解除了患者取栓后可能复发的困惑，这一技术具有以下五大特点：①微创、不需开刀；②特点是安全、无痛、直接、快速；③恢复快、不需康复治疗；④见效快、效果显著；⑤复发率低。

实现了以下四大突破：①突破传统的检测手段，采用低温血栓定位检测技术；②发现血栓“根”；③将血栓连“根”拔起；④血管壁上的斑块清除技术，大大降低了因血液问题导致的复发率，特别是国内首创的心脏病免支架治疗技术，见效快、成本低、无药物，在10～20分钟缓解患者症状。

王举凤

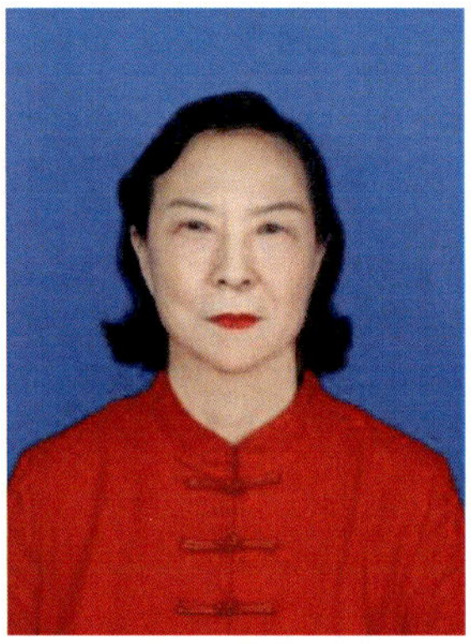

名人小传

王举凤，女，1957年8月出生于北京。1964至1970北京金台路小学上学，1971年至1975年北京第八十中学就读，1976年至1978年北京通州马头公社插队。由于热爱中医，就在插队期间跟随大队医生学习至今一直在从事中医事业。2020年12月当选为大国医学网“名誉副主席”2021年5月被聘为中国民间中医医药研究开发协会民间疗法研究专业委员会“委员”，2021年6月入驻南阳市张仲景博物院“名医导航”，2021年6月应邀参加中国民间中医医药研究开发协会民间疗法研究专业委员成立25周年暨特技名医成果交流汇报大会。2021年7月被特邀为“贵宾”出席新时代中医药健康服务发展峰会暨第四届中医药科技创新与服务发展大会、华山论剑——中医学术经验交流会。2022年元月参加年度“重点推荐名家”暨“国医精英大拜年”活动推荐中医行业内取得的杰出成就和良好美誉度的名家。2022年8月军歌嘹亮卫祖国杏林春暖护健康，在中国大健康事业中做出的杰出贡献，特授予“大健康使者”荣誉称号。2023年5月被聘升级为中国民间中医医药研究开发协会民间疗法研究专业委员会“常务委员”，2023年5月被聘为中国人口文化促进会科普分会 “专家委员”，2023年5月被特邀为“贵宾”出席 “第二届特技名医成果交流汇报大会”。

王举凤被称为健康达人，通常情况下她认为，锻炼身体的好处有增强体质、辅助减肥、改善睡眠、促进新陈代谢、调节心情等。建议适当锻炼身体，但也避免过度锻炼，以免导致肌肉受到损伤。

（1）增强体质：适当锻炼对自身骨骼、肌肉、韧带都有一定的好处，继而提高自身免疫力，还可增强心肺功能，故长期坚持锻炼可以使身体处于良好状态。

（2）辅助减肥：锻炼可以消耗体内多余的脂肪，继而辅助减肥，让身体具有线条感，故肥胖人群可根据自己的情况适当锻炼。

（3）改善睡眠：锻炼身体可以适当缓解精神压力，避免自身紧张、焦虑，可帮助改善睡眠质量。

（4）促进新陈代谢：进行一定量的运动可促进胃肠道蠕动，促进食物的消化、吸收，继而促进新陈代谢。

（5）调节心情：锻炼时会刺激大脑分泌内啡肽，使人感受到快乐，同时锻炼可以释放不良情绪，有助于心理健康发育。

除上述情况外，还可能会帮助预防疾病等，如高血压、高血脂等。需要注意的是，运动不是一天、两天的事情，一定要长期坚持下去才能有一定的效果。

生命在于运动，健康在于锻炼，在运动中寻找快乐，在锻炼中拥有健康，健康相伴，幸福到永久！

方元骐

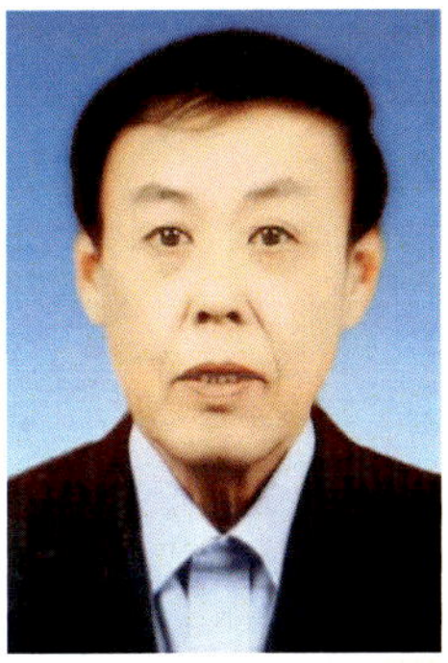

名人小传

方元骐，男，汉族，祖籍安徽省凤阳县，1951年出生于河北省张家口。生命缘科技发展（北京）有限公司总经理，中国管理科学研究院商学院客座教授、副院长，中国民族医药协会科普分会科普专家，中关村健康服务产业促进会专家。

方元骐从小就热爱学习中医，只是因为念小学六年级的他患上了一个毛病——打嗝，一天24小时不停地打，到医院除了打针输液就是理疗喷雾，来回折腾半个多月，也没能彻底解除病扰，他已无法正常学习和生活。无奈之下决心自救——自己翻看中医书想办法。他说：“我有中医家学的基础，就自己去找打嗝的病根，分析造成打嗝的原因，是热病还是寒病？接着又研究中药，看看哪些药是针对这个寒热？哪些药可能对自己的病有效？”那时的中药材便宜，他自己配药并不贵，但效果非常好，也找到了原因，打嗝是因为受了寒。后来同学有出现这个毛病的，方元骐给他们开药方效果也非常好。有了成功的开头，方元骐继续自学中医，解决的自己经常感冒咽喉肿痛的困苦。他手边有一本《家庭实用中医》，介绍了很多常见病情。还有一本《中药400味》，介绍药性的。通过自学摸索到呵护健康之道的方元骐，将兴趣化为动力，让中医的学习变得更加有趣、有意义。他体会到从“学”转变到“医”是中医学习一个质变的过程，“医好”需要“学”的知识积累，“学透”需要“医”反复实践，不断地学习是掌握和运用中医药技术的不二法宝。

在自学中医药的历练中，方元骐特别强调“得有悟性”。他的一位兄长四十几岁时得了食道癌，那会儿到处是谈癌色变。“这个病对我的影响特别大，我就开始研究这个癌症到底是个什么病，可真是没少下功夫。成天脑子里总是在琢磨这个病，常常想得半夜躺下睡不着了，某个问题想不通了，我马上起来打开书本或者电脑，查资料、找案例、寻对策。要治病就得先搞清楚病因，为什么他会得了这个病，对症下药，你开出的药才能好用管用”。最终他通过医案进行调理得到了好转。

在多年研究和实践中方元骐深知人们常常会受到潜在性疾病的威胁，长在身体里不易被发现，等到一定程度才开始发现。因此他认识到预防为主很重要。

如今，方元骐先生身为生命缘科技发展（北京）有限公司总经理，将“好药材、好医术、好医德、好疗效、好服务”的“五好标准”作为创立企业的宗旨，致力于推广中医药文化。

邓小龙

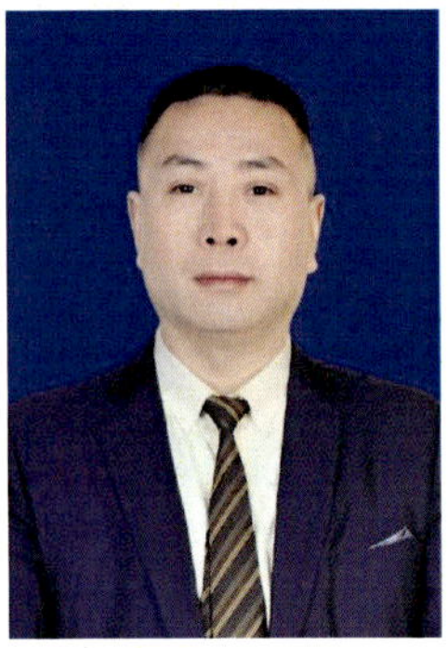

名人小传

邓小龙，1964年出生，重庆人，高祖父，邓斯林随军军医，许世友将军的师兄；父亲，邓幼昌，西医主任医师；母亲，余素珍，民间中医。邓小龙自幼受家庭熏陶，喜爱中医，

1981年至1984年就读于四川省涪陵医药卫生学校，2006年进修于重庆三峡医药高等专科学院，先后取得高级康复理疗师、高级针灸师、高级健康管理师证书。邓小龙博览群书，集众家之长，汇中外之萃，技艺精湛，多年来深受患者信赖。中国抗癌协会会员，华医国粹特邀入驻专家等。为邓小龙曾就职于重庆市丰都县龙镇卫生院，成都市温江区红泰诊所，四川省温江区海峡医院，重庆大渡口向军诊所。

1984年至今，30多年，邓小龙以中医望诊、舌诊、脉诊等相结合辨证、找出疾病的关键，辨别疾病的性质，确定病变属于哪一经脉，哪一脏腑，辨明它是属于表里、寒热、虚实中哪一类型，做出诊断。然后进行相应的配穴处方，调气调脉、调形态调动态、针灸、推拿按摩、排瘀等为一体，进行调理。以通经脉，调气血，使阴阳归于相对平衡，使脏腑功能趋于调和，从而达到防治疾病的目的。

邓小龙专注脊柱弯曲、乳腺增生、身体各种结节、肿块、宫寒、前列腺增生、顽固性便秘、痔疮、头疼、脑梗、长短腿、关节疼痛、胃溃疡、胃糜烂、肺部结节等各种疑难杂症调理。

邓国生

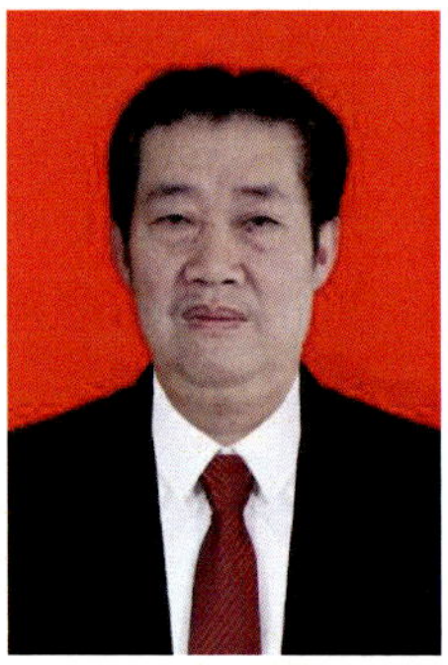

名人小传

邓国生出生于中医药之家，1987—2004年在梅州市梅县农械厂工作，后基于早年家庭熏陶打下的基础转行为中医，先后参加各种专业学习班，2005年1—3月在中国针灸学会学习，2006年11月在中国中医药报社主办的学习班学习，2007年12月在湖北职业技术学院学习，2009年9月在广东省二院外治法班学习，2009—2016年梅州市天然百草堂工作，2017年参加传统医学确有专长考核班学习，2017—2019年在梅州市天然百草堂工作，后出任北京天然百草堂中医药研究院院长。此后主要致力于应用客家古方、经方，重点研究客家传承邓氏五世骨伤草药疗法。客家传承的邓氏骨伤，经过百余年的历练总结，形成了整体辨证，筋骨兼重，内外兼治，动静结合的理论体系，形成了手法复位、小夹竹板固定骨折的理筋按摩，功能锻炼等一套古老疗法技术。邓国生认真学习，深入研究，创新应用，开展草药热敷治疗骨病。同时经常与国内外名家交流，并在2010年时，还编撰出版了《客家中草药手册》。

邢应南

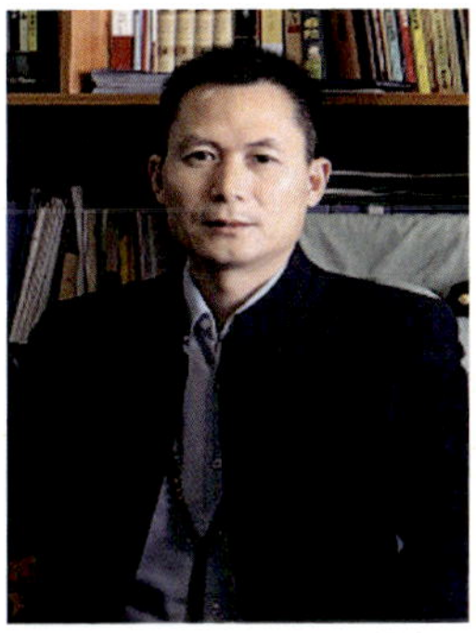

名人小传

邢应南，男，1974年生，毕业于皖南医学院。耀你康品牌创始人、方道酬康品牌创始人。专业研究人体病理和大健康产业功能性产品。通过提高人体免疫力、增加人体修复功能，改善体寒、体无力、失眠、虚胖等亚健康状态，达到预防调理心脑血管疾病、中风后遗症、高血压、高血糖等疾病。功能产品还可用于各种皮肤病、各种前中期的癌症的调理等。

邢应南创建的耀你康（广州）中医研究院是一家以中医辨证调理为基础，结合现代物理医学及营养学，自主研发药食同源产品、热疗设备及生产销售、国医传承、教育培训、慢病管理为一体化的公司。

其前身是1999年至2004年落地广州越秀区的揭氏穴位推拿中心，采用推拿、针灸、正骨、复位解决一些腰酸腿痛、头痛头晕、腰椎间盘突出等亚健康问题，同时研究人体病理，研发解决人体病痛外用工具和内服营养食疗。

2015年研发出配方外用祛湿包、内服3款营养食疗产品，经过自己、家人和亲戚试用，得到了很好的效果。

2016年至今，在广东健康养生协会任医术专家，负责养生协会健康指导，帮助很多农村贫穷家庭的患者。

2017年产品正式投放市场，主要用于慢性病患者，如高血压、 糖尿病、浅表性胃炎、肠炎调理。

2018年成立广州亿家康生物科技有限公司，有了自己的品牌，开始生产药食同源产品及热疗设备，同步开展加盟合作代工 OEM。

2019年成立耀你康（广州）中医研究院，聘请国医大师、院士为技术指导，传承中华中医文化，结合现代健康医学工程技术，从人体细胞解决健康问题。

2021年，公司硒谷破脂粉、三钙粉、肽、酵素系列产品项目经北京中西医慢病防治促进会组织专家进行遴选，符合要求，已列入慢性病康复适宜技术（产品）全国推广项目。

2022年，挂牌广东省自然医学研究会慢病调理康养基地、 广东省自然医学研究会理事单位。

2023年，加入中国抗癌协会并与俞梦孙人民健康系统工程佛山第一基地仁康康复中心合作。

经过22年风雨历程，2021年正式在广州花都碧桂园星港国际落成“耀你康（广州）中医研究院总部”。目前有美国、新加坡、马来西亚和我国香港、澳门合作商；还有四川攀枝花、山东临沂、山西太原、河南洛阳、江西赣州、广州增城、广州黄埔、海珠、广州白云加盟商；与佛山、韶关、湛江、东莞康复医院合作，并开展临床应用。

曲唐君

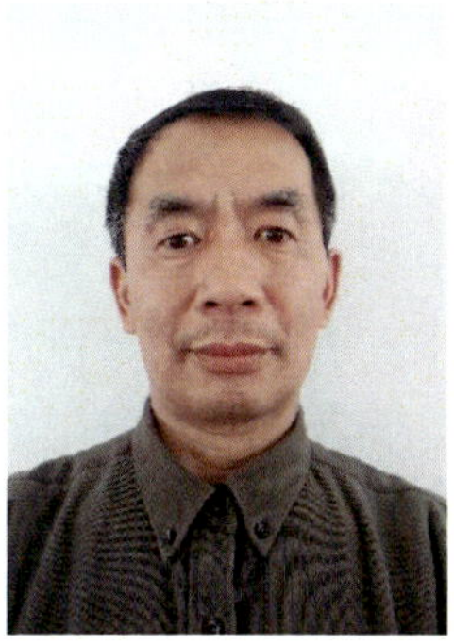

名人小传

曲唐君，1971年生，中医院校毕业，擅长中医外治。任北京禹圣堂中医院院长，为山东宇屹圣嘉延生科技有限公司创始人。

因母亲患有严重风湿性心脏病，曲唐君从认字即开始学习传统医学，熏蒸、脐疗、中药茶粉，并用所学为母亲成功调理好风湿性心脏病。学校毕业后，又陆续拜师国医名师孙月良，推拿名师卞教授，国医董福慧，肿瘤名家刘文龙教授等中医大家，跟师学习中医临床。现自创立北京禹圣堂中医院和山东宇屹圣嘉延生科技有限公司。主要研发针对高血压、高血糖、高血脂、高尿酸的中医外治（蒸背与脐疗）方法和产品。用于高尿酸的排毒1、2、3、4号，上市销售。开设中医外治蒸背与脐疗加痛点瘤子外抹同步理疗四高症的专科门诊，用实际病例证明了中医外治的熏蒸、脐疗、加痛点、瘤体外抹，兼内服药茶，可以有效改善四高症及并发症，不需要手术，更不需要截除器官与肢体。特别是四高性痛风瘤石，股骨头坏死，强直性脊柱炎等顽疾，中医外治安全有效。曲唐君善心行事全心奉献，获商业部授牌“诚信企业”。

吕有藏

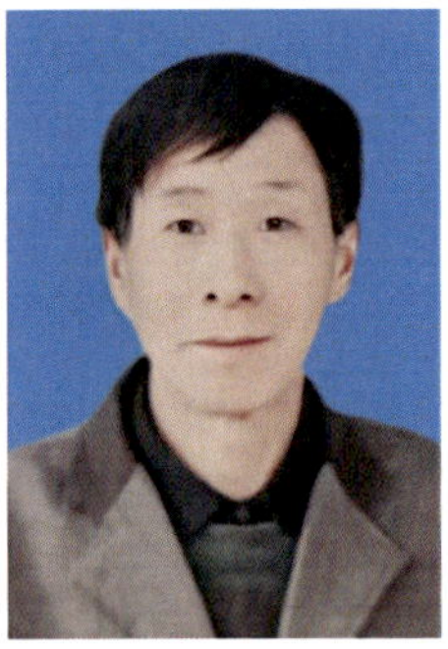

名人小传

吕有藏，男，出生于1959年9月。吕医师潜心修学中医传统文化，牢记医圣张仲景的“勤求古训，博采众方”学习精神，刻苦钻研学习中医全科，获得高级中医康复理疗师资质。

吕医师从医多年，累积了丰富的临床实践经验，他秉持“学习、进取、厚德、精诚”和“仁心仁术”的医德医风，数十年如一日坚持不懈地热心为各界群众服务。

吕医师擅长调理脊柱，治疗骨头坏死、带状疱疹后遗症、中风六个月内手脚不便、肾炎、肝炎、肺结核、开裂性骨折、牛皮癣等疾病。他运用中医整体观念，辨证施治，务求精益求精，从审证、断症、用药、药物炮制，到组方等，他都坚守中医施治的“组方如布阵，她用药如用兵”的严谨性服务广大民众。吕医师医德医风医术均深受广大患者、群众和同行的称颂。

刘　平

名人小传

刘平，女，江苏省淮安市洪泽区人，生于中医之家。

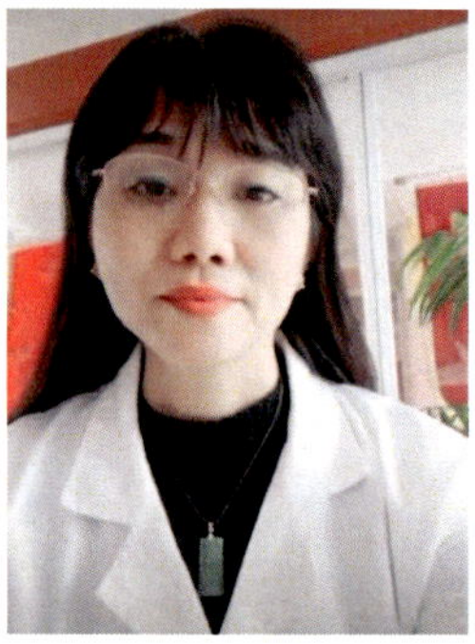

祖父刘清亮老家是山东省微山人，行医来到了洪泽湖畔。以前社会经济不发达，老百姓都省吃俭用过日子，很少有余钱买药治病。刘清亮就采用最俭省的扎针、推拿等方法，手法非常巧妙，感冒发热、上吐下泻、癫痫等，他只开一剂方子，或者只行一针，甚至手指一点，病就好了很多。非常神奇、非常了不起，人送外号“刘半仙”。刘老先生对贫寒病患经常免费治疗，由于用药精当，绝无滥用药味，即使收费，也属低廉。

刘平的父母传承了刘清亮先生的节俭和仁善，家学之外，用心广搜民间验方，用最简便的方法治病保健。刘平受家风熏陶，一是在医疗实践中用心总结经验，二是留意学习民间特色方法。当然她最拿手的还是家传的医术。有一次刘平为一位山东患者做康复手法调理，病友感叹说：“这手法很像我家乡的刘半仙——刘清亮。”这让刘平既吃惊又骄傲。她没想到爷爷的手法如此有特色，也为自己学到了爷爷的本事感到欣慰。

刘平还传承了爷爷的医者仁心，积极参加各种义诊活动，用一技之长帮助他人解除疾苦。为了提高技能，她多次参加经验交流会和技能大赛，参加各种培训学习，先后取得中医药高级诊疗师证、高级理疗师证、针灸师证，获得中医康复理疗师、中医健康管理师、中医特色疗法专项技师资质，成为中国民族卫生协会健康养生分会专家委员。还先后入驻了中国中医界平台、江苏省大健康平台，淮安市疑难杂症调理中心平台等。经过几十年用心学习和实践，刘平积累丰富的临床经验，调理了很多疑难杂症，挽救了很多家庭，所以得到了社会不少患者的好评，有些常年找她保健的病患心疼她“见老了，长白发了”。她把这份医患之情当作激励自己继续努力的动力，鞭策自己还要加信学习中医理论知识，向奋斗在疫情一线的白衣天使学习，努力把中国五千年中医文化发扬光大。

刘国清

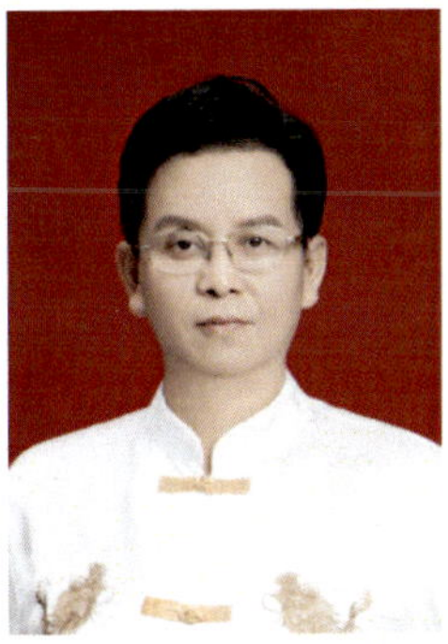

名人小传

刘国清，男，江苏省江阴市青阳人。1988年毕业于江苏科技大学经济管理专业本科，从事企业高管工作。由于母亲多病，结识中医专家尹志超先生，2001年拜其为师学医，后考取石家庄光明医学院医学学士学位，2023年4月拜师国医大师李佃贵。1996年创业，投身于健康养生慢性疾病康复行业， 自创“清清我”经络康复养生疗法，2023年5月注册“北京清清我树德堂经络康复中医医院”，任法人代表和院长。

刘国清，国家高级营养师，张仲景博物院公益讲师团宣讲专家，中国保健协会保健品推广工作委员会副主任。

刘国清先生多年来从事保健产业工作，他善于钻研，肯于实践在失败中找到教训，为了提高食疗的功效。他借用中医的经络检测方法（EMC）检测仪，以经络检测数据为依据，最后以经络平衡为准则，遵照中医“治病求本”的原则，走出误区，回到原有的道路上。这种中医经络理论配以食疗方法为组合的康复手段是新的尝试，使受试者有不同的凡响。作为健康产业中的一员，他一直不懈努力的耕耘着。

刘春旺

名人小传

刘春旺，男，1980年出生于江西省抚州市，聚宝斋第十代传承人。其祖上就信奉道家学说，刘春旺从小就跟随爷爷在江西抚州大山里采摘草药，也随父亲学习正骨推拿。七八岁时就能分辨

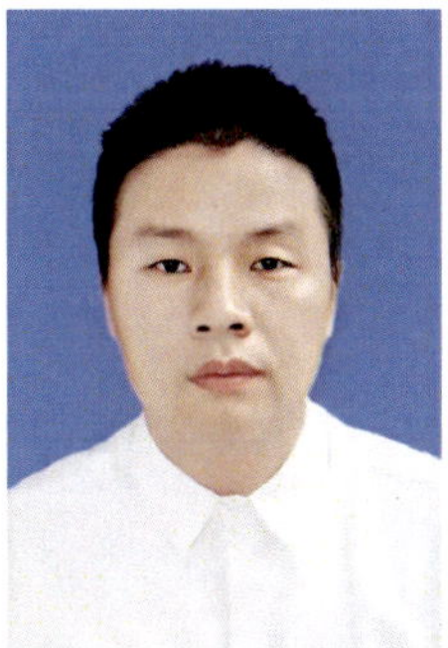

上百种中草药材，到了读书识字的年龄爷爷就让他背诵爷爷及祖上抄写的源自《神农本草经》上的中医药诀。

刘春旺自幼酷爱中医传统文化，对道医也有浓厚的兴趣，更深刻学习了道家理论中的阴阳五行理论和概念，道家法术及认识到道家修炼的重要性，同时学习了当代哲学、现代科学，更进一步把道家思想理念、易经专业知识和现代科学知识进行了有机的融合汇通，把中华优秀传统文化精髓智慧和精华理念付诸实践，在社会上收到了很好的效果，是学有专攻的道医传承人。运用鬼门13针、点穴针灸疗法、正骨技术调理各种骨伤疼痛和富贵包疾病效果十分显著。

刘春旺的祖传道医技术在2021年偶然的机会为一位前比利时王国驻华大使先生治疗背曲腰躬的病情，且随行助理也接受了刘老师的治疗，他长期困扰的富贵包经过刘老师的一个星期持续调理，效果显著，明显下凹趋平。

行医救人的路上，刘春旺一直以实际行动践行着中医学“大医精诚”的圭臬，他不仅医术精湛，而且医德高尚，为人宅心仁厚，在日常临床的工作中，用医术治疗患者疾病的同时，用医者仁心赢得病患由衷的赞誉。

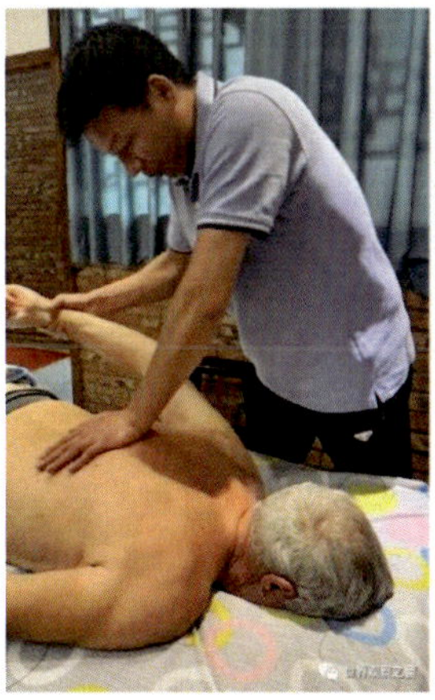

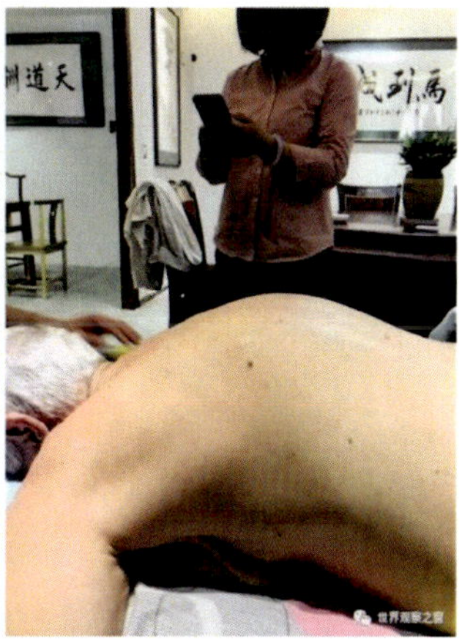

刘胜利

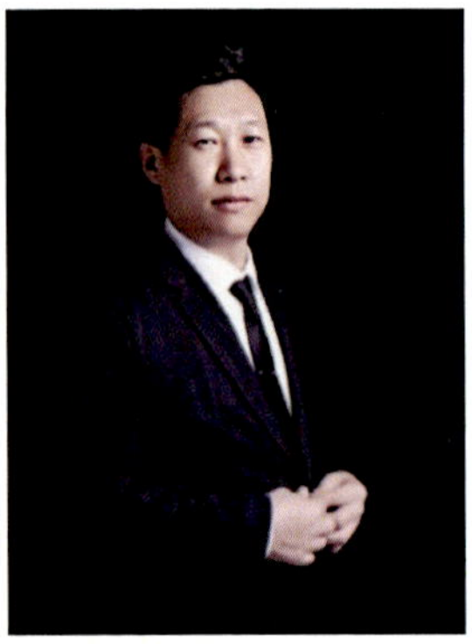

名人小传

刘胜利，男，1968年生，河北省沧州人。河北沧州沧龙生物科技有限公司董事长，宫廷御方刘胜利品牌膏药创始人。

刘胜利自述系北头刘氏八世祖生和公十八世孙。生和公是1607年明万历三十五年，丁未科殿试金榜第二甲第25名进士出身，因其常年勤政劳累，致多种骨病缠身，万历皇帝知其因后赐其敷贴药方，生和公遂命家人熬制，敷用后病痛即愈，此宫廷御方遂被生和公后人代代相传。

宫廷御方膏药传承四百余年，保留经典古法技艺。刘氏宫廷御方膏药今由生和公十八世孙刘胜利将宫廷御方与现代工艺相结合，采用纯香油和58味名贵中药材熬制而成，温和不刺激，直接作用于患者体表及患部穴位处，透皮吸收，借体表穴位对药物的吸收和经络通脉吸收，使药物透穴通络直达患部病灶部位，从而起到活血化瘀、生肌止痛、祛风散寒的功效。

刘胜利传承精华，守正创新，在不断挖掘整理家传秘方基础上结合实际加以创新研发，先后开发了刘胜利品牌失眠贴、挚玺堂品牌洗发液、挚玺堂品牌敷贴、刘胜利品牌冷敷凝胶等刘胜利膏药品牌系列产品。产品因为使用方便、性价比高、疗效显著等特点，深受广大患者的欢迎。

闫建庄

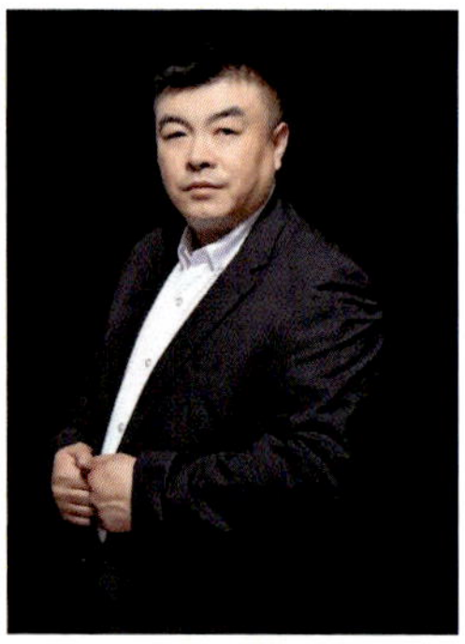

名人小传

闫建庄，男，汉族，河北省涿州市人。从小喜欢中医学，走遍全国二十多个省，四处拜师学艺，博采众长，2016年任本草古方医学研究院院长，2018年任北京国康堂中医院院长，在临床上能够独当一面，凭着执着的追求，勤奋好学，对医术精益求精，深受广大患者赞誉。

为了提高疗效，经常独自深入云南、长白山等深山寻药，并且很多中草药都是他亲身试用，通过切身体验，了解药物的药理和药性。闫建庄，医德医风高尚，秉承“医者父母心”的职业操守，对于一些家境贫困的患者更是免费调理，以实际行动继承传统医学“大医精诚”的优良传统。

孙亚臣

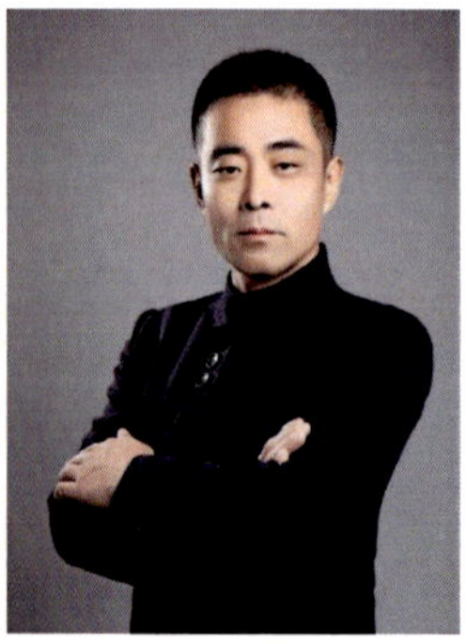

名人小传

孙亚臣，1968年出生于黑龙江，孙氏御骨术创始人，师从中国工程院院士、国医大师石学敏。现任御骨非物质文化遗产保护有限公司董事长。兼任中和亚健康服务中心亚健康执业技能水平培训基地主任、北京市中和亚健康科学研究院御骨塑型研究所所长。中国中医药研究促进会治未病与亚健康分会常务理事。

因酷爱中医学，从小研读中医药典籍，成年

后，辗转全国多个城市从事中医理疗工作，并在多个理疗岗位进行实践磨炼，曾一年之内先后在14家理疗店打工学艺，曾拜7位中医理疗师傅，取各家之所长，融会贯通。在学习的这条路上越走越远。随着理疗手法被称为“徒手整骨”的整形方式在全国流行。孙亚臣便开始深入研究“徒手整骨”的技术，其间，孙亚臣发现这种无须打针、吃药、不用做手术的方法可以改善人们的自身脸型和身形，再融入自己所学的中医传统理疗技术可以更好地改善人体气血顺畅，从而利于人的健康状况。孙亚臣不断深入研究，终于创造出“孙氏御骨术”，成为国内徒手整形界一代大家，近十年间开始在全国游学修心，足迹遍布我国各地，授徒数百人……

学术经验

孙亚臣在中医药典籍的研究中发现，唐代孙思邈《千金药方》中提到的宫廷秘法驻颜术正是御骨术传承的经验，再以现代人体美学、中医推拿、解剖学、X光学、生物力学为基础，结合美式脊柱矫正、日式骨盆压揉术、韩式徒手整形驻颜术、德国筋膜疗法、普拉提肌肉控制训练法、韧带拉伸法等综合手法，加以融合创新，研究出的“孙氏御骨术”更加适合现代人们的亚健康状态的调理且改善明显，持久性更长，对于全身经络疏通，气血运行产生更大好处。

此技术能使人在安全中变美丽，在美丽中变健康，面部方面可以改善肤色亮度、祛黄、祛痘、祛斑等。还可以明显收紧皮肤、改善油性、毛孔收细、平衡高低眉、高低眼、大小脸、歪下巴矫正、抬高鼻骨、丰太阳穴、瘦脸、颧骨收窄等。在身体方面，可以瘦腰提臀和骨盆闭合，针对“O”形腿、“X”形腿、脊柱侧弯、富贵包等情况效果明显。在疼痛方面也可以通过调理缓解颈痛、肩痛、腰腿痛、腰椎间盘突出症、头痛、头晕、呕吐、失眠等症状。在内科方面运用也可以改善过敏类疾病、皮肤免疫疾病、子宫免疫类疾病、颈背上肢类疾病、心血管类疾病、呼吸道类疾病等。

主要成果

2021年8月3日，中和亚健康服务中心召开的《中医养生保健技术操作规范：孙氏御骨术操作规范》专家评审会，积极组织行内专家总结提炼、研讨实践经验。编撰完成了整套《中医养生保健技术操作规范：孙氏御骨术操作规范》。成为行业内第一部御骨术标准。

御骨非物质文化遗产保护有限公司获得“2021年度中医药传承创新示范基地”“2021年度中医药市场消费影响力品牌”等荣誉。

孙承敏

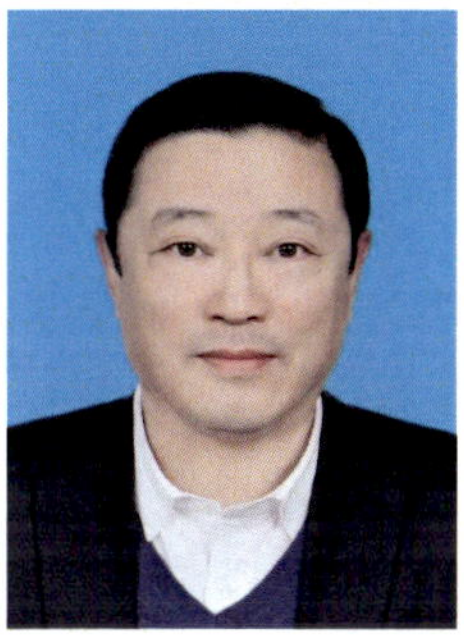

名人小传

孙承敏，1963年出生于辽宁省沈阳市，汉族。沈阳市和平区瑞清中医药技法研究所所长，君平舒雅（成都）生命科学研究有限公司董事长，善睟堂视力健康管理中心联合创始人。

孙承敏先生传承家族针灸绝学，并向田从豁、李定忠等针灸名师学习相关技术，曾先后拜数十位民间中医为师学习，研习道医、佛医及传统中医学，对传统中医学针灸、推拿、按摩、祝由术等技术有着深厚的功底。曾组织读书会，带领国内外4万多人研读、推广中华文化经典《道德经》。2000年开始专注于使用中医技术调理视力问题，已经帮助上万名视力障碍者康复视力，对近视、散光、远视、色弱、色盲、老花眼、飞蚊症、白内障、青光眼等视力问题有良好的康复效果，被中国民间中医医药研究开发协会和中医古籍发掘整理委员会聘为专家委员会成员。

李 伟

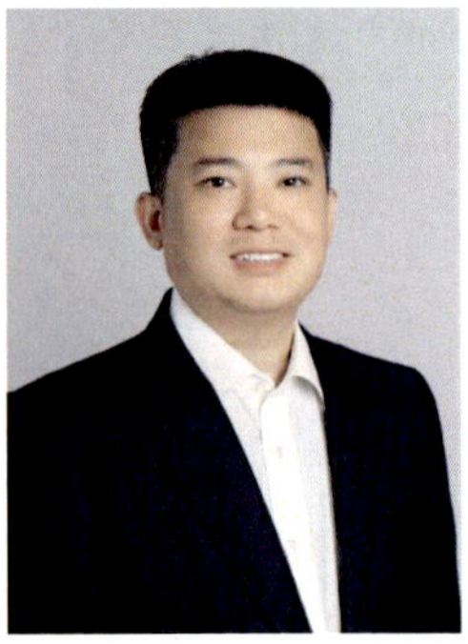

名人小传

李伟，中国民族卫生协会委员，高级按摩推拿师。玖舍养生堂堂主。通过中医按摩的纯手法专业调理：肩、颈、腰、腿痛，皮炎、湿疹、抑郁症、癔症、疑难杂症 。

2009年开始跟师傅杨景华学习推拿按摩正骨等疑难病症。调理的过程中，研究出针对皮炎、湿疹、痤疮、过敏鼻炎等的调理方案。

案例1：王某，女，47岁，北京市门头沟人，头晕、耳鸣、呕吐、出虚汗。在北京等大医院检查不出任何器质性病变。她自述平时爱生气、着急、小心眼、易上火。我认为火就是热，热气攻头，后背凉气重把热气堵住下不去，所以热气都在头上，会产生的以上症状，我用小臂鱼鳞试手法，一次调理见疗效，从头到脚揉，把寒气从肌肉下深处揉到肉上皮下，再配合刮痧把寒气彻底排出。行推拿按摩手法一个多月，症状消失，至今没有再犯。

案例2：常某，女，35岁，北京石景山区某部队大院家属，强直性脊柱炎，得病原因是长期贪凉不注意保暖引起免疫力下降，脊柱粘连活动不能自如，我用小臂鱼鳞试手法把身上的寒气从四肢散出把寒气彻底排出，疏通经络，提升免疫力同时把患者的脊柱粘连处一节一节疏解，调理一段时间至今无不适。

案例3，北京市门头沟区人，王某，女，56岁，自述：一天心神不宁，睡不着觉。行小臂鱼鳞手法把头和后背心脏位置的气体揉开疏解，一次调理后患者就能入眠，调理20多次后患者精神状态良好，至今无不适。

我现在在河北廊坊永清县开设玖舍养生堂，一边给需要调理的患者调理身体，一边对中医爱好者进行中医科普宣传，让中医药适宜技术走进千家万户，让每个家庭都有一位中医健康管理师，为家庭健康保驾护航。

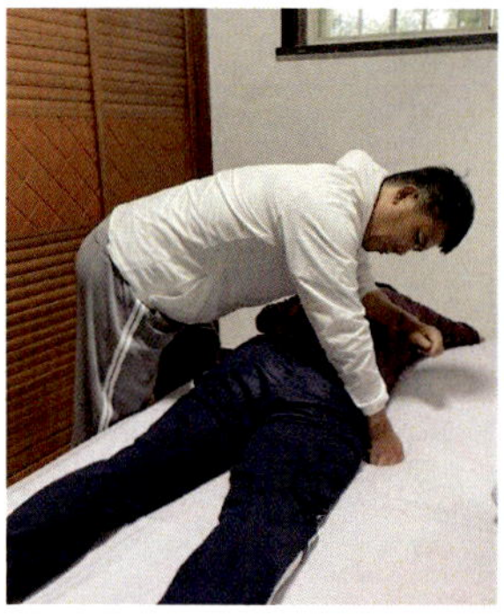

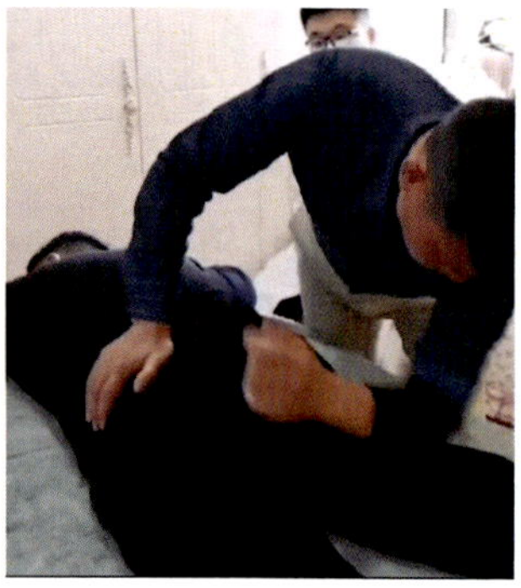

李光斌

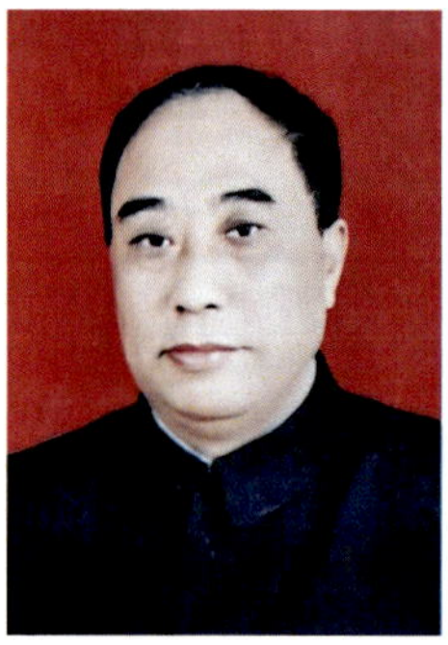

名人小传

李光斌，男，1951年生于湖北省恩施市。1969年随远房舅父业余学习中医，从此入门中医。

1979在利川团堡龙台中学任教，1985年辞教，学土建工程预算。1995年7月取得恩施自治州人事局颁发的建筑工程师《资格认证书》（中级职称），其间经人介绍，认识湖北中医学院（现湖北中医药大学）朱曾柏教授并尊其为师。由于受条件限制。学习朱老的医学知识并不是很多，但对其“怪病因痰而致”的学术思想领悟极深。此后一直坚持业余自学中医。

2001年放弃建筑行业改行从事医药行业至今共20年，先后在重庆定海大药房（后变更为华烨康年沙坪坝澍众堂药房）九龙坡区九龙园区康馨大药房任营业员，兼从事中医中药咨询，深受顾客信任与好评。

在这20年间，李光斌在业余时间通过视频学习了李德新教授的《中医基础理论》，邓中甲教授的《方剂学》，朱文峰教授的《中医诊断学》以及张廷模教授的《中药学》。并认真熟读了朱曾柏教授的《中医痰病学》《乙型肝炎辨证论治》《朱曾柏疑难杂症经验集》《朱曾柏治癌病案选》以及朱良春教授的《虫类药的应用》和《朱良春用药经验集》，均受益匪浅。在此期间，还详读了四川名老中医陈福安老先生的《疑难杂病证治精华》，其中对陈福安先生书中列举的刘独行老先生治胃病的经验很有心得体会。李光斌深有感触地认识到，习中医者，重在德与悟。德是习中医的精神动力，唯有心系患者，方能成为良医。悟，在中医诊疗过程中至关重要，悟，既要参考经方，更要参考药性，要根据患者临床症状、气候环境、生活习性、体质状况等诸方面因素，通过四诊合参，悟出其病机病因。在遣方用药时万万不可墨守成规，生搬硬套。特别是现在药材都是人工栽培其药性已大打折扣，好比过去一个连的兵力可以攻城掠地。现在则需要一个营的兵力才能达到目的。当我们弄清了病因病机，最关键是如何调兵遣将，灵活用药了。

现谨举一例：运用《痰病学理论》调理疱疹病毒后遗神经痛。

朱曾柏教授在他所著的《中医痰病学》第一章中，开宗明义地引用了沈金鳌先生在《杂病源流犀烛》中记载“痰之为物，流动不测，故其为害，上至巅顶，下至涌泉，随气升降，周身皆到，五脏六腑皆有”，又引用明代医家楼英在《医学纲目》一书中说“百药无效……痰也”。依据中医先贤们的学术思想，再参考朱曾柏教授结合现在中医学的《中医痰病学》所论述的学术观念来探究疱疹病毒后遗神经痛的调理方法。

疱疹病毒，它可以发生在人体任何部位，通过治疗后，其患处表面无瘢无痕但相当一部分患者留下了后遗神经痛，其痛甚者，一旦发病，痛处如烧灼、如针刺或如恶痒，其感受生不如死，痛苦不堪。这个疑难杂症当前在西医界基本无治。

朱教授在《中医痰病学》中，更加系统地阐述了因痰致病的治法，根据朱老这一学术思想，我们可以大胆猜想，这个疱疹病毒残留物，它就像魔鬼一样隐藏在人体皮下黏液以及人体表层的液态垃圾——痰涎之中，黏附于患处皮下神经末梢，这些混合液态垃圾一经发酵，患者即可产生剧痛，且经久难以消失，治疗时就是用中药方剂把这种黏附在神经末梢上的液态垃圾清除体外。具体治则为扶正固本，清解病毒，化痰涤饮，兼以濡养神经，舒筋通络止痛。他运用这个治疗思维调理了多个疱疹病毒神经后遗痛者，均取得理想的效果。

李光斌在理论与实践中，结合现代环境、气候，因人制宜、因地制宜，在调理一些疑难杂症方面效果显著。为此深感中医的博大精深。他时时自勉：老牛自知夕阳晚，不待扬鞭自奋蹄。

李向尚

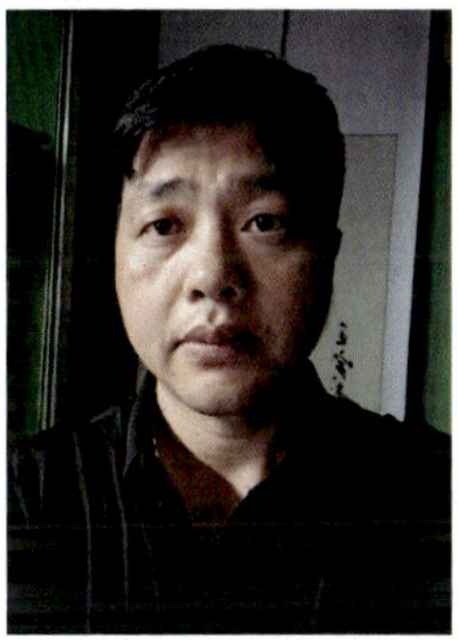

名人小传

李向尚，男，出生于1978年，福建省莆田市人。福建闽医堂旗下中科硕研（北京）国际医学研究院特约研究员，中国中医药信息学会中医药原创技术分会理事。

李向尚自幼热爱中医，曾跟随多位名师学习中医医术，主修脏腑点穴疗法。他善于总结提炼，将多位师门技法融会贯通，创出自己的五行推拿法。

五行推拿法是李向尚结合了恩师白书芳的“少林内劲一指禅”气功和“脏腑点穴”，民间大师周嘉荣的“宗筋疗法”，“原始点”的张钊汉，推拿大师卜义长的“头部六部曲”以及正骨界的“零力度”的张振听、陈忠和以及李茂发的达摩正骨手法而创造的。五行推拿法要领是八字口诀“理筋、正骨、调气、返神”，具有双向调理，平衡阴阳，有病治病，无病养生功用。

五行推拿法遵循“阴阳五行说”和“气元一体论”，它将整个人体划分为金、木、水、火、土五个部分，依照五行相生相克的原则来进行划归，头面归为金，背腹归为土，腹臀归为水，左手腿归为火，右手腿归为木。背为阳运用相生原理，面为阴运用相克原理。经过多年的大量患者和顾客的体验，效果有目共睹。

五行推拿法不用药物，通过运气推拿治病强身。适应范围广，小到婴儿大到七老八十的老人家，男女老少皆宜。调理病症多，不良反应少等特别受到大家的赞誉。

五行推拿注意事项：①头晕患者若是在推拿数日后依旧伴有头痛症状，属正常现象，不必惊慌，继续坚持调理。②推拿后，出现肌肉酸痛，属正常现象，不久便会消失。③旧疾患者会出现旧疾重发、复发等情况，属正常现象，旧疾的痊愈需要一段时间的修复过程。④推拿后，出现淤青属心包经淤堵（血小板偏低），属正常现象。⑤推拿后，偶尔会发生潜伏病灶呈现，属正常现象，七天后便会自行消除。⑥小儿发热推拿时体温迟迟不降，发热是身体正邪交争，退热需要一个过程，只要不出现抽搐、后脑硬梆就无大碍，等发汗之后，热自然就退了。

李纯才

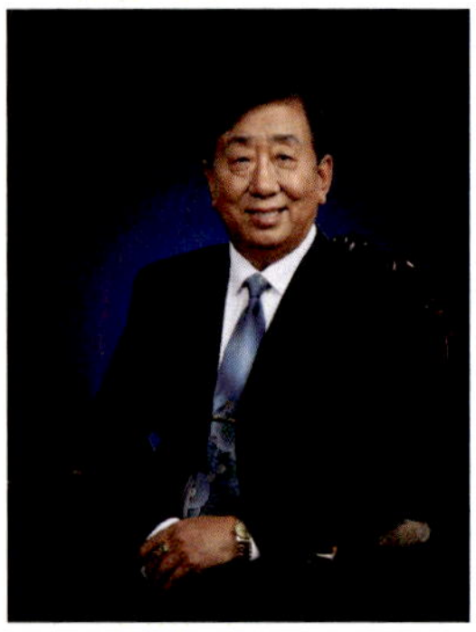

名人小传

李纯才，天易智慧（北京）国际医学科技研究院院长。李纯才本为航天工作者，1970年因工伤脾破裂，做脾切除手术，术后出现发热症状，诊断“高热待查”，每隔一个多月发热一次，每次3～4天，体温在38.5～439.6℃之间波动，病情逐年加重，增加到十多种疾病，持续长达十六年，经中西医各种治疗，都没有治好。在走投无路的情况下，1983年学练少林气功，每天早晚各练功两小时左右，经过三年半的刻苦练习，发热症状消失，不再高热。

此后李纯才立志发愿，专门从事中医气功的理论学习和研究，开展了中医按摩、点穴、发功、针灸等工作，同时传授少林气功。经过三十多年的教学实践和临床实践，共举办1000多次学习班，调理各种疑难杂症患者20多万人次，总结并自创“智慧医学”查病因，身心同调祛疾病，以此调理各种病症，取得一定的效果。

本法以易经、阴阳五行学说，经络学说为理论基础。本着易经“一阴一阳之谓道，偏阴偏阳之谓疾”和武术气功中的“意到气到”为依据。以宇宙空间的天地四方为实验场地；以人体的上下、左右、前后、内外为实验对象；以经络气机的升降，开合，出入，聚散的功能为运气通道；以调整人的心理立体平衡为方法，通过学练，运用“灵感”查找，检测不平衡的原因，改变自己心理不平衡的想法，达到心平气和，八方平衡，经络气血畅通，生理功能恢复正常、病理性改变得到康复。

“智慧医学”把疾病分为八个层次：①天时病：天时病是天地时空运转，六十年一花甲或六十年的倍数，以及春、夏、秋、冬四季，年、月、日、时气机失衡，而产生的心理、经络、生理、病理不同的感觉反应，而得的疾病。②地利病：具有阴阳五行的不同区域，包括宇宙空间的生物电磁场和当地的生物电磁场，产生不适应人们健康生活的地理区域，而产生人体的各种不适应，而所得的疾病。③阴宅病：就是坟地的风水病、虚灵病、附体病。④阳宅病：就是阳宅的风水病、虚灵病、附体病、家族遗传病。⑤心理病：对于宇宙阴阳五行之气，天、人、地三界，人、事、物的，心理想法不平衡，而产生经络气机失衡，使生理功能失调、而发生病理性改变。⑥经络病：经络是运行气的通道，气的升、降，开、合，出、入，聚、散不可不通，不通则病。气聚则生，气散则死。⑦生理病：人的身体是否能意、气、行、力合一，能正常使用，如果不能正常使用，属于生理功能性疾病。⑧病理病：由于生理功能失调，久治不愈，而发展成病理性疾病，或占位性病变。以上，涵盖了内、外、妇、儿大部分常见病症，均属于可以调理范畴。

杨永琳

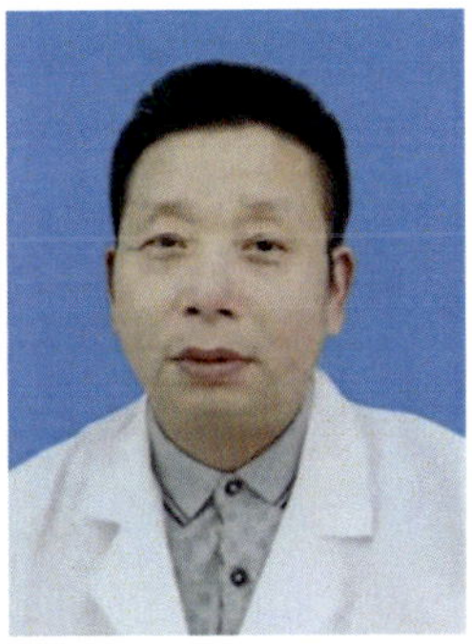

名人小传

杨永琳，中医系统平衡论倡导者，湖南永州宁远人。医德高尚，医术高明。通晓中、西医学，擅长针灸、按摩。

杨永琳认为，中医易学难精，在悟思成，功夫在医外。如果一味地钻在中医的圈子里，就会陷入“不识庐山真面目，只缘身在此山中”的局面。当中医、西医、营养师各自为政的时候，对健康和疾病的认识就会陷入“盲人摸象”的境地。因此，他反对把中医、西医、营养学相互对立的思维模式，认为应该树立一切从实际出发、实事求是，以健康为中心，具体问题具体分析的思维定式。为此，杨永琳提出并倡导中医系统平衡论。

中医系统平衡论是一种方法论，不仅要研究人，还要研究人所处的自然和社会环境。中医上及天文，下及地理，中通人事。中医系统平衡论主要研究人体生命运动的平衡，平衡即健康，不平衡即病态。中医治疗就是把不平衡调理成平衡。

人体是一个有机的整体，人与自然社会也是一个整体。人体就是一个耗散结构系统。在临床实践中，杨医师治疗疑难杂症进究治病求本，找到问题的源头所在，标本兼治，从根本上消除滋生疾病的土壤，以达到使病症不再复发，恢复健康的目的。

杨永琳主持的扶中堂中医馆，集中医教学培训、临床养生为一体，有着先进的资深的医疗团队，邀请国内、省内著名的国医高手常年亲诊教学，遵守“承华夏中医之精华，绽世界医学之奇葩”的创馆宗旨，全力践行“大医精诚”之理念，为广大顾客提供中医养生保健服务。

杨建兵

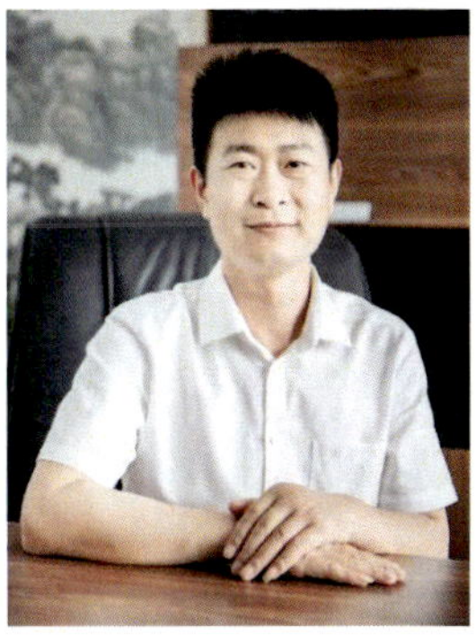

名人小传

杨建兵，1976年出生，中国共产党员，退伍军人，曾经担任青岛市预备役政治部少校干事，中国医药教育协会军地人才培训中心客座教授，中国医药教育协会会员，东营市医养结合协会秘书长、俄罗斯传统东方医学专家学会客座教授、东营市养老服务业发展研究会副会长、东营市健身气功协会副会长、东营市橄榄树公益事业发展中心副主任。

杨建兵从事中医药行业研究20年，森草阁医学科技（山东）有限责任公司是以“肉灵芝”技术介体研发、生产、销售于一体的专业化、现代化、科技化公司，肉灵芝国家科委列为 “国家火炬计划项目”。公司聘请高级生物科学家做技术顾问，引进世界顶级酵素母种和独特的生产工艺。生产酵素原液品质优良、浓度纯，不添加任何防腐剂和食品添加剂，是酵素中的臻品。公司创建的宗旨是生产优质酵素系列产品，推进助力国家健康中国建设。

杨建兵以 “但愿天下人无病，诚愿家家俱欢颜”为公司愿景。除工作外的时间，他把大部

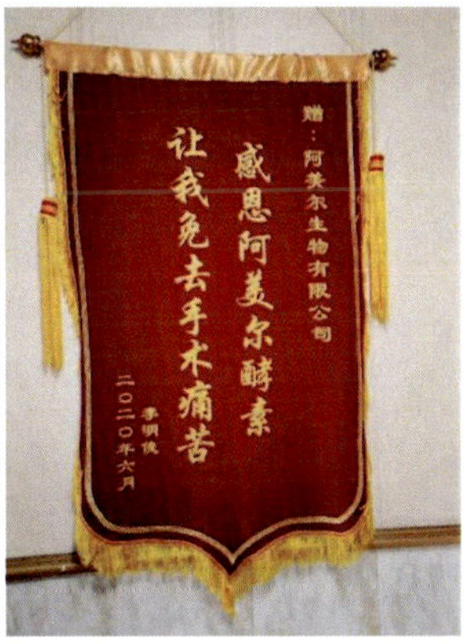
感恩阿美尔酵素
让我免去手术痛苦

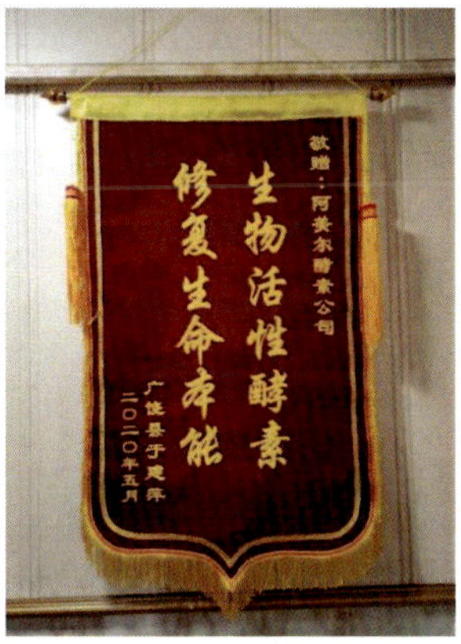
生物活性酵素
修复生命本能

分时间投入到政府和社会组织进行“中医健康公益”及困难家庭捐赠活动中，2020年新冠疫情暴发后，通过山东省红十字会定向捐赠新冠病毒疫情严重定点救治医院，其中有山东省胸科医院、滨州市邹平中医院及东营市胜利油田中心医院、东营市中医院，为疫情战斗在一线医护人员增强体质提高免疫力效果显著，得到了各家医院的认可和一致好评。

吴 慎

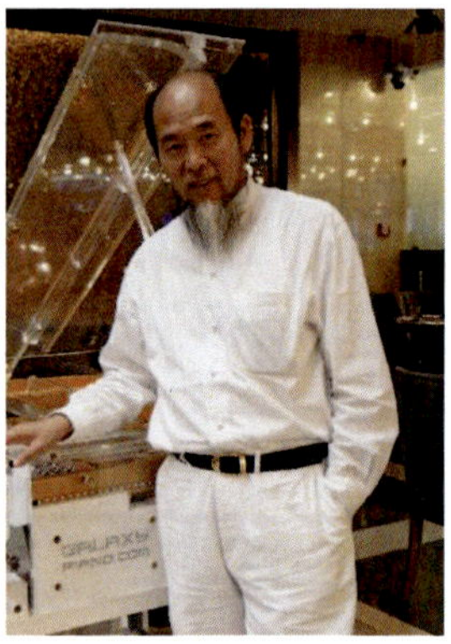

名人小传

吴慎，出生于中国文化名城河南省商丘市的中医世家。《中华河洛礼乐》资深研究学者。他自幼酷爱中医、乐律、武术和太极，苦读中国古代医学典籍、博览群书。根据《黄帝内经》所述，天有五音：角徵宫商羽；地有五行：木火土金水；人有五脏：肝心脾肺肾。五音与五脏相应，是音乐治疗疾病的原理。

吴慎主张“音乐入经在先，草药归经在后”的乐先药后之理，医学上传承了轩辕黄帝、雷公、神医华佗，医圣张仲景、药王孙思邈、医药学家李时珍等，致力于《乐先药后》来提高现今人类身心健康，出版专著《黄帝内经五音疗疾·中国传统音乐疗法理论与实践》。

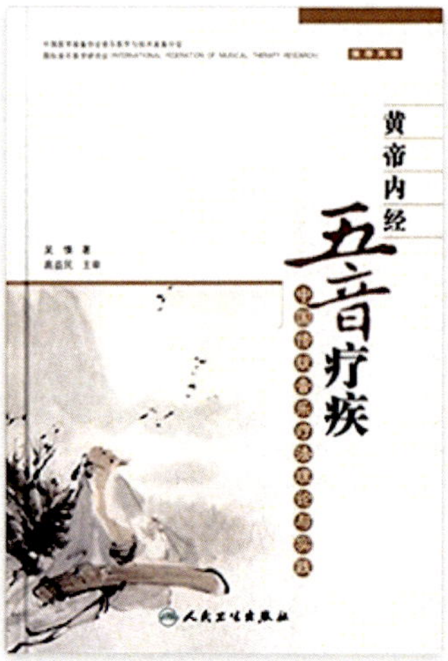

吴慎继承和发展了中华传统医学《黄帝内经》五音疗疾理论，与美国迪斯尼癌症中心、美国夏威夷州立大学医学院等机构合作，验证了“《黄帝内经》五音疗疾”的有效性和科学性，积极推进中国音乐医学学科建设，新华社出版的《千帆竞风流》精英一书，收载吴慎“五音治顽症、八音度众生”的事迹。吴慎善于融汇新知综合思考发展自己的事业，借鉴量子医学声光电波磁热原理，参悟“天有宇宙大爆炸冲击波”“地有地震海啸波”“人有脑波、心脏波”，天、地、人，三才融为一体，矢志于开发和推广声波能信息增进生命健康。

吴炳德

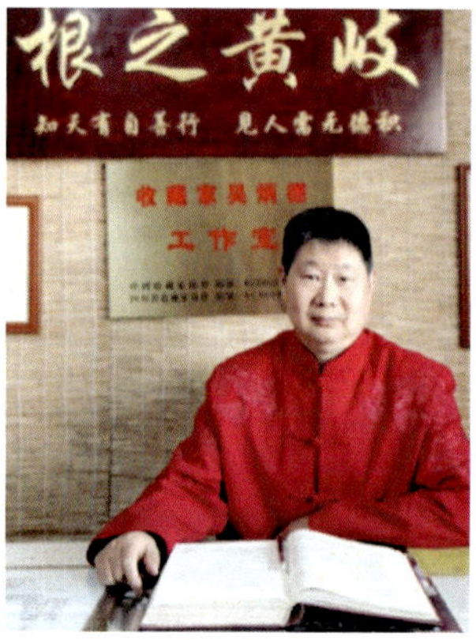

名人小传

吴炳德，中国收藏家协会会员，中华中医药学会会员，四川省收藏家协会常务理事，中医医书收藏家，中医医师，高级针灸师。

到目前为止，吴炳德在三十多年中，收藏了图书近三万册，包括清代至20世纪，不同时期的古旧中医医书及手抄本。

内容包括：全国各地老中医医疗经验、医案、秘方、验方、献方，还有全国各地地方中草药手册、全国各地赤脚医生手册、培训学习教材、经验方、土方土法，另有介绍全国各地药物的栽培法、炮制法的书籍，不乏流传于我国民间中医疗法、中医民间传统易学、道医学，以及新中国成立初期全国各地中医药学校、学院、大学最早的、原始（师带徒）的教材（中医内科、中医外科、中医骨伤科、中医妇科、中医儿科、中医五官科、针灸科等各种原始讲义）。另外，还收有全国各地少数民族传统疗法和医药验方（云南、贵州、广西、西藏、青海、新疆、内蒙古民族医药），还有各地方中医药急症救治、各地方蛇伤急救方法等。

《人民日报》《中国新闻社》《中国中医药报》《中国经济报道》等国内多家媒体报道吴炳德收藏、传播、传承中医药文化的事迹，受到全国各地中医药行业人士的赞誉。

吴炳德不忘初心，遵从内心发愿：毕生为传播传承中医药文化而努力奋斗，生命不息， 奋斗不止！

何月容

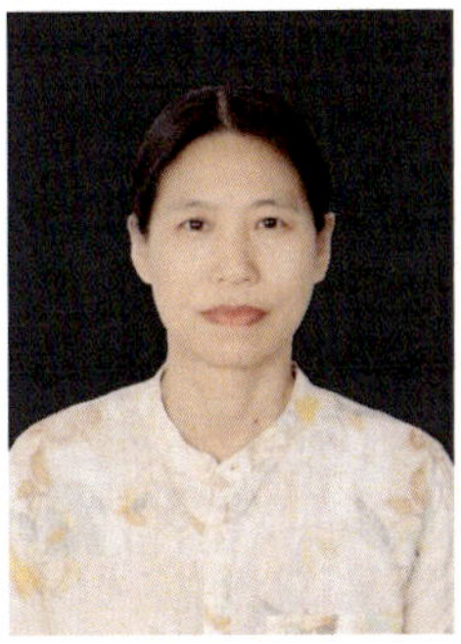

名人小传

何月容，女，1975年出生于贫寒之家，因母亲长年病魔缠身，目睹病痛对母亲的折磨，自幼想为母亲解除痛苦。1996年大学毕业，来深圳边工作边自修中医，为日后从医积累各种资源，于2001年在深圳富通门诊部，拜师于第6代清宫传承人代楚松先生，开始了边工作、边跟诊、边学习的生涯。这一跟就是近20年，其间，大量翻阅代氏祖传资料，参与代先生临床所需各类饮片的炮制，代氏秘方配制等，在代师的口手相授中，不断精进，得到了他的倾囊相授。同时，还拜湖北省中医药大学针灸名教齐凤军门下进修针灸及在广东省医科大学附属中医医院肾病科蒙向欣主任处进修等。

经多年多处拜师求学，及代氏家传身授，博采众长，不拘经方、时方，择良而从，融会应用于临床。至此学验俱丰，临床辨证诊断准确，疗效突出，奠定了成为第7代御医传承人基础。2016年在深圳市慧诚堂中医馆独立接诊，针药并用，给临床带来显著疗效。

后期陆续在深圳市九味堂中医门诊部专家诊室、淳道中医门诊部等工作，接待各类疑难杂证，对现代肝胆病（各类肝炎、乙肝丙肝、甲亢、瘿瘤、干眼症） 高血压、高血糖、心脑血管、男女生殖病（男子无精、少精、死精、阳痿、早泄）、（女子不孕、子宫肌瘤、月经失调、痛经、闭经）等各类妇科疾病并积累了丰富的经验。临证特别注重中医思维，组方考究“君臣左使”精良配伍，力求对临证的主病、主症、主要、次要兼症等做到配伍精当，使每味“饮片”尽其所能。

案例1：中风偏瘫卧床不起患者。女，53岁，老家河南省，2020年因第三次中风，（此患者属于中风后遗症期间）儿子亲自接来深圳，请代先生与何月容共同上门诊治。经师徒合诊，针灸治疗，连续7天药针并用，第8天能独自慢穿衣下床如侧、喝水等。21天后，辞去高薪保姆，生活自理。此后治疗类似病例不在少数，且多数因手脚不便即上门服务。

案例2：15年高血糖病史患者，男，65岁。多年求医无效，经人介绍来何月容处就诊，经3个月调理，身体各方面得到极大改善，显著增强了患者生活信心。

邹小华

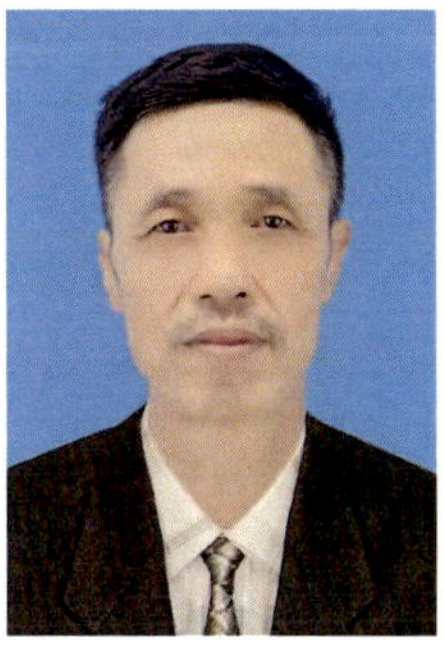

名人小传

邹小华出生在福建省武夷山中段大山深处的建宁县。那里山高林密，草木旺盛，遍地是中草药，有一千多种中药材。当地山民有些头疼脑热，都是在门前屋后或山里采些花花草草，拿回来吃了就有效果。生长在这样的环境受到熏陶，耳闻目睹，自然产生了浓厚的兴趣。年方8岁，邹小华就跟当地著名拳师翁七第学习武术、气功、经络以及各种医术。师公是福州鼓山涌泉寺护师武僧，对人体经络气血颇有研究。邹小华天生热爱祖国的中医药学，受到师傅青睐得到真传，从而学到阴阳、五行、四气、五味、升降、沉浮等中医中药的理论，兼修宇宙、太阳、月亮、地球与人体五脏六腑经络，冷、热、虚、寒关系的运化。多年的学习过程中，得到许多古人中药秘方。在这基础上，他研发，根据现在人的生活环境，以病理、医理、药理，结合几十年来潜心研究，得以研究出一套经络调理的手法，掌握艾灸、正骨、推拿、拔罐外用疗法，也对各种风湿、类风湿、痛风、脑血栓、脑出血等心血管疾病有独到见解。擅长运用经络调理五脏六腑各种不适症状，擅长医治血栓性脉管炎、目障、青光眼、老花眼、前列腺、各种肝肾胃心肺脾等五脏六腑几十种疑难杂症，特别是各种癌症。多年来本着悬壶济世治病救人的精神，医治好了数以千计的患者。

汪守玉

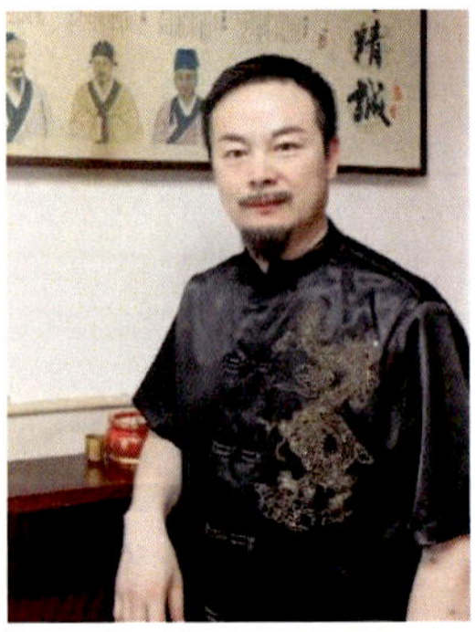

名人小传

北京易修堂中医院院长，易修堂道医全科康养创始人。汪守玉出生于神医华佗故乡安徽，自幼酷爱中医，广读博览历代传承祖辈医术至今，融汇众家，在长期实践中“勤求古训、博览众方”。创新古法熬制中药外敷法。汪守玉从事康复调理研究，对疑难病、虚损病、慢性研究了四十年，运用自己的智慧，不断的领悟，对康复调理慢病自主改革创新，对疾病的预防、调理，不断的探索、实践、验证、研究、总结，而且是通过自主的辨证发展，独家创举了一些独特辨证技巧，创造出独家的自主调理模式，改革创新的运作模式，取得了成绩。

张　予

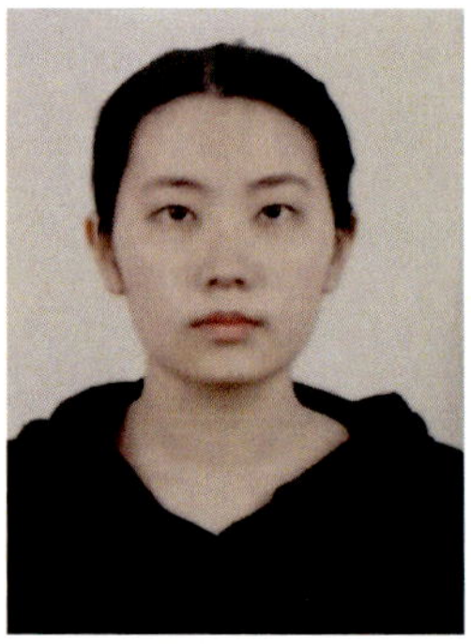

名人小传

张予，女，1999年8月出生在一个有中医养生氛围的家庭，母亲会自采草药治疗一般常见小毛病，比如风寒感冒、咳嗽、腹泻等。受母亲影响，张予毕业于辽宁中医药大学中医学专业，学习中药学、针灸学、病理学、生物化学、药理学、心理学、医学细胞生物学等课程，参加了心理咨询师及中医理疗培训，取得心理咨询师证和中医针灸理疗师证，被第一健康报道，在开展健康文化传播中被授予“健康宣传大使”，被中国民族卫生协会健康养生分会授予的“专家委员”称号。

张予集众家之长，于实战中总结经验，在传承过程中开拓创新，“爱美之心人皆有之”，她在医学治痘美肤领域进行了深入的研究，致力于用双手重塑美好容颜，让美丽常伴身边，受到客人的好评。

张予知晓中医药学与传统文化水乳交融，老话说“秀才学医，笼中捉鸡”，加强文化修养，不仅能提高对中医药理论的理解能力，还能修养情怀，对患者的需求细心体察，用心处置，求得最好的效果。工作之余，她热爱诗歌创作，所创作的诗歌曾在浩然文学和北京头条上发表。

张爱华

名人小传

张爱华，女，1983年2月1日出生于美丽的新疆博乐市达勒特镇破城子村，从小就体弱多病，患有先天性心脏病。父亲也学习中医，由于新疆

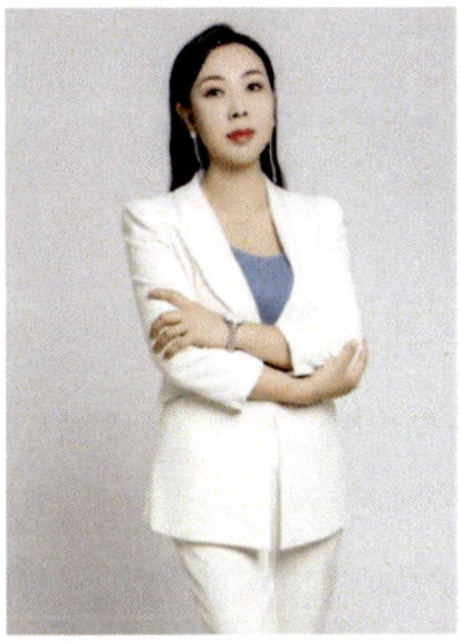

冬季天气比较寒冷，加上工作原因长期受寒，父亲在她11岁时半身不遂长达四年半之久，在四川华西医院治疗无效后，经过母亲的舅公一名80多岁的老中医调理，用中药抵当汤（水蛭）和中医针灸治疗后渐渐痊愈，11岁的张爱华开始喜欢上中医并且开始接触到水蛭，很多人都说，久病成医，这句话有一定的道理。2007年12月14日灾难再次降临，出生两个月的儿子因晚发性维生素K1缺乏引起的颅内出血突然离世，眼睁睁看着孩子在她面前停止呼吸，从此以后发誓要终身研究医学。

张爱华在长期研究传统医学中，对心脑血管慢性病、疑难杂症、小儿感冒、厌食、便秘、腹泻等、各种鼻炎、口腔溃疡、支气管炎、哮喘、头晕、失眠、泌尿系统疾病等进行调理，收到很好的效果。

陈　豪

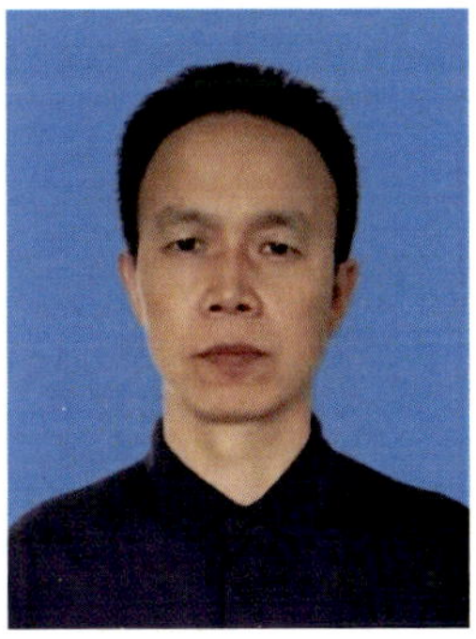

名人小传

陈豪，中医零点思维倡导者，陕西布医堂健康管理发起人之一，中国人口文化促进会慢病防治援助工作委员会副会长，中国生命关怀协会理事，中国生命关怀协会慢性病防治援助委员会指导专家，中国生命关怀协会名医工作站负责人，中国民族协会健康养生分会首席专家，世界中联儿童健康产业分会理事，杭州余杭妇产医院有限公司董事长，普慧众康（广东）生物技术股份有限公司发展战略顾问，蒲城华佗医药研究所技术总监。

祖籍广东，久居西安。父母家族皆是世代从医。受家庭文化熏陶，从小酷爱易经与中医，自幼锲而不舍地学习钻研医术、药学，并在父辈精心指导下精益求精。后又多访名师学艺，研习秒针针法，娴熟于心，对哮喘、痛风、腰腿病、闭经、肿瘤等诸多病症，大多一针即可见效。

陈豪破除传统门户之见，广结医友，探究中医技术，与民间诸多门派传人关系密切，切磋技艺，济世救人。特别是为研究挖掘中医方剂大胆创新，以身试药，验证效果，为中医药文化传承竭尽心智。在三十多年临床治疗和学术研究，继承、挖掘、改良、研发了以千计的秘传经方，对调理糖尿病、肿瘤疾病、偏瘫、老年痴呆、败血症、不孕不育等疗效显著。

陈为公

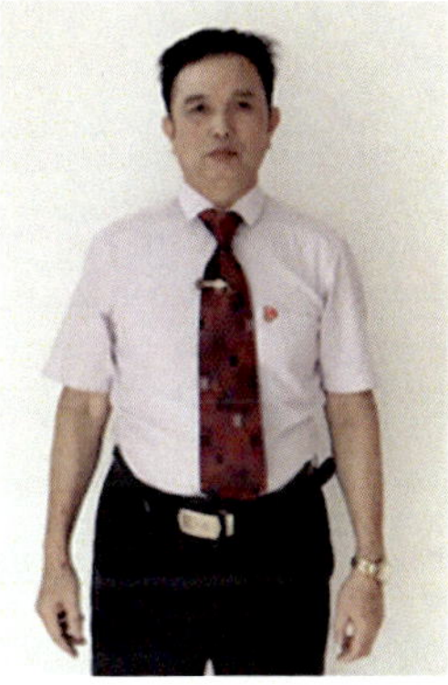

名人小传

陈为公，广东省梅州市梅县人，非遗中医传承师，中医世家，从小受家庭的熏陶，他对中医耳濡目染，自幼攻读中医经典及历代名医名著，从而奠定了牢固的中医理论基础和临床知识，而后得家族留传的宫廷医书手抄本，开始潜心研究中医。他结合宫廷医书手抄本，经长期实践研究出一套独有的中药治疗方法，攻克顽疾效果显著。

陈为公多采用先疏通再治疗的方法，对人体的任督二脉格外重视，并深入研究了人在任督二脉出现瘀堵时会引起头晕、头痛、僵硬、酸胀、上肢麻木等症状，严重者触发各类疾病，通过中药疏通经络，排出体内垃圾和湿毒，是有效治疗法则。

陈为公采取纯中药诊疗，他认为只要开过刀，人体相关的免疫系统就会受损，对人体伤害很大，另外，西药的不良反应很大，一些激素和抗生素产品更是对人体产生更大的影响。因此，他始终坚持以中医治疗为主，西医为辅，通过中医的方法对人体进行调理，达到治疗根本，从而恢复身体机能的效果。

陈为公有一个家传的中药丸剂方，传到他，已经是第四代，一部分药材采自广西十万大山里，另一部分来自缅甸、越南等地的稀有药材，按照传承的药方进行配伍制成中药丸，取名“百草通络丸”，对一些疾病有特效。如：痛风、类风湿骨病，颈、腰椎间盘突出、肩周炎、骨质增生、肿瘤、肌瘤、静脉曲张、痛经等，有排出身体湿气，疏通经络的作用。

除了家传方“百草通络丸”，还有一些别的中药材，都是在深山里面采的，比如对胃病有特效的树皮，对调理胃胀、胃酸特别有效。野生宝草，采自大山的宝草，非常稀少，可以泡水喝一点调理身体，对经常大鱼大肉和饮酒过量的人，可以解掉饮食的毒素。

陈为公每年都会带着村民进深山采药，原始大山里几乎没有路，采药工人进山开路，悬崖峭壁架天梯，克服各种困难，冒着生命危险，就为了寻找那野生地道珍贵药材。

经常有各种疑难杂症患者找到陈医生，一些是医院无法治疗，或者患者承担不起昂贵的医药费，听闻他的医术和医药后找到他的。每次有患者找他，他都乐此不疲尽力帮助，定期跟踪病者治愈情况。如遇到经济困难的患者，他总是本着“治病救人”的原则，给予特殊照顾，减免这些病患的诊治费用。解决贫困患者看病难、看不起病的困难，他以回春的妙手和医者的仁慈挽救了诸多患者和家庭。

陈林峰

名人小传

陈林峰，1962年生于中国南通。任零平衡健康产业 （常州）有限公司、国大零平衡（北京）投资有限公司董事长、中华金慧集团主席、中关村双融研究院常务理事长、中国书画家研究会副会长。

作为零平衡思想创始人、零平衡系列健康产

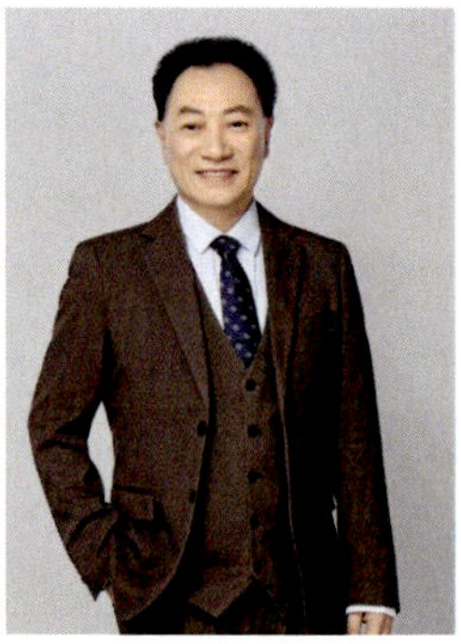

品发明人，1981年创立慧学零平衡文化理论体系，在世界传播民族文化、生命健康科学、零平衡思想。中华慧学零平衡文化协会陈林峰主席在2015年在米兰世博会《文化论坛》上宣讲个人学术观点：零平衡思想是人类文明传承建设全球新秩序的文化种子。

学术心得

陈林峰创立的零平衡健康产业（常州）有限公司以促进人类健康为使命。秉承改革创新、共享健康、和谐共生理念，致力于生命科学、自然医学、光学、电磁学、量子医学等多个学科和领域研究。经过多年不懈努力，在全息调衡传导技术修护细胞方面取得进展，通过全息调衡生命频率信息传导和转换，预防疾病、修护细胞，增强免疫力，促进健康。根据人类和自然现实需求，有序进行产品研发及普及。

零平衡应用全息调衡转载技术，构建全息生命信息场，将生物场信息、频率、能量在人体细胞分子、原子间进行传输，实现最佳共振和纠缠。共振状态下物质分子吸收能量值达到一个最高峰，通过对不正常的信息校正和对缺失的能量和信息进行补偿，达到生命信息场的平衡。修护细胞，萎缩细胞被激活，代偿细胞恢复正常，从而调理身体各方面的机能，提高免疫能力，促进细胞新陈代谢，恢复精气神，保持身体机能。

研究成果

陈林峰主持的《零平衡大健康工程开发应用中心》，申请成为国家卫生健委“十四五”规划全国重点课题《医疗卫生资源区域配置策略研究》的下级子项目。

研究了零平衡诊断治疗共振仪、生物能量养生舱、动植物生物波植入舱、睡眠养生舱、生物光能电磁波频率芯片、平衡水、平衡酒、平衡丸、药食同源等零平衡系列健康产品。

著有《零平衡哲学大纲》，并申请著作权登记。

陈海周

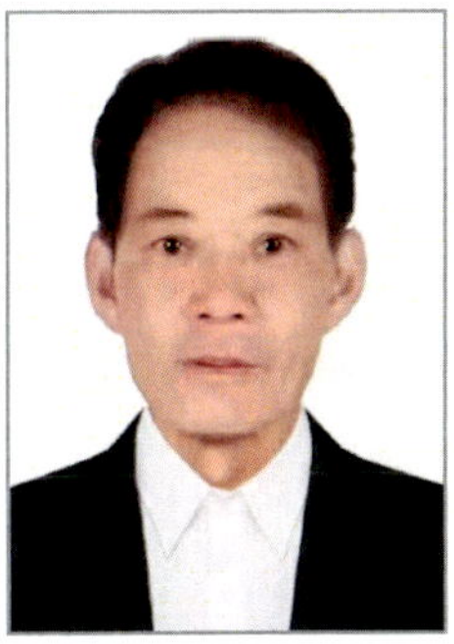

名人小传

陈海周，男，出生于1953年。热爱传统中医文化，潜心研读中医典籍，对各类骨病有较深的研究，运用独特的手法为众多患者祛除痛苦。如椎间盘严重性突出、腰椎破裂、胸椎左右弯曲、颈椎病、肩周炎、手脚严重性疼痛均能医治，疗效显著。

陈海周还善于从骨入手治疗内脏疾病。他的经验是：左心房心脏病的患者，从第十七节脊梁骨开始治疗，右心房心脏病的患者，从第十八节脊梁骨开始治疗，左肾不好九节脊椎骨开始治疗，右肾不好的从第十节脊椎骨开始治疗。

陈海周认为，现在的小学生、初中生因玩手机太多会引起胫脊病，使用电子产品较多和挑食、户外运动量不足等，造成青少年近视高发。陈医师对这些呈现群体现象的多发病，都用心钻研，积累了治疗经验。

陈海周认为，70岁的以上的老人，都会出现多发癌，都可以从脊梁骨入手治疗。很多患者经周医师治疗，起码能延长几年寿命。

陈海周从工作经历中看到，每一位基层医生都有一段独特的成长经历，他们中很多人凭借朴实的医德医风，在为老百姓身体健康保驾护航的工作中默默地奉献着。他要求自己以心为灯守护生命，秉承中医学入门必修的“大医精诚”，点燃患者心中的希望之光。

周国华

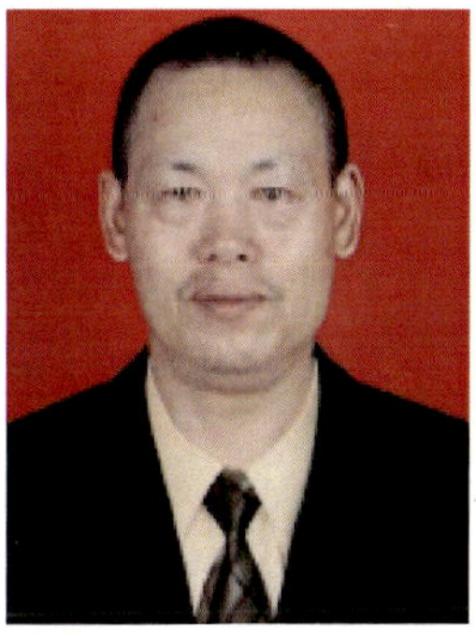

名人小传

周国华，汉族，1963年出生于湖北省石首市，本科（函授）毕业。1977年7月，跟随名师刘正秋武师习武30多年，掌握了“正骨”辨证论治接拿点解、少林绝学，成为五雷掌第五代传人。

1980年拜师老中医徐子新，学习中医内科、外科、妇科、儿科10多年，成为其关门弟子。

1989年8月10日，考取荆州地区行政公署卫生局“乡村医士”资格证书。

1989年9月，进修于湖北省石首市中医院内科、外科、妇科、儿科，在此深得王安保医师精心指点，实践于各科临床。

1998年拜师陈建民医生，学习心脏病、癫痫病、顽固性肝硬化及血吸虫引起腹水、肾病综合征、严重腹水征及瘫痪诸症的诊断与治疗。

2004年9月至2008年7月毕业于河北求实医科专修学院、完成了中医学专业四年制本科（函授）学习，修完教学计划规定的全部课程。获得学士学位，2013年担任北京汇医堂中医科学研究院、深圳健康养生人才实训基地主任，同年12月参加高级康复理疗师培训。

2014年1月10日成为中华中医药学会会员，取得“高级康复理疗师”证书；同年4月16日成为中国国际特色医师学会会员。2020年，成为中国民间中医医药研究开发协会会员。2021年6月取得国家卫生健康委“中医内科医师”证书；同年12月取得国家卫生健康委“（高级）中药药剂师”证书，“中医预防保健调理技师”证书。

周国华一直都在不断学习，自我提升。他注重于中医《四大经典》的学习与应用，真切体会到古人云：世医不学伤寒、则学无根底，学者能于仲景书、逢源左右都不差！他善于总结经验，自己编写了《临床玉版备书》《中医诊断学》《中医内科学》《中医妇科学》《中医骨伤科学》《中医伤科按摩学》等经验集。编写了《少林气血点穴与药物关系》，写道："周身之血有一头，日夜行走不停留。遇时遇穴若伤损，一七不治命要休，日出天平一点红，子午相克大不同……"

周国华广泛学习，将各科知识联合运用。他在实践中体会到：点穴手法与药物的主要作用在于治疗疾病，但是，一种病非一药能愈，故手法联合用药是临床的需要；中西药联用确实疗效增强，使很多疑难重症的治疗能收到意想不到的效果。但他细心观察，发现点穴与中西药物联合应用的一些问题，提出值得注意的三种情况：中西药联用，一是无事，二是注意，三是慎重；不合理的联用，引起化学酸碱分解与总合，可能产生不良反应；药物不良反应产生的有害元素在体内不能及时排出而沉淀日久，产生病理变化形成药源性疾病，应或吐或泻促进排毒。他告诫自己"为医者父母心"，要真心关爱患者，严格审证从因合理用药。

郑金聘

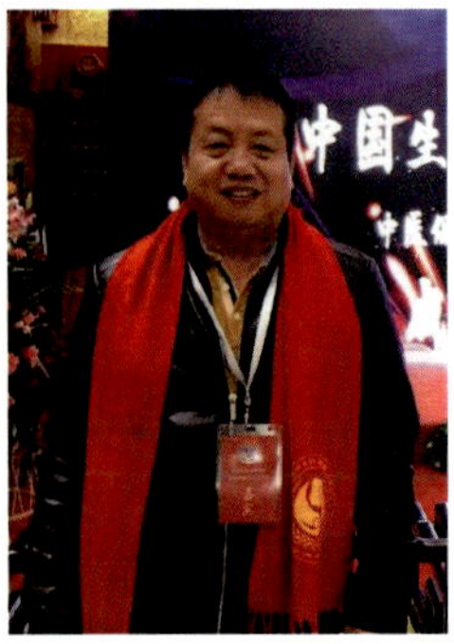

名人小传

郑金聘，男，汉族，福建省厦门市翔安区马巷镇人，从小喜欢中医学，酷爱学习钻研，博采民间验方进行调理保健。凭着执着的追求，勤奋好学，取百家之长，对医药事业精益求精。2021年担任北京伯金园中医研究院院长，北京金聘中医院院长。2022年由原厦门市委常委、秘书长邀请，现担任福建省新兴科技产业促进中心高级顾问。

郑金聘秉承"弘扬中医、传承不断"的信念，为了创新发展中医医学和药物研究，经常独自研发新的产品，并且很多中草药都是自己亲身试用，亲自体验药物的作用效果。对于一些家境贫困的前来咨询的患者更是免费调理。用实际行动继承传统医学"大医精诚"的优良传统。

项二磊

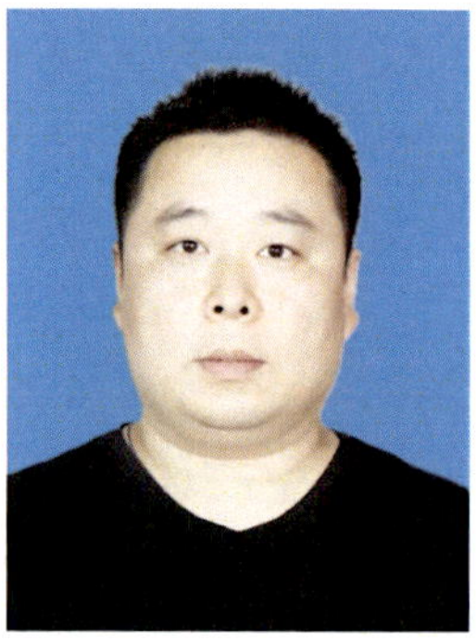

名人小传

项二磊，男，1986年生于江苏省宿迁市，大学本科学历。国际针灸师、高级针灸师、高级健康管理师。自2010年有幸拜常德荣为师，其为安徽省蚌埠市怀远县人士，是他行医之家的第四代传承人。自那时起项二磊跟师常德荣学习，精研奇穴针灸秘术和膏丸散剂各种炮制工艺，出师后回家乡开业，事业有成。

自2018年至今，自主研发并且申报10项中医药国家发明专利，5项欧洲、南非等国际中医药发明专利。

项二磊在跟师期间，目睹师父独特的奇针异法，治疗各种疑难杂症的独特显著疗效而深受震撼，虔诚跟师修学。在师父的谆谆教诲下，他刻苦精修各类中医针灸典籍：《针灸大成》《奇穴定位及针法》《针灸治疗学》《中医学大成》《董氏奇穴》《中医诊断学》《经络学》《中医基础理论》《刺法灸法学》《正常人体解剖学》等。出师之后回到家乡，从事中医康复，精研针灸治疗，经过多年实践，在当地口碑颇佳。

同时，在师父教导和鼓励下，结合多年针灸和中医药结合临床经验，研发了多项中医药制剂并且申报了国家和国际中医药发明专利；考取国际针灸师、高级针灸师、高级健康管理师。自2018年至今申报10项国家级中医药发明专利"一种用于心脑血管组合物及制备方法""一种补肾强精中药丸制作方法”“一种女性中药丸的制备方法”“一种缓解哮喘的中药膏制备方法”“一种缓解筋骨疼痛的药酒制备方法”“一种生精壮阳的药物制备方法”“一种缓解风寒湿痹的中药制备方法”“一种缓解乳腺肿毒中药膏及其制备方法”“一种缓解乳腺结节、增生、肿毒的中药丸及其制备方法”“一种用于治疗疮疡肿毒的口服中药丸及其制备方法。”5项欧洲荷兰、卢森堡、南非国际中医药专利：“一种生精壮阳的药物制备方法”“一种治疗心脑血管中药组合物制备方法”。在荷兰有“一种治疗女性乳腺肿毒中药膏及其制备方法”“一种治疗风寒湿痹的中药制剂”。在欧洲卢森堡有专利“一种缓解乳腺结节、增生、肿毒的中药丸及其制备方法”。

赵保善

名人小传

赵保善，民间中医，湖北省荆州市人，原籍十堰人。1942年10月28生。汉族。

他幼承家学，18岁即为人治病，从医62年。钻研癌症20余年，略有所得。

他的研究独特新颖，为中医全科医生，擅长治疗疑难杂症，特别是治疗癌症是他的强项。研究出一批治疗顽固疾病自制药，如哮喘、免疫诸病、皮肤病、肝病、肾病、妇科病等，期待自己研制的药品得到知识产权的保护，为中医药事业做出自己的贡献。2022年参加了省级考试，专科临床诊疗操作技术及技能熟练，准确和规范。赵保善为人儒雅大方，诚恳严谨，思维敏捷，亲和力强。愿意和诸多同仁一起为中医事业站台，贡献自己的力量。

袁国勇

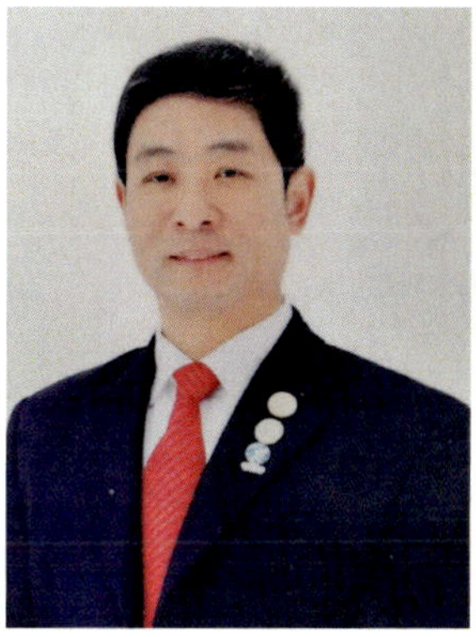

名人小传

袁国勇，1961年出生，中共党员，中学教师，北师大研究生。从中学校长、书记位置退休。“神仙一把抓”中医疗法第一传人。

幼年体弱，遂拜河北省保定市易县山沟里的中医马永祥为师，学习武术。马师永祥，字蘅斋，其祖上自明朝代永乐十三年由山西小兴州利民镇迁居河北省保定市易县裴山村，十余世务农、行医、练武，新中国成立后参加工作，在镇中医院坐堂行医。

马氏一族，世代行医，家学渊源，有多项中医绝技在家族内传承，后迁居易县，又与“易水学派”相融合，互为印证，更加精妙。其中一项绝技取名“神仙一把抓”尤为神奇，相传得自武当，乃道医绝技之一，宋代至金元时期，会此技者尚多，后由于战乱及瘟疫等各种原因，几近失传，久已不见江湖，目前袁国勇只知道师傅家尚存，且历代单传。

师傅只有一个儿子，也就是袁国勇的师兄。师兄只练武没学中医，师傅晚年时，非常担心家传十几代的中医绝技“神仙一把抓”失传，思考再三，才从一百多名师兄弟里选了袁国勇和一名师弟、一名师妹共三人悉心传授了此法，并嘱咐他们勤于用功，将来造福一方百姓，万不可将此法失传。

师傅仙逝后，他们同门三人苦练功法和诊法、治法，均小有成就，以此法救助病患，口碑甚隆。为不使此法失传并弘扬于世，2022年，袁国勇将此疗法申请了非物质文化遗产。

“神仙一把抓”理论认为人之所病，其外因皆为“风寒暑湿燥火”六淫所致，但以寒、湿所致疾病最多，约占了人类疾病的八成以上。寒湿入体，瘀堵于经络之中，阻断经气运行，而致各种症状的出现。治疗原则以排出体内寒湿、打通经络瘀堵、恢复精气运行为要。寒湿出，则病愈。

练习“神仙一把抓”，首先要修炼道家功法，使内气充沛，尤其是手掌心的劳宫穴要练致探头一样灵敏，能感知患者身体疾病之所在。探查清楚后，以元阳之气缓缓导入患者经络之中，将寒湿逼出，从而达到治愈之目的。此法对骨关节疾病和心脏病、高血压、癌症、肾病等有极好的疗愈作用。

修习之初，除了增加自身元气的功法，还必须练习“护体功”以防止治疗过程中患者之病气反窜上身，而伤害到医者。

耿瑞明

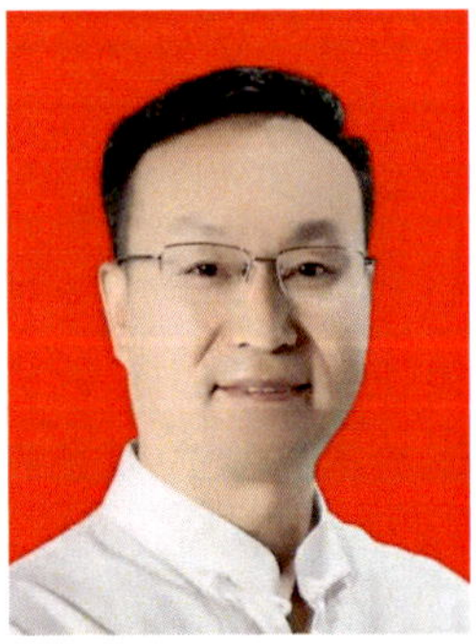

名人小传

耿瑞明，致力于传统中医的传承、应用和发展。2005年开始探求中医“非药物”疗法的理论和实践。自创中医、佛医、营养、膳食结合调理法，创立耿氏德缘堂。为中国抗癌协会会员，张仲景博物院公益讲师团宣讲专家，中国人口文化促进会中医药健康科普分会常务委员，受聘于多家公司中医营养专家顾问。

遵循中医食药同源的原理，倡导以养代治、以食代药的中医康复调理理念，把中医康复调理与日常生活方式相融合，通过内调和外敷，对各种亚健康、慢性病，甚至是重大疾病进行有效的康复调理，效果明显，使许多人恢复了健康。现在已经基本形成了针对各类不同健康问题的非药物疗法的配方，为有需求的民众提供了更加便捷的服务。同时，国家也在大力鼓励、提倡和推动中医“非药物”疗法，充分发挥“上医治未病之病、中医治欲病之病、下医治已病之病”的应用规则，践行“传承精华、守正创新”的中医药发展理念，让越来越多的人远离疾病，恢复健康。

一株小草改变世界，一缕药香穿越古今。中医药学包含着中华民族几千年的健康养生理念及其实践经验，为中华民族繁衍生息做出了巨大贡献，对世界文明进步产生了积极影响。传承发展中医药文化，是弘扬中华优秀传统文化、推动中医药传承创新发展的实践需要。中医药学凝聚着深邃的哲学智慧和中华民族几千年的健康养生理念及其实践经验，也是打开中华文明宝库的钥匙。

耿瑞明倡导，把多年积累的中医文化，做成课程，进社区、进学校进行中医文化科普，使民众更加深入了解中医，应用中医，把中医生活化，达到治未病的目的。讲中医故事、传播中医文化、展示中医药文化魅力，有助于增强中医药文化吸引力，引导人们正确认识中医药的价值和贡献。对中医药文化内涵理念进行时代化、大众化、创新性的阐释，才能让中医药文化绽放时代光芒，在更多人心中生根发芽。

传承是中医发展的根基，创新是中医发展的动力。弘扬发展中医文化，需要努力实现中医健康养生文化的创造性转化、创新性发展，使之与现代健康理念相融相通，服务于人民健康。中医不是抽象的理论和概念，而是源于丰富的临床和生活实践。在实践中创新、在保护中传承，才能切实把中医发掘好、传承好，推动中医事业高质量发展，为推进健康中国建设和增进人民健康福祉做出新的贡献。

聂源生

名人小传

聂源生，男，出生于1975年。运营总监，中国卫健委民族养生协会健康养生分会首席专家。他一直从事医学、医药产品行业。2016年开始经营大健康产业。他先后在我国台湾，美国哥伦比

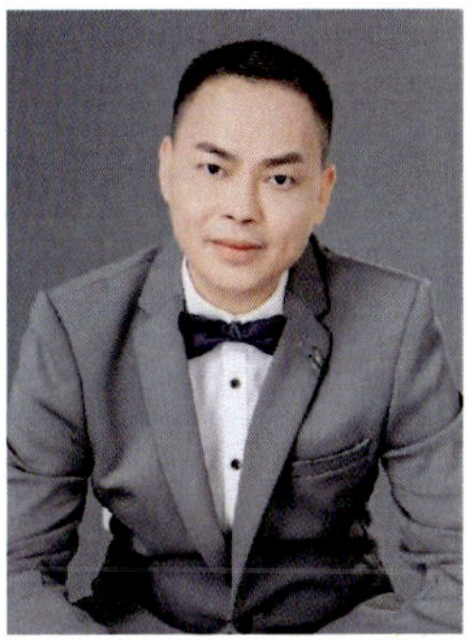

亚大学，上海交通大学、中南大学等进修功能医学、营养学，并与中医学相结合，应用于健康管理产业，用以指导疾病的预防。

聂源生做慢性病康复调理注重中医的整体观念，运用功能医学细胞功能障碍分析个性化因素，达到精准的康复指导。他培养大量健康管理师服务于市场，让大健康产业规范、合法、科学。2020年开始，他和国内跨国养生企业合作，落地实行以中医中药养生理念，让民众从被动的健康管理，指导民众自我养生观念，从而让国民懂得，只有自我养生，纠正致病的行为习惯等，才可以不重复疾病的发生。健康管理是被管理者短暂的修复，而通过饮食养生、行为养生、心理中医养生知识的传导，才可以让全民重视养生，理解中医养生的道理，懂得使用中医方法维护自身健康。

聂源生主张，欲奔小康，先让身体健康。小康是生活物质量的满足，健康是生命质量的满足，让每个家庭少生病，晚生病，不生大病，这样才让我们民族养生事业更有意义和实用价值。他积极推行中医的三大养生文化——饮食、行为、心灵，推动全民提高保健意识，共同助力建设健康中国。

钱　娟

名人小传

钱娟，1973年出生，苏州人，家传中医（吴门医派钱氏一脉），北宋名医钱乙第三十一代后人。师从家中长辈，国医大师张大宁、李佃贵以及王启才教授。从事中医临床30余年，现任世界中医药学会联合会套针专业委员会常务理事，中国医药教育协会创新工作委员会名誉顾问，北京生幼堂中医院院长、北京生幼堂中医药研究院院长、苏州生幼堂药业有限公司董事长，苏州钱镠文化研究会副会长。

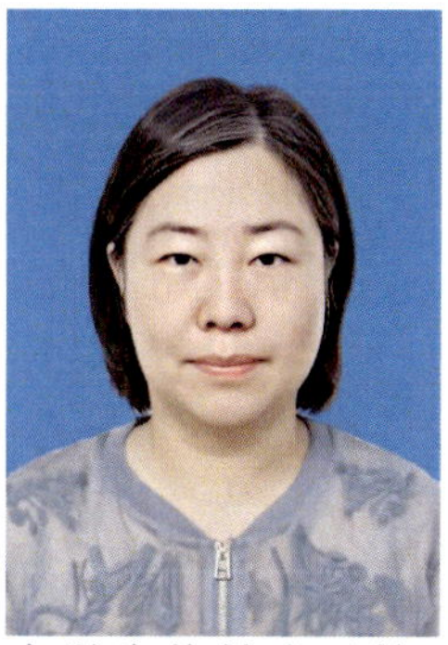

钱娟认为中医也需要了解西医，她修学过西班牙武康大学医学博士，英国剑桥大学生物技术及管理博士后，能用西医可以听明白的语言阐述中医思想。

钱娟擅长内经浮刺法治疗各种痛症和脏腑病症，对多种疑难杂症的治疗有独到之处。她传承及创新兼顾。对抑郁症、慢性病及不孕不育、妇科、儿科有独特见解。家传医馆“生幼堂”是十一家“姑苏老字号”之一。

合作著作有：《不苦口的良药》《经络学——正经以外临证体系》《指尖备急方》。

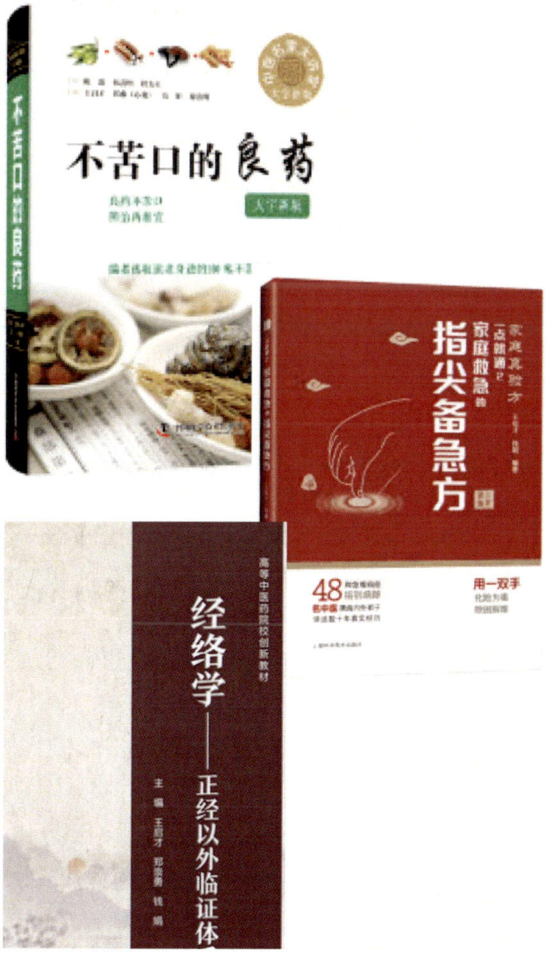

有优势的。

徐象泉

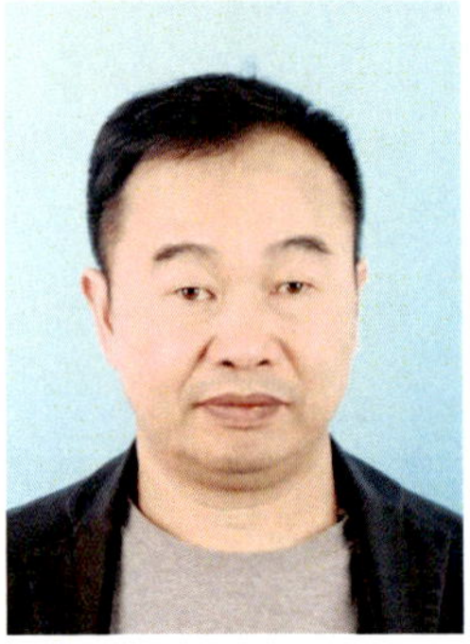

名人小传

徐象泉，男，1962年12月19日出生，浙江省永嘉县人，户籍杭州市。生于徐氏中医世家，从1976年粉碎“四人帮”后，那年他14岁就开始跟随祖父学习中医，断断续续学习了十余年，对中医脉象、中药炮制及中药煎煮等有了初步的了解。然后，主要靠自学，学习有关中医典籍，博采众长，积极创新，自创了一套全息中医。从中医脉诊、慢病调理形成了自己独特的体系。从2008年开始至今已有十多年的临床经验，专门调理疑难杂症，为不少亲朋好友解除疾病之苦，赢得广大患者的好评。2008至2016年在浙江省永嘉县马正钗中医诊所工作；2017至2018年在浙江省杭州市启杏堂工作；2019年至今在浙江省杭州市美兆综合门诊部工作。现担任中华美育癌症防护研究中心副主任、研究员等职务；同时被“大国医网”特聘为“名誉副主席”。

徐象泉认为全息中医是我们整个人类发展的需求，它打破了国界，古今技术融合，同时适应中国大健康需求。它没有派别，没有门户之见，只要给人类健康能带来好处的，我们都要互相支持、有机结合。全息中医，因为国家刚好提出了中西医要结合，这是非常好的一个命题。我们中医，如何做到中西医结合呢？就是西医学者也要学中医，中医学者也要学西医，我们不能把古代的华佗、扁鹊、张仲景、李时珍等当成做事业的牌子竖在那里故步自封，我们的中医也需要发展，这就是他这几十年研究这个全息中医的原因。另外，西医急救方法非常强大，它既有药物更有先进的设备，所以中医也要提升自己的这个对生命中突发性急救。在许多场所没有设备的情况下，中医也能做得到急救，中西医结合是更加有优势的。

高明春

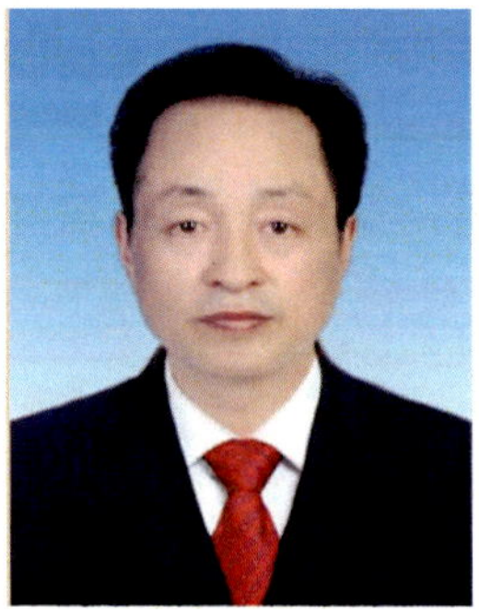

名人小传

高明春，1966年出生于湖北省房县，现年57岁。他所负责的湖北乐康食疗科技有限公司，主要从事中医食疗养生，用中医食疗排毒法祛除湿、寒、瘀、堵，让患者肠道干净、血管畅通、血液干净，增强免疫力。

高明春先是拜师学习中医，通过恩师的指导，自己勤奋学习，不断实践，运用中医望、闻、问、切，分析人的身体状况，体质特点，给予相应的食疗方案，排出体内浊毒。他认真研读了国医大师李佃贵《代谢性疾病浊毒论》，让自己独创的中医食疗排毒方法，理论有更进一步的提高。研究当地各种药物的性味归经，通过不断临床实践，创立独特的中医食疗排浊毒理论和方法，效果良好。他认为，衡量一个人健康的指标是：您的肠道是否干净；您的血管是否通畅；您的血液是否干净；您的免疫力是否更好。

根据肥胖引起的心脑血管病的各种不同证候，高明春认为，在当代调理高血压、 肥胖、糖尿病、痛风及各种心脑血管病，应用《黄帝内经素问·三部九候论》篇第二十，帝曰：以候奈何？岐伯曰：必先度其形之肥瘦，以调其气之虚实，实则泻之，虚则补之。肥胖之人都大腹便便、腰腹胀满，基本上都是实证，治则以泻为主。

他的人生格言是；什么都可以停，唯有不停地是学习！为提升自我，他用二十年时间把整部《易经》翻写成通俗易懂的现代语。

郭国康

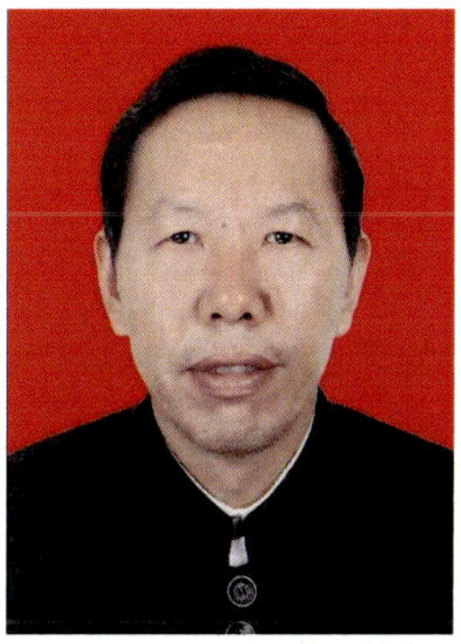

名人小传

郭国康，中共党员，云南省梅花鹿协会会长，云南陆良国康天然生物资源开发有限公司董事长。

“滇鹿”是云南滇鹿科技开发有限公司的注册商标名。公司创建于1994年，位于云南省曲靖市陆良县“鹿缘山庄”，是综合梅花鹿药鹿驯养繁殖、鹿产品研制开发，以及压片糖果食品、酿酒、餐饮、鹿产品生产加工销售及科技示范推广为一体的综合性公司，注册资金6880万元，占地160亩，现有梅花鹿2800多头。公司被首批定为“云南省林业产业龙头企业”是云南梅花鹿协会会员单位。公司品牌“滇鹿”是曲靖市知名品牌并获多项专利。公司各项管理制度健全，梅花鹿驯养繁殖技术实行三统五化规范化养殖，并且按不同季节增加了不同配方的180多种中草药对梅花鹿进行特殊饲养，让梅花鹿所产产品营养价值更高，让它的“药鹿”称号更胜一筹。郭国康撰写的“滇鹿精片治疗糖尿病186例临床观察”，公开发表于《第四次全国民间传统诊疗技术与验方整理研究学术会论文集》。

至今，该企业创始人郭国康从事研发食疗慢性病调理产品，养殖与鹿产品加工技术在国内同行中处于领先地位，各项技术成熟，已获 “一种保健组合物” 有效康复痛风病发明专利，及“一种降血糖组合物及其制备方法”发明专利。

彭小华

名人小传

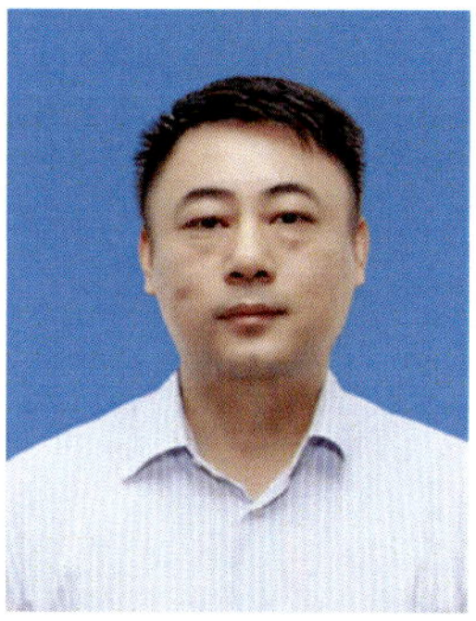

彭小华，生于1978年，湖南省永兴县人。中国中医药信息学会中医药原创技术分会副会长、北京祖慧堂中医院院长、国医大师李佃贵传承弟子。特色经络徒手火疗传承人，其为祖上世代相传。他从小酷爱中医，八岁跟随祖父、父亲上山采药，熟悉多种中草药，包括切片、加工、炮制等，熟悉并运用导引术、气功、养生术、膳食等，对人体结构、经络具有独特的经验和疗效。

荣誉证书

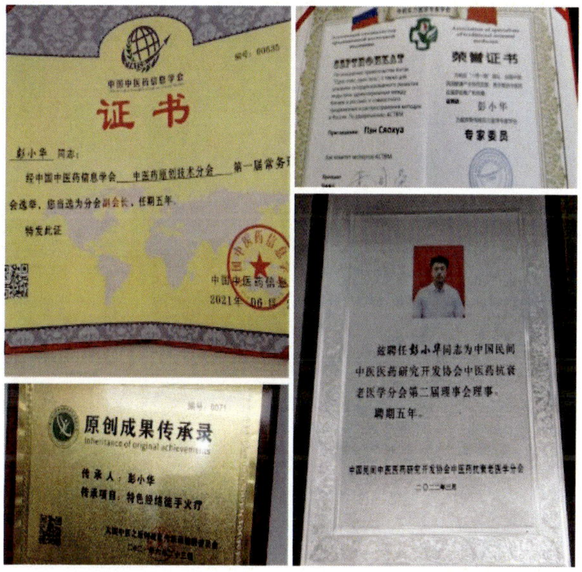

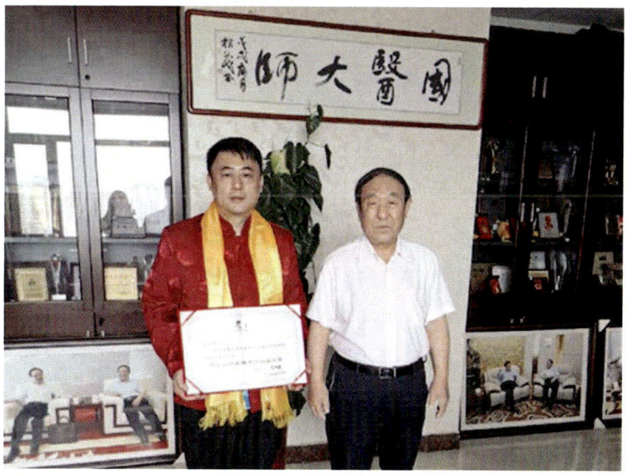

彭小华（左） 国医大师李佃贵（右）

发展成就

彭小华创立的北京祖慧堂中医院成立于2021年6月25日。祖慧堂中医院始终将“充分发挥中医特色与优势，提高中医药临床疗效”作为发展的主旨。自成立以来，祖慧堂中医院致力打造以诊疗、康养为一体的卫生健康平台。申请注册了彭祖悬壶堂、彭祖济世堂、彭祖膏、彭祖汤、彭祖图像等商标。目前研究了肠胃舒宁丹、药酒、烧烫伤膏药、干粉药、养生茶等近30款产品。

特色疗法

特色经络徒手火疗：采用野生名贵中草药泡制药酒（药酒分3年、5年、10年）点火，直接手抓火到患处进行治疗，通过激活穴位，快速打通瘀堵的经络，让气、血正常运行，提高患者的代谢能力，将体内的湿、寒、毒排掉，同时提高自身免疫力，针对颈椎、腰椎、肠胃、肝肾、男性前列腺病、妇科疾病，运用特色经络徒手火疗效果显著。

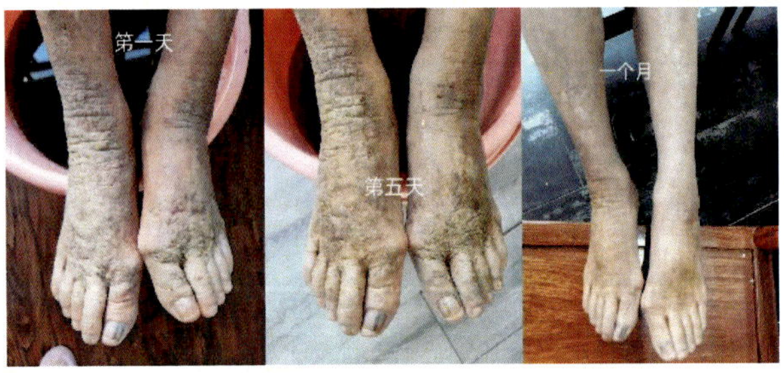

皮肤病治疗前　治疗第五天　治疗一个月后

葛建胜

名人小传

葛建胜，号玄易，字和子，生于江苏省南通市。现任善津元（江苏）健康产业发展有限公司董事长，天丰易经文化研究院院长，香港建筑文化研究院院长。

自幼酷爱易经和历史文化，专注于三元玄空、建筑环境规划、奇门遁甲、起名、命理、罗盘经等方面的研究，重视生活方式和环境对健康的各种影响，研究道医文化有所心得。先后获得高级营养师、高级健康理疗师、高级按摩师、国际针灸师证书。

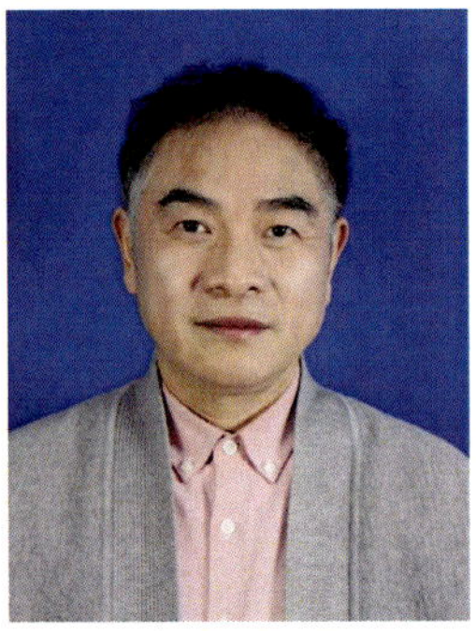

在多年对易经的研究与沉淀中，建构了自己独特的观点，并运用广博的学识，撰写出《现代规划与堪舆文化的联系》《现代数字与命理的联系》《罗盘经与五行子午流线的结合运用》《数字密码与健康养生》《中国易经实战应用》等著作。

2021年，被中国管理科学研究院教育标准化研究所聘为“高级智库专家”；同年被中国管理科学研究人才教育培训中心聘为“易医同源健康文化”客座教授。其易针灵对调理偏头痛、妇科、瘰疬等疑难杂症有独特建树，为运用学识造福更多的人。2021年，成功创立了善津元（江苏）健康产业发展有限公司。这是一家以科学和传统中医辨证理论相结合，融合创新技术的综合调理未病的连锁康养机构。基于“未病先防、既病防变”的原则，分别设有经络改善、营养健康管理、新资源食品、绿色有机农场生产基地、中医中药、物理治疗、心理咨询等类目，主要服务于亚健康人群及老年慢性病康复人群等。目前在全国铺设惠民网点。

葛建胜老师表示：善津元连锁康养机构，是他通过对传统文化深入探索和研究，并结合易学应用于现代生活中，旨在用简单舒适的体验提高健康指数，让客户在日常养护中解读生命密码，找到养护健康的技巧。特别是将易学、堪舆等运用到治未病调理养生中，以科学和古医相融合，引易入医，以医传易。这些方法，对产后风、偏头痛、痛经、中风后遗症等都有非常不错的效果，也是一种独特的理疗方法。

蒋世华

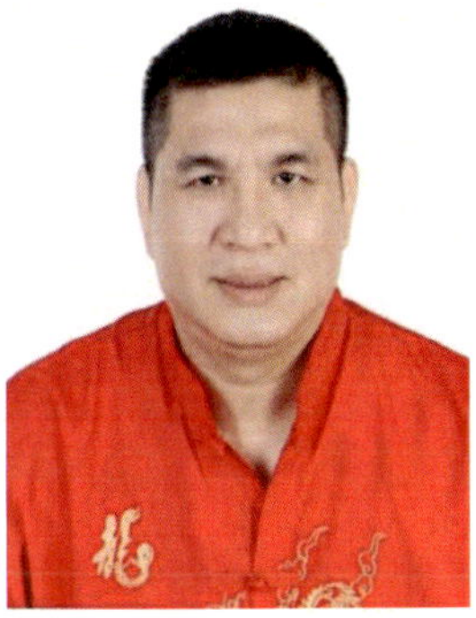

名人小传

蒋世华，中国民间医药研究协会副会长，中医适用技术推广学会委员，广东李时珍中医养生首席技术顾问，国家高级健康管理师，高级针灸师，中国道医协会东莞分会会长，中国农村卫生协会“健康中国行”项目基层医生培训讲师。

自创一套蒋氏针法，效果显著。临床10年，热爱中医药文化，先后师从多位医学大师和医学教授，拜访民间富有经验的医疗人员，精研民间秘方，追求大道至简的医治方法，使顽固疾病通过运用轻松手法，简单针法快速起效。他还创立李时珍艾灸养生馆连锁店，现有连锁店几十家。

雍鑫兰

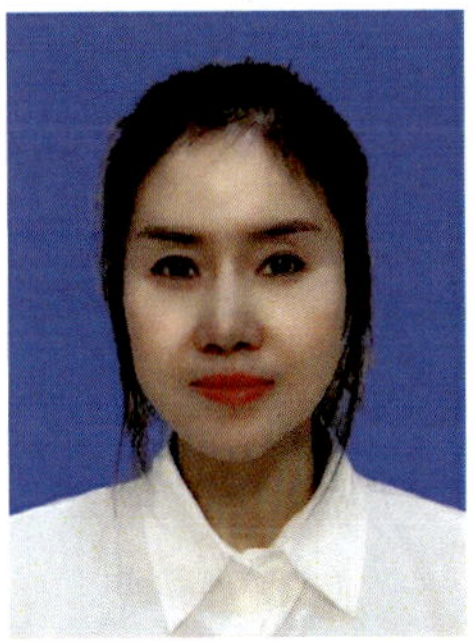

名人小传

雍鑫兰，1974年生于四川省南充市，璇肤堂中医调理连锁创始人。2013年7月成立四川鑫兰斑痘商贸有限公司，出任董事长；2014年申请独创品牌“雍鑫兰”；2018年3月，成立鑫兰金蒂养生善美堂全国连锁企业，出任院长。2022年成立四川雍鑫兰中医医学研究院；任中国民间中医药研究开发协会副会长。

雍鑫兰1994年开始学习中医。1997年6月至2000年9月，在天津中医学院第一附属医院跟师学习和临床见习，在真实的医院临床实际场景中，理论结合实际，更深入了解相关疾病，参与各科室日常工作的相关医疗操作，处理医嘱，协助医生接诊，书写住院病历，配合科室医生进行治疗，与患者进行相关沟通，能很好地完成对患者的后期处理及相关治疗。

2000年10月至2013年5月，雍鑫兰在南充市人民医院再次学习中医临床诊疗，重点学习了特色调理治疗瘢疤痘和身体的各种疑难杂症（高血压、糖尿病等）。经过系统学习和实践，积累了丰富的临床经验，找准了个人事业的定位，开创自己的全能中医外治疗法机构，研发中医外治技术，打造事业品牌。

雍鑫兰认为，追求健康之美，是每一个人的权利。她秉承中医倡导的“大医精诚”，多年来，帮助上万名经济条件特殊的患者免费治疗，重获健康；帮助数千名残障人士免费创业；帮助数千名单身母亲、大学生创业。雍鑫兰的梦想就是让每个人过高质量的健康生活，打造一家真正“属于老百姓的特色中医调理连锁企业”，爱心经营、平民消费，让我们所有的同胞都养得起生、防得起病、治得起病、美得起容，帮助更多的人找回健康与美丽。

中医年鉴

2023

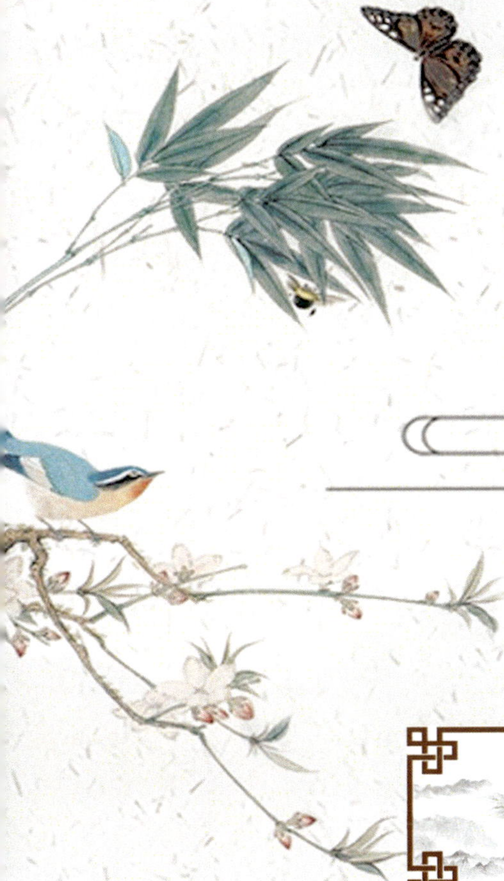

新学术流派

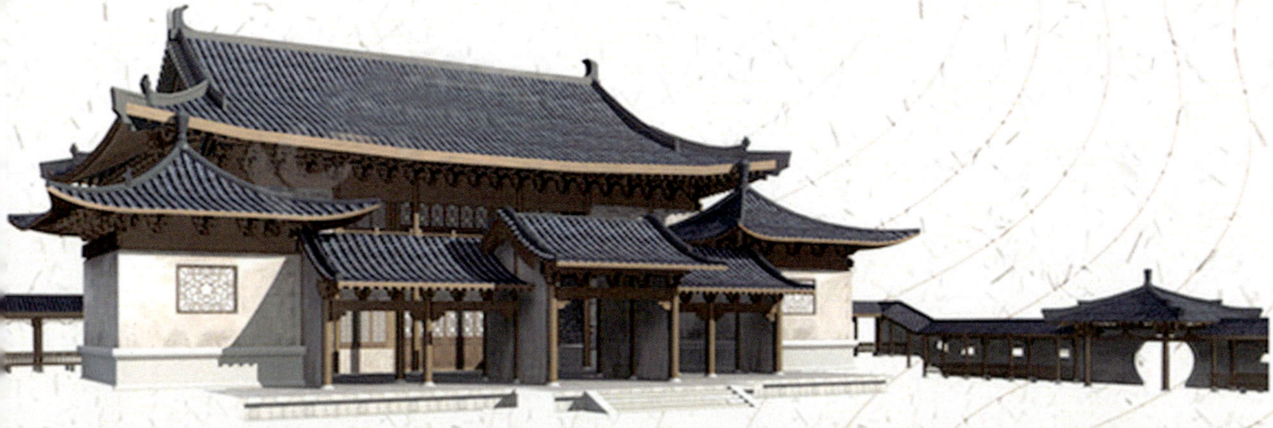

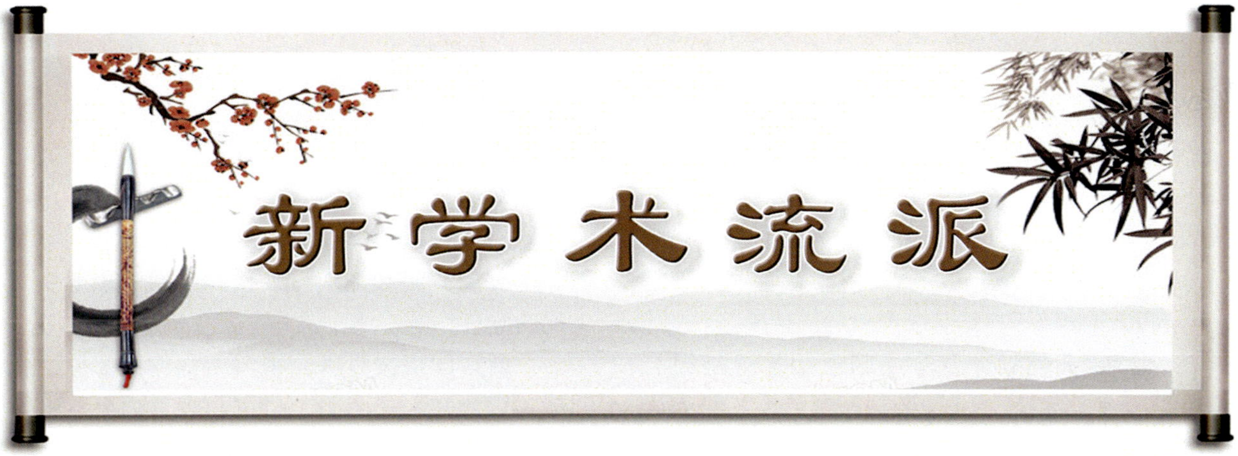

尺肤医派

传承历史

尺肤医派以王永新、王培禧编著的《中医尺肤诊断学》著作为主要学术思想。

尺肤诊断法始载于《黄帝内经》，是《黄帝内经》主要诊断方法之一。《黄帝内经·素问·脉要精微论·第十七》曰："尺内两傍，则季胁也，尺外以候肾，尺里以候腹中。附上，左外以候肝，内以候鬲；右外以候胃，内以候脾。上附上，右外以候肺，内以候胸中；左外以候心，内以候膻中。前以候前，后以候后。上竟上者，胸喉中事也；下竟下者，少腹腰股膝胫足中事也。"此即《黄帝内经》以尺肤分配脏腑形身的论疾诊尺法。

隋·杨上善《黄帝内经·太素·色脉尺诊》注云："尺之皮肤者，从尺泽至关，此为尺分也。尺分之中，关后一寸动脉，以为诊候尺肤之部位；一寸以后至尺泽，称为尺之皮肤。"

唐·王冰《黄帝内经素问》曰："尺内，谓尺泽之内也。两傍，各谓尺之外侧也。季胁近肾，尺主之，故尺之两傍则季胁也。"日·丹波元简《素问识》曰："尺内，谓尺侧之内也，此即诊尺肤之部位也。"但此诊断方法唐以后失传，后世注家多以诊寸口之寸关尺之尺来解释。

清·张隐庵《黄帝内经素问集注》曰："此审别形的脏腑外内之法也。尺内，尺中也，两傍，两尺部之外侧也。季胁，两肋之下杪也，此节首言两傍，次言前后，次言上下，盖左右三部之脉，兼候形身上下四旁，是以关部之两傍，即形身两腋，书不尽言，欲后学之引申也。尺以候肾，以左右两尺而候两肾也。两肾附于季胁，是季胁之内，乃是两肾，两肾之内，乃是腹中，故以尺内候腹中，尺外以候肾，尺之两旁，以候季胁，是两旁更出于外也。所谓内外者，脉体本圆，用指向外以候内，向内以候外，候两脉之侧也。"

张介宾、马莳、高士宗等皆认为此是诊寸口三关脉法，而非诊尺论疾之诊尺肤法。王永新老中医阅读了散载于《灵枢》《素问》经文中有关诊尺论疾的论述，以及后世注家对诊尺方法的注释。很多注家或以经解经，或以寸口三关诊脉法解释。后于《史记·扁鹊仓公列传第四十五》阅到仓公运用寸口尺肤合诊法"臣意所以知薄吾病者，切其脉，循其尺，其尺索刺粗而毛美奉发，是蛊气也"。

王永新老中医在长期的临床诊疗活动中，逐渐感到单一的寸口三部诊脉法有很多不尽人意之处。于是查阅了《内经》《难经》《脉经》及数十注家有关诊断的体会及论述。将《内经》有关论疾诊尺的经文归纳整理，条分缕析，考证各注家对尺肤诊断法的认识、观点，分析其失传的原因，研究出正确的尺肤分部主病部位，绘制尺肤诊断医案图，运用尺肤诊断法诊断内、妇、儿科疾病，记录尺肤诊断法病案数千例。经20余年临床反复验证，认为：尺肤诊断法的诊察部位，应是从尺泽（肘关节以下部位）到掌指爪甲，其中亦包括寸口诊脉部位。因为《内经》时代，并没有明确提出寸口三关诊脉分配脏腑的诊断方法。

寸口三关的划分及分配脏腑始于《难经》而完善于王叔和著之《脉经》。《灵枢·论疾诊尺·第七十四》曰："尺肤寒，其脉小者，泄，少。气……肘所独热者，腰以上热；手所独热者，腰以下热。肘前独热者，膺前热；肘后独热者，肩背热，臂中独热者，腰腹热；肘后粗以下三四寸热者，肠中有虫。掌中热者，腹中热；掌中寒者，腹中寒。鱼上白肉有青血脉者，胃中有寒。……爪甲上黄，黄疸也。"《素问平人气象论》曰："尺热日病温，尺不热脉滑曰病风，脉涩日痹。臂多青脉，曰脱血。尺脉缓涩谓，之解你，安卧脉盛，谓之脱血，尺涩脉滑，谓之多汗。尺寒脉细，谓之后泄。脉之粗常热者，谓之热中。"按此等记载，可见《内经》时代，诊断方法有独调其尺诊，寸口与诊尺合参诊断法，色脉尺合参诊断法，同时寸口，部位，亦属于诊尺论疾的范围。故尺肤诊断学以尺肤定五脏六腑形身之位；切按经脉的搏动，以知阴阳、表里、寒热虚实以定性；配合审尺肤、掌指、爪甲、骨、脉、筋、肉、皮毛络脉色泽形态的变化，色脉尺合参，符合《内经》原意。突破了二千年来《脉经》诊脉"独取寸口"的藩篱。解决了寸口三部分配脏腑的千古疑议以及寸口三部诊法数病一脉，信息量相对不足的弊端，并在实践中不断总结完善其理论和方法，创立了独特的中医尺肤诊断学体系。

《中医尺肤诊断学》是以切按尺部经脉的搏动，审尺肤、掌指、脉络、爪甲的色泽形态；循脉络的细大、短长、拘急、结节；摸骨的大小形态、肉之坚软、滑涩、肥瘦；扪尺肤、手掌的寒、热、燥、湿；色脉尺合参，从外而知内，用以诊断人体脏腑、经络、气血、形身病变的一种独特诊断学说。

尺肤诊断学色、脉、尺合参。

色：通过医生的视觉，在正常充足的自然光线下，对患者的面色、尺肤、掌指、爪甲的色泽形态及其变化的全面观察，分辨常色与病色以及四时气候对人体的影响。根据尺肤、掌指脉络色泽形态的变化来辨别与判断人体的健康或疾病状况的一种诊断方法。

脉：即切按寸口、神门、合谷等部位经脉搏动，以测知人体阴阳、气血、表里、寒热、虚实病变的一种诊断方法。

尺：人体上肢从肘至腕一尺之部位（即《黄帝内经》分部法，我以为是从肘至掌指皆为诊尺的部位）。诊尺，即根据尺肤分配脏腑形身的分布主病部位，循摸尺肤肌肉，脉络形态变化和审尺肤脉络的色泽变化，以测知人体五脏六腑形身气血病变的一种诊断方法。

中医尺肤诊断学将察色、按脉、诊尺肤等多种诊断有机地融为一体，以尺肤、掌指、爪甲、骨、脉、筋、肉、皮毛为诊察对象，综合地、多层次地、最大限度地获得人体反映于尺肤体表的生理病理信息，从而充分辨证、合理地运用各种诊查过程中的作用信息，为辨证立法、处方用药，提供可靠依据，提高诊疗水平，在实践中不断完善其理论与方法，形成独特的中医尺肤诊断学体系。

尺肤诊断学是以脏腑经络学说为基础，运用"诊局部知整体"的全息对比合参诊断法，将尺肤、掌指、经络、爪甲与诊寸口脉搏有机地融为一体。尺肤分配脏腑形身定病位，审尺肤、掌指、经络、爪甲色泽形容变化配合寸口脉动定病位，"位""象"结合，色、脉、尺合参，多局部（尺肤、掌指、经络、爪甲），多层次（骨、脉、筋、肉、皮），最大限度地全方位获取五脏六腑反映于外的生理病理信息，从而充分辨证、合理地运用各种诊察过程中的生理病理信息，洞察疾病的病因病机，做出最佳诊断。《中医尺肤诊断学》辨证精确，加之医者精当的选方用药，善用直达病所之引经药，带药效直达病位。《中医尺肤诊断学》是尺肤医派的核心技术，且集中药内服、针灸、推拿、药物敷贴为一体来治疗，对疑难杂症，运用此综合治疗法，可起到提高疗效，缩短病程，减少病患痛苦的治疗效果。同时尺肤诊断对于未病先防、治未病也具有积极意义。

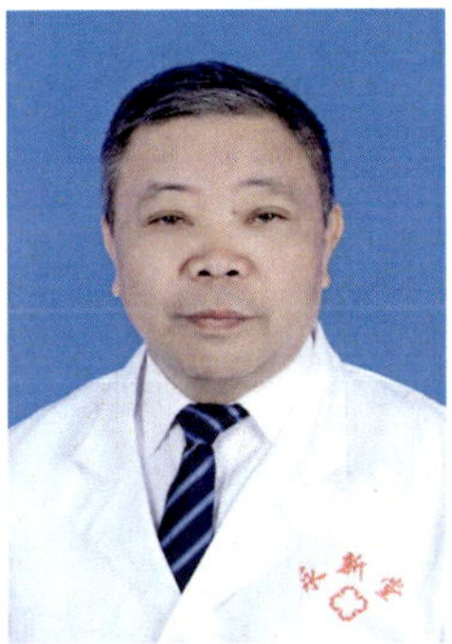

尺肤医派创始人：王永新

王永新，男，汉族，1954年2月23日出生于贵州省贵阳市，曾任职于贵州省王武监狱医院。现任贵阳永新堂尺肤诊疗中医院名誉院长，遵义医药高等专科学校医学专业群（中医学、针灸推拿、康复治疗技术、中医康复技术、医学美容技术）专业建设指导委员会委员，贵州省中西结合学会会员，省中西医结合诊断专业委员会委员，省青少年犯罪研究会会员，世界中联亚健康专业委员会第四届理事会理事。

幼习岐黄，五代业医，从小耳濡目染，在第一代曾祖王希仲（王希仲1885—1981年，贵州省织金县人，年少受父兄影响教导，立志学习中医，在贵州籍大儒李端棻先生门下攻读中医，曾任贵州省人民医院中医科主任，贵州省政协二、三、四、五届政协委员，贵阳市人大代表，省政协二、三、四、五届文教卫生组副组长，贵州省四大名医之一）。及第二代祖父王庆铿的教导下，研习中医四大经典，诊疗治病。求学若渴，自知五千年浩瀚中医路，学无止境。第三代，王永新父亲王恒章，教书育人，行医乡里，英年救火后罹患疾病而逝。王永新于1982年进入《黄帝内经》《伤寒论》《温病学》学习班；1983年于中医专科学校（贵阳中医学院夜校培训班）毕业。遂后拜师贵州名老中医陈祖庚（贵阳中医一附院主任医师）、贵州民间中医大师丁景琼以及中草医泰斗陈芳国。踏山川，识本草，学炮制，练针推。集先圣之所长，感恩师之所授，从理论到临床，一步一脚印，终取得长足进步。

承家学而研百草，疗万病以验奇方。秉承《内经》《难经》《伤寒杂病论》天人合一，辨证论治，法天地，调阴阳，和术数，以平为期的学术思想。研灵素、融寒温、综合百家、法古创新，对癌症肿瘤、心脑血管疾病、糖尿病、不孕不育、子宫肌瘤、输卵管粘连阻塞、卵巢囊肿、子宫内膜炎、乳腺增生、颈腰椎增生、风寒湿痹、哮喘、各型肝炎、肾炎以及各种疑难杂症，总结一套内外合治，集针灸、推拿、药物敷贴、食疗保健为一体的综合治疗方案，诊治多应验。早期学术研究多发于各大中医刊物，后特求溯灵、素，集各家，阐己见，结合平素临床之应用心得、系统整理，几经寒暑，编著《中医尺肤诊断学》一书，开创尺肤医派。

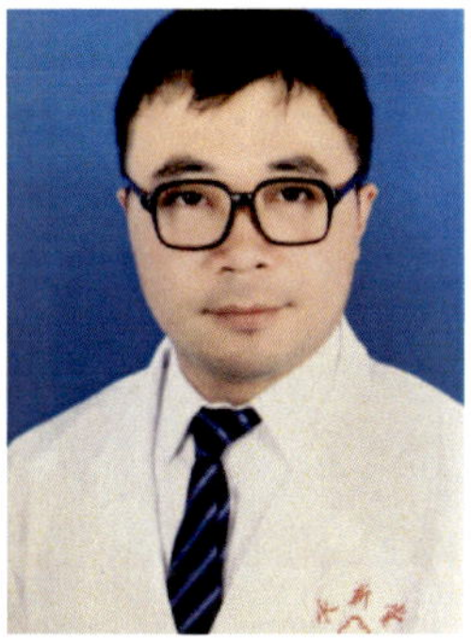

尺肤医派联合创始人：王培禧

王培禧，男，汉，1979年出生，王永新之子，王永新学术传承人，编著《中医尺肤诊断学》，毕业于贵阳中医学院。贵阳永新堂尺肤诊疗中医院创始人，现任执行院长，贵州省中西结合学会会员，全国中医药促进会治未病分会常务理事，国际中医药联合会治未病专业委员，国家级名老中医工作室核心成员。曾为健康之友健康栏目自由撰稿人，2020年度中国中医药研究促进会优秀会员，世界中医药学会联合会亚健康专业委员会第四届理事会理事。2021年遵义医药高等专科学校聘请王永新老中医担任第二届中医学专业群（中医学、针灸推拿、康复治疗技术、中医康复技术、医学美容技术）专业建设指导委员会委员。

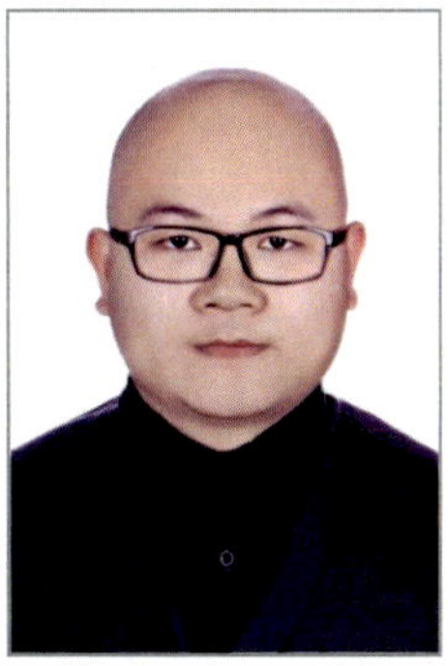

第二代
叶明龙

王永新徒弟：叶明龙，男，汉族，1988年生人。2007年9月—2013年7月就读于贵阳中医学院中医学中西医结合英语方向专业，2011年7月2日拜王永新老中医为师。2013年9月—2016年7月就读贵阳中医学院研究生院。毕业至今一直任职于广东省云浮市罗定市人民医医院妇科，云浮市医学会男科学分会委员。

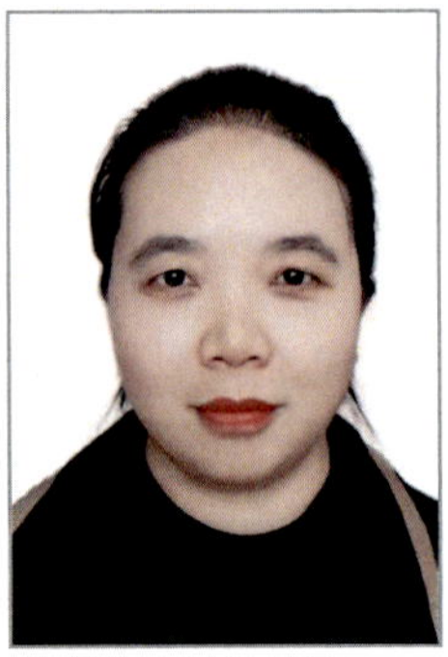

左洪莲

王永新徒弟左洪莲，女，1975年4月5日出生，贵州省六盘水市六枝特区人，中药执业药师，高级营养师，民间中医协会会员，1993—1996年就读于贵州省安顺市余官中医学校。2001年拜师《尺肤诊断学》作者王永新老医师，并随诊处方。2018年山东大学（中药学）大专毕业，后升本科。撰写学术论文《加味生地六味益肾活血汤用于治疗慢性肾小球肾炎的效果观察》，发表于《健康之路》。曾担任第五届《中华中医药创新论坛》的特邀嘉宾；第八届全国名老中医临床技术高峰论坛特邀嘉宾，就王永新师傅撰写的《中医尺肤诊断》做推广演讲；第九届全国名老中医临床技术高峰论坛特邀嘉宾；中国民族医药协会民间医药发展工作委员会理事。

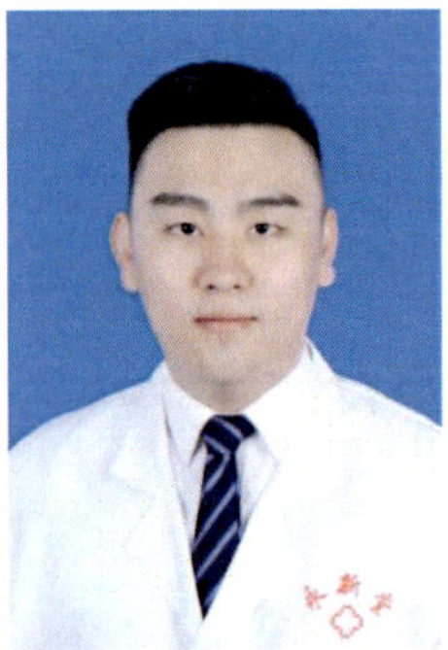

游齐扬

王永新徒弟：游齐扬，男，汉，1994年生人。2014年拜于王永新老中医门下并跟师学习，2017年毕业于江西中医药大学中医学专业，获得中医学学士学位，中医执业医师。世界中医药学会联合会疫病专业委员会会员，2017—2018年就职于福泉市中医院，2018—2020年就职于永新堂尺肤诊疗中医院。

史述凯

王永新徒弟：史述凯，男，汉族，1993年5月6日出生于云南省西双版纳傣族自治州景洪市，籍贯贵州省织金县。毕业于贵阳中医学院时珍学院

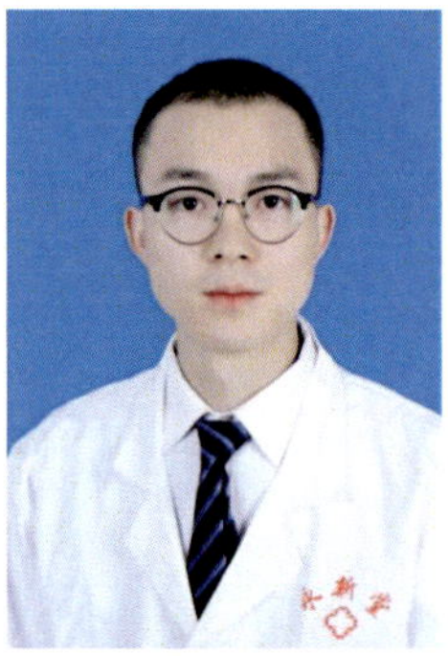

中药学专业。2018年拜师王永新老中医；2019年考取国家初级中药师证；现任职贵阳市南明区永新堂尺肤诊疗中医院中药师；豆瓣阅读作者，代表作《魂梦不离镇》《长安别》《迹》等。

朱艳

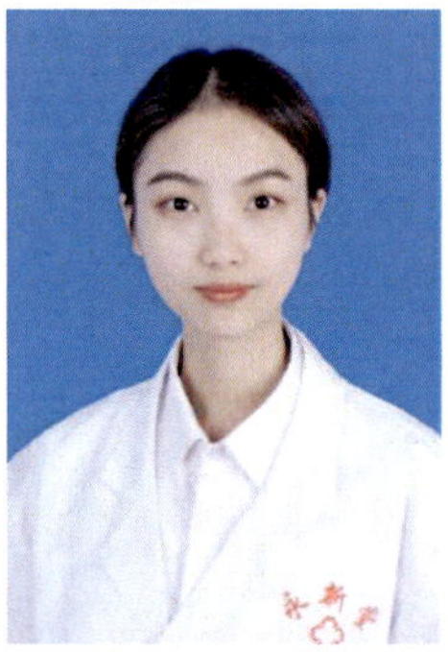

王永新徒弟：朱艳，女，苗族，1997年生人，毕业于黔南民族医学高等专科学校。2018年拜师王永新老中医，2019年考取中药士证，现任职贵阳市南明区永新堂尺肤诊疗中医院药事工作。

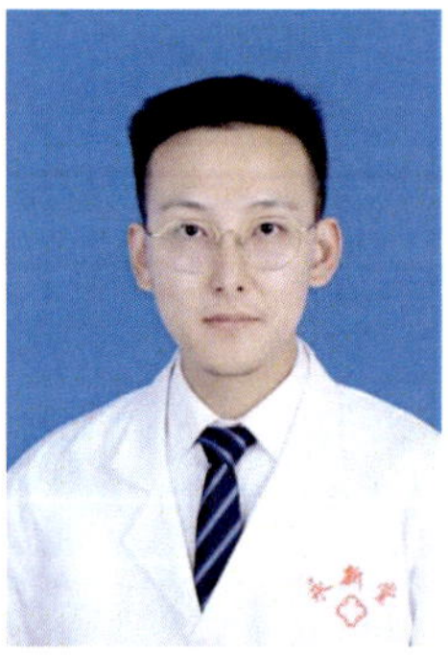

张冕

王永新徒弟：张冕，男，贵州毕节人，汉族，1989年生人。植物学博士，从事药用植物主要药用成分分析及合成机制研究。2019年拜于王永新老中医门下，并跟师学习至今。现就职于贵州中医药大学，任讲师。

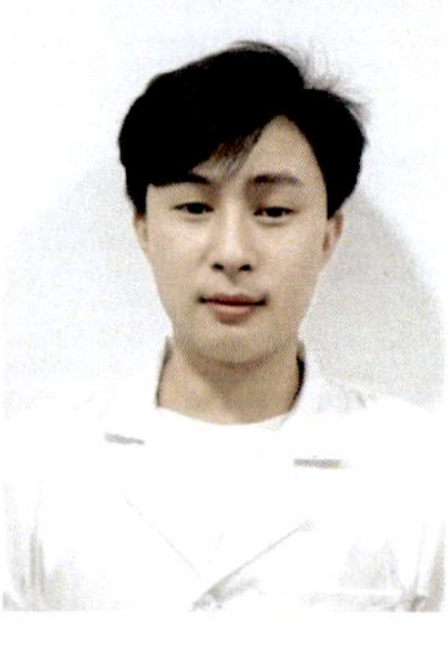

陶晋文

王永新徒弟：陶晋文，男，汉族，1994年生人，湖南岳阳人。2017年毕业于湖南中医药大学中医学专业，获得中医学学士学位。2017—2020年于湖南中医药大学附属医院规培。2020年拜于王永新老中医门下并跟师学习，就职永新堂尺肤诊疗中医院。

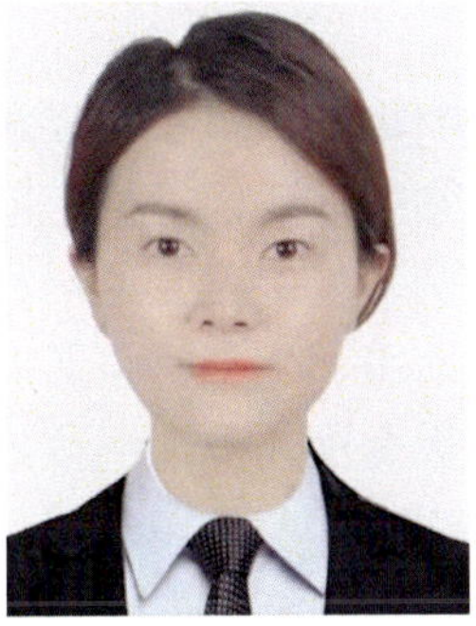

张艳

王永新徒弟：张艳，女，汉族，1993年生人。2019年07月毕业于贵州中医药大学，医学学士，2020年成为中医执业医师，2021年拜王永新老中医为师，同年读同等学力研究生。现任职单位是清镇市站街中心卫生院。擅长内科常见病，如肺病、脾胃病、心病等内科病；对虚劳病、失眠病、抑郁病等疑难杂症也有新的探索和发展。在妇科、儿科方面也有独特的治疗方案。

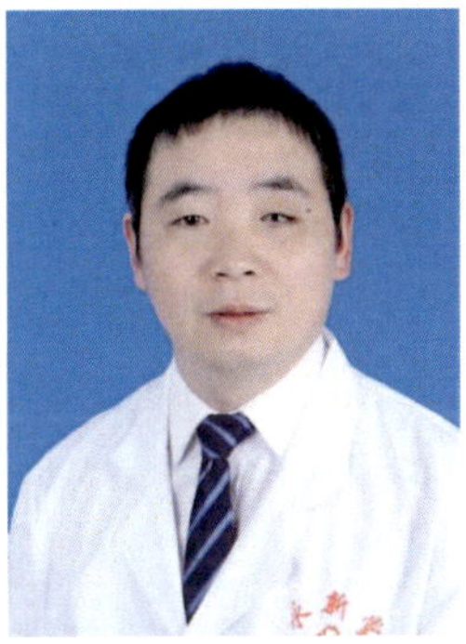

徐杰

王永新徒弟：徐杰，男，遵义桐梓县人，1968年出生，1989—1990年在桐梓卫校学习，2008—2013年在厦门市集美区心怡医院做中医理疗工作，2013年至今一直都在王永新老师的指导下从事中医医疗服务，并于2022年2月敬拜王永新老中医为师。

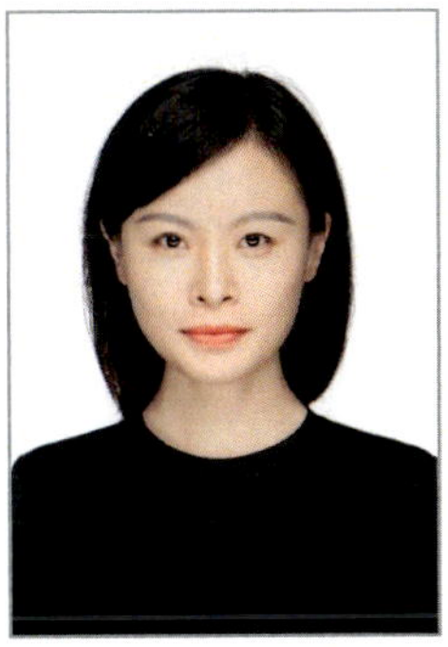

丁瑜

王永新徒弟：丁瑜，女，1980年5月14日生，本科学历，学士学位。2004年毕业于贵州中医药大学（原贵阳中医学院）中西医结合，2004年7月参加工作，于贵州中医药大学第二附属医院开展医疗工作至今，熟悉中医内科、消毒技术、医院感染、临床心理咨询、传染病管理、健康管理、教学等工作。2009 年于黔南州罗甸县中医院支援医疗为期一年。2016年晋为中医内科主治医师，发表感染相关医学、教学论文数篇。2017年取得心理咨询二级技师、健康管理三级技师，2021年3月至2022年3月于贵州省医疗保障局基金监管处跟班学习，主要从事医保相关数据审查、不合理原因分析等工作，期间以优秀的医学专业素养和踏实的工作作风获得行政部门的肯定，综合评价为“优秀”。2022 年获评本单位“师德医德医风先进个人”荣誉。

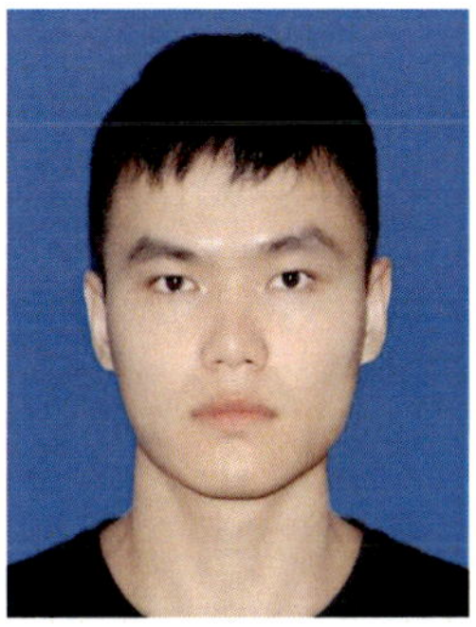

李想

王永新、王培禧徒弟：李想，男，汉族，1997年生人。2015年9月—2019年7月就读于西北农林科技大学生物科学专业，2020年9月硕士研究生入学，目前就读于北京中医药大学中医医史文献专业。2022年2月19日拜王永新老中医、王培禧医师为师。

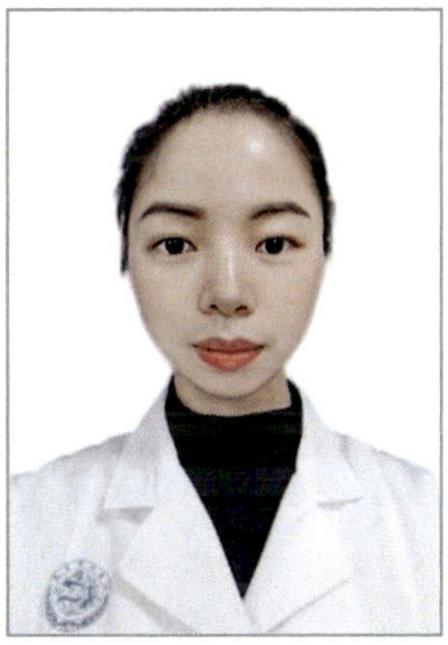

蒙兰俸

王培禧徒弟：蒙兰俸，女，壮族，1995年生人，毕业于广西民族师范学院。国际经济与贸易大专学历。2021年拜师王培禧医师。

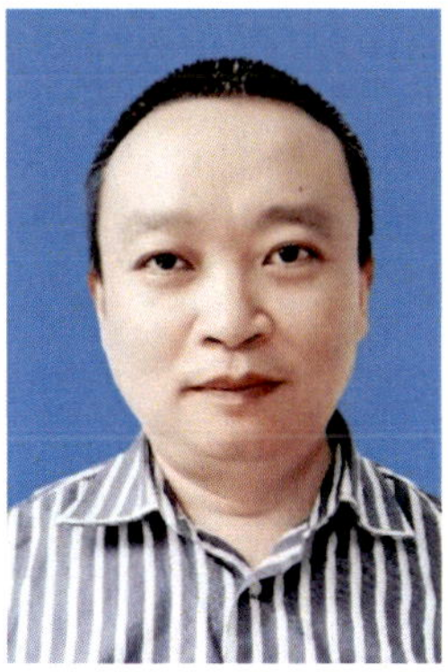

鲁伟

王培禧徒弟：鲁伟，男，江西临川人，1978年6月出生，1997—2002年在贵阳医学院临床医学专业学习，2002年毕业至今在贵阳市公共卫生救治中心（原贵阳市肺科医院）从事呼吸内科及呼吸内镜介入诊疗工作。2019年至今一直都在王培禧老师的指导下从事中医医疗实践活动，并于2023年5月敬拜王培禧老中医为师。

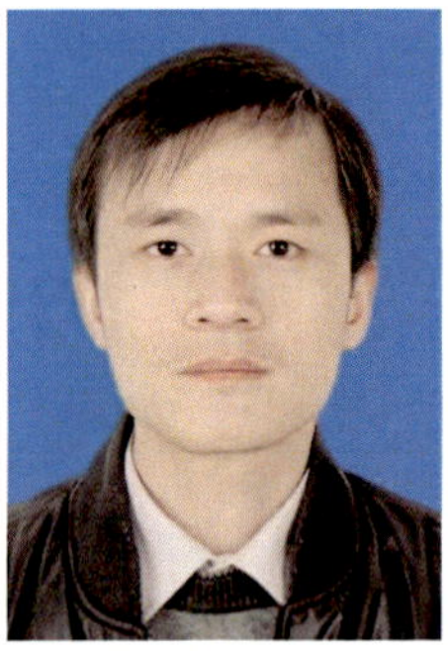

彭祖良

王培禧徒弟：彭祖良，男，籍贯贵州黎平县，1978年3月出生，1999年至2004年就读遵义医学院临床麻醉专业学习，2004年毕业后，到贵阳市公共卫生救治中心（原贵阳市肺科医院）从事临床麻醉及疼痛诊疗工作。2021年至今一直都在王培禧老师的指导下从事中医医疗实践活动，并于2023年5月敬拜王培禧老中医为师。

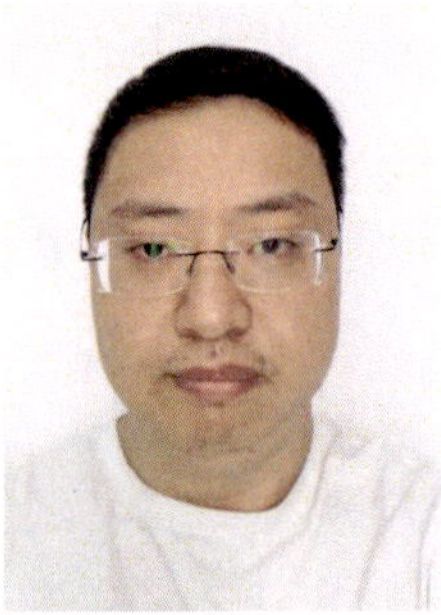

耿文剑

王培禧徒弟：耿文剑，男，籍贯四川隆昌，1979年12月出生，1999年至2004年就读遵义医学院临床专业学习，2004年毕业后，到贵阳市公共卫生救治中心（原贵阳市肺科医院）从事临床诊疗工作。2012年到贵阳市第一人民医院从事急诊急救工作至今，2021年至今在王培禧老师的指导下从事中医医疗实践活动，并于2023年5月敬拜王培禧老中医为师。

核心思想

尺肤诊断学诊法多样，主要为审、扪、摸、循、按五种基本诊法，可单独使用，亦可五种同时对比合参诊断。

审：审而用之，用而审之，审视尺之肌肤，掌指，经脉，爪甲的色泽形态，变化，有神失神的方法。

扪：《说文》云，“抚持也”是静态的。是以手掌扪患者的皮肤，或掌心、掌背的寒热，以测知脏腑寒热性质的一种诊断方法。如《灵枢·论疾诊尺·第七十四》曰：“尺肤寒，其脉小者泄，少气。尺肤炬热先热后寒者，寒热也。……肘所独热者，腰以上热。臂中独热者，腰腹热。……掌中热者，腹中热，掌中寒者，腹中寒。”就是用手掌扪尺肤，掌心掌背的寒热，以测知脏腑的寒热。

摸：即用手接触一下物体或接触后轻轻移动。也就是用手触摸尺肤、掌指、肌肉、皮毛的坚软滑涩、燥湿，以测知脏腑的燥湿盛衰的一种诊断方法。如摸手掌心内热而湿润，多为胃肠湿热，掌心热自内发，掌指干燥瘦削，多为阴虚内热。摸尺肤肌肉的坚软，知脾胃的虚实。如尺肤干燥瘦削，爪枯毛折，则为肺气将绝。《灵枢·经脉·第十》曰：“手太阴气绝则皮毛焦，太阴者行气温于皮毛者也，故气不荣则皮毛焦，皮毛焦则津液去皮节，津液去皮节者则爪枯毛折，毛折者，毛先死，丙笃丁死，火胜金也。”摸指的肥瘦，可测知经气的盛衰，摸骨的大小，可知其肾气的强弱。摸尺肤、掌指有汗无汗，尺肤的寒栗，亦可测知疾病的寒热及阴阳盛衰。

循：医生用左手持患者的尺肤，或掌指，用拇指侧至上而下循尺肤络脉推循，审尺肤络脉特定部位的贲起、拘急、结节，可测知脏腑的虚实，脏腑的气血痰瘀及结聚的性质和脏腑形身病理改变的部位。如《素问·脉要精微论》曰：“推而外之，内而不外，有心腹积也。推而内之，外而不内，身有热也。推而上之上而不下，腰足清也。推而下之，下而不上，头项痛也。”

按：经云：“察色按脉，先别阴阳。”按压之意，即医者用拇指指腹或食中次三指切按经脉的搏动，以测知人体阴阳、表里、寒热、虚实的一种诊断方法。

医派师训

上敬天地君亲师，下守仁义礼智信。
好学勤学需乐学，虚心耐心且专心。
克己奉公入杏林，理法方药必当精。
人命至重贵千金，患者视如吾至亲。
尺肤师门同一心，法古守正亦创新。
悬壶济世弘国粹，身先士卒传中医。

医派标志

尺肤医派

贵阳市南明区永新堂尺肤诊疗中医院

永新堂始创于1993年，由王永新老中医一手创立，现由其子王培禧继承发展。永新堂尺肤诊疗中医院建立于2012年，是贵阳市一家纯中医医院，一直致力于传统中医的发展，以传统望、闻、问、切四诊与尺肤医派独创的“尺肤诊断法”进行诊断，结合家传五代的中医治疗经验，疗效颇佳，患者遍布全国各地及海外，深受人民群众的信赖。永新堂尺肤诊疗中医院坐落于贵阳市南明区花果园亚太中心，是五代中医人的智慧结晶，拥有一套行之有效的独特诊疗方法，遵循治养结合、辨证治养、内外合治的观念，经临床反复验证，研究无数效方。以大医精诚、至臻至善为宗旨，逐渐完善并传承中医文化，是一家集医疗、体疗、食疗为一体的综合治疗且疗效神奇的传统中医药机构。传承五代人的中医治疗经验，患者遍布全国各省，市，区以及海外欧美，东南亚等地，深受人民群众的信赖。

永新堂二十多年来秉承《内经》《难经》《伤寒杂病论》、天人合一、辨证论治、法天地、调阴阳、合术数、以平为期的学术思想，效果颇佳，深受当地人民群众的信赖。识本草、研灵素、融寒温，综合百家，法古创新，挑选使用道地药材，提高疗效，缩短疗程，经五代人传承。承家学而研百草，疗万病以验奇方，历数十年研究实践，反复验证，对肿瘤、心脑血管疾病、糖尿病、痛风、不孕不育、子宫肌瘤、输卵管粘连阻塞、卵巢囊肿、子宫内膜炎、乳腺增生、痛经、颈腰腿痛、骨质增生、风痹痛、支气管哮喘、各型肝炎等疑难杂症总结了一套治养结合、辨证治养、内外合治的独特诊疗方法，并经临床反复验证，研究无数效方，以大医精诚、至臻至善为宗旨，逐渐完善并传承中医文化，是一家集医疗、体疗、食疗为一体的综合治疗且疗效神奇的传统中医药机构。2020年获《国医年鉴》全国知名国医堂馆荣誉称号。2022年5月南明区人民政府南明区文体广电旅游局颁布“中医尺肤诊断法”成为非物质文化遗产。2023年1月贵阳市人民政府贵阳市文化和旅游局授予“中医尺肤诊断法”为贵阳市非物质文化遗产。

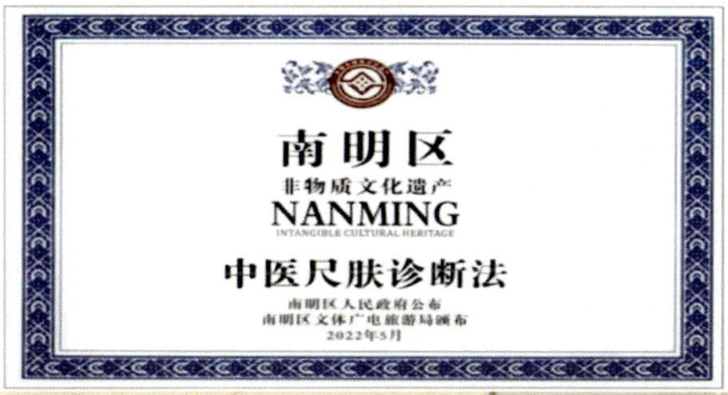

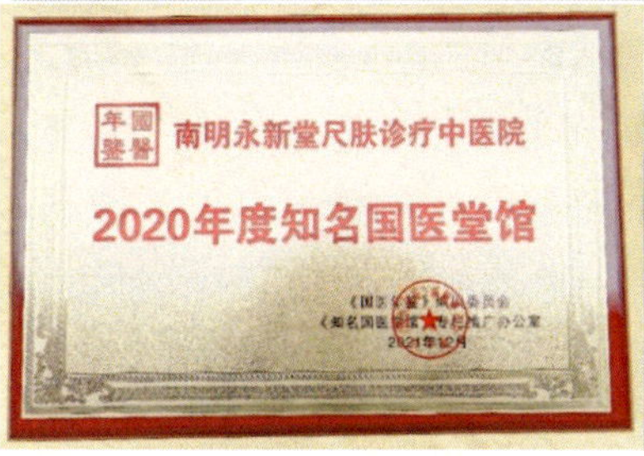

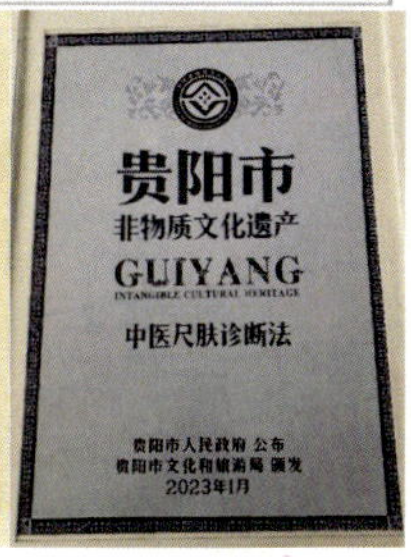

永新堂中医院是五代中医人的智慧结晶，医联体医院，省、市、异地医保的医疗保险定点医疗机构，且拥有全国中医新流派传承与创新共同体远程诊疗咨询与培训工作站。本院王永新院长更是荣获全国大小无数中医业界奖项，此外，永新堂中医院聘请丰富经验的老中医、家传的继承者以及师承的众弟子坐诊，医师资源雄厚，誉满全国。

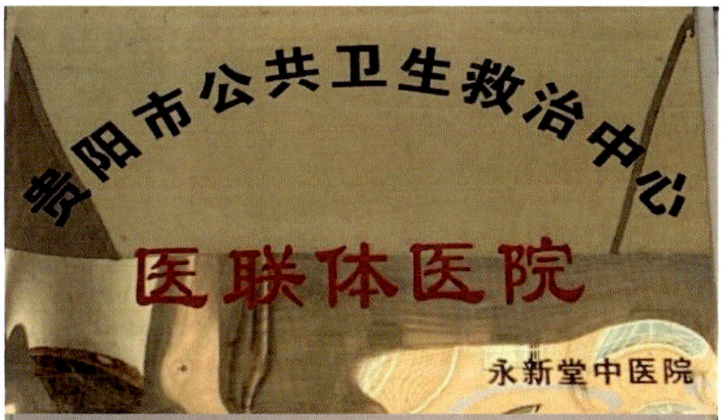

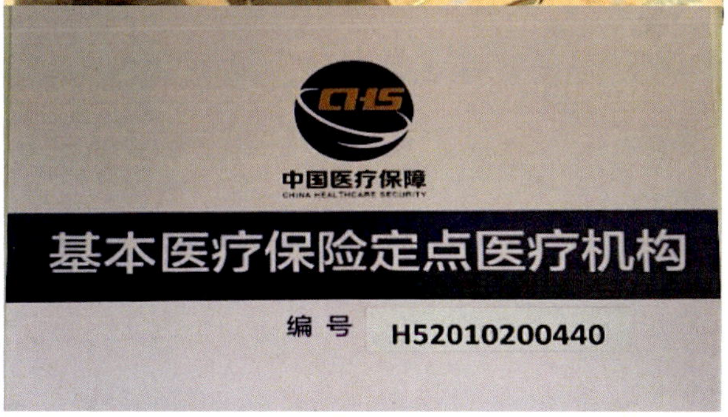

学术成就

尺肤医派的核心著作《尺肤诊断学》是经过千锤百炼的提炼，且早已用于临床实践，能全方位获取五脏六腑反映于外的生理病理信息，从而充分辨证、合理地运用各种诊察过程中的生理病理信息，洞察疾病的病因病机，做出最佳诊断。

《尺肤诊断学》辨证精确，加之医派掌门人丰富的行医经验，可传授弟子精当的选方用药，用直达病所之引经药，带药效直达病位。如头部引经选药：升麻、川芎，颈项引经：葛根、羌活，上肢引经：桂枝、姜黄，胸部引经：桔梗、枳壳，小腹引经：大腹皮、小茴香，腰部引经：杜仲、续断，下肢引经：牛膝、木瓜、独活，左肋引经：木香、陈皮，右肋引经：青皮、香附……

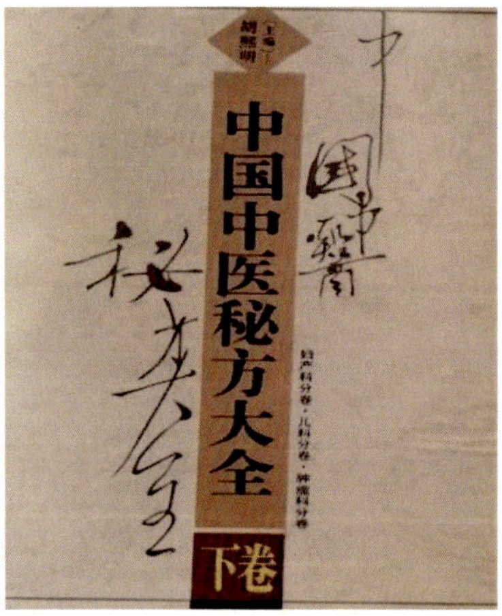

《尺肤诊断学》是尺肤医派的核心技术，集中药内服、针灸、推拿、药物敷贴为一体来治疗，对疑难杂症，运用此综合治疗法，可起到提高疗效，缩短病程，减少病患痛苦的治疗效果。同时尺肤诊断对于未病先防、治未病也具有积极意义。

医派创始人王永新创建的永新堂中医院，所走之路，乃中医传统师承之路，传道教徒，授业解惑，为热爱中医者提供一片土壤，一个平台。初学者不仅学有所成，而且拥有施展才能的地方。永新堂举几代人之力，立志培养中医药人才，传承民族之国粹，为祖国医疗事业培养出后继之才。

（1）1988年，在《四川中医》杂志发表《综合治疗腮腺炎78例》，作者：王永新。

（2）1989年，《中国中医秘方大全·儿科分卷》收载自创药方“枯草黄芩汤”，处方来源：王永新。

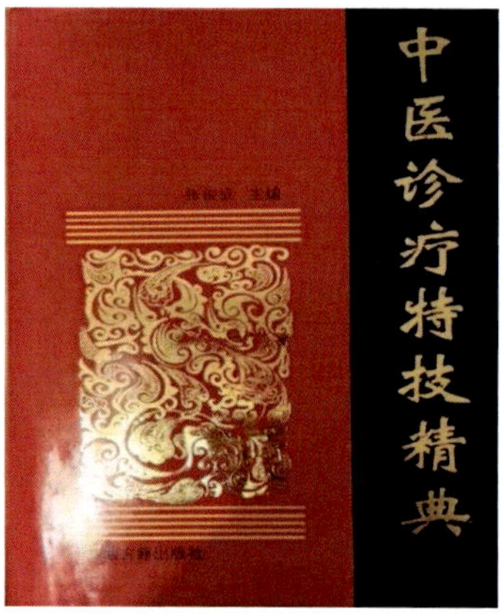

（3）1993年，《综合治疗腮腺炎78例》选入《当代名医中医师大典》，同年，《止痛愈痹散835例治验》作者：王永新，入选贵州省中西医结合学会大会交流论文，且在贵阳中医学院学报发表多篇论文。

（4）1994年，《降糖饮治疗糖尿病38例》作者：王永新，应征“西北五省区疑难病研讨会”；《辛降汤治疗消化道疾病79例报告》应征全国中西医结合消化道疾病第5次交流会。同年12月入选中国国际广播出版社出版的《中国名医列传·当代篇》。

（5）1994年，《内经·尺肤诊断法》（简述），作者：王永新，荣获国家级中医古籍出版社出版的《中医诊疗特技精典》一书评审录用，并被本书专家评委会评为优秀论文一等奖。潜心深研《内经·灵枢》中记载甚多、唐以后失传的“尺肤诊断学”，经过十余年的研究、实践、反复论证，发皇古义，融汇新知，于同年正式出版《中医尺肤诊断学》专著。

（6）1996年《尺肤诊断学刍述》作者：王永新，荣获第三届《世界传统医学大会》国际优秀成果奖。

（7）1997年，参加省中西医结合学术交流会，大会交流论文题目为《信息论与尺肤诊断学初操》王永新。

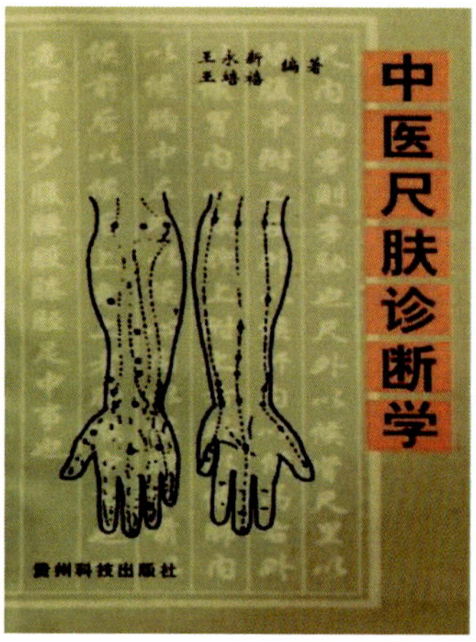

（8）2017年于第十一次全国中西医结合诊断学术研讨会上做大会交流报告，报告人：王永新。

（9）2019年荣

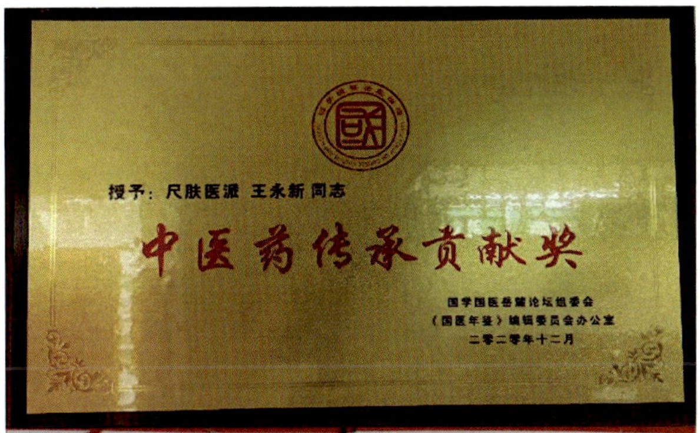
授予：尺肤医派 王永新同志
中医药传承贡献奖
国学国医岳麓论坛组委会
《国医年鉴》编辑委员会办公室
二零二零年十二月

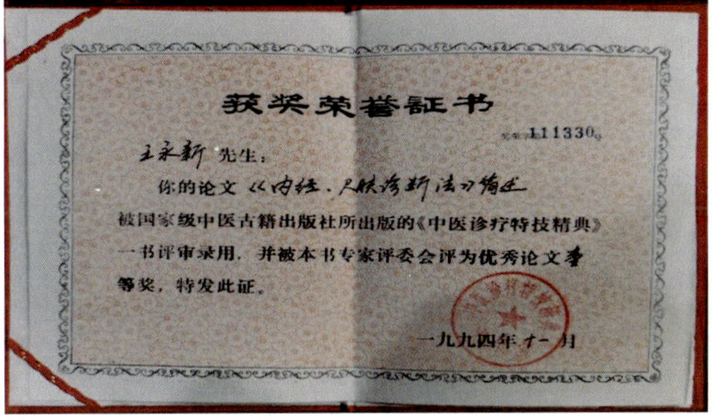
获奖荣誉証书
111330
王永新 先生：
你的论文《内经·尺肤诊断法》简述
被国家级中医古籍出版社所出版的《中医诊疗特技精典》
一书评审录用，并被本书专家评委会评为优秀论文壹
等奖，特发此证。
一九九四年十一月

获贵州省中西医结合学会诊断专业委员会第十次学术会议优秀论文证书。

（10）2020年《中医尺肤诊断学》获中国中医药研究促进会学术成果三等奖，学术成果完成人：王永新、王培禧。同年，获《国医年鉴》编委会办公室颁发的中医药传承贡献奖。

社会活动

永新堂中医院每年都面向社会举行各种各样的活动，以达到推广中医的目的，如社区义诊、中医特色巡诊、小儿中医启蒙、高等院校合作等活动，其中坚持不懈的便是中医特色的巡诊活动。巡诊内容主要有中医知识宣讲、中医辨证、检测血压、中医传统推拿。中医宣讲的内容是为大家提供中医药养生知识；中医辨证是以传统望、闻、问、切四诊合参与“尺肤诊断法”对身体健康进行诊断，提供身体健康的管理方案，有效地保持健康且远离疾病；现场还能测量血压以及体验中医经络理论为指导的循经点穴等推拿手法。巡诊活动不仅为广大居民诊察与治疗身体，而且还可宣传、推广中医文化，让老百姓亲身体会祖国医学的魅力。中医人，当为天地立心，为生民立命，为往圣继绝学，为万世开太平。

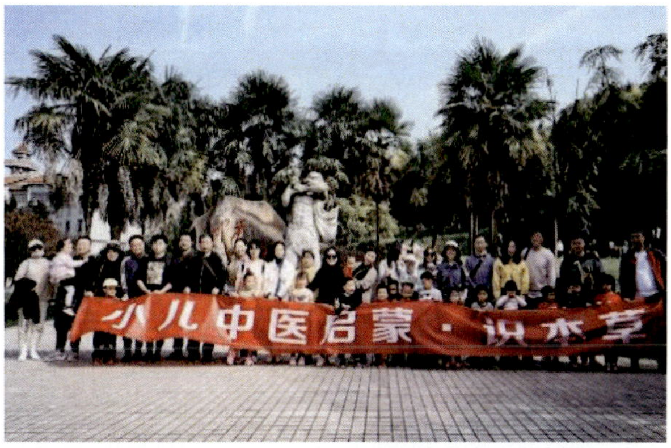

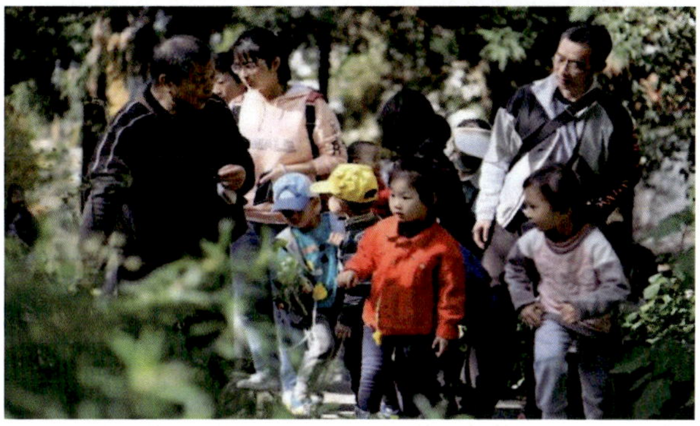

小儿中医启蒙·识本草

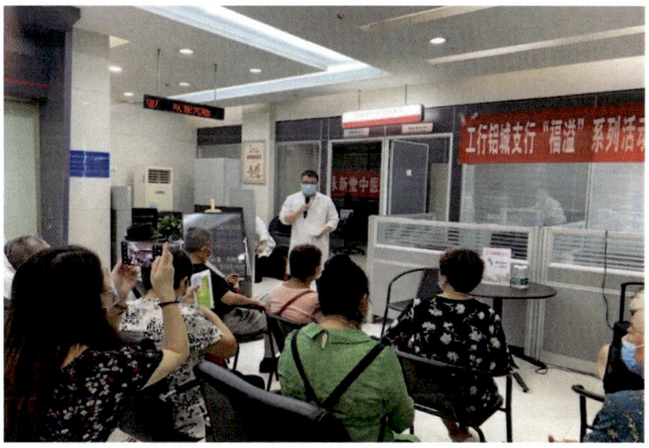

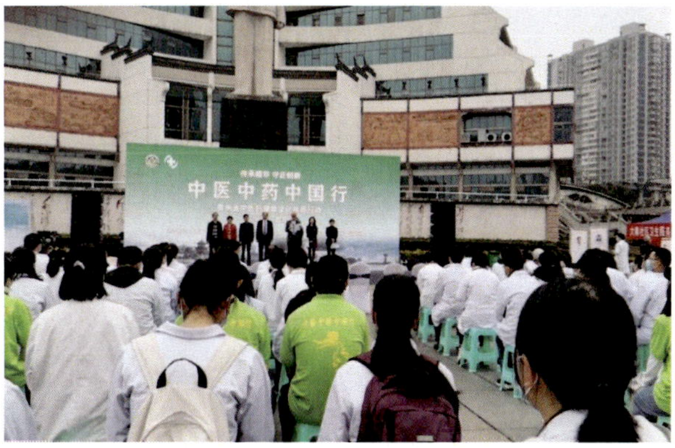

科普宣讲，义诊

湘西田氏土家医派

传承发展

土家医学，目前理论体系较为完善，有临床、科研、教学基地。特别是近年来在标准化建设工作中取得了显著成效，完成了土家医药名词术语、优势病种的诊疗及护理技术操作规范、土家医医疗技术标准、土家医养生保健技术操作规范等52项国家团体标准的研制与发布，规范了土家医药的临床应用与技术推广，取得了较好的社会与经济效益，同时也提升了土家医学的学术地位，湘西自治州成为我国土家医学的牵头地区。据中国民族医药学会发布的90余项民族医药技术标准，其中土家医药技术标准52项，占据全国民族医药技术标准的“半壁江山”，其学术影响力名列前茅。鉴于田华咏在土家医药研究方面取得的成就，他连任两届中国民族医药学会副会长兼任两届中国民族医药学会土家医药分会会长。“湘西田氏土家医派”是中国民族医药特色的医学流派，起始于湘西龙山土家族聚集地，源于田华咏母亲李松云，运用土家族民间草药对常见病的治疗。如用灶心土捣碎用温米汤冲服主治胃痛，犁斗草捣烂外敷治疱疮，拍痧治中暑等医技医术。

湘西田氏土家医派代表性传承人田华咏，是湖南省湘西自治州龙山县土家族人，其父母务农并懂一些民间土家医药技术，对农村常见病都是用土家族民间草药治疗。田华咏从小耳濡目染便懂得一点常见病的防治方法，自20世纪60年代中期以来，参加军队相关中西医知识培训及军校专业学习，掌握了系统的中西医学知识。1978年至今的40多年，致力于土家医药的发掘、收集、整理与研究，使流散民间千百年的点点滴滴土家医药经验上升成为土家医学理论体系，丰富了祖国传统医学宝库，发展成为我国重要的卫生资源之一。

在田华咏教授的努力下，2022年正式成立了“湘西田氏土家医派”，“湘西田氏土家医派”是民族医药特色流派之一，至今已传承三代传承近百年，谱系清楚，独具特色，疗效显著，学术经验得到广泛运用与发展，在全国中医药界及民族医药领域正大放异彩。

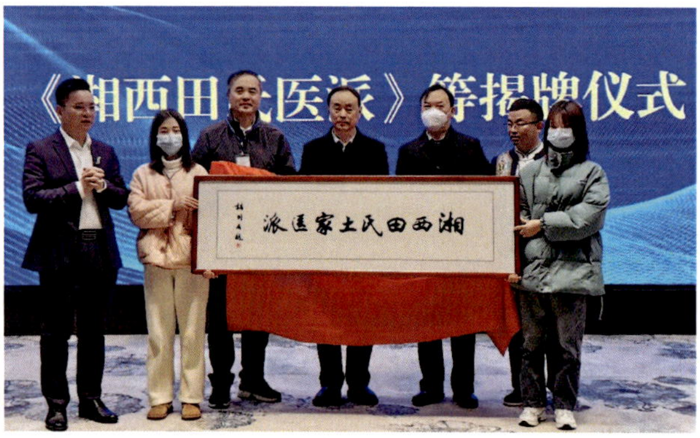

传承脉络

第一代

李松云，女，土家族，1909—1988年，务农业，余药匠，常用当地草药治疗头疼脑热、腹痛、泄泻等常见病症。

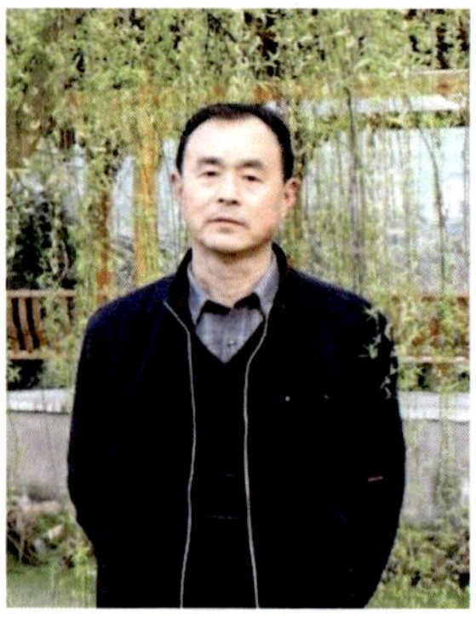

第二代

田华咏，男，土家族，研究员，李松云之子。1947年—；湘西自治州民族医研究所原所长，中国民族医药学会原副会长，中国民族医药学会土家医药分会会长，湖南省中医药和中西医结合学会民族医药专业委员会主任委员，三峡大学、吉首大学聘为特聘教授、湖北民族大学、湖南医药学院客座教授。

从事土家医药研究40余年。先后主持完成了国家、省部级及地方科研课题30余项。获各级科技进步奖20项（次）；一直从事民族医药的发掘收集与文献整理研究及土家医药标准化建设工作，起草土家医药常用名词术语236条；土家医医疗技术标准及养生保健技术27项。以上三项技术规范与技术标准已由中国民族医药学会作为国家团体标准已正式发布。主编出版的民族医药专著20余部，代表性著作有：《土家族医药学》《中国苗医史》《土家族医学史》《土家医病证诊疗规范》《土家医医疗技术》《土家医药》；在各级学术期刊上发表论文100余篇。

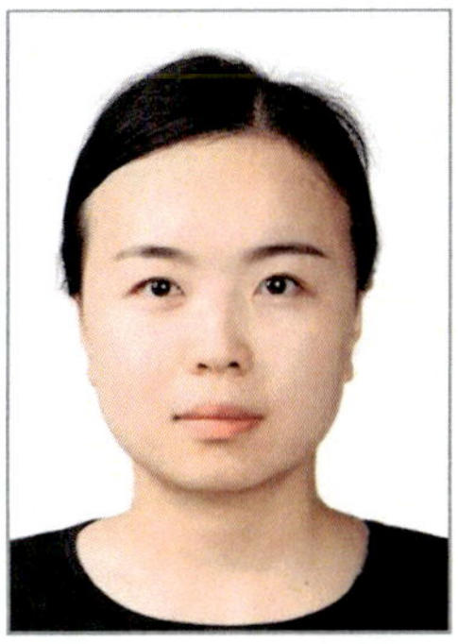

第三代

田兰，女，土家族，1988年出生，湘西州民族医药研究所主管药师，从事土家医药研究13年。系田华咏之女，湘西田氏土家医派文化领域负责人。

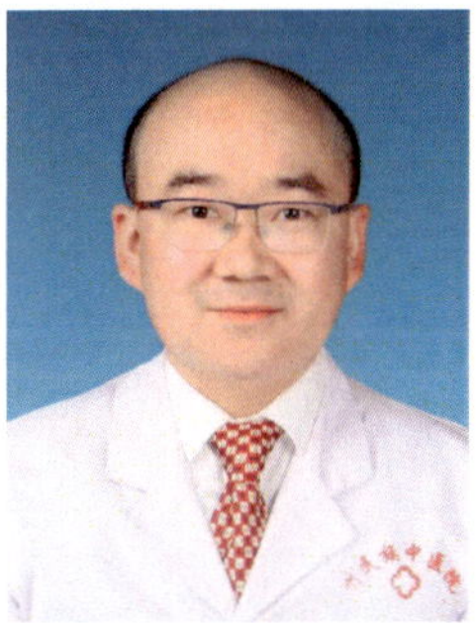

王鹏，男，土家族，1983年出生，现任湘西州民族中医院推拿科主任，副主任中医师，湘西田氏土家医派医疗领域负责人。

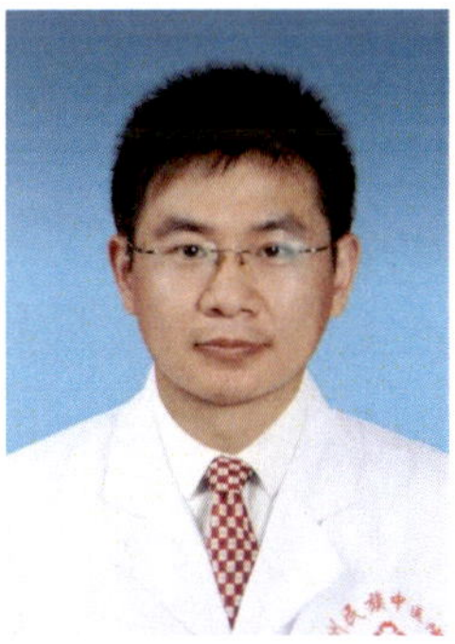

吴一振，男，汉族，1988年出生，硕士研究生，湘西州民族中医院药剂科副科长。主管药师，湘西田氏土家医派土家药物研究领域负责人。

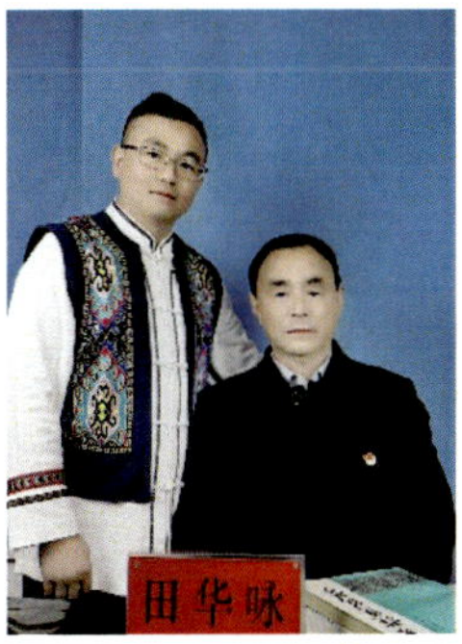

刘松鹤，男，土家族，1987年出生，执业医师，湘西田氏土家医派非医疗体系及医派产业化领域负责人。

刘松鹤（左） 田华咏（右）

学术思想

湘西田氏土家医派其核心思想是“三元”学说，湘西田氏土家医派理论是建立在“三元”思想基础上，用“三元”理论认识人与自然，人与疾病，人与药物之间的关系，构成“天地人”三者与人体的“病、药、医”之相互关联。人体分上、中、下三大结构，上元为“天”，主管心神；中元为“地”，主管纳新、吸取精华；下元为“水”，主管排泄，排出体内代谢废物。土家药物分三性，苦性、热性和平性三大类，土家药源于植物药、动物药、矿物药三大类；土家医处方由主药、配药及引药三类药物组成。

特色技术

土家医特色技术，土家医最具特色医疗技术在土老司时期就形成的“刀、针、水、火、药”于一体的“五术疗法”，经千百年在临床实践中应用，具有简便效廉的特点，安全有效，成为土家族民间常用的适宜特色医疗技术。

流派诊疗特色包括：土家医四诊法（看诊、问诊、脉诊、摸诊）；常用外治技术：土家医酒火疗法、土家医药筒滚熨疗法、土家医小儿提风疗法、土家医推油火疗法、土家医小儿推抹疗法等。

学术成就

（1）田华咏，潘永华，唐永佳，等. 土家族医药学［M］. 北京：中医古籍出版社，1994.

（2）田华咏. 土家族医学史［M］. 北京：中医古籍出版社，2005.

（3）田华咏. 土家医病证诊疗规范［M］. 北京：中医古籍出版社，2014.

（4）田华咏. 土家医医疗技术［M］. 武汉：湖北科技出版社，2017.

（5）田华咏，张元忠，田兰. 土家医药［M］. 北京：中医古籍出版社，2022.

（6）田华咏，梅之南，田禹顺. 土家医药双语词汇［M］. 北京：中医古籍出版社，2015.

（7）田华咏. 起草发布中国民族医药学会团体标准28项. / CMAMT1-18-019:例1:TCMAT1-019土

家医疗技操规范：例：土家医提风疗法.

（8）起草土家医药名词术语1项（235条）T／CMAMT19—2019：1总论01．01土家医学，01．02土家药学.

（9）土家医养生保健技术9项，T／CMAMT44～T52例T／CMAMT44—2020土家族小儿提风养生保健技术.

发表论文

（1）田华咏，张雪梅，周劲强，等．水黄连加TMP治疗急性菌痢75例疗效观察［J］．北京：中西医结合杂志，1986,(1)：34—35.

（2）田华咏．土家医气血精与三元学说研究（J）．中国民族民间医药杂志，1999（41）：311—312.

（3）田华咏．论土家族医学理论体系的构建及学术特色（J）．中国民族医药杂志，2005，5：1—4.

（4）田华咏．略论土家族医药文化圈中南北流派的学术特点（J）．中国民族民间医药杂志，2005（73）：6—80.

国医年鉴

2023

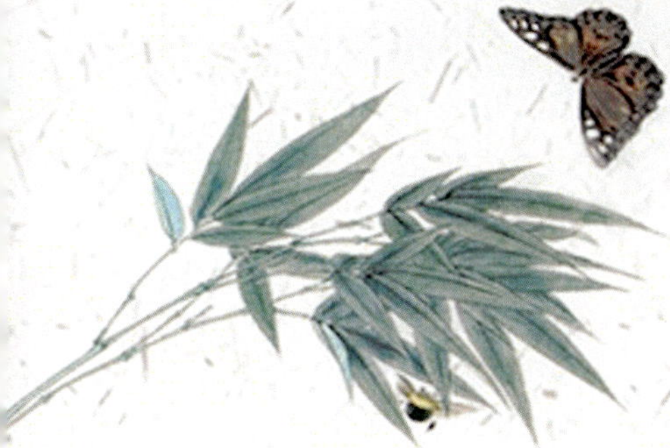

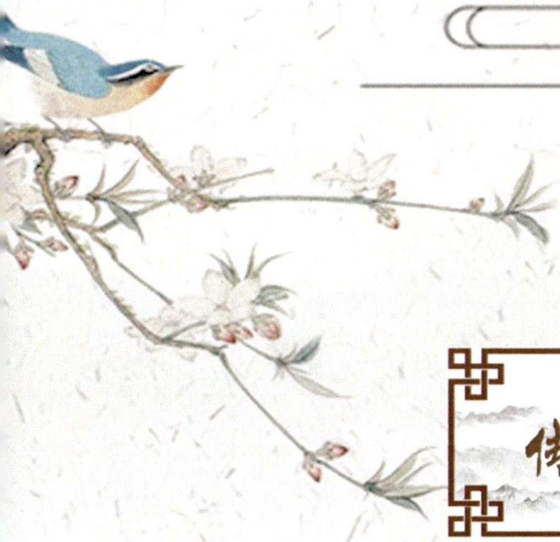

传统医药非物质文化遗产

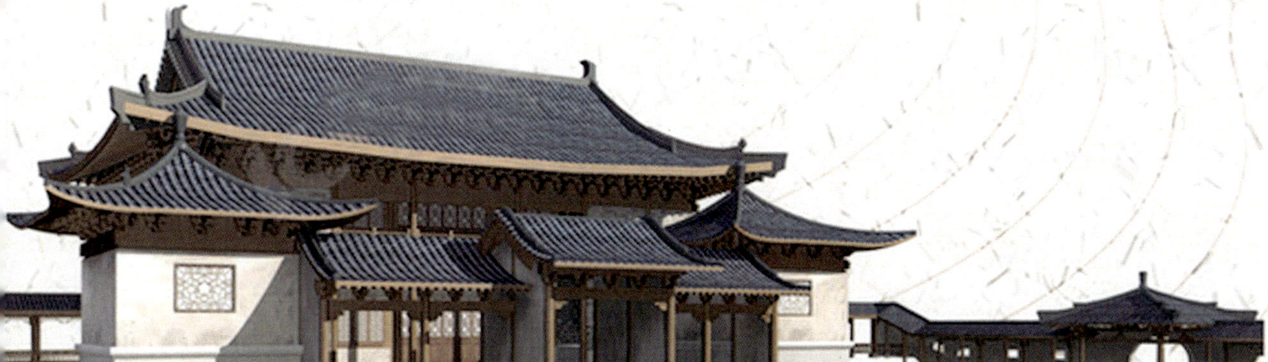

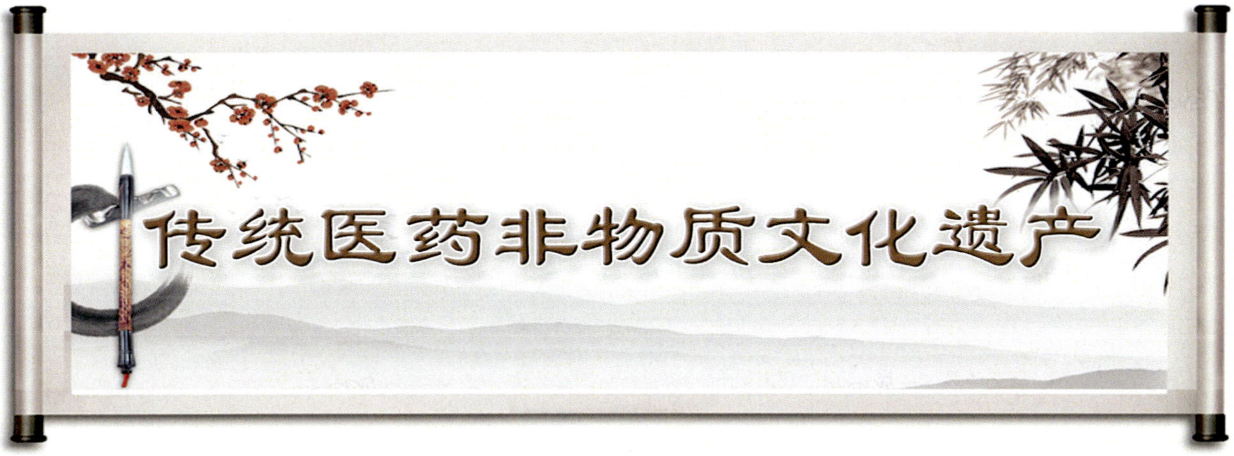

传统医药非物质文化遗产

中医正骨疗法（郭氏正骨）

级　　别：省级非物质文化遗产
类　　别：河南省非物质文化遗产
公布单位：河南省人民政府公布
颁布单位：河南省文化贺旅游厅
公布时间：2021年7月

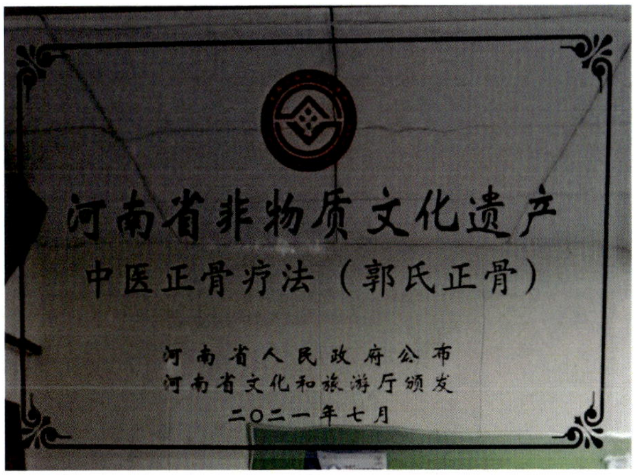

林州陵阳郭氏正骨门诊部始于清代嘉庆年间，现已有八代传人，是河南省委宣传部、省文联首批命名的老字号企业，河南省商务厅命名的第四批老字号企业。“正骨先正心，常怀济世情”，林州陵阳郭氏正骨始终将社会效益和患者利益摆在首位，不断提高医疗救治水平，积极履行社会责任，用实际行动保护老字号传统技艺，在传承中践行和弘扬传统中医药文化。

传承谱系

林州市郭氏正骨始于清代嘉庆年间，传承至今已有200余年的历史，现有八世传承人共12名。郭氏正骨创始初期，在安阳市林县姚村公社水磨山村行医。1985年，迁于交通便利的南陵阳村，开设了郭氏正骨门诊。1994年，被陵阳镇卫生院特邀为郭氏正骨专科；2001年1月1日，成立林州市陵阳镇郭氏手法正骨诊所，于2021年4月晋升为林州陵阳郭氏正骨门诊部。

郭氏正骨的创始人“医家奶奶”，女，1780年1月—1870年4月，精通医术，善施针灸和推拿按摩手法，创立了郭氏正骨品牌。在她九十岁高龄时，还时常被人抬着出诊；第二世传人郭秋林，男，1800年6月—1861年7月，继承郭氏家传医术，为四周村庄骨伤患者解除病痛；第三世传人郭振山，男，1828年4月—1894年6月，精通郭氏正骨手法秘诀，济世行医；第四世传人郭士太，男，1853年12月—1918年1月，医术高超，是林县清末时期闻名的正骨医生；第五世传人郭清源，男，1878年3月—1961年6月，承前启后，中兴有道，创办“清源堂”医号，有“正骨神医”之美称，在林县红旗渠修建中，被聘为骨伤特邀专家，其事迹载入《河南日报》《河南青年报》

《豫北导报》《林县报》《红旗渠颂》；第六世传人郭勤福，男，1920年3月—2016年6月，创新使用纸壳夹板和绷带固定疗法，治愈了很多疑难骨伤，他行医70余载，被誉为“正骨妙手”，其事迹被载入《中国中医药报》《陵阳镇志》《姚村镇卫生志》等刊物。

第七世传人郭勇峰，男，1967年10月生，毕业于河南中医学院，本科学历。中医骨伤科主治医师、执业医师、执业中药师，中国传统医学手疗法名医、郭氏正骨代表性传承人、河南省民协会员、2010年获“河南省优秀乡村医生”称号。将传统正骨手法和现代医学疗法的有机结合，开展了微创治疗四肢骨折、椎间盘突出症、骨科畸形病等手术，提出了“正骨先正心，骨正筋自柔”的理念，和第七世传人宋俊丽，女，1968年7月生；张林方，女，1981年6月生；第八代传人郭其鑫一起，在实践中不断提升郭氏正骨品牌技艺，传承着中医药文化。

第八世传承人郭其鑫，男，1989年10月生，受家传熏陶，2010年开始从艺至今，先后到林州市中医院、河南中医药大学进修学习，并通过国家执业医师考试，取得执业医师资格证。

发展现状

林州陵阳郭氏正骨门诊部位于河南省林州市陵阳镇南陵阳村陵阳大道33号，现有现代化多功能门诊楼三层，建筑面积近1000㎡，开设有中医骨伤科、中医内科、针灸科、疼痛科、理疗科、影像科及治未病门诊。医技人员8名，数字化影像诊断设备1台，多功能治疗仪3台，生化设备1台，床位20张，还设有中西药房、会议室、资料室等，在豫北地区享有盛誉。2007年获得河南省委宣传部河南省文学艺术界联合会授予的首批“河南老字号”称号。2010年6月列入“林州市第一批非物质文化遗产项目名录”。2012年11月被列入“安阳市非物质文化遗产项目名录”。现国家市场监督管理总局。2013年7月和2016年11月分别在国家市场监督管理总局注册了“林虑山郭氏手法清源堂”“林虑山郭氏正骨清源堂”商标。2014年获得“林州市模范医学世家”称号。2015年4月被河南省商务厅认定为第四批“老字号”。2021年7月被列入“河南省非物质文化遗产名录”。

特色创新

郭氏正骨在祖辈传承中，形成了独有的技艺特色，传承“手摸心会，法从手出”理念，按照“摸接端提挤，推拿按摩捋”治疗十法，顺势拔伸牵引，视情旋转屈伸，重叠反折归位，进行接骨正骨整复固定，手法稳准、轻巧灵活、技艺精湛，被民间称为“绝活”。对四肢长管状骨折者，多采用直夹板不超关节固定；对关节附近的损伤，采用有一定韧性的、好随形的物体固定；对六大关节脱位的治疗，其复位手法不仅是技巧，更具好看的艺术性；对陈旧性骨折、骨伤后遗症，先用中药熏洗，再施手法治疗；对颞颌关节脱位采用食指下压，拇指上抬法治疗；对肩关节、肘关节、腕关节、髋关节、膝关节、髌骨、踝关节等脱位治疗，常用肩扛复位法、脚蹬手牵法、手握屈伸旋转法、牵引、抖动法等，手法各异，效果良好。治疗锁骨骨折、肩周炎和软组织损伤等，更是郭氏一绝。民间流传“薅薅拽拽把骨正，捆捆绑绑来固定，摇摇摆摆就复位，揉揉捏捏不疼痛”的顺口溜，就是对郭氏正骨的真实写照。“第七代传人”郭勇峰还开展了微创疗法用于治疗骨折、椎间盘突出症、骨科畸形等病症，被中国传统医学手法研究会评为“特色手疗法名医”。

在二百多年的传承发展中，郭氏正骨不仅形成了自己独特的诊疗方法，也产生了独特的正骨辅疗医药产品，主要有五种，分别为：“水磨山

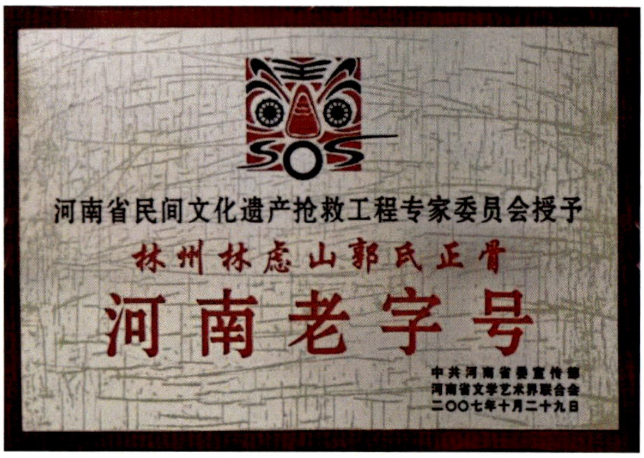
河南省民间文化遗产抢救工程专家委员会授予
林州林虑山郭氏正骨
河南老字号
中共河南省委宣传部
河南省文学艺术界联合会
二〇〇七年十月二十九日

消肿正骨散”（俗称糊药），贴敷患者伤处，具有消肿止痛，促进骨折愈合功能。“水磨山接骨外用方”（俗称洗药），煎煮熏洗患处，用于骨折、脱位后期治疗，具有软坚散结、舒利关节之功效。“水磨山接骨续筋丹”，口服，具有舒筋生骨、消肿止痛、活血散瘀、祛瘀生新之功效。“水磨山颈肩疼方”，口服，用于治疗头晕、手麻、失眠、颈肩旋转不利、颈肩疼痛不适者。“水磨山腰腿疼方”，口服，治疗老年性腰腿疼痛病，治疗效果甚佳。

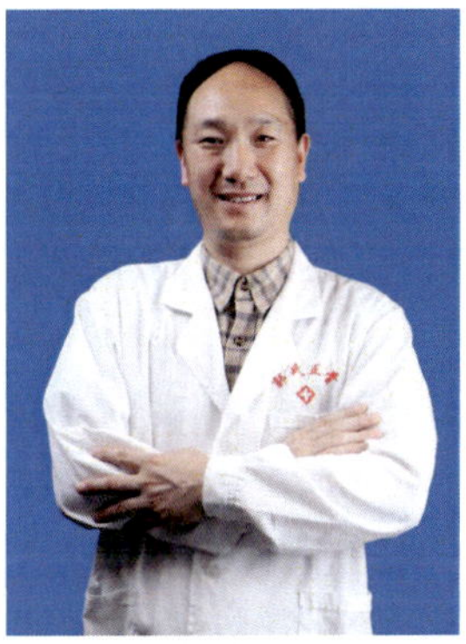

郭勇峰

郭氏正骨第七世传人郭勇峰，注重理论和实践的结合，先后在《国医论坛》《河南中医药学刊》等报刊，发表了《绷带固定手法整复治疗锁骨骨折》《机织带“∞”固定治疗扳机指》《加味平胃散在骨科临床中的应用》等学术论文。注重郭氏正骨文化发展，搜集整理不同时期郭氏正骨资料，2008年编撰出版了《郭氏正骨志》，2021年在林州市文化馆组织下出版了《郭氏正骨宣传画册》，建立了一万余册图书室，其中保存有省、市媒体对郭氏正骨的新闻报道，如《红旗渠工地上正骨圣手》《林虑山郭氏正骨手法第六代传人——郭勤福》《七世悬壶济苍生 郭氏正骨抽新芽》《七世正骨为百姓》《郭氏正骨赋》《非物质文化遗产之郭勇峰与郭氏正骨》等文章。

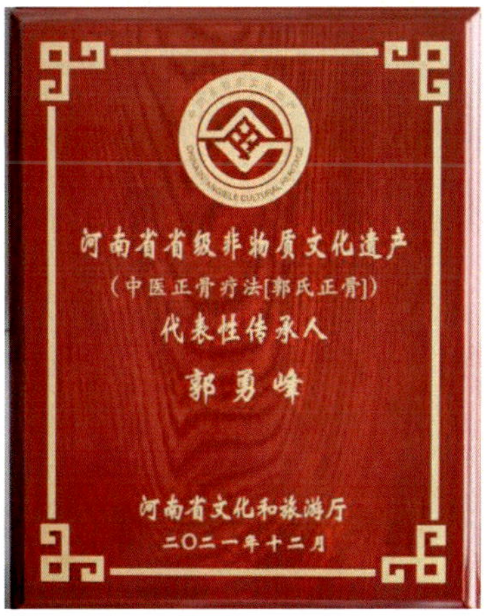

林州陵阳郭氏正骨在提高自身医疗救治水平的同时，还积极推广中国传统中医药文化。2021年12月10日至12日，受河南省商务厅邀请到中国澳门参加由中华人民共和国商务部和国家中医药管理局举办的“2021中国中医药健康（澳门）品牌展”，与会期间的义诊不仅使参与义诊的患者和会场的澳门同胞感受到了郭氏正骨手法的精妙，更使他们感受到了祖国传统中医学的博大精深。2020年9月18日，到林州市永和希望小学开展 “健康知识进校园”活动。2021年7月20日，人民日报报道了《河南省省级非遗郭氏正骨在基层中淬炼升华闪光》，传承祖传诊疗技艺，以德济世，守正创新，为传承中国老字号，弘扬中华优秀传统文化，树立文化自信发挥了积极作用。

下荫营田氏“百损膏”

级　　别： 区、市两级非物质文化遗产
类　　别： 阳泉市郊区第六批传统医药类非物质文化遗产
阳泉市第四批传统医药类非物质文化遗产
发布单位： 阳泉市郊区人民政府
阳泉市人民政府
颁发单位： 阳泉市郊区文化和旅游局
阳泉市文化和旅游局
申报单位： 阳泉市郊区荫营镇下荫营村
授牌时间： 2020年4月
2021年3月

项目简介

下荫营田氏“百损膏”源于清道光年（1821）前，传承至今。传承人田金太拓展完善了二百余年“田氏伤科”的理法方药体系，强调内外并重，气血兼顾，中药外治为主要特色精髓。改良田氏治伤之宝“百损膏”使百年验方不断适应患者新需求。

外用药工艺：①百损膏采用香油低温（100℃

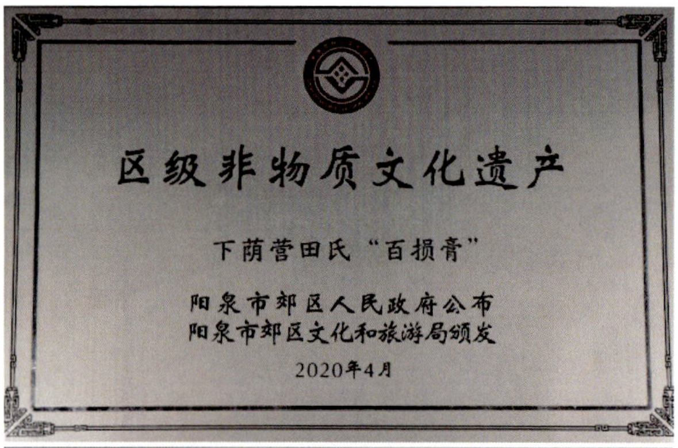

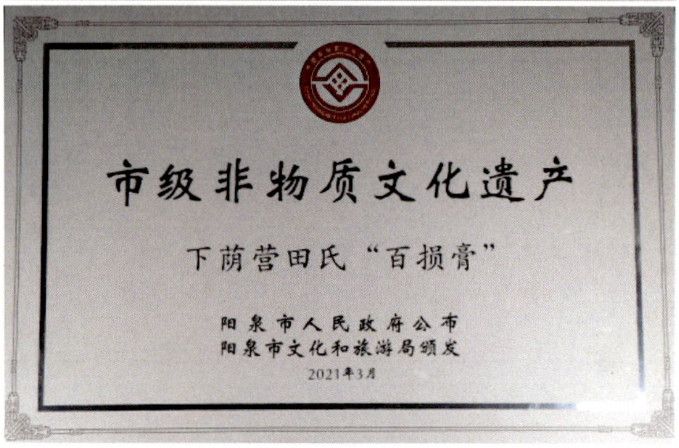
市级非物质文化遗产
下荫营田氏“百损膏”
阳泉市人民政府公布
阳泉市文化和旅游局颁发
2021年3月

以下），离火下丹，中药材用水煮醇沉法浓缩成清膏，融入油中，一周后融入中药提取物，制成改良后的透皮给药黑膏药（硬膏药）。②摩膏、润肌膏采用香油低温（80℃以下），离火下黄蜡，中药材水煮醇沉法浓缩成清膏融入，制成软膏药。

通过改良，田氏“百损膏”使百年验方不断适应现代患者新需求，膏药贴敷作用时间长（一周），避免了口服药物的不良反应。该膏药具有软坚散结、益精填髓、强筋健骨、祛风除湿、温经散寒、消肿止痛之功效，疗程短，见效快，无不良反应，疗效显著，能有效减轻患者的痛苦。

田氏伤科疗法以专病外治研究为重点，深入挖掘中医伤科精华，不断拓展田氏伤科疗法的学术内涵，先后开设了创伤骨科、骨内科、烧伤、开放感染性损伤、颈肩腰腿痛、骨质迟缓连接、骨与关节损伤、老年性骨关节病等专科特色门诊，分别由田氏伤科疗法传承人田海丽、田海萍、温艳华等主持，通过近两代人的不懈努力，田氏伤科疗法得到长足发展，现保存门诊病案十万余人次，学术期刊和学术会议发表论文数十篇，誉满三晋，成为阳泉地区的一大流派。

传承谱系

九世一代　田德明，清道光年前，始创“旺盛号”医馆，坐堂医诊。

十世二代　田考人 、田和人，清道光年间，坐堂医诊。

十一世三代　田文泰，清同治年间，坐堂医诊。

十二世四代　田高魁、田经魁，清光绪年间，坐堂医诊。

十三世五代　田继业（？—1909年），口传心授外治方法治疗常见病。

十四世六代　田城（智德）（1921年9月13日—1973年10月4日），口传心授外治方法治疗常见病。

十五世七代　田金太（1952年— ）阳泉市下荫营第二卫生所执业。

十六世八代　田海岑、温艳华、田海芳、田海丽、陈建明，阳泉市下荫营第二卫生所执业；田海萍，平定县冠山镇卫生院执业。

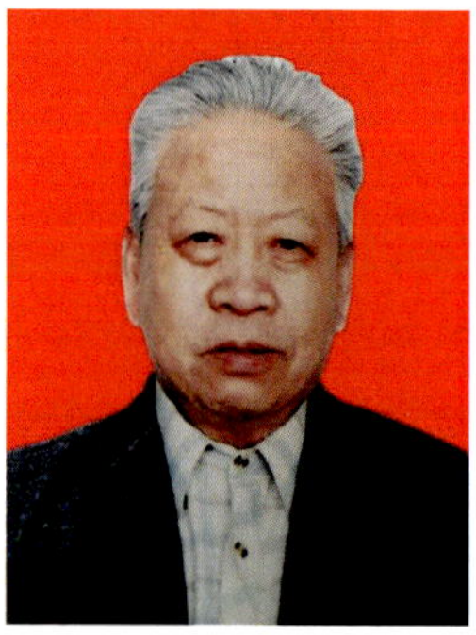

代表性传承人

田金太，男，生于1952年，阳泉市郊区人，阳泉市非物质文化遗产项目下荫营田氏“百损膏”代表性传承人。中医大专学历，乡村医生，历年多次上级医院进修学习。1984年11月创建阳泉市唯一以中西医结合治疗骨伤科疾病的专科诊所，目前完整保存病案10万份。地方报纸、电台多次报道其事迹。1988年应邀赴泰国、我国香港参加国际学术交流，世界中医药学会联合会经皮给药专业委员会会员。社会兼职：全国激光针刀学术委员会常委；阳泉市医学会骨科学组委员；阳泉市医学会运动医学组委员；世界中医药学会联合会外治方法技术专业委员会第一、第二届理事会理事；世界中联肿瘤外治法专业委员会第二届理事会理事。2002年，田金太、田海萍、田海丽三人合作论文《“百损膏”治疗骨伤科慢性软组织损伤》，发表于中华中医药学会学术年会——创新优秀论文集。

田海丽，女，45岁，阳泉市非物质文化遗产项目下荫营田氏“百损膏”代表性传承人。分别毕业于山西省晋中卫校检验专业，山西省职工医学院中西医结合专业，大专学历。就职于阳泉市郊区荫营镇下荫营村第二卫生所，中西医结合执业医师，中西医结合骨科主治医师。中华中医药学会会员，世界中医药学会联合会骨关节疾病专业委员会会员，世界中医药学会联合会风湿病专业委员会会员。参与发表论文二十余篇，并有多篇论文获奖。社会兼职：中华中医药学会疼痛学分会第三、四届委员会青年委员；世界中医药学会联合会骨关节疾病专业委员会第二届理事会理事；阳泉市医学会足踝外科学专业委员会委员；阳泉市医师协会足踝外科医师分会第一届委员会委员；阳泉市医师协会足踝外科医师分会第二届委员会常委；中国特色医疗学术研究会民间中医药分会理事。

传统技艺

1. 外用药特征

在方药运用上重视方随证变，药随病异并通过长期的实践积累总结出了外用药“百损膏”系列方。

2. 手法特征

①田氏伤科正骨术，手法轻巧、不受环境和条件所限施术迅速，有独到之处；②田氏手法点穴取穴少，手法轻、起效迅速，安全可靠。

传承保护

田氏“百损膏”传承了二百余年，承载中医药技艺的文化精华。初创时期 “旺盛号”医馆田氏伤科现存的医案记载了200多年前国人最常见的疾病及治疗方案，对了解研究本地域当时的医疗机构、疾病种类、疾病谱及其他变化趋势具有重要意义。

田氏伤科历史渊源深厚，学术成就突出，区域优势明显，不仅有其独特的医学价值，作为一种地域性医学，其又表现为一种传统医学文化资源，有较大的社会影响力。“百损膏”独特的治法、方药，独特的传统制剂技术，充分体现了中医药“简、便、验、廉、安全”的优势，广受临床患者欢迎，成为中医特色专科发展的基础和支柱，具有很好的临床使用前景。

田氏伤科较完整地继承和发展了田氏的理论体系，继承之中多有创新，普及之中更有提高，有基础理论，有方药临床，有整理考校，具有较高的学术价值。

发展应用

1. 特色理论

在理论上，田氏伤科倡导整体观念、强调气血兼顾，内外结合，认为伤科疾患无论筋伤骨损、新伤陈疾，均离不开“气血”这一核心病机。

下荫营田氏“百损膏”，经50多年贴敷疗法的临床应用，通过观察加层贴敷百损膏在治疗疾病中的临床疗效，意在解决临床上难以辨证施治、随证加减的难题。加层贴敷在祖国医学清·吴尚先《理瀹骈文》载：“《精要》有贴温膏敷凉药之说。足为用膏药者之一绝。推之亦可贴补膏敷消药也，此即扶正以逐邪之义也。若治两证，则寒热消补虽同用，而上不犯下，下不犯上，中不犯上下，更无顾忌。”清·《疡医大全》《外科正宗》已有记载：“专治痈疽发背、诸般溃烂等疮，用在已溃流脓时，先用甘草汤洗，重者用猪蹄汤，药汤淋洗患上，软绢挹净。用抿脚挑膏于手掌中捺化，遍搓新腐肉上，外以太乙膏盖之。大疮早晚洗换二次，内兼服大补脾胃暖药。其腐肉易脱，新肉即生，疮口自敛，此外科收敛药中之圣药也。”综上所述，贴敷疗法“加层”给药疗法具有传统中医外治疗法特色，其核心技术在于因寒热、虚实证型不同而调整“外用帖剂”的组合及药物使用中的“加层技术”，其强调患者在初诊时根据辨证的结果，灵活施治调整贴敷治疗方法，治疗过程中根据证候的变化调整贴敷药物涂层组合。

2. 特色诊治

田氏伤科在诊治上强调气血以通为顺，气行

则血行，血凝则气滞。筋骨损伤，三期治疗。内伤症治，须辨脏腑气血；陈伤劳损，审因度势，在治疗上立法注重随症施治，以外治为主，形成了治疗各类骨伤疾病的治疗原则。

道口铺善卿堂针灸

级　　别：区级非物质文化遗产
类　　别：东昌府区第九批区级非物质文化遗产代表性项目名录
发布单位：东昌府区人民政府公布
颁发单位：东昌府区文化和旅游局颁发
授牌时间：2022年10月

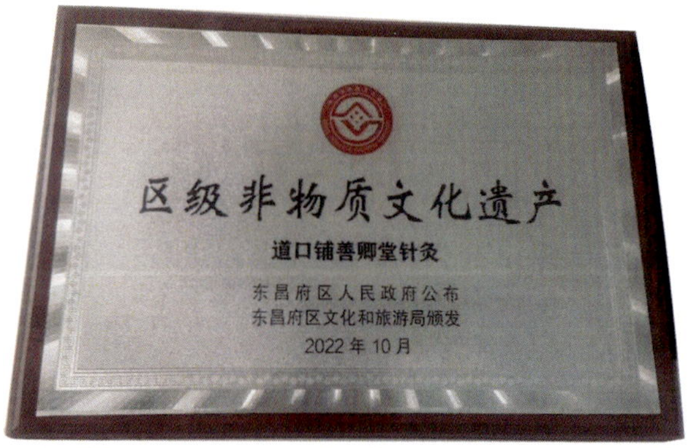

善卿堂的由来

善卿堂创始人田庆成，田庆成的先祖田奉启为明嘉靖朝太学生，田奉启的父亲田庠美为太学生，田种美之父田启明为清庠生，田启明之父田世宫为太学生，田世宫之父田得时为清庠生，也就是说，田庆成的鼻祖之上四辈均为太学生、清庠生。据考证，太学为明清时代国子监的俗称，国子监是古代最高学府，清庠生就是秀才的别称。田庆成的天祖田丕显为武庠生，田庆成的高祖田汝和为文库生。

善卿堂的创始是田庆成在其祖父田路印祖传的产业上发扬光大的。据传田路印在济南府号称“田神医”，百病百治，从未失手。田路印在济南府治疗好一个大官家孩子病后，官家为了感恩，资助田路印在济南府开埠设立医馆。

新中国第一代中医药大师田庆成，出生于1908年，自幼随祖父学习中医。民国时期行医于古楼。在古楼东北角开设医馆《善卿堂》，新中国成立后，任平原省堂邑县卫生协会副会长，兼任道口铺第一任联合诊所所长。田庆成先后主持从冠县聘请精神专长陈有富，组建堂邑县精神病医院，后因撤省并县，又指导陈有富院长等人来聊城筹建“聊城市精神病院”。新中国成立时颁发的“堂邑县中医药联合诊所”“聊城县卫生工作者协会”铜铸牌子现存放于田春晓处。

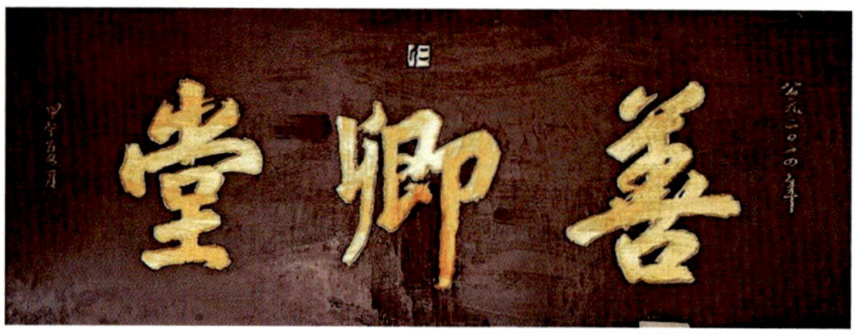

传承谱系

田氏庆成共徒弟四人，大徒弟窦占得，是一个双目失明的盲人，利用田氏针灸绝技，大展神针威力，行医八县市及河南河北安徽一带，现在聊城，特别是堂邑、张炉集、道口铺一带的盲人，都称窦占得为祖师。

二徒弟田春云，为“弘医堂”创始人，同样也是新中国中医界创始人，第一批中医药奠基人。新中国成立前在济宁医药界从事中药工作，后师承田氏，自家堂爷爷田庆成学习中医，新中国成立后，共同被聘为新中国的第一批中医。

三徒弟田耕田，跟随田庆成学医多年，不离身边，田耕田也是田春云之长子，此人很爱学习，在没有电灯的情况下将《伤寒论》《金匮要略》抄写成册。后研究易经八卦，参加过第一批中医人才考试，后成为赤脚医生，行医本村。

田春晓是田庆成的闭门之徒，现为善卿堂的掌门人，中医副主任医师，深得田氏绝技真传，已被“中国特色医术研究会”聘为委员，国际特效名中医专家协会会员，被“中华医学临床研究学会”评为“特色专家”，被“著名特色医疗专家鉴定委员会”授予“特色专家”，被“中国医疗保健国际交流促进会中老年保健专业委员会”授予“特色名医”。

代表传承人

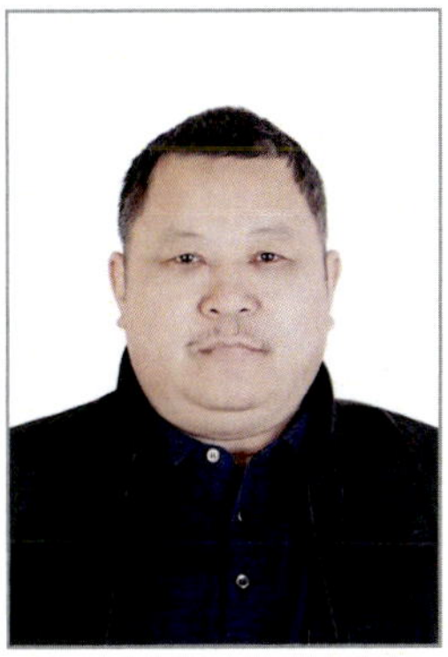

善卿堂掌门人田春晓在传统针灸基础之上，他独树一帜，研究出一套叫作“弹针”的手法。所用之物状如尖锥，长一尺二寸，不似寻常银针那般纤细。治疗时，用尖部微挑皮肤，刺激穴位，精准把控力道而不至于伤及肌肤。田春晓是善卿堂针灸当前传承人，东昌府区道口铺办事处田庙村，男，生于1966年出生，大学本科文凭，12岁跟随爷爷和父亲学习针灸，2016年山东中医药大学中医专业毕业，1984年在道口铺田姓氏家传中医诊所，2003年在斗虎屯开办善卿堂中医诊所。现已成立“山东善卿堂健康服务有限公司”，并且已在国家商标局注册“善卿堂·田祖·中医世家·光绪三十四”“善卿丹·光绪三十四年”两个商标。经营着田春晓中医诊所、斗虎屯善卿堂中医诊所、山东田春晓大药房、铁西医院，还有一家田雨田中医院有限公司尚在筹建中。现善卿堂针灸已被评为“区级非物质文化遗产”。

国医年鉴

2023

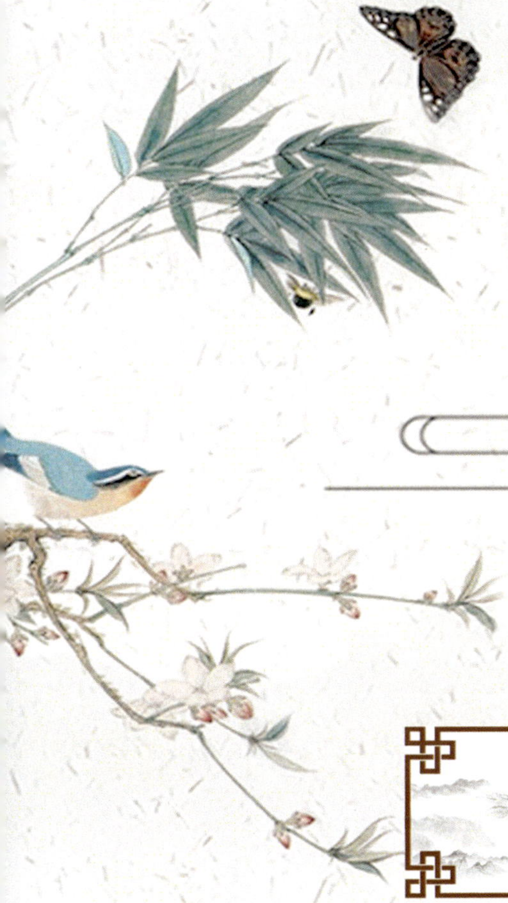

治未病与亚健康

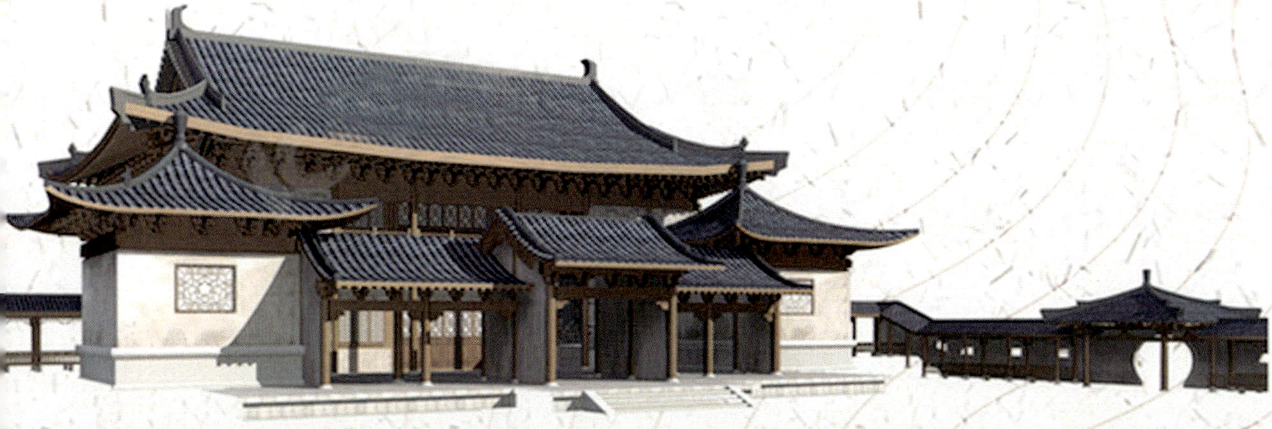

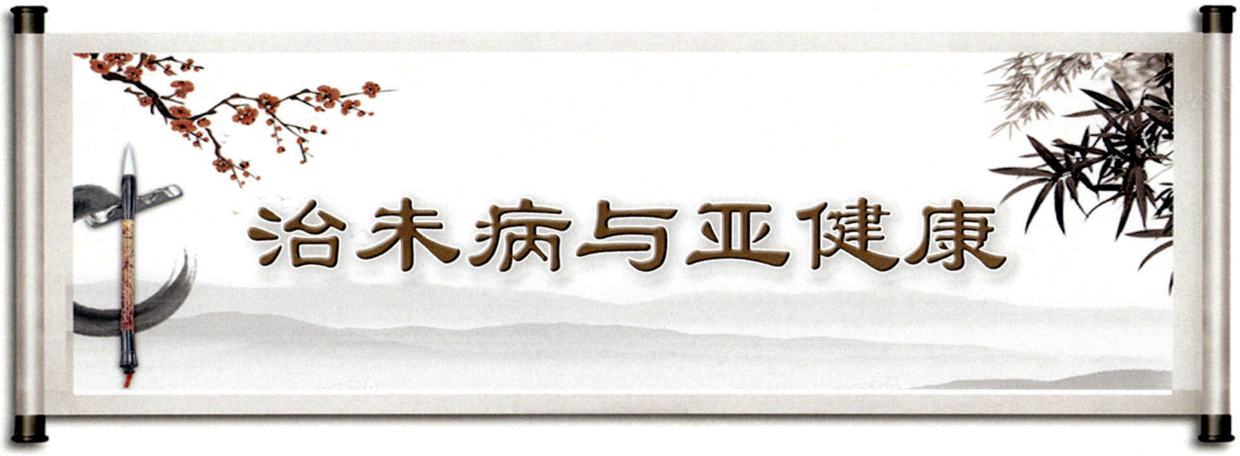

治未病健康工程进展

广东省2022年夏季中医治未病指引印发

2022年6月，广东省中医药局印发《广东省2022年夏季中医治未病指引》，结合该省以湿热为主的气候特点，根据“正气存内，邪不可干”的中医治未病理念，指导百姓固护正气，提高自身卫外功能，抵御外邪侵袭。

《指引》提出，参照五运六气，今年夏季易出现虚火上浮、阳根不固的情况，治未病应遵循“上焦疏风清热、生津清暑，中焦健运脾胃、行气化湿，下焦清利湿热”的调养方法，并依此推荐三种对症的预防保健方。

《指引》提出，可使用艾条烟熏、避秽香囊等中医药简易辟秽防疫方法。同时，推荐了上焦、中焦、下焦相应保健穴位，并明确了定位方法和按摩手法。在生活方式调养方面，《指引》指出，应做到“虚邪贼风，避之有时”，做好手卫生，出门戴口罩，避免交叉感染，此外，慎食寒凉性较强或湿热性质较重的水果，老年人在居室中可进行深呼吸、太极拳、八段锦、易筋经等锻炼，运动量以身上有微微温热感或微微汗出为佳。

天津推进中医治未病健康工程升级

2022年8月，从天津市卫健委获悉：“十四五”期间，天津将实施健康天津中医药健康促进行动，大力推进中医治未病健康工程升级，到2025年，100%的家庭医生团队可提供中医治未病服务。

天津将继续做优做强中医重点专科，将重点专科建设纳入市公立中医医院绩效考核指标体系。强化临床路径管理和专科能力建设，组织开展重点专科中医优势病种诊疗方案遴选和优化工作，推广不少于10个疗效确切、中医特色突出的诊疗方案和特色技术。以11个国家区域中医（专科）诊疗中心建设为依托，辐射带动天津市中医药特色专科协同发展，提升中医专科诊疗服务能力。

据介绍，天津将进一步加强中医康复服务体系建设，依托天津中医药大学第二附属医院建设市级中医康复中心，每个区建设1个区级中医康复中心，二级以上中医医院全部设置康复（医学）科。支持三级中医医院牵头组建中医康复医联体，加强基层医疗卫生机构中医康复服务供给。

支持天津中医药大学建设康复学院。到2025年，推广不少于5种中医康复适宜技术和中医康复诊疗方案，80%以上基层医疗卫生机构能够提供中医康复服务。天津电　　（记者武少民）

成都新都：创新中医治未病政策机制

近年来，作为国家中医药综合改革试验区，四川省成都市新都区以“中医治未病政策机制创新”为建设主题，通过模式创新、机制创新、技术创新，促进中医药事业、产业和文化“三位一体”联动发展。

一是统筹规划，加强对中医药工作的政策扶持。强化对中医药工作组织领导，加大对中医药事业经费投入，2016年以来，新都区共投入中医药事业费5.3亿元。在政策扶持方面，试验区建设列入成都市新都区“十三五”“十四五”卫生健康事业发展规划，制定《成都市新都区促进中医药传承创新发展的实施方案》等政策扶持文件。

二是资源整合，完善治未病管理和服务体系。强化龙头单位建设，新都区中医医院牵头“成都市中医治未病专业医疗质量控制中心”工作，制定全市治未病医疗质量控制标准，设置“中医治未病中心”和“中医药健康管理服务中心”。完善服务体系建设，新都区乡镇卫生院、社区卫生服务中心建成8个市级“示范中医馆”、16个规范化“治未病工作室”，村卫生室、社区卫生服务站建成45个标准化“中医角”。

三是加强培养，建设中医治未病人才队伍。充实人才队伍，新都区中医医师人数从367人增加到822人。深化中医药师承教育和优才管理，建成“国医大师、院士工作站”1个、“天府名医工作站”1个、“四川省名中医工作室”2个、“天府名中医传承工作室”1个，建立师徒关系46对。创新中医药人才管理，推进中医药人员“区管镇用”“镇聘村用”，县乡中医药一体化管理改革，吸纳健康文化、健康管理、健康保险等其他专业人才参与治未病工作。

四是联动发展，以医共体建设推动试验区工作。实施具有中医药特色的医共体建设“45321”工程，即坚持“4个原则”、建设“5个中心”、落实“3个强化”、夯实“2个支撑”和实现“1个目标”，以“互联网+中医药”为抓手，建立起紧密型县域中医智能医共体。实施成都市中医治未病健康促进专项行动，优化创新10项“治未病”服务技术规范化方案。

五是科研创新，促进治未病科技成果转化。开展科学研究，开展3项省级治未病相关科研课题并通过结题验收，1项课题获四川省中医药学会科学技术奖。促进治未病科技成果转化，19种中药院内制剂应用于临床，研发防感香囊、驱蚊香囊、口气清新茶、足浴包等中医养生保健产品。

六是改革驱动，推动治未病与多产业融合发展。发挥市场机制作用，促进治未病与互联网、养老、旅游、体育、文化、教育等其他产业融合，建成中医药特色街区。传播治未病理念，以中医药“文化广场”“特色街区”“文化长廊”为基础，建设中医药文化科普基地，通过传统媒体和新媒体广泛传播中医治未病服务理念。

中国中医药研究促进会治未病与亚健康分会换届大会暨首届中医治未病与亚健康防治生活化高峰论坛在中国长沙市成功举办

2022年12月17日，由中国中医药研究促进会主办，中国中医药研究促进会治未病与亚健康分会、北京市中和亚健康科学研究院、北京三和同舟会议会展有限公司、富智中和（北京）健康科技有限公司承办，中国亚健康产业总部基地运营管理中心协办的“中国中医药研究促进会治未病与亚健康分会换届大会暨首届中医治未病与亚健康防治生活化高峰论坛”暨第十六届国学国医岳麓论坛暨第七届健康酒文化高峰论坛暨第三届止乐学派学术研讨会在中国长沙市隆重召开。国医大师孙光荣教授；首届全国名中医张发荣教授；中国中医药研究促进高泉会书记/副会长；国家中医药管理局机关服务局原局长，中和亚健康服务中心创建主任孙涛教授；中华中医药学会治未病分会主任委员、湖南医药学院校长何清湖教授；北京市中和亚健康科学研究院魏育林院长；中国亚健康产业总部基地运营管理中心主任、中国中药协会亚健康药物研究专业委员会主任委员朱嵘研究员；中国中医药研究促进会秘书长助理兼学术部王亚煌主任；中国中医药研究促进会治未病与亚健康分会创会会长潘年松教授；中国中医药研究促进会治未病与亚健康分会会长、成都中医药大学医学博士，北京中和亚健康研究院副院长兼健康白酒研究所所长张国豪教授；中国民族医药学会原副会长，中国民族医药学会土家医学分会会长田华咏教授；中国中医药研究促进会治未病与亚健康分会副会长、山东省潍坊市中医院党委杜振副书记；中国中医药研究促进会治未病与亚健康分会副会长、甘肃省庆阳市中医院胡胜根副院长；中国中医药研究促进会治未病与亚健康分会副会长、河南中医药大学康养产业研究院魏联杰院长；中国中医药研究促进会治未病与亚健康分会副会长、黑龙江中医药大学附属第二医院科技科王琳晶科长；中国中医药研究促进会治未病与亚健康分会副会长、辽宁中医药大学附属医院治未病中心王莉副主任；中国中医药研究促进会治未病与亚健康分会副会长、湖南医帜医学科技有限公司付中原总经理；中国中医药研究促进会治未病与亚健康分会副会长、四季康贝（北京）健康科技有限公司黄博明总经理；中国中医药研究促进会治未病与亚健康分会副会长、中和亚健康服务中心李丽慧副主任；中国中医药研究促进会治未病与亚健康分会副会长、湖南医药学院基层医远程教育学院汤宏勇副院长；中国中医药研究促进会治未病与亚健康分会副会长、荆州市中医医院严光俊副院长；中国中医药研究促进会治未病与亚健康分会副会长、河南中医药大学第一附属医院张怀亮院长；中国中医药研究促进会治未病与亚健康分会副会长、新疆医科大学附属中医医院米勇教授；中国中医药研究促进会治未病与亚健康分会副会长、南昌市洪都中医院肖芳纪委书记；中国中医药研究促进会治未病与亚健康分会副会长、柳州市中医医院陈峭主任；中国中医药研究促进会治未病与亚健康分会副会长、广州中医药大学附属南海妇产儿童医院中医科周俊亮主任；中国中医药研究促进会治未病与亚健康分会副秘书长、山东中医药大学附属医院张效丽主任；中国中医药研究促进会治未病与亚健康分会副秘书长、郑州大学第二附属医院李伯群教授；中国中医药研究促进会治未病与亚健康分会副秘书长、浙江医圣堂中医药研究所杨育林秘书长；中国中医药研究促进会治未病与亚健康分会常务理事、武汉弘医堂中医医院黄泽峰主任；中国中医药研究促进会治未病与亚健康分会常务理事、海南省中医院王勉教授；中国中医药研究促进会治未病与亚健康分会常务理事、本溪市中医院张霄峰院长；中国中医药研究促进会治未病与亚健康分会常务理事、毕节医学高等专科学校闫玉慧教授；中国中医药研究促进会治未病与亚健康分会副秘书长、中医新学术流派传承与创新共同体项目办公室刘松鹤副主任；中国中医药研究促进会治未病与亚健康分会副秘书长、京州口腔医院运营院长晏冬梅女士；中国中医药研究促进会治未病与亚健康分会副秘书长、遵义九州通医药有限公司事业部赵勇总经理；柔嘉集团沈敬国董事长张烔总经理；伏羲门集团邱莉总经理；湖南遵生八笺酒业有限公司吴洛平副总经理；湖南医峰阁医学科技有限公司王雅琦总经理等全国范围的中医药相关人士两千六百人以线上线下结合方式参加了此次会议，会议由中国中医药研究促进会治未病与亚健康分会副会长、湖南医药学院康保学院陈继松院长主持。

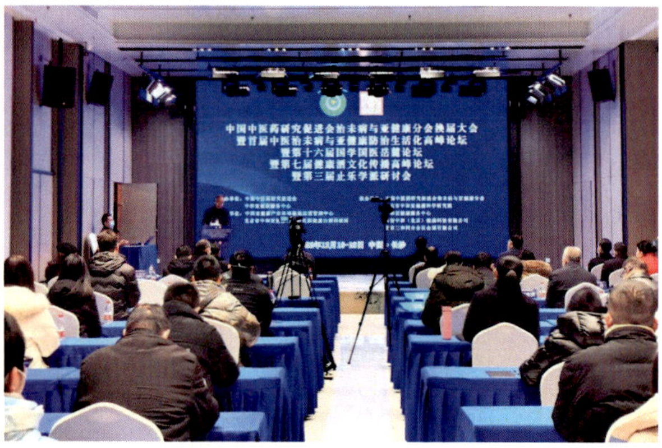

大会现场

大会开幕式上，由国家中医药管理局机关服务局原局长、中和亚健康服务中心创建主任孙涛教授；北京市中和亚健康科学研究院院长、止乐学派创始人魏育林教授；国医大师孙光荣教授；中华中医药学会治未病分会主任委员、湖南医药学院院长何清湖教授四位领导致辞；中国中医药研究促进会秘书长助理兼学术部主任王亚煌主任宣读了治未病与亚健康分会第二届理事会组织架构及人员名单，标志着中国中医药研究促进会治未病与亚健康分会第二届理事会于2022年12月17日在长沙市正式组建！会上分别为新当选会长张国豪教授、史亚文秘书长等人员举行了颁发证书仪式；由张国豪会长表态发言；由中国中医药研究促进会书记兼副会长高泉书记总结讲话。

开幕式举行了《国医年鉴》2022卷首发仪式，《国医年鉴》一部开放包容的编年史册，传承中医药文化脉络、发掘中医药学术精品、彪炳中医药不朽史实、搭建中医药产业平台、创建中医药文化新品牌。《中国知识资源总库·中国知网》对《国医年鉴》刊载内容进行数据记录。《国医年鉴》编辑主旨：实录中医药行业年度法规、重大事件；记录中医药学术科研成果、教育文化和民间特色经验；编录中医药世家方药技艺传承发展脉络；中医药名人成长经历、医学感悟；辑录中医药年度人物重大影响、学术成就；选录国内外中医药文化史实、趣文。其以政府的方针政策为导向，除此，还关注特色技术、宣传优秀品牌，搭建一切有志、有成就中医药事业者的展示平台。

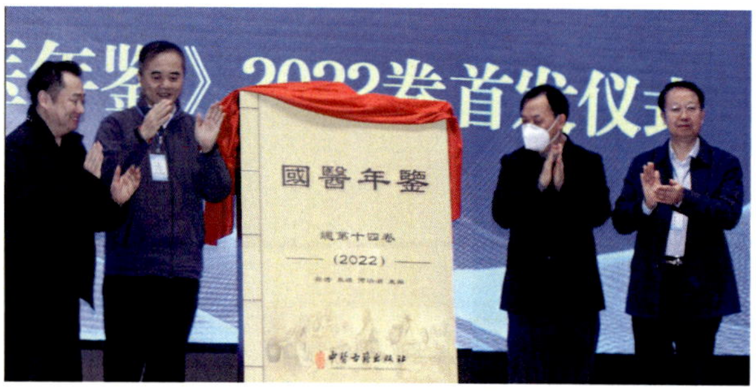

大会开幕式上举行了“湘西田氏土家医派”揭牌仪式。中医的发展离不开医学流派的发展，民族医药的发展更需要具有民族医药特色的医派崛起，中医新学术流派传承与创新共同体推出的“五一工程”助力中医流派的流程化、标准化、产业化建设。为了助力湘西土家族苗族自治州民族医药的发展，更好地发扬土家医学的特色，服务人民健康，湘西田氏土家医派经过前期大量的筹备工作，终于顺利地在本次大会上应运而生。

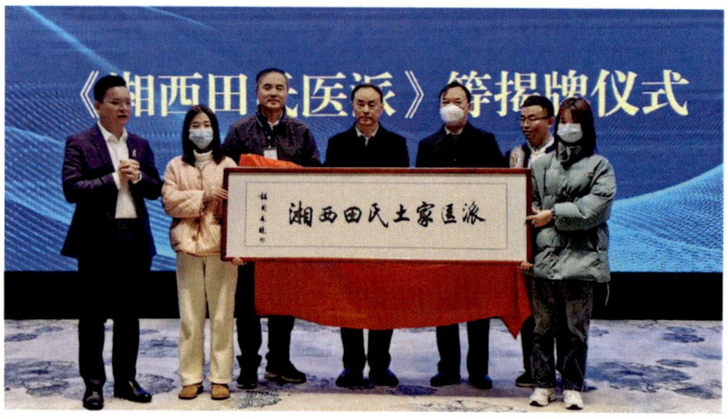

大会举行了《健康鸡尾酒调制执业技能水平等级培训》项目启动仪式，与会代表高度认同健康鸡尾酒调制是未来最有发展前途的新职业之一。培训课程内容融合了健康养生体系多学科知识。既有实用的调配酒的技术，也有根据不同症状及体质对症施酒方法。其一可以帮助亚健康专业调理机构、中医养生保健机构等建设居家调养产品线。其二可以为亚健康专业调理机构、养生保健机构、餐饮行业、酒吧行业的新业务输送实用新型人才。根据不同级别及不同阶段学员的实际情况，还有相应的模块化的课程组合。

随着《健康鸡尾酒调制执业技能水平等级培训》项目的落地与推广，健康白酒产业必将迎来一个快速发展期！

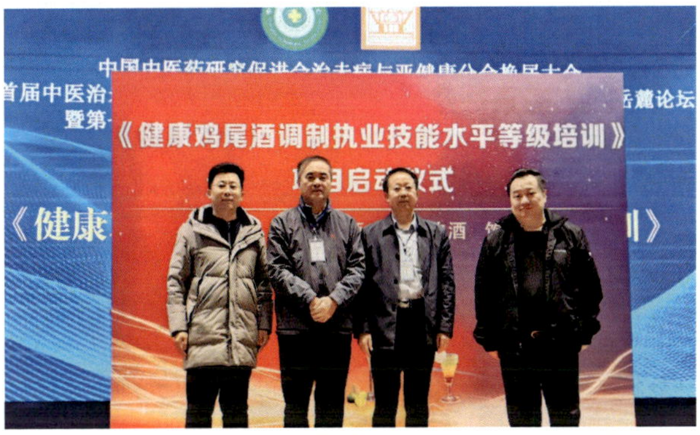

为了贯彻《中共中央国务院关于促进中医药传承创新发展的意见》文件精神，落实国家中医药管理局《“十四五”中医药人才发展规划》的具体要求，加快推进中医药人才工作，建设高质量中医药人才队伍，为中医药传承创新发展提供坚强的人才保障，为基层医疗机构提供特色适宜技术，中和亚健康服务中心计划从民族医药里面梳理出一批特色诊疗技术，并进行推广。该计划既满足基层医疗机构基于优势病种的专科专病建设，又可以满足亚健康专业调理机构、中医养生保健机构提供特色服务项目的需要。在本次会议上正式启动了《蒲公英民族医药特色诊疗技术推广工程》。

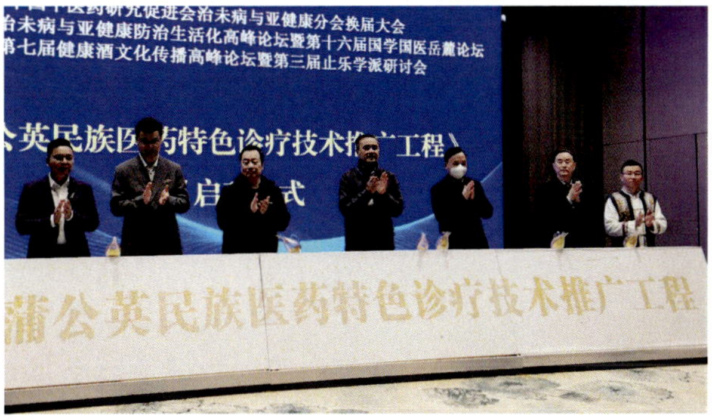

大会主论坛异彩纷呈，请到了国内多名在治未病与亚健康领域的著名专家作专题报告。其中有湖南医药学院校长、中华中医药学会治未病分会主任委员、湖南省政协常委何清湖教授所作的《中医治未病“五化”与养联体构建的思考》；成都中医药大学医学博士、北京中和亚健康研究院副院长兼健康白酒研究所张国豪所长所作的《遵生酒对老龄化大鼠组织及脑自由基的影响》；中国中医药研究促进会治未病与亚健康分会首届会长、湿缠身学派创始人潘年松教授所作的《从〈黄帝内经〉吸取防止湿缠身的智慧与探索》；辽宁中医药大学博导鞠宝兆教授所作的《〈黄帝内经〉理论与实践应用》；辽宁中医药大学附属医院治未病中心王莉主任所作的《以“消渴病”的治疗为例谈“法于阴阳，和于术数”在“治未病”中的重要性》，魏育林教授作的“基于《听琴经》的琴乐养生导论及止乐学派的定位”等发言，赢得线上线下的两千六百名参会代表响起热烈的掌声。

本次中国中医药研究促进会治未病与亚健康换届大会汇聚了国内该领域的重要专家和权威人士齐聚一堂，共同分享和探讨了中医治未病与亚健康在防治生活化发展的现状、未来形势、具体管理、技术方法等，为推动中医药为人类健康和经济社会发展做出了贡献。（史亚文）

第三届“5·25亚健康防治日”大型公益活动报道

2023年5月25日，由中和亚健康服务中心发起，联合全国相关学会、协会、中医药大专院校、大健康产业知名厂家与服务机构共同举办的全国性公益活动“5·25亚健康防治日”启动仪式成功举办。主会场设于湖南长沙中国亚健康产业总部基地，与来自全国各地50个直播分会场以及数千家医疗、非医疗机构共同参与了“亚健康防治日”启动仪式，以及随后开展的公益活动。通过开展亚健康防治知识的科普、中医养生保健体验、亚健康测评等不同形式的活动，参与者中医养生素养得到了极大的提高，对健康、亚健康、疾病的生命周期变化有了更深层次的认知。随着健康观念、社会环境、 医学模式的改变，人们越来越意识到，从“已病图治”转变为“养生保健，未病先防”是远离疾病、保持健康的最有效方式，同期具有巨大市场潜力的健康服务业也得到了迅猛发展。

本次活动旨在宣传推广安全、有效的亚健康中医调理技术；宣传最新、最前沿的亚健康测评技术；宣传、推广亚健康专业调理机构“健康4S”的服务理念和专业度；宣传、推广亚健康产业创客体系；宣传、推广儿童健康管理知识和技能；宣传、推广慢病康复辅助调理特色技术；宣传、推广民族医药特色诊疗技术等。通过该活动达到强化疫情期间中医治未病与亚健康防治科普宣传取得的效果。通过公益活动进社区，将以精湛的调理技术、仁厚的情怀、专业的经验，为前来参与活动的民众提供了健康咨询、健康测评、健康调理、预防保健和科学养生的指导，让更多的人了解亚健康、知道亚健康、重视亚健康。本次活动收获了广泛的民众好评，也获得了各级领导、专家的一致赞誉和认可，为后续活动的持续进行，奠定了良好的基础。

来自全国各地遴选出来的50个分会场分布在不同的城市，按照活动实施方案的要求自行开展了以主题为：“亚健康防治，从关爱自我健康做起！”的不同体现形式的各类公益活动。预计全国各地机构开展了近千场公益活动，数百万人参加了活动。

活动现场

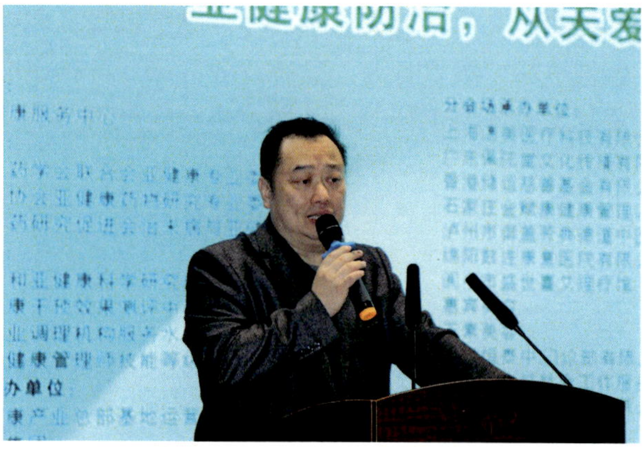

中国亚健康产业总部基地运营管理中心主任朱嵘研究员 主持

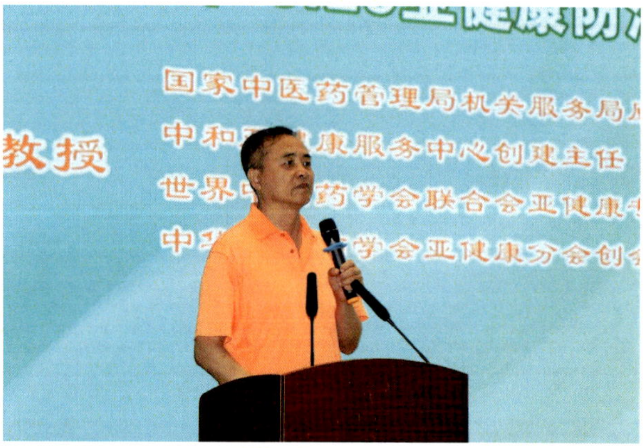

中和亚健康服务中心创建主任孙涛教授 致辞

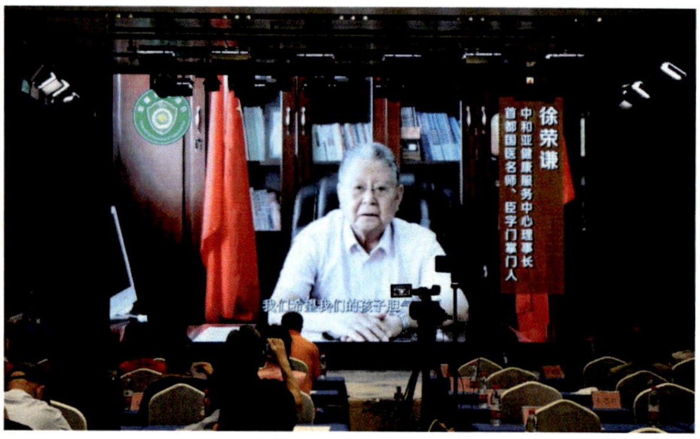

中和亚健康服务中心理事长徐荣谦教授 致辞

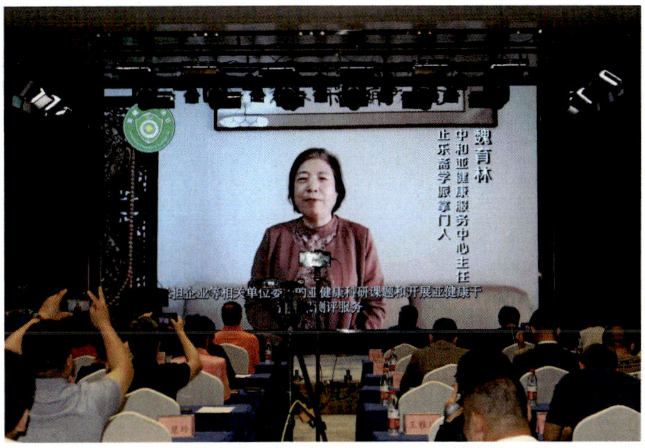

中和亚健康服务中心主任魏育林研究员 致辞

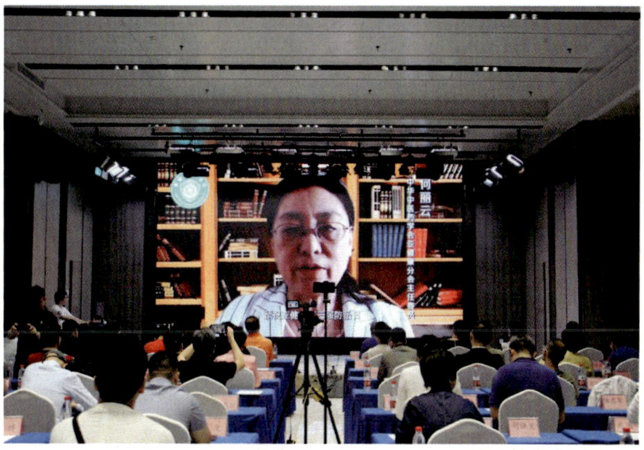

中华中医药学会亚健康分会主任委员
何丽云教授 致辞

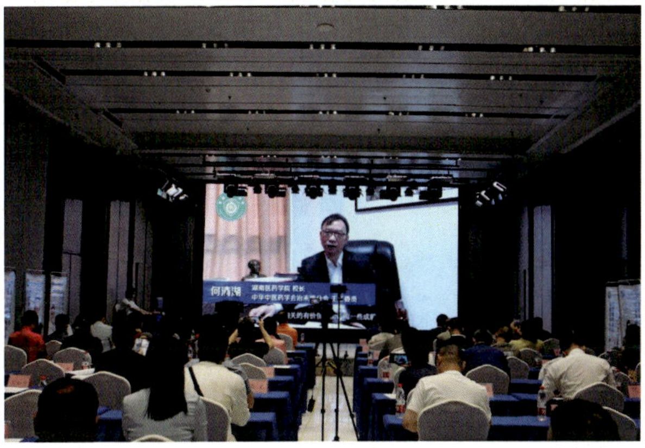

中华中医药学会治未病分会主任委员、湖南医药学院校长何清湖教授 致辞

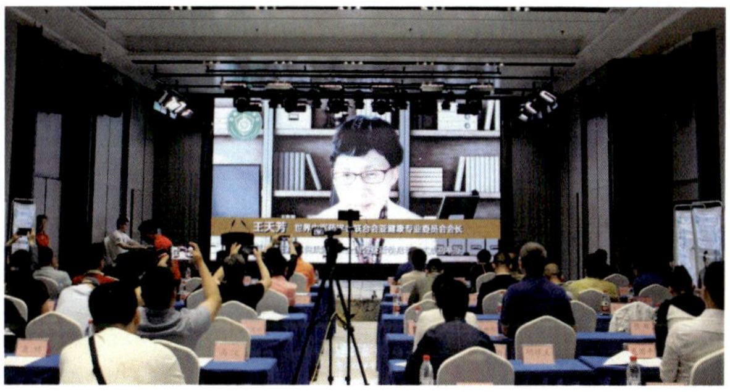

世界中医药学会联合会亚健康专业委员会会长
王天芳教授 致辞

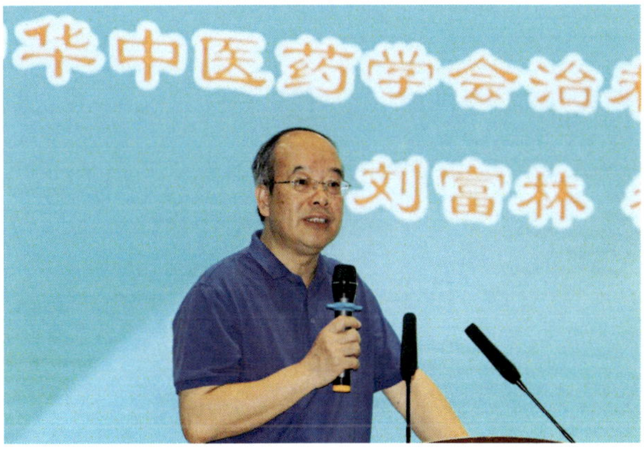

中华中医药学会治未病分会秘书长
刘富林教授 致辞

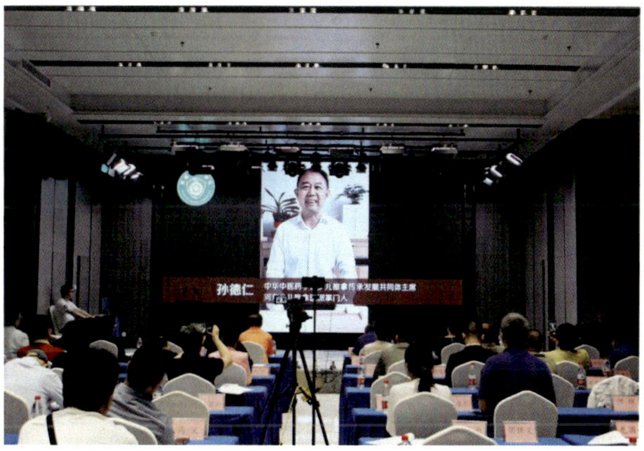

中华中医药学会少儿推拿传承发展共同体主席
孙德仁校长 致辞

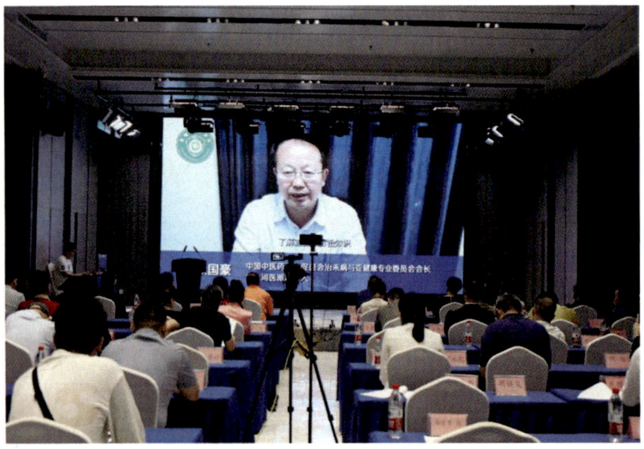

中国中医药研究促进会治未病与亚健康专业委员会会长张国豪教授 致辞

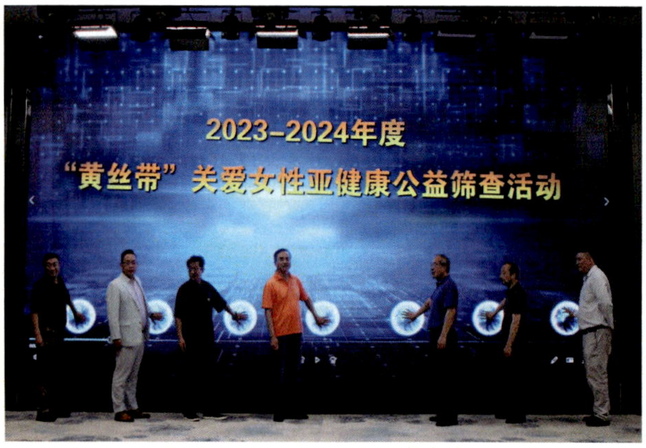

2023—2024年度“黄丝带”关爱女性亚健康公益筛查活动启动仪式

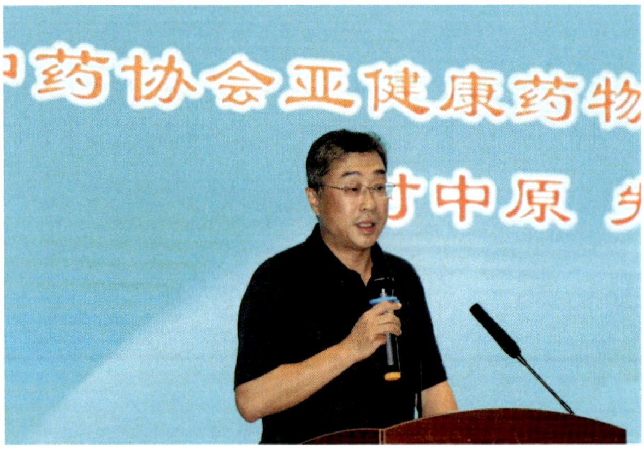

中国中药协会亚健康药物研究专业委员会秘书长付中原 致辞

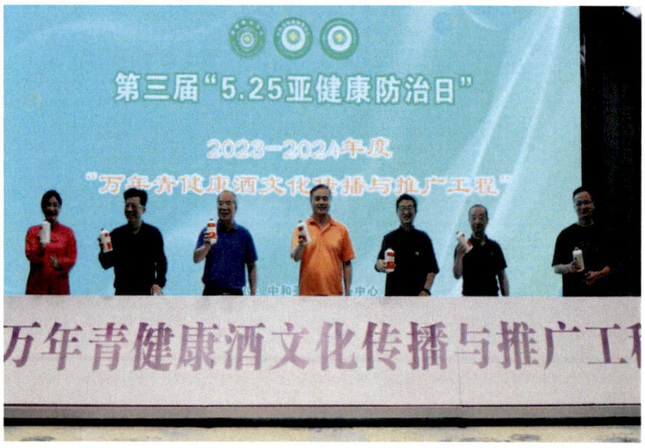

2023—2024年度“万年青健康酒文化传播与推广工程”启动仪式

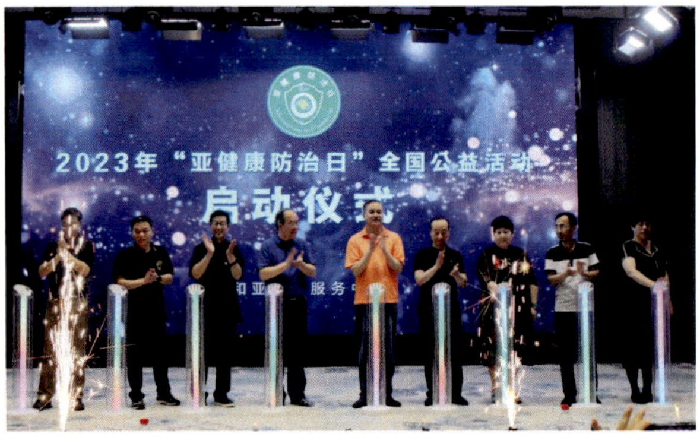

2023年“亚健康防治日”全国公益活动启动仪式

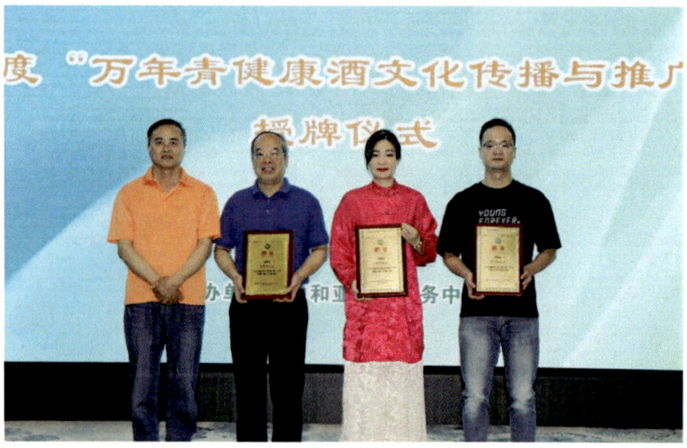

2023年度“万年青健康酒文化传播与推广大使”授牌仪式

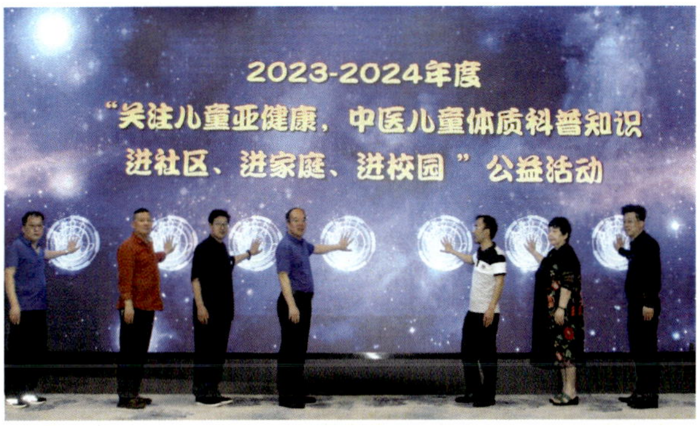

2023-2024年度“关注儿童亚健康，中医儿童体质科普知识进社区、进家庭、进校园启动公益活动”仪式

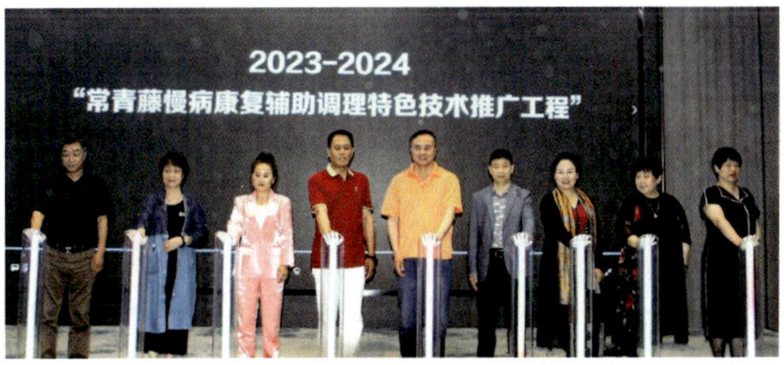

2023-2024“常青藤慢病康复辅助调理特色技术推广工程”启动仪式

分会场现场活动展播（部分）

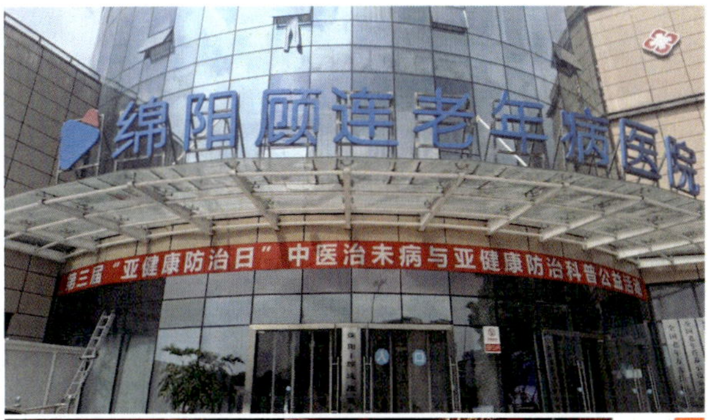

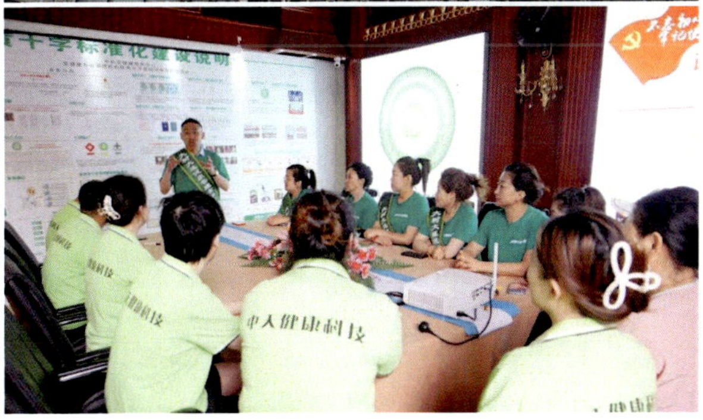

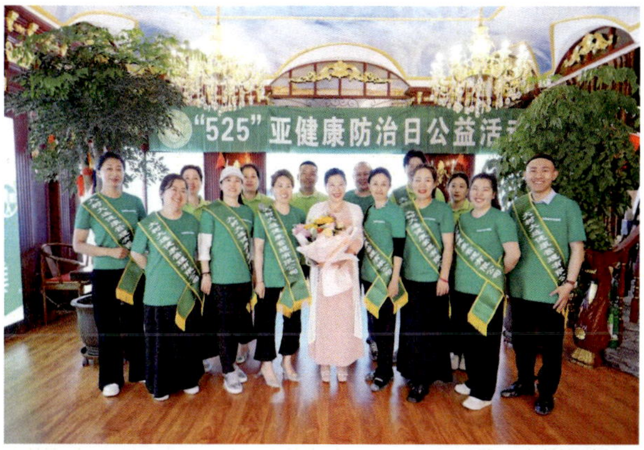

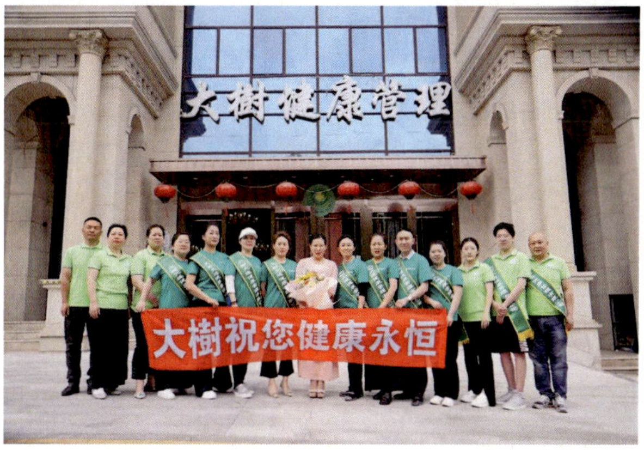

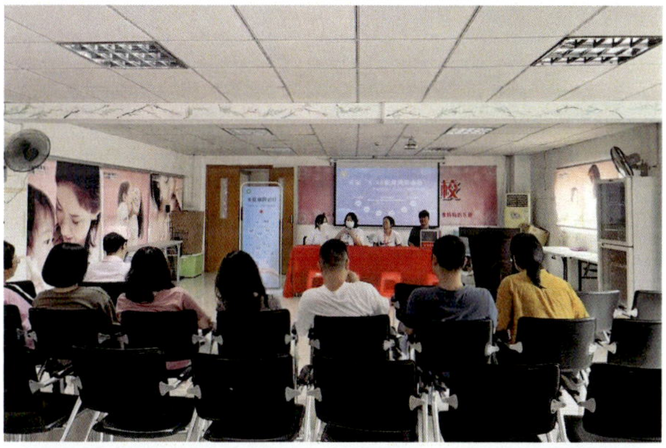

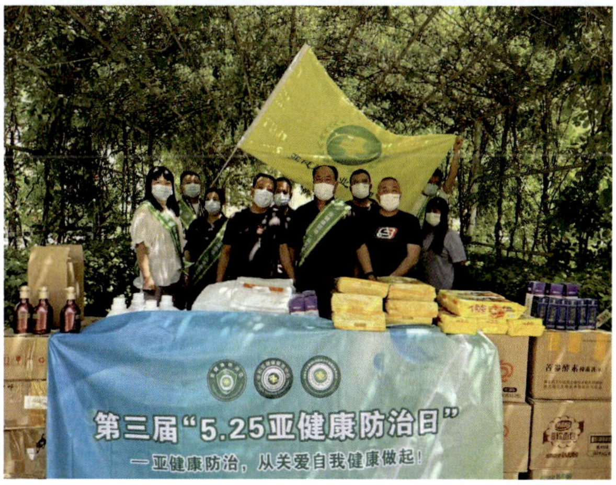

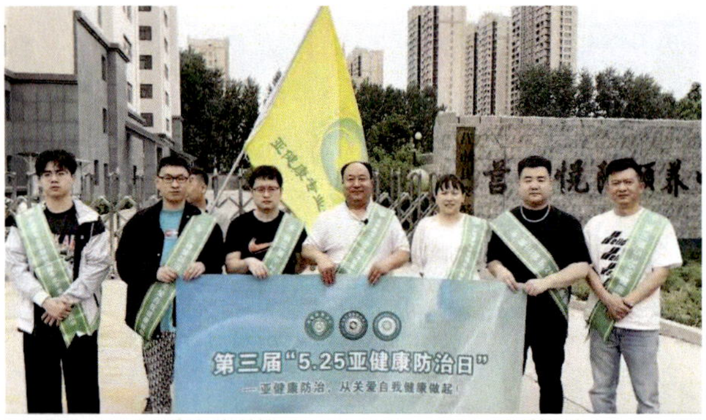
第三届"5.25亚健康防治日"
—亚健康防治，从关爱自我健康做起

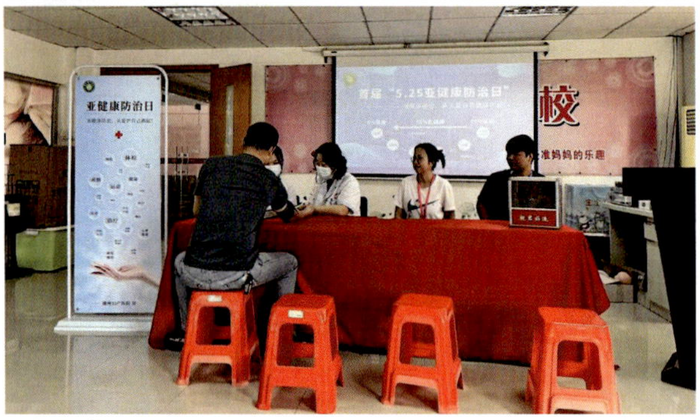
亚健康防治日

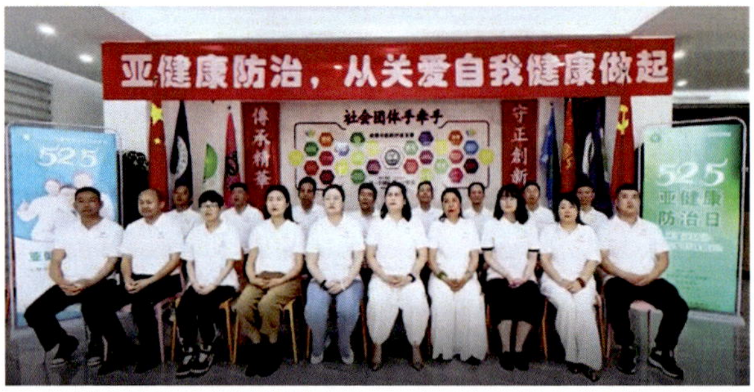
亚健康防治，从关爱自我健康做起
社会团体手牵手
传承精华
守正创新
525
亚健康
防治日

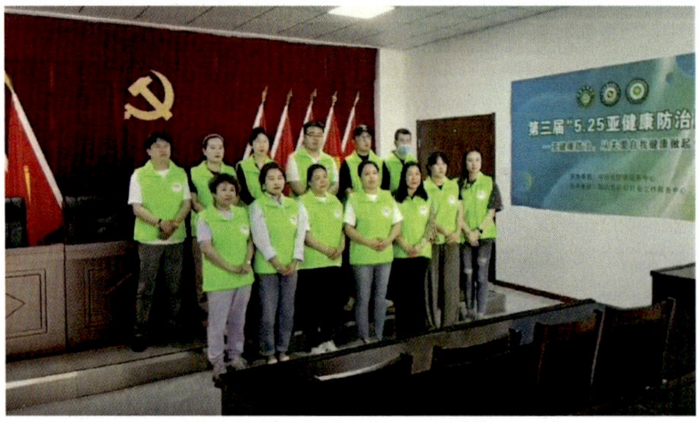
第三届"5.25亚健康防治

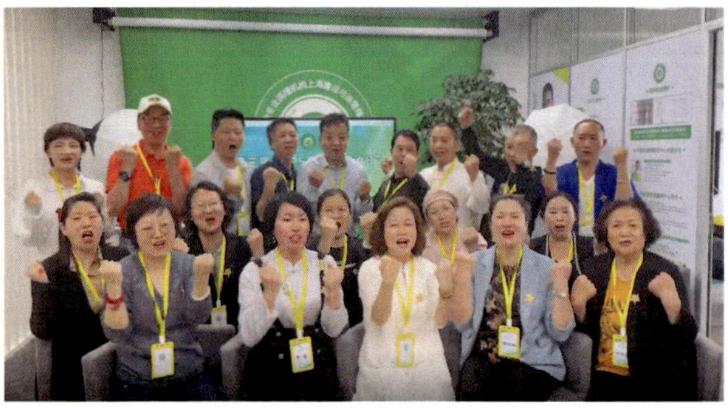

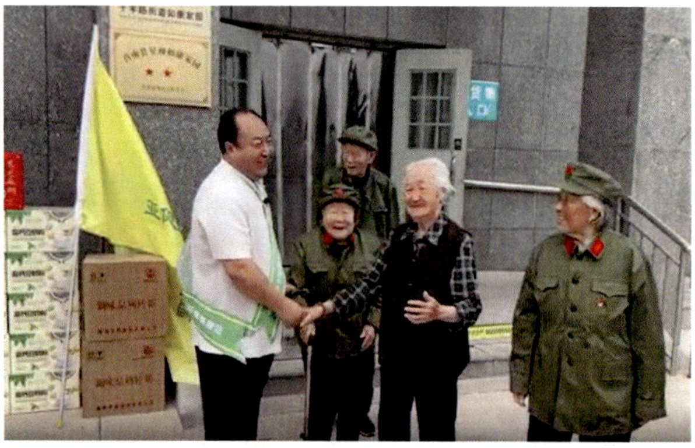

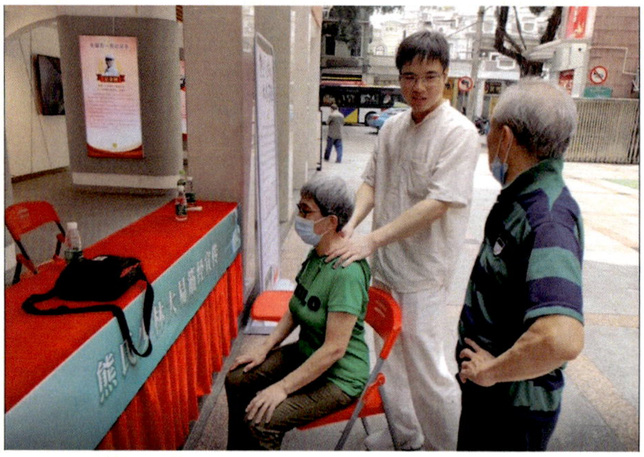

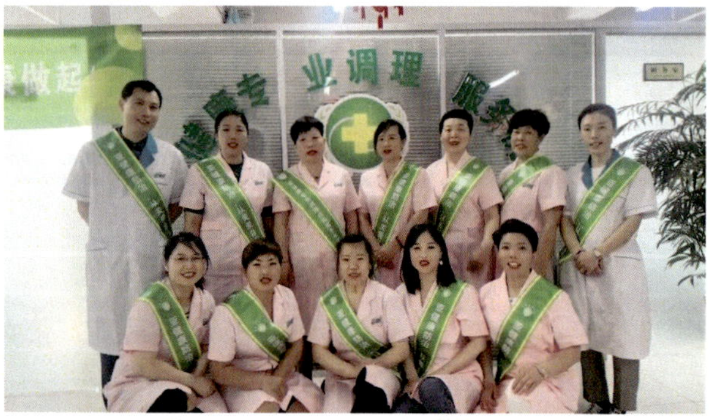

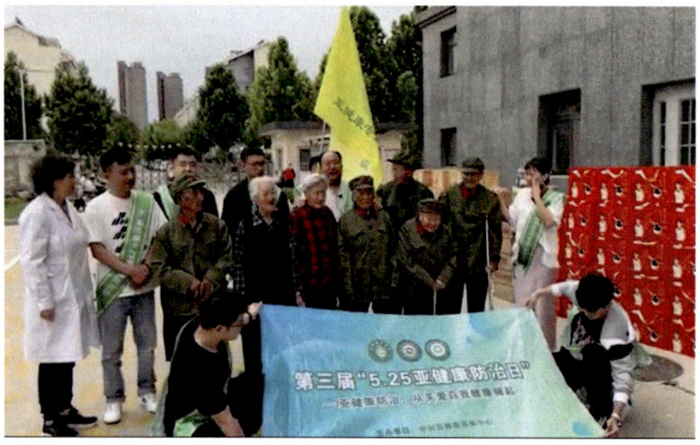
第三届"5.25亚健康防治日"

“金丝带”关爱女性生殖健康文化工程启动

为贯彻落实健康中国战略，关爱女性健康，提高我国女性生殖健康水平， 2023年5月25日，由中和亚健康服务中心、北京市中和亚健康科学研究院共同发起，哎俪娅（北京）文化科技有限公司承办的2023—2024年度《金丝带关爱女性生殖健康文化工程暨五觉疗愈项目》在湖南长沙中国亚健康产业总部基地顺利举行。

据悉，本次活动由中国中药协会亚健康药物研究专业委员会主任委员、中国亚健康产业总部基地运营管理中心主任朱嵘主持，来自中和亚健康服务中心、中华中医药学会、世界中医药学会联合会亚健康专业委员会、中国中医药研究促进会、中国亚健康产业总部基地、湖南中医药高等专科学校、湖南医药学院、全国中医新学术流派传承与创新共同体项目办公室、蒲公英民族医药特色诊疗技术推广工程项目办公室、慢病康复辅助调理技术推广项目办公室、亚健康专业调理机构服务水平星级评审专家委员会项目办公室、亚健康专业调理机构（全国）建设与运营指导中心以及来自全国各地的亚健康专业调理机构建设与运营指导中心相关领导和专家教授与关爱女性生殖健康＂金丝带＂大型公益活动发起人王珍女士等五十多名嘉宾出席了本次活动。

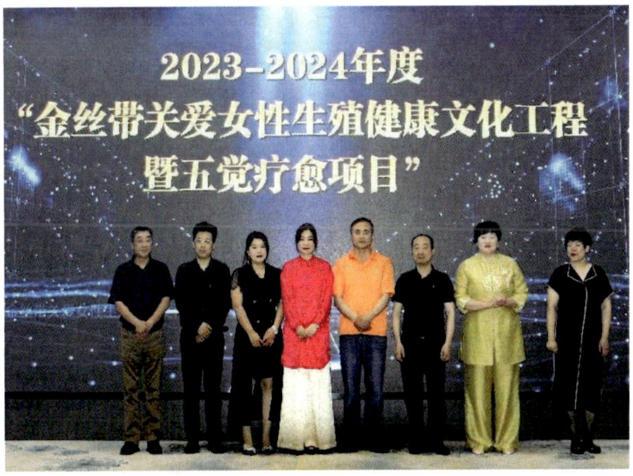

在本届全国 5•25 亚健康防治日，《金丝带关爱女性生殖健康文化工程》正式启动，会上哎俪娅（北京）文化科技有限公司王珍女士，秉承促进中国家庭幸福愿景，现场发布了女性亚健康状态的情志管理解决方案 ——“五觉”疗愈项目，她希望通过 5•25亚健康防治《金丝带关爱女性生殖健康文化工程》帮助更多的女性了解自己、爱护自己，掌握保护自己的方式与方法，并倡导 “生殖亚健康防治，从关爱自我做起！”，共同以听觉、味觉、嗅觉、触觉、视觉，五大维度来调节身、心、灵三大层面的有效方式，真正实现“健康一个女人，幸福一个家庭，和谐一个社会”的共同愿望。

哎俪娅致力于成为家庭幸福行业的开拓者和践行者。

本次活动为女性生殖行业整体规范做了规划部署，计划面向全国生殖行业遴选“金丝带”关爱女性生殖健康文化工程，五觉疗愈师及开展“关爱女性生殖健康金丝带公益活动”，在全国招募百名品牌发起人和千名形象大使，并对入选的发起人 、形象大使颁发证书。本次活动时间为期一年，具体时间从2023年5月25日开始，于 2024年5月24日结束，本期活动将以2023年度《“金丝带”关爱女性生殖健康公益活动》实施方案为规则标准，实施执行，希望优秀的行业品牌以及专业人士能够加入活动中来，为女性生殖健康贡献力量，为健康中国助力。

特色调理技术

理视康百草舒润眼精华乳亚健康中医调理技术

随着科技的发展及网络的普及，现代人接触电子产品较多，以及长时间近距离视物会造成睫状肌处于痉挛状态，久而久之易形成视力亚健康状态；《黄帝内经》中认为“久视伤血”，用眼过度会造成眼部供血不足，眼部缺乏营养物质，就会加剧视疲劳和近视的发生。

【原理】

人的眼部周围分布多个穴位，经络十分丰富，并且与眼球内部和颅内的血管、神经相连，使之能够快速吸收产品成分，理视康百草舒润眼精华乳运用眼周经络的精华导入功能，通过透皮吸收，使产品直接作用于睫状肌，缓解睫状肌的紧张；加快眼部血液循环，提高眼周通氧量；补充眼睛所需的营养物质，直接供给眼睛营养。通过缓解睫状肌紧张、提高眼周通氧量、从而能够很大程度的缓解视疲劳。

【成分】水、乙醇、液体石蜡、冰片、1,3-丙二醇、矿脂、薄荷醇、甘油硬脂酸酯、牛油果树果脂、薄荷醇乳酸酯、聚二甲基硅氧烷、PEG-100 硬脂酸酯、1,2-己二醇、黄原胶、对羟基苯乙酮、生育酚乙酸酯、聚丙烯酸酯交联聚合物-6、鲸蜡硬脂醇、花生醇、丙烯酸钠/丙烯酰二甲基牛磺酸钠共聚物、焦糖色、苯氧乙醇、山嵛醇、异十六烷。其他微量成分：密蒙花提取物、红花花提取物、人参根提取物、谷精草花/茎提取物、蒺藜提取物、铁皮石斛提取物、小决明子提取物、丹参根提取物、薄荷提取物、乙基己基甘油、当归根提取物、川芎根提取物、桃核仁提取物、芍药根提取物、宁夏枸杞果提取物、桑叶提取物、菊花提取物、天麻根提取物、苦参根提取物、麝香草叶提取物、马齿苋提取物、黄连根提取物、丙二醇、花生醇葡糖苷、丁二醇、聚山梨醇酯-80、山梨坦油酸酯、甲基二异丙基丙酰胺、薄荷烷甲酰乙胺、棕榈酸异丙酯、羟丙基纤维素、蛭提取物、水解珍珠、双丙甘醇、CI19140、CI77499等。

【功效】具有活血通经、疏风散热、明目退翳的预防保健作用。

【适宜人群】

本品适宜于用眼过度、视力疲劳引起的眼睛局部不适的眼干、眼涩、模糊、酸胀、流泪、畏光等亚健康状态的人群。

【调理方法】

打开瓶盖轻轻摇两下，闭上眼睛，滚珠自一侧太阳穴处开始绕眼睛周围穴位均匀涂抹，闭目静养15～20分钟可深度缓解眼疲劳。一天使用2～3次，效果更佳。

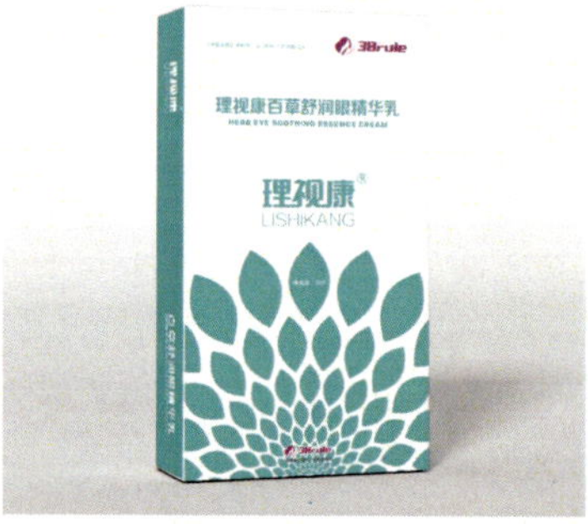

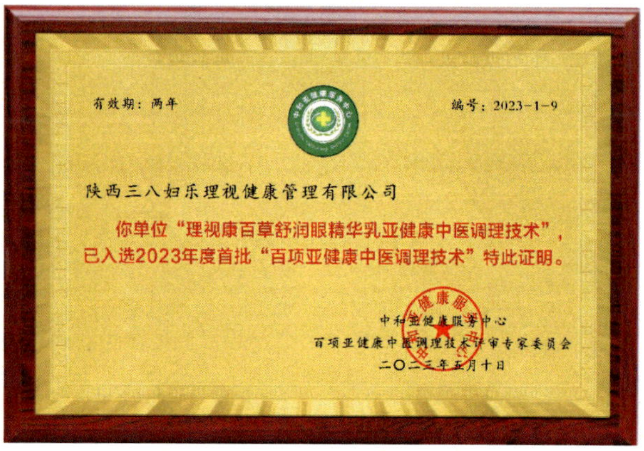

【产品优势】

①见效快：快速渗透，靶向给养，有效缓解视疲劳；②易吸收：先进工艺及配方，使有效成 分吸收更快；③不油腻：有效避免乳状产品油腻的弊端；④易携带：人性化设计，方便随身携带；⑤易操作：设计简单，使用方便。

【注意事项】

①本品外用，不可口服，严禁入眼；②儿童在成人监护下使用，放于儿童不易触及处；③孕妇及皮肤有开放性伤口人群，眼部有并发症人群禁用； ④使用本品后如有过敏不适，应停止使用。

【产品规格】8mL。

【贮存环境】密封，置通风干燥处。

【有效期】36个月。

纤溶美栓通片（压片糖果）亚健康中医调理技术

【产品原理】

本品中的专利成分——枯草杆菌溶栓酶，是一种专一降解交互纤维蛋白的蛋白水解酶，改善机体亚健康，激活体内溶栓系统，释放代谢被网住的血小板、脂类物质、细胞碎片物质，供给机体营养，避免纤维蛋白的过多凝聚，在溶解血栓的同时很大程度上避免血栓的形成。

【产品成分】

麦芽糊精、山梨糖醇、微晶纤维素、纳豆粉、叶黄素酯、透明质酸钠、硬脂酸镁、复配被膜剂（聚乙烯醇、聚乙二醇）。

【适宜人群】

本品适应于头痛头昏、心脏不舒服、四肢发麻无力等亚健康状态人群。

【调理方法】

早晚饭前1小时空腹服用。先喝一杯42℃以上温开水，约200mL左右，然后吞服两粒（切记不要嚼碎），再喝一杯温开水，饭后40分钟，小口喝，经常喝温开水，效果更佳。

【产品优势】

（1）靶向溶解血栓，克服现有降“三高”药物及保健产品不足。

（2）小分子蛋白，耐胃酸，口服肠胃吸收，靶向溶栓。

（3）独有的抗氧化性，延缓衰老。

（4）体内作用时间长达8～16小时以上。

（5）安全有效、无不良反应。

【注意事项】

（1）每天必须喝2000mL左右温开水，喝水量不够影响效果。

（2）按照包装食用方法即可，一般不用加量，体质虚弱的人刚开始时前一周每天早晚各一粒，一周后无明显的调理反应可适量增加，必须多喝温开水。有脑血栓、高血压、心脑血管疾病的患者不能多喝水的不建议服用。

【产品规格】15克（0.5克×30片）

【贮存环境】置于阴凉干燥处。

【有 效 期】24个月。

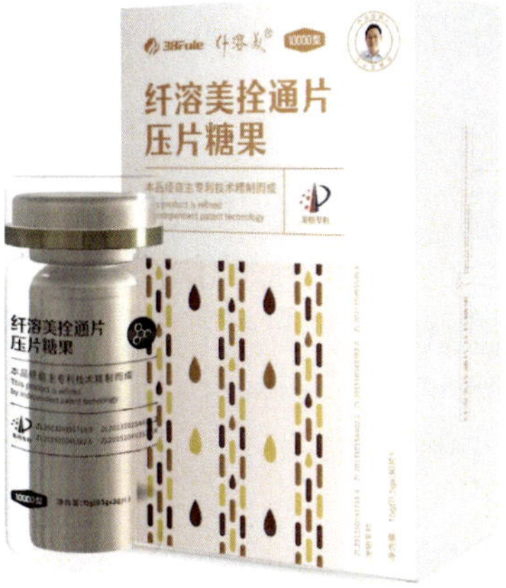

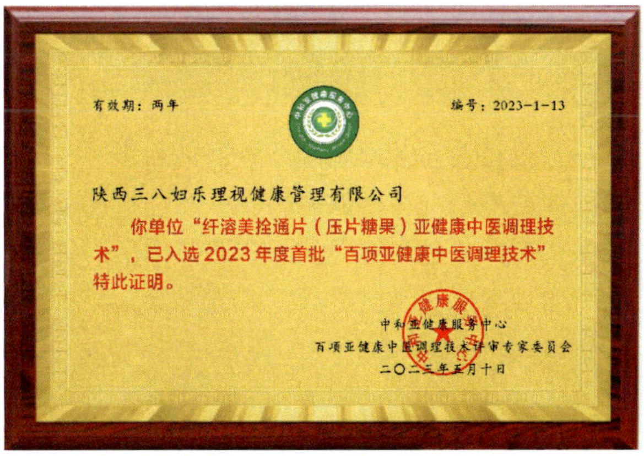
有效期：两年　　编号：2023-1-13

陕西三八妇乐理视健康管理有限公司

你单位“纤溶美拴通片（压片糖果）亚健康中医调理技术”，已入选2023年度首批“百项亚健康中医调理技术”特此证明。

中和亚健康服务中心
百项亚健康中医调理技术评审专家委员会
二〇二三年五月十日

脉络养元灸法

【技法来源】

脉络养元灸法：调和阴阳、无痛揪痧、养血行气、固本回阳，其融合了按摩、经络、刮痧、艾灸四项合一的手法。本技法的特点，是将中华四大瑰宝中的艾灸、刮痧、按摩，经络的特点融合一起。每一套技法循行经络体系的走法，以艾疏通经络，艾灸穴位为主的特点，将以往刮痧的疼痛去掉，快速出痧又无痛，让体验者易于接受调理。同时，利用艾提升阳气的作用又可以固住体验者的阳气。本技法的想法，源自东晋时期葛洪《肘后备急方》中各种艾灸疗法，熏蒸祛毒，熏蒸消疮等。在体验者的整个调理过程都有艾烟熏陶，同时保健师在调理时也可以得到很好的保护。艾烟在帮助体验者排除病气的同时，又可以做到消毒杀菌，净化空气的作用。

【基本原理】

一、艾灸的作用

艾灸，有温通经络，驱寒祛湿，提升脏腑阳气的作用。“人因阳气而生，人因阳灭而亡” 。让脏腑提升阳气，可以激活细胞，提高免疫力。

二、刮痧的作用

1. 出痧和退痧作用

出痧，能促进气血循环，促进新陈代谢，使体内堆积的毒素排出体外，起到排毒和解毒的作用。退痧，能够起到提高人体自身免疫力的作用。因此刮痧其实就是一种调动人体自然痊愈能力的非药物疗法，也就是西方医学所指的“自然免疫功能”。

2. 刮痧对皮肤、经络、脏腑的作用

皮肤就是脏腑功能的外在表现，疏通经络，活血化瘀，通过经络的传导和调节作用，能增强脏腑生理功能和预防疾病，调理亚健康，从而对皮肤也起到由里到外的养生美容作用。

【适应范围】

头疗、面部、三颈部淋巴通络、心肺经络调理、肝胆经络调理、膀胱通络排毒、全背脊柱养护、肩颈痛症调理、腰肾保养、腹部脾胃调养、带脉调理（女士专项保养、男士专项保养）。

【禁忌证】

①有严重心脑血管疾病（尤其带有心脏起搏器患者）； ②孕妇的腹部，腰骶部，以及月经正常的妇女月经期间；③有传染性皮肤病或皮肤有破损者；④血小板减少性紫癜，血友病等出血性疾病及有出血倾向者；⑤急性外伤性骨折，严重水肿者；⑥精神紧张，过饥过饱及饮酒后等。

音药疗愈亚健康中医调理技术

音药疗愈技术是由南通觅睡方睡眠产业科技有限公司自主研发，该技术已应用于睡眠与调理健康,已转化成音药疗愈舱，未来将进一步延伸到健身、康复、美容等多个领域,影响面将日益扩大。

【原 理】

中医药是建立在阴阳五行基础上的，故每一味药皆有其阴阳五行之属性。将每味药方的归经偏性及炮制用音符按音乐逻辑表达，即是乐方。我们的音药疗法不仅采用长期临床检验有效的中药方，且在药材选取上使用道地药材。针对各种慢病，利用五声八音的属性将中药古方的复合频率用匹配的乐器波频模拟出来，复刻出具有相同疗愈效果的药乐。再根据五声八音理论将播放器摆放在相对应的方位，形成最佳的能量接收场，让音乐声波与五脏六腑和人体经络气血产生同频共振的效果。

【功效】

主要根据中医五脏六腑和经络腧穴的对应关系，刺激人体，形成共振，调节人体的生理机能。特别是：①头部的百会穴：经常性高压、头痛等情况下，低频率的磁场和声波可以缓解头痛、降低血压。②足部的涌泉穴：对肾上腺和内分泌具有调节作用，足部的低频声波可以安抚情绪、改善睡眠。

除此之外，还可以根据脾胃、肝脏、心脏等脏腑对应的穴位，采用对应的频率进行调节。综上，音药疗法将中医理论进行物理频率转化，精准作用于人体对应穴位，达到调节人体机能的目的。它并非用西医的方法进行治疗，而是继承中医的思想手段，通过物理波频进行穴位疗法，更加科学、安全有效。

【适应证】

失眠：失眠是亚健康的常见症状之一。入睡困难、失眠，都会让人的精力明显下降，加速衰老。中医认为长期失眠导致体虚，经络不通畅，造成免疫力下降。

抑郁症：低频音乐，激活脾胃，助理肝脏,滋养神经。释放光线治疗忧郁情绪。刺激足涌泉穴位，调节肾脏肾上腺，助眠安神。同时释放芳香气体，如薰衣草镇静情绪。温和的音律和物理刺激 结合中医调脾理肝之法，清气化瘀，能有效治疗抑郁症。

老年认知症：基于中医活血理气之法， 结合现代技术， 延缓血管硬化，疏通脑穴位，加强脑血液供给。促进认知能有效提高患者精神状态,改善记忆力,起到缓解认知功能障碍的作用。

脑健康：基于中医活血疏经之法,结合现代音药技术， 刺激百会穴位、圆顶窝穴位，疏通头部经脉，能有效追青补智、美容养颜、舒解头晕眼花、改善睡眠。将身心调养到最佳状态,弘扬中医养生之道。

【操作方法】

操作方法如下：①人体保持平静，安静躺下；②打开音乐开关；③放松身体，全面感受。

【禁忌证】

①有严重心脑血管疾病（尤其带有心脏起搏器患者），肝肾功能不全者；②孕妇的腹部，腰骶部及月经正常的妇女月经期间；③有传染性皮肤病或皮肤有破损者；④血小板减少性紫癜，白血病及血友病等出血性疾病及有出血倾向者；⑤急性外伤性骨折，严重水肿；⑥婴幼儿；⑦精神紧张，过饥过饱及饮酒后等。

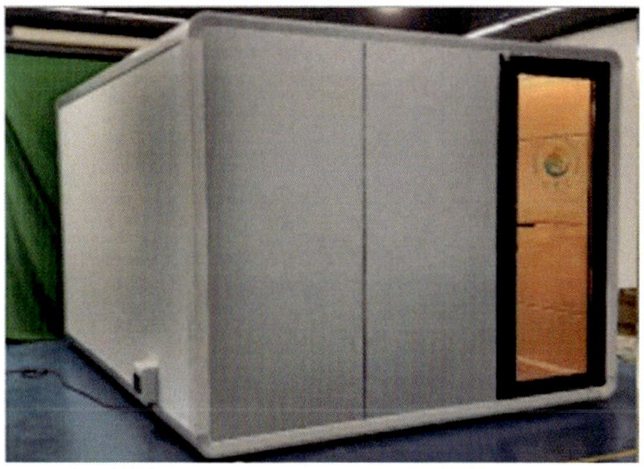

音药舱

佑尔堂内经筋骨疗法

原理：佑尔堂内经筋骨疗法以《黄帝内经》中《灵枢 · 经筋》《素问 · 痹证》篇为理论基础，继承中医传统按摩推拿之精髓， 经过历代推拿专家整理、实践、丰富与提高，以中医经筋、骨络、脏腑学说为理论基础,将人体经筋、经络、肌肉、骨骼作为调理部位,应用揉压、导引、按跷、理筋等传统手法,配合调理介质，调理皮、肌、脉、筋、骨等部位的痹证，以筋带骨,调骨不动骨,帮助人体达到疏通经络、排除毒素、调和气血、平衡阴阳、修复损伤、滑利关节、骨骼复位的效果。佑尔堂调理状态的调理原则“以痛为腧” 出自《黄帝内经•灵枢•经筋》，是对 《黄帝内经》以前以痛点为推拿部位的历史延革过程的总结。筋骨系统逐渐形成的同时，古医家还发现：除了原本由某个痛点“筋结病灶点”调理相应部位疼痛外，常随着筋结病灶点疼痛的缓解，即在解除了对筋骨的卡压的同时，也调理了经筋、内脏性疾病。

疗法优势：基于人体脊椎骨骼的变化进行诊断，不是正骨，更不是按摩，通过摸骨诊断、内经筋骨疗法的稳、准、快、绝、奇及循抓摄切等手法。从经络、经筋、骨骼、肌肉四个方面同时进行调理，配合纯正的中草药油、中草药酒为配伍一人一方、辨证施治，把经络疏通，让全身气血充盈，提供人体基本能量，然后软化包住骨骼的经筋，使其柔软，让肌肉与韧带（经筋）供氧供血充足而富有韧性，从而稳固骨骼。真正做到骨正筋柔，气血以流的健康状态。

调理判断标准：摸压痛：根据压痛的部位、范围、程度来鉴别损伤的性质种类；摸肤温：根据局部皮肤冷热的程度，可以辨别是热证或寒证；做对比：对比左右、上下、深浅、软硬等；看形态：面积、大小、区域、颜色等；感觉：酸、麻、胀、痛、刺、木。以点连线找痛点：疼痛从点到短线，再到长线条的分布规律。

调理手法：以7为倍数、由浅入深、逐渐渗透力度。按：用手指或手掌面着力于治疗部位或穴位上，逐渐用力下按，按而留之，称为按法；推：在治疗部位或穴位上做直线推进（按经络循行或与肌纤维平行方向推进）；揉：着力点定于一定治疗部位或某一穴位上，作轻柔缓和的环旋运动,并带动该处的皮下组织一起揉动的方法；拨：用拇指端深按于治疗部位,并着力按而拨动之的手法，称为拨法,又称为指拨法，或拨络法，或弹拨法；刮：用拇指桡侧缘或食、中指指面,或汤匙、钱币、牛角等器具自上而下,从内向外刮拭，称为刮法；抓：用五指分开，满把抓拿治疗部位的手法，称为抓法，又称为五指抓法或五指拿法；挪：以掌或指与体表贴实，捏住肌肤，稍停片刻，放手前移，捏拿前方肌肤，如此不断捏拿前移的手法；捏：用指腹相对用力，挤捏肌肤或做捻转挤拿扯提的对称用力动作，称为捏法。

主要功能：平衡阴阳，运行气血、排除毒素、修复损伤，以筋带骨让全身气血充盈，增强人体基本能量，软化筋骨肌肉和韧带，达到人体骨正筋柔，气血充盈的健康标准。

适宜人群：全身及筋骨不适亚健康人群。

推拿介质主要成分：薄荷根、透骨草、伸筋草、藏红花、狄苇草、老鹤草、龙胆草、菟丝草、夏枯草、升麻草、月见草、灵芝草、还阳草等提取物精制而成。

注意事项：调理后8小时不能洗澡勿碰凉水；轻调当天晚上不能同房，重调后三天不能同房；不能吹冷风注意保暖，不吃生冷寒凉辛辣食物，忌烟酒；调理完多喝热水，低血糖要及时补糖；调理完出现全身酸痛，鸡蛋汤里多放醋或喝鲜榨果蔬汁，如苹果、奇异果；调理完出现气血虚，在饮食上可以适当多用鱼虾等，也可以枸杞、桂圆、红枣煮水服用。

国医年鉴

2023

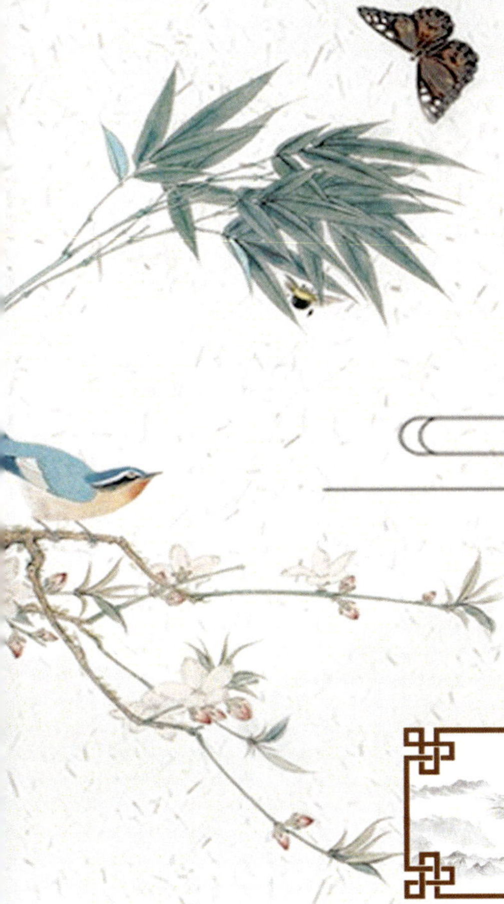

知名国医堂馆

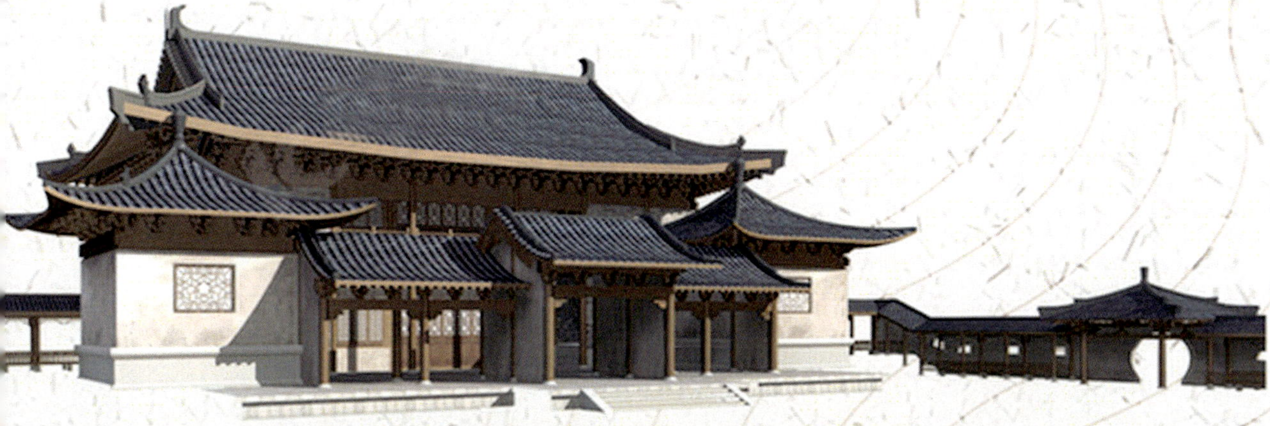

知名国医堂馆

木瑶中医馆

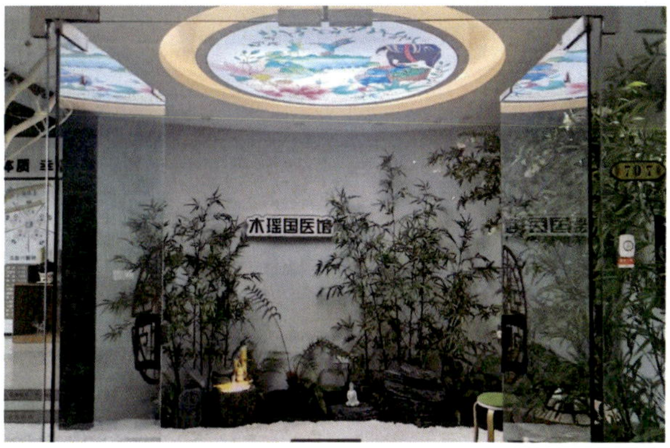

区域：山东省临沂市

木瑶中医馆是一家传承以瑶族、纳西族中草药古方为核心的中医门诊服务机构。木瑶中医馆秉承永不偏离中医秘方，结合中医药创新技术，以治未病为主调理亚健康状态，使人们不得病、少得病、晚得病、不得大病的为经营理念。目前木瑶中医馆面向全国招商加盟，致力于中医文化创造性转化与发展。

木瑶中医馆特色和优势

首先，传承千年古方。云南瑶族及其他少数民族久居偏远山区，在长期生活实践中，依托当地中草药材，逐渐积累形成了一套独具一格的中医药体系。根据药性又划分为："五虎、九牛、十八钻、七十二风。"云南瑶族自身没有文字，瑶族医药的传承方式主要靠口耳相传，指药传授，指症传经。木瑶中医馆传承自瑶老先生的古方，最初也是通过口述方式进行记载归档的。中医馆瑶老先生的药方，传承自瑶族和纳西族古方，但瑶老先生也结合了自身多年行医经验，对不同药材的用量及使用方法进行了优化，所以木瑶的配方可以说是独一无二，不可复制的。

其次，专注亚健康调理。亚健康指处于健康与疾病之前的一种临界状态，调理得当即可恢复健康，调理不及时就会向疾病发展。木瑶中医馆以治未病为核心，本着使人少得病、不得病、晚得病的原则，在心脑血管预防三高、痛风，改善免疫系统，治疗鼻炎、咽炎、关节疼痛，提高眼部护理水平，调整肠胃、睡眠，注重加强四季养生、两性私护、五脏排毒等多个方面的防护与支持，保障国人体质，呵护人体健康！

第三，自建仿野生药材基地。源生中草药材，品质保障根源，木瑶医生产品依托千年古方，以100%纯中药配比而成，其中30%～60%为野生中草药材，其余部分来自木瑶医生仿野生种植基地。目前木瑶中医馆在七彩云南、生态贵州、塞上江南宁夏均有药材基地，合计占地面积约300万亩。

第四，五大技术突破。为解决中医见效慢难题，木瑶中医馆依托现代科技，在浸泡技术、低温渗透技术、低温萃取技术、破壁技术，以及纳米小分子技术领域取得重大突破，在保留原材料的精华的同时，将不同中草药有效成分充分融合，靶向定点，针对病灶缓释缓控，将传统中医古方的功效发挥到最大程度。

第五，专家团队。木瑶中医馆聘请多位健康领域中医专家坐诊，并对培养对象定期亲自指导。

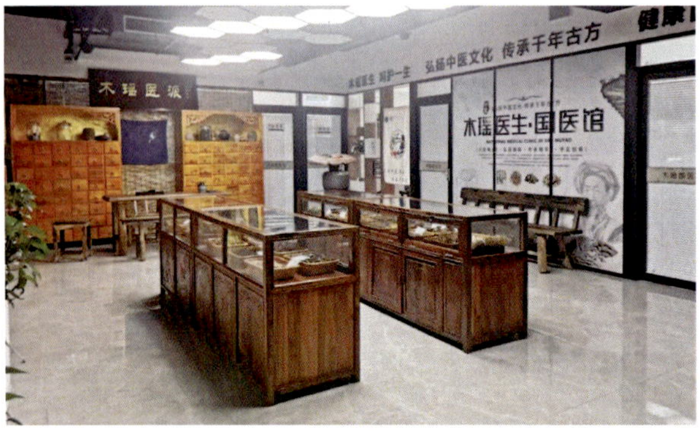

荣县留佳镇大屋坡村通输桥卫生室

区域：四川省自贡市

荣县留佳镇大屋坡村通输桥卫生室，位于四川省自贡市荣县留佳镇大屋坡村，是四川省中医世家朱一中创建，朱一中运用独特的中医手诊及放血疗法为群众诊疗疾病，长期专注各种疑难杂症。

朱一中遍访民间名医，集众家之长结合自己多年临床经验，终自成一派形成了独特的手诊及放血疗法，并结合中草药、针灸、拔罐等，不断创新发展，为各种肿瘤、白血病、尿毒症等疑难病、危重病患者提供最佳疾病诊疗方案。

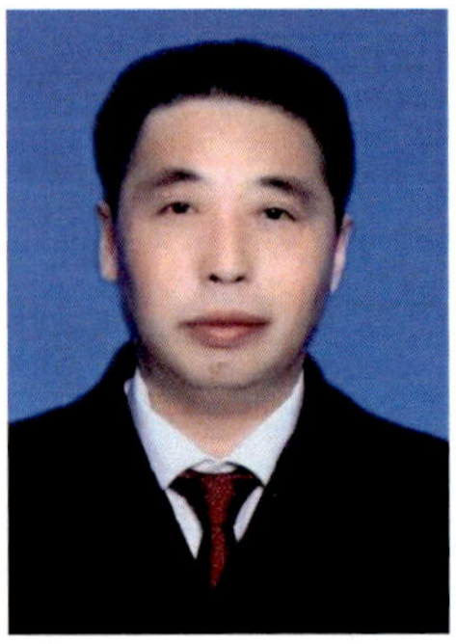

朱一中

朱一中，男，1965年生于中医世家，执业中医师，以中草药、针灸治疗民间疑难杂症，2016年3月在乐山成立了中医药研究院；同年9月在荣县开办了中医诊所。

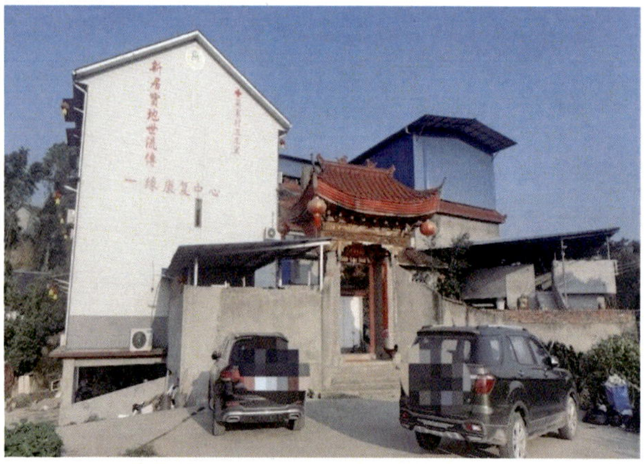

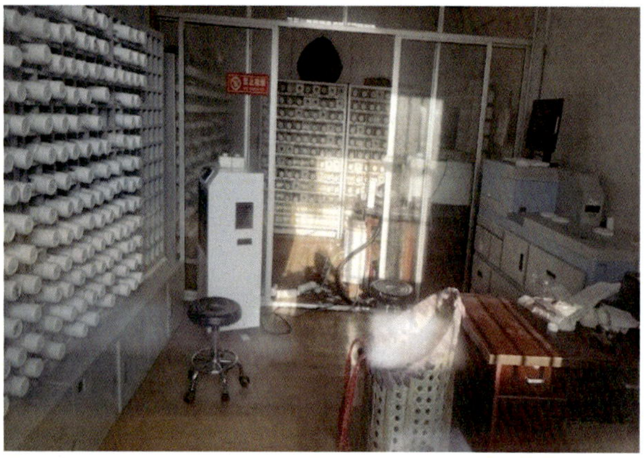

诊室药房

他从小随母亲上山采药，其外祖父家四代行医，舅父刘明道，姑父但民生是当地远近闻名的中医。在浓厚的中医药文化熏陶下，朱一中热爱中医感恩之心由此便深耕其心！

卫校毕业多次参加全国各类中医药培训并到各药科大学进修学习，发表《如何辨证及治疗白血病》等多篇医学论文，并养成了不看病就看书这一习惯，对家藏众多的古医药书籍《神农本草经》《针灸大成》《伤寒论》等更是爱不释手细读精研，集众家之长结合自己多年临床经验，终自成一派形成了独特的手诊及放血疗法。

在30多年从医生涯中，朱一中无论在医学理论，还是跟随父辈及其他老师的临床实践，都格外注重手诊的学习和临床的观察，认真去体会单病种和多种病症在手部纹路上的反应和气色的变化，为诊疗疾病积累了丰富经验。

汤瓶八诊疗法传承体验中医养生馆

区域：宁夏回族自治区银川市

宁夏汤瓶八诊文化产业发展有限公司即汤瓶八诊疗法传承体验中医养生馆成立于2004年4月28日，注册地位于宁夏回族自治区银川市兴庆区长城东路393-401号，法定代表人为杨华祥。

国家级非物质文化遗产汤瓶八诊疗法有着千年传承，百年验证的历史。

1986年，在宁夏回族自治区人民政府及卫生行政部门的审核批准下，在宁夏经贸厅和信托投资公司的投资下，成立了第一家宁夏全民所有制回民医院，正式将黄河文化特色的丝路医学汤瓶八诊疗法，用于临床，为慢性病患者及疑难杂症病患者治病疗疾，取得了令人满意的临床疗效。2004年成立了宁夏汤瓶八文化产业发展有限公司，即汤瓶八诊疗法传承体验中医养生馆。作为宁夏回族自治区具有代表性的民族医学，也是接待国内外来宁参会参展考察投资的接待平台，并在国内外设立了连锁加盟传承体验馆。包括北京、上海、杭州、广州、云南、西安、河南等地及卡塔尔、马来西亚、阿联酋等国设立分支机构48家。2008年6月，汤瓶八诊疗法被国务院文化部正式列入国家级非物质文化遗产名录。2012年1月，被国家中医药管理局批准为治未病预防保健试点单位。2009年经宁夏政府专题会议研究，宁夏教育厅正式批准，在宁夏医科大学的配合下成立了宁夏医科大学汤瓶八诊职业培训学院。

特色和优势

汤瓶八诊疗法四大体系包含：①头诊、面诊、耳诊、手诊、脚诊、骨诊、脉诊、气诊，配合有着千年传承独有的诊疗器具振骨板、推经锤、经窍仪等，加上其独特的手法，用于先诊后疗的内病外治八种非药物诊疗方法。②通过火疗、水疗、油疗疗法，运用膏、丹、丸、散等剂型进行内病外治药物。③生活在黄河流域的回族族群，非常注重将养生和生活融为一体，因此，产生了食疗、茶疗及自我修炼的养生方法及汤瓶养生功。④在中草药的基础上，融入了阿拉伯香药及阿拉伯草药所形成的传承药物疗法。

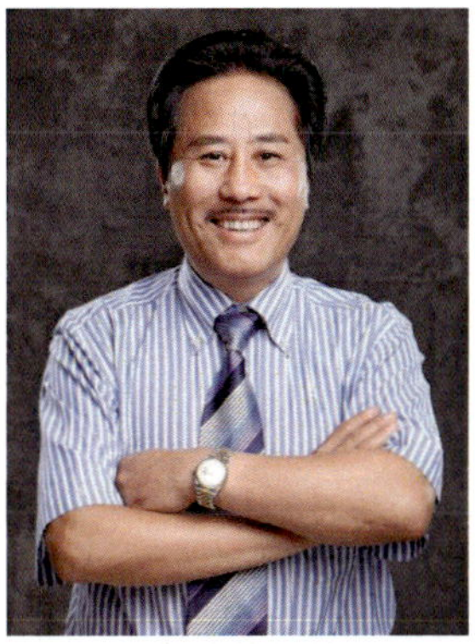

杨华祥

杨华祥，国务院文化部（现文化和旅游部）列为国家级非物质文化遗产汤瓶八诊疗法的传承人。从上海支边到宁夏回族自治区，他的初衷是以古老的黄河文化特色的丝路医学汤瓶八诊疗法，通过在宁夏的推广与传承，延续丝绸之路的历史记忆。让世界更了解中国，认识宁夏，弘扬博大精深的黄河文化及中医学。

杨华祥自幼就在家庭环境的熏陶下，对汤瓶八诊疗法产生了浓郁的兴趣，并在父亲杨耀钧的严格教导下，秉承了汤瓶八诊疗法的真传。

杨华祥，以“汤瓶八诊疗法”为桥梁，为宣传宁夏做出了杰出的贡献。早在1984 年，宁夏电视台曾以《追求》为命题，对他的事迹做过专题报道。2005年，《宁夏日报》《华兴时报》等宁夏权威媒体以《海外游子宁夏情》《“民间大使”杨华祥》等为标题对他的奉献精神做过详细报道。

杨华祥作为国家文化部和旅游部颁发的国家级非物质文化遗产汤瓶八诊疗法薪传奖唯一获奖人，他几十年如一日，锁定目标，执着追求。早年，他将祖传的“汤瓶八诊疗法”义务为有需求的疑难杂症病患者治病疗疾，取得了很多令人惊喜的疗效，引起了宁夏政府及卫生行政部门的高度重视与关注。

1986年，为了提升回族自治区民族医学的亮点，更好的宣传宁夏，作为宁夏回族自治区政协委员的杨华祥通过政协提案，向自治区政府申请，以“汤瓶八诊疗法”为背书，申请成立宁夏回民医院的提案。经宁夏政府、宁夏卫生行政部门批准，由宁夏经贸厅、宁夏国际信托投资公司投资，正式成立了全国第一家以黄河文化为特色的丝路医学“汤瓶八诊疗法”为主体的全民所有制（县、处级）医疗康复中心，即回民医院。杨华祥被委任为院长。在工作实践中，通过考评晋升为副主任医师、传统医学教授。

1992年，杨华祥教授应邀前往马来西亚进行学术交流。他在时任马来西亚最高元首端姑·苏丹阿兹兰沙和马来西亚首富郭鹤年家族的支持下，在马来西亚吉隆坡成立了第一家海外汤瓶八诊医养会所，并客居至今。他曾应邀，多次为阿联酋、卡塔尔皇室家族治病疗疾，被民间誉为“皇室保健医生”。

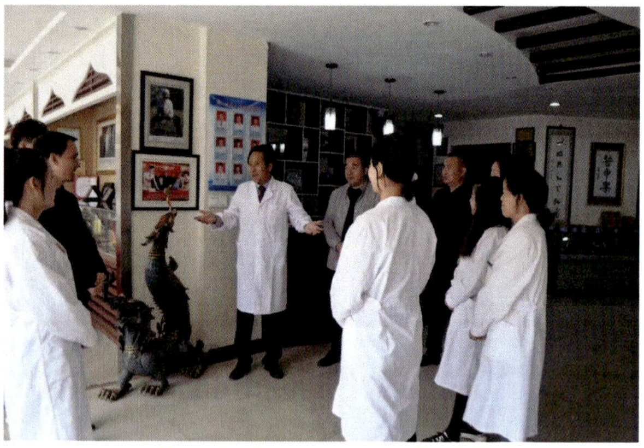

杨华祥教授身在异国，情系华夏，他以黄河文化特色的丝路医学“汤瓶八诊疗法”为桥梁，为宣传中华医学文化，宣传宁夏做出了积极的努力。2006年，宁夏回族自治区人民政府为了表彰他为宣传宁夏做出的贡献，特授牌匾“情系宁夏，爱洒回乡”。

现今，他已是古稀之年，但弘扬黄河文化，传承丝路医学是他终身不改的追求与使命。他曾受聘为广州医科大学国际培训学院名誉院长、宁夏医科大学民族医学研究所特邀研究员、宁夏医科大学汤瓶八诊职业培训学院院长、世界中医药学会联合会“一带一路”标准与健康产业联盟副理事长（专家委员会副主任）、世界中医学会联合会回族医药专业委员会副会长、中国民族医学专业委员会高级顾问、东盟—中国工商总会高级顾问、中国台湾汤瓶八诊气功协会最高顾问、马来西亚汤瓶八诊国际资源有限公司董事主席。

2009年，杨华祥教授以汤瓶八诊疗法为桥梁，分别在北京和上海，成立了北京奥体汤瓶八诊康复理疗中心和上海民族、民俗、民间三民馆汤瓶八诊传承体验馆，为促进东西部文化交流，打造后奥运和后世博经济时代贡献了一份力量。

同年，经宁夏回族自治区人民政府专题办公会议研究，宁夏教育厅批准，在宁夏医科大学的支持下，成立了宁夏医科大学汤瓶八诊职业培训学院。至今，学院已培训了近千名热爱健康产业的来自贫困地区的学员，为来自宁夏贫困地区家庭的孩子提供了就业平台。如今，经过宁夏医科大学汤瓶八诊职业培训学院所培训的技师已分布在祖国各地及相关国家，为宣传博大精深的中医学与丝路医学起到了增光添彩的作用。

2010年，由国家新闻出版署扶持资金支持，杨华祥教授亲自撰写的《汤瓶八诊养生方案》系列丛书，由广西科学技术出版社正式出版，并在中国台湾及越南等国再版；2011年，杨华祥教授在首届中国阿拉伯国家博览会期间，被授予“中阿友谊奖”；2012年1月，国家中医药管理局授牌“国家级非物质文化遗产汤瓶八诊疗法传承保护基地”为“治未病预防保健服务试点单位”；2013年，杨华祥教授被联合国教科文组织在斯里兰卡所建立的自然疗法大学授予“终身成就奖”；2014年，杨华祥教授倡导在宁夏政府、中国民族贸易促进会、中国民族医药协会支持下举办了首届中国（宁夏）民族医药国际论坛，邀请了来自国内外近千名专家、学者，包括中科院院士；2016年，在马里西亚吉隆坡，联合该国医疗养生机构，举办了“‘一带一路’丝路养生论坛”，宁夏卫健委、宁夏医科大学也应邀出席了论坛，并代表中国做了主题演讲；2017 年，他被东盟中国工商总会联合发起的“东盟‘一带一路’企业高峰论坛”授予“一带一路”开发贡献奖。

2021年1月18日，他被中国医药教育协会聘任为中国医药教育协会医药产业创新发展促进工作委员会专家委员；同年7月，在陕西咸阳作为特邀路演嘉宾出席了新时代中医药健康产业发展峰会暨第四届中医药科技创新与服务发展大会

“十四五”“中国智慧”重点中医药课题创新成果发展论坛，并发表了“弘扬黄河文化，传承丝路医学汤瓶八诊疗法”的演讲；9月28日，被国务院医改领导小组表彰媒体、国家卫健委新闻发布指定发布媒体，第一健康报道通联部聘为“健康中国行动·健康宣传大使”；10月1日，为纪念中华人民共和国恢复联合国合法席位50周年，中共中央党校、联合国华人友好协会、联合国华文出版社、《国家记忆人物大典》编委会，授予他“维护世界和平与安全基层功勋人物奖”；10月，被中国专家智库网聘他为特邀副主编；在建国100周年之间，他被中国国际报告文学研究会、国学文化传承工作委员会收入《以致敬中国行业引领者》名录封面人物。

2022年被中国中医药新闻信息网聘为“中医药文化推广大使”；同年3月，被人民视点《人民百科》栏目组授予“中华英才”牌匾及荣誉证书。

弘扬黄河文化，传承丝路医学，以国家级非物质文化遗产汤瓶八诊疗法为桥梁，更好的弘扬华夏医学文化，是杨华祥教授终身的追求！

北京针缘堂中医院

区域：北京市

北京针缘堂中医院，坐落在北京市大兴区，是河南省非物质文化遗产周氏针灸代表性传承人周怀明2020年创办的一所特色医疗服务机构，主要开展医疗服务、医学研究和试验发展、健康管理等。本院宗旨：遵纪守法，热爱祖国，科技兴院，以人为本，遵守社会道德风尚，坚持民主办院的原则，贯彻“百花齐放、百家争鸣”的方针，执行党和国家中医药政策，弘扬祖国传统中医药文化，推动我国中医药事业的繁荣和发展。

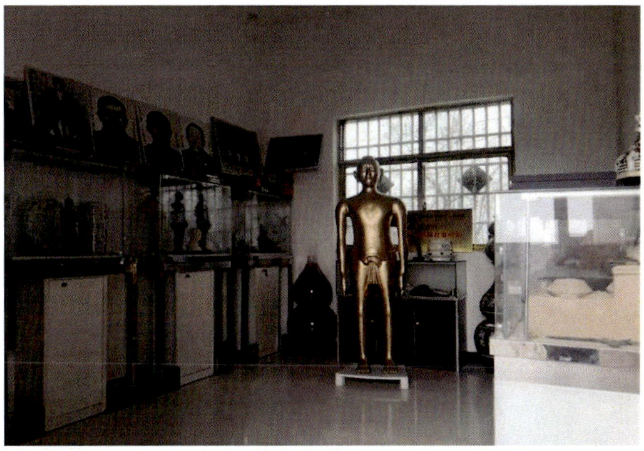

针灸展示馆

本院下设：特色针灸技术服务中心、传统中医研究中心、推拿按摩服务中心、食疗服务中心、健康档案管理中心、中草药炮制室、中药调剂室、办公室、调研室、非遗传承工作室、传统医药非遗技术开发部、传统医药课题部、传统医学培训部、内资编辑部等。组织健全，制度完备。

本院坚持以“多立科研项目、多出科研成果、多出科研技术人才”的办院理念，通过科研活动逐步形成科研团队，为弘扬科学技术精神，加强科学普及、激励科技创新、培养造就一批科技人才，促进我国中医药技术事业的发展做出贡献。

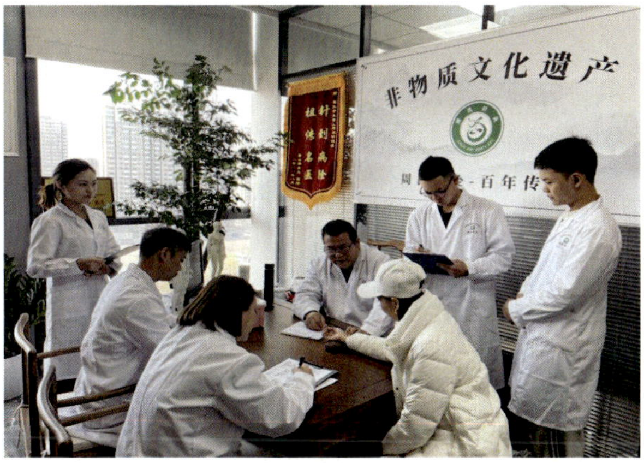

周怀明医生为患者把脉诊病

本院以“传统医学研究”为发展方向，运用中医药技术，古老秘方，采用传统医药类非物质文化遗产技术与方法和现代科技手段相结合，进行了深入研究和探索，对久治不愈的各种疑难杂症患者进行防治，取得了显著成就，深受社会人士好评。

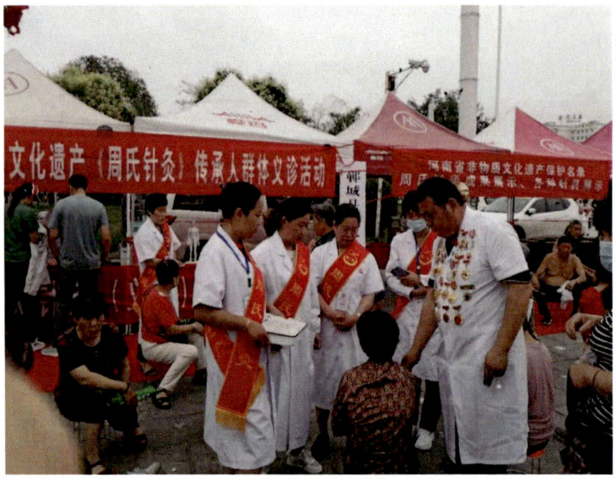

周怀明带领徒弟为群众义诊

本院开展对全国传统医药类非物质文化遗产保护技术的民间特色疗法收集、整理、发掘、开发产品，应用中医疗法和食用性中草药、外用中草药加工而成，具有防病、保健养生和康复作用的功能性产品。推出自主创新品牌。

本院为树立“立心于天地、立命于生灵、立福于人类”的事业目标，倡导“和序与自然、和德与人伦、和谐与身心” 的平衡生活方式，创立了“上和情志、中和体质、统和饮食起居”的中医健康管理体系，运用中医针灸技术“调理经络，调和气血，调养脏腑”的系统服务模式，为各种疑难杂症患者提供“健康、活力、自信、梦想”的生活理念。

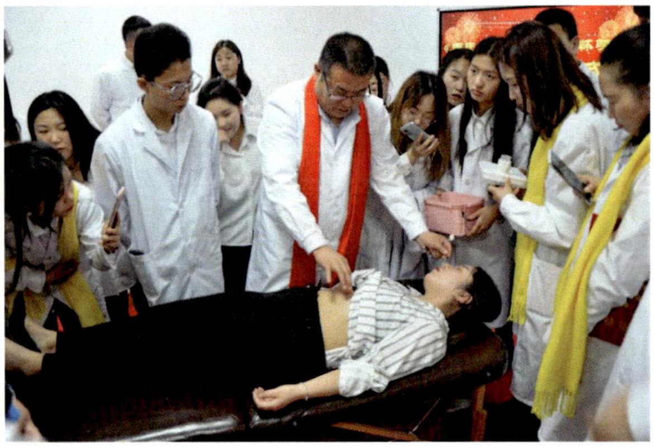

周氏针灸传承人周怀明为徒弟传授特种针法

本院常年为疑难病患者建立健康档案、健康状况监测、健康问题评价，健康方案制定，健康调理改善、健康指导顾问的服务及产品。主要采用人体经络穴位等中医针灸干预手段，调整身体不适症状，控制相关人群存在的健康问题，并开展各类疑难杂症患者防治和恢复，对人体内、外寒湿调理，经络不通调理，慢性病康复，为各类人群不断增强体质提供健康服务。

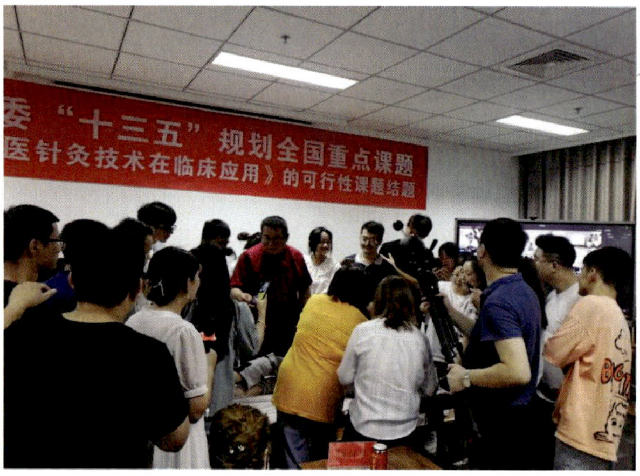

周怀明在“十三五”规划课题报告会上演示脐针疗法

周怀明

周怀明，本院创办人，男，人汉族，1977出生，河南省郸城县人，大学本科毕业，国家四级针灸科医师，国家三级健康管理师，高级中药调剂员，特色针灸专家，国家级医学研究员，当代最美医师；中国针灸学会会员，《国医年鉴》编撰委员会委员，2020年被聘为CCTV老故事频道《华夏之旅》栏目组健康顾问，2021年当选为世界中医药学会联合会亚健康专业委员会第四届理事会理事。

2009年周怀明被中共周口市委组织部授予周口市优秀青年科技专家；2014年被周口市人民政府评为周口市第十二届自然科学成果奖；2016年周氏针灸技术被周口市人民政府列入周口市非物质文化遗产保护项目；2016年被中共周口市委、市政府授予第八批周口市专业技术拔尖人才；2016年12月被河南省人社厅评为河南省科普成果奖；2017年被周口市文广旅局授予周口市最美非遗人；2018年被周口市人民政府评为第十四届周口市自然科学成果奖；2020被中共周口市委、市政府授予周口市劳动模范；2021年周氏针灸技术被河南省人民政府列入河南省非物质文化遗产保护项目；2020年《周氏针灸技术在临床的研究与应用》纳入国家卫健委“十三五”规划全国重点课题（课题完成人周怀明）。2021年《周氏中药敷贴治疗各种寒湿疾病的临床应用》和《周氏针灸非针疗法防治各种堵症的临床应用》两项技术纳入国家卫健委“十四五”规划全国重点课题。2022年《周氏针灸及穴位注射防治气血虚的临床应用》《周氏针灸及不定穴疗法防治疑难病的临床应用》《周氏脐疗防治脏腑功能障碍疾病的技术应用》三项技术纳入国家卫健委“十四五”规划全国重点课题。

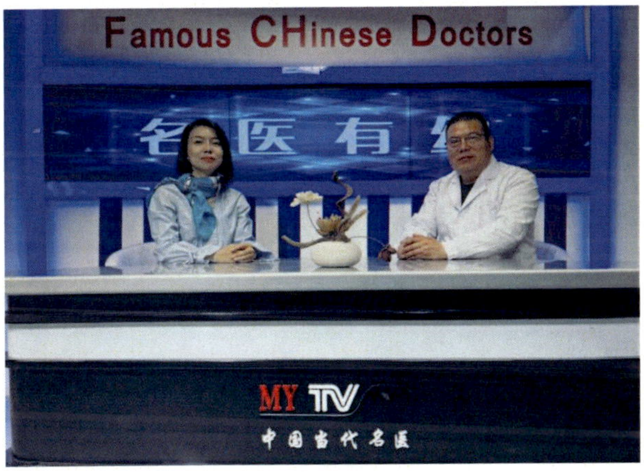

CCTV名医有约栏目专题报道周氏针灸传承人周怀明

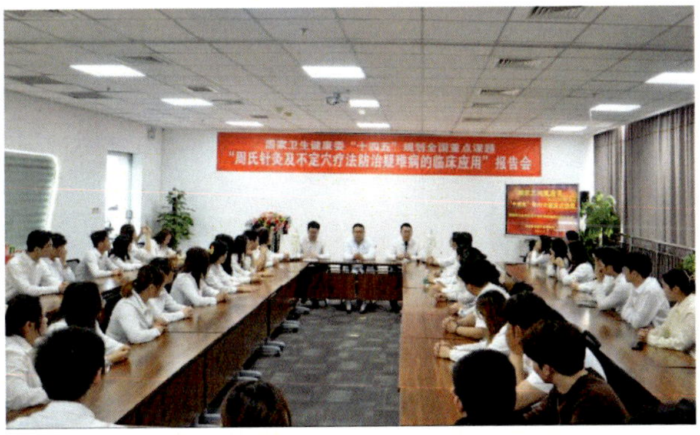

周氏针灸传承人周怀明在“十四五”课题报告会作报告

周怀明同志，运用周氏针灸一针通非针疗法、脐疗、周氏中药除湿敷贴，不定穴疗法等，分型论治各种疑难病取得显著疗效，相关研究获得市级、省级、国家级科技成果奖50余项、发表论文70余篇。

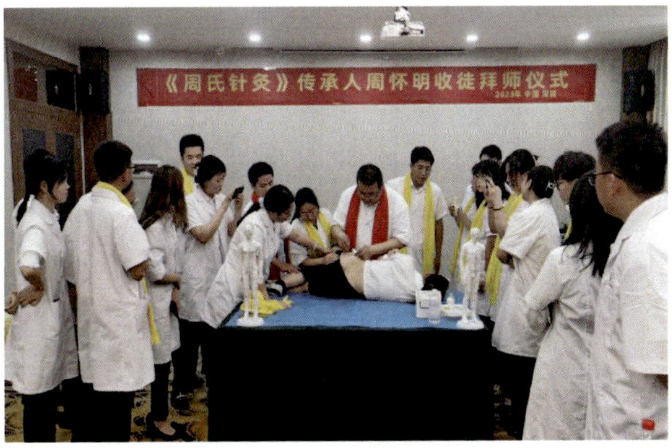

周氏针灸传承人周怀明为徒弟传授环中穴上穴针刺法

周怀明从事中医针灸工作40余年来，具有系统的中医基础理论知识和精湛的针灸医术。擅长于各种疑难疾病的临床研究和治疗工作，以非针、脐疗方法为主，辅助周氏中药除湿敷贴系列外用中药，分型论治各种疑难杂症，治愈的患者不计其数，声誉豫东地区，使一批批疑难杂症患者得到康复，深受广大患者和家属的好评。

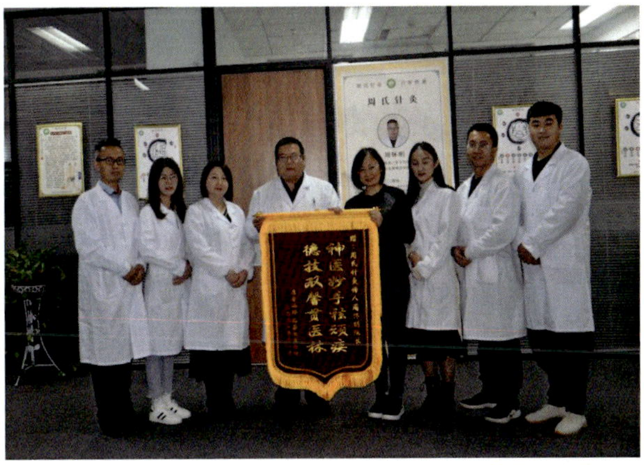

患者康复后为周氏针灸传承人周怀明赠送锦旗

周怀明精于针术，攻于非针、脐针、不定穴针，在临床上讲究方精穴简、理明证清、效专力宏，重视针刺手法，四诊同参，针、灸、药三者并用，内外兼治，博古采今，在诊治疾病中师古而不泥，治法自出机杼，独树一帜，在行医过程中积累了大量的诊治资料，闲暇之余反复研究，总结出许多行之有效的临证经验，尤其他采用的活用经穴，发挥透穴，妙用奇穴，多选阿是穴，擅长险穴，精简用穴，在临床治病疗效非凡，很受患者的高度赞扬。

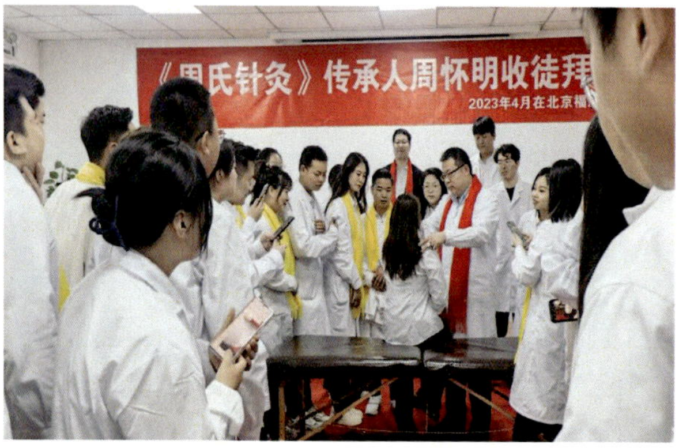

周氏针灸传承人周怀明为徒弟传授一针通非针技术

周怀明医生主要治疗血瘀、中风偏瘫、面瘫、脑瘫、头疼头晕、三叉神经痛、脏腑功能障碍病症、胃病、肾亏肾虚、遗精受凉、气血亏虚、颈肩腰腿痛、小儿麻痹症、乳腺增生、子宫肌瘤、不孕症、月子病等疑难大症时，将非针、脐针、不定穴针、中药除湿敷贴等多种疗法结合，相辅相成，相得益彰，很多顽疾、痼疾和疑难杂症都能基本治愈。

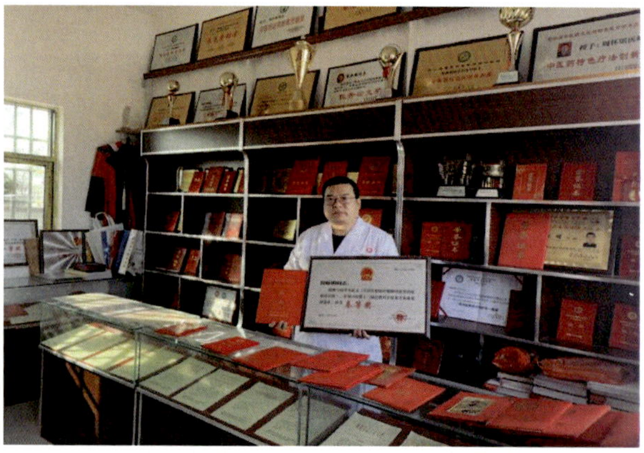

周氏针灸传承人周怀明获得各级奖项和科技成果

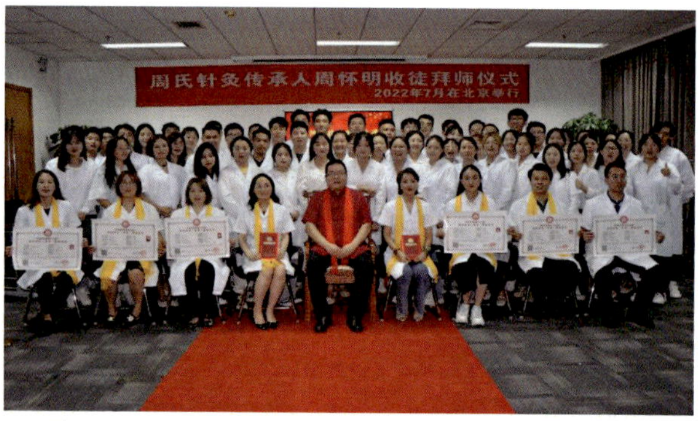

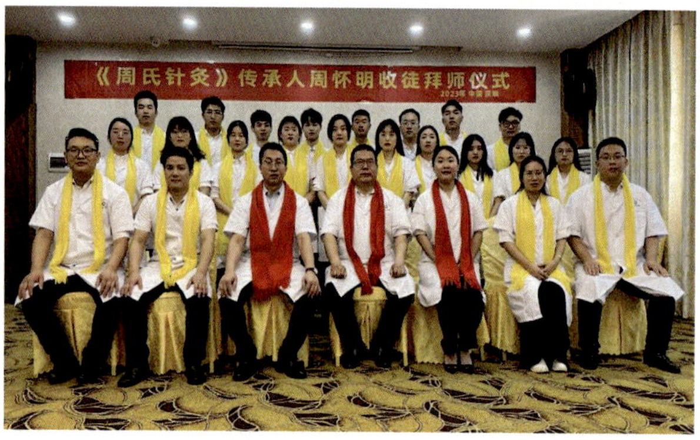

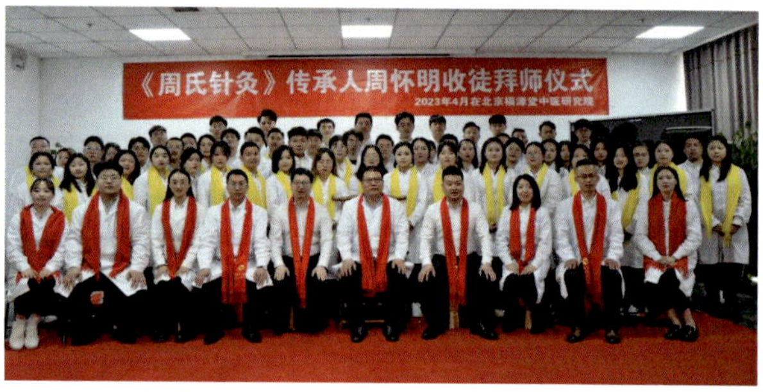

周氏针灸传承人周怀明收徒仪式全体合影

中医年鉴

2023

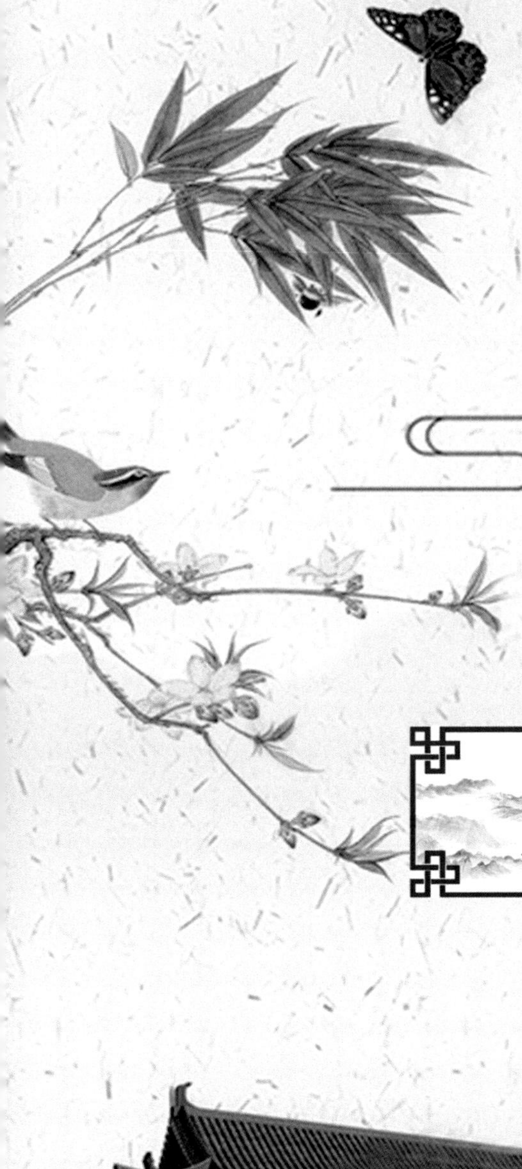

百家学说

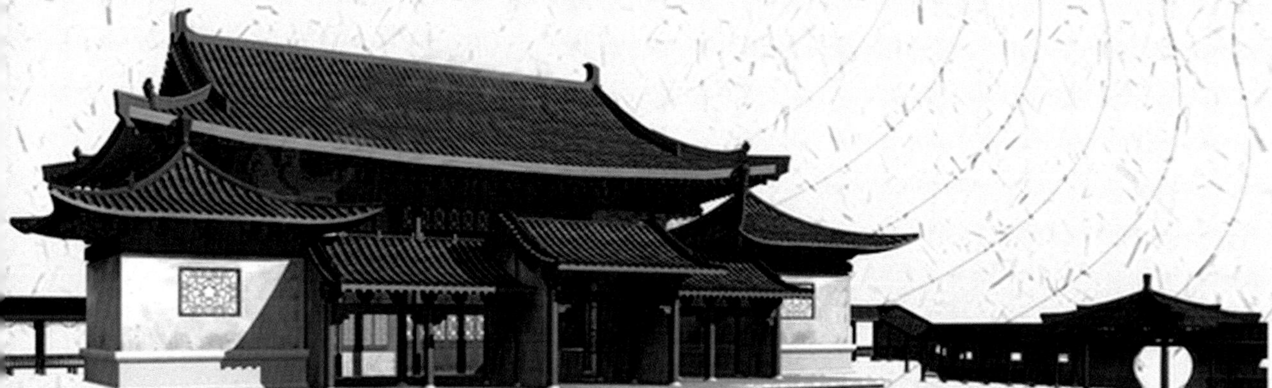

邓华岳的能量归经通脉健养疗法

邓华岳

邓华岳，男，1936年生，中国测绘科学研究院退休高工。酷爱传统中医和武术，经络调理师，自创循经通脉健身法，并积极推广。研制的高能量量子归经通脉调理卡的“图像发生器”申请国家发明专利。“本发明涉及图形发生器，尤其涉及理疗器械领域。该图形发生器包括：图形发生器主体，它是由具有辐射作用的远红外材料制成，通过不同的排列组合形成图形发生器，制备方法为：步骤一：在纸塑卡上一面或两面将带有辐射的远红外材料涂覆在表面；步骤二：涂覆在表面的远红外材料组成多种图案；步骤三：外层使用塑料薄膜塑封；步骤四：将纸塑卡叠放使用或将纸塑卡均平铺相连后使用，纸塑卡也称作通脉卡。”

以下是邓华岳陈述他的“能量归经通脉健养疗”理念和方法：

通过抗击新冠疫情，再次证明中医很科学，它是华夏子孙抗击各种健康伤害的经验总结。为了使中医更好地适应时代的发展，中医须守正创新。“守正”就是坚持正确的医理方法，“创新”是在正确的医理思想基础上，创造出非传统（或非常规）方法。而这种创新方法效果要更好，同效则方法更简便易行。

中医学认为，经脉决生死，处百病，调虚实，不可不通。人体病以脏腑病为主要。中医药的药物归经是围绕12经脉。药物归经就是通脉排病气，也就是人体吃进去的药，在化成药气后，被归经的脏腑吸收，再循所归之经脉运行，把病气排出体外，达到治疗目的。药气是能量。因此，中医药治疗的本质就是能量通脉。换句话说，中医药治病是能量归经，通脉排病气，达到治疗目的。不同的病用不同的药。

中医的“守正”是治病要“能量归经”，通脉排病气。

传统气功功法可传承的是“经脉周天”和“意念周天”。人们熟知的“意守丹田，百日筑基”是“经脉周天”。当丹田气足（积聚的能量高）时，通小周天，然后引“丹田气”意，循12正经运行。这就是高能量归经通脉。实际上能通小周天的无几，能通大周天者凤毛麟角。

“意念周天”未被推广，因为先辈们认为没有经过百日筑基，能量不足，不可能通脉。故称无水空煮铛。但是，人们认识了“能量归经”才能通脉。

针灸时对经脉穴位的针刺产生能量，作用因素包括针体，深浅及力度，手法（捻针），术者能量。这些都是能量，而产生感传，感传就是通脉排病气。有些针刺者能行12经脉。所以，针灸也是能量归经。

中医还包括按、推、刮、拔、灸等，这些属非药物疗法。它们是否遵循能量归经通脉排病气？它们都与能量归经通脉排病气有关系。尽管各种方法情况有别，但都做得不很到位。

1982年，因两次生病，在家全休，而学练大雁功。功法要求动作中加意念，我不懂经脉，且意念的经脉路线与动作路径不一致，无法加意念。于是提出“手向经脉，循经运行”，即“循经通脉”。这是意念和手的能量（手的气）归经。把大雁功动作改为与意念的经脉方向路径一致，这样就意手一致，动作好做，加意念方便，手随意动，可通任何一条经脉，通全身经脉。且通脉能量比单纯用意念更大，效果更好。1995年正式创编，至今已有40多套节目。包含操、拳、扇、舞功，人们可以在做操、拳、扇、舞、功的锻炼中就可即时直接通脉排病气，有病治病无病养生。这就是创新。

综合中医药的药物归经，和意念周天的意念归经，都是能量归经，这是中医的“正”。“循经通脉”是意念和手的动作的归经，简称为意手归经，但都是能量归经，可通脉排病气。因此，它是中医（中医药和传统功法）的传承和发展。

从科学健养角度看，人体疾病主要有两种：一是经脉病，二是骨关节病。通全身经脉调理经脉病，活动所有关节调理骨关节病。所以，健身养生既要通全身经脉，又要活动所有关节（称其为关节运动操）。说到活动所有关节，网上有多种方法，广播体操就有十套，为什么有十套，就是每套都不全，只突出某方面。所以，我们强调全民健身应推广循经通脉操拳舞和关节运动操，可防治疾病，大幅度提升全民健康水平。

总结出一个概念：通脉是气（能量）在经脉中运行，循经是通脉的钥匙。

药物疗效与药气的能量有关，能量越高疗效越好，非药物疗法也是这样。

搭建生命科学大健康产业

蔡晓东 香港自然医学院

21 世纪科技突飞猛进，颠覆过去很多产业发展，因此强大的医疗生态也必然顺应时代巨变，从重视医疗减少不良反应、对人体多数有创伤的常规医疗演变向“医养结合”的趋势发展。甚至非药物疗法、健康管理、康疗、康养绿色医学将成为人类长寿新的核心因素，是维护生命健康的必然需求。

发展新时代医学是大趋势，中医药、细胞医学、再生医学、自然医学、能量医学、量子医学、靶向营养、同类疗法、顺势疗法、非药物疗法等，在预防疾病及慢病康复层面展现出巨大优势。《健康中国 2030 规划纲要》取消以药养医，绿色医学顺应国家的医疗大战略。

疾病与医疗的社会现状

根据目前的数据，中国心脑血管患者高达 3.3 亿，糖尿病患者高达 1.4 亿，每年新增癌症患者接近 500 万人，统计数据可谓触目惊心。还不算生殖系统障碍、消化系统、视力障碍、痛症、自闭症、多动症……如果没有改变目前“等待疾病”“后期医疗”的服务产业形态，准患者不断增加，患者只会越来越多，从而形成常态化趋势。病患变成家庭灾难，社会灾难，国家灾难甚至世界灾难。买医疗保险变成预备使用的存款，而非预防，是可悲的“必须储备”。

中国老龄化已是大势所趋，随着失衡生活方式、各种污染，恶化生活环境下的老龄化群体，基本都患有各种慢病的老化是一种常态。加上目前疾病的定义，一般以常规性检测作为依据，通过检测结果来确诊是否有病，定为严重与小病痛。患者的长期不适，若通过检测发现不到，甚至可认定患者为正常。这是目前常规性医疗服务的缺陷，导致疾病严重才被发现，相对早发现早治疗已成为巨大漏洞。老百姓过度依赖医疗系统去定义健康与疾病，再加上现有医疗大部分依赖有不良反应的西药，小病一旦被发现，大部分老百姓变成长期依赖药物生活，因此形成恶性循环的生态；严重疾病以手术等破坏性手段为主，把修复、养护交给暂时存活但认知不足的患者自理，因此疾病导致的灾难无法平息。大病从慢病恶化而来，慢病大部分是亚健康转变而来，亚健康是在生活中日积月累而来。因此亚健康实质应该定为亚疾病，加强重视，养护身体，促进预防，方法及手段必须有作用，真正解决老百姓的健康问题。

一方便避免形成慢病，另一方面把慢病通过适当方法进行养护、进行康复，而非过度依赖长期服用西药，轻视养护，错误理解医养作用，弃用康复，以控制指标为导向，过度相信头痛医头，脚痛医脚的医疗方式，甚至视为唯一的科学标准，心甘情愿被疾病牵着鼻子走，“心不甘，情很愿”地接受所谓的“无计可施”。

人们把“身体健康”的日常祝福变成现实，实现“全民健康，全民小康”，必须有正确的理念和方法。

医学权威指出，完善的医疗必须分为五大环节：①预防；②保健；③诊断；④治疗；⑤康复。

目前资源应用主流医学有诊断和治疗两个手段，其结果明显证明：解决不了真正的病患需求和社会需求，一方面疗效结果不尽人意，虽然医院越来越多，但是患者却比医院增长更快，明显是其他三个环节，预防、保健及康复。其严重缺失，造成亡羊补牢效应。

中医的特长和不足

中医医学是有效医药，通过正确发挥作用，达到治标治本的事实，相比常规医学对慢病的处理方法，产生的不良反应小、破坏性小，中医优势显著。

中医是有待开发的宝藏，可是，若不进行科学量、创新、升华、应用，推动和发展起来困难重重，也不足以服务数量庞大的病患者，加上老百姓已先入为主地看低中医价值，普遍认为中医治病慢，不够科学，因产生不够信任而形成敬而远之的心态。

现能当中医名医的人，肯定是以疗效卓越而闻名，正面沉淀出来的结果肯定药方有疗效，或者在某一领域身怀绝技。综观多年接触经验，有以下几个缺点阻碍发展：①小规模经营，放弃市场药源，上山自采，自制药，处于初级加工个体户；②为了保护唯一财政收入，很难用配方进行融资，一般中医也不擅长商业运作；③由于完全以传承推动，没有科研财力去验证、创新中药在体内疗效机转不清楚；缺乏创新，比较敢创新的是用药剂量（药效跟先人时代不一样）；④中医必须以个性化体质及病情配疗程，以达到精准作用，要掌握阴阳虚实才能精准配药，非大有能力及经验通达者根本做不到；⑤个体户力量，很难集百家所长；⑥人、财、物缺乏，很难应用已有科研力量进行创新及升华；⑦老百姓不容易分辨能力高低的中医；⑧传承得力的民间中医行医活动受到法律致命打压，救了患者伤了自己，沦为“地下党”；⑨学院派，民间中医互不兼容；⑩不清楚疗效与安全性。

搭建生命科学大健康产业

生命医学是探索生命体奥秘的科学，它不是一般意义上的传统医学，从更高维度，广泛涵盖很多方向的科学，是研究生命运动及其规律的科学。用所有自然科学的方法，包括生物学、中医学、营养医学、量子科学、能量医学、化学、物理学、信息医药、数学甚至工程来探索生命现象，研究疾病机制，进而研究出更适合康复人类疾病的新方法，包括新药物、食疗和诊治疾病，把科技成果展现为无不良反应、无创、安全、高效的绿色疗养。

经过过去十几年人财物投入、临床，我们完成以下科研成果：①靶向中药技术；②靶向营养技术；③矿物质微量元素浓缩液；④蛋白质机转（长寿因子）技术；⑤nrf2 信号（萝卜硫素）技术；⑥疗愈场能量空间技术；⑦食疗技术；⑧200 多种植物种子靶向配方；⑨生物酶解技术；⑩中药配方肽技术；⑪靶向药酒技术。

经络振频波揭示中药靶向现象

经过多年观察、研究及应用，草本除了本身的疗效作用和有效物质，已知含有成分，例如多醣、微量元素等外，我们发现按照中医药传承指引，能在经络上找到生物补偿的能量共振波就是归经，振频波是按照经络路线走的。例：天麻的振频会在隐白穴找到，对肝功能有效的会跑到章门穴，对肺功能有效的会在中府穴产生共振，对糖尿病有效的会在冲门穴产生共振……中药的靶向现象，揭示了中医精准医学的努力方向。

经过产业规划，集团公司建立三大板块，形成完善的产业生态闭环：

1.生命医学

以生命医学非药物疗法，通过技术输出，应用科研成果，进行健康管理，建立多项专科康复体系：心脑血管障碍、中风后遗症、肝康、糖尿病、肺康、泌尿系统、肾康、痛风、自闭症、视力、癌症术后康复等。方便服务设立医院、护理院、养老院、中医馆、养生馆、医学美容、健康管理中心及疗养基地等。

2.中医农业

①输出技术；②土地重金属降解，新一代硅肥技术及有机肥；③水，光波能量微量元素水；④生物酶解中药渣配方肥；⑤中医功能禽畜养殖方案。

3.衣食住行大健康产品集群

①吃健康科技产品链；②喝健康科技产品链；③睡健康科技产品链。

“吃健康”系列包括功能粮食、功能禽畜以及药材产出，进而开发出一系列以传承药食同源秘方，经过独特酶解技术提取精华，转化成多肽分子精华的功能食疗产品。

“喝健康”系列，除了微量元素矿物质能量水外，药酒是其中一个板块。

“睡健康”系列，安神配方多肽及能量空间磁疗床垫，为改善失眠应社会需求而生。

在使命与科技的推动下，以非药物疗法进行慢病健康管理。以康疗、康养为主的绿色新医学，让老百姓过新生活，享受新生命是时代的需要，也是我们一直发展的动力。

问题性皮肤病简述

杜林成

杜林成，1981 年生于从医家庭，毕业于四川华西医科大学，潜心医学学术研究与临床实践，在挖掘和继承家传医术的基础上，经过十余年潜心研究及实践，将祖国传统中医和现代的西医进行有机结合，研发了个人经验疗法，命名为“杜一生问题性皮肤修复疗法”。疗法对于白癜风、银屑病、顽固性神经性皮炎、激素依赖性皮炎、各种疣、各种癣、各种斑、各种皮肤滋生物、皮肤癌前病变等皮肤科疑难症有很好理疗效果。

慢性皮肤病发病机制

皮肤及其附属器官是人体最大的器官，处于人体的最外层，最主要的作用是保护人体，皮肤保护人体主要靠物理和化学手段实现。皮肤保护人体，受各种刺激后物理、化学手段都会伴随炎症出现。炎症是机体对于刺激的一种防御反应，任何能够引起组织损伤的因素都可归为炎症的原因及致炎因子，有以下几类：①生物性因子，如细菌、病毒、立克次体、支原体、真菌、螺旋体、寄生虫等为炎症最常见的原因，由生物病原体引起的炎症又称为感染。②物理性因子，高温、低温、放射性物质及紫外线等和机械损伤。③化学性炎症，外源性化学物质如强酸、强碱及松节油、芥子气等。④异物，通过各种途径进入人体的异物，如各种金属、木材的碎屑、尘埃颗粒及手术缝线等。由于其抗原性不同，可引起不同程度的炎症反应。⑤坏死组织，缺血或缺氧等原因可引起组织坏死，组织坏死是潜在的致炎因子。⑥机体免疫反应状态异常，可引起不适当或过度的免疫反应，造成组织和细胞损伤而导致炎症。

总的说来任何引起组织损伤的因素，能引起炎症的原因，是免疫应答启动的表现。免疫亢进：是由于免疫系统对外来物质出现了异常的免疫兴奋状态，而引起的异常反应。 表现为过敏、自身敏感、脆弱易激惹，严重的可能导致对身体内部自身的组织细胞产生反应，从而导致自身免疫性的疾病。

免疫亢进与炎症

过度的免疫反应导致炎症反应，炎症反应必定伴随着免疫反应。皮肤组织中神经特别丰富，皮肤的神经是周围神经的分支。丰富的神经使皮肤具备触觉、冷热觉、痛觉、压力觉等生理功能。皮肤炎症刺激末梢神经，产生反应症状。皮肤炎症一般不会导致机体系统受损，但是会导致明显的不适感。皮肤科治疗是通过缓解症状和去除发病机制，达到治愈或阻止发病。主要治疗途径分为对症和对因两种。

对症：缓解症状神经高反应性的应对。炎症、免疫紊乱都会导致屏障受损，降低神经高反应性最快的方法是改善皮肤的物理状态、修复物理屏障。另外血管和神经的关系是相互影响的，减少循环减轻充血水肿能镇静皮肤。

对因：解决导致皮肤发炎的机制。免疫紊乱的原因：心理焦虑不安或者消极悲观，身体过度劳累，锻炼不够和身体的自然老化。

中医讲正气存内、邪不可干，即如果人体的正气充足，就会少生病，正气即阳气，要正气足须温补阳气。风湿病、皮肤病等慢病多与湿邪风邪致脾虚湿盛、气滞血瘀有关，中医治则也以温阳、健脾、祛风、通络为指导。平和膏组方具有温补阳气、扶正健脾、疏肝理气、祛风除湿、活血通络、散寒等功效，针对免疫紊乱的免疫应答亢进和低下有很好的调理作用。

总之：皮肤科症状与屏障相关，皮科疾病发生机制与免疫紊乱相关，有症状说明屏障受损。如果是神经高反应性出现，用冰晶修复屏障降低神经高反应性，缓解症状。同时减少皮肤炎症出现，用平和膏免疫双向调节，作用于炎症发生机制，皮肤病少复发。慢性皮科疾病三分治七分养，养护围绕屏障和免疫展开就能减少复发，围绕作息、睡眠、饮食、环境、情绪、锻炼等，诸方面都达成合理、和谐，能有效减少、减轻皮肤病。

构建中西医结合医学癌症防治体系

高国俊

癌症是严重危害人民生命健康的重大公共卫生问题。肿瘤医学科研工作者，要牢记使命，为癌症患者研发可负担的有效抗癌新药，并提供出适宜中国本土具有中国特色创新的治疗方案，以造福于广大肿瘤患者。我们对已有抗癌方剂进行新的临床应用研究，达到降低不良反应和更好治疗效果。现报道如下：

一、积极开发研制攻克癌症的中医名药复方钱驼胶囊（原东南 1 号），军制号（FP226），经高科技研制又获新突破

消化道肿瘤是全球高发的恶性肿瘤，在我国胃癌发病率居世界首位，约占全球 40%，结直肠癌在欧美发达国家居恶性肿瘤第 1～2 位，在我国随着生活水平提高，发病率也日益增加。据 2015 年全国推动消化道肿瘤多学科管理会议报道，经过数十年努力，胃癌尚无标准方案，晚期胃癌总生存期仅延长了 3 个月，结直肠痛术后约有 40%～50%的患者发生复发转移，且其中大多数患者失去再治愈的机会，虽近采用靶向联合化疗可提高有效率，但其总生存时间经统计学处理没有明显统计意义。要延长胃癌，结、直肠癌生存期瓶颈，寻找胃、结直肠癌术后有效辅助治疗以及防止复发、转移是摆在眼前的难题，开发新药则是解决此难题有效治疗策略的主要手段。

苏州大学附一院和中科院植物所及第二军医大学药学院一起经过20余年临床、药理、药化及毒理研究后，研制而成的纯中药抗肿瘤药—东南1号新药，曾经军内批准应用，批准文号（1994）军制FP22206。该产品曾在第二军医大学附属上海长征医院，苏州解放军100医院和江苏省吴县东山肿瘤医院等临床应用。观察病例达数千例，经研究有抗癌功效，经中科院药物所作动物瘤谱抑瘤率达65.15%，实验对照比常用抗癌化疗药氟尿嘧定、铂及VP16（依托泊苷）强。对Hela细胞生长抑制率为75.3%。

我们最早曾于2004年中国医学大会首次报告了东南1号治疗消化道肿瘤110例有效率(CR+PR）为52.7%，稳定率81.8%，部分胃癌术后空白（对照组）92.3.4腹腔淋巴转移，经“东南1号”合“理胃化结汤”治疗获效，病灶消失，至今健在。长期以来在临床上胃肠道癌术后，常规应用东南1号加奥沙利铂+CF/5FL（或口服卡培他滨及替吉奥）作为术后辅助化疗4～6周期，以后只需东南1号中药长期巩固维持治疗，均获长期生存或从事正常工作。

特别引人关注的是在临床治疗较多已广泛转移，或剖腹探查无法切除的晚期胃癌或结直肠癌（包括肝、腹腔淋巴结和胰腺转移），经东南1号、理胃化结汤（结肠癌用龙石蛇半汤）配合奥沙利铂+CF/5FU为基础的联合化疗，中西医结合治疗获病灶消失，临床治愈，并获诸多晚期胃癌、晚期结直肠癌长期缓解，无病生存的典型病例，最长已生存31年以上，是胃癌晚期治疗的突破。

二、中西医结合治疗肺癌新方案，无须住院化疗可获病灶消失（缓解）

肺癌传统一般通过手术，放、化疗进行治疗，然而传统的放化疗，存在“敌我不分”，不良反应大，往往使癌症患者因反应严重而难以坚持，且大多畏怕化疗。近年来从“中西医结合开创肺癌治疗新模式”报道后，各地前来求治患者络绎不绝，其中很多已经广泛转移，甚至临危的晚期患者，经治疗症状迅速改善，病灶消失或缓解，较多晚期肺癌，两肺广泛转移，经中药为主门诊治疗仅14天至2个月复查病灶消失，经中药长期巩固维持治疗，生存期已达1～2年以上，最长生存达22年。尤其可贵的无须住院化疗，可获病灶消失（缓解），疗效好，不良反应少，深受广大患者欢迎。

这种方法，根据肺癌病理类型（腺癌或鳞癌），结合中医临床证候，辨病与辨证相结合，并针对肺癌肺内转移，纵隔转移，并发胸腔积液，心包积液和脑转移等均初步摸索出一套比较成功的治疗方法，通过临床长期验证，从2010年以来这种新的治疗方法已渐成为肺癌患者临床一线的治疗，多数患者无须住院化疗可获病灶消失（缓解），不仅临床无明显副反应且疗效较传统化疗高2倍，对化疗治疗失败或耐药患者也可获效。超越单纯靶向治疗、化疗和中药的疗效。

疗效评定标准参照WHO通用评价方法。完全缓解（CR）可见肿瘤完全消失，超过1个月。部分缓解（PR）肿瘤缩小50%以上，持续一个月以上。稳定（NC）肿瘤缩小不及50%或坛大未超过25%；进展（PD）：一个或多个病变坛大25%以上，或出现新病灶。

中西医结合治疗肺癌371例疗效观察，结果如下：

病种	例数	疗效					生存率				
		CR	PR	NC	PD	CR-PR	1年	2年	3年	4年	5年以上
小细胞肺癌	23	5	10	5	3		12	8			3
鳞癌	134	30	78	19	7		47	68	13	1	5
腺癌	185	50	91	27	17		81	74	14	6	10
肺泡细胞癌	17	11	5	1			5	8	3		1
大细胞癌	12	3	4	3	2		5	7			
共计	371	99	188	55	29	77.3%	150	165	30	7	19

由表可见，经我们的思路和药剂治疗后，个别晚期大细胞肺癌，两肺广泛转移，经中药为主治疗仅23天复查病灶消失。大部分经治病例获缓解，病灶消失以后经中药长期巩固维持治疗，生存期已达1～2年以上，最长生存期达15～18年以上。特别是这些经验和方法，疗效好，不良反应小，深受广大患者欢迎。

病例介绍

孟某某，男，55 岁，连云港干部，因咳嗽，咳痰带血外院就医。2014 年 2 月经 CT 发现右肺占位（中央型肺癌），气管镜示：右肺下叶见一菜花样新生物，病理为鳞状细胞癌，因病灶贴近心脏，无法手术。于 2014 年 3 月 3 日慕名求治。经应用中药三参莲苡南星汤、牛黄醒消丸，平消胶囊联合伽马刀及特罗凯中西医结合治疗，至 2014 年 3 月 17 日模拟 CT 示病灶完全消失。一般情况良好，临床无症状，血象正常，已上班工作。（附治疗前后 CT 片）

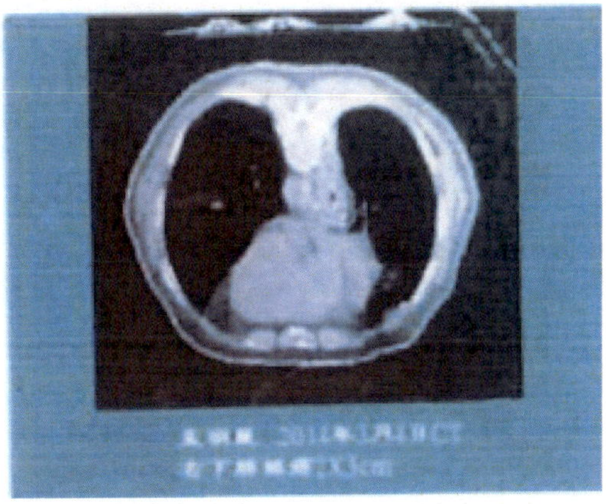

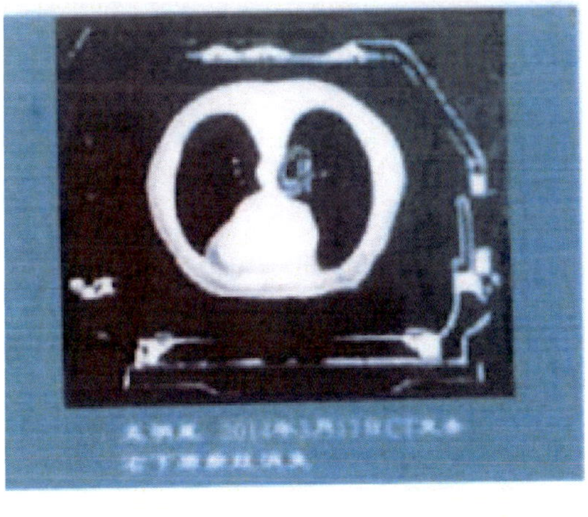

三、中西医结合治疗恶性淋巴瘤取得独特疗效和优势

我研发的“天草方”在抑制恶性淋巴瘤方面有独特疗效和优势，疗效达国内先进水平。治疗恶性淋巴瘤，化疗 CHOP 方案是第一代化疗方案，有效率 60%～70%，治愈率 30%～40%，至今仍是标准方案。B 细胞淋巴瘤采用利妥昔单抗（美罗华）+COHP 方案（6 个疗程）治疗，有效率 89%，完全缓解率 56%～59%。而中医药治疗恶性淋巴瘤也获得较好疗效。近 30 年来，在临床上我们长期以天冬、白花蛇舌草为主，中西医结合治疗淋巴瘤 185 例，有效率 87.5%，在坚持巩固治疗的 124 例中，5 年无病生存率达 81%，达国内先进水平。

天草方有扶正抗癌不损害机体而抑制淋巴瘤的疗效，动物试验天冬对 S180 抑瘤率达 44.5%，白花蛇舌草可提高机体免疫及网状细胞吞噬功能，无骨髓抑制及消化道副反应，与化疗合用有协同作用，可提高疗效，减轻副反应。对白细胞低、血小板减少不宜放、化疗的患者，可单用天草方治疗获完全缓解，长期生存，很多患者已存活 20～30 年以上。

四、中西医结合治疗胰腺癌

胰腺癌是癌中之王，据世界卫生组织统计，全球胰腺癌年发病率和死亡数接近，平均生存期仅为 2～3 个月，1 年生存率为 8%。作者自从 20 世纪 80 年代，中西医结合治疗晚期胰腺癌成功病例报道以来，全国各地前来求治病例较多，近年来结合应用现代高科技肿瘤标志物，基因学说作指导，以中医药联合手术化疗，立体放疗=伽与马刀，质子刀和抗血管生成治疗，靶向药物，免疫治疗，多种手段中西医结合治疗，不仅有临床治愈病例，且大多数病例获长期生存 2 年以上，最长超过 20 年。

中医药治疗的精华是辨证论治，我们结合临床实践，对胰腺癌治疗成功病例，中医辨证分型：

（1）气滞血瘀型：相当于胰头癌作内引流术后，或胰体尾癌，方用山甲龙葵汤合神农丸。

（2）温热毒盛型：相当于胰头癌及胰腺癌总胆管，胆管受阻，发生阻塞性黄疸期，方用茵陈莪术汤。

胰腺癌对化疗不甚敏感，目前还没有标准方案。联合化疗比单药疗效为好，开始我们常用卡氮芥+5Fu 和 FAM 方案。从吉西他滨问世后常用 GP 方案（吉西他滨+奥沙利伯）

GX 方案（吉西他滨+希罗达）

靶向药：厄洛替尼（特罗凯）或合并应用类血管生长抑制因子：鲨鱼软骨胶囊对不适宜化疗或不愿化疗患者，作者常选用特罗凯或鲨鱼软骨胶囊，同时配服希罗达，参芪片。

有效的对症治疗。①中成药肿节风片有一定作用；②胰酶片（得酶通）对改善胰腺癌患者食欲和体重有一定效果；③有阻塞性黄源必要时可作胆道内引流术，或经皮穿刺，放置支架引流，以消除黄疸。我采用中西医结合治疗胰腺癌 54 例，完全缓解 14 例，部分缓解 25 例，有效率 70.2%。

五、中西医结合是防治卵巢癌复发、转移的有效方法

卵巢癌属化疗敏感的肿瘤，目前手术和术后化疗已成为主要治疗手段。当今紫杉醇+卡铂（或顺铂）为卵巢癌首选的标准方案，但临床长期多疗程化疗常发生耐药性，如临床癌标检查 CA125 居高不下，盆腔发现转移，常使医生进一步治疗相当棘手。对此，近年来以紫杉醇联合铂类，佐以中药经验方，中西医结合治疗卵巢癌取得较好疗效，有效率达 83%。目前卵巢癌治疗因容易复发，术后辅助治疗倾向 6～12 疗程，经观察超过 6 疗程的化疗并不提高疗效，反而增加化疗毒性，而佐以中医药治疗，化疗期有减轻化疗毒性的独特作用和疗效。卵巢癌患者在术后辅助化疗 6 周期后，单纯应用中药蓬莪术汤和大黄䗪虫丸及对卵巢癌有特效的红豆杉巩固治疗，经长期随访患者临床无症状，从事正常生活和工作，未见复发，并有较多晚期的卵巢癌复发病例，获得病灶消失，CA125 控制正常，较多病例已达 5 年以上，最长已 32 年以上。

六、应用中药温补肝肾益气养血消癌之剂及通络地黄汤治疗脑垂体瘤多例均获病灶消，临床治愈

脑垂体瘤是常见的场内肿瘤，居脑内肿瘤第 3 位。目前颅脑外科手术治疗难以彻底，复发率高达 50%，且极易损伤其他功能细胞，常不为患者接受。放疗有一定疗效但也可能损伤正常垂体组织，近年来虽有中医药治疗垂体瘤的报道，但仅限于改善症状，缩小瘤体水平，至今尚未见使脑垂体病灶完全消失的，临床治愈者。

单纯应用中药温补肝肾益气养血明目消瘤之剂，以及通络地黄汤联合放疗，治疗多例均获瘤体病灶消失的临床治愈，恢复正常工作 5 年以上，且从未复发，治疗前后均经国家权威医院上海华山医院和北京阜外医院颅内 CT、核磁共振资料确诊，治疗后疗效评估确认疗效。

典型病例介绍：

病例：隋某某，男，56 岁，原苏州地委干部。1976 年 6 月发现两眼视力减退，颞侧偏盲，垂体功能减退，形体渐胖，在上海华山医院做 CT 检查：蝶鞍扩大。诊断为脑垂体瘤：做放射治疗。放疗后仍有头晕、易疲劳、性功能减退、胡须稀疏、两眼视力减退，颞侧外 1/4 视野缺损等症状。X 线拍片，可见蝶鞍部癌肿如蚕豆大小。转来我院后，单纯用中药治疗。中医辨证认为髓角有瘤，耗伤骨髓、肝肾两虚、肝血不足，根据“目得血而能视，肝开窍于目”以及“肾脏经”等理论，采取温补肝肾、益气养血消瘤之药，用黄药子，山慈姑、生地黄、赤芍、丹参、枸杞子，甘菊花、山茱萸肉、五味子、淫羊藿、阳起石、党参、白术、白蒺藜、石决明、甘草治疗。至 1978 年在上海医科大学华山医院复查：X 线片见蝶鞍症癌肿控制，两眼视力从 0.7 提高到 0.9，视野恢复。毛发开始新生，性功能复正常。继续服药以期巩固，至今患者一般情况良好，已 10 年没有复发。

对预防癌变的认识

谢罗星

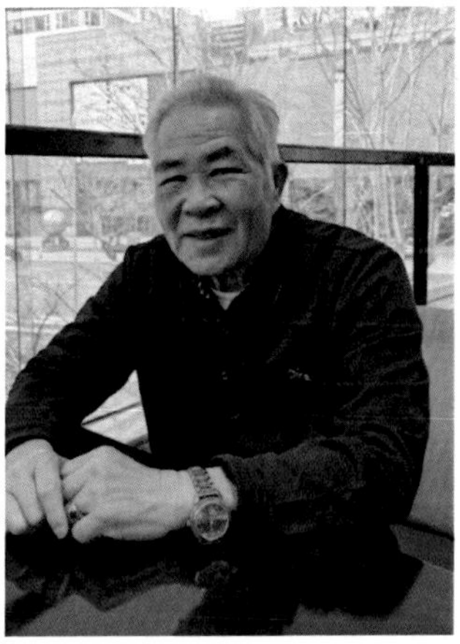

谢罗星，男，1945年出生于中国台湾省嘉义县大林镇。担任台湾中正大学学术基金会董事、慈济功德会荣誉董事、台湾普陀山筹建主任委员、中华中小企业跨业交流协会监事、合众国际开发有限公司、济众（厦门）生物科技制药有限公司董事长。

四十年来深知癌症与人体健康家庭幸福的密切关系。潜心探讨这严肃问题，建议中正大学生命科学系设立分子生物研究所而成立生命科学院。用三十年时光探研癌症与人体关系，略有心得，浅见发觉癌症不是病菌它不会传染；癌是细胞受伤溃败发炎所产生的峻毒简称为尸毒；主因尸毒是人体高蛋白高脂肪所组成的有机体，这有机细胞溃烂所产生出来的毒素随着人体气血循环到身体各部位细胞养分而传递毒素造成第二次伤害，也就是癌扩散。

癌扩散西医治疗是将受伤肿瘤开刀切除，但一段时间又复发，因此就以化疗的方法杀死癌细胞，此法无可避免造成全身细胞受创。谢罗星研究发现，处理癌细胞尸毒扩散，能以正本清源的方式，将所有的致癌毒素排外。人体自行免疫启动，将自行免疫修护。

谢罗星认为，人体主轴可分两条线。血气和脉络（经络）。血气是输送营养供应细胞，气是推动血液通畅，所以血气相连，气停血止人死就是这个首理。血是输送营养供细胞存活，同时血液所含之毒也破坏细胞，使细胞受伤变异败坏所产生的有机毒为有机峻毒（谓之尸毒），人体有机毒（尸毒）破坏细胞而発炎溃烂，人体白细胞保护对抗而产生结节（谓之肿瘤）。由于毒素周而复始到处传送伤害因而产生肿瘤扩散。

西方医学将肿瘤切除是权宜方法，它还是又复发，因没有将存在人体内的有机细胞毒（尸毒）排出体外而游走于体内，所以肿瘤扩散。服用排毒真汤，将体内所有毒素排出体外，尸毒就不复存在。人体的新陈代谢产生新细胞自行修护，“癌”得以解除。再就是脉络（神经，气脉），如颈椎、腰椎、关节等，各种疼痛就是脉络阻塞所致。脉络通畅，全身疼痛解除。谢罗星已经开发个人经验专用于通脉排毒方法，使用会让人有感觉轻松如燕的感觉，回复年轻的感觉。总之，人体这两条主轴清理畅通会百病不生，延年益寿。

我对中医药发展的建议

严仲新

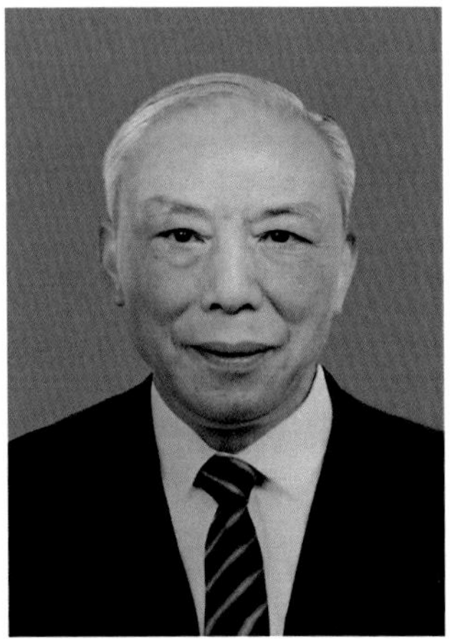

中医药学作为东方文明文化的瑰宝，在人类几千年的文明史中，因其防病治病的显著疗效又几乎无不良反应的突出成果，至今无任何医学能超越，随着现代科学的发展，中医药学的科学价值正不断被揭示，中医药学其丰富的内涵也不断地被世人所认知。通过这次新冠肺炎的疫情，研究中医药学的热潮正在世界范围内兴起，中医药学必然成为世界医药学的一大趋势，这已深刻地显示了中医药学已进入了一个全新的历史时期，世界各国都在研究应用中医药学。

现代科学技术的飞速发展，现代科学理论的高度细化和综合使人们认识世界的能力，提升到一个新的水平，横断科学、边缘科学、原子能科学、量子科学、元宇宙科学的涌现，也把中医药学的这门学科融合运用到新的时代环境中。一方面经历了漫长历史的中医药学受当今学科知识的启发和渗透，中医药学的自然观、人体观、疾病观、诊断观，治疗观、方法论，必须要作出深刻的反思和与时俱进的变革，去其糟粕，发扬其精华，使中医药学产生质的飞跃。另一方面，随着社会医疗保健和疾病谱的变化，大量的新事实、新经验、新方法、新技术、新认知，需要进行理论上的总结和升华。一个全新的中医药学学科的分支细化，治疗的综合性日趋建立，一个充满生机的、开放性的、面向全人类的、全生物类的中医药学学术体系，正在孕育形成。中医药作为社会事业的重要组成部分，在多个方面向我们提出了全新的、更新的、崭新的、革新的重大课题。

人类的进化、社会的进步、科学的发展其生命力在于革新和创新。如何在继承的基础上以崭新的思维和以现代科学的研究方式，开展整体性的，综合性的科学研究，使中医药学与时代同步而自立于世界医学之首，这是时代赋予我们的伟大，崇高的使命。

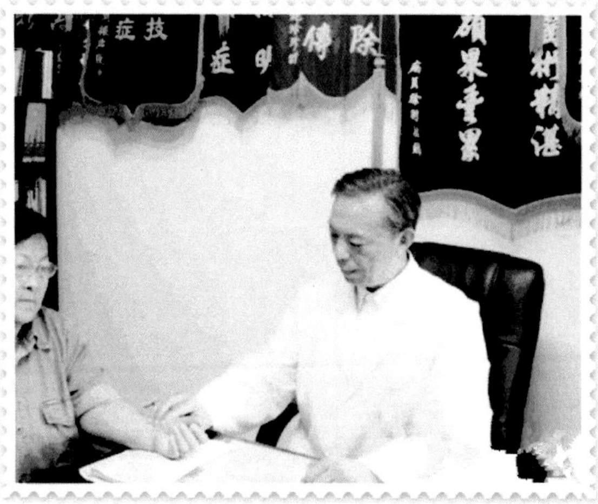

每一门科学，都是以思想和概念的形式来表达自己追求的对象，从而决定实践的目标和追求的方向，如何使中医学从中华古代哲学的思想中，从历史经验总结的范畴中，发展成为用现代科学技术武装的，用现代生物学理论指导的先进科学，这是几代中医人矢志追求的基本目标。

世界上没有永恒不变的真理，一切都是依据环境的变化、条件的变化、时间、地点的转移而修正。

我想通过这次报道，对中医药学的发展提几条建议：

（1）中医药学要积极融合吸收新的知识成果，有利于中医学的丰富、提高、完美、创新，反映并显示出中医药学的时代体征和学术水平。

（2）积极反映当代中医药学的临床研究的进展和最新成果，对中医药学具有重大影响的理论成果进行历史性的总结和评述。

（3）在当代中医药临床、学术研究总结中，筛选有条件进行独立细化的进行新的构建，为中医药学新的学科、新的理论体系的创建走出探索性的道路。

下面，提出我对中医药学的创新设想。

中医诊断的望、闻、问、切四诊智能化。即把中医诊断的“四诊”的信息转化为大数据，输入芯片，构建多维度诊断“智能化（AI）机器人”，想必这样的诊断设备比当下生化检验某项检测值、放射影像视感的诊断更科学。

对中医诊断智能化的研究，目前世界上多有开展、我国多如牛毛，日本孜孜不倦的已开展了25年之久，但如今的正确率达不到60%。本人矢志于此已久，愿意加盟同类研究贡献自己的心得，合力推进中医药事业与时俱进。

郑慧南的中医观

郑慧南

郑慧南，男，1966年生于江苏省常州市武进区，

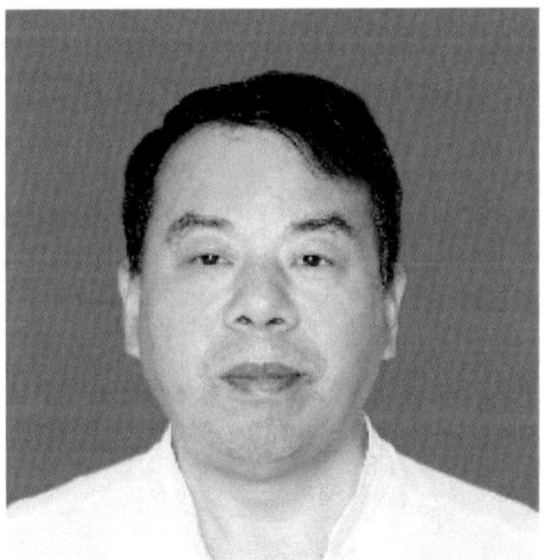

于1997年春节拜孟河医派老中医张荣渡为师学医。在老师的倾囊相授下，了解并掌握了部分孟河医派的急诊、疑难杂症病案。临床实践中，外病内治、内治与外治相结合，反响良好。2009年用老师所授，结合临床实践，研制了针对颈椎病康复的中药热敷药包，药包处方的知识产权为师傅所有。郑慧南根据老师总结临床经验和实践，结合自己读经典、做临床、辨证施治，经方化裁拟健脾化湿、温补肾督、疏肝理气养肝为基础的基本方，便于临床应用参考。

基础方：异功散合并四物汤加减，功效：健脾益肾，养肝强筋壮骨。

党参30克，茯苓30克，陈皮10克，半夏10克，白术30克，黄芪30克，补骨脂20克，骨碎补15克，菟丝子20克，川续断20克，金毛脊20克，杜仲20克，枸杞20克，生地黄30克，当归30克，白芍20克，川芎15克，鸡血藤30克，葛根15克，水蛭3克，透骨草30克，薄荷5克（后下），五味子10克，甘草10克。

临床案例：金某，女，47岁，移民现居加拿大。

2015年4月11日，自述肩颈疼痛、头昏、眼模糊、记忆下降、胃时隐痛受凉加重，经期量少超前一周、乳胀痛有块、烦躁易怒大便不爽隔日一行。脉濡关弦细，舌质淡红、苔白。证属：肝气郁结、肝肾亏虚，当疏肝理气、温中健脾、益肝肾和气血、调冲任。基础方加佛手10克，柿蒂10克，浙贝30克（先煎），干姜10克，广郁金15克，棱莪术各12克，姜黄10克，黑山栀15克，小茴香10克，羌独活各12克。汤剂15剂暂住浙江老家服药。

二诊：4月26日上方药后有好转续配21剂。另配7剂，益肝肾养卵巢汤在经期服用。党参、丹参各30克，炒白术30克，炒白芍20克，砂仁10克（后下），佛手10克，柿蒂10克，浙贝母30克（先煎），熟地黄30克，怀山药30克，川续断30克，菟丝子24克，黄芪30克，枸杞子20克，制首乌30克，制香附12克，全当归30克，淫羊

藿 15 克，仙茅 12 克，紫河车 12 克（另煎冲入），广郁金 15 克，姜黄 10 克，棱莪术各 10 克。

三诊：6 月 5 日上方药后已明显改善，按照二诊继续服用 21+7 剂。

四诊：10 月 29 日来电，原症状基本消失，继续服用，后带药数次加以巩固疗效，现已正常。

中医学，乃是五千年来实践中得到的大自然科学，是祖国医学宝库中的重要组成部分，是取之不尽，用之不竭的宝藏。

《本草纲目》一书有“脑为元神之府”之说，这就是说脑在人的机体中的重要地位。以后，前辈又在临床上不断总结提高，认为，即元气、元首；神者，即神明；府者，即元神之所在。有关文献亦指出，元气又称原气，包括元阴之气，元阳之气，乃是先天之精所化生。元气越是充沛，脏腑就越强盛，就健康少病。元气发源于肾，肾藏精，精生髓，通于脑，脑为髓聚而成。脑的功能得以很好的发挥，它依赖各脏腑组织功能摄入后天之气的资助，故有脑为首之称，又与中枢神经相互沟通，所以说是全身之主宰，除主持精神意识活动外，还有激发和推动脏腑各组织器官发挥功能，维持机体正常发育与生长的作用，并能保持平衡。所谓“正气存内，邪不可干”。《内经·素问·上古天真论》篇指出：“虚邪贼风，避之有时，恬淡虚无，真气从之，精神内守，病安从来。”达到延年益寿的目的，这就充分说明了脑在防病致病中起着关键作用。

依据近十年来数千医案分析及临床摸索，认为：人的意识对外界一切事物的处理正确与否，是防病或致病的重要因素。有不能正确对待慢性疾病的患者，有脱离正常生活环境的失志者，有对外界事物及家庭问题处理错误者，有主观或客观导致生活、饮食、起居规律失常者等。据不完全统计，由于对各种事物和人与人之间的关系的认识不足，无意识的占多数。他们在患病前都意识到各有不同形式，不同程度的刺激，主要表现于怒、忧、思、悲、恐这五个方面，长期未能扭转而致病。但人在自然界存在，势必要发展，就没有满足的时候，这就干扰了脑的安静，危害人体健康，久之疾病产生，重者危及生命。换言之，提高认识，用健康的思维来生存、发展、壮大自身，同时也维护好亲情、友情、人情关系，社会安逸、全民健康也是对社会的重大贡献。

提高养生意识，倡导以养代治理念；脱离不良习惯，养成正确生活方式；定时合理的饮食结构，培养良好的起居规律，提高对外界事物的认识，减少对家庭问题错误处理方法。通过认识排除一切对脑的干扰，达到调气、和血目的，保持机体平衡，是健康养身成功之路。以上所述主要是讲外因通过内因起作用的一个重要方面。

陈克雄和他的四维“磁场综合治疗系统”

陈克雄

陈克雄，男，现年 81 岁。1989 年由贵州省晴隆县人民医院调入珠海市红旗医院中医科工作，1999 年 7 月退休。退休后经珠海市科委批准成立“珠海市时珍中医中药研究所”，先后获得：“中医全息动态平衡医疗保健床”“中医全息动态平衡定点治疗机”“中医全息动态平衡治疗浴缸”“磁共振三维磁场多功能治疗系统”4 项国家发明专利。2003 年成立珠海市海珍中医药科技有限公司，实施“中医全息动态平衡医疗保健床”的临床转化申报工作。2006 年通过 1 年的临床试验，2007 年经广东省食品药品监督管理局批准为二类医疗器械，以四维“磁场综合治疗系统”注册至今。四维“磁场综合治疗系统”分为两种机型：HZ-MR-A医院专业型和HZ-MR-B普及型，HZ-MR-A医院专业型功能强大。

陈克雄主持研制的四维“磁场综合治疗系统”，是根据核磁共振成像仪原理和中医基本理论“经络通畅，气血调和，阴阳平衡，邪不可干”为指导思想而研发的。通过系统和几种附件的配合，经过20年的改进升级，可以进行中医的辨证施治，不同的病情用不同的治疗方案。四维“磁场综合治疗系统”的核心是针对慢性疾病的治疗康复，是一种享受型的医疗设备。

四维“磁场综合治疗系统”中的脊柱平衡器代替了人工整脊的工作，同时也代替了中医刮痧拔罐的通络排毒工作。温灸仪起到了中医“灸”的作用。各种外用药膏药贴、中药药酒、外用药水等，通过“磁场综合治疗系统”特有的中、西药物离子导入功能，发挥药物的治疗作用。磁场按摩器，代替人工按摩操作。治疗的过程中，通过音频换能器将声音转化成治疗的能量，起到了心灵舒缓的作用，使情志焦虑抑郁的患者能够放松心情，增强对疾病治疗的信心，提高疗效。

四维“磁场综合治疗系统”具有镇痛、镇静、消炎、消肿、止泻、通便、降压、降脂、消除斑痕、促进骨折愈合、抗过敏、治疗良性肿瘤等作用，对人体的心脑血管疾病和骨关节、软组织损伤性疾病、中风后遗症、脑损伤恢复期及神经衰弱有一定的治疗效果。临床扩展治疗可用于内、外、妇、儿、五官、骨伤、康复、戒毒科、精神科、亚健康（治未病）等各科疾病。做到了不打针、不吃药或少吃药。现在有的客户用来治疗癌症都取得了一定的效果。

四维“磁场综合治疗系统”由计算机控制磁场发生器产生五种磁场：交变磁场、脉冲磁场、平静磁场、旋转磁场、恒定磁场。频率可由1Hz至24000Hz（秒）任意可调，脉冲、平静磁场磁极可任意交换。旋转磁场转速在60～500转/分钟可调。系统还安装了体感振波特制专用体感治疗床垫和音频换能器，使患者在治疗过程中，通过身体可以感受到音乐播放所产生的振动，称之为“音乐体感振波”。这种振波和磁场能量波融合为一体，起到特殊的治疗作用。顽固性疼痛疾病还可以用局部磁场药物离子导入提高疗效，局部加用感应子可达到中医针灸的效果。

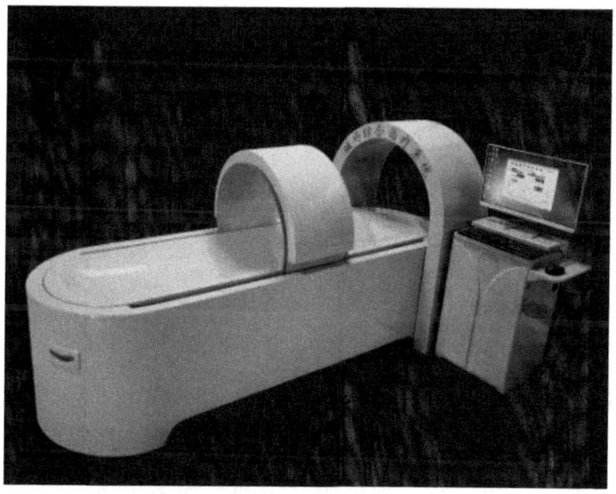

磁场综合治疗系统图片

六次诊治银屑病思路历程与体会

潘年松

摘要：通过比较系统、全程动态分析6次诊治银屑病全过程，“解剖麻雀”，得到三点体会：在同一个人发生银屑病时，其病机是动态的；临床表现是一个由局部到全身、由点及面的渐进过程；“肺合皮毛”，治不唯肺治不离肺。

关键词：银屑病；中医药；诊治；全程；体会。

银屑病是西医的病名，其基本病理变化是皮肤基底层的液化，病理检查发现皮肤基底层液化也是西医确诊的“金标准”，并用于区别其他类似表现的疾病。由于其确切病因和发病机制尚未完全弄清楚，还在盲人摸象地探索，没有汇聚成共识阶段，给治疗带来迷茫，而成为西医公认的难以治愈的皮肤病。

历代中医文献有关西医所称银屑病病的记载甚多，虽然病名没有统一，但从症状描述上不难推测大量文献中出现的“白疕”“干癣”“松皮癣”“蛇风”“狗皮癣”等，其皮表表现类似于西医的银屑病。从阅读到的临床案例报道看，比较系统、动态报道诊治银屑病全过程的文章几乎没有。笔者认为：解剖麻雀也是必要的探索，故将在临床上6次诊治同一位银屑病患者的详细过程和思路历程整理报道，并谈谈感悟。

一、诊治历程

1．基本情况

某男，58岁，遵义市人，退休干部。

2．第1次就诊遵义医药高等专科学校附院挂号单号U0124960（以下简称附院挂号单号）

患者诉3年多来，起初是头皮痒，起圆圈状白屑覆盖发痒区域，后来延及全身，连手心也出现。查：舌质淡胖、苔白腻，脉滑。诊断为银屑病（脾虚湿盛）。予中药5剂，水煎服，每日上午必须服，下午或晚上再服一次，饭后温服160毫升左右。煎煮方法：第一步，清水淘洗全部中药材1次。第二步，用容量不低于3000毫升的陶瓷罐，纳入诸药，加水500毫升，加热煮沸，立即退火，让其浸泡到药液冷却时，倒出药液。第三步，再加水1000毫升，加热煮沸后小火保持沸腾继续煮30分钟，倒出药液。第四步，两次药液混合，分为2份，上午频饮完1份，下午或者晚上频饮完另1份。服药期间不要求饮食忌口。

笔者根据患者舌体胖大的体征，加之患者长期生活在终年湿度高达70%左右的贵州“湿缠身区域”，初步认为其本是脾虚湿盛，脾虚与湿盛互为因果。脾为生化之源，脾气虚是肺气虚之因，湿盛阻遏气机，使本来就不足的肺气不能达表发挥作用，导致皮表气机失畅，肺阴不能布达皮表，而表现为皮表失润为急为标的一面。从病位看，根据“肺合皮毛”，判断其急切发病的部位在肺。又根据“急则治标、缓则治本”原则，总结出治疗原则是：其本在脾其标在肺，治肺为急。于是，重用善于养肺阴的麦冬作为君药。减少剂量用善于清肺热而燥湿的黄芩、补肺脾之气而利湿的黄芪、润肺的炙甘草联合作为臣药。以健脾燥湿的炒白术、健脾利湿的茯苓联合作为佐药。患者皮损广泛，遍及全身，故以善于走串的活血药川芎、芳香走串的薄荷，通达全身。

3．第2次就诊附院挂号单号U0133248

患者诉最初起于右侧小指与无名指之间发痒，起皮，后出现全身皮肤白屑，白屑下见红斑或斑丘疹，痒，掉皮。查：舌质略胖大、舌边尖红、舌体见裂痕、苔略黄厚，脉滑。予中药5剂，水煎服，煎煮和服用方法同初诊时吩咐。

患者痒感明显，结合舌象，笔者判断为：脾虚湿盛为身体本源、病位在肺未变，但是肺部热像明显，故诊为肺热。于是，重用黄芩、黄芪联合为君药，清肺热，补肺脾之气，利湿。以长于破血之莪术为臣药，应对皮下丘疹。联合“适应原样药”刺五加皮、五味子作为佐助；联合蛇床子、地肤子应对痒感作为佐治。仍用走窜力强的薄荷引药通达全身。

4．第3次就诊附院挂号单号V0004882

这次患者陈述，应该有5年多了，最初起于脚趾丫发痒，然后鳞状白屑覆盖局部，慢及全身，全身轻微发痒。查：全身皮屑覆盖，头皮红丘疹明显，并有挠抓留痕。舌质淡红、苔黄，脉濡。诊断为银屑病（肺气虚滞）。予中药5剂，水煎服，煎煮和服用方法同初诊时吩咐。

患者全身皮屑覆盖明显，燥性彰显，舌象缓和，故笔者判定为肺气虚滞为急。重用麦冬养肺阴为君药。减半剂量联合用黄芪补气，黄芩燥湿为臣药。佐助地肤子、蛇床子止痒，生甘草佐制温热药偏多。走窜的薄荷、川芎作为引经药，通达全身。

5．第 4 次就诊附院挂号单号 V0011695

耳内流脓，并见白屑，耳郭略肿，右耳为甚。左侧头后 2 处仍见皮肤发红，上覆白屑。全身皮表掉屑有好转趋势。舌质胖大、苔黄腻，脉滑。诊断为银屑病（肺气阴两虚血燥）。予中药 5 剂，水煎服，煎煮和服用方法同初诊时吩咐。

全身皮表明显好转。遂判断为标本病位未变，以肺气阴两虚兼血燥为特点。重用麦冬、百合养肺阴，黄芩燥肺湿为君药。辅以炙黄芪补肺脾之气，生甘草解诸毒以应对耳内脓毒为臣药。佐助升麻、柴胡提升脾气。走串的川芎，达表的麻黄引经报使。

6．第 5 次就诊附院挂号单号 V0018476

耳内流脓停止，全身皮表几无皮屑。双下肢及左背部仍见红色或暗红色皮疹，压之褪色，局部痒感。舌体略胖大、边见齿痕、苔黄厚腻，脉滑。诊断为银屑病（肺气阴两虚血燥）。予中药 5 剂，水煎服，煎煮和服用方法同初诊时吩咐。

已经看到前面的治疗效果，思路不再变化，判断为肺气阴两虚兼血燥。重用麦冬为君药。辅以黄芩、黄芪，以及顾护脾胃之气的焦山楂共为臣药。炒白术，大补元气的人参，以及生甘草为佐助。以薄荷作为引经药。

7．第 6 次就诊附院挂号单号 V0037115

患者再次回忆说：从 2017 年开始，右小脚丫经常长水泡，发痒，29018 年加剧，在脸上出现癍。2020 年 11 月中旬开始，出现鼻子不通气，然后开始出现皮肤快速增厚老化等症状。皮肤增厚老化起始于头、手掌，然后延及躯干、全身。今天查体，除了耳内有花生仁大小的皮屑，全身已经恢复正常皮肤状态。舌质略胖、边见齿痕，脉濡。诊断为银屑病（脾虚湿盛）。予中药 30 剂，每日 1 剂，泡水频饮。

整体评估皮损已经修复如常。缓则治本，予中药饮剂健脾燥湿，固本强身。重用黄芪补脾益气为君药。辅以白术健脾燥湿为臣药。佐以茯苓健脾利水，砂仁藿香芳香走串为使药。可以作为饮剂，即也可以根据患者的用药爱好研粉吞服，以保障患者长期服药的可操作性，用于脾虚湿盛的情况。

二、体会

1．病名

由于附院所用中医临床诊疗术语网络版没有白疕这个病名，故临床诊断时使用的是银屑病名。

民间常常叫一个病名“牛皮癣”。在临床中多见于银屑病和神经性皮炎两种情况。前者皮屑遍布全身，后者皮屑仅仅分布于关节的伸展一侧；前者皮肤基底层已经液化，后者没有触及皮肤基底层。

2．他山之石

王东霞 1 综述报道：银屑病是常见的慢性炎性皮肤病， 免疫细胞和炎性细胞因子通过影响角质形成细胞的功能在银屑病发病过程中起作用。研究证实，皮肤 NK 细胞在自身免疫性皮肤病银屑病发病中具有重要作用。林洁 2 等报道：分泌白细胞介素 10 的调节性 B 细胞和其分泌的白细胞介素 10 有负向免疫调节作用，对疾病有保护作用。曹越 3 等报道：寻常性银屑病患者皮损的 KCs 能量代谢水平出现紊乱，过度依赖于糖酵解代谢，快速产生大量的 ATP，从而为其过度增殖提供能量和原料支持。赵辨 4 主编的《临床皮肤病学》对于寻常型银屑病的诊断标准：皮损初起表现为多发的炎性红色丘疹，粟粒至绿豆大小，随后逐渐扩大融合成红色斑片、边界清楚，周围有炎性红晕，基底浸润，表面覆盖多层干燥性鳞屑，轻轻刮除表面鳞屑，可见蜡样薄膜及点状出血现象，即 Auspitz's 征阳性。郭智玮 5 等认为：以往认为银屑病属于非瘙痒性皮肤病，近年来，人们逐渐认识到瘙痒是加重银屑病患者疾病负担的因素之一。杨小娟 6 等报道：目前银屑病的治疗方法有外用局部药物治疗、系统治疗、光疗法以及中医治疗，以及目前发展较快的生物制剂疗法。孙欣 7 等报道：药物加用心理护理的方式对于治疗银屑病的患者更加有效，值得进行推广与使用。侯怡飞 8 综述认为：国内医学尤其是中医药对银屑病中免疫抑制性细胞的探讨明显匮乏。赵炳南 9 等主张：以血分为纲对银屑病进行辨证，以血热、血瘀、血燥进行辨证分型，治疗以凉血、活血、养血为主要治疗方法。林文霞 10 等报道：银屑病“冬重夏轻”是由于季节变化引起的相关致病因素的变化，作用于机体，诱导银屑病的发病、病情的加重或减轻。丁佩军11等报道：在银屑病初期或进行期常表现为血热。他们用清热活血合剂治疗血热型寻常型银屑病52例，疗程8周，可减轻患者的银屑病皮损，并改善皮疹灼热感、瘙痒症状，提高其生活质量。郑雯12等认为复方青黛胶囊治疗寻常型银屑病有较高的疗效，且不会增加不良反应的发生。

3．感悟

笔者整理的过程，也是复盘并学习思考的过程，感悟主要有下列3点。第一，在同一个人发生银屑病时，其病机是动态的。不宜用一个病机特点概括整个疾病过程，而宜动态地、准确地辨证论治。例如这个病例的5次诊治，其病机特点依次是：脾虚湿盛、肺热、肺气虚滞、肺气阴两虚血燥、肺气阴两虚血燥。第二，白疕病的发生，究竟从何时开始？从何处开始？连患者自己也很难准确描述清楚。说明银屑病的临床表现是一个由局部到全身，由点及面的渐进过程。第三，从病位看，根据"肺合皮毛"，其急切发病的部位在肺，而根源在脾，治当不唯肺也不离肺。

参考文献

1.王东霞，王再兴. 自然杀伤细胞与某些自身免疫性皮肤病实用皮肤病. 学杂志.2018，11（03）：165-167.

2.林洁，许爱娥. 调节性B细胞在几种免疫性皮肤病的作用. 国际皮肤性病学杂志.2015；41（03）：188-191.

3.曹越，梁男男，梁艳阳，李俊琴，张开明. 寻常性银屑病患者皮损角质形成细胞的能量代谢水平检测. 中国皮肤性病学杂志. 2021；03（10）.

4.赵辨，张振凯，倪容之. 临床皮肤病学[M]. 南京：江苏科技出版社，2001：759.

5.郭智玮，晋红中. 银屑病伴瘙痒的临床特点、发病机制及治疗研究进展. 中华皮肤科杂志.2020；53（12）：1029-1032.

6.杨小娟，孟祥慧. 银屑病的治疗进展. 牡丹江医学院学报. 2020；41（06）：120-124.

7.孙欣，裘莉莉，王欣，李娜.银屑病患者的心理特征分析与心理护理意义. 心理月刊. 2021；16（03）：144-145.

8.侯怡飞，苏琳，邹纯朴，陈晓，张慧敏，胥孜杭. 银屑病中免疫抑制性细胞及中医药对其调控作用的研究进展. 中国免疫学杂志. 2021；37（04）：497-505.

9.赵炳南，张志礼. 简明中医皮肤病学[M]. 北京：中国展望出版社. 1983：200-203.

10.林文霞，余倩颖，秦悦思，肖建华，陈明岭. 对银屑病"冬重夏轻"的思考. 世界科学技术-中医药现代化. 2021：02-26.

11.丁佩军，顾志英，徐平，李星子，贺旭峰，张慧敏. 清热活血合剂治疗血热型寻常型银屑病临床研究.中国中医药信息杂志.2017；24（01）：37-40.

12.郑雯，李刚刚，刘清民，李政霄，李蕊联，马慧群. 复方青黛胶囊治疗寻常型银屑病疗效及安全性Meta分析.中国中西医结合皮肤性病学杂志.2020；19（06）：540-545.

尹士贵治病重视“精气神三元”

卢青玉 审阅　河北省中医药科学院

编者按：尹士贵，山东临沭人，多年从事基层医药服务工作，创办临沭县尚和药店、临沂天医道诊所有限公司以及下属中医诊所、临沭县天医道中药材种植专业合作社等。自幼受祖母针灸儿科精湛技术的熏陶，年少进入省中医药学校学习，年长跟随道家师父学习识药、修养生命道学，后跟随张流秀先生学习“三通三转中医系统”理论，中年得窥三皇奥旨，继承“天医道生命脉诊技法”，以发扬医道为己任。在带徒过程中，提出“三元中医学”理论架构。

在“精气神三元”思维观法的指导下，对人体疾病从天医道“精气神”三宝体质上做了全面归类。为中医的精准用药治疗提供了理论依据，是中医治疗精华，是“因人施治，千人千方”的理论基础。其丰富完善了“中医体质辨识”相关内容，为中医个性化治疗提供了方案。

一、“三元中医体质学”理论

医道强调重视人体三宝“精气神”，道家在人体修炼上倡导“炼精化气、炼气化神、炼神还虚”。从而将人体生命得以升华，起到保障健康、延年益寿的作用。

《道德经》中老子认为“道生一，一生二，二生三，三生万物。万物负阴而抱阳，冲气以为和”。此三者阴、阳、气也。精乃阴，神乃阳，而气居中，上为阳神，下为阴精，故“精气神”乃人体最基本生命元素状态。善养命者，必以“葆精正气养神”为宗旨。

基于以上认知，三元中医体质学涵盖人体不同生命状态，对“精气神”三个方面作了详细分解阐述，丰富完善补充了“中医体质辨识”相关内容，为中医个性化治疗提供了方案。三元中医体质学的确立，是中医治疗特色精华“因人施治，千人千方”的理论基础。区别于现行医学治疗“统一标准，只顾症状，不顾个体差异”的缺点，为医疗避免市场化、经济化，回归“人道主义”提供了强有力的保障，真正实现医道以“护生”为宗旨，是治病救人的大智慧，非单纯的“救死扶伤”技术，这是人类医学发展的必由之路，返本之道。

从三种不同的生命元素状态“精气神”入手，以“虚实”为大纲，将人体划分为九种生命状态，并细化为十八种常见病理状态，和三种正常生命状态。

（一）九种生命状态

神旺、神清、神衰、气盛、气正、气虚、精多、精足、精少。

1.一十八种病理状态

神旺：阳亢（特禀质）、阳盛、阳越。

神衰：阳弱、阳虚、阳微。

气盛：气滞、气郁逆、闭结。

气虚：气弱、气虚、气脱陷。

精多：湿热阻滞、血瘀、痰积。

精少：津少、血虚、阴虚。

2.三种正常生命状态

神清：超凡脱俗、动静自然、法于阴阳、慈悲处世、通体舒泰、耳聪目明。

气正：自信乐观、仁义诚信、和于术数、不妄作劳、皮肤光洁、代谢正常。

精足：身体匀称、指标适中、食饮有节、起居有常、睡眠较好、发须黑密。

（二）“三元体质学”的应用方法

医家临证，首先确立基本体质；其次，在临证时以“病邪”为重要依据对比，进行“病位、病性、病量”的确定；然后，再对比基本体质调整相应治疗方案。这样便能做到“千人千方，因人施方”，保证最佳疗效。

二、“三元中医体质学”应用举例

病案 1：王某，男，64 岁，农民。

主诉：动则喘闷，心口不适。

患者年前在家乡打针输液 8 日未见效，后找当地大夫服用中药 14 剂亦未见效，遂到市人民医院检查验血拍片，确诊为肺气肿。呼吸科专家从肺论治，开具化痰、止咳、平喘药物，效果不显，经介绍来诊。

刻下：脉数、心脉沉微、肺中圆点濡、六脉弱似无，舌苔皖白不饱满、舌心前微暗红、体胖大。

诊为：气虚体质。病机为心气衰微兼血瘀、虚寒。应从心论治，拟补气活血，温阳通脉，化痰消滞法。

用药：丹参 20 克 ，葛根 20 克，茯苓 15 克 ，细辛 10 克 ，黄芪 30 克， 当归 10 克， 川芎 12 克， 白芍 15 克 ，桂枝 10 克 ，附子 10 克 ，桃仁 10 克， 川贝母 10 克 ，生麦芽 20 克，炙甘草 10 克 ，另配麝香保心丸应急。

二诊：服后明显好转，偶有下地干活，仍觉心中喘闷。

再诊脉已有力，仍数。效不更方，炙甘草加至 20 克，以强心复脉，酌配复方蛤青胶囊以缓解喘闷。

按：本例西医以化痰止咳平喘为治疗方案，未深入研究其体质。患者平素劳作，形成气虚体质重型气脱。故心力不足，重则心气衰微，引发憋喘胸闷，当施以补气活血通脉之法。

病案 2：刘某，女，72 岁。

主诉：喘咳多日。

患者在卫生室卫生院打针半月余，仍不缓解，经家人搀扶来诊。

刻下：肺胃濡厚略紧、心脉沉弱，舌体胖、苔白。

诊为：阳虚，咳喘。病机为心阳不足，兼伤寒入里，误用寒凉形成寒湿阻滞，治法宜散寒除湿，益气复脉。

用药：藿香正气汤加减。

二诊：服后病去大半。小青龙汤加减。服后喘复如常。

按：上例首先判断体质，知其正气盈亏，生命元素状态；才可用对症之方，同一病情，体质不同，用方不同，此乃医道不传之秘。

案例 3：张某，女，46 岁，个体从业者。

主诉：全身乏力，站则不支，不能劳作。

刻下：患者伏于诊桌，少气懒言。浑身无力；

面色略皖白，眼神柔弱，舌苔薄白、舌体不饱满、质淡，六脉无神，按之不应。

诊为：神衰阳微。应回阳补神，补气养血。

用药：儿童回春颗粒，黄芪精。并施以天宫烧山火之法。1 小时后即恢复体力，参加劳作。

按：此患者多次来诊，每次均施术之后即可缓解。

三、“三元中医体质学”意义

“三元中医体质学”的创立是天医道多年研究成果，是中医进入精准化治疗的保障，是三元中医“证方效”学从“效”反求“方”的思维深化。中医的治疗不仅在于“有是病，用是方”，更在于“有何体质，用何基础方”。“三元中医体质学”对于促进中医的临床疗效，搞好中医教育传承都有着积极的指导意义。

医家只有全方位了解患者体质，病邪情况，才能有针对性地选择对应基础体质的方以及病邪方，既提高治病功效，又做到万无一失。医者唯有如此，才能体现医道“护生”宗旨，做到用方不伤人，既治病又提高机体生命元素状态，从本源上诠释医家“慈悲心”。而人体体质的核心在于“精气神”中“气”的转化，是故应“循生生之道，助生生之气，用生生之具，谋生生之效”！

参考书目

[1] 饶尚宽.《老子》[M].北京：中华书局，2016.

[2]王琦，田原.《解密中国人的九种体质》[M].北京：中国中医药出版社，2018.

陈德彬的认知观

陈德彬

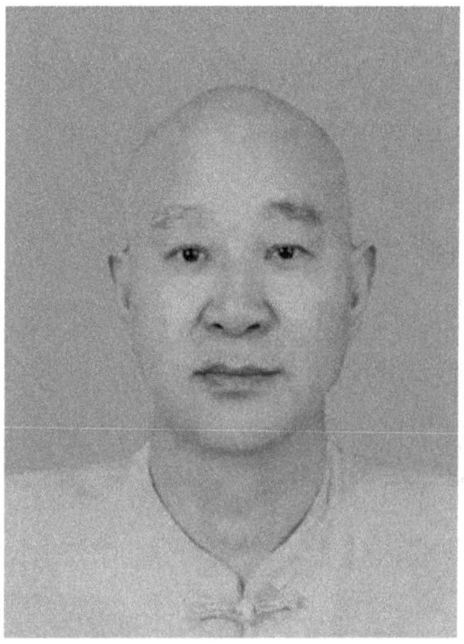

陈德彬，男，广东省珠海市人，深圳九融鹤数字生命科学有限公司创始人，广州嘉来生命管理学院院长，健康养生管理专家，国家二级心理咨询师，国家高级道医诊疗师，北京源芝民中医研究院副院长，绿色生物电疗技术创始人，中国医学教育协会医药产业创新发展促进工作委员会专家成员，深圳静慧妙宏心理咨询有限公司创始人。

陈德彬在学习儒释道的过程中深入地了解了禅学和神学，他体悟到修炼各个法门的过程中既有共性，也还有各自门派的要求和标准，对于不了解的东西，他一般都不轻率肯定和否定，而是保持探究和思考。对于个人认知外的事情，他从不轻言反对或支持，他认为很多东西只限于自己的认知不一定是正确的，由于认知的局限，即使是看到的现象也不一定是实相。就好比一张医学影像片，不同医生可能得出不同的结论。所以他不以自己的认知轻易判定事物，始终保持客观冷静的探究态度。这使得他对禅学和神学的认知有了一定的突破，并在应用方面也达到了相当的水准。他对道家的各种法门都进行了进一步的深刻了解，并在工作的过程当中借鉴了祝由术及一些其他的修炼法门，或用于解决各种疑难问题、风水问题、心灵问题、生理问题以及一些灾难性的问题，都收到了良好的效果。尽管这样依然在解决实际问题的过程中会遇到卡点；每当遇到了难以解决的问题，都是他努力向上的阶梯，正是这种谦卑好学的态度，在他不停地的学习和不断的实践中，真理也在一步步得到验证，站在解决问题需求的更高层面，他又学习了密宗禅术。

在陈德彬的认知里，中医之上还有上医，但上医并不是所有人都能掌握到的，上医再往上是神医，像扁鹊、孙思邈、华佗、李时珍、张仲景等，他们非常厉害，被称之为神医，神在哪里？他们都是修炼者，是大彻大悟的圣者，他们将参悟的真理结合于医学当中。像济公活佛利用法能和神通为人们治病；又如圣经里记载的耶稣、基督挥手投足之间能够让失明的人重见光明，聋哑人开口说话，让麻风患者恢复健康。这就是他们具备的神通大能，类似于气功所讲的内功，具体说也是能量学的一种传达。后来，陈德彬就发现这其中有很多异曲同工的地方，有的绕弯，有的直接过去，有的就仅仅差一步之遥，当把这些东西碰撞糅合到一起，那就完全可以一步就跨过去。

陈德彬对自己的每一位师傅或者老师都是非常尊重的，他说父母给我们肉身，养育我们，给我们一些初级的启蒙和教育；而在人的这一生中师傅为我们倾注的心血与汗水也是非常多的。尽管在他看来，师生与师徒之间还是有小小的差别，但陈德彬对他们的感恩之情是一样的。在他看来师生主要是一种技能上的传授，老师把多年吃饭的家底都倾囊相授，这种恩情是非常深的；对于修炼中的师徒关系，朝夕相处的时间就更长了，甚至徒弟一生有没有成就他都会很关注，他决定着我们此生之慧命，他对我们教诲的恩情，甚至可与父母相比。

陈德彬在工作之余，还热心公益，常常给需要者捐钱捐物，更重要的是还为一些残疾人解决就业问题。对于公益事业，陈德彬的观点与其他人不同，他希望自己能提供的帮助是从根本上级解决问题，而不是仅仅停留在捐款捐物解决一时温饱的层面，所谓授人鱼不如授人以渔。

紫杉毒的重大发现和应用

厉美生

现代科学发现红豆杉含紫杉毒（yew-toxin）、紫杉醇（Taxol）、紫杉碱、紫杉宁、紫素、蛇皮甾酮、金松双黄铜、糖基、紫色素、柔性物质等200多种有效成分，红豆杉开发技术关系到人类的生命和健康，是各国医药界的热点、焦点。

人类健康的严峻形势

肺结核、癌症、艾滋病是世界三大疑难病症，世界卫生组织发布的《2021年全球结核病报告》指出，结核病仍对全球的公共卫生造成严重威胁，估算2020年全球新发结核病患者987万，150万人死于结核病（包括21.4万TB/HIV双重感染患者）；我国新发肺结核人数为84.2万，仅次于印度居全球第二位。全球肿瘤患者数量持续上升，急需提供新药予以救助。红豆杉开发技术，东西方二种不同的提取方法产生截然不同的结果。

美国“纯化分离”Taxol技术

提取单体Taxol，药源利用率0.006%～0.06%，有效成分利用率1/200本来可以利用的特效成分紫杉毒转化为较大的毒性反应，药效局限性，缺乏攻击性，对晚期肿瘤无能为力，药价昂贵（1100万美元/千克）绝灭红豆杉，难以普及应用。

中药红豆杉“多功能效应”应用

中医药理以毒攻毒的独特功理，以特效成分紫杉毒（有效毒）为主角，紫杉醇（Taxol）、紫素等200多种有效成分为配角，君臣辅佐。主要利用紫杉毒能快速强攻破坏端粒酶活性杀灭癌细胞和有效杀灭肺结核杆菌耐药株功能；应用中药法多层次提取工艺，提取了“高毒紫杉液”并规范化紫杉毒当量溶液（高毒注射液、标准内服液、中量预防液、微量保健液）有效防治肺结核和各种癌症，开发新药理、新功能和新领域的应用，破解当今世界耐药性肺结核病和恶性肿瘤二大难题。把红豆杉开发技术导向以根治肺结核、癌症为重点的疑难病症，研制成功抗癌中药紫杉液、紫杉毒注射液、抗结核紫杉灵、天然紫杉饮料、肿瘤贴膏等5项发明成果，全面开发红豆杉技术。

中医药理红豆杉全材药用：平均治疗肺结核、癌症耗用红豆杉1千克，药费千元仅针剂Taxol的2%，预防肺结核、癌症耗用红豆杉0.2千克，药费百元仅CT/PET检测费的1%，药源利用率提高2500倍，有效成分利用提高200倍，为普及防治，根治肺结核、癌症，改革手术、化疗、放疗三种疗法创造条件。

紫杉毒的重大发现

关于紫杉毒（yew-toxin）的研究，中医药理临床验证红豆杉的特效成分不是Taxol而是紫杉毒（有效毒）它的重大发明和应用破解当今世界耐药性肺结核（XDRTB）和恶性肿瘤二大难题，改写红豆杉开发技术历史，在红豆杉200多种有效成分中可以排除Taxol或其他有效成分治疗癌症同样有特效，但如果排除紫杉毒则无特效。笔者曾化九牛二虎之力研制特种针剂活性炭脱色提纯混合液（柱层析液）临床使用，药效令人失望，被患者诉认为是“假药”，引起我们对中医药理毒性物质（定名为紫杉毒）的研究，发现是活性炭吸附了紫杉毒，紫色素（抗氧化作用）等特效成分，缺乏攻击性，丧失破坏端粒酶活性和杀灭癌细胞的特效功能。“纯化分离”Taxol技术是画蛇添足，由于生产工艺和用药方法所致，尽管Taxol纯度达到99%，无法排除较大毒性反应这个包袱。关于紫杉毒的身份，尽管本所已提取了高毒性注射液，并标准化、规范化，临床应用。但尚未弄清它的面目，为此美国Taxol研究所、浙江大学中药指纹图谱研究所、北京大学药学院等权威单位，用现代先进检测仪器，液相色谱仪反复检测，在红豆杉200多个峰值中，无法检测到紫杉毒的存在，是目前尚未破解的一个难题。

中医药理紫杉毒的重大发明和应用开发新药理、新功能和新领域的应用

中医药理论依据

中华医药是现代医药的瑰宝，中医药创新离不开中医药理论，中药只有在继承发扬中医药理论前提下走创新这一条路。早在2400多年前华佗使用峻剂药物给曹操治疗脑肿瘤；《卫生宝鉴》载“凡治积非有毒之剂攻之则不可”；《医学正传》载“大毒之病，必须大毒之剂攻之”；《武威汉代医简》载：使用斑蝥（以毒攻毒）治疗癌症；1000多年前中国发明了“蕲蛇酒”（以毒攻毒）治疗麻风病；传统中医使用蕲蛇毒牙（只能用一次）直接挑刺疔毒以毒攻毒有效治疗疔疮无毒性反应；当今医药界公认“感冒病毒能有效杀灭癌细胞”。上海瑞金医院首创用砒霜针剂治疗白血病，是以毒攻毒典型病例：东阳市尖山村厉某，男，50岁，右手背患2 cm癌毒肿块，2020年8月去菜地取菜时手背病灶被毒蛇咬了一口，当时毫无感觉，过10多天后，手背癌毒消失，不治自愈。蝎毒、蛇毒、蜂毒能效杀灭癌细胞，但溶于血液有毒不良反应，不便于使用，唯独紫杉毒便于内服外用，当内服出现中毒的不良反应时，服用食醋10毫升立即解毒无恙。

现代中医学行家认为癌毒是导致癌症的根本病因，80%以上肿瘤患者属寒毒盛结，热毒是癌毒作用下的一种变局（治之清热解毒），中医药理红豆杉“多功能效应”温化寒邪，紫杉毒以毒攻毒攻邪而不伤正，内服标准紫杉液适应80%以上寒证患者；高毒紫杉液外用和病灶注入，肿瘤贴膏穴位入药，经络传导到达靶细胞，排毒于体表，适用99%患者。中医药理灵活使用以毒攻毒独特功理，创新疗法，有效应对各种病毒（肺结核病毒、癌毒、疔毒、麻风病毒、艾滋病毒、蛇毒、蜂毒、各种无名肿毒、急救解毒、新冠病毒等），是本领域颠覆性创新，把以西医西药为主，中医中药为辅的治癌方针颠倒过来，实施以红豆杉中医中药为主，西医西药为辅的治癌方针，实施治愈率为标准。

拯救红豆杉资源迫在眉睫

（1）红豆杉是250万年前第四纪冰川期遗留下来的人类财富，是人类肺结核（结核菌感染）癌症的救命药源。中国占世界红豆杉资源70%（云南50%），保护红豆杉是拯救人类的生命和健康。

（2）最近发现在缅甸、泰国、菲律宾有多条山脉数千年红豆杉古树林，资源不亚于云南，目前当地政府按山头承包砍伐剩下不成材（空心）红豆杉枝、兜根、板皮、边角、木梢等当柴火烧掉约300万吨，都是肺结核癌症的救命药源，可谓继云南后第二次“沥血红豆杉”！

（3）在中国20多年人工种植红豆杉，每年整枝下脚料约200万吨当柴火烧掉，可全材废物利用生产人类的“救命药”。

（4）过去红豆杉药源十分紧张是由于美国剥树皮“纯化分离”Taxol，灭绝红豆杉造成的，当今美国已停止生产Taxol，从根本上解决中药红豆杉生产药源问题，中药红豆杉药品原料，只要有红豆杉砍伐的下脚料，人工种植整枝下脚料和红豆杉木材家具厂的下脚料（木屑、刨片）等，取之不尽，降低成本90%以上。

（5）改革手术、化疗、放疗三种疗法，实施以红豆杉开发技术为主，西医西药为辅的防治肺结核、癌症方针。本所将首创红豆杉开发技术为主治疗肺结核、癌症、脑肿瘤专业医院，对早中期肺结核、癌症、脑肿瘤实行千元治疗，百元预防（接近中草药价格）普及防治；对治疗复发的肺结核、癌症、脑肿瘤患者不承担第二次药费，解决本领域看病难看病贵的问题；实施预防为主治疗方针：对病变期（结核菌感染）、癌变期、早期脑肿瘤、潜伏期预后期巩固疗效，适量标准内服液把可能发生的肺结核、癌症消灭在萌芽状态，预防每年1000多万（肺结核、癌症）新生病例的发生最佳治疗方法。

综上简述，“纯化分离”Taxol技术由于药效差，药价贵，绝灭红豆杉，必须终止化学法剥树皮生产Taxol。攻克癌症的希望在中医中药，紫杉毒的重大发现和应用破解当今世界耐药性肺结核病和恶性肿瘤二大难题。紫杉毒规范化治疗开发新药理、新功能和新领域的应用。中医药理平均治疗肺结核、癌症耗用红豆杉1千克，药费千元，仅针剂Taxol的2%；预防肺结核、癌症耗用红豆杉0.2千克，药费仅CT/PET检测费时1%为普及防治，根治肺结核、癌症改革手术、化疗、放疗三种疗法创造条件。

红豆杉是国宝，抗癌药之王、紫杉毒是宝中宝、王中王，是中华医药精华，中药红豆杉开发技术关系到人类的生命和健康，开创一项“中药核心知识产权”，应予以“重点保护”，对开拓性的重大发明专利申请应予以“特殊处理”，有关药物审批、资金扶持等应予以“特事特办”，应当充分利用“中药核心知识产权”这把利器应对国际药业竞争严峻形势，把红豆杉开发技术发展成为中药支柱产业，振兴中华药业，为中华民族伟大复兴做贡献！

国医年鉴

2023

中医药教育与文化

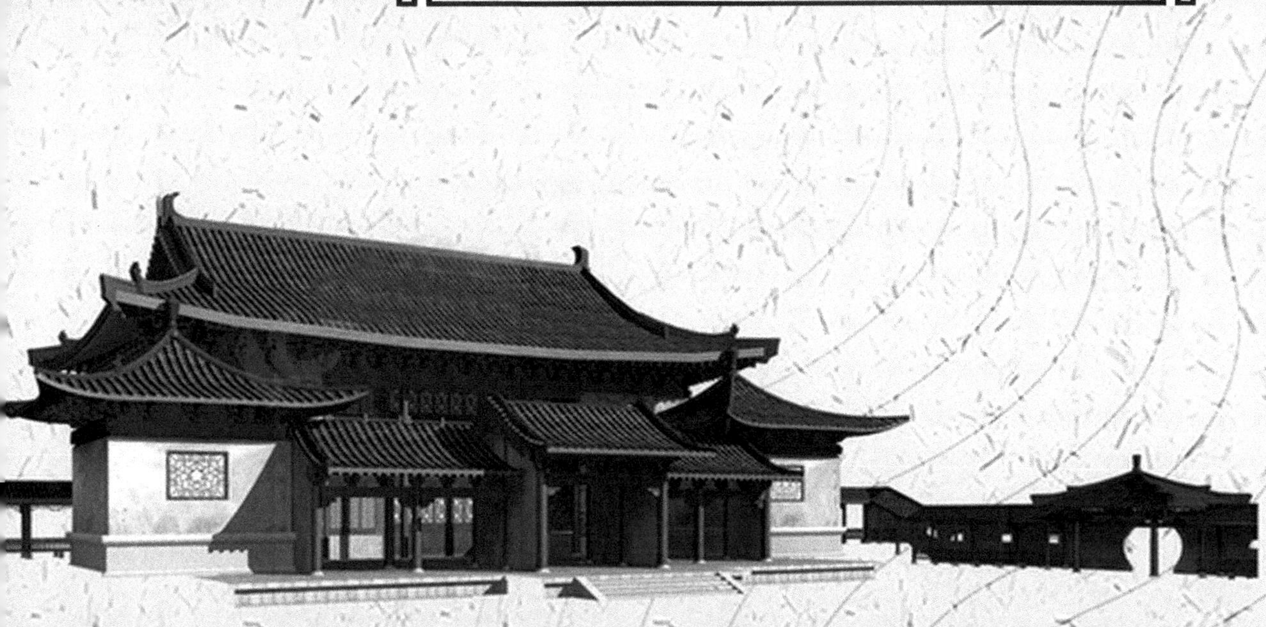

教　育

深入学习贯彻党的二十大精神 在新征程上奋力开创中医药传承创新发展新局面

国家卫生健康委党组成员、国家中医药管理局党组书记 余艳红

时维金秋，共襄盛会。在全党全国各族人民迈上全面建设社会主义现代化国家新征程、向第二个百年奋斗目标进军的关键时刻，中国共产党第二十次全国代表大会胜利召开，豪迈吹响了新时代新征程中国共产党团结带领全国各族人民以中国式现代化全面推进中华民族伟大复兴的冲锋号令，深刻阐释了中国式现代化的特征、本质要求，生动擘画了全面建设社会主义现代化国家的战略安排，对鼓舞和动员全党全军全国各族人民坚持和发展中国特色社会主义、全面建设社会主义现代化国家、全面推进中华民族伟大复兴具有重大意义，为新时代新征程上深入推进中医药传承创新发展进一步指明了前进方向、提供了根本遵循。

深入学习宣传贯彻党的二十大精神

习近平总书记所作的党的二十大报告，站在统筹中华民族伟大复兴的战略全局和世界百年未有之大变局的制高点，科学制定未来五年乃至更长时期党和国家事业发展的目标任务和大政方针，对各工作领域进行战略谋划，是我们党团结带领全国各族人民在新时代新征程坚持和发展中国特色社会主义的政治宣言和行动纲领。

这是一份闪耀着马克思主义中国化时代化光芒的报告。报告就开辟马克思主义中国化时代化新境界作出深刻阐述，深刻回答了新时代新征程坚持和发展中国特色社会主义的重大理论和实践问题，总结了中国共产党这一百年大党对社会主义建设规律、人类社会发展规律的认识，阐明了贯穿于习近平新时代中国特色社会主义思想中的立场观点方法，以真理之光照亮复兴之路，为我们全面建设社会主义现代化国家、全面推进中华民族伟大复兴提供了根本遵循。

这是一份凝聚全党全国各族人民奋进伟力的报告。报告全景式回顾了过去五年的工作和新时代十年的伟大变革，鲜明指出了从现在起中国共产党的中心任务，发出朝着“全面建成社会主义现代化强国、实现第二个百年奋斗目标，以中国式现代化全面推进中华民族伟大复兴”目标踔厉奋发、勇毅前行的时代号召，团结激励全党全国各族人民为夺取中国特色社会主义新胜利而奋斗。

这是一份饱含对人民血肉情感的报告。“中国共产党领导人民打江山、守江山，守的是人民的心”，报告通篇贯穿以人民为中心的发展思想，“建成世界上规模最大的教育体系、社会保障体系、医疗卫生体系，人民群众获得感、幸福感、安全感更加充实”，强调“不断实现人民对美好生活的向往”的奋斗目标，字里行间流露出中国共产党人民利益高于一切的价值追求，生动诠释了中国共产党“为人民谋幸福、为民族谋复兴”的初心使命。

这是一份具有重要深远指导意义的报告。报告不仅揭示了自我革命这一跳出治乱兴衰历史周期率的第二个答案，擘画了全面建成社会主义现代化强国两步走战略安排，还从党的百年奋斗历程中总结出“三个务必”的宝贵经验、“五个必由之路”的规律性认识和“六个坚持”的基本路径，为我们

奋进新征程、建功新时代提供了世界观和方法论指导，是一部具有极强可操作性的工具书。

党的二十大已经胜利闭幕，当前和今后一个时期的首要政治任务，就是要深入学习宣传贯彻党的二十大精神，把党的二十大作出的重大决策部署付之于行动、见之于成效。我们要迅速把思想和行动统一到党的二十大精神上来，深刻领悟报告精神实质，牢牢把握过去五年工作和新时代十年伟大变革的重大意义，牢牢把握习近平新时代中国特色社会主义思想的世界观和方法论，牢牢把握以伟大自我革命引领伟大社会革命的重要要求，牢牢把握团结奋斗的时代要求。我们要更加深刻感悟“两个确立”的决定性意义，增强“四个意识”、坚定“四个自信”、做到“两个维护”，把党的二十大的决策部署转化为推动中医药传承创新发展的具体举措。我们要锚定第二个百年奋斗目标踔厉奋发、勇毅前行，在以中国式现代化全面推进中华民族伟大复兴的新征程上展现中医药担当作为。

深刻领悟“两个确立”的决定性意义

“两个确立”是党的十八大以来最重要的政治成果、最重大的政治判断、最宝贵的历史经验和最确凿的历史结论，是时代和历史的选择。正是因为“两个确立”，党才有力解决了影响党长期执政、国家长治久安、人民幸福安康的突出矛盾和问题，消除了党、国家、军队内部存在的严重隐患，从根本上确保实现中华民族伟大复兴进入了不可逆转的历史进程。

“两个确立”是新时代引领党和国家事业从胜利走向新的胜利的政治保证，是战胜一切艰难险阻、应对一切不确定性的最大确定性、最大底气、最大保证。回望十年奋斗历程，新时代十年伟大变革取得的重大成就，根本在于习近平总书记作为党中央的核心、全党的核心的掌舵领航，在于习近平新时代中国特色社会主义思想的科学指引。

回顾新时代中医药走过的十年，习近平总书记把中医药工作摆在更加重要的位置，领导中医药传承创新发展取得历史性成就、发生历史性变革。十年来，习近平总书记对中医药工作作出一系列重要论述，深刻回答了新时代如何认识中医药、如何发展中医药、发展什么样的中医药等根本性、长远性问题。促进中医药传承创新发展成为新时代中国特色社会主义事业的重要内容，成为中华民族伟大复兴的大事，这是习近平总书记为中医药事业划定的新时代坐标。全体中医药人不忘初心，勇担使命，以习近平总书记重要论述为根本遵循，跑出了中医药振兴发展的加速度。

顶层设计和战略部署全面加强。中共中央、国务院印发《关于促进中医药传承创新发展的意见》，颁布《中华人民共和国中医药法》，国务院印发《中医药发展战略规划纲要（2016—2030年）》，建立国务院中医药工作部际联席会议制度，召开全国中医药大会，国办印发《关于加快中医药特色发展的若干政策措施》《“十四五”中医药发展规划》。

中医药服务能力大幅提升。中医药服务体系不断完善，组织实施中医药传承创新工程、国家中医药传承创新中心、中医特色重点中医医院等重大工程项目。截至2021年底，全国共有中医类医院5715个，十年增幅72.76%；中医药总诊疗人次达12亿人次，十年间增长了4.5亿人次。

中医药防病治病的独特优势和作用充分彰显。将中医药防治方案纳入传染性疾病诊疗方案，发挥中医药在传染病防治和公共卫生事件应急处置中的作用。特别是新冠肺炎疫情发生以来，坚持中西医结合、中西药并用，制定优化覆盖预防、治疗和康复全过程的中医方案，创新形成“有机制、有团队、有措施、有成效”的中西医结合医疗模式，谱写传承精华、守正创新的生动实践。

中医药人才队伍量质并进。首次印发加强新时代中医药人才工作意见，首次召开全国中医药人才工作会议。截至2020年，全国中医类别执业（助理）医师达到68.3万人，比2012年增长91.3%。实施中医药传承与创新“百千万”人才工程（岐黄工程）。十年来，评选表彰90名国医大师、201名全国名中医，中医药领域新增两院院士7名。

中医药科技创新取得突破。屠呦呦研究员获得诺贝尔生理学或医学奖、国家最高科学技术奖。

中医药领域获国家级科技奖励58项。推进《中华医藏》编纂。遴选30家国家中医药传承创新中心建设单位和16家培育单位，建设青蒿素研究中心，建设41个中医药防治传染病重点研究室。

对外交流合作日益活跃。中医药参与共建“一带一路”，在海外广泛传播应用，已传播至196个国家和地区，我国与40余个外国政府、地区主管机构和国际组织签订了专门的中医药合作协议。

中医药工作取得的这些成绩，是党和国家事业取得历史性成就、发生历史性变革的一个生动缩影。我们由衷感受到，习近平总书记是最可信赖的核心，以习近平同志为核心的党中央是最可靠的主心骨，习近平新时代中国特色社会主义思想实现了马克思主义中国化时代化新的飞跃。我们深切体会到，新时代中医药事业踔厉奋发，勇毅前行，以习近平同志为核心的党中央掌舵领航是我们最坚强的后盾，中华优秀传统文化是我们最坚定的底气，广大人民群众对健康的新需求新期盼是我们最强大的动力。

加快促进中医药传承创新发展

为民造福是立党为公、执政为民的本质要求。人民健康是民族昌盛和国家富强的重要标志。党的二十大报告对“推进健康中国”作出战略部署，专门强调“促进中医药传承创新发展”，充分体现了以习近平同志为核心的党中央对卫生健康工作的高度重视、对中医药工作的亲切关怀，为我们在新时代新征程上继续推进中医药高质量发展进一步指明了前进方向、提供了根本遵循。

我们要把握好习近平新时代中国特色社会主义思想的世界观和方法论，牢牢把握以中国式现代化推进中华民族伟大复兴的使命任务，坚持人民至上，着眼人民全生命周期的预防、治疗、康复服务，完善中医药服务体系建设，提升和优化中医药服务的可及性，切实加强公立中医医院党的建设，坚持把公立中医医院特色发展摆在更加突出的位置，全力以赴实现让广大人民群众“方便看中医、放心用中药、看上好中医”。坚持自信自立，站在坚定文化自信、增强民族自信的战略高度，加快中医药传统古籍整理和学术传承，深入挖掘中医药精华精髓，推动中医药文化创造性转化、创新性发展，让中医药成为人民群众促进健康的文化自觉。擦亮中医药这张东西方文明交流互鉴的名片，助力提升中华文化影响力。坚持守正创新，充分发挥中医药独特作用和优势，推动中医药和西医药相互补充、协调发展，不断创新中西医结合工作机制和医疗模式，提升我国医疗服务的水平和竞争力。充分发挥教育、科技、人才对中医药振兴发展的基础性、战略性支撑作用，把握创新在中医药现代化全局中的核心地位，增强中医药事业的创新驱动力。坚持问题导向，针对当前中医药工作存在的很多发展不均衡、不充分的问题，深化中医药综合改革，破解难题、补齐短板、巩固优势，抬高工作标杆、自我加压奋进，推进中医药特色发展、内涵发展、转型发展、融合发展。坚持系统观念，将立足新发展阶段、贯彻新发展理念、构建新发展格局、推动高质量发展作为中医药工作必须坚持的大逻辑和大主题，以深入实施中医药振兴发展重大工程为抓手，进一步推动《中共中央国务院关于促进中医药传承创新发展的意见》落细落实，切实把中医药这一祖先留给我们的宝贵财富继承好、发展好、利用好。坚持胸怀天下，把中医药事业放进中华民族伟大复兴的战略全局和世界百年未有之大变局中思索谋划，推动中医药深度融入京津冀协同发展、长三角一体化发展、粤港澳大湾区建设、长江经济带、黄河流域高质量发展和“一带一路”建设等重大国家战略，在中国式现代化中提升中医药贡献度，为推动构建人类卫生健康共同体做出更大贡献。

新征程是充满光荣和梦想的远征。全体中医药人将牢记初心使命，坚持一切为了人民、一切依靠人民，坚守大医精诚不懈追求，不断满足人民群众的中医药需求；牢记团结奋斗，始终保持昂扬奋进的精神状态，以抓铁有痕、踏石留印、久久为功的工作作风，推动中医药在新时代新征程上焕发新生机、展现新活力、绽放新光彩；牢记“国之大者”，在中国式现代化新征程中发挥更大作用，进一步弘扬中医药文化，推动海外传播，推进构建具有中国特色的医疗卫生体系，从增强历史自觉中践行初心使命，从汲取历史智慧中守正创新，从掌握历史主动中把握发展规律，在以习近平同志为核心的党中央周围团结成“一块坚硬的钢铁”，为推动中华民族伟大复兴号巨轮乘风破浪、扬帆远航贡献中医药人的力量。（作者系党的二十大代表）

教育部与河北省政府开展保定职业教育改革试点 筹建中医药特色高职学校

教育部和河北省人民政府印发《关于提升区域职业教育发展动能 打造品质保定的实施意见》（以下简称《实施意见》），决定共同开展保定市国家职业教育改革试点，聚焦提升区域职业教育发展动能，打造品质保定，挖掘安国中医药文化等优秀匠艺文化，支持保定市面向县域中医药、康养等特色产业，筹建 2~3 所特色高职学校。

《实施意见》指出，围绕生命健康产业，引导职业学校开设中草药栽培技术、中药生产与加工、中医康复技术、中医养生保健等专业，建设一批高水平中医药专业（群），打造一批高水平专业化中医药产教融合实训基地和中医药技术技能人才培训示范基地，建立一批中医药优势特色教育培训基地、中药炮制传承基地。（吴寅莹）

重视中医药人才培养的三个阶段

陶国水 江苏省无锡市龙砂医派研究院 吴力强 江苏省太仓市中医医院

2022 年 1 月，全国中医药局长会议在北京召开，会议指出，要谋划好新时代人才工作，为中医药振兴发展提高保障。笔者认为，中医药人才的培养主要有中小学、中医药院校，以及工作后的中医师承三个阶段，做好这三个阶段的教育可以为中医药事业培养更多的接班人。

要加强青少年时期的传统文化教育。中医药既是中华文明的重要载体，又在人民健康事业中发挥独特作用。中医药文化是中华优秀传统文化的重要组成部分。《黄帝内经·素问·宝命全形论》曰：“天覆地载，万物悉备，莫贵于人。”中医药学注重以“人”为本，弘扬“大医精诚”“仁者爱人”的精神，蕴含中华民族讲仁爱、重民本等核心思想理念，与乐群敬业、扶危济困等中华传统美德。中医学中蕴含中国古代哲学思辨方法，如阴阳、五行等，有利于帮助学生建立和提升逻辑思辨和认知能力。

青少年时期是树立人生观、价值观的重要阶段，传统文化对他们成长的影响意义深远。《旧唐书·孙思邈传》中对孙思邈有这样的记载：“弱冠，善谈庄、老及百家之说，兼好释典。”他的名篇《大医精诚》是后世习医者的楷模及师表。清代著名的温病学家叶天士“少时昼则从师习儒，夜则从父学医”。今天，我们开展了“中医药文化进校园”活动，通过中医（药）师走进中小学，为孩子们讲述名医的成才经历、医德医风，可以让他们在学习、生活中学会善待自己和他人，树立优良的为人品德，为将来能够成为一名优秀的中医药传承者打下坚实的基础。

要夯实中医药院校阶段的理论功底。中医药院校是培育中医药人才的摇篮，与传统师承教育相比，中医药院校教育具有不可替代的优势，但也存在不足的一面。这个年龄段的学生不仅要学习中西医两套理论，还有外语、计算机等其他课程，课业负担相对繁重。笔者认为，若在青少年时期能够形成比较深厚的传统文化基础，长大以后进入中医院校学习，其对中医基础理论的理解、经典条文的背诵等会容易很多。同时，应提倡尽早跟师临床见习，高等院校在本科阶段应探索实行临床导师制，为学生配备具有丰富临床经验的导师，让学生尽早跟师临床，带着跟师发现的问题学习，体会课本知识与临床的结合，用中医药良好的临床疗效，进一步激发学习的动力。另一方面，对中医药院校的教师来说，在授课过程中，如何将相对晦涩的中医理论"说明白、讲清楚"也是一门重要的功课。学生与老师教学相长，可以更好地夯实学生的基本功。

要做好踏上工作岗位之后的传统师承教育。"十年树木，百年树人"，中医药人才的培养既要顺应时代发展的需要，也应顺应中医药自身发展的规律，而师承教育是中医成才中不可缺少的部分。当下，全国各地的中医医院普遍开展了中医师承教育，可以让经验不足的年轻医生将理论与实践相结合，看到中医药的疗效，提升自身运用中医药治病的能力，树立"能中不西、衷中参西"的理念，增强中医药文化自信；也可以通过拜师学艺，感受地方医家的学术特色和为学理念，肩负起传承与发展地方医学的重任，在中医学发展历程中由于地域、文化等因素，产生了很多中医学术流派，他们有其独到的诊疗技艺、用药特色，极大地丰富了中医药课本之外的知识体系，譬如江苏有吴门医派、孟河医派、龙砂医派等，无锡市开办了多期以龙砂医学三大学术特色为主的中医药骨干人才培训，收效显著。同时要培养终身学习的习惯，古人云"勤学如春起之苗，不见其增，日有所长；辍学如磨刀之石，不见其损，日有所亏"，进入临床工作后，还要加强"温课"，对经典著作，熟能成诵，国医大师朱良春就提倡"每日必有一得"。

当然，对于所在地区的中医医院而言，要坚持"以民为本"的办院理念，树立"中西医结合、中西医并重"的指导思想，为老、中、青三代营造好传承和发展中医药事业的良好氛围，发挥中医药的引领作用，让中医医院里的"中"味浓，"医"效好，学风正。

中医药人才的培养从启蒙教育，到高等教育，再到师承教育，是一个渐进性的过程，既要靠政策上的有力支持，也要老师的精心培养，还要靠个人的砥砺前行，三者缺一不可。

建设国家中医临床教学培训示范中心

2022 年，教育部办公厅、国家中医药管理局办公室发布《关于开展国家中医临床教学培训示范中心建设工作的通知》，明确进一步加强中医药院校临床实践教学基地建设，不断提高中医学人才培养质量。

《通知》明确，要建设一批示范中心，发挥示范中心在中医学类专业本科生临床实践教学、研究生培养、住院医师规范化培训及临床带教师资培训等方面的示范辐射作用，带动提升我国中医临床实践教学基地教育培训水平，加快培养高素质中医学人才。

根据《通知》，示范中心建设依托的主体为承担中医学类专业本科生、研究生、住院医师等培养培训的高校（单位）直属附属医院。高校（单位）可以依托 1 家直属附属医院建设示范中心，也可由 1 家直属附属医院牵头联合 1 至 2 家本校（单位）其他直属附属医院共同建设示范中心。

《通知》要求，省属高校由本省（区、市）教育、中医药行政管理部门组织遴选后向教育部和国家中医药管理局推荐，每省（区、市）限推荐1个候选示范中心。中央部门所属高校（单位）直接向教育部和国家中医药管理局申报，每校（单位）限申报1个候选示范中心。

高水平的中医临床教学与培训是保障中医学人才培养质量的重要环节。教育部、国家中医药管理局还共同制定了《国家中医临床教学培训示范中心建设指南》，对示范性中医临床教学基地建设在医院基本条件、教学组织架构与运行、中医教学资源与利用、中医人才培养方案制定与实施、中医师资队伍结构与水平、中医教学质量保障体系等方面提出基本要求和发展要求。（王青云）

构建符合中医药人才发展规律的师承教育模式

张岳 中华中医药学会

师承教育是中医药人才培养的重要方式。国务院办公厅印发的《“十四五”中医药发展规划》明确，构建符合中医药特点的人才培养模式；将师承教育贯穿临床实践教学全过程。2022年，在刘敏如国医大师从医70周年女科传承学术交流会召开之际，中华中医药学会针对如何推进中医药特色人才培养、如何增强中医药传承创新能力等问题，特邀部分专家和中医药管理部门领导，围绕发展中医药师承教育，从医、教、研、管等方面开展专题访谈。正如中华中医药学会副会长兼秘书长王国辰所言，藉访谈之机，启发思路、开启悟性、提点方向，为优化中医药人才成长途径、提升队伍素质、增强传承创新能力提供思路和借鉴。

师承教育贯穿人才培养始终

中医药发展需要植根中华大地，中医药学术繁荣仰仗薪火相传。建设符合中医药特点的人才培养模式，应在医教协同深化中医药教育改革过程中大力发展中医药师承教育，建立早跟师、早临床学习制度，并贯穿中医药人才培养始终，发挥中医师承在教育服务中医药传承创新发展中的基础性作用。对此，国医大师徐经世表示，发展理论、指导临床、遵循规律、严谨治学、传承创新是提高中医药教育水平的核心，中医药师承教育有助于加快培养高素质中医药人才。中华中医药学会第六届理事会会长王国强表示，中医药发展关键靠人才，师承教育应贯穿中医药实践教学全过程。他提出学习中医要早跟师、多跟师、跟名师，拜师学习要走真拜、真教、真学、真用的师承教育之路，并勉励中医药工作者坚持中医药原创思维，在实践中学习总结，善于提出问题、善于领会和实践，在不断思考和提高中走向名医、大医。

注重医德医风培养

注重医德医风培养、弘扬大师精神、打造苍生大医是中医药人才培养的重要任务，体现中医药特色。中国医师协会名誉会长殷大奎以“精湛的医术、深厚的人文素养、传承创新的路径和德艺双馨的风范”四方面总结了中医药名家成才启示。同时，国家中医药管理局原副局长李大宁强调，强化政治意识和大局意识、增强使命感是中医药师承教育的重要责任。四川省中医药管理局副局长李道丕表示，将名医大师的医德医风与学术思想统一起来，传承好、发展好，是全面育人、打造中医药人才高地的重要举措。

着力提高临床疗效

中医药学是一门源于临床实践的医学科学，其理论和诊疗技术都是从临床实践中总结形成并不断创新发展的。国医大师刘敏如表示，突出临床疗效是中医药传承创新发展与应用的基础，培养中医药人才应加强实践，着力提高临床疗效。广东省中医药学会会长吕玉波讲述了多年来中医药名家带领弟子深入基层助诊带教的临床实践经历，认为临床是中医药人才成长的主阵地，鼓励年轻一代中医药工作者扎根临床、不断学习总结，为提高疗效水平做出努力，切实提升个人专业素养和临床服务能力。

提升中医药传承能力

传承是中医药事业发展的根本。做好中医药传承工作应加强古典医籍文献、历代医家医案、传统制药技术经验等系统研究，深入总结中医药发展与应用规律，不断完善学术传承制度。中医药学术传承团队应强化使命感，加快推进活态传承，加强名老中医学术经验、老药工传统技艺传承，以名家讲座、技术培训、论坛交流、学术出版、开展继续教育等方式对中医药传统知识和技术加以保护，系统挖掘整理研究，并利用现代技术手段广泛传播。为此，北京市中医管理局局长屠志涛对中医临床教学基地、传承工作室等人才培养平台中医药传承能力建设工作提出了明确要求，要在继承学术精华基础上，宣传弘扬大师风范、学术风范，面向基层人才进行服务示范，为中医药特色人才成长提供助力。

鼓励人才创新发展

创新是中医药事业发展的活力之源。中医药学的发展史就是一部不断吸收和融合各个时期先进科学技术和人文思想，不断传承精华、守正创新的历史。正如国医大师刘敏如所言，中医药发展应与时俱进，不断突围，中医药工作者要活跃思想、勇于探索，于实践中创新。中华中医药学会妇科分会主任委员杜惠兰在谈及如何提升中医师承教育内涵式发展时表示，中医传承是恒久的，传承一定要与创新相结合；师承教育应全面育人，师古不泥，博采众长，开放包容，发展创新。成都中医药大学原副校长万德光表示，师承教育应坚持中医理论为指导，坚持科学研究，源于临床，回归临床，发展医教研融合的传承创新教育模式。殷大奎不忘叮嘱中医药学者，继承创新要中西医并重，促进中医药学与西医学有机结合，协同发展，共同服务全民卫生健康事业。

完善人才评价机制

对于中医药名家的临证思维、求索精神、敬业情怀等，世界针灸学会联合会主席、中国针灸学会会长刘保延认为，这些贯穿于中医药师承教育中的亮点，是推动中医药传承创新发展的灵魂，也是中医药人才评价的关键。要遵循中医药人才成长规律，鼓励高年资中医医师开展师带徒，与职称评审、评优评先等挂钩，合理设置评价指标，完善体现中医药特色的人才评价激励机制。

传承创新发展中医药是新时代中国特色社会主义事业的重要内容，是中华民族伟大复兴的大事。习近平总书记强调，要“建立符合中医药特点的服务体系、服务模式、人才培养模式，发挥中医药的独特优势。”传承精华、守正创新是中医药事业发展的根本，培育人才是中医药事业发展的关键，突出疗效是中医药事业发展的基础。站在新的历史起点上，只有遵循中医药人才成长规律，运用好、发展好中医药特色师承教育模式，坚持中医药原创思维，注重医德学风，强化临床实践，鼓励中西汇通，提高传承水平，促进传承精华向实践创新科学转化，健全人才评价机制，才能使中医药人才成长途径不断优化，队伍素质不断提升，传承创新能力不断增强。

中医药院校思政课程协同创新的“五个着力点”

韦佳俔 贵州中医药大学

在凝聚起社会各方力量的过程中，中医药院校思想政治教育协同创新需要明确其自身的价值内核和发展目标即教育的规定和使命，要致力于遵循协同创新路径，确保思想政治教育协同创新既符合自身定位又满足社会需求。

强化协同创新凝聚力：深挖文化价值

中医药文化蕴含了“仁、和、精、诚”四重维度，主张“和合致中、道法自然”的整体发展哲学智慧；倡导“生命至上、厚德载物”凡事尽责与自觉承担责任的价值取向；提倡“辨证论治、立象尽意”尊重客观事物对立统一的思维方式，体现了“人的自由而全面的发展”。思想政治教育作为人类实践的重要组成部分，也经历了科学发展过程，其价值和意义同样归结为促进人的自由全面发展。思政教育与中医药传统文化的融合有利于培养学生对优秀传统文化的正确认识，帮助学生吸收中华民族的优秀传统文化所传导的正确价值观念。因此，如何在体现中医药院校特色的同时，突出思想政治教育的意识形态，突出价值目标单一性与协同创新的凝聚力，是协同创新路径建设需要解决的首要问题。

优化协同创新整合力：完善教育内容

中医药院校思想政治教育发展存在诸多现实问题，如理论体系尚待完善；中医药院校学生与非医学类院校对学科建设与课程建设存在认知差异；中医药相关学科知识与思政课程教育的融入性问题等。因此中医药院校的协同创新路径建设既要针对自身的内涵建设，又要整合现有的教育内容，将中医学、中药学、少数民族医药学、针灸推拿学等特色学科融入思想政治教育的过程中，以此优化思想政治教育协同创新的内容整合力，且无论从院校的发展、思政学科的建设还是学生的培养需要求上看，这种整合力都是必不可少的。

深化协同创新组织力：引导部门协作

中医药院校区别于综合类院校具有较强的专业特殊性，无论是学院设置、部门设置、教学监督和学生管理均具有较强的医学类院校特点，协同创新的路径建设必须重视体系构建，加强部门间的合作进行“内外联动”，建构整个思政教育协同创新系统。深化协同创新组织力建设既要健全部门管理系统、教师教育系统、学生工作系统，强化部门交流合作，又要服从统一领导，做到相互支持、相互配合、相互补充、相互信任、相互尊重、形成合作顺畅、协调密切、监督有力的部门间创新合作机制，深化思想政治教育组织工作。

激发协同创新驱动力：统筹思政教师利益诉求

厘清专业课与思政课的关系。既牢牢把握思政理论课的核心地位，又要充分发挥其他所有课程的育人价值，充分调动思政专业教师积极性、主动性、创造性。在建设过程中，不断探索思想政治教育一体化合作创新的激励机制，在经费投入方面，思政课教师专项补贴及时到位。在技术支持方面，推动慕课的建设、完善专业书籍和资料的查找下载路径。在人才保障方面，基于中医药院校的平台特点与思政课程的公共属性，一线教师承担的基本课时量较大，教学任务繁重，还需承担科研任务，在职称评审中，可以适当放宽思政类教师的职称“准入”标准，形成明确的激励评价体系。

提高协同创新执行力：重视团队发展

思想政治教育协同创新的过程也是一个队伍建设和发展的过程。要提高思想政治教育协同创新的执行力，建立严格的标准，培养一支强大的思想政治教育队伍。打造一支政治强、业务精、作风正的队伍。学校党委在思想政治教育工作中发挥着重要职能作用，思想政治教育的主要活动之一就是宣传党的大政方针，将党的理论成果转化成群众的行动自觉。坚实的思想政治教育理论基础和专业知识与对思想政治教育的发展动态的掌握，是教学和科研过程中的基本要求，因此业务精要求思政一线教师必须具备马克思主义理论相关专业基础。“感人心者，莫先乎情”，情通才能理达，思政课教师是道德教化的传道者，更严格的师风师德评价标准有助于培养作风正的思政课教师，这为师德师风建设工作牢牢确立了“定盘星”和“教师魂”。

优秀的思政团队建设是思想政治教育工作的强大后盾，它贯穿于整个思想政治教育工作的始终，从组织领导、行为过程到监督评估，每一个环节的开展都需要一支强有力的队伍来保驾护航，并为思想政治教育工作提供人才资源、管理资源、物质资源等保障。因此，建立一支高标准严要求的思想政治教育工作队伍，对工作队伍的人员素质、组织成分等硬性指标进行规定，是提高协同创新执行力的必然要求。

秦怀金出席全国中医药行业高等教育规划教材专家指导委员会会议

2022 年全国中医药行业高等教育规划教材专家指导委员会会议在黑龙江哈尔滨召开。国家中医药管理局副局长、党组成员，全国中医药行业高等教育规划教材专家指导委员会主任委员秦怀金出席会议并讲话，强调要深入学习贯彻中央人才工作会议精神，落实第四届国医大师和第二届全国名中医表彰大会工作部署和全国中医药人才工作会议工作要求，加快推动中医药教材体系建设，服务中医药教育教学改革和人才培养，打造一批符合中医药教育规律的精品教材。黑龙江省副省长孙东生出席会议并致辞。全国中医药行业高等教育规划教材专家指导委员会主任委员张伯礼院士线上参加会议并就发挥专家指导委员会作用提出意见建议。

秦怀金指出，党的十八大以来，以习近平同志为核心的党中央高度重视中医药发展，将传承创新发展中医药作为新时代中国特色社会主义事业的重要内容，作为中华民族伟大复兴的大事，对中医药工作作出全面部署，推动中医药振兴发展迈出坚实步伐。中医药发展的政策体系基本形成，中医药人才规模不断扩大，服务能力显著提升，发展活力显著增强，科研创新能力不断提升，中医药的国际认可度和影响力显著提升。

秦怀金强调，中医药振兴发展最根本要靠人才。院校教育是中医药人才培养的主渠道，要坚持需求导向、问题导向，遵循“读经典、跟名师、重实践、强素养”的成长规律，持续深化教育教学改革，完善中医药专业课程体系，强化中医思维培养和临床实践能力训练，健全早跟师、早临床学习制度。要强化教材育人的基础作用，坚持正确政治方向，服务教育教学改革，创新教材建设机制，整合优化教材知识架构，完善中医药教材体系。要发挥专家指导委员会作用，完善联系服务专家工作机制，搭建专家交流平台，支持开展教材建设研究，提升专家委员会履职能力。

教育部高等教育司、国家中医药局人事教育司相关负责同志，教材专家指导委员会专家及部分教材主编、副主编代表参加会议。会议期间，秦怀金调研了黑龙江中医药大学、大庆市中医院等中医药机构，详细了解中医药医疗服务、科研创新、人才培养等情况。（国文）

《研究生教育学科专业目录（2022年）》发布
针灸正式列为一级学科

2022年，国务院学位委员会、教育部印发《研究生教育学科专业目录（2022年）》《研究生教育学科专业目录管理办法》。在本轮学科专业目录修订中，针灸正式列为一级专业学位类别，可授予硕士专业学位。

中国工程院院士、北京大学医学部主任乔杰介绍，针灸是中医药学的重要组成部分，是我国原创的以经络腧穴等理论为指导，运用针刺、艾灸和推拿等方法、技术防治疾病的一门独特的医学学科。设立针灸专业学位类别，表明针灸已经成为理论体系相对独立、治疗技术特色鲜明、临床运用极为广泛、知识体系完善的应用型学科。针灸是中医药学体系中古典与现代交融充分、中医与西医结合紧密的学科，获得国际的广泛认可，国外也设立了针灸专门学校，开展3~4年的职业培训，开设针灸课程，并设置有针灸硕士、博士学位。在中国特色医学学科专业体系建设中开展针灸专业学位人才培养可凸显中医药学非药物疗法医学视角，能够进一步扩大针灸的海内外影响，提升中医药学科地位，建设更符合中医药特点与规律的人才培养模式和服务模式。

中国工程院院士、国医大师张伯礼也对针灸被列为一级专业学位类别表示祝贺。他表示，这是“国家中医药改革创新的成果体现”“必将引领针灸学专业的未来发展，为健康中国做出积极贡献”。

学科专业目录适时修订，紧密结合了医学学科专业发展趋势，也有力地促进了我国医学学科专业建设和高层次医学人才培养工作。中医药学是中华传统文化和我国医药卫生事业的重要组成部分。在党中央、国务院的坚强领导下，中医药领域在学科构建、医疗服务、学术研究和人才培养等方面取得了显著成绩，形成了包含中医学、中西医结合、中药学等在内的中医学科体系。推进研究生教育制度与师承制度的有机衔接，将师承培养方式融入专业学位研究生培养中，要求中医硕士专业学位研究生每周安排半天跟随指导老师临诊学习。北京中医药大学、天津中医药大学、上海中医药大学等6所中医药院校为“双一流”建设高校，为做强中医药学科奠定了发展基础。

据悉，新版目录自2023年起实施。现有博士、硕士学位授权点需按照新版目录开展对应调整的，具体调整办法另行通知。根据博士、硕士学位授权点对应调整结果，2023年下半年启动的新一轮研究生招生、培养工作按新版目录进行。在校生及2022年启动招生、2023年9月入学学生的培养仍按原学科专业执行。（中国中医药报记者 徐婧）

文　化

6项传统医药项目入选吉林非物质文化遗产

吉林省政府公布第五批非物质文化遗产项目，天池伤科疗法、梁氏中医中风疗法、唐氏理筋手法、王氏点穴艾灸疗法、满族艾灸疗法、王氏甲乙针疗法6项传统医药项目入选。

据悉，2009年吉林省第二批非物质文化遗产项目评审首次纳入传统医药类，至第五批非物质文化遗产项目公布，入选吉林省省级非物质文化遗产项目的传统医药项目已达24项，该省入选国家级非物质文化遗产项目的传统医药项目已有3项。这些项目涵盖了中草药炮制技艺、针灸疗法以及医药文化等。　　　　（中国中医药报讯许守年）

纪念医圣张仲景诞辰1872周年“2022春季仲景健康节”开幕

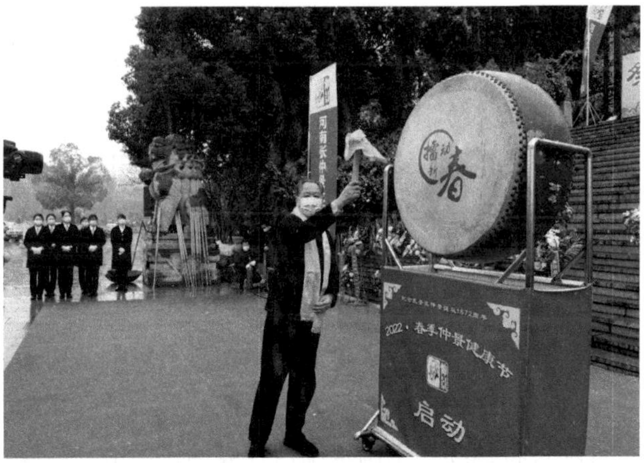

仲景宛西制药创始人孙耀志为“2022春季仲景健康节”启动擂鼓

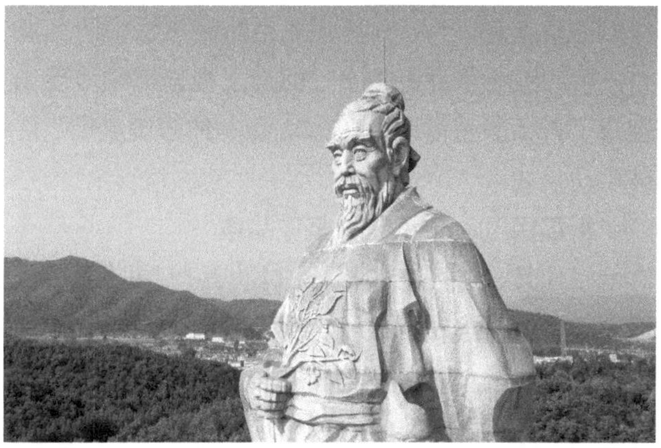

医圣山上的张仲景像

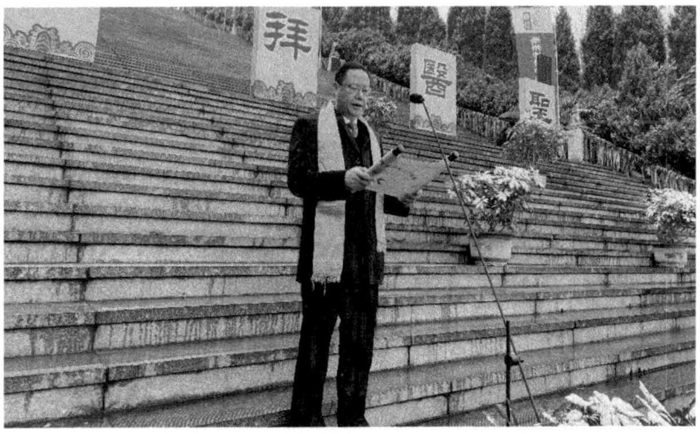

仲景宛西制药集团董事长、总经理孙锋恭读《祭仲景文》

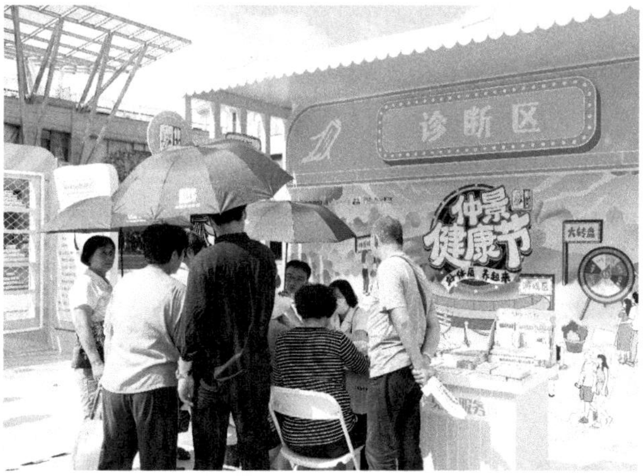

健康节义诊现场

2022年2月18日，农历正月十八，医圣张仲景诞辰1872周年祈福暨“2022春季仲景健康节”开幕仪式在医圣故里河南南阳圆满礼成。医圣山下，仲景宛西制药股份有限公司（简称“仲景宛西制药”）创始人孙耀志、董事长兼总经理孙锋等企业中高层管理人员分别向医圣像敬献花篮，诵读《伤寒杂病论》序，吟唱《医圣颂》，并庄重地向医圣张仲景塑像三鞠躬。

医圣张仲景祭祀被列入第一批河南省省级非物质文化遗产名录（民间信仰），仲景宛西制药每年都会组织祈福活动，通过多种形式的盛典来纪念张仲景，传承医圣精神，也将对健康的期盼融入其中。

考虑到新冠肺炎疫情影响，仲景宛西制药今年还开展了“拜托啦医圣”线上祈福活动，通过有趣的线上祈福形式，邀请大家一起采集6味道地药材，探索中药之美。为了让更多人近距离感受中医药魅力，了解医圣张仲景生平，河南卫视都市频道现场直播了祈福医圣活动及“2022春季仲景健康节”擂鼓启动仪式。

祈福医圣，传承精神坚守品质

张仲景，名机，南阳人，自幼就有“进则救世，退则救民，不能为良相，亦当为良医”的宏愿，“勤求古训，博采众方”撰写医学巨著《伤寒杂病论》。《伤寒杂病论》确立了六经辨证体系，奠定了中医辨证论治的基础，张仲景被后世尊称为医圣。

南阳西峡医圣山上，仲景宛西制药为纪念1800多年前张仲景在此采药育药伫立医圣像，像高18米，寓意着医圣距今已经有1800多年的历史。医圣山150级台阶象征医圣出生于公元150年，台阶两旁69棵苍松翠柏意味着张仲景69载光辉生涯。仲景人连续多年祈福医圣，是对张仲景的纪念，也是对医圣济世救人精神的传承，祈福国泰民安，健康常伴。

每年的祈福仪式都会向医圣敬献6味地道药材山茱萸、山药、牡丹皮、熟地黄、茯苓、泽泻，这六味中药材制成的补肾名方六味地黄丸，是仲景宛西制药的主导产品，最早就源自医圣张仲景《金匮要略》中的肾气丸。敬献6味优质药材，是仲景宛西制药对“药材好，药才好”的坚守，是对医圣张仲景的承诺，更是对公众健康的承诺。

任重道远，序启“2022春季仲景健康节”

作为仲景品牌拥有者，仲景宛西制药不仅从产品层面传承仲景精神，发展中医药事业，也积极传播仲景文化，发展仲景文化事业。

传播仲景中医药文化，任重而道远。开启“2022春季仲景健康节”，正是为了进一步在全国推广中医药文化，将经典中药知识宣传与营销活动相结合，让消费者感受中医药魅力，了解中医体质与养生专业知识，引导消费者“用对药”“用好药”。

仲景宛西制药营销公司总经理马云介绍：国家近年来对中医药越来越重视，我们也一直希望通过更多的途径来传播中医药文化，向消费者传递更多的中医药养生知识，因此在2021年秋季开启第一届仲景健康节。2022年的仲景健康节，我们将继续通过中医义诊、中医药科普、产品优惠等活动，让更多民众喜欢中医药。

在今年的“仲景健康节”期间，中华中医药学会主办、仲景宛西制药承办的“三分钟讲透经典”科普项目将继续在全国范围内开展巡讲，用更易懂的方式科普中医药知识；仲景宛西制药投资拍摄的大型历史人物剧《医圣》也将正式播出，还原医圣的传奇一生，让仲景精神薪火蔓延。

未来，借助多种贴近生活的创新传播，仲景宛西制药将作为窗口将消费者与中医药文化串联，让更多人在文化传承中了解、接受中医药，认识仲景品牌。（朱闪闪）

树木入药历史久

李金钢 西安工业大学

阳春三月，正是植树造林的时节。树木是人类不可或缺的朋友，它可以净化空气，助力实现碳中和，美化环境，涵养水土，保持生态平衡，提升人们的生活品质。

资料显示，目前我国约有8000多种木本植物，其中很多树木的根、茎、枝、皮、叶、花、果皆可入药，护佑健康。诸如沉香、香樟树、银杏树、合欢树、柳树、桑树、花椒树、松树、柏树、梅树等，不胜枚举。

历史上，医家董奉为百姓治病，仁心仁术，不取钱物，令患者每病愈后，植杏树五株，日久成林，使得“杏”成为中医的具象，升华为一种精神标识、文化符号，“杏林”之说即来源于此。

还有葛洪“橘井”防治疾疫的故事；青年杜仲立志为纤夫解除腰膝病痛而舍身采药之传说；翁同龢被朝廷罢官回到故里，在庭院栽种玉兰树，并将采摘的玉兰花裹上面糊，油炸食用以保健养生等故事，至今流传。

树木，春生夏长秋收冬藏，年年岁岁馈赠人类，无言奉献。中医药人将树木加工成药物，或平和或峻猛地送达芸芸众生的五脏六腑，治标治本。屡屡挽危救急，功效神奇。

李时珍《本草纲目》中收录木部90余种、果部60余种。古往今来，人们探究、利用树木养生治病，历经几千年，简便廉验，实为科学思维、伟大创造、绿色革命和有效方法之结晶。

“一枝一叶总关情”，勤劳智慧的中医药人与树木联手谱写了中医药新篇章，树木伴随着中医药文化的发展，有了特定的文化属性。植树造林就是播撒人间大爱，保护树木就是呵护人类健康。让我们赞美、敬重树木，投身生态文明建设，变木为林，变林为森，让树木在医药行业发挥更大作用，成就更大福祉。

以文化为引领 推进中医院现代化建设
《中医医院现代化建设与战略管理》评介

刘云章 河北医科大学

中医药学是中华民族的伟大创造，是中国古代科学的瑰宝。中医医院是中医药功能和发展的直接载体，是推动中医药强省建设的主力军。如何抓住政策发展机遇加强战略管理，打造中医医院的核心竞争力、提高管理水平，成为时代课题。

河北省中医院紧抓时代发展机遇，秉承“中医有特色、西医不逊色”的办院方针，以突出中医药优势和创新发展为目标，优化中医医院的管理模式，提升中医医院的服务质量和水平，实现了中医医院的跨越式发展。

由河北省中医院教授孙士江组织编写、中国出版集团现代出版社出版发行的《中医医院现代化建设与战略管理》一书，围绕中医医院现代化建设与战略管理，展开理论与实践课题，从中医医院的含义与性质、特点与任务、发展历程、组织机构、领导体制、内涵建设、现代化建设、战略管理、战略分析、战略实践及河北省中医院的战略化发展等多个维度展开。从理论与实践两个视角、从纵向建设与横向对比两个维度详细阐述了中医医院做好现代化建设与战略管理。

该书共分为三个篇章。第一篇章从理论层面纵向挖掘中医医院的内涵建设、组织架构以及发展路径；第二篇章从战略管理视角出发横向对比现代化医院发展经验，重点阐述中医医院战略管理工作的理论内涵、基本方法和实践经验；第三篇章主要从河北省中医院的建设实践出发，向读者展现中医医院如何通过战略谋划，实现由弱到强的发展。

书中所介绍的现代医院战略管理的相关理念与实践运用，对于省内外中医医院同行而言，具有较好的示范和指导作用。对中医医院现代化发展趋势、战略化管理的困境和对策进行了梳理与论述，为实现中医医院现代化建设奠定了坚实的文化引领基础。

该书作者都是多年奋战在中医药一线的工作者，他们不懈的探索精神与所取得的实践成就，昭示出中医药文化事业发展的自信、自觉与自强。书中向我们展示了河北省中医院近年来改革实践的探索历程与经验分享，包括全面加强党的建设，激发高质量发展活力；实施医院重大项目，提供高质量发展动力源；打造中医药服务核心竞争力，夯实高质量发展基础；提升综合救治服务能力，跨越高质量发展关口；推进科研教学与临床协同发展，增强高质量发展动能；拓展中医药健康服务领域，优化高质量发展格局；提高精细化管理水平，抓牢高质量发展关键；持续改进服务质量，共享高质量发展成果。这些经验凝聚到一起，就是河北省中医院所秉持的“发挥中医特色优势，提高综合救治能力”的办院方针。有对历史发展成就的梳理，也有对现实存在问题的分析；有一般理论的探索，也有实践经验的总结。

同时，河北省中医院将文化建设作为重点工作，全面实施了五大文化工程，为医院改革发展提供宝贵资源和重要途径。一是实施文化引领工程提升医护、病患对中医药文化和医院价值观的认同感。二是实施文化塑院工程营造浓厚中医药文化氛围，普及中医药文化知识。三是实施文化传播工程普及健康知识，为健康河北建设助力。四是实施文化精品工程打造家园文化精品，提升医患双方对医院的认同感。五是实施文化形象建设工程打造医院文化品牌，引领河北中医药文化发展。

以河北省中医院为代表的河北中医药人在对中医药守正创新的同时，不忘传承与发展，建立符合中医药特点的服务体系、服务模式、管理模式、人才培养模式，使传统中医药发扬光大。他们始终秉持发展中医药服务于国人健康的初心与使命，他们的创新实践为促进中医药健康产业发展提供了鲜活的可借鉴的案例。

以文化为引领，努力实现中医药的创造性转化与创新性发展，是实现中医院现代化建设的根本路径。中医药在几千年的历史发展过程中，与时俱进、开拓创新，形成了以人为本的价值优势、治未病的预防优势、整体观念、辨证论治的诊疗优势以及简、便、验、廉的综合优势，将这些传统优势有效对接现代社会的健康理念与健康需求，可助力中医药实现现代化、走向世界。

广西确定10家中医药文化宣传教育基地

2022年，广西壮族自治区中医药管理局公布2022年广西中医药文化宣传教育基地名单，确定广西中医药大学、兴安界首骨伤医院有限公司、恭城瑶族自治县中医医院、贺州市中医医院、金秀瑶族自治县瑶医医院、钦州市卫生学校、融水苗族自治县中医医院、柳州市妇幼保健院、广西梧州甜蜜家蜂业有限公司、广西正象文化传播有限公司10家单位为2022年广西中医药文化宣传教育基地。

按照相关规定，基地建设要突出中医药特色优势，相关展品、图片、标志、标牌等所涉及的中医药知识以及中医历史人物及事件内容要表述规范准确，经常性组织参加各类大型中医药文化宣传教育活动，积极利用新媒体开展线上中医药文化宣传教育活动，推动中医药文化进社区、进乡村、进学校等，不断拓宽和创新宣传渠道。

2020年以来，广西壮族自治区中医药管理局累计遴选出广西中医药文化宣传教育基地共32家，基本覆盖全区14个地市。（刘丽娟 黄恋清）

擦亮“地域医派”这块金字招牌

吴力强 江苏省太仓市中医医院

作为地方文化的一部分，地域医派如同“百年老字号”一样，口碑优良，信誉卓越，对地方中医药事业的发展中起着重要的推动作用。笔者认为，医派的建设承载着前人的嘱托及后人的希望，我们应当不遗余力地擦亮这块金字招牌。

让地域医派与地域文化同频共振。地域医派的发展与地域文化紧密相连。从唐朝至清代的1300多年间，苏州籍状元占全国总数的四分之一，为全国之冠。明清以来，儒学大盛，在吴文化的滋养下，“吴医”兴起，名医辈出，吴门医派应运而生。又如，发源于古徽州的新安医学也带有浓郁的徽文化色彩，徽州钟灵毓秀，人杰地灵，新安医学上下800余年间，学术纷呈，学派林立，创下了诸多中医之最，“天下名医出新安”的美名由此而来。将深厚的地方文化融入地域医派的建设中去，不仅能够唤起医家之间的心灵共振，更有益于地方文化的繁荣兴盛，医派发展也得以根深蒂固、枝繁叶茂。

让临床实践与医派特色交相辉映。“熟读王叔和，不如临证多”，历代医家在医学实践中既要立足医派特色，又以提升临床疗效为要务。如新安医派注重历代医案的研究，临证强调制方有度、师古不泥。国医大师徐经世说：“余之家学的学术经验是多样的，既奉于经典又承接东垣、天士等圣贤之旨，而在临床中效法新安医家更为用心。”笔者认为，医家应以弘扬自身医派的学术特色为己任，刻苦攻研，勇于攀登，取长补短，兼收并蓄，而不应浅尝辄止，知难而退。只有这样，医派传承才能经得起时间、风雨的考验，经久不衰、历久弥新。

让著书立说促进学术交流与争鸣。每一个医派在不同的历史时期都有各自的学术领袖和核心学者，他们通过自身的不懈努力，提出了独到的见解，影响深远，而医籍成为他们学术思想流传于世的有力证明。如吴门医派有吴又可的《温疫论》、叶天士的《温热论》，孟河医派有葛洪的《肘后备急方》、王肯堂的《证治准绳》，龙砂医派有吕夔的《运气发挥》、缪问注姜健的《三因司天方》等，他们在临证之余，将大量的宝贵经验和思想感悟记录在他们的医籍中，有的在前贤的基础上加以发明，也有的提出了异议，从不同的角度加以阐明，皆具有较高的文献和临床价值，丰富了中医学的理论体系。笔者认为，医学流派是风格、理念的聚合，也是一个思想开放的磁场，而著书立说，是基于基础理论和临床实践的有力碰撞，让中医学术思潮焕发持久的生命力。

岐黄文化与中医药发展

张志励 宁夏和泰堂中医研究院

【摘要】岐黄是中医药学的代称，岐黄文化是中国传统文化的主要部分，岐黄文化内涵丰富，包含自然与社会科学，是祖国传统文化的百科全书。岐黄文化是中医药文化的源泉，传承发扬传统岐黄中医药文化意义重大深远。随着现代医学的快速发展，西方医学思维模式对传统中医药岐黄文化带来巨大的冲击，加强岐黄中医药文化传承保护非常迫切。

【关键词】岐黄文化；中医药；中国传统文化

中医药是中华民族数千年医疗实践的智慧结晶，以其精神文化影响人们的精神世界。岐黄中医药文化核心价值观体现在天人生命观等方面，近年来国家出台系列法规政策推动中医药的发展，为中医药岐黄文化发展带来良好机遇，深入研究中医药岐黄文化对推进生命科学研究具有重要意义。

岐黄中医药文化内涵

岐黄是岐伯和黄帝名字组成的新词，医学三字经云：医之始，本岐黄。相传岐伯传承远古的医药文化为中医药文明发展做出奠基贡献。黄帝被尊奉为华夏始祖，历来将黄帝与岐伯奉为中医之祖。现今从事中医药工作仍言必引《黄帝内经》，这部千年经典的主要内容以黄帝和岐伯问答体裁写成。

古今中外文献对岐黄文化理解角度不同而产生不同的诠释，岐黄文化从学科角度理解是医学与文化交叉整合形成的新学科，传统医药坚持人与自然相统一的观点，传统医药学术预防、养生、理法门派众多。狭义的岐黄文化指岐黄创立后历代医学家丰富完善的中国医药文化。广义上指上古时期，黄河中上游流域，以岐黄为代表的人文始祖创造流传，在秦汉间完善形成体系，包括医药养生天文历法气象社会哲学等多学科知识的传统文化。

岐伯是炎黄时期承上启下的医家，是神农炎帝至轩辕黄帝时期的伟大医师，《黄帝内经》是我国现存较早的医学文献。岐黄文化是中华民族从民间蕴藏医药知识中总结提升的知识体系，文化体系构建等具有大众文化特征，是涉及多境域的综合性文化。

岐黄中医药文化的价值

岐伯黄帝创立的岐黄文化内涵具有博大精深的自然社会科学知识，蕴含丰富的价值观念，主要具有敬畏天地、天人相应、崇尚生命等精神内涵。岐黄文化是古代生命科学的创举，是庆阳地域文化的主体。传承弘扬岐黄文化对丰富传统文化内容，建设民族共有精神家园具有重要意义。

世界医学史上有很多传统医学，经过漫长的历史只有中国传统医学得到延续。中国医学延续至今因其养生保健与治病的实用价值，拥有中华传统文化特殊的认识自然的思维理念。华夏民族创造农耕文化，逐渐形成敬畏天地、主张和谐的民族精神。中医具有实用的医疗价值与精神文化价值，多角度形式承载中华民族的认识方法等，中华民族对宇宙结构、在天文地理等方面的成果在中医中得到体现。中医学是弘扬中华优秀文化的重要载体，中华民族对中医学知识文化广泛认同是中医学发展的思想基础。上古时期医学家创立岐黄文化是中医药文化的根源，中医药文化复兴是推动中华文化复兴的重要途径。中医是唯一发挥重要作用的传统科学，继承岐黄文化是弘扬传统民族文化的重要工作。

岐黄中医药文化思想当代传承

中医药文化思想中，精诚仁和理念较为突出。内化于心的价值观才能具有指导人们行为的作用。调查发现精诚仁和的岐黄文化思想认可度较高，但传承实践处于发展初步阶段，理论研究方向是全面深入挖掘丰富精诚仁和的内涵。调查显示大众对中医药文化及其载体的认识不全面，提炼科学的中医药文化价值观才能更好地推动中医药思想传播。

国医大师是中医药从业人员中的佼佼者，是中医药岐黄文化核心思想仁和精诚的优秀践行者。我国已评选表彰4届120名国医大师。目前有关国医大师的研究大多为临床经验总结，对国医大师精神目前还缺乏深入研究。

随着现代科学的兴起，中医始终不断迅速发展，要在中医文化背景下以中医思维方法研究中医的发展，加强对岐黄中医药文化研究传承，对丰富传统文化内容，推动社会和谐文明进步具有重大意义。

樊新荣与他的中医谣

樊新荣，中国中医科学院实验中心主任、主任医师、博士生导师。中医学博士、中西医结合博士后，西藏民族大学医学部兼职教授。中央组织部第九批援藏期任西藏自治区卫生健康委员会党组成员、副主任和中国中医科学院副局级干部。世界中医药联合会亚健康专业委员会副会长。《科学新闻·健康中国》专家委员会委员。中国中医科学院培训中心名医传承计划导师。主要从事中医药相关科研、临床、教学、科普和卫生健康管理工作。

主持国家自然科学基金研究项目、国家973计划子项目、世界卫生组织课题、行业科研专项、中央对外联络部、国家中医药管理局课题及组织健康西藏行动计划、藏医药研究等10余项。发表中医药学术论文百余篇。《现代学徒制医药卫生健康职业教育系列教材》总主编。主编《澄省与致远：中西医并存下的中医学思索》《扫“忙”养生书》《伤寒论证素辨析》《四季芳疗养生手册》《中医食养与药膳调理》《养生须补肺》《亚健康分类调治学》《高原健康常识指南》等。公益歌曲《中医谣》《中华医道颂歌》《爱我中医药》《中医药的我们》MV创作者或词作者。主持研制国家发明专利“远红外电脉冲微针稀土磁疗生物阴阳调和仪”及“中医健康测评调理系统”“安神助眠贴”“克瘾胶囊”等。获中华中医药学会科学技术奖二等奖、中央国家机关党的建设研究会课题研究成果二等奖、全国中医药科普短视频大赛最具创意奖、中华中医药学会“中医药健康文化作品推荐活动”创意奖等。

《中医谣》

阴阳五行明，脏腑经络精，理法方药多变通，精髓在其中。

内经达温病，实践贯古今，岐伯仲景各家功，仁和又精诚。

一个整体观，二个总纲念，三因四诊五行断，六淫七情八纲辨。

未病须先防，既病乃防变，千年中医寰宇显，保我炎黄子孙健。

银针捻在手，良药笔下走，行家医术一出手，就知有没有。

手把寸关尺，眼查天地人，轩辕文化蕴育了岐黄医术魂。

神州孕国粹，历久弥新存，院校师承继教行，薪火永传承。

《中华医道颂歌》

中华医道长，源流始炎黄，神农百草遍地尝，中药立津梁。

伏羲制九针，轩岐问道根，古义发扬博大深，荟萃疗效真。

忆往抚今事，法规重器立，迈步发展新时代，遵循规律不懈怠。

人类大健康，宝库精华扬，“一带一路”展翅翔，泽被华夏惠各方。

深邃智慧藏，养生理念彰，传承创新四海扬，魅力放光芒。

呦呦青蒿素，理明术精铸，丰富世界医学路，和合共赢图。

《爱我中医药》

中医药哎，中国的中医药哎，

祖先留给我们的宝贵财富，祛病除疾代代相传。

新时代你越来越成为增进健康的期盼，你越来越为美好生活画出同心圆。

爱我中医药，发扬祖国遗产，开发利用中医药资源，带动绿色经济发展。

你的美丽人人可见，发掘中医药宝库精华，攀登那新高峰啊，新呀么新高峰。

中医药哎，中华的瑰宝哎，

讲好中国故事，民族自信身手显现。

新时代你推进构建人类命运共同体，呵护人们生命春天，生命的春天。

爱我中医药，发挥中医药独特优势，提高中医药服务能力，成绩斐然任重道远。

要继承好发展好利用好中医药，谱写新篇，谱写那新篇啊，新呀么新篇。

谱写那新篇。

国医年鉴

2023

年度成果

规 范

山东济南发布智慧中药房建设标准

山东省济南市市场监督管理局批准发布《智慧中药房建设与运行规范》（以下简称《规范》）。该标准是山东首个规范企业申办智慧中药房的地方标准，将于2022年2月1日起实施。

《规范》明确，企业应具备中药饮片经营资质且能确保药品经营过程全流程可追溯，方可申请承办智慧中药房。应有与其调配规模相适应的依法经过资格认定的药学技术人员。应有与开展委托业务相适应的厂房、设施、设备及卫生环境，至少配置200味以上中药饮片自动调剂设备、智能煎药设备及与煎药机配套的包装设备、其他临方制剂加工设备。应有健全的管理机构，具有处方审核、中药饮片调剂、临方炮制、中药饮片煎煮、临方制剂加工、配送服务的质量管理制度。应有健全的信息管理系统，可与济南市中药处方流转和监管系统对接，实现药品电子处方接入、审核、 自动化调剂、智能煎药控制管理、仓库管理、配送管理、全流程处方溯源、视频监控、售后服务评价等功能，确保全流程药品质量跟踪、追溯和监控。

《规范》指出，智慧中药房承接医疗机构委托，开展中药饮片代煎、临方制剂加工、配送服务，应与委托方签订加工服务协议。应制定质量管理文件，开展质量管理活动，全面加强中药饮片代煎、临方制剂加工服务管理，强化中药饮片采购、 验收、储存、调剂、临方炮制、煎煮与临方制剂加工过程中的质量控制。

《规范》还从组织机构与人员资质、生产场地设施和设备要求、信息系统管理、中药饮片采购与验收、中药饮片储存与养护、接方管理质量控制、处方审核质量控制、中药饮片调剂质量控制、中药饮片煎煮质量控制、临方制剂加工与质量控制、打包与配送服务质量管理、售后服务、安全环保与职业健康管理等方面，对智慧中药房建设运行提出了明确要求。

近年来，作为加快中医药传承创新的方式和载体，智慧中药房在全国发展迅速，济南市智慧中药房工作在全国走在前列。目前全市已建成宏济堂智慧中药房等6家智慧中药房，煎煮能力达每日1.6万张处方，联通上千家医疗机构，服务范围覆盖全市所有区县。《规范》的出台将为全市智慧中药房建设运行提供规范，有利于保障老百姓用药质量、用药安全及用药的便捷性，有利于政府相关部门对行业实施有效监管，也有利于智慧中药房在全国范围内的推广复制。

《规范》由济南市卫生健康委员会（市中医药管理局）提出并归口，组织宏济堂扁鹊中药房（山东）有限公司和济南市智慧中药房质量控制中心起草完成，经过多次专家论证、审议，由济南市市场监督管理局发布。

（张昕）

王阶委员：结合人用经验规范中药制剂管理

2022年两会，中医药产业发展问题仍然备受关注，全国政协委员、中国中医科学院首席研究员王阶建议，人用经验结合最新科技，规范中药制剂管理及评价，探索已有中药制剂新的功能主治、人群和剂量，实现“老药新用”，进一步提升已有中药制剂的临床价值。

人用经验目前还存在数据质量不高、内部差异性大、混杂因素众多等问题。因此，要进一步探索建立符合中医药规律的中药制剂管理及评价标准，使中医药人用经验数据及成果更加科学严谨，更好地指导新药研发和老药新用。

在中药管理方面，要强化饮片及院内制剂质量安全及市场调控职能。医疗机构需对其院内制剂进行基本医学相关佐证数据的完善，如中药的药代动力学、临床试验证据、药物适应证和禁忌证等。监管部门要适当放开院内制剂的利润加成自主性，充分考虑投料等各种成本上涨因素，促进有效院内制剂的产业化发展。

在人才培养方面，建议培养既能传承中医药精华又具备现代科技创新能力的人才。为做到基于传统组方规律、结合创新性组分配伍，优化现有制剂配比技术，还要培养掌握制药新方法技术又具有产业化视野的人才。

此外，还要开发中药材资源的可持续发展，探索绿色发展新方式。优化中药原料来源结构，探索中药有效成分和作用机理，寻找可能的替代药物或资源。有效利用第四次全国中药资源普查结果，推进道地药材基地建设，带动实施中药材产业扶贫行动。

（张梦雪）

黄璐琦：中药材质量需规范

“中药材是中医药防病治病的物质基础，是中成药、中药饮片等中药工业的重要原料。中药材质量直接关系着人民身体健康和生命安危，也是保证中医疗效的重要基础。”2022年两会期间，全国政协常委、国家中医药管理局副局长、中国工程院院士黄璐琦提交了《关于制定<国家中药材质量规范>的提案》。

黄璐琦说，针对当前中药材质量存在的问题，以及中药材质量影响因素的复杂性，有必要在现行中药材国家药品标准、地方标准的基础上，制定《国家中药材质量规范》，从中药材的种质种苗、栽培、产地、采摘、加工等环节进行规范。

黄璐琦认为，制定《国家中药材质量规范》有四点必要性和可行性。第一，中药材来自天然的药用植物或动物、矿物，其质量影响因素主要包括产地、栽培年限、采摘时间、产地加工、储藏等，有必要按照影响因素对中药材质量进行全过程控制。第二，第四次全国中药资源普查为我国中药材品种数、资源蕴藏量、品质等情况提供了第一手的宝贵资料，准确描绘出中药材具体品种质量的“全景图”。第三，明代《本草品汇精要》对每种药物按名、苗、地、时、收、用、质、色、味、性、气、臭、主、行、助、反、制、治、合、禁、代、忌、解、赝等24例进行描述，全面体现一味中药材的质量。现行中药材国家药品标准、地方标准仅注重指标控制、缺乏全过程质量规范。通过制定《国家中药材质量规范》，可以进一步加强中药材质量的管理。第四，近年来，《中药资源大典》《道地中药材标准》等一大批中药材学术专著的出版，为制定科学、权威的《国家中药材质量规范》奠定了翔实的数据和文献基础。同时也锻炼培养了一批中药材相关领域的专家学者，为制定《国家中药材质量规范》提供了人才支撑。

关于《国家中药材质量规范》的编制路线和内容，黄璐琦表示，可由国家中医药管理局、国家药监局共同整合全国优势科研资源，组织本草、鉴定、栽培、加工等方面专家，按照文献数据收集、检测验证、复核、征求意见、审核发布等环节，按品种进行制定。《国家中药材质量规范》的内容可以分为“编制说明”“凡例”“品种正文”“通则”等内容。“品种正文”按品种可以分成“总则”和“细则”。“总则”部分可收载基原、药用部位、DNA条形码、道地产区、栽培年限、采收时期等内容；“细则”部分可按照种质种苗、栽培、采摘、加工、储藏等环节，分别制定关键的控制参数或要求。

黄璐琦强调，《国家中药材质量规范》要按照标准化法、药品管理法的有关规定，结合中药材质量监管实践，考虑业界的接受度和执法的实践，将《国家中药材质量规范》的大部分内容作为推荐性执行标准，少部分项目或条文作为强制性执行标准。具体需要在详细方案制定完善后，对相关条款进行调研、论证后方可实施。《国家中药材质量规范》目前仍不属于法定标准，但可通过相关文件的引用，增强其影响力和效力，待实践成熟后，根据实施过程中的必要性，再通过修法或制定规章来巩固其地位。

黄璐琦还明确了《国家中药材质量规范》与中药材标准的关系。他认为，《国家中药材质量规范》收载品种与《中国药典》（一部）、中药部颁标准和各省颁布的中药材标准收载的具体品种相对应，收载内容与中药材标准可互为补充，构建中药材全过程质量控制标准体系。此外，《国家中药材质量规范》偏重于中药材质量的过程控制，中药材标准侧重于终端检测指标，二者结合可以完整地对中药材质量进行控制，有利于提升中药材质量品质。

（徐婧）

黑龙江开展15项道地药材标准制定

2022年，黑龙江省中医药管理局开展首批15项龙江道地药材标准制定的立项工作。该局围绕“龙九味”品种、道地药材品种、大宗药材品种、中药材类地理标志产品，从龙江中药材特色出发，征集筛选出质量稳定、疗效优良的品种，开展道地药材标准制定立项评审，首次共遴选出五味子、刺五加、人参、赤芍、板蓝根、西洋参、火麻仁、鹿茸、防风、平贝母、苍术、白鲜皮、灵芝、紫苏、黄芩15个品种，每个品种获立项资助资金10万元。

黑龙江省中医药管理局组织开展的黑龙江道地药材标准制定工作，紧紧围绕国家中医药管理局“推动中药质量提升”重点工作，落实黑龙江省“道地药材标准制定”工作部署。研究制定道地药材标准，对于保障黑龙江省道地药材的品质和特色，推动道地药材标准化、规范化生产，稳步提升黑龙江省道地药材的市场竞争力，促进黑龙江省道地药材产业有序发展具有重要意义。

为确保龙江道地药材标准制定工作的顺利开展，黑龙江省中医药管理局组织召开了黑龙江省道地药材标准（团体）项目立项评审答辩会，听取了共41项课题的立项答辩和专家审评，围绕选题评价、研究基础、研究内容、预期成果完成能力等方面进行打分，最终评出15个立项课题。

（冯凯　王婵）

《南阳艾艾绒》地方标准发布

2022年，《南阳艾艾绒》地方标准经河南南阳市市场监督管理局批准发布。该标准由南阳医学高等专科学校南阳道地药材（艾草）研究院王宇卿博士带领团队主持制定，针对南阳艾的药用、灸用和其他艾草相关产品使用的艾绒进行了规范，对艾绒质量进行了分级，技术指标完善合理、科学全面，体现了南阳艾的艾绒特点，突出了南阳艾的品质优势，是继“南阳艾”后又一个系列标准。

2019年，地方标准发布权限由省级下放到省辖市，南阳市中医药发展局积极对接市市场监管局，组织高校、科研院所、企业联合制定中医药产业地方标准。2021年《南阳艾标准化种植技术规程》《南阳艾》经市市场监管局批准发布，实现了南阳艾地方标准零突破。近期完成的《社会艾灸馆建设规范》也已通过南阳市地方标准审查会，预计将于年底发布。

此外，南阳市中医药发展局支持域内高校参与中医药标准的制定。王宇卿团队制定的《河南省中药饮片炮制规范》陈艾、艾绒、艾叶3项药用标准，从根本上解决了河南省艾绒、艾条无合法手续，无法进入医院药店的局面。目前全市已有药益宝等19家艾制品企业获批药品生产许可证，执行该标准组织生产；《无烟艾条》等多项艾草系列产品的团体标准，规范了南阳艾大宗产品的质量控制方法和检验标准，提高了艾产品质量，有利于南阳艾的生产加工链，有序建立艾产业市场。

通过构建南阳艾的多维标准体系，使南阳市艾草产业高质量发展标准体系初步形成；通过系列标准研究工作，有效助力科研成果转化为行业发展。规范化、标准化、品牌化的产业方向将南阳艾草资源转化为产业动能，向着千亿产业目标跨越迈进。

（王晓星　任冲科）

《中医药——青风藤》ISO国际标准发布

2022年，国际标准化组织（ISO）正式发布了《ISO 4154：2022 中医药——青风藤》国际标准，该标准由中国工程院院士、广州中医药大学教授、广东省中医药科学院首席科学家刘良主持，上海市中医药研究院、辽宁中医药大学、湖南正清制药集团股份有限公司共同参与制定。

青风藤作为治疗风湿痹痛的常用中药之一，始见于《本草图经》记载。该标准的制定主要从青风藤种源、性状指标、理化指标、检测方法及包装、存储等方面开展，并根据国际市场的要求，合理规定了部分农药和重金属控制指标。

在青风藤ISO标准研发期间，刘良院士团队的相关研究发现，青风藤中的青藤碱可抑制前列腺素E_2合成，是国际上首个被发现能特异性抑制膜结合型前列腺素E_2合酶1（mPGES-1）而治疗类风湿关节炎的药物。该成分疗效确切，且无非甾体类抗风湿药引起心血管不良反应的风险，具有极其广泛的市场应用前景。此外，针对2000年美国食品药品监督管理局（FDA）将青风藤列入“含马兜铃酸的中药材可引起肾损害和潜在的致癌风险”名单，对含有或可能混淆的品种予以禁止应用和进口的情况，刘良院士团队采用液质联用技术建立马兜铃酸A、马兜铃酸B和马兜铃内酰胺A检测方法，发现青风藤并未含有马兜铃酸成分，并将相关结果与美国FDA沟通，促其从清单中移除。

目前，中医药国际标准化已经成为我国中医药传承创新发展的战略之一，是中医药国际化的基础和关键。刘良介绍，在中医药领域，通过制定ISO标准，充分吸纳ISO成员国对传统医学的了解，能为国际社会提供更为安全有效、质量可控的中医药产品和服务。广州中医药大学、广东省中医院历来重视中医药标准化工作，已形成一支系统的中医药标准化人才队伍。

（张霄）

科研

成都中医药大学13项成果获四川省教学成果奖

2022年，四川省人民政府公布了2021年四川省教学成果奖获奖名单，成都中医药大学13个项目榜上有名。

其中，“传承为根、能力为重，‘六有’中医药人才培养的改革与实践”获2021年四川省高等教育教学成果奖特等奖。“中药学‘本硕博’一体化贯通式创新人才培养模式的构建与实践”“中医药院校‘一协同三融合’创新创业教育体系的构建与实践”等5个项目获得一等奖。“中西医临床医学专业‘一体两翼、衷中融西’人才培养模式的构建与实践”等7个项目获二等奖。

成都中医药大学高度重视教学研究和改革工作，引导广大教师与时俱进、不断更新教育教学理念、创新人才培养模式、改革教学方法和手段，着力提升教学水平和效果，不断提高人才培养质量，推动中医药高等教育内涵式建设和特色化发展。

（霍文巍）

6项中医药科技成果获广东省科技进步奖

2022年，广东省政府发布关于颁发2021年度广东省科学技术奖的通报，180个项目（人）获奖，包括6项中医药科技成果，其中一等奖2项，二等奖4项。

由广州中医药大学第二附属医院（广东省中医院）完成的“益气活血化痰法治疗急性心肌梗死关键技术体系创建及临床推广应用”，由广州中医药大学、广东省第二中医院等单位完成的“中药配方颗粒国家标准体系建立与关键技术创新应用”获2021年度广东省科技进步奖一等奖。广州中医药大学第二附属医院、深圳市宝安区中医院等单位完成的“针灸治疗颈椎病颈痛的临床研究与推广应用”，由广州中医药大学第一、第二附属医院等单位完成的“靳三针疗法治疗中风病的规范化技术及推广应用”，由广州中医药大学第二附属医院完成的“常见肠道复发性疾病的‘伏毒’理论构建及推广应用”等4个中医药项目获二等奖。

广东省科学技术奖由广东省人民政府设立、省科学技术厅主办评选，是广东省在科技成果奖励方面的最高荣誉。

（张昕）

多项中医药成果获安徽省科学技术奖

2022年，安徽省科学技术奖励大会召开，对科学技术进步、经济社会发展做出突出贡献的科学技术人员和组织给予奖励，其中，多项中医药成果获安徽省科学技术奖。

由安徽中医药大学完成的《有“毒”中药调控细胞程序性死亡抑制肿瘤的基础研究》《胃俞募配穴针刺调节胃运动的中枢整合机制》研究分获自然科学奖二等奖和三等奖。由安徽省食品药品检验研究院、中国中医科学院中药研究所等单位完成的《安徽省中药质量标准体系的构建和应用》获科学技术进步奖一等奖，由安徽中医药大学、安徽科技学院等单位完成的《安徽药用菊花产业化技术体系构建与应用》，由安徽中医药大学第一附属医院、首都医科大学宣武医院完成的《帕金森病中医诊治策略创新及其应用》，由安徽中医药大学第一附属医院完成的《胃癌围手术期中医药应用》等多项成果获科学技术进步奖二等奖、三等奖。（王青云）

著作·论著

科技部公布2020年度全国优秀科普作品 4部中医药作品入选

2022年，科技部公布2020年度100部（册、套）全国优秀科普作品名单，《写给老百姓的中医养生书系》《全国中小学中医药文化知识读本》《诗经如画 本草如歌遇见最美的本草2》《中医治未病指导丛书（7册）》4部中医药作品入选。

《写给老百姓的中医养生书系》由中国工程院院士张伯礼主审，于春泉、王泓午主编，中国医药科技出版社出版，该系列丛书共6册，遵循中医生命观、健康观、疾病观和预防治疗观，系统总结了中医养生保健、防病治病等理论技术与方法。《全国中小学中医药文化知识读本》由国医大师孙光荣，中国工程院院士、国医大师王琦主编，中国中医药出版社出版，《读本》分小学版和中学版两个版本，分设上册和下册，侧重传播中医药文化，让更多青少年了解中医药、走近中医药，增强青少年的文化自觉和文化自信。《诗经如画 本草如歌遇见最美的本草2》由楚林著，中国中医药出版社出版，该作品为《遇见最美的本草》续集，以医者的独特视角观照里的植物，从《诗经》中撷选三十味中草药，演绎有趣、有味、有情、有义的故事。《中医治未病指导丛书（7册）》由郑玉玲、王永霞等人主编，河南科学技术出版社出版，各分册从生理病理特点、体质辨识和疾病预测、中医养生调养等方面入手，介绍适合各个年龄阶段人群的科学、有效、实用的养生方法。

此次评选活动旨在深入实施创新驱动发展战略，在全社会弘扬科学精神、普及科学知识、推动提升全社会科学文化素养，得到了各地方各部门的高度重视和积极响应，共收到推荐作品434部（册、套）。（李娜）

《国医大师晁恩祥学术经验集》出版发布

2022年，国医大师晁恩祥行医60周年学术座谈会及《国医大师晁恩祥学术经验集》出版发行会在京举办。

会上，该书副主编王辛秋介绍，本书由国医大师路志正、中国工程院院士王永炎作序，共涵括60篇书稿，系统分类为上、下两篇，上篇主要内容为疾病诊治，以疾病为纲，按创作时间先后排序，包括晁恩祥对多种疾病病因病机、诊断鉴别、辨证治疗、预后调养等方面的探讨和研究；下篇主要内容为医论医话，包含晁恩祥对中医药学科发展、中成药研发、对外交流等方面的思考。

座谈会后，与会专家进行线上学术交流，分别以“国医大师晁恩祥教授学术思想整理与研究”“晁恩祥教授谈中医人才培养六要素”“国医大师晁恩祥教授辨治肺系疾病经验及临证特色”等为主题做讲座。

（陈梦琳　邹浩）

《黄帝内经学术发展史略》出版

2022年，上海中医药大学教授王庆其主编的《黄帝内经学术发展史略》由上海科技出版社出版。该书从中医学术发展史的角度，对《黄帝内经》自秦汉至清代前期的学术发展历程进行梳理、分析、研究和反思，展示了内经理论在后世的传承、变化与发展，探讨中医学术发展的规律，以启迪当今学术研究。

本书名为《黄帝内经学术发展史略》，旨在溯源析流。“溯源”是指本书沿历史发展之轴，纵向结合特定历史时期社会政治、科学技术、文化教育特点，梳理历代医著文献对《黄帝内经》的传承发展；“析流”是指本书沿中医学术发展脉络，立足于中医理论体系，并根据王庆其提出的“《黄帝内经》立论三体系”的观点，划分为哲学思想、基础医学、临床医学三部分，横向研究后世医家对《黄帝内经》理论的阐释、发挥及运用，提炼学术思想，评判剖析得失。全书资料丰富，结构清晰，全面勾勒出《黄帝内经》学术发展在不同阶段的历史特征，有助于系统挖掘、传承《黄帝内经》学术精髓。

（王姿英）

《骨质疏松性骨折中医诊疗指南》发布

2022年11月19日，中华中医药学会团体标准《骨质疏松性骨折中医诊疗指南》发布会以线上线下结合的形式举行。

浙江中医药大学附属第二医院院长张威表示，中医药标准化项目对中医药学术发展和临床实践起到了重要的支撑和推动作用，医院将继续加强和鼓励参与中医药标准化工作，规范中医药标准制定的管理，保证中医药标准质量，促进中医药标准实施。

发布会上，《指南》牵头人浙江中医药大学附属第二医院教授史晓林、副教授刘康分别对指南的制定背景、制定过程和指南主要内容进行了解读。

据悉，《指南》于2021年4月立项，内容突出中医诊疗特色与方法，确立了骨质疏松性骨折的5种证型，并确立了相应的治疗原则和理法方药。同时，《指南》注重临床应用与评价，包括骨质疏松性骨折的中医学证候分型、诊断与筛查、中西医治疗、预防练功与宣教等方面，为临床医务工作者提供骨质疏松性骨折中医临床诊疗的参考依据。

（郑莎）

《神魂意魄志论》问世

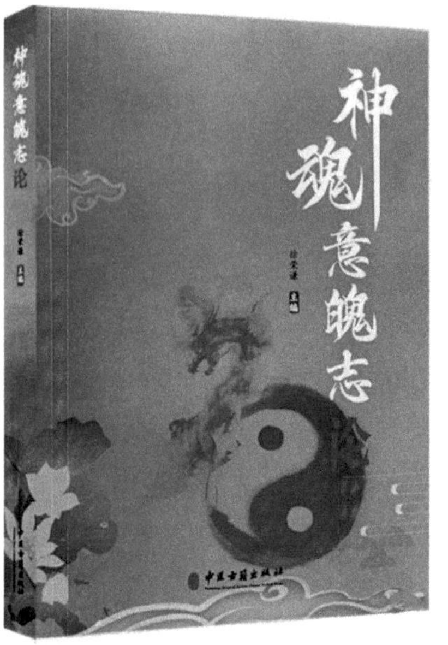

《神魂意魄志论》主编：徐荣谦，中医古籍出版社2023年1月正式出版。

《神魂意魄志论》以阴阳为根本，强调“神魂意魄志”属阳，为生命活力；“五脏六腑四肢百骸”等躯体属阴，为载体。生命活力以经络为通路，布达全身，主导整个肌体的生命活动，使之成为活生生的生命之体。以“三阳学说”为“神魂意魄志论”的基本理论；以“心肝脾肺肾”为核心，阐述“神魂意魄志辨证”的精微，探讨机体宏观与微观的生理机能与机体受到损伤后的病理机转。以便临床医生进行辨证论治，必将提高临床疗效。

本书共分为三个部分。第一部分上篇，“神魂意魄志论基础”。以“三阳学说”为基线，分别阐述“三阳学说”“胎元与元阳学说”“少阳学说”“太阳学说”与“夕阳学说”。第二部分中篇，为本书的核心内容。着重阐述“神魂意魄志辨证”，阐述“生命活力与载体学说”“神魂意魄志辨证”理论基础、“神魂意魄志辨证”述要；并具体阐述“神病证”辨治、“魄病证”辨治、“意病证”辨治、“魂病证”辨治、“志病证”辨治。第三部分下篇，阐述“神魂意魄志辨证”的其他疗法。分别就“神魂意魄志辨证”之针灸、“神魂意魄志辨证”之外治、“神魂意魄志辨证”之推拿按摩以及“神魂意魄志辨证”之药膳食疗。共计十七章。

本书内容新颖，具有显著的创新性。本着继承发展的精神，但是，发展不可离经，创新而不叛道。“神魂意魄志辨证”与临床实际关系十分密切，不仅仅适用于当前日益增多的中青年等年龄段的精神与精神性疾病的辨证治疗。而且对于“神魂意魄志”的载体，即“五脏六腑”等的诸多疾病以及临床的“疑难杂症”，仍然可以采用“神魂意魄志辨证”进行辨证论治。临证之时，若能将“神魂意魄志辨证”与其他辨证方法如“八纲辨证”“六经辨证”　“五脏辨证”与“卫气营血辨证”等结合起来应用，必将进一步提高临床疗效，有利于“人民大健康”。

《大国育儿》出版

《大国育儿》儿童成长的中医智慧，主编：徐荣谦，中华中医药学会王国辰秘书长、第三届国医大师王烈教授、首都儿科研究所哮喘防治中心原主任，亚太地区儿科呼吸变态反应学会委员陈育智教授分别作序。人民日报出版社与中国人口出版社2023年4月正式出版。

本书以“神魂意魄志辨证”为基础，以“四有儿童”为核心，针对中华民族“传统育儿”的精髓与“当今育儿”现状相结合进行阐述。全书分为四篇：第一篇介绍了徐荣谦教授学术思想和学术创新成果，为家长学习“神、魂、意、魄、志”学说与理解“神魂意魄志辨证”打下最初的理论基础；第二篇深入剖析“健康儿童”的真正标准，使家长能够掌握“四有儿童”的各项要求（四有儿童：有道德、有豪气、有智慧、有体魄四个维度的要求。第一，道德儿童：孝敬父母，尊重师长，忠于民族，服务国家。第二，豪气儿童：胆气豪迈，心强志坚，不畏艰险，迎难而上。第三，智慧儿童：聪明睿智，勤于学习，勇于攀登，敢于探索。第四，强健儿童：筋骨强健，体态轻盈，动作敏捷，能挑重担。），改变自己在养育、教育过程中一些不恰当的做法；第三篇重点解读“神、魂、意、魄、志”学说与“神魂意魄志辨证”，对“五神”“五脏”“经络”“阴阳”“五行”等中医名词进行系统阐述，消除理解上的盲区；第四篇从儿童成长的各个阶段出发，帮助家长把握孩子的成长特点，学会利用中医知识，结合“神、魂、意、魄、志”学说与“神魂意魄志辨证”进行护儿、育儿，强我中华之少年，是徐荣谦教授最大的心愿。徐荣谦教授希望广大家长在养育、教育孩子的问题上，须有一些远见卓识，要把儿童培养成有道德、有豪气、有智慧、有体魄的“四有儿童”，成为民族的脊梁、国家的栋梁，真正担当起“民族的希望、国家的未来”之重任！

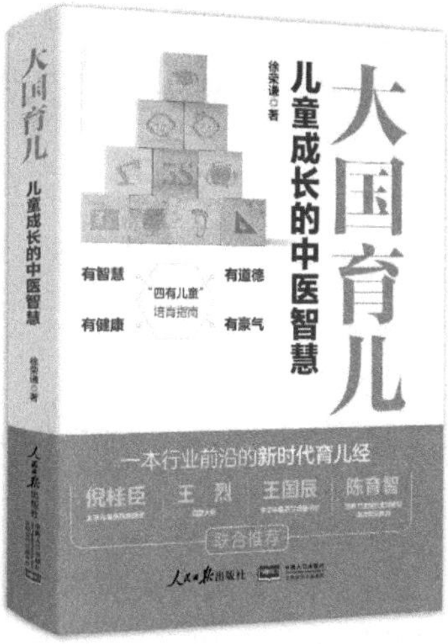

《儿童自闭症防治 100 问》出版

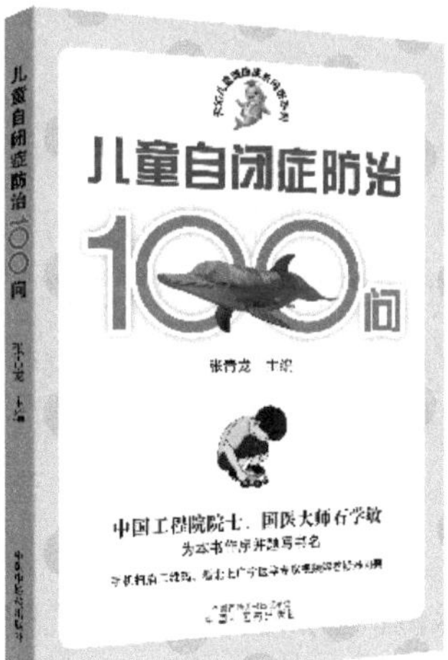

《儿童自闭症防治 100 问》，主编：张青龙，中国中医药出版社 2023 年 7 月正式出版。

自闭症是广泛性发育障碍中最常见，最具有代表性的疾病，是脑神经发育异常引起的，主要表现交流语言障碍和行为异常为基本特征，是一种严重的发育障碍性疾病。起病于婴幼儿期，在 36 月龄前发现症状，国内现有 12 岁以下自闭症患儿已超过 200 万，对个人发育和家庭生活造成严重影响。

大部分自闭症在 1.5～2 岁左右就出现相应症状和表现，自闭症家长早期发现孩子症状和表现非常重要，早期诊断、早期干预治疗，恢复越好，预后越好。6 岁以前是自闭症黄金治疗阶段，到学龄期以后，语言、行为纠正、认知能力恢复比较缓慢。

自闭症属于中医“五迟，脏躁，癫证”等疾病范围，在中医理论指导下，通过脏腑、八纲、三焦等分型辨证，通过药物、食疗、针灸、推拿、耳针等方法标本兼治，自闭症症状可得到缓解和改善；国内外针灸治疗自闭症的研究也越来越多，有研究显示，针灸治疗 2～6 岁自闭症的有效率能达到 80% 以上。近些年来，许多医学专家将中医药、针灸疗法，超低频重复经颅磁等治疗方法引入自闭症治疗当中，取得了显著效果。

本书共汇集有关自闭症方面 100 道问题，分为基础篇、治疗篇、家庭篇。从自闭症的病因，症状，检查方法，治疗方法，康复训练以及后期家庭护理、家庭训练等方面，以一问一答的形式进行了详细的讲解。中国工程院院士、国医大师为本书作序并题写书名。本书所有参编者均为国内从事多年自闭症防治工作的副高以上职称的专家。

本书图文并茂，为了更好地让阅读者理解内容，部分问题采用了手机扫二维码进行短视频讲解。能够帮助自闭症家长早期发现孩子异常表现，尽可能实现早期就诊、早期诊断、早期干预治疗，因为越早治疗自闭症疗效越好、预后越好。本书适合自闭症孩子的家长，教育工作者，以及医学同行和社会公众了解自闭症，关注自闭症，帮助自闭症儿童更好地融入社会和生活当中。

合作交流

安徽中医药大学与马来西亚国立大学牵手合作

2022年，安徽中医药大学与马来西亚国立大学正式签署《安徽中医药大学与马来西亚国立大学合作备忘录》，该校校长彭代银与马来西亚国立大学校长艾克万·托里曼共同签署。

《备忘录》明确，安徽中医药大学将与马来西亚国立大学在研究项目联合申请、共同参与受国际或当地资助的实验项目、期刊出版、组织学术会议及讲习班、两校师生相互交流等领域展开密切合作，增进两国人民友谊互信，进一步推动中医药“走出去”，彰显中医药特色优势，携手护佑大众健康。

（尤志成 韩荣春 刘 晨）

中马续签传统医学领域合作谅解备忘录

2022年3月31日，《中华人民共和国政府和马来西亚政府关于传统医学领域合作的谅解备忘录》续签仪式以视频连线形式举行。中国国家中医药管理局局长于文明与马来西亚卫生部长凯里·贾马鲁丁出席仪式致辞并分别代表两国政府在备忘录上签字。中国驻马来西亚大使欧阳玉靖和马来西亚驻华大使拉惹拿督·诺希万·再纳阿比丁出席了仪式。

于文明在仪式致辞中表示，此次与马来西亚政府签署合作谅解备忘录，是贯彻落实“一带一路”倡议的重大双边举措，也是国家中医药管理局和推进“一带一路”建设工作领导小组办公室印发《推进中医药高质量融入共建“一带一路”发展规划（2021—2025年）》之后，中国政府与“一带一路”国家签署的第一个传统医学领域对外合作文件。

于文明指出，中国与马来西亚在传统医学领域一直保持着良好的合作关系，2011年11月双方在北京签订《中华人民共和国政府和马来西亚政府关于传统医学领域合作的谅解备忘录》，十年来成果丰硕。特别是新冠疫情发生以来，中国发挥中医药特色优势救治新冠肺炎取得丰硕成果，也为包括马来西亚在内的世界各国抗击疫情提供了经验和借鉴。他提出，下一步双方要落实好新一轮中马传统医学合作谅解备忘录，共同为打造新型密切传统医学交流合作关系作出示范；要推动传统医学在两国的传承创新发展与应用，共同为“一带一路”国家发展应用传统医学作出示范；要加强传统医药抗疫国际合作，共同为构建人类卫生健康共同体作出示范。

凯里·贾马鲁丁表示，此次签约是两国政府在传统医学，尤其是在中医药领域合作中的重要里程碑，对中国政府给予的帮助表示感谢，马来西亚卫生部致力于发展传统医学，并将其与现代医学相结合，努力改善民众健康和生活质量。马方希望能够与中方进一步加强信息共享，促进在传统医学科技和监管等方面的交流，以推动马政府制定适当的政策和发展战略。

签署仪式结束后，国家中医药管理局与马来西亚卫生部就落实备忘录举行了双边技术合作会议，并共同协商建立中医药产学研一体化合作机制，确定了共享中医药救治新冠肺炎方案、派遣中国中医药技术人员赴马指导、实施第十一版国际疾病分类传统医学章节、分享中药和药材质量控制经验、起草制订马来西亚草药典、进行中药临床试验操作培训、帮助马方完善中药材生产加工技术规范、开展传统医药循证研究以及中药抗衰老研究等具体合作领域及相关项目。

国家中医药管理局、马来西亚卫生部，北京中医药大学、河南中医药大学、广西中医药大学，医药保健品进出口商会，同仁堂集团、绿叶集团等单位相关负责人和有关专家出席了会议。（国文）

黑龙江中医药大学与俄罗斯阿穆尔国立医学院线上交流推进两校务实合作

2022年3月29日，黑龙江中医药大学与俄罗斯阿穆尔国立医学院举行线上交流会。

校长郭宏伟在致辞中指出，两校已开展了长达18年的友好交流合作，双方合作范围广泛，在学术交流、学生培养等方面有着坚实的合作基础，并联合发起成立了中俄中医药创新发展联盟。他希望今年双方能在线举办第十七届中俄生物医药论坛，推进两校务实合作。

阿穆尔国立医学院校长塔基杨娜对合作建议表示认同和感谢，对中国在疫情防控中取得的成效深表钦佩。她表示，阿穆尔国立医学院将支持两校之间继续开展生物医药论坛交流，让师生们在交流中增加互信，建立友谊，携手发展。

两校代表就第十七届中俄生物医药论坛相关事项进行深入交流，还探讨了新形势下如何进一步促进双方交流合作。（白雪飞）

成都中医药大学和杜甫草堂博物馆签约合作共建传统文化研习基地

2022年4月21日，成都中医药大学与成都杜甫草堂博物馆传统文化研习基地合作共建签约仪式在草堂书院举行，成都中医药大学党委书记刘毅、成都杜甫草堂博物馆馆长刘洪共同为传统文化研习基地揭牌。

根据协议，成都杜甫草堂博物馆、成都中医药大学将合作共建实践教育基地，开展传统文化、中医药文化、古籍鉴赏与修复等相关课程，成都中医药大学学生可在基地开展实习、社会实践、志愿服务等。双方合力推动古籍保护与修复工作，促进字画古籍修复技术的进步；鼓励科研人员积极交流，合作开展科研；持续开展传统文化推广、展览陈列、阅读推广项目合作，加强社会宣传教育的合作。

成都杜甫草堂博物馆正式设立成都中医药大学图书馆分馆，分馆坐落于草堂书院图书馆内，游客驻足其间，自由阅读，感受中医药传承千年、经久不衰的独特魅力。成都中医药大学图书馆馆长赵琼代表学校向分馆捐赠1000余册图书，以中医四大经典解读、中医药文化普及和中医养生类为主，共计328种。（霍文巍）

四川—尼泊尔中医药线上交流会成功举办

为持续推动四川中医药与尼泊尔传统医药深度合作，2022年，四川省人民对外友好协会、四川省中医药管理局与尼泊尔中国经贸协会共同举办四川—尼泊尔中医药线上交流会。四川省人民对外友好协会会长洪流，四川省中医药管理局党组书记、局长田兴军，尼中经贸协会主席阿努伯出席交流会并致辞。

田兴军表示，希望通过本次会议，进一步推进四川和尼泊尔在传统医学领域的深度合作，四川中医药人愿与尼泊尔群众共享资源与信息，共同抗击新冠疫情及其他传染性疾病，为尼泊尔群众提供优质的中医药健康服务。阿努伯在致辞中指出，此次会议签署的《中尼联合设立远程医疗培训中心谅解备忘录》，是促进合作的又一重大举措。他表示，将继续为双方提供有效支持，推动相关计划尽快实施。

会上，西南医科大学附属中医医院和尼泊尔传统医药研究培训中心的相关代表分别介绍了两家单位当前对外交流情况与合作模式，双方学者围绕传统医药在新冠肺炎中的治疗与应用进行了学术交流。

四川省对外友协国际合作处、省中医药管理局对外合作处、泸州市经济合作与外事局、泸州市卫生健康委、西南医科大学附属中医医院相关负责人参加此次会议。（曾亚）

“中—德中药与植物药创新研发国际合作基地”在德国挂牌

2022年是中德建交50周年，9月16日，德国中国商会等在德国柏林市举办第七届“中国日”庆典活动。活动期间，“中—德中药与植物药创新研发国际合作基地”在德国正式揭牌。天津药物研究院终身首席科学家、中国工程院院士刘昌孝，汉堡大学附属埃彭多夫医院之汉莎美安中医中心主任斯文·施罗德致辞。德国中国商会主席郑东林和中国驻德使馆相关领导参与见证揭牌活动。

“中—德中药与植物药创新研发国际合作基地”作为重要的中医药国际合作研究平台，由天津药物研究院、汉堡大学附属埃彭多夫医院之汉莎美安中医中心合作组建，安徽济人药业股份有限公司在德合资公司德国药信植物药有限公司作为重要的合作伙伴参与基地建设。中德双方将在合作基地共同研发创新中药及植物药产品，目前在德国开展了济人药业产品疏风解毒胶囊在新冠肺炎防治中的临床和机制研究，并取得积极成果。

天津药物研究院是招商局集团旗下大型综合性的医药研究机构。多年来，天津药物研究院重视中药的国际化研究，为多个中药产品的国际注册提供了重要的科技支撑。近年来，天津药物研究院对安徽济人药业产品疏风解毒胶囊进行了系统的二次开发研究，阐明疏风解毒胶囊复杂体系的药效物质基础和作用机制，发现和提炼疏风解毒胶囊的作用特点和比较优势，挖掘其临床核心价值，指导临床实践，相关研究成果获得安徽省科技进步奖一等奖。

疏风解毒胶囊收录于《新型冠状病毒肺炎诊疗方案（试行第九版）》中。汉堡大学附属埃彭多夫医院之汉莎美安中医中心重视中药与植物药的研发，在新冠肺炎疫情期间开展了疏风解毒胶囊治疗新冠肺炎的基础和临床研究，研究成果在《Phytomedicine》（《植物医学》）等多个国际学术期刊发表。

随着“中—德中药与植物药创新研发国际合作基地”在德国的顺利揭牌，中德双方将密切合作，共同推动中国和欧美国家在传统医药领域的相互融合和发展，为加强“一带一路”建设、促进中医药国际交流合作做出积极贡献。（王怀成）

中国—哈萨克斯坦传统医学中心建设合作协议签署

2022年9月27日，“中国－中亚民间友好论坛”传统医学与健康分论坛在西安国际会议中心开幕。陕西省副省长方光华出席开幕式并致辞。

方光华表示，希望以此次论坛为契机，深入开展医疗、科研、医药服务等领域务实合作，促进健康理念与健康文化互学互鉴，携手抗击疫情，为共建共享人类卫生健康共同体做出贡献。

分论坛以“传承创新、共享互鉴、融合发展”为主题，国医大师杨震作题为《传承丝路文化，振兴丝路中医》的主旨演讲。陕西省中医医院、西安中医脑病医院、哈萨克斯坦阿斯塔纳医科大学传统医学中心共同签署了“中国—哈萨克斯坦传统医学中心建设合作协议”。中国、哈萨克斯坦、乌兹别克斯坦、土库曼斯坦等国专家学者通过线上线下相结合的形式，围绕发挥传统医学资源、技术等方面的特色优势建设传统医学中心，改善民众亚健康等内容交流分享经验，探讨传统医药产业融合与发展，进一步深化我国与中亚国家在传统医学领域的交流与合作。（卓坤利　李欣怡　部雅昱）

国医年鉴

2023

特色医案

新冠病毒感染者居家中医药干预指引

奥密克戎病毒致病力下降，但传播速度快、传染性强，国家中医药管理局中医疫病防治专家委员会结合三年来新冠肺炎救治经验，研究制定了《新冠病毒感染者居家中医药干预指引》，指导新冠病毒感染者更好地运用中医药方法居家治疗及康复。

一、治疗方案

1. 成人治疗方案

（1）症见发热、恶风寒、肌肉酸痛、咽干咽痛、乏力，或鼻塞流涕，或咳嗽者，宜服用具有疏风解表功效的中成药，如疏风解毒胶囊（颗粒）、清肺排毒颗粒、散寒化湿颗粒、感冒清热胶囊（颗粒）、荆防颗粒、正柴胡饮颗粒、九味羌活丸（颗粒）、四季感冒片、感冒疏风胶囊（片、颗粒）等。

（2）症见咽痛明显，发热、肌肉酸痛、乏力，或咳嗽者，宜服用具有疏风清热，化湿解表，清热解毒功效的中成药，如连花清瘟胶囊（颗粒）、金花清感颗粒、化湿败毒颗粒、宣肺败毒颗粒、热炎宁合剂、银黄清肺胶囊、连花清咳片、六神丸（胶囊）、银翘解毒颗粒、金叶败毒颗粒、蓝芩口服液、复方芩蓝口服液、清咽滴丸、喉咽清颗粒、桑菊感冒片、夏桑菊颗粒、痰热清胶囊、双黄连口服液、柴芩清宁胶囊、抗病毒口服液、感冒退热颗粒、消炎退热颗粒、清开灵颗粒、小柴胡颗粒等。

（3）症见咳嗽明显者，宜服用具有宣肺止咳功效的中成药，如急支糖浆、咳速停糖浆、宣肺止嗽合剂、通宣理肺丸（颗粒、口服液）、杏苏止咳颗粒、连花清咳片、杏贝止咳颗粒、橘红痰咳液、感冒止咳颗粒等。

（4）症见乏力、伴胃肠不适、呕吐、腹泻等者，宜服用具有化湿解表功效的中成药，如藿香正气胶囊（丸、水、口服液）等。伴便秘便干者，可服用防风通圣丸（颗粒）。

（5）症见鼻塞流涕明显者，宜服用具有解表通窍功效的中成药，如鼻窦炎口服液、散风通窍滴丸等。

2. 儿童治疗方案

（1）症见恶寒发热、肌肉酸痛者，可用小儿柴桂退热颗粒、小儿风热清口服液等。

（2）症见发热、咽干咽痛、咳嗽者，可用金振口服液、儿童清肺口服液、小儿消积止咳口服液、减味小儿化痰散等。

（3）症见发热、食少腹胀、口臭、大便酸臭或秘结者，可用健儿清解液、小儿豉翘清热颗粒等。

（4）症见咽痛明显者，可用小儿清咽颗粒、开喉剑喷雾剂（儿童型）等。

（5）症见咳嗽明显者，可用清宣止咳颗粒、小儿止咳糖浆、小儿清肺止咳片等。

（6）症见乏力、纳食不香者，可用醒脾养儿颗粒等。

考虑儿童体质特殊，病情变化迅速，宜在医生指导下服用，出现病情变化的，需及时就医。

3. 特殊人群

婴幼儿、哺乳期妇女、孕妇、老年人以及合并基础疾患者群建议在医生指导下服用。各地医疗机构可利用“互联网+医疗”，开展居家健康指导、健康宣教、用药咨询等服务，指导群众合理使用中医药。

注意：上述中成药选择其中一种，按照说明书剂量服用，一般3～5天或症状消失即停止用药，如症状无缓解或加重，请及时到正规医疗机构就诊。

二、预防方案

1. 药物干预

（1）代茶饮：生黄芪9克，金银花5克，广藿香3克。每日一剂，开水泡服，代茶频频饮服。适宜普通人群的预防服用。

（2）玉屏风颗粒：每次5克，每日三次。适宜容易体虚感冒、自汗恶风者预防服用。

2. 中医非药物疗法干预

（1）功法锻炼：太极拳、八段锦等。

（2）穴位按摩：

1）按揉合谷穴：①位置：合谷穴位于虎口，第一、二掌骨间，第二掌骨桡侧中点。②操作方法：采用拇指按揉法在穴位上操作，右手拇指按揉左手合谷，左手拇指按揉右手合谷。揉动的过程中，以自己感到酸胀为度，带动皮下组织运动，拇指和皮肤之间不能有摩擦。在两侧合谷穴上按揉持续时间各约 3～5 分钟，每天早晚各做 1 次。

2）揉擦迎香穴：①位置：迎香穴位于鼻翼外缘中点旁，鼻唇沟中。②操作方法：采用擦法操作，左手擦左侧，右手擦右侧。先擦热双手，握空拳，以两手拇指指间关节背侧，紧贴于鼻梁两侧，上下摩擦；或以中指指腹上下摩擦。上下一次为一拍，可做 4 个八拍或以发热为度。每天早晚各做 1 次。

3）按揉风池穴：①位置：风池穴位于后枕部，胸锁乳突肌与斜方肌上端之间的凹陷处。②操作方法：采用拇指按揉法操作。双手放在头部两侧，掌心对着耳朵，双手拇指分别按在两侧的风池穴上。揉动的过程中，以自己感到酸胀为度，带动皮下组织运动，手指和皮肤之间不能有摩擦。

（3）饮食有节：每日三餐规律进食，饮食宜清淡易消化，食物多样，保证谷类、优质蛋白质类食物、新鲜蔬菜和水果摄入量，多饮水。如有食欲不振、腹胀、便秘等症状可在医师指导下进行药食两用食品辅助治疗，如萝卜、山药、薏苡仁、藿香、菊花、荷叶、丝瓜、冬瓜等。①药膳：如银耳雪梨百合羹。②组成：银耳、雪梨、百合、冰糖。③用法：银耳用温水泡 20 分钟，将泡好的银耳去根，撕成小块。雪梨去皮核，切成小块。百合掰成小块。将所有原料放入锅内，加入适量的水，烧开后调成小火炖煮 20 分钟，待锅内汤品炖制稍微黏稠，开大火加入适量冰糖，待冰糖融化后出锅，温食、凉食均可。每周三服。

（4）起居有常：作息规律，夜卧早起，保障充分睡眠。顺应气候变化，及时调整衣物和室内温度，注意防寒保暖和节气保健。应避免到人群聚集场所。

（5）劳逸有度：运动和休息适度，可适当运用中医功法锻炼，或根据个人条件选择适合自己的锻炼方法。

（6）情志畅达：应保持愉快心情，切勿发怒，顺应自然规律，不厌长日，精神外向，对外界事物保持浓厚的兴趣，使气机宣畅，通泄自如。

三、康复方案

1. 中成药康复

（1）症见气短、多汗、胸闷、心悸、干咳者，宜服用具有补肺益肾功效的中成药，如生脉饮、金水宝胶囊、蛤蚧定喘胶囊等。

（2）症见乏力、纳差、腹胀、便溏者，宜服用具有健脾和胃功效的中成药，如补中益气丸、参芪口服液、潞党参口服液、香砂六君丸等。

（3）症见失眠、焦虑、抑郁者，宜服用具有养心安神功效的中成药，如加味逍遥丸、百乐眠、舒肝解郁胶囊等。

2. 中医非药物疗法康复

（1）艾灸疗法：①常用选穴：大椎、肺俞、上脘、中脘、膈俞、足三里、孔最、肾俞等。②方法：大椎、肺俞与膈俞（或中脘与上脘），用温灸盒灸 30 分钟；足三里或孔最或肾俞，清艾条温和灸每穴 15 分钟。 频次：每日 1 次。选用艾灸疗法时，一般隔 2 天施灸 1 次，每穴灸 10～15 分钟，持续 2 周；症状明显可交替选用不同穴位每天施灸，5 次后休息 1～2 天，然后继续施灸 5 次。10 次为 1 个疗程。

（2）经穴推拿：①穴位按摩：太渊、膻中、中府、肺俞、肾俞、大肠俞、列缺、中脘、足三里等，咳嗽、咽痒、干咳者，可加少商、尺泽等。②方法：以大拇指放置于穴位上，拇指指腹触摸皮肤并稍加按压，小幅度的环转按揉腧穴，以产生酸胀温热感为佳，每次 1～3 分钟。

（3）经络推拿：①手太阴肺经、手阳明大肠经、足阳明胃经、足太阴脾经、任脉、督脉等。②方法：取坐位或卧位，均匀呼吸。用一手手掌大鱼际沿经络循行方向紧贴皮肤施力作直线往返快速摩擦，可两手掌交替进行，100～120 次/分钟（每手摩擦 50～60 次/分钟），每条经络摩擦 1 分钟为宜。

（4）耳穴压豆：①常用耳穴：支气管、肺、肾、内分泌、神门、枕、脾、胃、大肠、交感等。②方法：耳穴压豆是将贴有王不留行籽的耳豆贴敷于相应耳穴并稍加压力，以穴位产生酸麻胀感或发热为度。贴敷后每天自行按压数次，每次 3～4 分钟。每次贴压后保留 1～2 天，取下后让耳穴部位放松一晚，次日再以同样方法贴敷，一般 5～6 次为 1 个疗程。

（5）拔罐：①背腧穴为主，如肺俞、膏肓、脾俞、肾俞、大椎等。②作用：拔罐是简便的中医康复手段，在调节亚健康状态、治疗多种疾病方面有较好效果。③注意事项：拔火罐应注意防止烫伤及引燃易燃物，留罐时间不宜太长，拔罐时如出现四肢发冷、恶心呕吐、心悸、面色苍白、冷汗、头晕等应立即停止，并让患者平卧休息。

（6）其他方法：使用八段锦、太极拳等中医传统功法适当锻炼。

（国家中医药管理局中医疫病防治专家委员会）

李佃贵治疗溃疡性结肠炎经验

胡贺　王思月　李燕　王志成　娄莹莹　河北省中医院

溃疡性结肠炎是一种结肠和直肠的慢性非特异性炎症性疾病，腹痛、腹泻、黏液脓血便是其主要临床表现，可伴有不同程度的全身症状。阴阳具有对立统一属性，是具有中国特色的对立统一理论。人体内部充满着阴阳对立统一的关系，所以在中医的学习中，要以维护和恢复人体的统一作为目的。李佃贵基于对立统一思想治疗溃疡性结肠炎疗效显著，下面进行具体论述。

补虚与泻实

巢元方云：“凡痢皆由荣卫不足，肠胃虚弱，冷热之气，乘虚入客于肠间，肠虚则泄，故为痢也。”人体有五脏六腑，脏腑有气血阴阳，脏腑气血阴阳因为各种原因导致亏虚，此时，需要补益正气，中医谓之“虚则补之”。有虚证必有实证，虚证日久，正气不足，阳气不振导致痰饮、水湿、瘀血等实邪产生。体内痰湿、瘀血，积滞等邪实物质的堆积，导致人体病症由虚转实，产生实证，因此，需要驱除这些病理产物，中医谓之“实则泻之”。李佃贵认为溃疡性结肠炎病位在肠，可分为发作期和缓解期，发作期主要泻实，兼以补虚，缓解期主要补虚，不忘泻实。就病机而言，溃疡性结肠炎本虚在脾，标实为浊毒、瘀血的堆积，久病化火，伤阴耗液，阴损及阳，正虚邪恋，缠绵难愈，此本虚标实之证，需要补泻兼施。对于本虚标实之证，抓住正虚和邪实的主要矛盾，审病之虚实轻重，分清补泻之侧重，精准施治，不可偏执一端。

清热与温阳

冯楚瞻曰：“夏月湿热太甚，客气盛而主气弱，渗入大肠，脂膜腐烂，痢疾之由，始于此矣。”从中可知湿热邪毒和溃疡性结肠炎有很大的联系。内生湿热，湿热郁久，化为浊毒。浊毒内蕴，阻滞气机，影响阳气的输布，温煦失司，阳虚则寒，故谓之寒热错杂之征象。寒热并用之法在运用时，应该使用不伤阴的温性药物，在使用寒凉的药物清热的同时，注意不要伤及脾胃，以顾护胃气为先，临床运用寒热并用法的关键，在于分析病机主次，掌握病位所在，了解病势发展，分清寒热位置、寒热真假、寒热先后、寒热转化、寒热多少、寒热错杂，从而辨证施治。溃疡性结肠炎一般表现为脾肾虚寒、肠腑湿热。李佃贵认为本病总属寒热错杂之证，治疗当明辨标本缓急，温清并用。

升清与降浊

《素问·阴阳应象大论》曰："升降相因而变化作矣，出入废则神机化灭，升降息则气立孤危。故非出入则无以生长壮老已，非升降则无以生长化收藏。"这是对脏腑之气升降出入和脏腑功能活动的描述，它奠定了中医气化学说的基础。肝主左升，肺主右降，肝属木，肺属金，金克木，当升降不及，肺虚不能制肝，导致肝旺，肝旺则乘脾而发病，此为肺降之不及。当升降太过，肝气横逆，木克脾土，导致肝脾不和，发为泄泻，此为升之太过；肝气郁结，日久化热，亦为升之太过。《灵枢·小针解》云："言寒温不适，饮食不节，而病生于肠胃，故命曰浊气在中也。"浊为阴邪，其性黏滞，最易困阻脾之清阳，阻塞气机。若阴邪阻中，脾胃受病，脾胃为人体气机升降的枢纽，当脾不升清，胃不降浊，则会导致气机升降失常。清气在下，则生飧泄；浊气在上，则生䐜胀。人体之气机升降权衡在于中气。中焦和，则上下顺，脾胃在中，传化精微以溉四旁，升清降浊功能正常，人体保持正常的气机升降运动，是为无病。溃疡性结肠炎患者也是如此。李佃贵认为治疗上要顺应脾胃之升降属性，同时借助肝肺升降的助力，做到脾主升清，胃主降浊，肝肺协调，使清浊对立双方回归正位，统一于升降。

化浊与养阴

浊毒作为一种致病因素和一种病理产物，对人体脏腑经络、气血阴阳均能造成严重的损害。浊毒致病缠绵难愈，病情重，治疗难，疗程长。浊毒蕴滞，日久易耗气伤阴。但化浊药药性多苦燥，易耗伤阴液，所以李佃贵教授认为治疗上要刚柔相济，化浊与养阴并用，兼顾统一。

补气与行气

《脾胃论》有云："内伤脾胃，百病由生。"李佃贵指出溃疡性结肠炎主要病机为脾胃虚弱，故治疗方面以健脾益气为主。此外，李中梓所言："五更泄泻，久而不愈，是肾虚失闭藏之职也。"肾为先天，脾为后天，先后天相互滋生，久病及肾，所以治疗时注意兼顾肾气，补脾肾两脏之气。与此同时，气虚，推动无力，导致气滞。李佃贵认为治疗溃疡性结肠炎应补气行气兼施，以达到补而不滞。

止血与行血

中医认为，瘀血内阻是许多血症出血的主要原因之一，因为瘀血内阻，血液阻行，脉络不同，血不循经而妄行外溢，故用活血化瘀之法，活血止血。由于溃疡性结肠炎的主要症状之一就是脓血便，其作为不在其位的"离经之血"，治法上不仅要止血，也要活血。瘀血不除，出血不止，新血不生，但一味活血有动血出血之弊，而一味止血，有留瘀之嫌，所以要使用化瘀不伤正、止血不留瘀的中药，例如三七、蒲黄等药。李佃贵认为溃疡性结肠炎病机复杂，病情多变，血瘀作为临床常见的病理因素，在病程中兼有血瘀证候者甚多，因此临证用药时应格外注意患者病情，辨证用药。

前列腺癌术后骨转移验案解析

吴力强 王静 江苏省太仓市中医医院

前列腺癌大多生长速度较为缓慢，少部分生长相对较快，癌细胞可转移到骨和淋巴结等部位，早期症状不显著，晚期可导致排尿困难、尿血、骨痛等症状。本病归属于中医学“虚劳”“癃闭”“痹证”等范畴，病程长，且迁延难愈。笔者有幸跟随南京中医药大学教授杨进抄方学习，现录其治疗前列腺癌术后骨转移典型医案一则，并总结分析其经验如下。

典型医案

郑某，男，79岁，2020年8月9日初诊。患者于2016年诊断出前列腺癌，并行前列腺癌根治术，继予内分泌治疗。近年全身不定处疼痛，查有多处骨转移，刻下：倦怠乏力，骨痛时作，胃纳尚可，但时嗳气，恶则作呛，苔薄质稍红，脉细濡。

证属肾虚痰瘀内结，治以补肾化痰祛瘀。处方：生黄芪15克，法半夏9克，山慈姑12克，白花蛇舌草25克，莪术10克，冬凌草12克，炒延胡索10克，秦艽10克，桑枝12克，羌独活各9克，蜈蚣2条，壁虎9克，炙升麻5克，炙甘草3克。14剂，每日一剂，水煎服。

2020年9月6日二诊：症情同前。

处方①：党参10克，炙黄芪18克，炒白术10克，秦艽10克，络石藤18克，鸡血藤18克，生薏苡仁20克，炒延胡索12克，雷公藤10克，炒白芍15克，白花蛇舌草20克，莪术10克，炒山药12克，木香5克，炙甘草3克。14剂，每日一剂，水煎服。②：壁虎200克，蜈蚣60条，制全蝎200克，炮山甲120克，川贝120克，参三七150克。以上研粉冲服，每日3次，每次3克。

2020年10月4日三诊：药后全身不定处疼痛已减，胃纳尚可，但下肢肘乏力，苔薄白，脉细弱。上方加川续断10克、狗脊10克、怀牛膝10克，去雷公藤、木香。

2020年11月15日四诊：药后全身疼痛已不显著，胃纳正常，PSA（指血清前列腺特异抗原，正常值一般<4ng/mL）降势明显，已正常，但仍有下肢乏力，舌脉如前。前法继进，处方：党参10克，炙黄芪18克，炒白术10克，络石藤18克，鸡血藤18克，莪术10克，三棱10克，白花蛇舌草20克，雷公藤12克，当归10克，生薏苡仁18克，秦艽10克，生甘草3克。14剂，每日一剂，水煎服。粉剂续服。

2020年11月29日五诊：较易倦怠，夜尿3~4次，夜眠亦随之较差，身痛未作，苔脉如前。前法继进，上方加小茴香25克、金樱子25克、桑螵蛸9克、合欢皮20克、炒枣仁25克，去雷公藤、生薏苡仁、秦艽。14剂，每日一剂，水煎服。

2020年12月27日六诊：全身疼痛已除，PSA正常，较易疲劳，夜尿仍频，苔脉如前，前法继进。处方：党参10克，炙黄芪18克，炒白术10克，炙升麻5克，当归12克，熟地黄18克，巴戟天18克，山茱萸肉10克，牡丹皮6克，鸡血藤20克，炒延胡索12克，小茴香20克，肉桂2克，炒枣仁20克，陈皮6克，炙鸡内金8克，焦三仙各12克，炙甘草3克，金樱子25克，煅龙牡各20克。14剂，每日一剂，水煎服。

2021年1月24日七诊：复查PSA为1.12ng/mL，身痛未作，舌脉如前，眠可，夜尿3次。上方去炒枣仁、炙鸡内金、焦三仙，加乌药9克、益智仁9克、莲须8克。14剂，每日一剂，水煎服。

2021年2月21日八诊：患者近日未有倦怠感，夜尿3~4次，夜间口干，纳寐正常，舌脉同前，前法继进。处方：党参10克，炙黄芪18克，炒白术10克，茯苓10克，玄参18克，麦冬15克，小茴香20克，金樱子20克，炒山药12克，莪术10克，白花蛇舌草20克，蜂房12克，生薏苡仁18克，生甘草3克。14剂，每日一剂，水煎服。

病机证治“三步走”

久病多湿，阻遏阳气，治以健脾益气、祛风胜湿为法。

本案患者结合病史，考虑为前列腺癌术后骨转移，表现为全身不定处疼痛，故从“痹证”论治。《素问·痹论》曰：“风、寒、湿三气杂至，合至为痹也，其风气胜者为行痹，寒气胜者为痛痹，湿气胜者为著痹也。”患者年近八旬，病程有年，加之手术，脾气乃伤，出现怠倦乏力，时嗳气，脉濡细等脾虚湿困的表现，恰如叶天士所言“久伏湿气，阳气伤损”。另外患者的疼痛为痛无定处，与风邪游移不定的属性相合。

综上，第一层病机可概括为脾虚湿盛，阻遏阳气，兼有风邪。治以健脾益气，祛风胜湿为法。脾健则湿化，气壮可托邪外出；风能胜湿，故佐以秦艽、桑枝、羌独活等风药。全方内外同治，表里兼顾，先投石问路，以观疗效。

久病多瘀，瘀阻络脉，以搜剔动药治之。

经初诊治疗后，患者症状未见明显改善，但也并未影响胃肠功能。推断主方健脾化湿祛风之品恐难以胜任。叶天士有“初在气结在经，久则血伤入络”等论述，故分析第二层病机为久病多瘀、瘀阻络脉。叶天士又言“虫蚁迅速飞走诸灵，俾飞者升，走者降，血无凝著，气可宣通”“邪留经络，须动以搜剔动药”，故治疗上加强虫类药的运用，如壁虎、蜈蚣、全蝎、穿山甲（用他药替代）等。考虑到虫类药有燥血动血之弊，故佐以芍药、当归等养血；逐邪之品容易损伤胃气，用党参、白术、升麻、炙甘草补益中气。

久病多虚，穷必及肾，脾肾同治，兼通络蠲痹、宣气化湿、温补下焦。

久病多虚以肾虚、脾虚为主。肾虚从以下考虑：①前列腺病变归属中医学“下焦”范畴，为肾所主；②明代医家张景岳有“诸痹者皆在阴分，亦总由真阴衰弱，精血亏损，故三气得以乘之”之说，患者骨痛，其本在肾，又病症日久，真阴渐亏；③夜尿增多，为下焦虚寒的表现。此外，脾虚湿盛上面已经谈及。关于夜尿增多一症，《内经》有“中气不足，溲便为质变”的说法，亦需考虑从脾论治。

故第三层病机可概括为脾肾亏虚，肾虚以肾精、肾阳不足为主。在诊治过程中加入山萸肉、熟地黄、山药、川续断、牛膝等补肾强腰的药物。夜尿频多，除补肾固摄外，兼以补益中气，脾肾同治，并且用大剂量小茴香通络蠲痹、宣气化湿、温补下焦，一举多得。

杨进教授在本案论治过程中总以扶正祛邪为治疗大法，因病机复杂，治法也层层递进，又根据具体情况采取相应的进退原则，且诸多治疗理念取法叶天士，可谓有法可依，有据可循，值得深入学习。

张大宁运用四神丸治肾性血尿

生晓迪 杨月萍 天津中医药大学 徐英 天津市中医药研究院附属医院

肾性血尿为肾脏病常见临床表现之一，按病因可以分为各种肾小球疾病引起的肾小球源性血尿和其他疾病引起的非肾小球源性血尿两大类，临床多见于急、慢性肾小球肾炎，隐匿性肾小球肾炎，紫癜性肾炎和IgA肾病等。肾性血尿具有反复发作、迁延难愈的特点，现代医学对其缺乏特异性的治疗药物和方法，而中医单纯应用止血药的治疗效果亦不理想。国医大师张大宁对中医肾病的治疗有着丰富的经验。笔者有幸跟师侍诊，获益良多，现将张大宁运用四神丸加减治疗肾性血尿的经验总结如下，以飨同道。

因机证治

1. 虚实夹杂、互为因果

肾性血尿属于中医“尿血”“溺血”“溲血”等范畴，其主要病理因素为“虚、热、湿、瘀”四方面。肾性血尿多属慢性疾病，患病日久必耗伤人体正气，导致气虚阳衰。肾阳为人体阳气之本，脾阳又赖肾阳之温煦，阳虚日久必损耗脾肾之阳气，故临床中脾肾阳虚型肾性血尿的患者不在少数。肾为先天之本，主藏精；脾为后天之本，主统血，脾肾阳气虚衰，则闭藏、统摄功能失司，发为尿血。张大宁认为脾肾阳虚型肾性血尿的病理因素主要为“虚”和“瘀”两个方面，并认为脾肾阳虚为本，瘀阻肾络为标。阳气虚衰则无以温煦和推动血液运行，形成瘀血，瘀阻肾络，则血不循脉道而行，溢于脉外，轻者发为镜下血尿，重者可见肉眼血尿。脾肾阳虚可致血瘀，而瘀血又可以作为病理产物进一步加重阳虚，故阳虚、血瘀贯穿脾肾阳虚型肾性血尿始终。

2. 古方新用、独具匠心

张大宁认为，若患者出现镜下或肉眼血尿，同时伴有形寒肢冷，面色皖白，腰膝酸冷，久泻久痢或五更泄泻，粪质清稀或完谷不化，舌淡暗、苔白滑，脉沉涩等表现则可辨为脾肾阳虚型肾性血尿，当治以温补脾肾、活血化瘀，方选四神丸加减，药物组成：补骨脂、肉豆蔻、吴茱萸、胡桃肉、五味子、丹参、川芎、三七粉、黄芪、白术、太子参、升麻。方中补骨脂补命门之火以益火生土；肉豆蔻温中涩肠，与补骨脂相配伍，即增温肾暖脾之功，又添涩肠止泻之效；胡桃肉补肾固精，与补骨脂合用，上可健脾益肺，下可补肾壮阳；吴茱萸散寒止泻；五味子收敛固涩；川芎活血行气祛瘀，丹参通经活血祛瘀，三七粉止血不留瘀；张大宁喜用大剂量黄芪（90～160克）以下补肾元，上健脾气，肾气充则气化、固摄有司，脾气旺则升清、统血有权；白术、太子参健脾益肺，补气利水；升麻升提清阳，与黄芪、白术配伍，引药上行，补气升提相得益彰，清阳升则精微得固。随症化裁：瘀血重者加地龙、水蛭以活血通络；血虚者合用阿胶珠以补血止血；寐差者加合欢花、酸枣仁以养心安神；肝郁者加柴胡、白芍以疏肝解郁；湿困者加藿香、佩兰以芳香化湿；腰膝酸软者加杜仲、桑寄生以补肾强腰；水肿明显者加茯苓皮、桑白皮以健脾利水。同时张大宁强调当患者同时合并有肠结核、肿瘤、多发性结肠息肉等严重消化道疾病时，应慎用或禁用四神丸。

四神丸出自薛己的《内科摘要》，为治疗五更肾泄之名方，因其药味少，配伍精，效力专之特点而备受历代医家推崇，临床应用广泛。随着中医学的不断发展和中药现代化的不断推进，关于四神丸的研究报道日益增多，应用范围也进一步扩大，其不仅可用于治疗腹泻、结肠炎等消化系统疾病，同时也被广泛运用于除消化道疾病外的以脾肾阳虚为主要病机的一系列疾病的治疗，如五更咳嗽、不孕症、遗尿、腰痛等。张大宁用其治疗肾性血尿，既是对四神丸临床应用的全新探索，也是对辨证论治精神之实质体现，正所谓“证同则治同，证异则治异”之理。

3. 追根溯源 辨证求本

辨证论治是中医认识和治疗疾病的基本原则，是中医学经久不衰的立命之本，也是中医学与现代医学的最本质区别。辨证是论治的前提和依据，论治是辨证的检验和实践。然而，在肾性血尿，尤其是镜下血尿的治疗当中，部分医家只重“病”之外在表现，而略“证”之根结本源，偏好施以重剂止血药，取效不显。张大宁指出，古时医家未可知“镜下血尿”一说，且“镜下血尿”之患者多无特殊不适感，医者诊之仅需四诊合参，辨证施治即可取效，而今部分医者仅重现代之检验手段，而舍中医之辨证理法，实可谓舍本逐末，不可提倡。张大宁认为，当代中医要辨证地看待中医之思维模式和西医的检验手段，在治疗肾性血尿时，应坚持中医“治病求本”和“辨证论治”的原则。他指出肾性血尿虽为“出血性疾病”，但绝不能仅针对血尿之症状独施以止血法，偏用止血药，而应结合患者的证候特点，分析具体的病因病机，辨证施治，可获良效。

典型医案

于某，女，52 岁。2016 年 7 月 20 日初诊。患者慢性肾炎 30 余年，持续镜下血尿至今，肾脏穿刺病理诊断为：系膜增生型肾小球肾炎，曾间断口服肾炎康复片、肾炎舒片及中药汤剂治疗，效果不显，慕名就诊。

现症：腰痛，眼睑浮肿，畏寒肢冷，少气懒言，小便调，尿色深，大便溏稀，日行 3～4 次，舌暗、苔薄白、舌下络脉迂曲，脉沉细。尿常规：隐血（BLD）（＋＋＋），红细胞（RBC）395.2/μL；相差镜检：肾性红细胞，生化（－）。否认高血压、糖尿病等病史。

诊断：（脾肾阳虚，瘀阻肾络型）尿血（西医称为慢性肾炎）。

治则：温补脾肾、活血化瘀。

方药：补骨脂 30 克，吴茱萸 10 克，肉豆蔻 30 克，五味子 30 克，丹参 30 克，川芎 30 克，三七粉 12 克（分 6 次冲服），生黄芪 90 克，太子参 30 克，党参 30 克，炒白术 30 克，茯苓 30 克，升麻 10 克，核桃肉 30 克，覆盆子 30 克，仙鹤草 60 克，杜仲炭 30 克。水煎服，3 日 1 剂，水煎 2 次共取汁 1800mL，每次服用 300mL，早晚分服。

9 月 14 日二诊：腰部酸胀、冷痛，晨起后眼睑微肿，畏寒好转，气短乏力，尿色较前变浅，大便质稀，日行 2～4 次。舌暗、苔白，脉沉。尿常规：隐血（BLD）（+），红细胞（RBC）206/μL。患者仍有气虚之证，故上方减太子参，生黄芪加至 120 克，以助补气，患者便次仍较多，加肉桂 30 克，诃子肉 60 克，以助肾阳，止泄泻。

12 月 24 日三诊：偶有腰酸，尿色变浅，眼睑不肿，纳少，大便成形，日行 1～2 次。舌淡暗、苔白微腻，脉沉缓。尿常规：隐血（BLD）（+），红细胞（RBC）105.4/μL。患者有脾虚湿困之证，上方减覆盆子以减收涩之力，加茯苓 30 克，山药 30 克，薏苡仁 30 克，以强健脾利湿之功，续服 4 周以巩固疗效。

按：患者病程 30 余年，久病致正虚阳衰，脾肾阳虚则脾无以统摄，肾无力封藏，精血统摄封藏失司则血溢脉外发为血尿。“腰为肾之府”，肾阳虚则腰脊失养，腰部酸痛。脾肾阳虚，水谷不化，下注大肠，则大便溏稀。脾主四肢，脾阳虚则肌肉失养而见乏力。脾肾阳虚，气化失司，津停为水，泛溢肌肤，发为水肿。阳虚则寒，故畏寒肢冷。舌暗、苔薄白、舌下络脉迂曲，脉沉细，均为脾肾阳虚之象。方中主用四神丸以温补脾肾、涩肠止泻，合用四君子汤以益气健脾，重用生黄芪以补气升阳，丹参、川芎、三七粉活血化瘀以止血，杜仲炭壮腰止血，覆盆子收敛固涩，仙鹤草止血补虚，升麻升提清阳。诸药合用，共奏温补脾肾、化瘀止血之功。3 日 1 剂为张大宁的特色煎服方法，根据患者的年龄不同，1 剂 2 次煎煮混合后，再以文火分别浓缩至 300mL、600mL、900mL、1200mL、1800mL 不等。成人 1 剂浓缩至 1800mL，300mL/次，2 次/天，此煎法可增强药效，避免浪费，省时省力。

丁樱“养血活血”法论治儿童免疫性血小板减少症经验

李雪军　李阳　河南中医药大学

免疫性血小板减少症（ITP），又称特发性血小板减少性紫癜，是儿童较为常见的以血小板减少为特征的自身免疫性出血性疾病，临床以皮肤黏膜瘀斑、瘀点或伴内脏自发性出血为特点，外周血液检查常见巨核细胞成熟障碍，严重威胁患儿健康。河南中医药大学第一附属医院主任医师丁樱根据其 50 余年的临床经验，将本病划分为邪实和正虚两个阶段，并强调血瘀在本病发病中的重要作用，认为活血化瘀应贯穿病程始终，提出“养血活血”法，疗效颇佳。

病因病机

中医对ITP并没有具体的命名，根据其临床表现属于“肌衄”“血证”“葡萄疫”等范畴。本病的病因可总结为外感、内伤两大方面；内伤致机体亏虚，无力行血，亦致瘀血为患，故血瘀是本病的关键病机。瘀血去则新血生，活血化瘀贯穿病程始终。瘀血为离经之血，是本病的病理产物，瘀血影响气机运行，瘀血不去则影响新血生化，致机体血液化生不足，故活血同时需注重养血祛瘀，以求血液再生，运行周身。总体而言，ITP的病机可概括为虚瘀两大特点，现阐述如下。

“伏毒”为患，因瘀致虚　ITP大多由外感邪热所致，小儿腠理疏松，不耐风寒暑热之侵，若外感风热邪毒或其他四时不正之气，均可损伤血络而致出血，少则成点，多则成斑。如《外科正宗·葡萄疫》言：“葡萄疫，其患多生小儿，感受四时不正之气，郁于皮肤不散，结成大小青紫斑点。”《三因极一病证方论》亦记载：“病者因伤风寒暑湿，流传经络，阴阳相胜，故血得寒则凝泣，得热则淖溢，各随脏腑经络涌泄于清气道中。”指出外感致衄的病机。小儿体属纯阳，外感风热之邪或其他四时不正之气极易入里化热，火热之邪煎熬血液，致血液黏稠而运行不畅，此乃火热致瘀。风热邪毒若不除尽，潜藏体内则留有“伏毒”隐患。“伏毒”内伏血分损伤脉络，则见皮肤瘀斑瘀点或伴鼻衄、咽干口渴等症。“伏毒”不除留恋机体，极易被风热火热之邪所触动，风热火热为阳邪，易于升散，其性燔灼炎上，耗液伤津，煎熬血液，致血行不畅而瘀滞；此外，机体长期受火热熏灼还可伤津耗气，加之瘀血阻滞则无力行血化血，故后期可见一派虚象，表现为疾病缠绵、出血不止，此乃因瘀致虚。

虚火灼津，因虚致瘀　ITP以血小板减少为主要临床特征，急性期患者病情迁延不愈亦可转化为慢性，本病病程较长。ITP虽属“虚证”却以阴虚较为多见。盖“伏毒”内伏血分，灼伤阴血津液，致虚热内生；小儿为纯阳之体，病邪易入里化热以灼伤阴津，损伤阴分；长期使用激素及免疫抑制剂的患儿，亦可耗伤阴分血液，因激素及免疫抑制剂为纯阳之药，易助阳伤阴；阴津为血液之成分，“津血同源”，津（阴）亏血少，无力畅行，故阴虚亦可致瘀血为患。阴虚火旺、迫血妄行，致血不循经而出血，常见皮下出血点、口渴、心烦、手足心热、盗汗、脉细数等症。阴阳互根互用，阴损日久累及阳分，可致阳虚；气分阴阳，阴阳两虚，归根结底亦是气虚，气为血之帅，血为气之母，气虚则津血无以化生运行，故气虚日久必致血瘀。

脏腑本虚，虚实（瘀）夹杂　小儿脏腑娇嫩，形气未充，若小儿禀赋不足，或疾病迁延致脏腑气血亏虚，脾肾阳虚，气不摄血，均可致血不归经而出血。盖脾胃为后天之本、气血生化之源，小儿脾常不足，若脾气亏虚则无以统血、生化血液而见出血、贫血等症；肾为先天之本，主精生髓，精髓亦为血液之组成，小儿肾常虚，藏精生髓能力不足，亦可致血液化生不足；肝主藏血主疏泄，与血液的化生及运行密切相关。肝脾肾三脏亏虚，不仅致血液生成不足，亦可致血液运行受阻致瘀血为患。瘀血为离经之血，瘀血不去影响新血生化，临床常见病程缠绵、皮肤瘀斑瘀点时发时止面色微黄、鼻衄、纳呆、贫血等虚实夹杂之象。如《血证论·瘀血》曰“凡系离经之血，与荣养周身之血已睽绝而不合……盖血初离经，清血也，鲜血也，然既是离经之血，虽清血鲜血，亦是瘀血”“瘀血不行，则新血断无生理……盖瘀血去则新血易生，新血生而瘀血自去”。

综上所述，ITP病机不离虚瘀两端。丁樱根据ITP的临床表现及临床经验，将本病的病机归纳为热、虚、瘀三个方面，即热毒炽盛，迫血妄行，损伤脉络可致出血，表现为皮肤瘀斑瘀点；火热之邪煎熬血液，致血液黏滞而脉络瘀阻不畅；且火热之邪易耗气伤津，病程日久，机体亏虚，气虚无力行血而致瘀。此外，小儿素体正气亏虚，卫表不固，感受风热邪毒，或胃火炽盛、肝郁化火、阴虚火旺均可致热伏于血，迫血妄行，血溢脉外，致黏膜出血而发为本病。因此，结合本病以虚为本、热瘀为标的特点，故病程中需重视养血活血。

辨证施治

丁樱根据本病的发病机制及规律分为邪实和正虚两个阶段进行辨证论治，邪实者宜清热凉血化瘀，正虚者宜益气养阴活血，主要分为以下4个类型进行辨证论治：一是风热伤络证。如皮下瘀点或瘀斑大小不等、分布不均、以四肢易磕碰处多见，或伴鼻衄、齿衄，或发热恶风寒、咽红、舌红苔薄黄、脉浮数等，治疗以疏风清热、凉血止血为主，以银翘散加减；若鼻衄、齿衄可加白茅根、藕节炭；风热入里、热毒之象重者则加生地、玄参、板蓝根、重楼等，清除血分“伏毒”。二是血热妄行证。皮肤紫色瘀点或瘀斑、身热、咽干、喜冷饮、小便色黄赤、大便干、舌红苔黄、脉弦数，治疗以清热解毒、凉血化瘀为主，以犀角地黄汤加减。三是气不摄血证。瘀斑瘀点反复新出，面色微黄，神倦，食欲不振，便溏，舌淡脉细。方以归脾汤加减以补脾益气，摄血养血；贫血者在此基础上合用四物汤，加用鸡血藤以养血活血。四是阴虚火旺证。皮肤出血点缠绵难愈，手足心热，或潮热盗汗，舌质红绛，脉细数。治疗以滋阴清火、养血化瘀为主，常用大补阴丸合茜根散加减；盗汗明显者可加用煅龙骨、煅牡蛎、五味子等以收敛止汗；瘀血之象明显者，常佐以桃仁、红花活血祛瘀。整个病程中活血化瘀贯穿始终，并注重养血活血。

遣方用药特色

瘀血贯穿于ITP病程的始终，因此本病治疗的关键在于祛除瘀血。患儿禀赋不足，或在本病的治疗过程中，长期应用激素或免疫抑制剂等纯阳之药，易伤津化燥，损伤阴津血液，从而形成正虚血瘀之虚实夹杂之病症，故在祛除瘀血的同时常强调养血扶正。此外，丁樱治疗本病善于应用藤类药物，注重祛除“伏毒”，并根据本病的特点规律，自拟升板方，以生地黄为君药，玄参、麦冬为臣，佐以鸡血藤、当归、仙鹤草、红花、炒桃仁、板蓝根、重楼、藕节，以甘草为使，全方合理配伍，共奏清热凉血养阴、养血活血化瘀之功。

注重养血活血，兼顾活血化瘀　结合ITP病机及临床特点，发现以“虚”居多，故治疗以补虚为主，然虚中常兼夹瘀血为患，故活血化瘀是提高本病治疗效果的关键。鸡血藤、当归被历代医家视为补血活血之良品，丁樱治疗ITP常以两者配伍提高养血活血之效。《饮片新参》曾较早地描述鸡血藤有“去瘀血，生新血”之功。现代药理研究表明，鸡血藤的有效提取物鸡血藤醇在升高血小板方面有一定的作用。当归为“血中之气药、圣药”，不仅具有补血之功，其活血之效可防气血壅滞，即“补中寓动，行中有补”。《日华子本草》曾记载：“当归，治一切风、一切血，补一切劳，破恶血，养新血。”现代药理研究表明，当归在一定程度上能够抑制血小板聚集，起到抗血栓的作用，还能抑制血小板5-羟色胺的释放，阻碍血小板血栓素的生成，从而阻止血小板聚集，临床配伍黄芪、阿胶等可治疗血小板减少、贫血等病症。鸡血藤、当归也可活血，但却以补血之力见长，故又常佐以红花、炒桃仁等增强活血化瘀之力，以求提高治疗效果。

善用藤蔓之属通经入络　“凡藤蔓之属，皆可通经入络”，即藤类药物具有活血通络的重要作用。TIP属于出血性疾病，其病机与脉络损伤密切相关。然脉络细小，非草木金石之品可达，藤类药物不仅可深入脉络直达病所，还可祛除脉络伏邪。鸡血藤具有“流利经脉”之功，对于皮肤瘀斑瘀点等以“络脉”为主的疾病，鸡血藤可起到活血通络化斑之效；对于素体本虚，又复感风热者，丁樱又善用忍冬藤等以清热解毒通络。

重视“伏毒”，祛除隐患　外感是诱导ITP病情反复的关键因素，ITP的患儿素体本虚，单用攻邪损耗机体，轻用攻邪又恐有“伏毒”为患，故在养血扶正的基础上须祛尽“伏毒”，避免“伏毒”留恋机体，损伤脉络。外感较著者，加用金银花、连翘、防风等疏风清热；小儿为纯阳之体，感受外邪极易入里化热，故又以玄参、板蓝根、重楼、鱼腥草等清热解毒，祛除体内“伏毒”。“伏毒”除，则机体不易受外界刺激而动风、动血，体现了“治未病”的思想。

长久以来，激素及免疫抑制剂一直被认为是治疗 ITP 的一线用药。丁樱临证发现，此类药物尤其是对于难治性 ITP 来讲，升高血小板作用常反复且具有一定的不良反应，犹如“扬汤止沸”，甚至使患儿病情长久不愈；且激素乃纯阳之品，长期服用耗伤阴血津液，可使患儿出现一派阴虚阳亢之象。故在治疗 ITP 时丁樱多从养血活血入手，对于伴有阴虚火旺者，又善用生地黄、玄参、麦冬等滋阴清热凉血之品，以滋气血生化。

典型医案

徐某，女，4 岁，2019 年 3 月 12 日初诊，以“反复周身皮肤出血点 2 年多”为主诉。患儿双下肢皮肤大量出血点，按压不褪色，随即到当地县医院查血常规示血小板 9×10q/L，先后至河南省人民医院、郑州大学第一附属医院住院治疗，多次应用“丙球+泼尼松”（激素）治疗效果不理想。2019 年 1 月 22 日患儿发热后出现四肢、面部大量出血点，伴鼻腔出血、呕血，查血小板 9×10q/L，给予“甲强龙+丙种球蛋白”（更换激素）治疗，住院 8 天，复查血小板 216×10^9L，院外口服泼尼松片 10mg/qd，每天 1 次，每周减 5mg，1 个月后复查血小板 178×10^9L，皮肤出血点反复新出。患儿外感后皮肤出现中等量针尖大小出血点，复查血小板 18×10^9L，口服抗感颗粒，感冒基本痊愈，现为求进一步治疗求诊于丁樱。刻下症见皮肤出血点基本消退，颈部少量出血点，无明显鼻出血、牙出血等症状，轻度咳嗽，少痰，盗汗，泼尼松片已减至 10mg/qd。查体示：咽稍充血，舌红少苔，脉细，纳眠尚可，二便基本正常，辅助血常规检查示血小板 67×10q/L。西医诊断免疫性血小板减少症，中医诊断紫癜病（阴虚火旺兼血瘀证）。处方中药升血小板方组方（颗粒剂）：生地黄、玄参、麦冬、鸡血藤、当归、板蓝根、藕节各 10 克，红花、重楼、桃仁各 6 克，甘草 3 克。7 剂，每日 1 剂，分 2 次冲服。泼尼松片用量调整为 10 毫克、5 毫克，交替晨起顿服。

3 月 29 日二诊：症见颈部少量出血点，躯干少量荨麻疹，瘙痒，轻咳，流少量黄涕，口臭，咽红，舌红苔白，脉细，纳眠尚可，大便两天一行，小便量黄。辅助检查血小板 22×109/L，处方：上方加鱼腥草 15 克，浮萍 10 克，全瓜蒌 10 克，前胡 10 克，黄芩 10 克，制半夏 6 克。7 剂，水煎服，每日 2 次。泼尼松原量继服，氯雷他定 5 毫克睡前服。

4 月 12 日三诊：周身皮肤无瘀斑新出，咳嗽缓解，晨起口臭，余未诉不适。复查血小板 140×109/L。方用二诊处方：去黄芩，加黄连 3 克。14 剂，每日 1 剂，分 2 次冲服。泼尼松片减量 10 毫克、2.5 毫克交替服用，晨起顿服。

4 月 26 日四诊：皮肤无出血点，口臭缓解，未诉不适，复查血小板 124×10q/L。方用三诊处方：效不更方继服。泼尼松片改 10 毫克，隔天顿服，每周减 5 毫克。嘱定期门诊复诊，随访半年周身皮肤未见瘀斑及出血点，血小板计数维持在 140×10q/L 左右。

按：免疫性血小板减少症又称特发性血小板减少性紫癜，是一种由多种机制介导的自身免疫性疾病，其确切的发病机制至今尚未完全明确。大多数学者认为，此病的发生与免疫、血管、脾脏、遗传等多种因素有一定关联，其病因关乎外感内伤，病机则不离热、虚、瘀。由于 ITP 是以出血为主要机制的病症，故中医治疗多在审证求因的基础上，从“血”论治。本例患儿病情初发时曾至外院多次输注免疫球蛋白及激素治疗，但病情反复，伴见呕血、鼻衄等症，难以维持正常的血小板计数，久病耗伤阴血津液之本，加之激素及免疫抑制剂为“纯阳之药”“壮火食气”，故见一派虚热之象。因此，给予生地黄、玄参、麦冬清热养阴凉血；鸡血藤、当归养血活血；红花、桃仁活血祛瘀；佐以板蓝根、重楼清热解毒利咽；藕节收敛止血；甘草补中益气，诸药共用以求养阴活血化瘀之功。二诊中患儿有外感风热之象，咽红较甚，口臭，故加鱼腥草、黄芩、制半夏以加强清热解毒利咽之效；患儿新出荨麻疹瘙痒明显，加浮萍以祛风止痒；又症见咳嗽、流黄涕，故给予全瓜蒌、前胡以疏风清热，化痰止咳；三诊中患儿咳嗽痊愈仍有口臭，故易黄芩为黄连，加强清心火之效；全方配伍合理，清热活血的同时，注重养血扶正，切中 ITP 血瘀、血虚之病机，故收良效。

治小儿肺系病药对应用举隅

高军 时乐 王洪强 杨丹枫 江苏省仪征市中医院

臣字门儿科治疗小儿肺系疾病立足于小儿肺脏娇嫩，肺气不足，寒热虚实易于转化，遣方用药必须灵活应变。以下介绍数则臣字门儿科第五代传人孙浩治疗小儿肺系疾病的特色药对。

贝母化痰合郁金 降气豁痰可开胃

钱某，女，4岁。体质健壮，较少患病。数日前忽染感冒，咳嗽，发热，但饮食嬉戏如常，近日身热较甚，无汗，咳声重浊，咯痰不爽，气息增粗，脘满嗳气，舌红、苔淡黄厚，脉滑数。证属痰食互结于胸，肺胃失于和降，治以清气肃肺、化滞祛痰。

处方：浙贝母6克，枯黄芩6克，连翘6克，杏仁6克，川郁金9克（开水磨如糊状，冲，入头煎），天花粉9克，莱菔子3克，焦山楂9克，通草2.4克。1剂，水煎服。

二诊：药后身热已微，气息较平，咳嗽咯痰略爽，矢气频频，已见肺开胃降之象。原方去连翘、天花粉，加桑叶6克，全瓜蒌9克，枳壳3克。2剂。上方服1剂后，解大便1次；药尽后，热退咳止而愈。

按：川郁金本为疏肝解郁、祛瘀止痛之要药。因其有开肺解郁之功，多与浙贝母合用。两药均有味辛苦泄、微寒的共性，辛开苦泄，合用之，可开胃降气豁痰。浙贝母为化痰止咳药，治外感风热及痰火郁结之咳嗽。川郁金非化痰药，具行气解郁、活血破瘀的功用。两药同用，一取贝母化痰，一取郁金下气。使在肺之痰随肺气肃降而下行。郁金又具有轻扬之性，能上行入心及包络。《外科全生集·马氏试验秘方》中白金丸以郁金配白矾治惊痫癫狂，痰热蒙闭心窍，即取其有解郁清心之用。其余诸药协同二味清肺化痰，宽胸导滞，以奏全功。

香附配紫苏 发表消痰好

李某，女，2岁。晨起经风，遂尔频频喷嚏，鼻流清涕，午后即恶寒发热无汗，咳嗽有痰，气息稍粗，脘满嗳气，不欲纳谷，舌淡、苔白厚腻，脉浮。证属风寒外袭，肺失宣肃之权，食滞于中，胃失和降之职，治以疏表散邪、消痰化滞，以期表里双解。

处方：制香附6克，紫苏叶6克，紫苏子3克，制半夏4.5克，橘红3克，焦山楂9克，甘草2.4克，生姜1片，葱白3段。

二诊：药后身得润汗。恶寒发热已退，唯咳嗽痰多，咳甚则气息不平，腹胀，苔淡黄厚腻，脉滑，表虽解而里未和，法当肃肺祛痰，消食和胃。原方去姜、葱、山楂，加杏仁4.5克，全瓜蒌9克，浙贝母6克，炒谷、麦芽各9克。2剂。服药当天大便一次，腹胀消，苔褪；药尽后咳嗽即止，呼吸平和，饮食如常。

按：香附、紫苏二药合用首见于《和剂局方》“香苏散”。其中香附宣通肺气，疏理肝气；紫苏开发腠理，解表散寒。二药合用有理气解表之效。香附、紫苏二药均走气分，非唯解表，且能行气宽中，善理中焦疾病。清代吴仪洛在《成方切用》谓香附“行里气而消内壅”，“盖气行则寒散，而食亦消矣”。《本草正义》谓：紫苏能“开胸膈，醒脾胃，宣化痰饮”。香附味苦，紫苏味辛，皆属温性，苦能燥，辛能散，有燥湿消痰、疏风解表作用。小儿风寒外感，每多夹痰、夹食，用此二味，可收表里双解、内外分消之效。二药药性平和，无耗气伤阴之弊，用于小儿较为合适。

五倍偕五味 收肺敛汗良

王某，男，2岁。形体孱弱，面色无华，后头扁平，两角凸出，呈倒三角形，胸骨亦稍稍隆起。常感冒咳嗽。寐则全身出汗，额及颈项汗出如珠，拭干后方渐渐收敛。纳少，舌质淡、苔薄白，脉细弱，此肺、脾、肾俱虚，营卫不和之汗证也。治当三者兼顾，以补益肺脾为主。

处方：炒白术12克，炙黄芪12克，防风6克，炙甘草3克，浮小麦15克，生姜1片，红枣3枚。2剂，水煎服。

另：五倍子、五味子各6克，共研细末，分2份，于临睡时用1份，以温开水调匀后，敷神阙穴，复以牛皮纸（或塑料布）以布裹腹，次日取下。另1份再敷如前法。

二诊：内外合治，兼顾三经，喜闻盗汗已收。唯培补先后天之本，尚非一时之计，嘱调以饮食，辅以药饵，缓缓图之。

按：本例用玉屏风散加甘、麦，补益肺脾，益气固表。五倍子、五味子均入肺肾二经，其味皆酸，功擅收肺保肾。《伤寒论注》谓："肺欲收，急食酸以收之，以酸补之。"故用治肺气耗散之汗证极为有效。用五倍子止汗，见于《本草求真》，该书谓："常出自汗，睡中出为盗汗，用五倍子研末，津调填脐中，缚定，一夜即止也。"二药合用，是受朱丹溪治"黄昏嗽方"（即五倍子、五味子二药合成）之启发，认为内治之药即外治之药，外治之理即内治之理，故将内服移作外用，使之功效倍于单味五倍子。

大青叶合玄参 善治乳蛾肿痛

张某，男，4岁。发热恶风，鼻流清涕，咳嗽，咽痛，不欲饮食。张口视之，咽喉及上颚焮红，两侧乳蛾突起，如小乳头大，舌红、苔薄白，脉浮数。证属风热上干，热毒与气血抟结于咽喉，治以疏风散表、清热解毒。

处方：大青叶4.5克，玄参9克，银花9克，薄荷3克（后下），马勃6克，桔梗3克，生甘草3克，杏仁4.5克，通草3克。2剂。

二诊：药后身热较平，两侧乳蛾见消，咽喉焮红略减，吞咽稍爽，咳嗽大减。上方去银花、薄荷、杏仁，加天花粉9克，胖大海9克，桃仁6克。2剂。

三诊：连进清热解毒、利咽消肿之剂，热退，蛾消，咳止，予两清肺胃、养阴败毒方药以善其后。

按：小儿咽喉疾病最常见者为乳蛾，该症分急、慢性两种，发则恶寒发热，咽喉红肿疼痛，重则吞咽不利。急慢性乳蛾，缘肺胃素虚，病邪乘机侵犯其所系部位而得。正如《小儿卫生总微论方·咽喉总论》谓："小儿咽喉生病者，由风毒湿热抟于气血，随其经络虚处所著，则生其病。"所谓"经络虚处"，实指肺胃二经而言。故治疗此证，常取玄参养肺胃之阴而降火，大青叶解热毒之邪而消蛾。《汤液本草》引张易水曰："玄参乃枢机之剂，管领诸气，上下肃清而不浊，风药多用之。"是故玄参养阴清肺而无滋腻留邪之弊。《药性本草》谓大青叶"治瘟疫寒热"，《卫生易简方》用其"捣汁灌，治喉痹"，可见其清热解毒之效甚著。二药相伍，是治疗小儿乳蛾之良方。治慢性乳蛾，宜合清热解毒、养阴生津、散瘀消肿药于一方，其中玄参、大青叶则每方必用。

栀壳配枯芩 祛邪亦退热

严某，男，1岁。外感发热两天未退，中午前后热盛，热时两颊绯红，无汗，手指反凉，唇干，咳嗽痰鸣，鼻有清涕，气息声粗，咽红，舌苔中根白厚，指纹紫滞，大便实，小溲淡黄。证属风热袭卫未解，有入气趋势，法宜辛凉解表，佐以清气退热。

处方：连翘4.5克，薄荷2.4克（后下），天花粉9克，浙贝母6克，杏仁4.5克，桔梗3克，生甘草3克，炒栀壳3克，炒枯芩4.5克。1剂，水煎服。

二诊：药后身有微汗，热退，手指已温，咳嗽减轻，仍有痰声，咽稍红，口干欲饮，舌苔淡黄厚腻，大便未解。肺与大肠相表里，痰贮于肺，肠失传导，泻肺通腑，两相宜也。

处方：瓜蒌仁9克，浙贝母6克，杏仁6克，郁李仁9克，苏子3克，生枳壳3克，郁金6克，葶苈子4.5克（包），炒枯芩4.5克。2剂。服后腑气通，肺气和，诸症悉解。

按：山栀、黄芩味苦性寒，有清热泻火作用。小儿外感发热，起始虽在卫表阶段，宜表宜散。但因小儿为"纯阳之体"，热变最速，如见壮热面红，或见舌红、口干、溲黄一症，可在辛凉解表药中加入栀、芩二味，切不可拘于"到气才可清气"，以免邪恋太阴，久羁不解，而出现寒热不退，喘嗽不已的重症。加之小儿"肝常有余"，如邪热炽盛，窜犯厥阴，亦可出现动风发痉的险候。黄芩得栀子泻肺火并清邪热，栀子佐黄芩泻肝（胆）热以免动风。二药合用，其祛邪退热之效尤佳。黄芩用枯芩（片芩），山栀用栀壳，均炒，二药质轻味薄，寒性减弱，用于小儿较为妥帖。

浮萍薄荷外用 清暑发汗散热

刘某，男，3 岁。夏日患儿感暑热之邪，玄府郁闭，以致壮热无汗，面颊殷红似妆，气息声粗，常于寐中惊醒，口渴多饮。舌红、苔薄白，脉浮数。暑热闭肺，毛窍失宣，有劫肝动风之虞。《内经》云“体若燔炭，汗出而散”，治宜开腠发汗，清暑散热。拟辛凉透表法外治，使药液遍及全身，其发汗泄热之效可唾手而得。药用鲜薄荷 150 克，鲜紫背浮萍 250 克（二药干者亦可，量酌减），煎水约 4000 毫升（煮沸即可），滤去药渣，注入盆内，待水温低于 40℃时，脱衣，置患儿于水中，半仰卧，频繁用手带水在患儿四肢、腋窝及胸背部位按摩，约 10~15 分钟后，将患儿抱起，擦干身体，隔 3~4 小时再如法 1 次。洗后，即腠开汗出，热退身凉。

按：本例为暑令外感发热，与暑温发自阳明者不同。暑温多汗而热势不减，本证无汗而表热炽盛，故开腠发汗、清暑泄热最为对证。薄荷味辛性凉，有疏解风热、清暑辟秽之效。浮萍味辛性寒，功专解表行水，李时珍谓：“其性轻浮，入肺经，达皮肤，所以能发阳邪汗也。”李中梓《本草征要》盛赞其发汗功效，曾有歌云：“天生灵草无根干，不在山间不在岸，始因飞絮逐东风，紫背青皮飘水面。神仙一味去沉疴，采时须在七月半。选甚瘫风与大风，些小微风都不算。豆淋酒化服三丸，铁幞头上也出汗。”孙浩用浮萍与薄荷为伍，辛寒辛凉相合，对表热炽盛须从汗解者最为适应。温水浸浴，抚摩肢体，能开发腠理，疏通经络，有助于发汗解热。孙浩及其弟子用此二药加香薷、豆卷、银花、鲜竹叶、大青叶适量，煎水如上法，治疗小儿夏季热多例，均取良效。

蝉蜕全蝎为散 平肝息风止痉

徐某，男，4 岁。壮热憎寒，头痛，哭闹欠安，入夜忽大声惊叫，旋见两目上视，角弓反张，唇颤，四肢搐搦，昏不知人，经家人掐人中、咬足跟后，半晌方苏。天明邀诊，惊风又作，身热灼手，额有微汗，舌红、苔白，脉弦数。小儿肝常有余，春三月肝旺之时，阳邪内迫，鼓动肝风，发为惊厥。急投疏风清热、镇肝息风之剂，以冀热降风平，方能转危为安。

处方：蝉蜕 3 克，全蝎 3 只，共研细末，冲入下述汤药服。另用金银花 15 克，连翘 9 克，薄荷 3 克（后下），淡豆豉 9 克，钩藤 12 克（后下），碧玉散 15 克（包）。上药煎汤，令患儿缓缓启齿，徐徐送服。服后约 1 小时许汗出，热平，惊止。原方再进 1 剂而愈。

按：本例为热极生风之候，惊厥频作，息风止痉，应视为当务之急；身热炽盛，疏表泄热，不失为治病之本。“急则治标”，痉暂解必将再作；“审因治本”，热邪去则痉自平，必标本并治，始能挽其狂澜。方用蝉蜕、全蝎为散，以息风止痉。蝉蜕善疏风热，又能平肝定惊，用于外感高热抽风最为合拍；全蝎“独入厥阴”，为“风家要药”。据《沈氏尊生方》“蝉蝎散”（蝉蜕、全蝎、生南星、甘草）去南星、甘草，用治阳证急惊风甚验，加用银花、连翘、钩藤、碧玉散煎汤为饮，意在表里两清，潜息并用。

前胡白前同用 下痰止咳效佳

曹某，女，1 岁。感冒后咳嗽缠绵不愈，咳则面红气急，呛吐饮食、黏痰，寐时喉间有水鸣声。舌红、舌中根见淡黄薄腻苔，指纹紫滞，脉数。咳时无面紫腰曲及鸡鸣样回声，非顿咳也。证属痰阻气道，肺失肃降。治以下痰止咳，二前汤主之。

处方：前胡、白前、杏仁各 4.5 克，桔梗、橘红、生甘草各 3 克，法半夏、黄芩各 4.5 克，浙贝母 6 克，枇杷叶 9 克（包）。2 剂，水煎服。药后咳减大半，原方继服 2 剂，咳已。

按：本例为痰阻气道，肺失肃降所致之咳嗽。前胡、白前专主降气下痰，气降痰消则咳逆自愈。前胡微寒，白前微温，二药相伍，其性平和，小儿咳嗽无论新久、寒热均可投之。加杏仁、橘红、甘草、桔梗、黄芩、贝母、枇杷叶等药，其肃肺降气、化痰止咳之效尤佳。

严世芸辨治溃疡性 结肠炎验案解析

沈琳 上海中医药大学附属龙华医院 陈丽云 李洁 上海中医药大学

溃疡性结肠炎临床主要表现为血性腹泻或脓血便，每日 2～4 次，严重者为血水样便，每日 10 次以上；可有左下腹或下腹部阵发性痉挛性绞痛，伴有便意或里急后重，偶有恶心、呕吐、上腹不适、发热等症状。全国名中医严世芸业医数十载，擅长治疗内科疾病，临床疗效显著。今择其治疗溃疡性结肠炎验案 1 则介绍如下。

任某，女，50 岁。初诊日期：2009 年 7 月 29 日。诉近 2 年来无诱因出现大便日行 1～4 次，质稀薄，赤白脓血相间，伴腹部针刺样疼痛。就诊时还诉有纳谷欠馨，食后脘胀；舌淡红、苔薄、根稍腻，脉细。既往有十二指肠球部溃疡史，现已痊愈。查体：脐周压痛（一）。2008 12 月 24 日肠镜检查示：溃疡性结肠炎。

诊断：（脾气虚弱，下焦湿热型）痢疾（西医称为溃疡性结肠炎）。

治法：益气健脾，凉血治痢，解毒排脓。

方用四君子汤合白头翁汤、薏苡附子败酱散加减。方药：党参 12 克，炒白术 15 克，生白芍 15 克，茯苓 15 克，甘草 9 克，广木香 9 克，砂仁（后下）9 克，柴胡 12 克，枳壳 12 克，大腹皮 15 克，附子 12 克，败酱草 20 克，生薏苡仁、熟薏苡仁各 15 克，地锦草 20 克，葛根 15 克，黄连 9 克，淡黄芩 15 克，菝葜 9 克，徐长卿 15 克，白头翁 15 克，黄柏 12 克，秦皮 15 克，生黄芪 30 克。14 剂。

8 月 12 日二诊：大便日行 1～2 次，稍成形，无黏冻脓血，脐部偏左有针刺样疼痛；纳谷渐增，寐中梦多；舌淡红、苔薄，脉细。前方去党参、大腹皮，加乌药 15 克，生蒲黄（包）15 克，延胡索 20 克。14 剂。

8 月 26 日三诊：大便每日 1 行，黏冻脓血消失，已成形，脐部压痛；胃脘时痛，腹胀纳差，夜寐梦减；舌淡红、苔薄，脉细。前方去生蒲黄、广木香，加川芎 12 克，丹参 15 克，檀香（后下）6 克。14 剂。

9 月 9 日四诊：大便每日 1 行，质稍溏薄，无腹痛腹胀，胃痛止，纳可，夜寐渐安；乏力、双下肢酸软；舌淡红、苔薄，脉细。前方去砂仁、茯苓，加当归 15 克，升麻 12 克，青皮 9 克，陈皮 9 克，怀牛膝 15 克，川芎 12 克，千年健 20 克。14 剂。

随访半年，大便成形，无黏冻脓血，腹痛消失。

按 溃疡性结肠炎见腹泻、腹痛者属中医学“痢疾”“肠癖”范畴。《伤寒论》对痢疾进行了初步的分类，特别指出本病的病机是“有热”；《诸病源候论》则在《伤寒论》的基础上又进行了细分，列有赤白痢、脓血痢、冷痢、热痢、休息痢、蛊注痢等 21 种证候，严世芸治疗此病用药特色主要有以下三点。

其一，补泻结合，温清并用

本病常虚实并见、寒热错杂，如本案患者素有胃疾，脾胃虚弱，受纳运化功能减退，故见纳谷欠馨、食后饱胀、清浊不分、大便溏薄；久而肠道运化失司，灼伤脂络，腐败化为脓血，故见痢下赤白脓血相间，质稀薄；湿热黏滞，肠道气机不畅，则可见腹痛。严世芸认为，慢性泻痢病，久治不愈，辨证既有脾气虚弱的一面，又有湿热滞留的存在，即所谓的虚实并见、寒热错杂，故而在治疗上既需补脾益气，又需通郁滞、化湿热。本案严世芸以四君子汤益气健脾，白头翁汤凉血治痢，薏苡附子败酱散解毒排脓。此外，本案初诊方中还配有黄芪，《神农本草经》云：“黄芪，主痈疽久败创，排脓止痛。”地锦草清热解毒、凉血止血；菝葜、徐长卿祛风利湿解毒；白芍药、大腹皮、柴胡、枳壳理气缓急止痛；葛根、淡黄芩升阳止泻、解毒燥湿。二诊时大便次数减少，便稍成形，黏冻脓血消失，但腹痛仍有，故去党参、大腹皮，加乌药、生蒲黄、延胡索以行气止痛、活血祛瘀。三诊大便已正常，但腹胀痛明显，故去蒲黄、木香，取法丹参饮，加入丹参、檀香、川芎活血行气止痛。四诊腹痛止，而见全身乏力、双下肢酸软，故在初诊方基础上将四君子汤调整为补中益气汤，酌加怀牛膝、千年健以补肝肾、强筋骨、祛风湿。

其二，调气和血并进，重视气血关系

调气和血即是顺畅肠腑凝滞之气血，祛除腐败之脂脓，恢复肠道传送功能，促进损伤之脂膜血络尽早修复，以改善腹痛、里急后重、下痢脓血等临床症状。正如刘河间所说："调气则后重自除，行血则便脓自愈。"常有理气行滞、凉血止血、活血化瘀、去腐生肌等治法。《医贯·血症论》云："血随乎气，治血必先理气。"严世芸深谙气为血帅、气能摄血之旨，故虽见便血，并未一味止血，而是补气健脾而固摄止血。

其三，活用经方，灵活加减

严世芸常运用经方薏苡附子败酱散治疗溃疡性结肠炎。此方张仲景用治肠痈，借治肠痈之力治痢疾，一因病位都在肠，二因病机皆为湿热郁遏，三是本方温清并用，配伍精妙。方中薏苡仁既利肠胜湿，又补益脾胃；败酱草辛苦微寒，具清热解毒化湿之能，擅治肠炎；尤妙在用附子，借其温行通达之力，以通肠间湿热之蕴结，合补脾胃之品，使患者气机畅通，脾胃健运，郁遏之湿热顿消而泄止。

张伯礼临床诊疗思维举隅

昝树杰 天津中医药大学第一附属医院
王凯 天津中医药大学第二附属医院
黄明 熊可 高丹 江丰 李霖 张晗 天津中医药大学

临床思维是医生在认识和判断疾病过程中，通过对患者临床资料收集、整理、归纳、分析、推理及总结，最终做出诊治决策的思维过程。科学的临床思维是提高临床决策水平的基础，也是保证临床诊疗效果的关键。全国名中医张伯礼长期从事中医临床与科研工作，形成了中西医并重的临床诊疗思维，并注重对学生临床思维的培养，现将张伯礼临床诊疗思维举例如下。

西医诊察，参考而不盲从

中医与西医虽属不同的理论体系，但在临床二者多能相互配合，优势互补。张伯礼指出，西医诊断要尽量明确，中医辨证要力求准确，明确的西医诊断是对中医疾病病因病机、转归预后等认识上的重要补充，有利于中医辨证论治。但中西医结合不能牵强附会，关键在于有机地结合，中医诊病要参考实验室及相关检查结果，但不能盲从，处方用药时不可过分受其影响，更不能以西医思维代替中医思维。

中医医生应掌握现代医学知识和技术手段，并要善于思考，以逻辑思维溯源疾病的西医发生机制，以系统思维对中医病证进行推究，将两者有机结合进行综合思辨，即见微知著，又以著统微，统筹兼顾，病证一体。以糖尿病合并冠心病患者为例，该患者冠状动脉CT检查提示"冠状动脉三支（前降支、回旋支和右冠状动脉）病变"，西医建议行冠状动脉搭桥术治疗，但患者自诉并无胸闷、胸痛等不适，心脏彩超检查也未见明显异常。张伯礼根据患者冠状动脉影像学检查结果及实验室检查综合分析后，认为其冠状动脉阻塞严重是糖脂代谢紊乱所致，而患者临床无明显症状并且心脏彩超也未见明显异常，考虑其冠状动脉阻塞日久，侧支循环已部分代偿，并非危重症，可以暂时不行手术治疗。观其舌淡胖、有齿痕、苔薄白，属气虚证。综合考虑对于该患者治疗上不能只关注冠状动脉阻塞而一味祛痰活血，徒伤正气，而应益气养血通脉以改善患者气虚血瘀证候，促进其冠状动脉侧支循环的进一步建立。并嘱患者避免过劳，改善生活方式，按时监测血糖、血脂，倘若发生胸痛急症仍需及时行手术治疗。

察病辨证，更要治其所苦

“问其所苦”自古以来受到医家重视。清代名医喻昌在《医门法律·问病论》中提出：“医，仁术也。仁人君子必笃于情，笃于情，则视人犹己，问其所苦，自无不到之处。”张伯礼认为医者不仅要“问其所苦”，更要“究其所苦”。当面对病情复杂、症状繁多的患者时，医者要分清病情主次，避免被患者复杂的主诉所干扰，应理性分析，发现其主诉中最具治疗价值的部分。“究其所苦”是医者本于患者生命，明确治病求本的指向，同时也是给予患者更好预后的一种临床思维。临床见一例心力衰竭患者，就诊时除气短乏力、胸闷胸痛之外，近一周出现眩晕欲扑、反应迟钝、健忘、舌头发紧等症状。患者所苦之处繁多，似乎让医者无从下手，但张伯礼关注到该患者有明显的脑缺血症状，并且检查结果显示以脑干部为主。综合考虑后，认为患者虽病久在心，但是此时却病重在脑，并且气短乏力在用药后相对容易缓解，但瘀浊阻滞脑窍可致神机失用，预后较差，治疗上应分秒必争，因此脑缺血才是此次诊治的主要方向，此时应心脑同治且以治脑为重点。

“治其所苦”是中医临床重要的治疗策略。《素问·血气形志》篇言：“凡治病者必先去其血，乃去其所苦。”学术界对中医治病还是治证存有争议，有学者认为“中医治证、西医治病”，而张伯礼认为，自古以来中医都是“治其所苦”，患者的痛苦之处即是医者的用药之地，这个“苦”可以是病，可以是证，也可以是症状，但无论是病、证，还是症状，中医都能治疗，并非只能治疗证候。其实将所有医学回归到本源时，目的都是为了解决患者的痛苦，所以不论中医还是西医，治疗上能解决患者痛苦即可，没必要苛求所治的是病、证、症中的哪一个；另外，病、证、症间的认识也存在相互转变，很多中医的“证”也可看作是西医的一个综合征，如胞宫蓄血证，西医认为其类似于盆腔淤血综合征，但是中医的理法方药对其治疗上更有特色。医者最不容忽视的是“治其所苦”，并应以此为中心来制定治疗策略。究其原因在于患者所苦之处往往病势急，急则治其标，此时及时地针对性治疗更易于收效，同时“治其所苦”也是彰显中医疗效、体现医者人文关怀理念的重要举措之一。

辨病论治是寻求患者所苦之处的根本矛盾、把握疾病发展的趋势，而辨证论治体现的是对当前患者所苦之处在内整体症状表现特性的判断，因此“治其所苦”与辨病、辨证并不冲突，三者之间相辅相成。张伯礼临证中不仅关注患者的“所苦”，对于患者的病和证也把握有度，这样治疗才有方向。譬如以失眠为主诉就诊的患者，改善患者失眠就是治疗的重点，但是更要明确失眠的原因。比如患者是因为焦虑而失眠？或是由于心力衰竭导致夜间喘憋难寐？并要兼顾患者此时除失眠之外其他症状、舌脉表现特点，才是治疗失眠的根本，如果不解决这些问题，失眠很难得到长久改善。所以，医者要在坚持治本的同时，根据证候特点或养血、或清心，使用一些安神类中药对症改善失眠，待患者失眠改善后，逐渐将安神药减量甚至停用。若患者下次就诊时出现新的主诉，医者的治疗策略则应随之改变，但是标本兼治的理念要贯穿始终，这既保证了治疗后症状不易复发，又不致新症越治越多。

辨证论治，勿忘专病专方

辨证论治在中医理论体系中占有重要的地位，因其灵活机动、随机应变的个体化诊疗优势使得中医学虽传承千年，却历久弥新，生命力旺盛。对于某些疾病，中医有专病专方，如咳嗽用止嗽散加减、偏头痛用川芎茶调散加减等，且早在武威汉代医简上就记载着治病专方30多种。专病专方是在辨病论治思想的指导下所产生的，辨病论治是揭示疾病之所以表现为不同“证”的内在病机，并且这个病机长期存在于疾病的某一阶段，甚至贯穿于疾病的始终，是疾病的根本矛盾。解决了该矛盾不但对疾病当前起到了治疗作用，而且也把握住了治疗上的“先机”，这一点与西医西药有一定的相似之处。随着中医学者对于现代疾病认识的不断深入、治疗经验的不断积累，“专病专方”不再只局限于中医的病，对于西医的病也有专方，如复方丹参滴丸、芪参益气滴丸就是治疗冠心病的专方，且疗效确切。

由此可见，除辨证论治外，辨病论治也是中医理论体系中的重要组成部分。辨病论治指导下的专病专方是在众多方剂中通过不断筛选、去粗取精才产生的，凝练出中医对于疾病的一种定见，应在临床上熟练使用这些专病专方。专病专方本身有着精炼、简便、有效的特点，不但可以直接使用，还可以作为基础方加减使用，因其直中疾病的根本矛盾，往往效如桴鼓。一方面，张伯礼将经典专病专方进行提炼，从而形成临床上简便、有效的对药或队药；另一方面，针对现代疾病，张伯礼还创制了很多疗效确切的专病专方，如常用降香、丹参、郁金、延胡索、五灵脂药队治疗心绞痛，疼痛较重者加用三七粉 3 克冲服，疼痛严重者短期可加用乳香、没药，同时配伍佛手或砂仁护胃，形成了治疗冠心病心绞痛的专方；用柴胡、黄芩、土茯苓、白花蛇舌草、玄参组成治疗带状疱疹的专方；用牛蒡子、射干、桔梗、玄参组成治疗急慢性咽炎的专方。在抗击新型冠状病毒肺炎疫情中，张伯礼提出对大规模隔离人群采用“中药漫灌”策略，普遍服用“通治方”，根据“湿毒疫”所研发的“宣肺败毒方”成为国家卫生健康委推荐的三方之一，临床疗效显著。

处方行为规范，用药层次彰明

处方行为即是如何开出一张好的处方，不仅要药证相符，还须布药层次彰明。张伯礼的处方层次分明，病、证、症兼顾。

方中前几味君药必是依据八纲辨证，明辨脏腑气血阴阳而立，针对患者现阶段的机体状态特性，如治疗气虚之四君子汤，血虚之四物汤，气血两虚之八珍汤，阴虚之沙参、麦冬、玉竹、知母等；湿热壅盛之茵陈、苍术、萆薢等；气虚血瘀之黄芪、当归、川芎等；肝肾精亏之生地黄、山萸肉、山药等。通过辨证论治所选择的君药，关注的是患者当下的证候特点，而当患者复诊时证候出现变化，便随证治之，与此同时也需要细致辨证、深谙药性。比如，初诊时患者气虚证明显，君药当选四君子汤；而当患者复诊时，气虚证有所缓解而无他证时，可以适当减少党参的用量或改用太子参、黄精等巩固疗效，防其久服温燥伤阴；如果患者复诊时气虚虽缓但出现口干、舌面少津等阴伤之象时，则可将党参改为沙参益气养阴。

方中臣药的选择则是以辨病为主，一方面揭示患者所苦之处的根本矛盾，比如心系疾病，因心主血脉，其根本矛盾多与气血运行不畅相关，因此选用以丹参、郁金、延胡索等药物为代表的行气活血之法，则是因病而立；另一方面通过辨病论治以把握患者所苦之处的发展趋势，起到治未病的效果，这点在慢性病治疗中尤为关键。比如慢性心力衰竭患者，其心功能降低，常导致不同程度的慢性肺淤血，易发生肺感染，而肺感染的发生会导致患者心力衰竭的急性加重。肺开窍于鼻，喉为肺之门户，所以此时出于预防上呼吸道感染，常选用能清利咽喉、清肺化痰之药，如牛蒡子、射干、芦根、黄芩、浙贝母、橘红等为臣药。针对慢性稳定型心绞痛患者，尤其是在经皮冠状动脉介入（PCI）术后，因患者需长时间服用抗血小板药物如阿司匹林、氯吡格雷等，一定程度上会损伤脾胃，所以患者多有胃脘胀满嗳气，时有吞酸之症，或见舌红、少苔或剥苔，故常用半夏、干姜、吴茱萸、黄连、煅瓦楞子等药，治以辛开苦降、抑酸护胃，既病防变。对于体现辨病论治的臣药，则是病在则法在，法在则药在，一般会伴随疾病的不同阶段所出现的症状而使用。

方中佐药是对症之药，专以解决患者所苦，药味少且药效专。如治疗失眠，用夜交藤、合欢花、柏子仁、生牡蛎等；治疗皮肤瘙痒，用地肤子、白鲜皮等；治疗腹胀便秘用枳壳、大黄等；治疗心悸燥热汗出，则用女贞子、墨旱莲、苦参、浮小麦、生龙齿等；治疗心力衰竭伴气喘，用香加皮、益母草、葶苈子等。因治标之药是治其所苦，所以当中病即止，复诊时注意询问患者服药后的症状变化，药物加减以解决患者所苦为度。

医者在治疗慢性病时的遣方用药、随诊加减，皆应有章可循。辨证论治、辨病论治和对症治疗，是中医学治疗体系的三个关键组成部分，也是临床处方配伍必须考虑的三个层次，三者之间相互补充、相互配合。张伯礼倡导处方行为学，其处方用药不但充分体现这三个层次的特点，更以“治其所苦”为三个层次的中心。如此医者的治疗思路在处方上得以清晰展示，并且在患者复诊时，医者更容易针对患者病情的改变调整处方，灵活加减，便捷之性突显。

经方治验三则

李福 王兴 张晓琳 云南中医药大学 张艳珠 沈忠俊 云南省昭通市中医医院

笔者临证用经方治疗各科杂病，疗效满意，现举验案三则，介绍如下。

肥胖案

王某，女，31 岁。2019 年 11 月 13 日初诊。患者 3 年前结婚之后体重逐渐增加，外院诊断：肥胖、高脂血症、脂肪肝。予奥利司他等西药口服后，血脂逐渐恢复正常，但体重未见减轻。刻下症见：患者体态肥胖、头昏头重、气短懒言、疲乏无力、时有大便稀溏、进食生冷之品后感脘腹冷痛，舌淡胖、苔薄白、舌边齿痕，脉细滑。

诊断：（脾虚湿阻型）肥胖。

治则：健脾化湿。

方药：理中丸加减。党参 20 克，炒白术、炙甘草各 15 克，干姜 30 克。共 5 剂，加蜂蜜 300 克制作为丸药，每次 1 丸（约 5 克），每日 3 次，连续服用 1 月。服药期间禁食生冷、辛辣之品。

12 月 19 日二诊：患者自诉服药后体重减轻 5 千克，头昏头重、气短懒言、疲乏无力等症状明显好转。守上方继续治疗 2 月。

2020 年 3 月 5 日三诊：因新冠肺炎疫情关系，遂微信联系，患者自述服药 3 月余后体重下降 12 千克，现体重 64 千克，上述症状消失，纳眠、二便正常。嘱患者再继续服用上方 2 月。6 月 10 日随访，体重 58 千克，血脂检查已正常。

按：患者脾虚之证为明显。理中丸为《伤寒论》中的经典方剂，具有温中祛寒，补气健脾之功，原方改人参为党参，补中益气，培补后天以助运化，和蜂蜜以增强温中补虚之效。脾虚湿阻型肥胖的治疗关键在于健脾以运化水湿，使脾胃得健，方可运化水液，而湿邪自除。适当锻炼，动则生阳，阳气充足，亦可助水湿运化。

小便频数案

李某，男，58 岁。2018 年 12 月 20 日初诊。既往有前列腺增生病史 5 年余，间断性的小便不利。曾给予坦索罗辛口服后好转，但近 2 月来小便频数，尤其夜尿 3～5 次。B 超检查提示：前列腺轻度增生，余无殊。中医曾予温肾固涩之品治疗，乏效。刻下症见：尿频、尿急，以夜间明显，小便清，记忆力减退，纳眠差，舌淡胖、苔白腻，脉细滑。

诊断：（阳气虚损型）尿急尿频。

治则：温阳益气。

方药：甘草干姜汤。炙甘草 60 克，干姜 30 克，5 剂。水煎服，每日 3 次，连续服用半月。

2019 年 1 月 7 日二诊：患者自诉服药后小便已恢复如前，记忆力减退等症状明显好转，为求巩固疗效，守上方继续服药 5 剂。

按：通过研读原文，笔者认为甘草干姜汤的病机为脾肾阳气虚浮，通过敛降、温补两种治法相结合，以达到温阳益气之功。患者素体阳虚，津液输布失司而小便失于固涩，选用甘草干姜汤治疗，守原文甘草、干姜2∶1用量，服药5剂而愈，全方虽两味药，却充分体现了经方方简而力专的特点。

湿疹案

周某，男，52岁。2019年3月12日初诊。患者背部皮疹伴瘙痒2年余，曾多次西药、中药治疗，仍然反复发作，经朋友介绍来诊。刻下症见：患者背部密集米粒大小红斑、丘疹，背部皮肤干燥，色淡，皮温不高，有脱屑，抓痕明显，瘙痒难忍，尤以夜间为甚，难以入睡。手足不温，舌淡胖大有齿痕、苔薄白，脉沉细稍滑。

诊断：（脾肾阳虚，寒湿内停型）湿疹。

治则：补肾助阳润燥。

方药：肾气丸加味。山药、茯苓各30克，山茱萸、熟地黄、泽泻、桂枝、制附片（开水煮，先煎1小时）、黄芪、炒白术、防风各15克，牡丹皮12克。共5剂。连续服用2周。

3月26日二诊：患者诉服药后背部皮疹瘙痒已明显减轻，皮肤脱屑、干燥等均明显改善，守上方加当归15克，继续服药5剂。

4月13日三诊：患者背部红斑、丘疹已消退，无明显皮屑，纳眠、二便正常。嘱患者服用金匮肾气丸1个月。7月3日电话随访，患者背部皮疹无不适，嘱患者适当锻炼身体。

按：患者发病是由于脾肾阳虚不能温化内外寒湿，寒湿阻滞经络、肌表、营卫，无法透邪外出。笔者以肾气丸为主方温肾助阳、寒湿得化，加黄芪、当归养血润燥；防风祛风解表、胜湿止痛、止痉；白术健脾以助化湿，使脾肾得健、阳气得复。方可治寒湿之本，加养血润燥之剂，达到扶正以祛邪之目的。

郭子光从肝论治杂病经验

杨健坤 冯全生 成都中医药大学

国医大师郭子光临证60余载，学识丰厚，精于内科，旁及男科、妇科；论病见解独到，每有奇效，尤善从肝调治血液科、妇科、男科等科疑难杂症。郭子光认为临证杂病亦不能拘于治肝一法，应重视五脏同调，遵张仲景：“观其脉症，知犯何逆，随证治之。”之要旨，方能取得好疗效。现总结其经验，简述如下。

经验运用

郭子光在治疗一些疑难杂症时，善于根据具体病机的不同，考虑从肝论治，以期兼顾。具体思路多从肝郁、肝气、肝火、肝风三纲一源，肝用失常，肝体失养以及肝经循行部位等方面辨证，具体如下。

三纲一源：生理上，肝主疏泄，疏通畅达全身气机；又主藏血，贮藏、调节全身血液和防止出血。同时肝主气化，《读医随笔》谓：“凡脏腑十二经之气化，皆必藉肝胆之气以鼓舞之，始能调畅而不病。”肝调畅全身气机，为气化之萌芽，兼阴阳之体用，合刚柔之德。病理状态下往往表现为犯及上下左右，欺强凌弱，涉及郁结本脏、上扰心脑、下迫肾脏、横乘中宫、流窜经络等特点。

郭子光临证重视“气机不疏先治郁”，尤其是疑难杂症，多病程迁延，虚郁互见，如单补其虚，不疏其郁，则愈补而愈塞，故应以疏郁为先，而后言补，病易向愈。郭子光认为治无形之气郁自当调气，而治有形之实邪阻滞亦当调气。调气即是调肝，肝气调达，则气顺血和，升降有常，脏腑协调，脾胃因之而能纳能化，气血因之而能生能长，此治郁即寓治虚之意。郭子光对王旭高治肝三十法有颇深研究，早在1993年就撰文《运用王泰林治肝法的临床体会》，谈到从柔肝法治肝气、养肝法治肝风、温肝法治肝火的问题。

肝用失常：郭子光认为肝用失常，主要体现在不及和太过两方面。具体又当从气血阴阳来辨证，如肝用失常常表现为肝气郁滞、肝气横逆、肝阳不升、肝阳上亢、肝血失养、肝阴不足、肝风内动等证。郭子光喜用越鞠丸、四逆散等轻清解郁而使肝性调达；或用补中益气汤、薯蓣丸等健脾益肝以助肝疏泄；或用八珍汤、四物酸枣仁汤等养血以助肝体。肝用太过时，郭子光或用青黛散、犀角地黄汤等清解肝热，以缓其疏泄太过；或用天麻钩藤饮、镇肝息风汤等平其肝阳过亢。

针对肝阳不升证，郭子光认为："肝为将军之官，有如熊罴之任劳。如劳倦太过，气精暗耗，肝阳亏损，阳刚之气升发不足，不能充筋以任劳，则怠惰乏力矣……治当振奋肝阳，补益气精，用自拟四仙解乏方（仙茅、淫羊藿、仙鹤草、威灵仙、人参、熟地黄、麻黄）多能取效。"此外郭子光善于从肝主疏泄角度，论治血液系统疾病，常以血液成分的赤白定在气还是在血，如对红细胞、血小板增多或减少，治疗以血分为主，兼顾气分；对粒细胞、淋巴细胞等白细胞的病变，则从气分论治，而兼顾血分。如郭子光从清肝凉血、平其疏泄角度，诊治一原发性血小板增多症患者，三诊而血小板维持正常；另一原发性巨球蛋白血症患者，郭子光辨为气分疏泄太过，血分濡养不及，治以凉肝与疏肝并重，养血与活血兼施，半年后患者精力充沛，基本情况良好，血瘀癥瘕基本得到纠正。

濡养失职：郭子光认为肝主藏血，能涵养肝气、濡养肝目经筋，为经血之源，同时肝肾同源，为人身血液合成的重要源头之一。肝藏血失职，易于引起肝气涵养不足，肝阳过亢之证；目及经筋濡养不足，易于出现干眼、疲乏等症；经血乏源易于出现闭经、月经减少等症；人体血液合成不足易于出现贫血、血小板减少等血液系统疾病。

肝经循行 肝经循行路线较长，从头至足，纵贯全身，涉及许多组织器官。这些特定的部位及组织器官成为肝在生理状态下的功能体现和病理状态下的病变反映。循行所过，主治所及，郭子光认为肝经循行线上的多种疾病，如甲状腺腺瘤、乳腺增生、肝囊肿、胆囊息肉、卵巢囊肿、子宫肌瘤、前列腺增生等，都可从肝论治。

典型医案

何某，男，64岁，2012年3月4日初诊。患者诉1月前不明诱因出现腹胀欲解便，虚坐努责，每日20余次，痛苦异常。入住某医院治疗，查出为"冠心病，完全性右束支传导阻滞、萎缩性胃炎"等，经综合治疗，大便症状缓解不显，遂来郭子光处就诊。

刻诊：胸闷、心累、气短乏力突出，上三楼必须歇息一次，口苦、咽干不欲饮，头目昏眩，略有恶心欲呕之感，腹不痛，略胀满不舒，一日如厕20余次，有几次能解出少量干便，但多虚坐努责。饮食尚可，小便正常。形体偏瘦，面色萎黄少华，神情抑郁苦闷，腹软无压痛，四肢无浮肿，舌质淡、苔白润中淡黄，脉弦缓而弱。

辨治：此为患者久病，虚郁互见，枢机不利，开合失序，胆胃升降失常所致。

治则：气机不疏先治郁，方拟小柴胡汤加味治之。

方药：柴胡18克，黄芩15克，法半夏15克，党参30克，炙甘草5克，生姜15克，大枣15克，黄连3克。5剂，1日1剂，水煎2次兑匀，分3次服。

1周后患者前来复诊，自诉上方服完5剂，1日2次干便，胃肠已无不适，其余症状也有改善，希望继续调治心脏疾病云。

按：虚坐努责一证，首见于《丹溪心法·痢》，其表现为时时欲便，但登厕努挣而不排便。前人大多认为本证属虚证便秘，为气虚无力推动或血虚肠腑失于濡润所致。多治以益气升阳或养阴活血之剂，如补中益气汤、升阳益胃汤、桃红四物汤等。而郭子光认为本案患者郁虚均较甚，气机不疏先治郁，故先治以小柴胡汤加减，效如桴鼓。

张志远治疗不寐经验

韩慧莹 刘桂荣 山东中医药大学

不寐属于心系疾病，是以经常不能获得正常睡眠为特征的一类病证。《黄帝内经》将不寐称为“目不瞑”“不得卧”，认为不寐建立在四时五脏阴阳基础上，是邪气侵扰五脏，卫气行于阳，不能入阴所得。后世医家对不寐的病机评述不一，有阳虚者，有阴盛格阳者，有阴血虚者，有热盛扰神者，有痰湿郁遏者，有食滞内扰者，证治方药也多种多样。国医大师张志远勤学精研，博采众长，现将张志远遣方用药的经验总结如下，以飨同道。

两对治失眠药对

栀子、大黄：栀子“味苦寒。主五内邪气，胃中热气面赤”（《神农本草经》）。《伤寒论·辨阳明病脉证并治》中将其用于阳明初期半表里证，既有外证“发热汗出，不恶寒，反恶热”，又有内证“咽燥口苦，腹满而喘”。火热之邪，未停于表，不得汗之，未达胃腑，无以下之，郁于胸膈，心无所著，致“心中懊恼”“虚烦，不得眠”。而栀子色红入心，苦能泄火，寒能清热，与香豆豉酸苦相合，作为阳明“半表半里涌泄之剂”，开胸膈、除火热。若热邪进一步入里，侵扰阳明之腑，“胃家实”则应下之，不可再用豆豉等轻清之品。心胃实火，起卧不安，伴口渴、大便秘结，应加大黄利肠通便，泻下开上。大黄素有“将军”之称，能通腑化瘀，降逆气、泻实火。栀子、大黄性寒、味苦，一者贯彻三焦，一者通肠泻腑，两者相配，凉血除烦、清热安神，对于实火或瘀热上扰心神或阳明胃肠不和所致不寐，皆可施予。

龙眼肉、酸枣仁：①龙眼肉“味甘，气平，无毒。入脾、心二经……安志定神，养肌肉，美颜色，除健忘，却怔忡”自《本草新编》。《滇南本草》认为它“主治养血安神，长智敛汗……开胃益脾”。张志远取其甘平补血，临床用量20～30克。②酸枣仁“主治烦心不得眠……补中，益肝气，坚筋骨，助阴气，令人肥健”自《名医别录》，是张仲景《金匮要略》酸枣仁汤的主药，与茯苓、知母、川芎、炙甘草配伍，用于心悸目眩、多梦、夜卧不宁，其中酸枣仁能补虚养血、酸敛安神。酸枣仁有生酸枣仁与炒酸枣仁之分，历代医家大多认为生者用于多寐、炒熟者用于不眠。《图经本草》曰：“《神农本草经》主烦心不得眠，今医家两用之，睡多生使，不得睡炒熟，生熟便尔顿异。”李时珍《本草纲目》言：“其仁甘而润，故熟用疗胆虚不得眠、烦渴虚汗之证，生用疗胆热好眠。”但张志远根据《伤寒杂病论》中酸枣仁并无炮制记载，认为生、炒酸枣仁皆可治疗阴亏血虚的不寐，炒酸枣仁的效果并不比生酸枣仁显著，若经武火炒制，致其炭化质枯、味变苦涩，药力成分反而遭到破坏，得不偿失。因此张志远临床常投用生者或微炒见黄者，约15～20克，如此减少工序，节约成本，且治疗不寐效果较好，并无加重病情之嫌。

以上二味药配伍，甘平而酸，寓补于收敛镇静之中，补心养血、定悸安神。张志远经验，凡不寐伴头晕健忘、心悸怔忡、记忆紊乱等血虚所致心神不安者，皆可投用，有时可酌情加入丹参活血化瘀，收效更佳。

善化古方为新方

历代医家创制了治疗不寐各种证型的经典方剂，张志远认为这些方剂廉便有效，常根据患者情况加以应用，并结合自身临床经验，化裁出六合回春方治疗不寐，该方由6味药组成，即黄连、栀子、阿胶、酸枣仁、百合、首乌藤，化裁自《伤寒杂病论》。被张志远称为“催睡三砣”的栀子豉汤、酸枣仁汤、黄连阿胶汤，黄连、栀子、阿胶、酸枣仁为其中主药，不做赘述。百合性味甘平，《日华子本草》称其：“安心，定胆，益志，养五脏。”《本经逢原》曰：“百合能补土清金，止咳利小便。”

《金匮要略》用其治心肺阴虚、热邪侵扰之百合病。民国初期，有些鲁北时方派医家，将百合、莲子心、合欢花组方，调理浅睡易醒之不寐，取其养肺、凉心、舒肝之用。张志远认为百合润肺清心、解郁镇脑、安神定悸，常用于虚热内扰之不寐，效果显著。

首乌藤养血虚、安心神，能治疗不寐，也有医家认为首乌藤入心肝二阴经，可引阳入阴，《本草正义》云："今以治夜少安寐，盖取其入夜交缠之义，能引阳入阴耳。"张志远根据先贤经验，投量一般在30克左右，最多用至60克，切实有效且未见不良反应。上药配伍，协同发挥作用，百合助黄连清心火、助栀子除烦解郁，首乌藤助阿胶养阴血、助酸枣仁酸收敛阴，全方集清热除烦、凉心养肺、补血安神、收敛定魄于一体，对于长期不寐，久治不愈，病情复杂严重者，尤为适用。

1992年，张志远曾于山东诊治一大学教师，此人患有不寐，久医不愈，伴头昏沉、乏力、记忆力衰退，已严重影响到工作。就诊时症见烦闷，虚汗出，口苦，小便赤，舌尖红、苔厚，脉细。

诊断：（血虚火热内扰型）不寐（西医称为失眠症）。

治则：补血安神、清心降火、引阳入阴。

方药：黄连12克，栀子18克，阿胶（烊化）15克，酸枣仁30克，百合20克，首乌藤30克，半夏10克。日1剂，水煎，分3次服。连服2周，未曾更方，患者自述病情明显好转，可见此方疗效可观。

巧用经方善辨证

小陷胸汤加味医久疾　小陷胸汤由瓜蒌、半夏、黄连组成，《伤寒论·辨太阳病脉证并治下》用以治疗小结胸病"正在心下，按之则痛，脉浮滑者"。小结胸病是结胸证的一种，热灼水饮为痰留于心下，结滞不通阻碍气机所致。痰火交结，痰湿性重着，火邪难速去，遂蒸灼津液，加剧痰湿，若痰火之邪久郁不去，上犯心神，则夜不能寐。小陷胸汤具有清热化痰、宽胸畅膈的功效，可用于痰火互结型不寐，常伴有多思、胸闷等症状。

1987年，张志远曾诊一中年男性患者，眠差数年，就诊前几日不寐加重，伴面色暗淡，胸闷、多虑、心中懊恼，终日昏沉，郁郁寡欢，纳少，大便黏腻不爽，小便黄，舌苔黄厚腻，脉弦滑。

诊断：（痰火郁结型）不寐（西医称为失眠症）。

治则：祛痰清火、安神开窍。

方药：瓜蒌30克，半夏10克，黄连15克，石菖蒲20克，沉香10克。日1剂，水煎，分3次服。7剂后复诊，自述病情转佳，睡眠改善，嘱药量减半继服，1个月后症状基本消失，生活态度亦渐乐观。

此案中，张志远通过舌苔、脉象及胸闷的症状，把握病证实质，辨证为痰火郁结。痰火之邪停于中焦则胸闷、气郁悲观，上犯神明则不寐、烦躁。气机失调，浊者不降，清者不升，阳气无以上浮充养神志，故终日昏沉、记忆力下降。方中瓜蒌为君，"能开胸间及胃口热痰"；黄连上清心火；半夏主降，助瓜蒌除痰，使心火速降。在此基础上，又加石菖蒲与沉香芳香透窍、醒脾化浊，痰消火清，气顺郁除，患者症状便随之消失。由此可见，不寐的病证复杂，治疗时要把握病机辨证论治，用药方显成效。

大承气汤量大可速决，大承气汤由大黄、枳壳、厚朴、芒硝组成，其中大黄清热凉血，枳壳、厚朴下气除满，芒硝软坚利下，《伤寒杂病论》将其用于阳明腑实证。若阳明胃肠热积，熏蒸于上，扰动神明，则易导致眠差、噩梦、心烦，甚而狂躁，大承气汤清热泻下、软坚通便，可用于此类不寐。但因其峻下猛攻之力，许多医家使用时在药量上犹豫不定，张志远认为对于确有实邪的病证，应酌情投以大量，及时去除病因，截断病程。

1996年，张志远曾诊一男性，眠差1月余，加重1周。入眠难，噩梦多，心烦气躁，易着急，纳少，口气重，腹胀，大便干结难解，小便调，舌暗红、苔黄厚燥，脉弦数。

诊断：（热积扰神型）不寐（西医称为失眠症）。

治则：通腑清热，安神潜阳。

方药：枳壳15克，厚朴15克，大黄10克，玄明粉10克，栀子30克，牡蛎（先煎）60克，龙骨（先煎）30克。日1剂，水煎，分4次服。连饮2剂，排便5次，诸症渐好转。后嘱减量善后，最终痊愈。

此案中，张志远并未拘泥于单纯的眠差症状，而是关注患者的整体状况。其一，患者大便干结难解，又舌苔厚燥，是阳明热盛、化燥伤阴的表现，当急需通便，清热以存阴。其二，大便不通，浊气停滞不下，上犯清明，扰动心神，患者心烦、入眠难，应及时去除此病因。综合两方面考虑，张志远选择大承气汤为主方，以玄明粉替代芒硝，增强缓泻之功，加入牡蛎、龙骨镇静潜阳，栀子清泻三焦火邪，全方标本兼顾，消积攻下、清热安神。此案患者饱受痛苦，并出现阴伤的症状，故张志远当机立断，敢于大量用药，辅以后期的调理善后，患者便转危为安。由此可见，临床应注重整体观念，遣方用药不可优柔寡断，要稳妥速决，使患者免除长时痛苦。

张志远勤研经方，贯通古今，治疗不寐经验丰富。诊疗过程中，不拘泥于病名，不为单纯的助眠所局限，立意于阴阳角度，关注正邪纷争，善于辨证论治，能精准把握不寐病机，认为祛痰、清肝、泄下、补虚亦可治疗不寐，遣方用药精练而巧妙，故效如桴鼓，值得我们学习。

袁长津治疗女性青春期痤疮验案一则

彭素娟　华光　湖南中医药大学第二附属医院

全国名中医袁长津是湖南中医药大学第二附属医院主任医师。痤疮是好发于青春期的毛囊皮脂腺的慢性炎症性疾患，现代医学认为青春期新陈代谢旺盛，皮脂腺分泌长期处于超负荷运行状态，大量的角质层皮质脱落（死皮）与油脂、尘埃混合在一起，堵塞了皮肤毛孔，引起毛囊红肿、发炎，继而引起痤疮。女性青春期面部痤疮多与激素分泌异常有关，当卵巢分泌雌激素、孕激素水平低下时，雄激素的分泌相对增加，从而使皮脂腺分泌旺盛，毛囊内细菌的感染机会增多，容易引起毛囊周围程度不等的深部炎症，出现面部痤疮。青春期痤疮属中医学“肺风粉刺”，临床上主要将痤疮辨证分型为肺经风热、胃肠湿热、痰湿瘀滞、冲任失调等类型。中医认为本病由于风热袭肺，肺经风热熏蒸于肌肤；或因过食肥甘、油腻、辛辣之品，胃经蕴积湿热，熏蒸于面而成；或肝郁气滞、郁久化火，气血运行不畅，瘀于肌肤而成。本病主要病机为肺胃热盛，肝郁气滞。病位主要在肺胃，涉及肝，中医治疗宜清泄肺胃肝经郁热为主。现代女性工作、生活压力大，作息时间不规律，化妆品的使用等多种因素，均导致痤疮的发生。笔者随袁长津门诊侍诊，中药治疗此类患者疗效显著，袁长津认为女性青春期痤疮多为肝气不疏，郁火内生，蕴于肌肤，内不疏泄，外难透发。因此治疗女性青春期痤疮，当舒肝养血，清热解毒为法，多用丹栀逍遥散合五味消毒饮加减，常药到病除。现报告如下。

张某，女，21岁，2012年10月初诊。

诉额面部及主鼻周反复长红痤疮5~6年，平日性格急躁，情绪波动较大，易怒。又诉生活压力较大，月经尚可，大便稍干结，小便可。

刻诊：舌红、苔薄白，脉细。证属肝郁血热，治疗以疏肝泻火、凉血祛风。

方用：丹栀逍遥散合五味消毒饮加减。

方药组成：柴胡12克，赤芍15克，茯苓15克，当归15克，白芷10克，丹皮12克，生地黄20克，栀子12克，蒲公英30克，连翘15克，重楼12克，野菊花20克，甘草6克，金银花20克，黄芩18克，防风10克，桑白皮15克，蝉蜕10克。10服。

复诊：面额及鼻痤疮已明显消失，仅鼻头有二点小红疹，面容基本正常，查：舌红、少苔，脉沉细。上方加减，续服10剂痤疮完全消退。

按：丹栀逍遥散功用疏肝解郁清热。丹皮清血热，栀子清肝热并引上焦之火屈曲下行；柴胡疏肝解郁，虽去原方薄荷、生姜，但据《素问》记载："肝欲散，急食辛以散之。"配伍辛散之防风，轻浮疏散之蝉蜕，芳香清热之金银花，可增强柴胡疏散条达之力，加强原方透热散结之功；当归、赤芍、生地养血和营，凉血散瘀，与甘寒的金银花相伍专解血分热毒，与驱风行气之枳壳、防风合用能治燥热凝聚之血，为袁长津治疗斑疹、痤疮等皮肤病常用的药组。野菊花辛开苦降其性微寒，可清热泻火；蒲公英既能清解火热毒邪，又能泄降滞气；金银花、野菊花、蒲公英为治疗疔疮之要药，再入重楼加强清热解毒，祛疖疗疔之功；桑白皮清肺之伏火，黄芩祛胃之积热，茯苓渗脾胃之湿浊，连翘泻三焦之火；白芷入肺脾胃经，为阳明经引经药，专攻额面，《本草纲目》谓白芷为"长肌肤，润泽颜色，可作面脂"，是历代医家喜用的美容药；白芷、防风、当归温散活血可防苦寒之品凉遏留邪；甘草清热解毒，调和诸药。全方共奏疏肝泻火，凉血祛风之效。

国医大师王庆国用经方治疑难病证

张海涛 任丘市中医院

国医大师王庆国师承伤寒泰斗刘渡舟教授，从医50余年，一直致力于《伤寒论》研究，对仲景学术思想有着深刻的把握。"刻求经旨，博采众长，传承创新"是其秉承的治学原则。在临床实践中，王老师善用经方，知守善变，不落窠臼，发现并倡导"方元"理论，找到了理解与化裁经方的核心与关键。王老师精于伤寒学说，对经方运用有独到认识，善用柴胡剂、麻黄剂、苓桂剂、泻心剂等类方，尤精于消化系统疾病的临床治疗，对急慢性胃炎、消化性溃疡、胃食管返流病、溃疡性结肠炎、肠易激综合征、慢性腹泻等病积累了丰富的临床经验。笔者有幸跟师王庆国教授侍诊三年，现将王教授运用经方治疗疑难病症数则医案列举于下，并附以老师的辨治思路与用药经验：

心悸案

孙某，男，53岁。2021年5月25日初诊。

主诉：心悸、喘憋7年余，加重20天。

现病史：患者素有风湿性心脏病史。近日因外感风寒，病情加重。心动悸，胸憋喘促，咳吐泡沫痰，色白量多，昼夜不能平卧，稍有活动则眩晕发作，四肢厥冷，脘腹胀满，小便短少，腰以下浮肿，按之凹陷不起。饮食减少，时有呕恶，大便干结，3～4日一行，口唇青紫，面色黧黑，舌红苔白滑，脉结代。

诊断：心悸（阳虚水停，水气凌心）

西医诊断：风湿性心脏病，充血性心力衰竭，心功能Ⅳ级。

治法：温阳利水，宁心定悸。

处方：真武汤加减。

附子12克（先煎），茯苓30克，生姜10克，白术10克，白芍10克，红参15克，泽泻20克。

7剂，水煎服，每日1剂，早晚分服。

服药7剂之后，小便增多，咳嗽明显改善，心悸腿肿减轻。续用真武汤与苓桂术甘汤合方，温补心、脾、肾三脏之阳气，扶阳利水。

附子12克（先煎），茯苓30克，生姜10克，白芍10克，白术12克，桂枝6克，炙甘草10克，党参15克，泽泻15克，干姜6克。14剂，日一剂，水煎服。服上方14剂，小便增多，浮肿消退，心悸、胸闷等症已除，夜能平卧，唯觉口渴，转用春泽汤巩固治疗 。

处方：党参15克，桂枝15克，茯苓30克，猪苓20克，泽泻20克，白术10克。

依此方加减，连续治疗3月余而病愈。

按：水性属阴，其代谢过程必须经过肺、脾、肾三脏的气化功能，其中尤以肾气为关键。若肺失宣降，不能通调水道；脾失健运，不能运化水湿；肾失开合，不能化气行水，则可导致水湿内停而发为水气病。而三脏之中，因“肾主水，为胃之关”，关门不利，则聚水而成病。本案为脾肾阳衰阴盛，水气不化，水寒之邪由下而上，从内至外，由表及里，泛滥成灾。水气上凌于心，则见心中悸动、胸中憋闷；水随少阴经上射于肺，则咳嗽、痰多、不能平卧；水气上攻于胃，则呕吐食少；水饮上犯清窍，则头目眩晕；膀胱气化不利，则小便不畅。治疗之法：一要温补肾阳，二须利其水邪。真武汤功专扶阳消阴，驱寒镇水。方中附子辛热，下温肾阳，使水有所主；白术燥湿健脾，使水有所制；生姜宣散，佐附子以助阳，是主水之中而又有散寒之意；茯苓淡渗，佐白术以健脾，是制水之中而有利于水外出之功。妙义在于芍药，一举数用：一可敛阴和营，二可制附子之刚燥，三可利尿。《神农本草经》云：芍药能“利小便”而有行阴利水之功。本方对肺源性心脏病、风湿性心脏病续发心力衰竭的肢体浮肿、心悸、腹胀，都有可靠的疗效。

梅核气

王某，女，37岁。2021年8月29日初诊。

主诉：自觉咽喉部异物感半年余。

现病史：患者性格内向，素日寡言少语，喜独处而不善与人交往。因家庭琐事烦思忧虑，导致情绪不稳、时悲时恐、悲则欲哭、恐则如人将捕之状。更为痛苦者，自觉有一胶冻块物哽噎咽喉，吐之不出，咽之不下，心慌胸闷，头目眩晕，失眠食少，恶心呕吐，大便日行2次，舌淡、苔白，脉沉弦而滑。

诊断：梅核气（肝气郁结，痰气交阻）

治法：疏肝解郁、化痰散结。

处方：小柴胡汤合半夏厚朴汤。

柴胡15克、黄芩15克、半夏15克、生姜10克、党参20克、炙甘草10克、大枣7枚、厚朴20克、紫苏叶10克、茯苓20克。14剂，水煎服，每日1剂，早晚分服。

服药14剂，咽喉哽噎消失，情绪逐渐稳定，诸症渐愈。继服逍遥丸，以善其后。

按：“梅核气”以咽中如物哽噎，咯吐不出、吞之不下为主症。《金匮要略》形容为：“咽中如有炙脔。”吴谦解释说：“咽中如有炙脔，谓咽中有痰涎，如同炙肉，咯之不出、咽之不下者，即今之梅核气病也。此病得于七情郁气，痰涎而生。”验之于临床，本病多由情志不遂，肝气郁结，肺胃宣降不利，以致津聚为痰，与气抟结，阻滞于肺胃之门户，故为咽喉哽噎，吞吐不利。所见胸闷、食少呕恶、亦悲亦恐、脉沉弦而滑，以及失眠、头眩目昏之证，皆为肝郁气滞痰阻所致。故治疗必以疏肝理气，化痰开结为法。张仲景所创“半夏厚朴汤”对此证有独特疗效。半夏其用有三：一者降气；二者和胃；三者化痰开结。余药则为之佐助，如厚朴助半夏降气；茯苓助半夏化痰；生姜助半夏和胃；紫苏理肺舒肝，芳香行气，使肝升于左升，肺降于右。又因本病起于气机郁滞，故老师以开郁为先，合小柴胡汤疏肝解郁，疗效更佳。

红皮病

钟某，女，39岁。2020年9月3日初诊。

主诉：皮肤瘙痒3月余。

现病史：患者半年前因腹泻自行服用“泻立停”而发生皮肤过敏反应，周身皮肤发红瘙痒不已。西医诊断为“大疱性表皮松懈萎缩型药疹”。

刻下症：现全身皮肤通红，灼热，瘙痒难忍，面红目赤，羞明，不愿睁视，口干鼻燥，咽痛，月经2月未行，小便色黄，大便质软，一日两行，舌绛、苔白厚腻，脉滑。

前医辨为热毒深入营血，用“清营汤”“犀角地黄汤”等清营凉血解毒之法，疗效不明显。

老师综合脉证，思之良久，辨证为阳明经表郁热。

治法：清解阳明郁热。

方用：升麻葛根汤。

处方：升麻10克，葛根16克，赤芍18克，炙甘草8克。7剂，水煎服，每日1剂，早晚分服。

二诊：药服7剂，面赤、身痒减轻。由于近日感冒，微发热恶寒，为太阳表邪之象，阳郁在表，“以其不得小汗出”，则更助其身之痒，于是更方“桂枝麻黄各半汤”。

处方：麻黄3克，桂枝10克，杏仁10克，白芍10克，生姜10克，炙甘草6克，大枣10克。7剂，水煎服，每日1剂，早晚分服。

服药后微微汗出、已不恶寒、食眠均佳。昨日月经来潮，经量、经色正常，此表邪已解。续用升麻葛根汤，以清阳明热毒，经治月余，患者皮肤颜色渐退为淡红色，已不脱屑，诸症遂安。

按：老师临证，十分强调抓住主证，但绝大多数疾病，其病情往往是复杂多变，故抓主证并非易事。本案因皮肤发红、见有舌绛，初辨为热入营血，以清营凉血治之，收效不显，说明抓主证有误。本案虽有舌绛等波及营血之象，但脉不细数而滑，苔不光而反厚腻，又无身热夜甚，以及出血之症，说明热邪并未全部深入营血。观皮肤瘙痒、伴面色正赤、目赤、口鼻干燥、咽喉疼痛等症，实为热郁阳明气分之证，阳明主肌肤，其脉行于头面。《素问·热论》曰：“阳明主内，其脉挟鼻络于目，故身热，目疼而鼻干。”由于风热毒邪郁滞阳明，所以治疗既不宜白虎汤类以辛寒清解，又不宜黄连解毒汤等苦寒直折，惟宜升达发散之法，使毒邪外出。否则，寒凉郁遏，毒邪内伏，未免关门留寇，贻害无穷。

升麻葛根汤善于透解阳明风热邪毒。主药升麻散阳明风邪，升胃中清阳，解毒透热；葛根轻扬发散，开腠理，升津液，除热祛风；配芍药和营泄热，因本案已波及营血，故用之正为适宜；甘草益气解毒。芍药、甘草合用，又能养阴和中，使透散之余不伤气阴。服用本方能使阳明郁热从表而散，从而阻断毒热内陷之途径。

之后患者因感冒，兼阳气怫郁在表之证。故暂予桂麻各半汤轻发其汗，以除表邪。表解之后，再予升麻葛根汤透发，使热毒尽散，病终痊愈。可见，辨证若抓住了主证，治疗得法，则疗效非凡。

瘿瘤（甲状腺肿大）

陈某，女，61岁。

主诉：体检发现甲状腺肿15天。

刻下症：诊见右侧颈部有一肿物，如鸡卵大小，触之质软不痛，累及颈项转动不利。伴头痛、多汗、烦躁，咽痛、咳嗽、痰中带血，口渴、便干，舌质暗红、苔黄腻，脉滑数。

诊断：瘿瘤（火毒蕴结）

治法：泻火解毒。

处方：大黄3克，黄芩10克，黄连10克，玄参30克。14剂，水煎服，每日1剂，早晚分服。

二诊：服药14剂，大便通，咳血止，口渴、咽痛皆愈。然痰浊仍盛，咳吐不尽。火热生痰，痰火交结，发为瘿肿，又当清热泻火，化痰散结为法：连翘10克，浙贝15克，射干10克，菖蒲10克，板蓝根20克，玄参30克，桔梗10克，生甘草8克，黄芩10克，黄连8克，夏枯草16克，藏青果10克，僵蚕4克，露蜂房10克，丹皮12克。14剂，水煎服，每日1剂，早晚分服。

服药后，咳出大量米粥样白痰，瘿肿消去大半。药已中病，继续以此方加减进退，又服至70剂，瘿肿消失，诸症皆安。

按：瘿肿分为五种，本案所患属“气瘿”范畴，临床多由肝郁、火结、痰凝所致。然本案所现，由火毒结于肺与阳明两经，故治以泻火解毒为先，方用三黄泻心汤重加玄参。以黄芩清肺火，大黄、黄连泻胃肠之火，玄参养阴清热解毒。待火热势减，痰热端露，转方改用清化痰热、解毒散结之法。方用黄芩、黄连清热泻火；连翘、板蓝根、射干、青果清热解毒；浙贝母、菖蒲、夏枯草、僵蚕、露蜂房化痰散结消核；桔梗、甘草利咽开痹消肿；玄参、丹皮养阴凉血解毒。服之可使火去毒解，痰开肿消，诸症随之而愈。

尿血

高某，男，40岁，干部。

主诉：体检发现尿潜血、尿蛋白20天。

现病史：体检发现尿潜血（+++），尿蛋白（+），血压165/100mmHg。B超提示：左肾结构欠规则；膀胱镜（－）；结核（－）；GFR降低。

西医认为“肾小球肾炎”，口服西药治疗，兼服中药，然血尿始终不减。

刻下症：尿潜血（＋＋＋），尿蛋白（＋－），伴有心烦不寐、口干、五心烦热、腰痛、下肢痿软无力，小便频数、量少色黄，舌红绛、苔薄黄，脉细数。

诊断：血尿（少阴热化证）

治法：滋阴泻火，养血止血，交通心肾

处方：黄连阿胶汤。

黄连10克，黄芩6克，阿胶12克（烊化），白芍15克，鸡子黄2枚，当归15克，生地15克。14剂，水煎服，每日1剂，早晚分服。

医嘱：勿食辛辣肥腻之食品。

二诊：服上方14剂后，检查：尿潜血（++），红细胞：0～10，心烦与不寐减轻，仍有多梦，小便黄赤、带有泡沫颇多，舌质仍红，脉来弦滑。反映了药虽对证，尚未全面控制病情，因阴中伏火不能速解也。继用上方加减治疗，约月余诸恙悉退，随访已无复发。

按：本证为少阴热化证。热则伤阴动血，此已必然之事也。辨证关键在于心烦少寐、舌红、脉来细数。《伤寒论》曰：“少阴病，得之二三日以上，心中烦，不得卧，黄连阿胶汤主之。”

本证的心中烦，不得卧，与栀子豉汤的虚烦不得卧不同。栀子豉汤是邪火扰于胸膈，舌上有黄白相兼之苔，治宜清透郁热；本证为阴虚阳盛，除心中烦，不得卧外，舌质红绛而干燥少津，脉细数，纯为水枯火炎之象，治宜滋阴降火。

面肌痉挛

张某，女，26岁。

主诉：左侧面部肌肉拘急不舒、口眼㖞斜1月余。

现病史：时值炎夏，乘长途汽车返乡，面向敞窗而坐，疾风掠面，当时殊觉凉爽，抵家却发现左侧面部肌肉拘急不舒，口眼㖞斜，舌苔白而润，脉浮。

诊断：中风（风中经络）

辨证：风中阳明经络，正邪相引所致。

治法：疏解阳明之风邪，兼以缓急解痉。

处方：桂枝加葛根汤。

桂枝9克，白芍9克，生姜9克，大枣12枚，炙甘草6克，葛根15克，白附子6克，全蝎6克。7剂，水煎服，每日1剂，早晚分服。

仅服7剂，汗出邪散而病愈大半，继续服原方月余，痉愈。

按：面部为阳明经所行，手阳明经“其支者，从缺盆上颈贯颊”；足阳明经起于鼻之交安中，循鼻外入齿挟口，绕承浆，循颐，出大迎，循颊车、上耳前。风中阳明经络，阻碍经络气血不利，经脉拘急，发为口眼歪斜。正如《金匮要略》所说：“络脉空虚，贼邪不泻，或左或右，邪气反缓，正气即急，正气引邪，㖞僻不遂。”选用桂枝加葛根汤治疗，在于本方既能解肌祛风以散邪，又能疏通阳明经络以解痉，敷畅营卫，升津滋脉为特点。加白附子、全蝎者，以增强祛风之力。桂枝加葛根汤有双向调节作用，散中有补，通中能润，祛邪扶正。近世多用于治疗颈椎病之头项强痛，冠心病的胸背疼痛等症状，效果理想。

贾宗亢先生在泰国治疗癌症案例分享

张培红 审阅 河北省中医药科学院

贾宗亢先生出生于1953年，1960年青少年时期师从上海中医学院老师（父亲贾传声）；1978年，从师上海中医学院老师，中国首届中医硕士研究生，（表哥王华明）跟班抄方；1980年就读上海中医学院夜校；1980年，师从俞大方老师；1980年，师从周行；1980年，上海中医学院附属岳阳医院推拿实习；1981年，在上海第八人民医院针灸实习；1987年 赴泰国行医；2021年，考取泰国政府卫生部中医师资格证书（有泰国外交部及中国驻泰国大使馆公证书）；2022 年后，一直在泰国生活工作。在泰国私立 PIYAVATE HOSPITAL、泰国一私立 NONTHAVEJ. HOSPITAL 工作至今；2016 年通过世界中医药学会联合会中医主任医师考试，获得证书。

乳腺癌

某女，49 岁，职业教师，未婚，2009 年 9 月 27 日就诊。

主诉：癌症第三期，已行放射疗法并已进行化疗 8 次，因身体状况恶化使化疗无法继续进行，癌肿块依然不断增大，并开始溃烂，疼痛严重。

采样活检属于第三期近末期侵入性导管癌。癌症指标 ER PR HER-2 ER 阴性，PR 低阳性（$<10\%$），HER-2 不确定。当时的诊断左侧胸上部 CT 和超声波检查均可见肿块由 8 个小型的圆柱形肉瘤体组成。柔软灰白色和浅棕色，整个被包埋在乳房中，可见癌肿 5 处大小：35.5 mm×30.6mm；7.7 mm×6.9mm；3.7.3 mm×5.5mm；4.7.1 mm×4.8mm；9.7x3.2mm。

患者不思饮食，欠安 3 月余。在进行化疗后 5 次后，身体明显不适，非常难受，不思饮食，任何东西入口都异臭难咽，口干舌燥，乳部开始溃疡，疼痛难忍，夜不能寐，每次接受化疗后便发热，颈部双侧及上臂出现皮疹，肛门出血。

检查：患者头发脱落，面容憔悴，口唇瘀黑，上臂皮肤、双手指甲、双脚趾甲瘀黑，末端更甚，步履艰难，语气不接。舌质瘀黑、舌苔剥落，脉沉细欲绝。

诊断：乳腺癌（第三期）。

治则：扶正抑邪、排毒养阴、补中益气、活血化瘀。

治疗：推拿手法。

滚背部膀胱经，多指禅中脘，关元、气海，针刺足三里、三阴交，热敷背部膀胱经。每星期 2 次；内服复方冬虫夏草，外敷中药排毒养肌。

2009 年 11 月 5 日，西医见患者溃烂愈合，疼痛明显改善，对患者进行癌肿切除；2013 年 5 月 10 日，MRl 检查右肋出现两处阴影，在服用复方冬虫草基础上，加服中药水煎剂 30 天；2014 年 1 月体检，右肋阴影消失，血检无癌细胞迹象，嘱其继续观察；2019 年 1 月 19 日，胸部 X 片检查：胸部上左侧正常没有变化；2019 年 5 月 12 日，查癌症指标：CA15-3 9.99U/ML （一般范围 0～26.4），CEA 1.11 U/ML （一般范围 0.3～4）。

DBil 0.09mg/dL, AST 28U/L, ALT 17 U/L, ALP 52U/L, Hb 11.8g/dL, RBC 94.7 × 10^{12}/L, MCH 31.4pg, MCHC 33.1g/dL, RDW-SD 12.9 fl, WBC 4.6 × 10^{9}/L, PLT 251 × 10^{9}/L, NEU 2.61 × 10^{9}/L, NEU%, 55.8%, Lym 33.5 × 10^{9}/L, MON% 7.5%, EOS% 2.8%。

2023 年，患者头发长齐，皮肤及指甲瘀黑退尽，面色红润，常规检查已完全正常。从事教师工作后已退休。

结肠恶性肿瘤病案

某男，66 岁，泰国，已婚，退休就诊。

主诉：2018 年 4 月 20 日 19:00 时，左下腹部突发剧烈疼痛，送当地医院的急诊，西医诊断为胃肠炎，服用制酸剂，疗效不彰，左下腹疼痛时好时发，6 级钝痛。

2019 年 10 月 15 日，患者突发高热持久不退，畏寒，纳差，左下腹疼痛加剧。17 日到泰国曼谷 Siriraj 医院就诊，血液检查结显示：流行性感冒病毒 A，B 抗原（+），诊断为流行性感冒病毒 A 型（Influenza virus A）。

治疗：输液，服西药后症状好转。

检查：常规触诊时主治医师在患者左下腹部扪及似硬橡皮样肿块、压痛明显、不可推动， 医师建议患者做腹部超声波检查。

2019 年 10 月 18 日，患者接受超声波检查，显像不清晰，增加腹部 CT 检查。结果显示：降结肠有 5.7cm 的肿块。主治医师预约患者 2019 年 12 月 20 日做活体检查，患者拒绝进行侵入式组织活检，遂选择中医诊疗。

主诉：左下腹疼痛 1 年，加重 1 个月。

既往史：患者有 40 多年饮酒史，喜食生肉，腌制品，患高血压、高血脂、糖尿病 5 年余，服用常规西药，已能较好控制“三高”。

刻下症：自觉神疲乏力、便溏不畅、便中带血，左下腹钝痛时发，睡眠欠佳。

舌脉：舌苔黄腻、舌有裂痕、舌边齿痕明显，脉弦滑。

触诊：左下腹部扪及偏硬肿块，压痛明显。

诊断：西医横结肠肿瘤。

中医辨证：痰湿困脾。

病因：饮食不节、痰湿壅盛，湿困脾胃，久之成痞块。

治则：健脾化湿、通络止痛、扶正祛邪、活血化瘀。

治疗：①推拿手法：多指禅，中脘、关元、气海穴等。接受“贾氏指禅针推”疗法治疗。②针刺治疗：足阳明胃经及中脘、关元、气海、血海、足三里、三阴交、天枢、水道、归来等，留针 20 分钟，在下腹部外敷中药 10 分钟，每星期 3 次，12 次为一个疗程。血海为主穴，血海是脾经所生之血汇聚集成，有运化脾血之功能；三阴交是肝脾肾三经交会之处，有调和气血，健运脾胃，补养精血，通经止痛，补养肝肾之效；足三里是足阳明胃经主要穴位，有健脾和胃，通腑化痰，补益气血，培补元气，强壮身心作用。关元是小肠募穴，足三阴及任脉之会，经络元阳、元阴等会集此处，有解痉止痛，温阳散寒作用；天枢、水道、归来是局部选穴，起活血化瘀，通络止痛，化解痞块之用。③中药：内服复方冬虫夏草胶囊，每次 0.5 克，每天 2 粒，早晚各 1 粒。④汤药 14 剂，水煎服，每日 1 剂。处方：蛇六谷 30 克，红藤 30 克，紫草 9 克，山茱萸 9 克，山药 15 克，炒白术 15 克，鸡内金 9 克，川楝子 15 克，太子参 15 克，地榆炭 15 克，芒种草 30 克。⑤大麻油：滴舌下，每晚 20 滴。方中山茱萸、炒白术、山药、太子参健脾补肾，红藤、蛇六谷、紫草解毒抗癌，便溏加地榆炭，改善腹痛加芒种草、大麻油等。

2019 年 11 月 24 日，自觉左下腹部疼痛逐渐改善，压痛仍明显，大便开始成型，无血，纳可。2019 年 12 月 4 日，左下腹部仍有压痛感，大便成型，患者因多吃多纤维素食品而大便每天 2～3 次，纳可。2019 年 12 月 20 日，左下腹部重按时才有压痛，大便成型，纳可。2020 年 1 月 15 日，患者进行大肠癌症指标检查（CEA） 结果显示：2.06 ng/mL 在一般正常范围。2020 年 2 月 8 日，左下腹部重按才有压痛感，肿块质软有时可扪及，大便成型，纳可，情绪稳定。4 月复诊：饮食、睡眠、二便无明显异常，左下腹无自觉症状，继续观察。每年电话随访，饮食二便正常，临床无不适。

乳腺癌肺转移末期病案

王某，女，已婚，63 岁，2020 年 3 月 10 日就诊。

现病史：患者 2019 年曾患乳腺癌，经西医学治疗，病情稳定，但施于新冠病毒疫苗注射后，病情迅速恶化，并转移至肺部，化疗 17 次后头发尽脱落，两星期前乳房溃破流脓血，伴肺水肿。近日不断干咳、不思饮食、连续干呕、食之即吐、骨瘦如柴、便秘、失眠、烦躁，因无法继续西医治疗，寻求中医方法。

检查：舌红裂痕、舌面少苔、舌根苔黄腻，脉极沉细。右乳质硬如石、表皮溃败、脓血渗流，右上下臂及掌、右肩胛及右背皆肿胀、内中有质硬肿块，肿块顶部可见皮肤钙化、质硬，自述手指麻木、腋淋巴结肿大质硬、体臭扑鼻、双腿浮肿、瘫坐轮椅。

中医治疗：①使用“贾氏指禅针灸推拿治疗”之疗法。②药用冬虫夏草，每日 3 克，分 3 次口服。

2020 年 3 月 10 日，经使用“贾氏指禅针灸推拿治疗”疗法 1 周，呕恶减少，仍有干咳，继续如前治疗。2020 年 3 月 22 日，溃疡处渗液减少，疼痛减少，可喝粥，稍有大便，睡眠改善。2020 年 3 月 27 日，无干咳、无恶心，溃疡处开始收口，胃口大开，可吃一大碗粥，睡眠可。2020 年 11 月 1 日起，转回现代医学治疗。

乳腺癌骨转移末期病案

王某 女，已婚，68 岁，2022 年 5 月 24 日就诊。

继往史：7 年前曾患乳腺癌，手术放化疗之后，临床治愈。

2020 年注射中国产新冠病毒灭活疫苗两针，身体无明显强烈反应，2022年1月19日，注射第3针辉瑞疫苗后，自觉身体不适，然后在原乳腺癌手术切除部位不断出现且肿块开始快速增大的、疲惫乏力、形瘦肢软、饮食无味、口干咽燥、大便秘结。

2022年2月14日，活检乳腺癌复发。肿块继续快速增大，并疼痛日剧，左肩活动受限。西医诊为乳腺癌第四期，骨转移，因患者体弱，无法介入治疗。2022年3月10日，给每天口服吗啡3克止痛，日后开始厌食、饮食无味、食量渐减少，严重失眠，左侧肩胛骨处痛甚、便秘粒状、喜热饮；开始寻求中医治疗。

刻下症：左胸及左侧肩胛骨痛甚，肩外展受限，失眠严重、不思饮食、便秘颗粒状、喜热饮、瘫坐轮椅，血压148／72mmHg，体温37.1℃，心率80次/分钟，舌苔薄白、舌质可，脉弦，左胸可见隆起肿块，质坚硬如石，不可推动，底部直径约8cm，顶高约5cm，皮肤平坦，无溢出物，左肩外展受限疼痛。

中医诊断：乳岩。

中医辨证：肝郁气滞。

中医治则：舒肝解郁，理气散结，舒通经络。

治疗：针刺、推拿、热敷。

针刺肩井、足三里、三阴交等；推拿：乳根、膻中、上脘、肩井、大椎、心俞、肺俞、脾俞（膀胱经）；热敷患处。

2022年5月26日，血压130／73mmHg，心率84次/分钟，体温36.3℃，血压降，开始辅以每日口服冬虫夏草粉胶囊每日6粒（3克）内服，口服吗啡每日3克。

2022年5月29日，血压132／71mmHg，心率83次/分钟，体温36.11℃，血压又降。主诉疼痛改善，体力增，上次针后回到家中始觉一身热痛，饮食增加，脉弦滑，舌两侧薄白、中黄薄腻，大便粒状改善；2022年5月31日，血压135／72mmHg，体温36℃，心率78次/分钟。

2022年5月30日，晚间22点后，自行停服吗啡，无明显疼痛，神疲乏力改善，行走有力。下午接受针刺推拿时，已极少疼痛，体力明显增加，行走自如。

2022年6月2日，血压122／74mmHg，心率78次/分钟，体温36.6℃；体力正常，自觉肿瘤处发热，里有跳动感，西医见患者体力与症状明显改善，给予患者2022年7月1日—2022年7月5日，5天放疗。

2022年7月3日放疗中：血压107／64mmHg，心率93次/分钟，体温36.8℃；第六次治疗，放疗结束，又不思饮食，自觉肿瘤内日夜发热。

肿瘤：测肿瘤最顶点，并中间画十字，测试上下左右温度之不同。（右正常胸皮温36.3℃）瘤顶37℃，左36.9℃，顶37℃，右36.3℃，乳下36℃。

观察到针刺、推拿、热敷治疗后，肿瘤测局部温度高于人体其他部分温度。

2022年7月5日，停服吗啡已经14天，疼痛不明显，服钙片后，便秘2天，体力可，可挺直走路、腰背可，睡眠好，脉细弦，舌苔薄白、舌中黄腻，血压125／69mmHg，心率81次/分钟，体温36.6℃，食量大增。

2022年7月7日，血压128／70mmHg，心率86次/分钟，体温36.6℃，体重增加1千克，饥渴欲食，饭量大增；2022年7月10日，血压121／77mmHg，心率87次/分钟，体温36.7℃。放疗后，夜间胸背项肩疼痛增加，影响睡眠，又服吗啡3克止痛，饮食二便均可，尺脉细，舌苔薄白、中腻，脉弦，肉眼可见肿瘤周边软化萎缩。

2022年7月12日，第十次，肉眼可见肿瘤不断萎缩，背部有时不适，服吗啡止痛，饮食二便可。

2022年7月14日，血压117／70mmHg，心率91次/分钟，体温36.6℃，肉眼可见肿瘤不断萎缩，脉弦，舌苔薄白、舌质可，左胸可见隆起肿块，质坚硬如石，不可推动，底部直径约8cm，顶高约5cm，皮肤平坦，无溢出物，肿块中间开始塌陷；自觉症状良好，行走有力，坚持要求去各地旅游。

2022年8月22日，在外地旅游时发来爬山照片，还送来卡拉OK唱歌照片，又在肿瘤中心化疗，仅是个小肿块，饮食、二便、睡眠良好，少有疼痛，继续追踪。

原发性肺癌病案

患者，女，51岁，已婚，2022年9月20日寻求中医治疗。

主诉：家族史，父系四人，三人患肺癌，一人子宫癌。

患者平时无任何不适，2021年起接受注射新冠病毒灭活疫苗3针，之后注射辉瑞疫苗2针后，自觉咳嗽、胸痛，神疲乏力，2022年2月普查CT，发现左肺17mm×1.7 mm结节，活检恶性肿瘤，末期肺癌，四月份开始接受化疗，化疗后头发脱落、神疲乏力、手指足趾麻木、日见消瘦、无法睡眠，不思饮食、便秘。停止化疗后，大便日见溏薄、一身僵痛、足底痛甚、左侧胸肌处痛甚，舌苔薄白，脉沉细滑，指甲、趾甲发黑。

2022年9月20日，寻求中医治疗。

治则：舒筋通络、活血化瘀、排毒去湿。

治疗："贾氏指禅针灸推年治疗"；内服冬虫夏草，每日1克，分2次服。

2022年9月29日，自觉排矢气多臭。

2022年10月2日，排矢气多臭减。

2022年10月13日，排矢气减少，大便有时成型，可见新头发似毫毛长出，增服冬虫夏草后自觉口渴。

2022年10月27日，饮食有味，大便成型，睡眠可，体力增，参加庙会不觉累。

2023年3月28日，CT检查肺中结节缩小至1mm之下，活检正常。西医施于微创手术切除结节，继续中医外治，追踪随访。

乳腺癌继发肝癌末期病案

患者，女，47岁，未婚，2022年就诊。

主诉：5年前患乳腺癌做手术放化疗后病情稳定。2021年10月2日打新冠病毒灭活疫苗第1针，2021年10月2日打第二针后， 2022年2月起腹部快速膨胀，确诊继发肝癌已是末期（腹围98 cm）神疲乏力、呼吸困难、不思饮食，舌苔薄白，脉细数，四肢不温、双腿浮肿。

治疗：运用"贾氏指禅针灸推拿治疗"内服冬虫夏草。

2022年4月12日，腹围减至92cm，体觉轻松，可适当扫地、做饭，饮食增加，大便通畅，睡眠改善。

讨论：尽管人类经过上百年的努力，尝试彻底攻克癌症这一顽症，但时至今日，发达国家癌症的治愈率只可达到45%～50%，有一半以上的癌症患者还不能被治愈；发展中国家，癌症治愈率偏低，在中国，尽管一些省级肿瘤医院的治愈率接近国际先进水平，但全国癌症平均治愈率只有20%左右，也就是说有80%的患者尚不能治愈。这些不能治愈的患者应可得到进一步的姑息性治疗。但由于人们传统观念对癌症治疗和死亡存在偏见，致使大量晚期癌症患者没有得到合理的姑息治疗，令人惋惜。这些末期患者的临床症状，中医认为是治疗中砍伐过猛，伤及人体正气，致使患者气血虚弱，脏腑推动无力，新陈代谢受阻。最常见，疼痛、肠胃道功能失常，睡眠质量不能保证等，这时介入中医外治，针灸、推拿、中药，有驱邪不伤正，同时扶助人体正气，疗效明确。尤其健脾和胃可事半功倍，中医认为脾胃为气血化生之源，《脾胃论》认为："内伤脾胃，百病由生。"《诸病源候论》提出"凡脾胃不足，虚弱失调之人，多有积聚之病"。脾虚是常可引起肿瘤产生的重要原因之一，脾胃运化水谷之精为机体提供养分，与机体重要的代谢方式，促进自噬细胞合成和分解代谢相对应。脾虚对肿瘤微环境具有重要影响，中焦脾气亏虚，气血生化乏源，五脏阴阳平衡失调，机体内环境稳态失度，故以补气健脾之法，推动气血健运、五脏运行即可渐渐平衡。采用补气健脾法干预肿瘤细胞自噬临床上发现有效。一般认为脾胃是后天之本，有一分胃气就多一分生机，如当肿瘤患者内服中药治疗时，常因患者经过现代医学治疗后，口味失常，不断呕吐，难以进食，服药不全会影响中药的吸收，这时辅以中医外治更可事半功倍。

现代医学治疗，常见肿瘤患者后期多表现为神疲乏力、口燥咽干、食欲减退、腰膝酸软、手足麻木、脱发、免疫力低下等精血两亏之象，会极大影响患者病体康复及生存质量。因此，提出辅以中医外治对扶正抑邪有互补作用。

推拿，是很早就起源于中国的一种治病防病的养生术。在还没有用中药汤剂给人治病之前，古人就会用推拿的方式给人解除身体不适。在《黄帝内经·素问》即有“痿厥寒热，其治易导引按跷”“形数惊恐，经络不通，病生于不仁，治之以按摩醪药”。据考证知道，中国的秦汉时期就有关于按摩治病的专著《黄帝岐伯按摩十卷》。在医籍经典《内经》关于“瘤”的病因病机《内经》描述：概括为“营气不通”“邪气居其间”原因是“正气虚，邪气胜之”。张仲景《金匮要略·五脏风寒积聚病脉证并治》“血凝侧气滞，气滞则血亦凝” 。《金匮要略》认为瘀血形成原因气虚、寒凝、气滞、阳虚。《内经》中我们可这样理解，人体内的经络血管瘀堵会造成气机不能通达，人体代谢废物不能及时排出等造成身体失常。

《黄帝内经》强调说：“人之所有者，血与气耳。”血液灌注全身五脏六腑、形体官窍、四肢百骸，是人体生理功能正常运行的重要保证。如果由于某些原因导致血液运行迟缓涩滞，停止不行则形成了病理产物瘀血，这些瘀结物最后可能产生细胞变异。

中医理论认为：“正气存内，邪不可干。”所以辅以无创伤性的中医针刺推拿，通经活血能较好地提升患者体能，使疼痛、厌食、睡眠、排泄等得以改善或恢复，对延长患者生存期有特殊的作用。

实验室理论认为：线粒体动力学失衡和线粒体重新分布。持续的线粒体损伤导致线粒体通透性转换孔（mPTP）的开放和过度表达，细胞色素 C 泄漏到细胞质中，三磷酸腺苷（ATP）的产生减少，活性氧（ROS）产量增加，最后导致功能障碍甚至细胞死亡。因此，阻止线粒体损伤并改善线粒体功能的治疗方法将可成为治疗肿瘤的有效手段。

中医方法整体调整人体大环境和肿瘤内微环境，肿瘤细胞便无法在人体内无序生长，临床治疗中发现如果设法阻断其一条肿瘤通道势必激活另一条通道可能出现转移现象……因此，采用中医舒筋通络，针刺、推拿在人体体表可刺激整体，有广谱、多靶点、多层次、多脏腑的调节功能阻断肿瘤细胞逃逸，所谓的健运脾胃，便可扶正抑邪；养精蓄锐，便可战胜肿瘤，就可达到预防肿瘤恶化的效果。

结论：临床中发现仅对肿瘤末期患者辅以针刺、推拿，在患者体表和经络刺激，便可使患者体质及生活品质明显改善，基于现代科学解释引起肿瘤的原因，我们可以假设“贾氏指禅针推”方式有：活血通络，改善血管及毛细血管的通透性，有利于体内氧气的输布，排除瘀堵，便于排出人体新陈代谢的废弃物，激活自噬细胞功能，这是针灸、推拿中用刺激经络产生微量的生物电流可活血通络，推拿产生的频率和震动可扶助人体正能量，便可达到扶正散结，清除自由基，排出各种积聚的毒素，抑制或阻止癌肿的转移或消除癌肿。

通过 20 多年的临床治疗、追踪、比较、统计，以上的推论应该是合理的，在临床中患者生存品质的改善、生存期的延长，甚至超过 10 余年未曾复发，足以说明这样一种姑息疗法是一种可以推广的方法。

沈桂祥先生特色医案

张敏红

作者简介：张敏红，中医师，全科医生，无锡市惠山区康复医院职工。师承沈桂祥副主任中医师，2016年师承出师，2018年3月13日签发执业医师证书。随师临证并参与辨证论治15年，负责老师的病案记录和整理，以及中医科日常诊疗工作。

沈桂祥先生，1941年出生，汉族，江苏省无锡市人。供职于无锡市惠山区康复医院，副主任中医师，中医科主任。1962年毕业于江苏省无锡县（现无锡市）卫生学校中医班，1993年6月自考毕业于南京中医学院。章次公先生的再传弟子，亲炙于国医大师朱良春教授和经方名家孙砚孚先生，为章朱流派传承人。

“睑废”验案

王某，女，46岁，超市收银员。2021年7月5日初诊。主诉：双眼上睑下垂不能睁眼2月余。此前，无明显诱因双眼干涩1周，未介意。随后双上睑下垂不能睁眼，生活工作遭遇很大困扰，遂多方就医，排除新冠肺炎，遍查颅脑CT、甲状腺功能及眼科，均无异常，历经西医治疗无效，病情加重，遂求诊于中医。诊见面色㿠白、神萎、双上睑下垂不能睁眼视物、上提下垂眼睑出现复视。心情抑郁、焦灼不安、影响睡眠。既往健康状况良好，否认有高血压、糖尿病和其他慢性病史。食欲尚可，大便偏干，小便如常，绝经2年余，舌苔薄白、舌边瘀点隐现，脉细。

辨病属中医“虚损”“痿证”范畴，“睑废”病也，西医谓“重症肌无力眼肌型”。《素问·痿论》说：“治痿独取阳明。”脾主肌肉，当与《脾胃论》补中益气汤，用大剂黄芪、党参、白术、当归等，合柴胡、升麻补气升提举陷，以治其本；针药并施，振摄睑废，标本兼顾。

针刺：间日1次，留针35～40分钟，8～10分钟捻针1次，忌提插及过强刺激。

取穴：鱼腰穴（双），由双侧颞骨与眉交界处进针，沿眉下缘平刺过眉中鱼腰穴，平补平泻；攒竹穴（双）、睛明穴（双）、四白穴（双），平补平泻；太阳穴（双），合谷穴（双），泻法；足三里穴（双），补法；三阴交穴（双），平补平泻。（采用呼吸、捻转补泻法）

中药：黄芪90克，党参30克，白术15克，茯苓30克，升麻10克，柴胡10克，当归8克，川芎10克，赤白芍各15克，菟丝子30克，枸杞子30克，熟地黄15克，砂仁3克（后下），淫羊藿20克，桃仁泥15克，红花10克，露蜂房10克，炙甘草6克。中药免煎颗粒：大蜈蚣2克，全蝎6克，（每日2次分服）7剂，水煎服，每日1剂，分3次温服。饭后1小时温服。

2021年7月12日二诊：可短暂睁眼，清晨尤感轻松，病情有所改善。纳眠可，心情稍舒展，二便调畅，舌脉如前。间日针刺同初诊。中药：前方加熟附片20克（先煎），以温补脾肾之阳，补脾气之不足，令气血生化有源。7剂。嘱怡情悦志，饮食起居有常，避光休息调养。

2021年7月20日三诊：可睁眼直视诊室照明白炽灯，但不能持久。针药并施，病情显著改善，焦虑抑郁尽释。纳眠俱好，二便调畅，舌脉如前。针刺及中药7剂如前。

2021年8月5日四诊：能自主睁眼。室外避免阳光直射，室内光线柔和，能睁眼2～3小时，然后休息1～2小时，以缓解眼肌疲劳。

2021年8月12日五诊：双上睑下垂恢复正常，可以正常睁眼视物。针刺服药如前，半月后痊愈，恢复正常工作。

按：西医学认为，重症肌无力是一种由神经—肌肉接头处传递功能障碍所引起的自身免疫性疾病，除眼睑下垂外，可有复视、吞咽困难、构音不清、四肢无力，全身肌肉均可受累；若累及呼吸肌，可呼吸困难，大气下陷，出现重症肌无力危象，则危及生命。国医大师邓铁涛教授对该病证有深入研究，他说："因脾主肌肉，故此病是脾胃气虚之证，并由虚及损，且与五脏相关。"又说："治疗上紧抓脾胃虚损这一病理中心环节，重用黄芪以补气升陷，同时针对兼夹之证调理五脏，重补脾胃以运四旁，促病痊愈。"他的"脾胃虚损""五脏相关"理论，犹如醍醐灌顶，指导重症肌无力的辨证治疗，疗效卓著。

沈桂祥借鉴邓铁涛教授"强肌健力饮"治疗重症肌无力的经验取得了良好的疗效。邓铁涛"强肌健力饮"，主要由黄芪、五爪龙、党参（或太子参）、白术、当归、升麻、柴胡、陈皮、甘草等组成，重用黄芪、党参、白术次之。此方对眼睑下垂者效好；若构音不清，可用茯苓、枳壳代替当归、升麻、柴胡，谓之"强肌健力Ⅱ号方"。黄芪用量，根据邓铁涛教授经验，儿童一般为20～30克，成人为60～120克，视病情需要，成人最大量可用至240克。

沈桂祥除熟谙其恩师朱良春国医大师运用虫类药的经验外，其娴熟的针刺技巧和造诣，亦当是提高疗效的因素之一。此案从2021年4月25日左右病起至2021年7月5日初诊，历时已2月余，其后针药并施不足3个月，至9月底前完全康复上班，收效甚捷。

三叉神经痛

王某，男，75岁，2021年9月8日初诊。

主诉：左侧颜面三叉神经痛7年，加重2个月。

患者曾辗转多家医院求治，均无疗效，遂求诊中医。此前常因牙周炎、口腔溃疡引发该病。刻诊：左侧三叉神经上颌支、下颌支区如电如掣，刹那即过，抽搐剧痛莫可名状，4～5分钟后疼痛骤然消失，精神委顿。食欲尚可，大小便无异常。昨夜发作无眠、心悸。既往心电图诊断：窦性心律，短阵房性期前收缩。BP160/90mmHg。苔薄，脉弦细数有歇止。

辨证：患者高年体虚，患三叉神经痛7年，如电如掣，面肌抽搐剧痛不能忍受。身心疲惫，常因风火牙痛、口腔溃疡引发。"风性善动"，"善行而数变"，"为百病之长"。此风邪入络，侵染三叉神经，气血经脉瘀滞，不通则痛。"胃为多气多血之腑"，"阳明之脉萦于面"，风邪侵袭头面经脉，从阳化热，热郁成瘀，不通则痛。"寒主收引"，挟风而痉挛抽搐频作。"肝为风木之脏"，木郁化风是为内风，内外合邪，三叉神经剧痛频作，同气相应，常因风火牙痛、疮毒伏火口疡引发。外风宜祛，内风宜息。风邪所致头痛一证，《内经·素问风论》称之为"首风""脑风"，沈老姑以"面风"名之。法当祛风通络化瘀，解痉定痛自息风，寒热并用，杂合以治。牵正散合止痉散加味。

处方：①中药配方免煎颗粒：大蜈蚣3克、淡全蝎6克，早晚2次餐后分服，7天。②白附子10克（先煎），广地龙15克，白僵蚕15克，乌梢蛇20克，黄芩15克，白芷20克，川芎12克，赤白芍各20克，醋延胡索20克，炒酸枣仁15克（打），生龙牡各30克（先煎），黄芪50克，炙甘草6克。7剂。冷水浸泡1小时，水煎服，每日1剂，分3次服，餐后1小时温服。

2021年9月29日二诊：服汤药14剂，因饮水喝药引发三叉神经痛，要求改中药煎剂为配方免煎颗粒冲剂，早晚2次冲服。

2021年10月20日三诊：三诊以后疼痛曾见消失2～3天，BP160/90mmHg。口苦亦去，睡眠改善，口干多饮，夜尿5～6次。查：舌下脉络粗大瘀紫、偏左黏膜有红色斑点，碎痛刺痛，苔薄、舌紫，脉弦。还当祛风化瘀通络，解痉定痛息风，佐以清热解毒，平肝潜阳。

中药免煎颗粒方：白附子10克，淡全蝎9克，大蜈蚣4克，广地龙20克，白僵蚕20克，乌梢蛇20克，川连6克，黄芩15克，生石膏40克，知母10克，青黛20克，大生地黄30克，赤白芍各20克，川芎12克，大麦冬20克，五味子15克，明天麻20克，水蛭9克，炙乳没各10克，炒酸枣仁20克，生龙牡各30克，黄芪50克，炙甘草6克。10剂，水煎服，日1剂，分2次温服，餐后1小时许冲服。

2021年11月3日四诊：三叉神经痛显著改善。BP150/86mmHg，眠多梦，口干多饮，苔薄、舌紫、舌下脉络粗大瘀紫略有改善、偏左黏膜红色斑点稍褪、刺痛碎痛减轻，脉弦。中药免煎颗粒原方14剂。服法如前。瘀热伤津，气阴并虚。嘱西洋参每天6～8克，另炖兑服，益气养阴扶正。

按：三叉神经痛号称“天下第一痛”，尚无明显特效治疗方法和特效药物，有自愈性。“风为百病之长”，“伤于风者，上先受之”，“风依于木，木郁化风”，患者三叉神经痛7年，颜面抽搐剧痛难以忍受，如电如掣，刹那即过，具有“风”的特点。外风引动内风，外风宜祛，内风当息。遵《素问·风论》“首风”“脑风”之说，故以“面风”名之。因其病机复杂，故采用复法，杂合以治。“复法”者，“是指两种以上治法的联合应用，它是治疗证候兼夹、病机错综复杂类疾病的主要手段，又是提高疗效的必要措施”。今以复法“祛风通络化瘀，解痉定痛息风，寒热并用，杂合以治”，以提高疗效。嘱愉悦情志，饮食起居有常，虚邪贼风避之有时，冀杜绝诱因。

初诊处方：①取蜈蚣、淡全蝎（止痉散）搜风通络，镇痉定痛，相须为用，作用更强。②取白附子辛散，祛头面之风，全蝎、僵蚕搜风通络，祛风止痉（上药生用，共为细末，散剂温酒送服；亦作汤剂。是为《杨氏家藏方》牵正散）；考止痉散另有两方，一方加天麻、僵蚕，一方加地龙，今以蜈蚣、全蝎、地龙、僵蚕合而用之，搜风通络解痉止痛之力尤宏；乌梢蛇祛风通络，定惊止痉，与白花蛇同为“截风要药”，惟药力稍逊，沈老常以乌梢蛇倍量，用于各种“风”证，每收佳效。取黄芩清肺胃之火以治口疮牙痛；白芷芳香辛散，走窜上达，祛风散寒，通窍止痛以治风寒头痛，且散阳明经风寒湿邪，为治阳明头痛、眉棱骨疼痛、牙痛要药，亦治“手、足阳明，手太阴肺经三经之风热也”（《纲目》）；川芎辛、温，上行头目，祛风止痛；《本草求真》谓 “赤芍药与白芍药主治略同。但白则有敛阴益营之力，赤则只有散邪行血之意；白则能于土中泻木，赤则能于血中活滞”；延胡索活血行气止痛，酸枣仁养心安神，合牡蛎平肝潜阳，龙骨重镇安神宁心；病久正气虚损，以黄芪补气生血，补脾肺以济先天，炙甘草调和诸药，助黄芪补气扶正祛邪，共奏祛风息风通络化瘀、解痉定痛，消除诱因之功。

三诊在前方加川连合黄芩清肺胃心火，加生石膏、青黛、知母合生地黄清热解毒凉血，治牙痛口疮，清肺胃肝经瘀热毒邪发斑，养阴生津止渴；加麦冬、五味子酸甘化阴，佐酸枣仁宁心安神；天麻息风止痉，平抑肝阳，祛风通络；水蛭破瘀通络止痛，乳香、没药辛散苦泄，芳香走窜以化瘀行气止痛，消肿生肌而治口腔炎性疮疡。复方杂合以治，外风能祛，内风能息，风火牙痛口疡诱因消失，三叉神经痛顽证得愈。

四诊时患者三叉神经痛突然发作显著减少，近周仅见1～2次，直至痊愈。2021年12月29日，患者欣喜异常，畅谈病愈后美好生活的感受，并致感谢，随访至今无复发。

三阳合病

患者臧某，男，48岁。2021年10月15日下午初诊。

自诉头痛发热夜甚，肢节酸痛乏力1周余。证见昼夜发热，夜间加重，头痛如裂，肢节酸痛，大烦渴，大汗出，清晨减轻，周而复始。乏力纳差，大便偏干。每日上午发热头痛，诸症减轻，至本院发热门诊西内科专家处诊治。

病历摘要：咽部略充血肿胀，双扁桃体不肿大，呼吸音稍粗糙，无啰音及咳喘。完善CT等相关检查，超敏C反应蛋白34.97，核酸检测阴性，排除新冠肺炎。诊断：①发热待查？②呼吸道感染？③急性咽气管炎。予头孢尼西钠、盐酸左氧氟沙星注射液、美洛西林钠、热毒宁注射液交替门诊输液1周疗效欠佳，建议转上级医院诊治。2021年10月14日赴某人民医院进一步检查，各系统均无异常，核酸复查阴性，排除新冠肺炎；神经内科排除脑炎。拒绝转院及抗生素等输液治疗，来我院中医专家门诊请沈桂祥主任诊治。

刻诊：发热头痛如裂，肢节酸痛，乏力，身热汗多濈然，烦渴引饮。咽喉充血不痛，扁桃体不肿大，无咳嗽喘鸣。查T：37.8℃（腋下），P：98次/分钟，R：16次/分钟，BP：132/75mmHg，苔黄、舌红略燥，脉洪数。形体颇丰，长年坚持快走慢跑消脂减肥。

辨证：发热昼轻夜重，周而复始，肢节酸痛，头痛如裂。乏力纳差，大便略干。病属感冒，外感风邪从阳化热，太阳、阳明、少阳“三阳合病”。予白虎汤、柴胡桂枝汤加味，清泄里热，调和营卫，和解少阳于表里之间。

处方：生石膏50克（打、先煎），知母12克，粳米20克（包），炙甘草6克，柴胡20克，黄芩15克，川桂枝10克，生白芍10克，生姜3片，红枣5枚，羌活15克，川芎10克，一枝黄花15克，连翘30克，银花15克。3剂，水煎服，日1剂，分3次温服。

2021年10月18日二诊：初诊方药尽剂，病情减半。查T：37.5℃，热退未清，汗多溲黄，苔黄舌红、少津，脉洪数。效不更方，继续前方加减。

处方：生石膏40克（打、先煎），知母10克，粳米20克（包），炙甘草6克，柴胡15克，黄芩15克，川桂枝10克，生白芍10克，生姜2片，红枣5枚，羌活10克，川芎10克，一枝黄花15克，连翘30克，银花15克，西洋参8克（另煎兑服），大麦冬20克，五味子15克。3剂，水煎服，日1剂，分3次温服。

2021年10月21日三诊：二诊方药尽剂，咽红充血消退，发热头痛、大汗、脉洪大十去七八。舌上少津，渴饮减。纳眠可，精神稍振，大便调，溲黄。正虚邪恋，气阴并亏。去连翘、银花、羌活，生石膏减量，西洋参、大麦冬、五味子益气养阴，清热生津，扶正祛邪。

处方：生石膏30克（打、先煎），知母10克，粳米20克（包），炙甘草6克，柴胡15克，黄芩15克，川桂枝10克，生白芍10克，生姜2片，红枣5枚，川芎10克，一枝黄花15克，西洋参8克（另煎兑服），大麦冬20克，五味子15克。5剂，水煎服，日1剂，分3次温服。

2021年10月26日四诊：发热、头身疼痛夜甚以及大热、大汗、大烦渴、脉洪大诸症悉去已1周。神清气爽。T：36.8℃，脉静身凉，痊愈。纳好，二便调畅，溲清。惟乏力，思眠。苔薄，脉濡细。再以益气养阴扶正，气血并补，健脾运以善其后。

处方：黄芪30克，西洋参（另炖兑服）8克，大麦冬20克，五味子15克，当归8克，川芎10克，白芍15克，大熟地黄10克，砂仁（打、后下）3克，陈皮8克，白术15克，茯苓15克，炙甘草6克。7剂，水煎服，日1剂，分3次温服。

按：“伤寒，脉浮滑，此以表有热，里有寒，白虎汤主之。”“表有热，里有寒”，原文传抄错讹，应是“表有寒，里有热”。吴谦：里有寒之“寒”字，当是“热”字。若是“寒”字，非白虎汤证也，当改之。（《医宗金鉴·订正仲景全书·伤寒论注·正误存疑篇》）

白虎汤方：知母六两 石膏一斤（碎） 甘草二两（炙） 粳米六合

上四味，以水一斗，煮米熟汤成，去滓。温服一升，日三服。

按：本案患者发热头痛，身痛，病属感冒。外有表邪，内有里热，大热，大汗，大烦渴，脉洪大而数；发热头痛夜间加重，清晨减轻，周而复始，已是少阳病“寒热往来”明证，故为太阳、阳明、少阳“三阳合病”证，而以“阳明里热证”充斥表里内外为主。取白虎汤清泄里热，柴胡桂枝汤调和营卫，和解少阳于表里之间。更加羌活疏风解表，川芎上行头目以治发热头身疼痛；一枝黄花味辛苦，性凉，清热解毒，疏风达表。师祖朱良春国医大师尝谓：一枝黄花疗效常在桑菊银翘诸药之上而用于他的“甲流防治方”中，沈老以之与银花连翘合用治“咽部红肿充血”“上呼吸道感染”病证，疗效卓著，遣方用药各司其职。初诊3剂服完，病情减半。二诊3剂尽剂，表寒里热，发热头痛昼轻夜重，大热、大汗、烦渴引饮、脉洪大而数诸症十去七八。三诊、四诊以后，脉静身凉，神清气爽，“三阳合病”证诸症尽释。沈老临床60年，倾毕生之力进行经方研究实践而不弃时方，刻苦学习以传承章朱流派。本案辨证正确，方证合拍，“有是证，用是方”，灵活机变，效如桴鼓。

曹东义用“六合辨证”治疗疑难杂症

齐丽燕 整理　倪淑芳 审阅 河北省中医药科学院

作者简介：齐丽燕，大专毕业，有缘跟在河北省名中医曹东义工作室，临证治病。此前曾自学中医，并跟新华区老中医曹继领先生学习3年，在炎黄针灸学校学习针灸、放血、拔罐、刮痧等。能够熟练应用针灸、方药等各项技能。

河北省第三届名中医曹东义主任医师，从事中医临床48年，有丰富的诊治经验，又善于继承传统中医理论，他根据《内经》《难经》《辅行诀》《汤液经》《伤寒杂病论》《中脏经》《四圣心源》《圆运动古医学》等有关记载，提出经方传承应该“知源流，懂体系，会妙用”，并且倡导“六合正精寓一方”的诊治思想，在临床实践之中，有独到的作用。下面是曹教授运用这一思想治疗疑难病症的医案，并简要介绍老师的辨治思路与用药经验：

咳嗽

宋某，男，72岁，2023年3月7日就诊。

自述，新冠肺炎愈后2个月，检查双肺CT网状改变。西医诊断：肺纤维空洞。

现症：偶尔咳嗽，有痰，气短乏力，易出汗，怕冷，活动后气喘，舌红、苔黄腻，脉弦。

处方：党参15克，麦冬15克，五味子15克，三棱15克，莪术15克，百合15克，熟地黄15克，乌梅12克，炒山药15克，炒白术15克，沙参15克，醋香附30克，炒麦芽15克，郁金12克，川牛膝10克。 7剂，水煎服，日一剂，分2次温服。

2023年3月16日再诊：药后病患反馈还有短气，活动时明显，乏力出汗改善，怕冷痰少，偶尔咳嗽，舌红、苔白腻，脉弦，肺部症状逐渐改善。据上方加减，去郁金、山药、熟地黄、白术，加牡蛎、泽泻、夏枯草和泽兰四味药，增加活血化瘀，软坚散结的功效。

2023年3月23日三诊：活动后稍有气短，痰少，脉数。服用16剂后，肺部症状继续改善；体力增加，自汗已少，舌淡、边有齿痕、苔白，脉虚。在上方的基础上加黄精15克，黄精对肺虚燥咳，劳嗽咳血，精血不足，腰膝酸软，须发早白，内热消渴等有卓越功效，配合三棱、莪术，有攻有补，相得益彰。

2023年3月30日，患者第四次就诊：诸症好转，排痰减少，说话有力气，肺部症状改善持续向好，食欲可，眠可，大便可，舌淡白胖尖红、苔白黏腻，脉浮细。患者病情平稳向好，效不更方继续服药。

按：滋阴养肺化瘀散结。本案例中，党参、麦冬、五味子，为生脉饮，生津液敛肺气，可辅助沙参、百合养肺；熟地黄、乌梅、郁金、牛膝补益肝肾；山药、白术健脾和胃；方中郁金开肺金之郁；重用香附，香附有疏肝理气解郁、调经止痛的功效，可用于肝郁气滞引起的胸、胁、脘腹胀痛，消化不良，寒疝腹痛，还具有强心保肝、利胆抗炎、抗菌等作用。夏枯草、牡蛎，软坚散结、清郁滞之热，能痰瘀并治，宣通经络；泽泻、泽兰有活血调经、散瘀消痈、利水消肿的功效。案中配方构思巧妙，用药攻守兼备，才能取得满意疗效。

中风

赵某，女，40岁，2023年2月8日初诊。

主诉：讲话吐字不清，语速不能讲快，眩晕。

现症：面色晦暗少华，头发花白，口齿不清，头晕，四肢功能正常，右手手指活动不利，口渴，小便可，大便先干后稀，日1次，食不多，口涎发甜，精神差，想睡，爱出汗。舌红胖大、苔白厚腻，脉滑数。

处方：党参15克，石菖蒲10克，麦冬15克，五味子15克，郁金15克，法半夏15克，丹参20克，牛膝15克，香附30克，牡蛎30克，鸡血藤30克，白芍30克，百合15克，地黄20克，泽兰30克，泽泻15克。7剂，水煎服，日1剂，分2次温服。

2023年3月7日二诊：药后睡眠好转，现讲话较前清楚。大便通畅，体力增加，舌淡胖大好转、舌边有齿痕、苔白，脉沉。效不更方，原方加夏枯草15克。

2023年3月1日4三诊：体力增加，言语较前流畅，仍有易悲伤情绪，纳可，便可，头不晕，舌淡边有齿痕。稍做加减，减牡蛎，加合欢花。

按：老师常说，人体患病必先是机体亏虚，日久成损。患者气血亏虚，痹阻经络，年刚40岁，头发花白，面色无华。可知其脏腑损耗厉害，气血亏虚伤及根本，没有内虚不会引来外邪。《素问•六节藏象论》中有“心……其华在面”；“肺……其华在毛”；“肾……其华在发”；“肝……其华在爪”；“脾……其华在唇四白。”即面、皮毛、爪甲、头发和唇四周明润光泽，为各脏精气充足，若枯槁变形为脏精亏虚。补气养血，通经化瘀，治其根本。本方用白芍、地黄、牛膝、五味子滋阴养肝肾，填精益髓。脑为髓之海，病在上而根在下，故润其下，心肾相交，既济水火；百合、五味子以母养子，养肾亦能养肺。肺主一身之气，主肃降以降为升，升降互为所用，以达到调和阴阳的作用。脾胃属土居中调和四方，故用药后患者饮食恢复，土能生金，金生水以此类推，此生化之道，就是教授常讲六合之法，依法用药怎会不取良效。

方中加减：夏枯草具有清泄肝火、凉血止血、散结消肿、祛痰止咳、清热解毒的功效；适用于淋巴结核、甲状腺肿、头目眩晕等。本草中有“萱草忘忧，合欢解忿”的说法。所以合欢花常用于郁结胸闷、失眠、健忘，其能安五脏，和心志，悦颜色，有较好的强身、镇静、安神作用，也是治疗神经衰弱的佳品。以合欢花入药，来化解患者的情志问题。

患者继续服药20剂后，患者可正常工作。

术后发热

王某，男，57，2023年3月14日病房会诊。

现症：腰部椎管术后，双下肢无力行走卧床，发烧38.6℃，插管，嗜睡乏力，两腿可以动，但不能站立，大便7～8日一行，寐欠安，咳嗽痰多、色白，头晕、耳鸣、纳差、口渴、喝水多，术后每日发热，已连续7～8天；舌暗、苔白，脉沉。

处方：柴胡15克，葛根30克，桂枝15克，白芍30克，党参30克，沙参20克，麦冬20克，生地黄30克，郁金20克，百合20克，三棱15克，莪术15克，白术15克，牛蒡子15克，炒麦芽30克，鸡内金20克。7剂，水煎服，日1剂，分2次温服。

2023年3月21日再诊：患者卧床。体温降至38℃以下；易出汗，大便3～4日一行，可少量进食，睡眠转好，咳嗽减轻，咳痰减少，舌淡、苔白，脉弦。患者仍鼻塞的状况，在上方的基础上加辛夷12克，川牛膝15克。

2023年3月30日 三诊：患者诸症减轻，腿无力好转，可下床坐轮椅下楼就诊，汗出减少，进食可，大便三日一行，腰部痛、后背痛影响睡眠，舌厚质淡、边有齿痕、苔白中黄腻，已无发热，无咳嗽，痰减少，脉沉弱。方中去柴胡、葛根、桂枝、白芍；加了牡蛎、夏枯草、黄精、山萸肉。又进14剂，腰痛减，睡眠好转，诸症向好，已出院，家中继续康复中。

按：本方散结化瘀，化痰退热。用柴葛桂枝汤为主，合百合地黄汤等多方加减合用。方中重用葛根，其既能辛散发表以退热，也可升发清阳，鼓舞脾胃清阳之气；葛根还可长于缓解外邪郁阻、经气不利、筋脉失养所致的颈背强痛。桂枝、柴胡、牛蒡子、郁金疏风宣肺清热解毒；大便不通加白芍、党参、麦冬、生地黄润下滋养肝肾；白术、炒麦芽、鸡内金强脾胃，多一分胃气多一分生机；三棱、莪术化瘀止痛；辛夷质轻升浮，辛散温通，芳香开窍，散寒解表，通窍止痛，治头痛、鼻渊、鼻塞不通、齿痛功效卓著；川牛膝具有通经、活血、祛风、利湿，治风湿腰膝疼痛，脚痿筋挛，尿血，血淋，癥瘕等症。方证合拍，“有是证，用是方”，灵活机变，效如桴鼓。

感冒

王某，女，58岁，2023年3月16日初诊。

自述：鼻流清涕，外感后怕冷怕风，流涕打喷嚏不断。

现症：纳可，手足温，便调，寐可，易乏力，舌淡、苔白，脉沉。

处方：桂枝20克，白芍20克，熟地黄15克，百合15克，郁金15克，香附30克，生白术15克，牛蒡子15克，珍珠母30克，川牛膝15克，炒麦芽30克，泽兰30克。7剂，水煎服，日1剂，分2次温服。

2023年3月23日再诊：手足凉，纳一般，大便3日未行，舌暗、苔白，脉沉细。加百合、辛夷，收敛固涩、益气生津、补气宁心。

2023年3月30日三诊：就诊时鼻流清涕减少，偶有喷嚏；畏寒减轻，大便一日一行，纳可，寐欠安，舌淡白、舌中裂纹，脉细沉。上方加茯苓15克、生地黄15克，五味子10克。7剂后患者痊愈。

按：患者病属风邪犯肺；外感风寒之邪，必先犯肺，肺卫失宣而致，肺开窍在鼻，所以打喷嚏流鼻水。虽然外感症状可以很快消除，但是往往留下鼻流清涕，有的经年不愈，甚是烦恼。老师这一案例，对我启发很大，内无邪则外无病。鼻炎长期不好，还是因为肺有余邪未尽。在《辅行诀》中小阳旦汤是《伤寒》中的桂枝汤怕风、怕冷、鼻鸣，皆是桂枝汤的主症。师说：肺不平则鸣，五脏六腑皆令人咳，非独肺也。肺本性凉，有肃降之性。肺又主宣发肃降。治疗之法：桂枝汤加减，疏风散寒，防止心火上炎。方中加牛膝、牡蛎引火下行；白术、麦芽自守中土，中焦强调四方之序；桂枝之阳，白芍之阴，一阴一阳，一升一降，阴升阳降，五脏自安，疾病自去。

眩晕

李某，女，40岁，2023年3月21日就诊。

自述：美尼尔综合征8个月，现耳鸣左耳如潮，头晕。

现症：手足凉，上周四开始偶尔头晕，耳鸣一直有，食饮一般，寐尚可，干燥综合征10余年，口干，不爱喝水，大便不成形，日1次，月经量少、有块、色暗红。舌红有紫色瘀斑、水滑无苔，左脉沉弦细、右脉沉。西医诊断为美尼尔综合征。

处方：党参10克，麦冬15克，五味子15克，炒山药15克，白术15克，百合15克，生地黄15克，香附30克，郁金15克，桂枝15克，白芍30克，炒麦芽30克，川牛膝15克，珍珠母30克，半夏15克，北沙参15克。7剂，水煎服，日1剂，分2次温服。

2023年3月28日再诊：眩晕症状减轻，寐一般，口干，大便稀，日1～2次，肠鸣，纳差，舌质由暗转亮、有瘀斑、苔少，脉沉细。去川牛膝，加泽兰15克，牡蛎15克。继服7剂。

2023年4月6日三诊：上次药后，大便不成形，日1次，眩晕减轻，乏力，易疲劳，寐可，怕冷，舌暗、薄苔、瘀斑减少，脉细沉。加茯苓15克，猪苓15克，通阳利水。再服7剂，诸症若失。

按：本病治则：养阴润燥，活血化瘀。眩晕病可由风、痰、瘀、虚引起。老师临证时注意抓主证，在《伤寒》中有口干不欲饮。即体内瘀血内阻。呈现口渴漱水不欲咽，伴见胸胁或少腹硬满刺痛，舌紫晦或有瘀斑。本案中，患者女性，舌紫晦有瘀斑、水滑、无苔，可见其水饮内停和瘀阻经脉之象；月经量少，可知其血少经亏。《雷公炮炙论》云：“泽兰能破血，通久积。”补肝泻脾，和气血，利筋脉，主治妇人血分，调经去瘀，为妇科要药。方用建中汤合生脉饮加减而成。中焦之气上可润肺，下可暖肾，五脏可安。患者口干纳差，加北沙参、山药益胃生津；川牛膝、香附、郁金化瘀行气止痛；麦冬、五味子温阳利水；麦芽健脾利水；再辅以郁金养肝息风，生地补肾。辨证抓住了主证，治疗得法，则疗效非凡。

廖成荣巧用“和调”治肺疾

蒲赵丹　湖南中医药大学

廖成荣，多年前研究生毕业，出版多部医学专著，工作于重庆市垫江县中医院，临证善用“和法”，且疗效显著，其运用“和法”治疗肺系疾病从“和调”出发，具体辨证为枢机不利，营卫不和，宣降失常，治法选用调和枢机，调和营卫，宣降肺气等，组方选用小柴胡汤、桂枝加厚朴杏仁汤、甘麦大枣汤、玉屏风散、生脉散合方加减，取得满意的疗效。

“和法”属于八法之一，是指通过和解或调和的方法，使半表半里之邪，或脏腑、阴阳、表里失和之证得以解除的方法，具有祛除病邪、调和脏腑功能等作用。至于“和调”之法，《广瘟疫论》记载：“寒热并用之谓和，补泻合剂之谓和，表里双解之谓和，平其亢厉之谓和。”《中医和调思想方法与疑难病诊治》记载“和调”是以“和”的关系、状态为目的，以“调”的方法与过程为手段，整体协同、互为条件、辩证统一的思想方法与思维方式，通过调和、调整、调节、调理、调顺、和解，将人体不和、失和、失畅的病变状态，调整恢复到阴阳自和、阴平阳秘、和者则平、以和为期、以平为期的和谐、平和、中和的正常功能状态。廖成荣临证善用“和调”之法，指出疾病的产生必然存在阴阳平衡失调的一面，病机往往存在不和、失和、失衡的一面，治疗时，应该深挖病机，巧妙应用和调治法，使机体达到和平、和谐状态，从而促进疾病的康复。现介绍运用“和调”之法治疗肺系疾病典型案例1则。

胡某，女，77岁，农民，重庆市垫江县人，2023年2月14日初诊。

主诉：反复咳嗽、咳痰10年，活动后气促3年，加重5天。

现病史：10年前，患者因受凉后出现咳嗽、咳痰，晨起及夜间咳嗽明显，咳白色黏痰、量多、不易咳出，自行口服药物（具体不详）后症状缓解。后咳嗽、咳痰反复发作，伴活动后气促，每于冬春季节受凉后出现，症状逐渐加重，多予以对症治疗（具体不详），症状缓解而停药。3年前，患者出现上述症状逐渐加重，活动后即感喘息气促，渐感劳动力、活动耐量下降，且出现间断双脚踝水肿，仍未引起重视，未进行检查及治疗。5天前，患者受凉后出现咳嗽，咳白色黏痰、量少、容易咳出，咳嗽剧烈及活动后自觉喘息气促，予以对症治疗（具体不详），症状无明显缓解。经完善相关检查，明确诊断为“慢性阻塞性肺疾病急性加重；睡眠障碍；自主神经功能紊乱”而希望中医药介入治疗。

刻诊：咳嗽，咳痰量少、色白、质地黏稠、不易咳出，活动则气促明显，自觉背部发凉，左半身发热，而右半身凉气透骨，且需要贴暖宝宝方才觉得缓解，平素极易汗出，每日需要更换数套贴身衣物及隔汗巾，长期肌注“胸腺五肽、胸腺法新”，间断输注“丙种球蛋白”，均无缓解，伴睡眠不佳，容易惊醒、容易紧张，情绪易于急躁，纳食欠佳，大小便正常，舌质淡、舌苔薄白腻，脉弦细。

西医诊断：慢性阻塞性肺疾病急性加重；睡眠障碍；自主神经功能紊乱

中医诊断：肺胀，不寐，汗证。

辨证：枢机不利，营卫不和，宣降失常。

治法：调和枢机，调和营卫，宣降肺气。

主方：小柴胡汤合桂枝加厚朴杏仁汤合甘麦大枣汤合玉屏风散合生脉散。

处方：柴胡15克，黄芩15克，党参30克，麦冬18克，五味子9克，法半夏15克，夏枯草30克，干姜12克，甘草10克，桔梗12克，大枣20克，桂枝10克，白芍10克，苦杏仁15克，姜厚朴12克，浮小麦60克，炒麦芽18克，野马追10克，黄芪10克，炒白术18克，防风15克。3剂，日1剂，水煎服，分3次温服。

2023年2月18日二诊：服药后整体症状改善约20%，最突出改善的是汗出，目前更换衣服及隔汗巾的次数明显减少，且睡眠质量有所提高，左右侧不对称不适感缓解，其余症状也均有改善，但是出现新的症状，呃逆，舌质淡，舌苔薄白腻，脉弦细。继续于上方去炒麦芽，加紫苏梗15克，以调畅气机。3剂，每日1剂，水煎服，分3次温服。

2023年2月21日三诊：先后服药6剂，汗出明显缓解，每日只需要更换2～3次贴身衣物，未在使用隔汗巾，且左右侧不对称不适感缓解约60%，其余症状也持续改善，但是背部发凉依旧，且呃逆并无缓解之势，舌质淡、舌苔薄白腻，脉弦细。原方去麦冬、五味子，加鹿角霜24克，补督阳；旋覆花12克，代赭石18克，降逆气。

后以首诊方为基础，灵活加减，调整20余天，诸症向愈。

按语：本例患者，虽然现代医学明确诊断为“慢性阻塞性肺疾病”，也存在咳嗽、咳痰、气促等相应肺系疾病的表现，但是还具有汗出、睡眠不佳、容易惊醒、容易紧张等表现，且还存在左半身发热，而右半身凉气透骨的奇怪表现。细究其原因，枢机不利，营卫不和，则出现汗出、左右半身不对称性不适感；肺气宣降失和，则出现咳嗽、气促等表现；阴阳失和，阳不入于阴，则出现睡眠不佳，容易惊醒等表现；众多症状，均处处体现“不和”之态。故治疗上，应该巧用“和”法，以“和调”为主。本例患者具体辨证为枢机不利，营卫不和，宣降失常，治法选用调和枢机，调和营卫，宣降肺气；组方选用小柴胡汤、桂枝加厚朴杏仁汤、甘麦大枣汤、玉屏风散、生脉散合方加减。

《伤寒论》第97条记载：“血弱气尽，腠理开，邪气因入，与正气相抟，结于胁下。正邪分争，往来寒热，休作有时，嘿嘿不欲饮食，藏府相连，其痛必下，邪高痛下，故使呕也，小柴胡汤主之。”遵其经旨，领其要义，选用小柴胡汤调和枢机。

《伤寒论》第18条记载：“喘家作，桂枝汤加厚朴杏子佳。”第43条记载：“太阳病，下之微喘者，表未解故也，桂枝加厚朴杏子汤主之。”桂枝加厚朴杏仁汤具有调和营卫，宣降肺气，止咳平喘之功。本方与小柴胡汤合用，不仅可以增强调和枢机、调和营卫之功，又可宣降肺气，使肺气恢复“和合”状态。

《金匮要略》记载：“妇人脏躁，喜悲伤欲哭，象如神灵所作，数欠伸，甘麦大枣汤主之。”甘麦大枣汤具有补益心脾，宁心安神之功，国医大师王庆国治疗失眠，有一经验方加龙琥甘麦大枣汤，即甘麦大枣汤加龙骨、琥珀，临证借鉴，效佳；中国中医科学院广安门医院何庆勇教授善用甘麦大枣汤，总结其方证为脏躁、喜悲伤欲哭、容易紧张。本例患者，既有汗出、容易紧张等症，又有心脾不足之征，故借鉴名医名师经验，选用甘麦大枣汤，既能缓解汗出症状，又具有安神之功，而且可改善患者的睡眠状态。

《黄帝内经》记载“汗为心之液”，汗出过多会导致心阴不足，最终出现气阴两虚证，故选用生脉散益气养阴，玉屏风散益气扶正祛邪；并加桔梗、野马追，增强宣肺气、止咳喘之功；加夏枯草与半夏配伍，调理阴阳而助眠；加炒麦芽，醒脾开胃。上述药物的选用，均围绕“和调”而展开，照顾全面，恰中病机。

二诊时患者症状均改善，表明辨证选药准确，故守原方，但因出现了呃逆，考虑炒麦芽行气之力欠佳所致，故改用紫苏梗调畅气机。

三诊时患者症状均明显缓解，尚存在自觉背部发凉，且呃逆无缓解。因患者汗出减少，故原方去麦冬、五味子，以防收涩太过。《伤寒论》161条记载：“伤寒发汗，若吐若下，解后，心下痞鞕，噫气不除者，旋覆代赭汤主之。”旋覆代赭汤具有降逆化痰和胃，益气健脾补虚之功。患者呃逆并无缓解之势，考虑紫苏梗力有不及，加本方而增疗效。背属阳，且背部为督脉走行的区域，督脉为阳脉之海，患者自觉背部发凉，可能是患者年老，阳气不足，又病程日久伤阳所致，《本草纲目》记载：“鹿角霜，生精补髓，养血益阳，强筋健骨，治一切虚损，耳聋目暗。”故选用鹿角霜恰当合适。

本例患者病证复杂，但是辨证准确，选方恰当，治疗上环环相扣，灵活遣方用药，故而收效满意。

此外，廖成荣导师指出，中医“不传之秘在于量”，中药剂量的选择尤其重要。本例患者，选用浮小麦为60克，看似量大，实际浮小麦为药食同源性中药，无毒不良反应，且《金匮要略》原文记载“小麦1升”，故本案中选用大量浮小麦止虚汗，养心神。但是他也同时强调，用药时不能盲目追求疗效而一味加大药物剂量，如半夏用于治疗失眠，部分学者强调用量须达到30克以上方才有显著疗效，但是导师认为，宜从合适剂量逐步增加，避免因个体差异而出现药毒反应。

河北中医陈晓燕师承案例摘选

陈晓燕 整理　耿保良 审阅

陈晓燕，祖传中医，毕业于河北医科大学，师承河北省名中医曹东义先生。经过多年中医临床内外治研究应用，于2021年在恩师曹东义先生的指导引领下，创立了“汤茶一脉”调养结合一派。本派系以大道至简为原则，融汇了中医辨证、内病外治、内病内治、杂和以治四大版块并不断延伸拓展。近几年，借助本系统灵活至简的综合调理方法，在各种疾病、亚健康调理领域中取得了显著的效果。现摘录其中的几个案例如下。

咳嗽（慢性支气管肺炎、肺结节）

邓某，女，43岁，广东人。2014年11月就诊。

2014年得过肺炎，之后每年频繁发病，服药、输液效果不好。2022年10月检查结果：肺炎支原体抗体1∶160，胸部CT显示双肺尖少许纤维索条、局限性肺气肿可能、双肺小结节，建议结合临床或随访复查。

2022年11月舌诊，舌质淡、尖嫩红、苔薄白、尖少苔、有裂纹。诉：咳嗽晚上严重，痰多色白，白天略少痰少。平时睡眠可，食欲正常，二便正常，月经推迟量少、有血块，经期腰腹痛。

中医诊断：咳嗽。

辨证：肾不纳气，心肺不足。

方药：二陈汤加减。

桂枝2克，生麦芽3克，薄荷5克，远志3克，芦根15克，杏仁5克，百合5克，茯苓4克，陈皮4克，怀牛膝7克，炙甘草3克。

当时发的汤剂，由于疫情导致快递耽搁，没能及时喝药。12月中旬才收到中药，已然变质，中间感染新冠肺炎直到12月底才好点，咳嗽加重。舌体略胖、质淡白尖红、舌苔白腻。

辨证：外感内伤，痰湿壅盛。

2022年12月27日补发干药材：

淡竹叶6克，生麦芽6克，大青叶12克，薄荷8克（后），射干6克，芦根15克，杏仁6克，百合9克，枇杷叶12克，怀牛膝15克，全瓜蒌9克，生黄芩18克，玉竹9克，生甘草9克。15剂，水煎服，日1剂，分2次温服。

2023年1月3日二诊：咳嗽基本缓解，晨起少许咳嗽。大便日2次不黏，睡眠做梦多，半夜醒一次，有点怕冷，月经5天，量不多，有血块，手脚凉，晨起口苦。舌质淡红、无裂纹、苔薄白。

辨证：肝气郁结，肾虚宫寒。

桂枝6克，生麦芽6克，丹参9克，炒桃仁9克，郁金15克，射干6克，芦根15克，杏仁6克，浙贝母15克，枇杷叶15克，炒怀山药12克，益母草9克，生黄芩12克。15剂，水煎服，日1剂，分2次温服。

药后回访，咳嗽缓解，精神好转，睡眠二便正常。

总结：患者久病用药无数，除了心肺功能，还伤了脾胃，伤及肝肾，有郁结，有脏器功能不足，需要后续继续康复，但是一般老百姓就认为最关注的症状好了就没事了，这是普遍存在的现象，所以根治需要医者尽力，也需要患者经济允许，积极配合才行。

肠痈（粪食坎顿型急性阑尾炎）

郭某，女孩，10岁，2021年6月3日因急性腹痛入院。

入院B超显示：右下腹可探及一端呈盲端的管状回声，呈“U”型，大小约9.0cm×1.1cm，壁厚0.3cm，边界尚清，内部透声差，可见较多点絮状回声，另可见大小约0.8cm×0.7cm强回声块，后方伴声影，CDFI：管壁上见少许血流信号。右下腹强可见深约0.9cm液性暗区、盆腔可见深约1.7cm液性暗区。

超声诊断：右下腹异常回声，考虑为急性化脓性阑尾炎。腹腔积液。

西医诊断：粪食坎顿型急性阑尾炎

处置：输液抗炎必要时手术

2021年6月10日，输液之后再次B超复查显示：右下腹可见阑尾回声，管径宽约1.0cm，壁厚约0.2cm，张力不大，边界尚清，腔内见粪石样强回声，CDFI：管壁上见血流信号稍多，阑尾周围见数个肿大淋巴结，较大者大小约1.5cm×0.8cm，腹腔未见明显异常扩张之肠襻。超声诊断：右下腹阑尾炎性改变，右下腹多发淋巴结肿大。

2021年6月13日，患者家属想要中医保守治疗，孩子舌边尖红、舌苔白腻、根部略黄。

辨证：热毒壅盛型肠痈。

方剂：大黄牡丹汤合五味消毒饮。

生栀子6克，桃仁12克，地丁15克，野菊花10克，牡丹皮12克，芦根15克，鱼腥草15克，败酱草15克，鸡内金9克，薏苡仁20克，生大黄6克（后下）。5剂，水煎服，日1剂，分2次温服。

2021年6月18日，腹部B超复查：胃肠道未见明显异常回声，肠管未见明显扩张，右下腹未见明显阑尾回声。右下腹可见几个稍大淋巴结声像，较大的约1.88cm×0.73cm。CDFI：可见门型血流信号。B超诊断：右下腹稍大淋巴结，请结合临床。胃肠道、阑尾区未见明显异常。

患者服药5剂之后，舌边尖红变淡、苔薄白。虽然患者尚未痊愈，但是家长因有事，没有再继续给拿中药。

总结：这是一个简单的中药治疗急腹症案例。从B超检测以及患者舌像的对比看，中药效果很好，且没有不良反应。但是往往被很多人（包括我们部分中医大夫）忽略，觉得中医治慢病，其实中医并不慢。肠痈是一个外科病症，诱因多为饮食不节或者便秘腹泻，鱼腥草加败酱草是治疗肠痈的要药且古代早有先例。另外大黄牡丹汤清热排脓效果极佳。急性期可配合局部热灸半小时。后来配合艾灸治疗发现效果更快。

肺痈、心悸（新型冠状病毒感染并发心衰）

陈某，男，81岁，有陈旧性脑梗、肾囊肿、前列腺癌病史。

2022年12月13日晨起发热39.5℃，显迷糊，远程看口唇发紫、舌图舌体僵硬、舌质紫红发暗、舌苔黄腻，自测血压159/92mmHg。嘱急刺双手十宣及脚趾端放血，稍解。由于年龄偏大，建议送医院监测血氧及生命指征。入院吸氧输液后体征平稳，体温37.1℃。

2022年12月15日，晨起唇色红、舌质偏红不紫，精神可，低烧37.5℃，咽痛、继续输液。

2022年12月17日，再次发热38.6℃，咳嗽脓痰，用药后退热，之后反复发热在37.5～38.6℃之间。中间运用了物理降温用酒精擦拭。

2022年12月18日，持续发热，期间昏睡较多，医院检查有肺部感染，用了物理降温，远程协助脐疗降温，氨酚黄那敏口服1次。体温在37.5～39℃之间。

2022年12月19日，高热、神昏谵语、呼吸急促、有痰鸣，远程指导脐疗点穴降温，夜间睡眠平稳。

2022年12月20日，晨起没有发烧，神志清醒，食欲可，胸中仍有痰鸣。嘱备安宫牛黄丸，半丸后精神转佳，能够坐起来自己吃饭。

2022年12月21日，神志清，精神可，有反复低热38℃以下，身痛，胸部憋闷，咳嗽痰鸣。了解医院用药方案：输液：丹红注射液、头孢类抗生素；口服：醋酸阿比特龙（前列腺癌）、醋酸泼尼松、氨溴索口服溶液、肠溶阿司匹林、阿托伐他汀钙、硝苯地平缓释片，没有任何对症新冠的药物。除肠溶阿司匹林、硝苯地平、氨溴索，嘱其他药暂停。家属跟院方交涉要求自备中药。

中医诊断：肺痈，心悸。

中医辨证：热毒内陷型。

方药：柴葛解肌汤加减。

桂枝6克，远志6克，大青叶15克，地龙9克，菊花6克，珍珠母30克，柴胡6克，煅牡蛎30克，鱼腥草30克，葶苈子9克，葛根15克，青蒿15克，炒白芍9克，生山药15克，川牛膝15克。6剂。

2022年12月22日，就诊时诉，昨夜21点22分开始服用中药，以小量频服的方式，1夜服用完1剂汤药，其间神志清醒，服药配合，中间呕吐少许，心悸烦躁1次，曲泽拍痧缓解，晨起6∶19分，血压137/78mmHg，体温36.7℃。

晨起热退，身痛缓解，扶着上厕所，大小便正常，食欲可。

2022年12月23日，晨起血压149/81mmHg，诸症及精神明显好转，10点多体温37.4℃，食欲一般，大便有点稀。有心悸、烦躁，口服加牛黄清心丸。

2022年12月27日，血压平稳，热退神清，轻微咳嗽有痰，准备出院。

分析：患者自2022年12月13日发病至今，一直反复发热，医院在用的药物有抗菌消炎的、预防脑梗死的，有降脂扩容、抗癌的、激素类，唯独没有有效的抗病毒药物，所以患者持续发热，新冠病毒未解，肺痈已成，心阴受损、肝肾不足。本方在发汗解表、清热解毒、清肺消痈基础上加了少量安神滋阴，养血补肾成分，患者体温缓缓下降且逐渐神清、精神好转，病情得到了有效控制逐渐向愈。

2022年12月29日，夜间睡眠安稳，有盗汗，各项体征平稳，轻微咳嗽，痰白，小便无力，乏力腿软。舌质淡红、尖稍红、苔薄白根黄腻。晚上出院回家静养。

中医辨证：余邪未清，心肺不足，肝肾亏虚。

中药方剂：桑杏汤加减。

桑叶9克，生麦芽6克，泽泻9克，远志6克，珍珠母20克，丹参9克，郁金9克，射干9克，杏仁9克，青皮9克，陈皮9克，党参6克，盐炒杜仲6克，炙甘草6克。6剂。

分析：患者经过一周的中药汤剂之后从高热到低热再到退热，精神越来越好，看舌图舌尖略红及家属描述尚有心慌不适、身体仍感乏力，腿软、腰痛，本方除了疏风解表、止咳化痰，侧重于养血安神、固本培元。

药后诸症基本缓解，仍有少量痰。精神、睡眠、食欲均正常。此次新冠病毒感染发病告痊愈。

总结：此次病程历时半个多月，虽有中西结合不妥之处，终因有中医药兜底，有家人悉心配合，幸免病情迁延引发心衰、脑梗死等并发症加重致死。这样病例很多，只要辨证准确，用药稳妥，必能安然无恙。患者后续康养期间，有腰腿疼、神经痛、夜尿多、前列腺癌症控制等一系列证候，用中药配合按摩、刮痧、点穴等方法一一缓解，整体康复长达3个月尚稳定。

时性感冒（流行性感冒）

患者为赵县王女士之女，年龄15岁。

2023年3月9日晚上9点多，女儿打电话给王女士，说发烧，咽喉疼，头疼有点晕，学校好多孩子都发烧。王女士求助。远程教王女士先给少商、商阳点刺放血3～5滴，再给孩子刮痧大椎至腰以上，两侧内膀胱刮痧至腰以上，以不出新痧为度，然后用艾条两根，灸大椎穴30分钟。

2023年3月1日0早上，王女士反映，孩子好多了，体温37～37.5℃之间，咽喉有一点疼，有一点咳嗽，食欲一般，大便有点稀，舌图显示舌淡红、尖红、苔白、中间略腻。

今日艾灸穴位：列缺5分钟，大椎20分钟，脾胃俞各5分钟，天突10分钟，照海5分钟。

中医辨证：内热外感，邪入脾胃。

药茶：桂枝1克，金银花3克，薄荷5克，炒麦芽4克，茯苓4克，生黄芩7 克，太子参7克。

生活注意：忌食辛辣生冷，早晚饭后各1袋温盐水漱喉。

2023年3与我11日，王女士说女儿好了，带了2包药返校了，是班里最早返校的学生。

总结：这是一个外治为主的案例，执行者是个普通家庭妇女，无任何医学基础，很快治好了女儿的流感。有趣的是2023年3月14日，王女士老公也病了，咳嗽厉害，远程刮痧大椎、肺俞及艾灸，第二天就没事了。中医生活化是我们一直以来的目标，只要我们努力，让每个家庭都有一个保健医生，那么这个目标并不远。可惜我们很多医者都做不到这一点。

何安宁特色刮痧拔罐案例分享

何安宁 整理　张培红 审阅

何安宁、名平香、号芳莲，幼承庭训，及长拜师，专注医事40多年，通过长期亲身实践，是中医非遗何氏扶阳罐根本排毒新疗法持有人。擅长刮痧 罐疗与面诊、舌诊，刮痧＋拔罐清热去火、祛湿化瘀排毒，诊断治疗具象化、可视化。擅长调理亚健康与各种杂病。

心脏病突发案例

2019年11月29日下午3点半，一位58岁男老师在教室里突然昏厥后，马上被送到附近一家公立医院抢救，患者是何安宁的哥哥。她立刻赶到医院重症监护室，看到患者满头大汗，因胸部剧烈疼痛难忍，惨叫声让人揪心。检查显示：患者心脏血管夹层轻度破裂。于是，用牛角刮痧板给患者刮拭人中、头部百会、太阳穴、风池穴，双手内关、劳宫穴，耳尖与手指十宣穴刺血，患者的惨叫声和满头大汗渐渐消失，胸部疼痛改善了，血压从220/120mmHg下降为180/98mmHg。接着刮胸腹部，从上到下刮任脉天突至膻中、至中脘穴；由内而外刮任脉两侧胸部。刮双手厥阴心包经，从肘窝刮至内关；从劳宫刮到指尖中冲穴：又刮手太阴肺经，从尺泽至太渊、鱼际、少商，阳明大肠经曲池刮至合谷穴。患者血压继续降为160/90mmHg，患者可以侧身后，又刮背部督脉灵台、至阳穴与膀胱经肺俞至心俞穴，患者情绪渐渐平稳了，随访多年，未再复发。

小结：刺络急救原理，在耳尖、手指十宣穴，刺络挤出2～3滴恶血，给邪气以出路。

刮痧急救原理，头部刮拭百会、太阳、风池穴，颈部大椎、肩井穴，提升阳气、改善大脑血液循环、安神止痛醒脑开窍。刮双手厥阴心包经与手少阴心经及刮手太阴肺经、手阳明大肠经，疏通经络，促进心脏血液循环，改善心脏供血供氧，心率与血压自然而然的恢复正常。刮任脉天突到膻中，宽胸理气解郁。刮背部督脉灵台、至阳穴，促进人体新陈代谢谢，改善微循环，达到气血通、津液通、精髓通、生命信息能量通。气血流通，心脑轻松，血压、心率逐渐恢复正常了。

慢性过敏性鼻炎伴哮喘

王某，男，6岁。患慢性过敏性鼻炎、哮喘5年，反复发作，鼻腺样体肥大、中耳炎。在同济及儿童医院打针吃药无效，专家建议手术切割鼻腺样体，而且可能复发。但爸爸妈妈担心孩子承受不了手术之苦，一直在保守治疗，又到武汉较知名的中药堂治疗，经常服中药，发作时药物雾化吸入治疗，都无明显效果。2020年4月9日，又喘憋无法入睡，次日上午，由奶奶和妈妈带着孩子来咨询。

证见：鼻炎发作2天，鼻涕、鼻塞，咳嗽，呼吸困难，夜间为甚。面部肤色白而微黄，双眼轻度斜视，两眼之间青筋横过鼻梁，口唇干燥，体型偏瘦。舌苔中部水湿明显，草莓样小气滞点布满苔面、舌质深红、舌下两静脉紫暗怒张，多处散在小点突出。证属脾胃湿寒，虚中夹实。

治则：局部与整体同调，即通经络，驱病邪，调脏腑，补气血。

运用刮痧＋拔罐方法实施补泻结合，直接清理体内浊气、浊血、浊水，以通为补。从根本上釜底抽薪、正本清源，标本兼治。

刮痧＋拔罐具体操作方法：

头面部，用疏理经气法，以百会为中心，放射性刮拭全头。左侧酸痛，说明该处气血不足，重点按揉风府与风池穴。用按揉法，刮拭前额出红痧，从上至下补刮整个鼻梁，重点按揉印堂、素髎、上迎香、迎香穴。

颈肩部与背部，用轻揉法刮拭颈肩部与背部，重点刺激大椎与两侧定喘穴，在膀胱经肺俞、肝俞、三焦俞拔罐5分钟，利用负压吸引周围气血，补氧益气，活血化瘀，刮痧＋拔罐，以通为补，以通为治，可起到事半功倍的作用。

胸腹部，用按揉法，从任脉天突至膻中穴，轻柔刮拭出痧，同样手法刮两侧肺部，重点刺激中府、云门穴。刮拭腹部上、中、下脘与神阙。

双上肢，刮揉双上肢外侧三焦经与大肠经，达到通畅全身气机与水道，重点刺激外关、合谷穴。轻柔刮拭双上肢内侧肺经，重点是尺泽、孔最、鱼际、少商刮出红疹清肺排毒、止咳化痰。

双下肢与足部，刮拭双侧足三里、丰隆穴拔罐5分钟。轻刮血海、三阴交与太溪、太冲穴。每次操作40分钟结束。

患者当天夜里可以睡觉了。经过11次刮痧拔罐调理，孩子脸上黄气与咳喘消失了，鼻梁上青筋和舌下两瘀紫静脉变淡了，舌苔草莓气滞小孔消失了，睡眠、饮食正常了。

口舌疱疹

口舌生疮，包括口腔和舌头疱疹、疮疡，在古代文献中，称为口破、口疳、口疡，发生在舌的称舌疡。多因外感风寒湿热邪，内伤七情导致的经络不通、心火上炎、脾胃积热，肝郁气滞，阴虚阳亢等多种原因所致。

刘某，女，53岁。因为口舌生疮疼痛难忍、茶水难咽，1年多来经常吃药打针无效，于2022年5月18日来咨询。根据患者的病情分析，主要是因为口腔、舌头及其周围组织寒湿瘀血环境适合单纯疱疹病毒，水痘－带状疱疹病毒生长繁殖而引起的感染所致。

刮痧罐疗操作方法：头部刮痧，刮后脑勺风府、风池穴，祛风寒湿、清热去火，消肿止痛。

颈肩部刮痧，先刮颈部督脉，从第一颈椎至第七颈椎即大椎穴，接着刮颈部督脉两侧膀胱经、胆经、三焦经，在大椎、肩井穴上罐5～10分钟。

背部上焦刮痧，先从督脉大椎下到至阳，接着刮两侧膀胱经，在肺俞穴、肝俞、三焦俞拔罐10分钟。

上肢刮痧，先刮手阳明大肠，从经曲池穴至合谷穴。手少阳三焦经，从支沟、外关、中渚、液门、关冲刮出红色痧点，可以清上中下三焦寒湿、瘀血、火毒。手太阳小肠经，因为心与小肠相表里，刮头颈部小肠经天容至天宗穴，刮少海、少泽穴，直接清心火、泄小肠热。手太阴肺经，从尺泽至太渊穴、鱼际穴，少商刮出红痧点，清肺排毒。手厥阴心包经刮内关、劳宫穴。手少阴心经，按揉极泉、刮少海、神门与小指头少冲穴，清热去心火、安神补脑养心。

下肢刮痧，足阳明胃经从足三里至丰隆穴，可泻阳明热、祛胃火，消肿止痛清咽喉。

何氏扶阳拔罐根本排毒方法，可以在大椎穴、颈部拔罐出水疱，坚持每天拔罐一次，直到将其深层风寒湿气、瘀血火毒等各种垃圾统统拔出来，清洁净化病变部位，达到标本兼治的功效。

小结：《黄帝内经》云：诸痛痒疮皆属于心。刮心经、心包经，促进血液循环，清热去火、化瘀排毒、宁心安神效果好。根据自己多年实践经验总结出的一句话：口腔疱疹、口舌生疮，一拔就光。运用中医非遗何氏扶阳拔罐可以从根本上解决反复发作的口舌生疮。

头痛

王某，女，53岁。2022年6月19日下午初诊。

自诉在公共场合被空调低温风吹10分钟后，感觉头痛欲裂，浑身难受，沉重乏力。我根据这位女士的情况，拟定了下面的头痛刮痧、拔罐的方法，可以祛风散寒祛湿、活血化瘀止痛效果立竿见影。刮痧时改善微循环，可感觉到头部微微发热，操作方法如下：

用水牛角刮痧板以平补平泻手法，以头顶百会穴为中心向下刮拭全头，每处20～30下，重点刺激百会及四神聪穴、风府、风池、太阳穴，醒脑开窍，安神止痛，保护视力与记忆力。

颈肩背部，刮拭颈椎与肩周，重点刺激大椎、肩井、翳风穴，可以舒缓颈肩部肌肉僵硬，退热止痛。刮背部上焦督脉与两侧膀胱经。

胸腹部，从上到下刮任脉膻中至中脘穴。

双上肢，刮列缺、太渊、合谷穴止痛。

常用拔罐，在大椎、肩井、肺俞、至阳穴拔罐10分钟取罐。

小结：感受风寒湿气引起的头痛，刮痧拔罐见效快。经过一次刮痧拔罐调理身体，这位女士高兴地说：自己头疼减轻，全身轻松了许多，痛苦的面容也舒展了。

刮痧可以促使瘀血渗透出来，这就是呈现于皮肤表层的红色、紫色痧点、痧斑、痧块、痧疱。而退痧可以激发人体自身修复潜能，这样出痧退痧，破旧迎新，有效推动头颈部血液循环与身体新陈代谢。拔罐的止痛理，拔罐的负压吸引力可以将深层风寒湿气、痰饮瘀血等垃圾拔出来，刮痧＋拔罐可以协同作用，效果更好。

牙龈肿痛

王某，女，60岁，经常出现牙龈肿痛，打针吃药略微缓解，总是反复发作。这几天牙疼又犯了，于2021年4月22日咨询时说，牙龈肿痛难忍。

根据近病远治、上病下治的原则，制定刮痧拔罐方案，操作方法节选如下：

先刮痧疏通手阳明大肠经，重刮曲池、手三里，商阳穴，刮出红痧点。

刮足阳明胃经足三里、丰隆穴、内庭穴后，在这三穴位上罐5分钟。

开四关穴，合谷与太冲穴相配，称为开四关，《黄帝内经》言：诸痛痒疮，皆属于心。开四关有疏通心气、疏肝理气、消肿止痛的作用。

刮小手指，刺激位于掌内小指肾穴和命门穴。

刮大椎、双侧肩井与背部上焦督脉、膀胱经，在大椎、肩井、心俞、肝俞、肾俞穴，拔罐10分钟。

刮肾经太溪穴，补肾气。

刮面部迎香、颊车、地仓、下关穴位。

在阿是穴（即牙疼部位）碘伏消毒后，刺络拔罐吸出瘀血止痛快。通过1次刮痧拔罐操作完毕，患者紧锁的双眉舒展了，高兴地说牙疼减轻多了。经过5次刮痧、拔罐，患者牙龈肿痛痊愈了。

小结：牙龈肿痛与慢性牙周炎有很大关系，发病率高，对口腔危害大，容易导致牙齿松动甚至脱落。中医称慢性牙周炎为牙宣，隋代巢元方《诸病源候论》记载：“手阳明之支脉入于齿，足阳明之脉又遍于齿，齿为骨之所终，髓之所养……”明代《医方考》强调牙宣与肾虚的关系，指出“肾主骨生髓，髓弱则骨枯，骨枯则不能固齿，故令齿长而动”。清代《血症论》说：“齿虽属肾，而满口之中皆属于胃……牙床尤为胃经脉所绕，故凡衄血（牙龈出血），皆是胃火上炎。”认为胃火上炎是导致牙宣的主要原因。总之，古代医家认为，肾虚及胃火是牙周炎、牙齿松动的重要原因。

因此，在手足阳明经和背部督脉、膀胱经刮痧后，在大椎、肩井、心俞、肝俞穴、足三里、丰隆、内庭穴拔罐，清热去火、活血化瘀、祛湿排毒、消肿止痛见效快。

刮小指肾穴、命门穴和肾经太溪穴，补肾气。肾主骨生髓，牙为骨之余，固本培元，提高自身免疫力。阿是穴刺络拔罐出恶血，邪气既出，牙疼即止。嘱咐患者禁忌辛辣刺激性饮食与烟酒、作息规律不熬夜等，注意口腔卫生，餐后及时漱口、早晚刷牙，每天用温淡盐水口腔含漱，随访2年至今，患者没有出现牙龈肿痛。

内丘老中医韩健新特色医案

陈鹏 整理 河北医大三院神经内科　曹晓芸 审阅 河北医大三院神经内科

韩健新，1949 年出生在一个贫困的太行山区农民家庭，是世代中医，自幼酷爱岐黄医术，14 岁跟叔父韩璋和兄长韩银魁学习中医，包括《脉学》《药性赋四百味白话解》《针灸大成》《祝由科》《傅青主女科》《黄帝内经》《八十一难经》《伤寒论》《金匮要略》《寿世保元》《本草纲目》《雷公炮制》等经典著作。从 1964 年开始，在本村任赤脚医生，1965 年在县半农半医培训学校学习 1 年，1966—1967 年在侯家庄乡卫生院工作，跟李浩教授学习中医内科，跟李友蕊教授学习中医妇科，跟李英凯教授学习中医内科，跟名老中医荣淑圣老师学习中医内科和中药学。1967 年应征参军，任部队卫生员。1971 年退伍后一直从事中医临床工作，用了 3 年时间系统学中医教材完全部课程，又拜河北省中医药科学院曹东义为师，通过网上空中课堂学中医基础理论讲座，得到了中医系统学习和升华。现分享部分案例。

牙痛

1972 年，经同事介绍，一位老太太 80 多岁了，患牙痛月余，他儿子是邢台军分区政委，老太太在儿子所在军分区医院治疗月余，无效，非常痛苦，出院回家。我接诊就直接用针刺，合谷、颊车、太阳、风池、曲池、足三里、三阴交、太溪、太冲、内庭，用手法是泻法（诊为心肝火）一次痊愈。

又有同一村邻居老太太，也是牙痛。我用同样方法，一次治愈。

小结：对于这样的患者，首先正确诊断，正确选用对症穴位，明确补泻，一次性针刺不反弹不计其数，分文不收，深受群众爱戴！

骨折

1992 年，我县离休老干部带他儿媳到我中医院针灸科就诊。这位患者马某是车祸，身上多处受伤，骨盆撕裂，右腿两处骨折，经抢救脱险，腿骨折后钢扳固定，已 9 个月了，膝关节强直性，曾到北京和省医院请专家诊治。专家说要做 3 次手术还会留下后遗症。用中医气功按摩推拿和中药热敷。开了血府逐瘀汤，加热敷，用气功和按摩推拿 100 分钟，7 日后患者腿能弯曲达 30 度，连续治疗 3 个月，膝关节全部打开活动，蹲起自如。坚持自我活动锻炼后，可以正常上班。

吕女士，县工行职工，也是车祸术后造成膝关节强直，比马某轻。只用了 20 天同样施用中医气功推拿按摩恢复正常。外伤导致关节强直，因是关节瘀血，西医用手术治疗，患者怕留下后遗症。我们中医用中药舒筋活血化瘀，舒通经络配合针灸气功推拿按摩，即简便廉药到病除，安全无创伤，不留遗症。

肺癌

1988 年 5 月，在河北医学院举办少林养生气功学习班时，接诊邯郸靳某，男性，肺癌晚期。此患者坐不起来，精神极差，说话语气低微。

我和教功老师赵广仁配合，师父在台上教功，我在后面给患者发功运气治疗，一场课下来时，患者大汗淋漓，有了精神，也坐正了。当场学员及家人鼓掌感谢。我施术方法是左手劳宫对患者百会，右手劳宫对患者胸部集中精力加强意念给患者输送真气。连续治疗七天，患者已能自己上下车了，精神大增，能吃饭了。患者很高兴地返回邯郸，在一年里不断联系状态良好。

在学习班第 5 天一早，医学院一位老教授抱着孩子到现场求医，孩子一直哭。老教授述说，夜间孩子从床上掉下来了，到现在一直哭不知为什么。经诊断是肩关节脱位，经过安慰和施术运气，轻轻地拉住小孩手很灵巧地拖上去了，孩子手臂能自如抬起放下也不哭了，老教授十分感谢和赞扬说真神气，赢得全场学员热烈鼓掌。

小结：气功针灸推拿按摩，是中医临床治病过程中一个重要的组成部分，不可轻视，都是根据人体经络信息气血运行，来疏通筋脉增强能量，提升人体的免疫和抗病自愈能力。有特点，简便廉，值得推广发扬光大来复兴中医。

破伤风

1965年做赤脚医生时，曾正确诊断及时抢救了1名破伤风患者张某，其是在当民工挖海河工程中左脚受伤，让其回家养伤时病情发作。见到患者正抽风，眼球上吊，角弓反张很严重。断定是破伤风，赶快往医院送，经医院多位医师会诊，确诊是破伤风发作高峰期，经急速救治才脱离生命危险。

1966年秋天，一位大妈在场上趴着，头不停地抽动。经过观察，点百会穴，持金针刺向百会、人中、大椎、玉枕，患者很快停止抽动，坐了起来。

行医多年之中，曾几次用金针急救，有中暑晕倒不省人事者多例；对闪腰岔气，膈肌痉挛打嗝，腰肌劳损，肝肾阴虚受风寒引起腰腿疼痛，正偏头痛，胃受寒疼痛，肩臂疼痛等都立刻见效，而且免费，受到广大民众的赞扬。

1988年春节回老家休假期间，治好了一位姓徐的80多岁老人。他卧床半年，是受风寒引起全身疼痛，我就用针灸推拿按摩气功，针刺百会、太阳、风池、曲池、合谷、内关、足三里、足三阴交、太溪、太冲，疏通经络，调和气血，除风散寒。仅3次即愈。

另一位刘大妈，50多岁，摔伤，双臂不能动半年多，用针刺肩髃、曲池、手三里、合谷、风池、配合气功推拿按摩，三天明显好转，让其参加气功班，边练功边治，一周痊愈。

一位青年20岁，左手臂受伤骨折，在医院石膏固定8个多月，仍然长不住，让他参加气功班，边学边治大有好转，我回医院上班后让其到医院，我将伤处石膏板拿掉，给患者开了20剂中药，处方是血府逐瘀汤，再加跌打损伤及滋养肝肾的中药，1个月形成骨痂。又用了1个月中药，加气功锻炼，患者恢复健康，没有后遗症。

以上只是千虑一得，仅供同道互免。不当之处请指教。

尺肤诊断医案分享

王培禧 永新堂中医院

蔡某，女，34岁，已婚。2020年，8月1号初诊。患者婚后未行避孕措施，正常同房多年，未见怀孕。

现症见：恶寒，四肢冰凉，痛经，经前乳房刺痛，少腹部两侧按压痛，腰腹部坠胀痛，白带多，大便不成形、小便黄，舌淡、苔白、有齿痕、有瘀斑，脉沉细。尺肤诊断：调其尺，两尺肤内侧孔最穴处络脉贲起拘急，近中指根处络脉拘急结节，脉络色青黑，尺掌合参，为腰膝坠胀疼痛，小腹右侧胀痛，子宫内有包块，多为子宫肌瘤及右侧输卵管不通畅。西医检查：B超示：子宫前壁见19mm×12mm不均质强回声，提示：子宫肌瘤。输卵管造影示：右侧输卵管不通。

诊断：①中医诊断：癥瘕，宫寒。②西医诊断：子宫肌瘤。

治疗：温阳散寒通络。以麻黄附子细辛汤加当归四逆汤加减化裁。

处方：当归 15克，桂枝15克，赤芍15克，吴茱萸10克，马鞭草30克，橘核10克，乌药12克，路路通10克，王不留行10克，麻黄12克，细辛3克，附片12克（先煎）。7剂，水煎服，一日一剂，分四次温服。

二诊（2020年8月8号）：服上药后恶寒缓解，四肢冰凉，腰腹胀痛，乳房刺痛减轻，舌淡、苔白、仍有齿痕，脉沉涩。上方加白芥子 10 克，炙甘草 12 克，7 剂，水煎服，一日一剂，分四次温服。

三诊（2020 年 8 月 15 日）：服上药后已无恶寒，其余诸症缓解，舌淡黄、苔白腻，脉沉细。上方去附子、麻黄、炙甘草，加益母草 15 克， 7 剂，水煎服，一日一剂，分四次温服。

四诊（2020 年 8 月 23 日）：服上药后腰腹胀痛，乳房刺痛明显好转，大小便基本正常。上方去益母草。7 剂，水煎服，一日一剂，分四次温服。

五诊（2020 年 9 月 2 日）：服上药后腰腹胀痛偶有发作，乳房刺痛基本未见，二便调畅。上方去白芥子、王不留行、乌药，加附子 12 克（先煎），麻黄 12 克，三棱 10 克，莪术 10 克。7 剂，水煎服，一日一剂，分四次温服。

六诊（2020 年 9 月 16 号）：服上药后腰腹胀痛几无发作，二便调。继服上方 7 剂，水煎服，一日一剂，分四次温服。服药后诸症基本消失。未见患者复查 B 超结果。

按：该患者腹部有结块，伴有胀痛为主要症状，此病符合中医癥瘕范畴。调其尺，两尺肤内侧孔最穴处络脉责起拘急，近中指根处络脉拘急结节，脉络色青黑，尺掌合参，为腰膝坠胀疼痛，小腹右侧胀痛，子宫内有包块，多为子宫肌瘤及右侧输卵管不通畅。诊后患者云，平素脾气暴躁，经期乳房刺痛，自于西医 B 超检查示：子宫前壁见 19mm×12mm 不均质强回声，提示：子宫肌瘤。输卵管造影示：右侧输卵管不通。治宜温阳散寒通络。以麻黄附子细辛汤加当归四逆汤加减化裁。中医尺肤诊断学将察色、按脉、诊尺肤等多种诊法有机地融为一体，以尺肤、掌指、爪甲、骨、脉、筋、肉、皮毛为诊察对象，综合的、多层次、最大限度地获得人体反映于尺肤体表的生理病理信息，从而充分辨证，合理的运用各种诊察过程中的信息作用，为处方用药提供可靠依据。

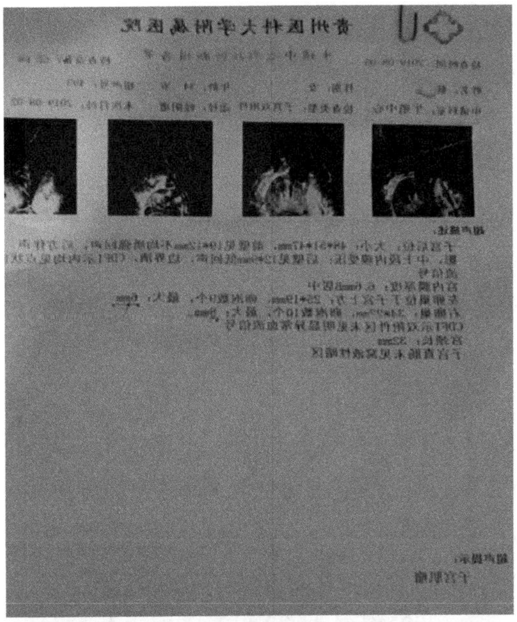

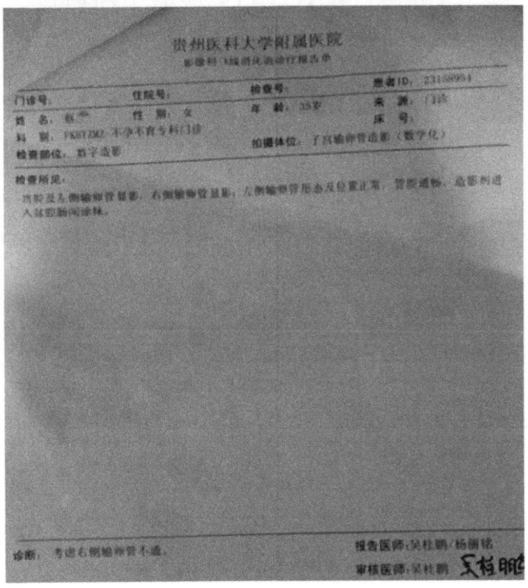
贵州医科大学附属医院

王某，女，25 岁，已婚。2021 年，4 月 6 号初诊。患者婚后不孕，现停经 4 月，两侧少腹部按之疼痛。

现症见：恶寒，四肢冰冷，腰部酸胀，月经前乳房胀痛，小腹胀痛，精神抑郁，烦躁易怒，大便不成形，舌淡、苔白，脉沉细。尺肤诊断：循其尺，两尺肤内侧外缘孔最穴处络脉拘急结节，为腰酸胀痛。曲泽穴下行五寸脉络拘急，必为小腹胀而掣痛，尺掌相参，位象结合，多为多囊卵巢综合征的尺肤诊断特征。西医 B 超检查示：双侧卵巢呈多囊样改变。性激素六项：促黄体生成素 16.10 IU/L，卵泡生成素 5.85 IU/L，睾酮 1.51nmol/L。

诊断：①中医诊断：不孕症，证属宫寒。②西医诊断：多囊卵巢综合征。

治疗：温阳散寒，通经祛瘀。以麻黄附子细辛汤加当归四逆汤加减化裁。

处方：当归 15 克，桂枝 15 克，赤芍 12 克，吴茱萸 10 克，马鞭草 20 克，橘核 10 克，乌药 15 克，路路通 10 克，王不留行 10 克，麻黄 12 克，细辛 3 克，附片 12 克（先煎），白芥子 12 克。7 剂，水煎服，一日一剂，分四次温服。

二诊（2021 年 4 月 14 号）：服上药后恶寒缓解，四肢冰凉，腰腹胀痛，乳房胀痛减轻，舌淡、苔白，脉沉细。上方去路路通，加陈艾 15 克。 7 剂，水煎服，一日一剂，分四次温服。

三诊（2021 年 4 月 22 日）：服上药后月经来潮，其余诸症缓解，舌淡、苔白，脉沉细。上方去王不留行、白芥子，加益母草 15 克，路路通 10 克，7 剂。水煎服，一日一剂，分四次温服。

四诊（2021 年 4 月 29 日）：服上药后月经已行，乳房胀痛，痛经，大小便基本正常。上方去益母草、陈艾，加白芥子 12 克。 7 剂，水煎服，一日一剂，分四次温服。

五诊（2021 年 5 月 8 日）：服上药后诸症减轻，舌淡、苔白，脉沉细。继服上方 14 剂，水煎服，一日一剂，分四次温服。

六诊（2021 年 5 月 22 号）：服上药后腰腹胀痛几无发作，经前乳房胀痛明显减轻，二便调，舌淡、苔白，脉沉细。上方去赤芍、马鞭草、白芥子，加白芍 12 克，陈艾 15 克，益母草 15 克。7 剂，水煎服，一日一剂，分四次温服。

七诊（2021 年 5 月 31 号）：服上药后，月经量多，舌淡、苔白，脉弦紧。上方去白芍、乌药、益母草，加赤芍 12 克，丝瓜络 6 克，泽兰 20 克，山楂 15 克，瓜蒌壳 10 克。7 剂，水煎服，一日一剂，分四次温服。

八诊（2021 年 6 月 17 日）：服上药后，诸症基本消除，仍有痛经，月经带血块，舌淡、苔白，脉弦紧。上方去丝瓜络、泽兰、山楂、瓜蒌壳，加马鞭草 30 克，白芥子 10 克，王不留行 10 克。7 剂，水煎服，一日一剂，分四次温服。

按：患者以婚后不孕为主要症状，又有月经后期、多囊卵巢综合征等妇科疾病史，此病符合中医不孕症范畴。不孕症的辨证，重在审脏腑、冲任、胞宫之病位，辨气血、寒热、虚实之变化，还要察痰湿之病理因素。初潮推迟，月经一贯后期量少，常有腰酸腿软者，多属肾虚；胸闷烦躁，郁郁不乐者，多属肝郁；形体肥胖，多属痰湿；少腹作痛，经量偏少，多属血瘀。运用尺肤诊断，循其尺，两尺肤内侧外缘孔最穴处络脉拘急结节，为腰酸胀痛。曲泽穴下行五寸脉络拘急，必为小腹胀而掣痛。尺掌相参，位象结合，诊为瘀症。

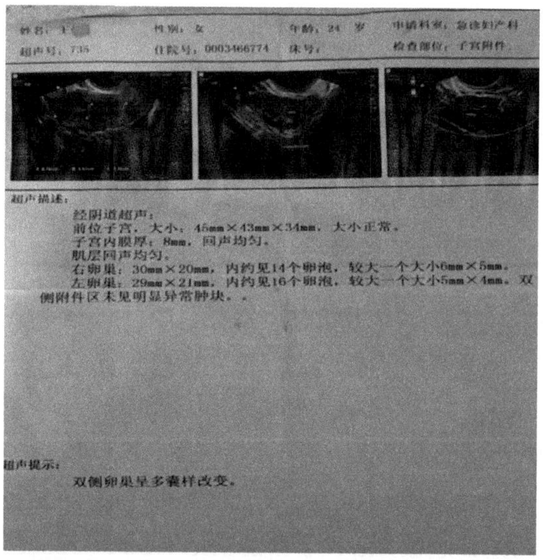
性别：女 年龄：24 岁 申请科室：急诊妇产科
超声号：735 住院号：0003466774 床号： 检查部位：子宫附件

超声描述：

经阴道超声：
前位子宫，大小：46mm×43mm×34mm，大小正常。
子宫内膜厚：8mm，回声均匀。
肌层回声均匀。
右卵巢：30mm×20mm，内约见14个卵泡，较大一个大小6mm×5mm。
左卵巢：29mm×21mm，内约见16个卵泡，较大一个大小5mm×4mm。双侧附件区未见明显异常肿块。

超声提示：

双侧卵巢呈多囊样改变。

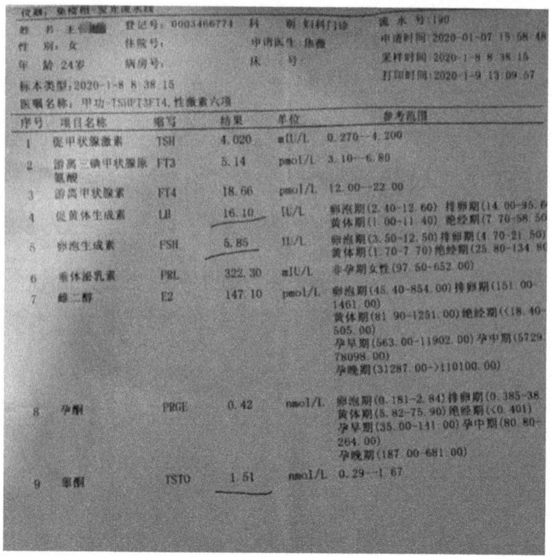
登记号：0003466774 科 别：妇科门诊 流水号：190
性 别：女 住院号： 申请时间：2020-01-07 15:58:48
年 龄：24岁 病房号： 床 号： 采样时间：2020-1-8 8:38:15
打印时间：2020-1-9 13:09:57
标本类型：2020-1-8 8:38:15
医嘱名称：甲功-TSHFT3FT4，性激素六项

序号	项目名称	缩写	结果	单位	参考范围
1	促甲状腺激素	TSH	4.020	mIU/L	0.270--4.200
2	游离三碘甲状腺原氨酸	FT3	5.14	pmol/L	3.10--6.80
3	游离甲状腺素	FT4	18.66	pmol/L	12.00--22.00
4	促黄体生成素	LH	16.10	IU/L	卵泡期(2.40-12.60) 排卵期(14.00-95.6 黄体期(1.00-11.40) 绝经期(7.70-58.50
5	卵泡生成素	FSH	5.85	IU/L	卵泡期(3.50-12.50)排卵期(4.70-21.50) 黄体期(1.70-7.70)绝经期(25.80-134.8
6	垂体泌乳素	PRL	322.30	mIU/L	非孕期女性(97.50-652.00)
7	雌二醇	E2	147.10	pmol/L	卵泡期(45.40-854.00)排卵期(151.00-1461.00) 黄体期(81.90-1251.00)绝经期(<18.40-505.00) 孕早期(563.00-11902.00)孕中期(5729.[illegible]-78098.00) 孕晚期(31287.00->110100.00)
8	孕酮	PRGE	0.42	nmol/L	卵泡期(0.181-2.84)排卵期(0.385-38 黄体期(5.82-75.90)绝经期(<0.401) 孕早期(35.00-141.00)孕中期(80.80-264.00) 孕晚期(187.00-681.00)
9	睾酮	TSTO	1.51	nmol/L	0.29--1.67

血糖调复与综合管理解决方案

山东兖州九一医院　李炳臣

【引言】糖尿病中医称作“消渴”，属代谢性疾病范畴。改革开放以来，由于人们生活条件和生活方式的改变，在国内已呈爆发性蔓延。据有关资料显示，20 世纪 80 年代我国的糖尿病发病率仅有 0.67%，而现在全国发病率上升到 13.6%，一跃成为全世界第一糖尿病大国（均高于美国和印度）。据不完全统计，全国现有糖尿病患者 1.4 亿，加上糖尿病前期人群（糖耐量减低人群）约有 5 亿～6 亿人口。这不但对人体的健康危害之大，乃至对家庭和社会都是一个沉重的负担。所以这不但是一个单纯的医疗卫生问题，也是一个非常严峻的社会问题。

糖尿病的特点是发病隐匿，发展缓慢，早期可以没有任何自觉症状，往往不被人们所重视。当发展到一定程度时会并发眼底病变、周围神经病变、糖尿病足，甚至继发心血管病、脑血管病、慢性肾病等，对人体健康危害极大。如这样继续发展下去，将会引起致命性并发症，如：心肌梗死、脑梗死、脑出血、慢性肾衰竭等。

在中西医结合理论指导下，我们经过将近 30 年的理论研究与临床实践，自行设计《血糖调复与综合管理解决方案》，经过数千例糖尿病患者的临床治疗与综合调理观察，效果显著。实践证明非但糖尿病能够逆转，部分较轻病例和糖尿病前期患者（糖耐量减低患者）完全能够达到治愈的效果。

【设计原理】血糖调复与综合管理是在中西医结合理论指导下，针对糖尿病存在的不良生活习惯之致病因和代谢功能紊乱（中医称：阴阳平衡失调）之病理基础，在去除病因、平衡代谢的基础上，利用电和磁对人体生理代谢的调节作用，单纯以物理治疗的办法实施激活细胞调理、疏通经络调理、中医中药调理和去除病因调理《四位一体的综合调理方案》。经过 1～3 个月的综合调理，最终可以达到症状消失、各项异常检查指标恢复正常、完全停用西药的临床效果。

【技术方案】根据中西医结合的原理，自行研制 JKP-健康平衡仪实施激活细胞调理，每天一次，每次一个小时，使已经老化或活性降低了的功能细胞活性得以恢复（胰腺胰岛的 B 细胞）；根据中医经络学说和针灸技术原理，以生物电技术针对不同糖尿病患者疏通其相应不通了的经络，每天 1 次，每次 20～30 分钟；针对糖尿病患者的不同情况，合理指导患者饮食，引导科学运动，疏导心理，调整心态。同时，根据中医辨证施治理论，在全面查体实施综合评估后实施中医中药精准调理。

该综合调理方案个体化专一性较强，能要做到一人一方，一人一案，由医务人员（或健康师）一对一地进行指导监督，42 天一个调理周期，调理周期结束后全面查体评估调理效果。经过 1～2 个周期的综合调理，一般都能打到理想的临床效果。另外，并根据现代信息软件技术完全可以实现临床治疗的模式化操作，便与临床推广应用。

【疗效标准】

（1）有效标准：①症状好转；②部分异常检查指标恢复正常；③停止使用部分西药。

（2）控制标准：①症状消失；②各项异常检查指标恢复正常；③完全停止使用西药（包括停止胰岛素注射）。

（3）治愈标准：①症状消失；②各项异常检查指标恢复正常（包括停止胰岛素注射）；③并发症控制或恢复；④完全停止使用西药。经过 1000 例糖尿病患者的综合调理与统计，其综合有效率达 100%，完全控制率 90.36%，临床治愈率达 30%。

【适应人群】糖尿病与糖尿病前期人群。

【注意事项】该《血糖调复与综合管理解决方案》完全跳出了现代医学单纯以化学药品堆积的传

统治疗模式，主张以物理治疗与饮食治疗相结合的方法，注重以中医中药实施综合调理，慢慢修复人体的自我修复功能和自身免疫功能，在较短的时间内使血糖得到有效的控制，慢慢恢复人体血糖自我调节功能，最后使糖尿病得到控制或治愈。

【案例分析】

病例一：王先生，男，68岁，江苏徐州人，铁路机关退休干部。因患糖尿病（2型）20余年，合并高血压15年，因有明显并发症来院实施综合调理。调理前懒动，有时胸闷、头昏、气短，曾有2次左眼低出血，视物模糊，偶有心绞痛发生。平时空腹血糖一直持续在8～12mmol / L之间，血压常在140～160mmHg / 100～120mmHg之间波动。平时口服二甲双胍0.25g，2次 / 日，达麦康30mg，2次 / 日，缬沙坦80mg，1次 / 日，每天皮下注射胰岛素36个单位。

实施综合调理前检查：体型肥胖（超重34km），中度脂肪肝，空腹血糖12.6mal / L，糖化血红蛋白10.6mmol / L，血总胆固醇和甘油三酯均高，低密度脂蛋白升高，眼底有陈旧性出血灶和激光烧灼治疗痕迹，尿液检查蛋白（++），肝功能正常，心电图示冠状动脉供血不足。

于2016年12月20日实施综合调理，共计一个疗程（42天），体重下降了6.5km，血糖、血脂降至正常范围，尿蛋白转为（－），血压降至120 / 80mmHg，自觉全身有力，精神好，逐渐停止胰岛素注射，逐渐停用口服西药，以中药维持一段时间，至今无反弹。

病例二：胡先生，男，67岁，山东济南人，政府机关干部。患糖尿病将近30年，伴有高血压病15年，超重13km，中度脂肪肝。平时口服二甲双胍0.25g，2次 / 日，拜糖平100mg，3次 / 日，每天注射胰岛素40个单位，口服缬沙坦80mg，1次 / 日。平时空腹血糖一直持续在8～10mmol / L之间，血压常在140～160mmHg / 100～110mmHg之间波动，尿常规检查蛋白（++），肝功能正常，心电图示冠状动脉供血不足。

于2016年4月21日实施综合调理，共计一个疗程（42天），体重下降了7.5km，血糖、血脂均降至正常范围，尿蛋白转为（－），血压降至正常范围，自觉症状完全消失，精神好，逐渐停止胰岛素注射和停止西药口服，以中药维持半年，至今无反弹。

病例三：吴先生，男，55岁，浙江杭州人，企业集团领导。因患高血压病20年，发现患糖尿病3年、高脂血症3年。调理前检查：空腹血糖7.25mmol/L，糖化血红蛋白7.1g/L，总胆固醇2.83mmol/L，轻度脂肪肝，超重10km。平时口服二甲双胍0.5g，2次 / 日，厄贝沙坦片1.05g / 1日，阿司匹林肠溶片100mg / 1日，胰岛素40个单位，1次 / 日，缬沙坦80mg，1次 / 日，阿托伐他汀钙片20mg / 1日。平时空腹血糖一直持续在8～10mmol / L之间，血压常在140～160mmHg / 100～110mmHg之间波动，尿常规检查蛋白（++），肝功能正常。

2019年7月31日实施综合调理，体重下降了11kg，空腹血糖下降在5.3～6.0mmol/L之间波动，血压波动于100～120/65～70mmHg之间，降糖药与降压药全部停止应用，调理结束后以中药维持将近1年，至今无复发。

国医年鉴

2023

杏林纪事

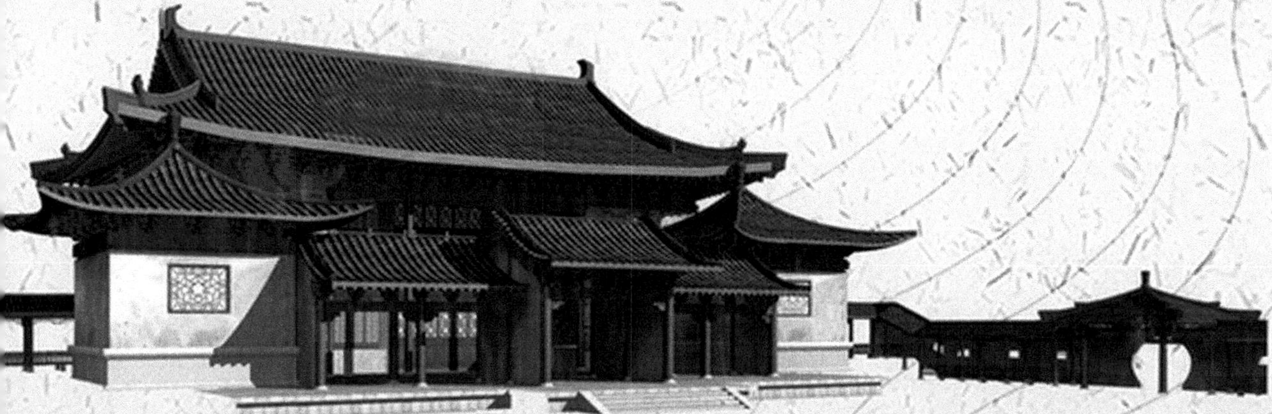

促进中医药传承创新发展

曹晓芸　河北医大第三医院

促进中医药传承创新发展，是在“中西医并存、并重”的背景之下，也是在“扶持”的基础上的“促进”。“传承、创新”是手段，“发展”是结果和目的。

中医百年以来，甚至更远的时期，东西方文化撞击之后，很多人用错误的世界观看中医，造成了中医事业的坎坷和衰落。经过党和政府对于中医药事业的不断扶持和发展，一个文化自信、理论自信的民族正在崛起。

东西方医学的差别，是因为它们指导理论的差异，决定了其技术方法、临床经验的不同。在交流之中，通过互相争鸣、碰撞，有可能会逐渐融合。西方医学以“构成论”为指导，认为“结构决定功能”，主要研究明物质，西医是“以有为本”的学术体系；东方医学以“生成论”为基础，认为“生命自然天成”，有无相生，世界不存在“真空”，所以既研究明物质，也研究暗物质，中医是“以无为本”的学术体系。生成的生命有结构，生成论可以包容构成论，相比较而言中医学术视野更宽阔，因此能包容西医技术方法。尽管目前看来西医很强大，在世界范围内普及程度很高，但是，从学术原理看，中医未来必将成为世界医学的“显学”，西医必将用中医的理论改造自己的体系。

“医随国运”，中医药承载着中华文明，已经传播到世界100多个国家，针灸、中医药的独特优势，在解决“慢病高发难治、费用高昂难付、化学制药滥用成灾”的世界医学难题方面，有独特的大智慧，可以为构建人类命运共同体，发挥巨大的作用。

经历了“非典”与新冠病毒的考验，世人更进一步认识到中医药的独特优势，很多理工男、文史女，都对中医药产生了兴趣；很多年轻人，在中医药历史文化之中看到了民族的伟大，是一个“历久弥新”的行业，中医药必将超越四大发明，在未来会被世界人民所欢迎。

要加强医疗卫生服务体系建设，推动优质医疗资源下沉，完善异地就医直接结算机制，推进区域医疗中心建设，让群众享受到更便利更实惠的医疗服务。其中，黎族医药门诊，包括黎医黎药在内的中医药是中华民族的瑰宝，要坚持传承创新、开放包容、中西结合，充分发挥中医药防病治病的独特优势和作用。过去的三年来广大医务人员为抗击新冠疫情付出了巨大努力、做出了特殊贡献，向大家表示衷心感谢。

历经新冠病毒疫情三年，中医药更受重视

曹东义　河北省中医药科学院

在这次新冠病毒疫情世界大流行的时候，让世界重新认识中医，它既能预防，也可治疗。

预防疾病大面积爆发的“大锅汤”，一直是中医药的传统，除此之外，熏香避瘟，饮食养生等，都具有很丰富的内容。针灸、拔罐、外治等都有利于控制病情。

经过石家庄、吉林、黑龙江、瑞丽、广东、南京（扬州）、上海的疫情反扑与防控，大家都知道了，有了疫情，第一时间喝汤药，就可以“迅速”减少发病，喝药当天有效，三天左右控制病情，得病后不容易变成重症。没有重症，就没有死亡。因此，笔者认为“喝中药大水漫灌，可以把高风险区变成耐火材料”；应对变异，中医药才是永恒的“疫苗”。

数千例“境外输入病例”，也大都喝汤药，所以，几千例患者没有死亡。

这些经验来之不易，有过深痛的教训，比如武汉暴发疫情的时候，缺乏中医药储备，初期参与率很低，数千名患者因此丧失了宝贵的生命。西医目前没有有效的抗病毒治疗药，预防依靠疫苗“群体免疫”，其屏障不断被“突破”，有了漏洞，需要中医药来弥补。不仅国内如此，境外中方员工患新冠肺炎，也由中医“出诊”大获全胜。

2021 年 6 月 1 日，国家中医药管理局官网上发布了一则消息，表彰三支中医出国胜利归来的抗疫医疗队。国务院国有资产监督管理委员会境外办副主任柳长森表示，赴境外中医抗疫医疗队交出了一份彰显中医药力量、体现中医药速度、展现中医药担当的优异答卷，他们的事迹充分体现了人民至上、生命至上的崇高理念，极大增强了海外中方员工抗击疫情、安心复工复产的信心和决心。国家中医药管理局党组书记余艳红指出，三支中医抗疫医疗队在境外克服困难开展救治工作，16 名队员成功救治确诊患者 821 人，实现了零转重、零病亡、医务人员零感染，出色完成援助任务。

这次涉及的中企，主要是中国机械工业集团有限公司和中国电力建设集团有限公司。三支医疗队的 16 名队员，分别来自中国中医科学院下属的广安门医院（救治 366 名）、西苑医院和望京医院，带队组长分别是刘震、李浩和刘祖发。

中医药之所以能够补偏救弊，是因为应对瘟疫流行，有几千年的经验，中医也绝对不限于喝汤药一种措施，国医大师邓铁涛先生就说过“战胜‘非典’，我们有个武器库”。

中医药治慢病，“一揽子解决”有优势，老龄化社会到来，慢性病井喷式增长，一人多病十分常见，依靠单靶点治疗，往往此起彼伏、顾此失彼得不偿失，由此，必然会出现过度检查、过度医疗，医源性疾病在欧美占有很高的比例，都是西方还原论为主的医学弊端。

中医诊治疾病，不紧盯病灶，而是格外重视开发“内在卫生资源”，充分依靠生命自身的自组织能力，调动自我完善的机制，依靠心理、运动、食疗为基础，未病先治（即中医健康管理）、辨证论治、内病外治、活法巧治、杂合以治、健身助治、食疗能治等，千方百计都是为了人体健康，而且多种疾病往往兼顾，一揽子解决困扰机体的病痛问题。

在中医的体系里，也就是把健康贯彻到衣食住行各个方面，融入生命的整个周期，除了具有科技优势、文化价值，还具有巨大的产业价值。

“岐黄学者”深研究，《岐黄使者》广传播

倪淑芳　河北省中医药科学院

国家中医医药管理局评选了“岐黄学者”，有很多学者当选，深入研究学术，希望引领中医事业发展；国家中医药管理局在中国中医科学院开论坛，多位学者登台演讲。以“传承、创新、发展、共享”为理念，以“传承精华 守正创新”为宗旨，汇聚优势资源，凝聚顶尖人才，搭建高端交流平台，形成提升学术、反哺临床的国家级“阶梯教室”。论坛讲者以岐黄学者为主，院士、国医大师和全国名中医为辅；听众以全院科研、临床人员和研究生为主；采取以主题演讲为主，讨论与互动交流相结合的形式，紧紧围绕中医药传承创新发展的热点、难点和焦点，旨在促进中医药的精华传承和守正创新。中国中医科学院岐黄学者论坛将通过国家级平台及国家级团队发出“中医声音”，讲好“中医故事”，为“健康中国战略”贡献“中医智慧”，为“人类卫生健康共同体”提供“中国方案”。

第一期：岐黄学者仝小林主讲“经典传承与发展”。第二期：岐黄学者王阶主讲“冠心病病证结合证治体系的建立和应用实践”。第三期：岐黄学者朱立国主讲“中医骨伤科特色优势与正骨手法的现代化研究”。第四期：岐黄学者唐旭东主讲“格物致知，与古为新：脾胃病诊治理论的传承创新与应用研究”。第五期：岐黄学者陈士林主讲“本草基因组学和中药材品质提升工程”。第六期：岐黄学者李灿东主讲“学中诊，做临床——中医思维的临床应用”、岐黄学者王振国主讲“以史为鉴，固本开新近代中医理论转型、思维嬗变及其启示”。第七期：岐黄学者郭姣主讲“‘糖脂代谢病·瘅浊’的中西医结合综合防控”、岐黄学者季光主讲“苓桂术甘汤治疗脂肪肝——从经典到临床的转化医学”。第八期：岐黄学者程海波主讲“中医肿瘤癌毒病机理论创建及其应用”、岐黄学者李建生主讲“慢阻肺中医诊疗体系的建立与转化”。第九期：岐黄学者高月主讲“基于临床的中药安全性及合理用药策略”岐黄学者刘中秋主讲“中药 PK-PD 分子调控”。第十期：岐黄学者梁繁荣主讲“经穴效应特异性循证评价与中枢机制研究”、岐黄学者许能贵主讲“经络功能的研究”。

作家愚公（胡君）2022 年在陕西太白出版社出版了《岐黄使者》长篇纪实报告文学，该书以河北省中医药科学院原副院长曹东义为原型，介绍他从乡村赤脚医生起步，恢复高考第一年考入医科大学，再入中国中医研究院读研，以其卓越表现成为国医大师邓铁涛、朱良春门下高徒。四十多年来，熟读经典，师承名医，精研医术，勤于临床，带徒传道，著书立说，终成一代名医。

《岐黄使者》生动记叙了这一艰辛而漫长的历程，写出了曹东义治病救人的仁心、捍卫中医的勇气、仗义执言的性格、著作等身的才干、扶掖后进的热情，写出了一个血肉丰满的曹东义，并倾情讲述了老一辈名老中医为弘扬国粹复兴中医，耄耆之年仍四处奔忙讲学带徒治病救人的动人事迹，药香满堂，精彩纷呈，感人至深。

传承光大中华医学是一项伟大的事业，关系着中华民族的兴衰，人民需要良医，时代需要使者。肩负传承光大中华医学使命，须博极医源，精勤不倦，誓愿普救含灵之苦，远播国粹，不辱使命。

国医大师路志正先生、李佃贵大师、马华名医教授、刘世峰先生联袂推荐，河北省卫健委组织审稿，河北省健康养生文化产业促进会 2022 年组织“金秋读书会”，在省中医院组织分享、讨论座谈，孙士江书记到会祝贺，孔祥骊会长，张聪校长、宋振江会长等 20 位专家学者，纷纷发表读书体会，场面热烈，系列报道，供大家分享、参考。

山西省名中医马华教授是最早审读《岐黄使者》的学者之一，对书稿提出宝贵意见并以激情飞

扬的笔墨写下这篇阅评文章，写出了她所认识的她所了解的曹东义。在马华和许多中医同行的眼中，曹东义是悬壶济世的医生，是孜孜求知的学者，是护卫中医的金刚，是诲人不倦的导师，是岐黄文化的传播者，是颇有古风心怀民众的杏林志士。

路老生前心系燕赵　魂归故里传播学术

张海涛　任丘市中医院

首届国医大师路志正教授于2023年1月20日于北京仙逝，享年103岁。路老走完了他老人家一个多世纪的光辉岁月，从医83载活人无数的伟大济世历程。路老在社会各界人士的送别声中永远离开了我们。河北是路老的家乡，路老非常希望为家乡的中医事业贡献力量，为了继承路老的遗愿，才决定将这次培训班放到路老的家乡河北举办。

其国医大师路志正长子、路志正学术传承人、路志正北京中医诊所路氏医门弟子联谊会负责人路喜善先生；中国中医科技发展中心、国家中医药管理局人才交流中心范劲松主任；国家中医药管理局人才交流中心中药产业处曾云处长；河北省中医局中药处孙庆臣处长；河北中医学院扁鹊文化研究院曹东义院长；北京易道佑康中医文化基金会名誉理事长许松勤先生，与来自全省第七批全国名老中医药专家学术经验继承工作的学术继承人、河北省第五批中医临床优秀人才研修项目培养对象、河北省第六批中医师带徒项目继承人员共计300余人一起，在石家庄以岭健康城举办。

孙庆臣处长向大家介绍此次传承班的缘起：路老是河北藁城人，他号廉州医翁，路老的学术思想在我们中医界是共识的，路老非常重要的愿望就是在把自己毕生所学传授给年轻人。国家中医药管理局也高度的重视路老这样一个心愿，委托中国中医药科技发展中心范主任他们来组织举办我们的临床经验传承班。当得知此消息以后，及时与范劲松主任联系，因河北是路老的故乡，路老生前一直心系家乡，非常支持河北省中药事业发展和传承。因此，也把传承班第一期班放在河北是非常有意义的。并希望学员们认真学习，好好听课，有所感悟，希望大家多参与，多交流，多学习，共同的来提高。

国家中医药管理局人才交流中心范劲松主任现场致辞，路老长子学术传承人路喜善先生年已80岁，他讲述了路老行医看病著书立说、甘为人梯奖掖后学、大医医国建言献策的感人事迹，以及路老《理中益肾法治“肌营养不良症”所致“不孕症”》的学术经验。中国中医药科技发展中心主任胡镜清研究员做了《路老湿论学习心得》视频讲座，总结路老“审三因，察湿征，本中土，宣化渗，轻扬剂，和百病”这一学术思想指导临床的意义。河北省中医药科学院原院长曹东义讲《路老学术渊源深厚为中医开辟道路》，从河图洛书、阴阳五行的角度详细剖析和解读了路老“执中央，运四旁，怡情志，调升降，顾润燥、纳化常”十八字方针“医哲融合”的重要价值。邯郸市中医院刘建设主任医师讲述《中医自信来之于临床疗效》，河北省中医院毛宇湘主任讲述了《路志正治疗中晚期恶性肿瘤经验探微》，北京市通州中西医结合医院原院长苏凤哲报告了《路志正湿病用药经验与特色》。

授课专家们广博的学识、精彩的讲述收到学员一阵阵热烈的鼓掌，学员们表示经过此次培训班收获很大，今后一定继承路老高尚的医德、精湛的医术，更好地服务于广大病患者。以告慰路老的在天之灵。

路志正先生是首届国医大师、国家重点管理战略决策专家委员会委员、首届中国中医科学院学部委员、国家级非物质文化遗产传统医药项目代表性传承人、全国名老中医学术经验继承工作指导老师、中华中药学会风湿病分会创始人、中国中医科学院广安门医院主任医师，博士生导师及博士后指导老师。路志正先生平生致力于中医学传承创新，崇东垣之学，尚脾胃为本，集百家之长，善温病之治，经养生之妙，擅书法之美，学纳百川，独有建树。从医 80 余载，精通内外妇儿，精研外感内伤、伤寒温病之学。擅治杂病，屡起沉疴，钻研经典，融汇百家，崇尚脾胃学说，铸就“执中央，运四旁，怡情志，调升降，顾润燥、纳化常”的学术思想。独树一帜，从脾胃论治胸痹，承古推新，发展湿病理论，首创燥痹、产后痹，研发治疗痹病新药。杂合以致，提倡针药并施，内外合用，药食相配，身心同调。

路老笔耕不辍，著述等身，主编出版《路志正医林集腋》《中医内科急症》《实用中医风湿病学》《中医湿病证治学》等 20 余部专著，发表学术论文 200 余篇，对于中药人才的培养甘为人梯，奖掖后学，谦恭厚德，桃李华章。自 20 世纪 60 年代时，培养研究生学术传承人、中医优秀人才及徒弟 200 余人，均已成为中医界的中坚力量。传承国粹，弘扬文化，精研书法，尊古意，守法度，结构严谨，气韵清朗，铸就“路氏书法”之神韵。出版了《路志正诗书墨迹选》，将医道和书法融为一体，展现出中医文化的独特魅力。

路老一生致力于中医药振兴发展，医政双担，辅政献策，鸿展中医。殚精竭虑，为中医药事业发展奔走呼吁，是中医药事业发展的主要参与者和重要贡献者。“先医－后政－再医”是路老人生轨迹的缩影。“医政双担”的经历不但他对基层中药状况有着深刻的了解，而且在卫生部（现卫健委）的 20 余年工作经历，更使他居高揽阔，对国家的中药方针政策更加关注并身体力行。1984 年，为推动中药事业发展，联合多位著名中药专家建议设立国家中医药管理局。1990 年再次联合多位著名中药专家，就加强国家中医药管理局职能提出切实建议。2003 年抗击“非典”期间，路老积极呼吁中药参与疫情防治，并得到了高度重视。

中医科普名家马有度先生逝世

卢青玉　河北省中医药科学院

在新冠病毒肆虐的 2022 年 12 月 21 日，马有度先生走完了自己的人生路，他 1937 年出生于北京，为 1962 年成都中医药大学首届毕业生，重庆医科大学教授、主任医师。国务院特殊津贴专家，全国新药评审专家，科普作家，全国科普先进工作者，中医中药中国行活动先进工作者，全国首席中医健康科普专家、全国优秀中医健康信使，重庆市优秀科技工作者，重庆市促进中医发展先进个人，重庆市首届十佳写书人。历任中华中医药学会常务理事、科普分会主任委员、重庆市中医药学会会长、重庆市教育工会副主席、重庆市科学技术协会常委、重庆市政协委员、中华中医药学会顾问、重庆市中医药学会名誉会长、《世界中医药》编委、《中医杂志》编委、《实用中医药杂志》顾问。

马老主编的《中医百病防治养》这部大作，他为此付出了很多心血，书籍内容丰富，印刷精美，应该是深受大众欢迎的好作品。马老积极筹备新书发行座谈会，原定 2022 年 11 月初召开，但因重庆疫情，上级明确表态会议必须延期。

《中国中医药报》原专刊部主任，现为全国中医药科普分会主任委员海霞说：“马老好！大作收到了，立刻翻阅拜读，既学术又科普，相得益彰，防治养一气呵成，体现了中医对待疾病的处理智慧。写得很好啊！”曹东义收到了马有度先生、刘世峰先生等 90 位中医药专家集体编著的《中医百病防治养》，深感这是一部重要的学术著作，首先是从百病诊治着手，展示医教研新成就，向大众传播医学知识的大科普。本书特色鲜明，内容丰富，印制精美，开卷如沐春风，广大读者定会受益良多。

本书的众多作者，大多是具有多年临床经验的专家、教授，既善于在本专业领域治病救人，又能根据自己多年的临床经验，由治病的经验，推演到疾病预防，以及病后调养。

本书的初衷，是立足于“治未病”，预防为主，减少发病；一旦养生不谨，健康“失守”“破防”，得病之后，则能由中医专家提供医学建议，甚至是治疗服务的线索，尽早解决病痛的救助问题；即使消除了疾病的痛苦，也不能忘记病后调养。所以这是一个对待生命、对待健康的长远战略，而非一时一事的修修补补、亡羊补牢。而且，与医圣张仲景“脉证并治”有所不同，创新推出“防治养”的普遍防治原则，是中医的一个新战略。

如果大家能举一反三，推而广之，坚持中医“治未病”的策略，“一张蓝图绘到底”，长期坚持，不只顾眼前，常抓不懈，则属于“一揽子解决”和“一条龙服务”的模式，全方位为读者、患者着想，让中医药知识陪伴整个生命周期，不留空白。

中医是道术并重的学术体系，“凝聚着深邃的哲学智慧，是中华民族几千年健康养生理念及其实践经验”的结晶，因此可以做到“防治养”全方位覆盖，简便廉验就地取材，因人而异活法巧治，精神健康养生，饮食调节防病，身心同调延年，柔性运动增寿。除了药物治疗，中医还有针刺、艾灸、拔罐、按摩、药浴、膏药、食疗、推拿等，做到活法巧治，“一病而治各不同，皆愈”。《黄帝内经》称之为“圣人杂合以治，各得其所宜，故治所以异而病皆愈者，得病之情，知治之大体也”。

面对“慢病高发难治，费用高昂难付，化学制药滥用成灾”的世界医改难题，85 岁高龄的马有度先生，一马当先，率领一支 90 人的专家团队，在多年养生治病的经验基础上，编著了 40 多万字的《中医百病防治养》，向世人奉献出中医的大智慧，这对向世界传播中医知识，为构建人类命运共体，引领全球大健康，都是非常有意义的一件事。

11 月 20 日，马老发微信说：“全国抗疫，需要中医科普，口头说，拿笔写，互动分享，《黄帝内经》12 个字，古为今用，通俗易懂，至今管用。哪 12 个字？‘正气存内，邪不可干，避其毒气！’妙哉妙语！”他还说：“‘黄帝内经 12 字至今仍管用’已有 2000 多人品读，随后跟进的‘正气存内邪不可干避其毒气。’谈此仍受大家欢迎，为让更多居家和上班人受益，请大家再次动手传播开去！谢谢啦！”

没过几天，马老发来一个微信：“全国疫情，复杂严峻，为防扩散，不少人不得不宅在家中，难免心烦，如何安排动静活动，扶养正气，调养正气，至关重要，所以本号今日推出《宅家养正气，动静调心态》的配音版，以供众多宅家抗疫者参考。欢迎大家留言点评，互动交流。谢谢！”

2022 年 12 月 16 日马老微信：“我对《内经》人天相应的感悟，就是人类要主动适应大自然，人类的大忌就是与大自然反着干，人非万能，大自然才是最大的权威！顺应则倡，逆行必忘！小马哥病中感悟，以此奉大家指正，谢谢！！”

收到信息，预感到马老有可能感染了，没想到 2022 年 12 月 21 日马老被夺去生命。由于疫情影响，从马老女儿写的怀念文章，才知道了有关马老患病的具体情况。中医科普大家马老走了，是中医界的一大损失。

疫情割不断冀台之间的中医药交流

吕金仓　河北省医养结合促进会

2022 年 9 月 16 日第二届冀台国学文化交流活动之中医文化论坛采取线上线下相结合的方式举行，主持人李姣说，一阴一阳者，天地之道。中医是中华五千年优秀传统文化的重要组成部分。一部中医发展史，凝聚着华夏儿女的聪明智慧，展现着炎黄子孙的血脉传承。本次中医文化论坛，我们将通过一种云端交流的方式，共享中医魅力。台湾会场主持人说很高兴在云端参与这次交流活动的中医文化论坛。中医学源远流长、博大精深，海峡两岸对中医学保有共同的文化记忆和技艺传承。神农尝百草、伏羲制九针、岐黄之术等都是两岸中医文化的经典。

河北会场通过八段锦、五禽戏等中华传统养生身法来与大家共同感受中医的魅力，台湾主持人赞扬赞扬河北会场为大家带来的是传统养生身法当中的八段锦与五禽戏，并解说“五禽戏”是东汉名医华佗精心研究虎、鹿、熊、猿、鸟等五种动物的生活习性，结合中医的治病与养生原理所编制的一套气功健身法；而“八段锦”动作舒展优美，如锦缎般柔顺，古人把这套动作比喻为“锦”，又因为功法共为八段，每段一个动作，故名为“八段锦”。在中医文化的灌溉下，我国宝岛台湾也绽放出了修身养性的美丽花朵，亦可谓花美莲芳。

台湾会场为大家带来养生气功的表演，充分展示历久弥新的中医文化和与时俱进的中医治疗技术，进一步加强冀台中医文化交流。主持人介绍了出席河北与台湾会场的领导和嘉宾，河北省红十字会领导致辞之后，台湾中华民族卫生协会理事长杨慧瑛女士致辞，河北省台办领导也发表致辞，大家表示医者，仁术也。儒家以忠孝礼义治天下，医者以仁心仁术济苍生。从抗击新冠疫情、到推进全民健康，中医药正以崭新的面貌迎来振兴发展的新时代。

通过宣传片让我们对两岸中医文化的传承发展有了更进一步了解，作为中华文明的活化石，中医既是见证我们来路的历史文化瑰宝，又是济世救人的当代医学利器。可以说，中医学在岛内的传承发展是枝繁叶茂，历久弥新。

论坛特邀了两岸中医领域的精英共聚一堂，分享对中医文化的认识和感悟，共同为冀台中医药事业发展建言献策。同时参加的还有很多宝岛台湾的大学生。每一位参会专家老师讲座过后，两边会场的专家老师回答了现场的提问。会上全国名中医、河北省中医院主任中医师、教授梅建强先生谈中医抗疫经验。台湾大学生提问从中医角度如何预防新冠病毒？感染新冠病毒康复期如何处理？

台湾药理学会陈介甫理事长谈中医药理与疫情防控。河北现场观众提问：新冠肺炎的感染对于老年痴呆与帕金森病症的疾病有什么影响？

河北省中医药科学院原副院长、主任中医师曹东义讲了中医抗疫的历史成就。台湾大学生提问河北省在中医药发展史上的地位；扁鹊与《内经》的关系和扁鹊与张仲景的关系？

中华道统文化学会谢金勋秘书长论述《黄帝内经》是中国最早的医学典籍，传统医学四大经典著作之一，是中华文明的一项瑰宝。现场的学生提问：《黄帝内经》的养生要义？如何学？

河北省医养结合促进会副会长、医学博士吕金仓先生讲述中医药膳养生的有关内容。台湾现场观众提问关于中医药膳的设计思路有哪些？中医药膳的具体应用效果请举例说明。

中华自然疗法世界总会理事长施自在先生介绍后疫时期如何预防复阳及药食同源等问题，并解答了如何启动自体疗愈场现场观众也做了提问。中华禅修气功疗法协会理事长杨武财让台湾大学生提问，并做解答。

中医是我们的祖先留给我们的宝贵财富，我们要把它继承好、发展好、利用好，传承发展的旗帜，势必要由未来的一代年轻人扛起来。论坛现场，来了很多医学后备人才，其中有一位台湾大学生代表刘元媛女士，她现为北京中医药大学针灸专业 19 级硕士研究生，现在北京中医院工作，她已在北京市学习工作了六年多时间，对自己所学中医专业、中医院工作和到各地进行参访交流有很多感想，她分享了自己的求学经历和所思所想。

2022 年 12 月 29 日，由河北省冀台经济文化交流协会、河北省中医药文化交流协会共同主办的“2022 冀台中医药产业对接交流会”采取“线上+线下”相结合方式召开，主会场设在邢台市内丘县，在台北市设置分会场，会议全程进行网络直播，17 万人在线上参会。

本次冀台中医药产业对接交流会精彩纷呈，河北省卫生健康委员会二级巡视员靳文龙，邢台市委常委、统战部部长冯亚强，台北市中医师公会理事长林源泉院长，河北省人民政府台湾事务办公室副主任霍海斌分别致辞。会议由河北省中医药文化交流协会副会长兼秘书长袁野主持。

嘉宾致辞后，河北省中医药发展中心主任田艳勋、台湾络病学会理事长黄淑珍博士、河北中医学院扁鹊文化研究院院长、燕赵中医书院执行院长曹东义教授分别做《发挥中医药“五种资源”优势，深化冀台中医药交流合作》《后疫情下的台湾中医药发展与深掘“中医发展法”对冀台中医药产业对接的前景》《扁鹊文化的巨大产业价值》主旨推介。

在对接交流环节，国医大师、河北省中医药文化交流协会会长李佃贵教授，台北市中医师公会荣誉理事长陈潮宗先生等冀台10位业界专家学者，围绕中医药抗疫、中药材产业、中医药创新、中医药康养、中医药传播五个主题，从中医药抗疫经验到后疫情时代中医药应对策略，从道地药材资源优势到中药材产业新形态贸易趋势，从传承中医经典到本草生物科技的现代运用，从医养康相结合面对老龄化社会到冀台康养产业双赢策略，专家们高屋建瓴，为中医药大健康产业提供了新视角、新思路、新模式，必将对冀台中医药深度合作，产生积极而深远的影响。

会议最后，举行了合作签约仪式，河北中健传媒科技有限公司（燕赵中医书院）与台湾民新文化传媒出版社、河北省医养结合促进会与台湾跨境医疗健保服务发展协会就“冀台中医药文化传媒战略合作”和“冀台中医药健康养老战略合作”完成签约，这将有利于弘扬燕赵医学的海外传播，有助于冀台两地的中医药康养产业发展，推动项目落地，实现优势互补、共同发展。

冀台两地文化同源，血脉相连，中医药发展互补性强，本次会议以“传承精华，守正创新，冀台同韵，融合发展”为主题，议程紧凑，交流广泛，内容务实，成果丰硕，必将为进一步深化两地中医药各领域交流合作打下坚实基础。

中医书院论坛盛况，见证中医事业发展

袁野　燕赵中医书院

2023年4月2日，“中医书院发展论坛(2023·中国北京）”在北京中国大饭店举行，本届发展论坛为中医书院事业持续发力，彰显中医书院事业步步向前。论坛继续由金方书院等单位承办，围绕“守正传承，推动中医药振兴发展”主题，云集中医药业内及大力支持中医药事业的各级领导、全国书院名家及各界名流，共同研讨如何达成新时代赋予中医书院的历史使命“中医书院要着力培养基层大中医”。

国医大师陈可冀先生、王琦先生，国家中医药管理局人教司副司长张欣霞，北京市中医管理局局长屠志涛、北京中医药大学校长徐安龙，北京市怀柔区人民政府区长于庆丰等先后致辞。

金方书院赵鲲鹏发布了《中国中医书院蓝皮书2023》、张梦醒做了“中医大学生第二课堂”项目发布、怀柔区卫健委发布了“中医书院基层医生中医课堂、基层中医健康文化课堂”项目、胡国臣：“中医书院基层医师推荐阅读中医书目100种”发布。

著名神经外科专家凌锋做了“在系统医学指导下中西医结合的康复事业”、北京中医药大学徐安龙校长做了“中西医结合免疫学研究的初探”、袁钟先生做了“做有中华文化底蕴的中医”的主旨报告。

燕赵中医书院执行院长、河北省名中医曹东义主持“基层中医师成长与培养”专场。薛钜夫先生

作为金方书院创始人、金方书院教务长，报告了“谈中医书院与全科医生的光合作用”；张昆博士是西安择中书院院长，他讲了“择中书院十五年基层医生培养经验与体会”；夏隆江博士、成都秉正堂创始人报告了“学校外的中医教育”；北京中医药大学教授、灵素书院发起人程凯报告了“谈中医书院的针灸教育”；中国中医科学院中医基础理论研究所博士后王超报告了“青年中医师成长的体会”；山西中医药大学傅山学院院长何丽清报告了“中医书院的核心职责是守正传承”。

当归中医学堂校长、行知堂中医董事长李永明主持“西医学中医”专场，首都医科大学中医药学院院长王伽伯报告了“传承精华，创造未来医学”；天津南开医院药学部主任阎姝报了“我的西学中之路”。

首都医科大学中医门诊部主任、首都国医名师馆执行馆长朱桂林主持“中医书院建设与发展”专场。中国民间中医医药研究开发协会会长、国家开放大学生命健康学院院长陈珞珈先生报告了“我国中医药事业发展的喜与忧”；广西中医药大学教授、北京同有三和中医药发展基金会理事长刘力红报告了“我们为什么要做中医书院”；中国中医科学院中医药信息研究所主任科员孙晓峰报告了“中国中医书院现实状况与未来展望”；灵兰书院院长蔡仲逊报告了“从专病治疗看中医书院教育”；安徽中医药大学新安书院院长尹刚报告了“中医药大学如何办好中医书院”；金方书院院长、北京中医药大学教授傅延龄报告了“中医书院要着力培养基层大中医”。

2021 年，北京市中医管理局和顺义区人民政府主办、金方书院承办的“中医书院发展论坛”在北京成功举办，在学术界和社会上产生了广泛而深远的影响，引起各方面对中医书院的关注和重视，极大地推动了中国中医书院事业的良好发展。会议期间提出了中医书院建设“五三理念”：重视“三史”，即书院院史、学术史和人物史；紧抓“三传”，即学术传统、传承和传播；做好“三成”，即设施落成、理念形成和习惯养成；建设“三标”，即标志、标杆和标准；完善“三可”，即可持续、可复制和可评价。

燕赵大地是中医药重要的发祥地之一，是中医学派之源，历代名家辈出。医祖扁鹊开宗明义、四诊合参；河间学派开创者刘完素引领金元医学争鸣；易水学派开创者张元素完善脏腑辨证；发明药物归经学说，还有具有革新精神的王清任；衷中参西的张锡纯等。《燕赵中医书院》秉承正本清源、传承经典的立院宗旨，致力于中医药传承与传播。专家讲师团由国医大师李佃贵教授、姚希贤教授领衔，汇集海内外众多中医名家，道术并重，复兴中医。

中医有书，从扁鹊开始；书院教育，来自封龙山。当然唐宋之后，书院教育更加兴盛，中医书院在当代中医传承之中具有重要意义。

中医哲学助力中华民族和中医药复兴

周晓菲　北京中医药大学

2023 年 4 月 7 至 9 日，中国哲学史学会中医哲学专业委员会第四届理事会换届会暨 2023 年学术研讨会在山东大学成功举行。此次会议以“中医哲学的守正创新”为主题，以传承发展中医哲学为己任，以推动中医药文化自信、助推中华优秀传统文化复兴为宗旨。会议由中国哲学史学会中医哲学专业委员会、儒家文明省部共建协同创新中心与山东大学儒学高等研究院共同主办。

来自中国社会科学院、山东大学、南开大学、兰州大学、四川大学、西南大学、大理大学、中国中医科学院、中国科学技术信息研究所、北京中医药大学、上海中医药大学、广州中医药大学、成都中医药大学、南京中医药大学、浙江中医药大学、山东中医药大学、安徽中医药大学、江西中医药大学、陕西中医药大学、黑龙江中医药大学、长春中医药大学、甘肃省甘谷县人民医院、河北省中医药科学院、曲阜师范大学、湖北民族大学等数十家单位的近200位专家学者出席会议。

会议期间，在尼山国学大讲堂“中医哲学”专题讲座上，山东大学讲席教授、山东大学儒学高等研究院博士生导师、北京中医药大学国学院创院院长张其成先生做《中医哲学的基本精神》主题演讲。张其成教授围绕调和致平的价值追求、整体关联的生命观念、取象运数的思维方法等三大方面深入探讨了中医哲学的基本精神。张教授指出“法于阴阳，和于术数”既是中医养生的总原则，也是其治病的总原则，更是中华民族核心的价值追求；张教授指出中医的整体化特点让我们着眼于整体关联的生命观念，其主要表现在天人合一、物我合一、形神合一、内外合一等四个层面；张其成教授从多个方面分析了“气－阴阳－五行”的象数模型，指出阴阳太极图是中华民族最形象最完美最精准的表达方式。最后，张其成教授阐释了“中医哲学在中国哲学中的地位”，分析了中国哲学四大主干“儒、释、道、医”的各自特点，并归纳为“易魂佛心，儒风道骨，医体为用、生生归元”。讲座中，张其成教授还亲身示范中医哲学对导引养生功法的指导应用，整场讲座生动形象、深入浅出，博得了专家们的阵阵掌声。

在第四届理事会换届会上，首先由中医哲学专业委员会名誉会长潘桂娟研究员致辞，接着第三届理事会会长张其成教授代表第三届理事会作工作报告；然后由中国哲学史学会秘书长刘丰研究员主持换届选举。会议在审议通过《中国哲学史学会中医哲学专业委员会选举办法》的基础上，根据选举程序依次产生第四届理事、常务理事、副会长、会长。全国政协委员、北京中医药大学教授、山东大学讲席教授张其成先生当选为中国哲学史学会中医哲学专业委员会第四届理事会会长。会议最后召开第四届理事会第一次常委会议，谈论新一届理事会工作重点、奋斗目标以及2024年学术年会的承办单位和会议观点。

学术研讨会开幕式，由山东大学儒学高等研究院原党委书记李平生教授主持，山东大学副校长吴臻先生首先代表山东大学欢迎各位专家的到来，并介绍了山东大学的基本情况，最后预祝大会圆满成功。张志强先生代表中国社会科学院哲学研究所和中国哲学史学会向参会的全体同志表示祝贺，介绍了在中国哲学史下成立中医哲学专业委员会的背景和发展中取得的成就，最后希望中医哲学专业委员会能够引领研究方向，深入中医和哲学两个领域，为中医研究和中国哲学研究贡献自己的力量。王学典先生在致辞中指出，儒学与中医学密不可分，在一定意义上说，从中医哲学可以看出传统文化的发展方向。张南先生代表中医哲学创会前辈表达对大会的心意和期待。张其成先生在致辞中指出，中医哲学的奋斗目标和当代价值可以概括为4句话：为中医药振兴提供哲学思维，为中国哲学研究开创新局面，为健康中国建设贡献思想力量，为中华民族伟大复兴担当文化先行者。

在学术报告阶段，王旭东、张南、邢玉瑞、邱鸿钟、曹东义、张超中、吴克峰、郑洪、谷建军等知名专家分别进行专题学术演讲。分论坛阶段，则分为“中医哲学的守正创新”“中医哲学与中国哲学”“中医哲学的临床应用”“中医哲学与文化复兴”四个组同时进行主题发言，每组均设立专家论坛、青年论坛。数十位专家学者聚焦“中医哲学”相关领域进行了学术发言和交流讨论。闭幕式上，四个分论坛主持人分别总结了本组的讨论情况，最后研讨会在热烈掌声中顺利闭幕。

本次会议的成功举行，对中医哲学这一新兴学科的发展起到了深层次的促进作用，对　实施“健康中国”战略和实现中华民族伟大复兴的中国梦也起到了积极的助推作用。

中医与时俱进，有了救援分会

曹东义　河北省中医药科学院

在疫情防控比较紧张的2022年初，中国人口文化促进会批准成立了中医救援专业委员会，曹东义当选第一任会长。这在一定程度上是鉴于2020年武汉暴发疫情初期，很多民间中医不顾自身安危，自发前往救援的情况，没有组织的中医救援虽然也可以发挥作用，但是毋庸讳言也会产生很多不必要的麻烦，在交通管制、全员封闭的时候，每个人的行动都不轻松，要想参与救助疫情，的确极为不便。

成立学术组织虽然不能面面俱到，解决所有问题，但是可以发挥行业自律、提高救治业务水平的重要作用，学会副会长兼秘书长孙志华一直想组织大家一起学习，去年打算到海南开会，会议用的车辆都租好了，但是因为疫情防控被迫取消了。这一次她又组织了跨越多个省市的中医救援队员，来到保定参加培训和交流，他们之中有头发斑白的长者，也有英姿勃发的女士，统一着装之后更显得充满力量，是一个招之即来，来之能战，战之能胜的队伍。

2023年4月16日，来自全国各地的中医救援会员聚集在保定，举行“首届中医救援技术交流发展大会”，保定市卫生局原局长杨金陵与河北省中医药科学院原副院长、世界中医药学会联合会一技之长专业委员会曹东义会长、河北省中西医结合学会基层卫生组织专业委员会郭媛主任委员、中国政法大学郭继承教授等参会致辞。

学会孙民生支部书记经常组织大家学习有关政策，他在会议发言说首届中医救援技术交流发展大会，是在国家政策中医药“传承精华，守正创新”发展的大背景下召开的。随着三年疫情的结束，公众对疾病的治疗、预防、健康保障需求的扩大，为我们中医人迎来了天时地利人和的大好时机，守住中医药的根脉，打造中医技术传承服务，将成为后疫情时代我们中医人乘势而上，担当作为的新使命。本次中医救援技术交流发展大会意在为更深的挖掘、探讨、推广优秀的中医特色诊疗技术，提供更专业更广阔的平台和路径，为我们中医人赋能，培养更多中医匠人的传承和发展。面对疫情的重挫，民众科普知识的匮乏，以及克服中医人专业学习的瓶颈和天花板，在传承中医事业上，使更多的人了解认识中医，学到真本领，更好地服务公众健康需求，真正把中医药文化精髓根植于民心，为了进一步推广普及中医，传承发展好中医，深化中医对人类健康的突出价值和意义，本次中医技术交流大会，将聚焦中医优秀传承和发展，从中医实用价值、临床诊疗技术、中医疾病预防等多维度进行分享、探讨和交流，全方位解读中医未来的应用价值和发展前景。通过本次中医技术交流大会效果的显现，一定会吸引更多的中医爱好者和中医药从业者，加入中医救援队中来，壮大我们的队伍。

曹东义会长说，中医从来不是慢郎中，医宗扁鹊就是古人急救的象征，司马迁《史记》说扁鹊名闻天下，到邯郸做了妇科医生，到洛阳成为老年科、五官、骨关节科的医生，到西安咸阳一代成为小儿科医生，“随俗为变”而且比千里马更快捷，秦越人被赵人尊为“扁鹊”，意思就是传播喜讯、翩翩飞舞的喜鹊，就相当于古代的120。所以，在“非典”、新冠病毒暴发的时候，中医急救和救援发挥了重要作用，在“后疫情时代”，更能依靠自己独特的学术特色，解决好“慢病高发难治、费用高昂难付、化学制药滥用成灾”的世界医学难题。

河北省中西医结合学会基层医疗机构专业委员会郭媛主委说，河北省是全国拥有基层医疗机构数量最多的省份，全省各级各类基层医疗机构有8万余家，这8万余家基层机构的背后是更多的基层医务工作者。我就是一个从事基层中医工作20多年的老兵，我深知基层医疗机构的痛点和难点在哪里，基层医务工作者最迫切的需求是什么。同时，团结、联系、服务好基层机构和基层医务工作者也是贯彻落实中央关于加强基层工作一系列方针政策的具体行动。在这样的背景下，我们发起成立了基层医疗机构专业委员会。专业委员会的初心是：搭建基层医疗机构和医疗工作者的交流平台、共享平台、展示平台，为广大基层医疗机构及从业人员提供最贴合实际的、最接地气的服务。目前，专业委员会有委员400余人，他们来自全省各级县市级医院、中医院、乡镇卫生院、社区卫生服务站、社区卫生服务中心，个体诊所门诊部、民营医院等；执业范围涵盖中医、临床、中西医结合、口腔、护理等，还有一部分确有临床专长的乡医也加入了我们的队伍。本次大会的主办方中检康源的孙志华孙总就是我们专业委员会的副主任委员，孙总为专业委员会的工作尽心尽力，做出了很好的成绩。孙总所倡导、推广的中医救援技术特色突出，为加强中医药人才队伍建设、提高医疗和养生机构从业人员中医药急救水平、保民平安做了卓有成效的工作，非常值得骄傲。在这里我也借此机会，代表基层医疗机构专业委员会发出邀请，欢迎更多有志于中西医结合基层工作的同仁加入我们专业委员会来，一起共建属于基层机构和基层医务工作者的平台，找到归属感，在属于我们自己的舞台上发光发热。

保定市卫生局原局长杨金陵先生说，民间中医是一支重要的力量，在群众之中享有盛名，都说“高手在民间”，但是，只有组织起来才能发挥更好的作用，只有融入国家大健康事业，解决好群众治病保健的问题，中医药在基层才能发挥更好的作用。

中国政法大学郭继承教授通过视频致辞说，喜欢国学的人大多喜欢中医，中医药是我们的国粹，普及国学有助于发展中医药事业。

通过两天的技术比赛，学术交流，大家收获很多，会议取得了圆满的成功。

跨越三座大山，“五医联动”发展中医

张培红　河北省中医药科学院

《中国中医药报》2023年2月24日和3月24日，分别刊登了河北省中医药科学院曹东义主任的两篇重要文章《反思三年抗疫，遥望中医复兴》和《中西医应从“求同存异”转为“求异存同”》，提出了中医复兴必须跨越三座“技术壁垒”和“五医联动”复兴中医药事业的主张，这些论述在4月8于山东大学举办的中医哲学分会学术交流会议上，曹东义做了主旨发言，引起与会者的共鸣与赞同。

曹东义指出中医与西医属于不同的学术体系，必须“求异存同”（尊重差异为第一义），才能做到中西医并重，并逐步走向复兴。过去强调“求同存异”（追求一致为第一义），造成了中医学术内涵的不断萎缩，比如在西医病名之下辨证治疗，中医就处于发现不了目标，也评价不了结果的尴尬地位，就不能“卓然自立”。毫无疑问，西医的学术体系，对于中医来说，有强大的技术壁垒，比如解剖生理、疾病名称、化学制药，中医药如果不能在学术原理上突破这三大壁垒，就难以找到学术自信的基础，也难以获得发展的广阔空间。

曹东义论述说，结构决定功能具有局限性，西方医学的解剖生理，是以“构成论”为指导的学术，认为“结构决定功能”，它主要研究明物质，是“从有出发”“以有为本”。现代物理学认为，世界上的明物质只占6%左右，大量存在的是暗物质、暗能量，因此，“结构决定功能”的西方医学，具有

明显的缺陷，生命的结构是一个不稳定结构，都来源于一个受精卵的不断分化，是牵一发动全身式的网状互联结构。所有的细胞代谢，都必须依赖整体环境的支持，需要相对恒定的温湿度、酸碱度、渗透压、生长因子、黏附因子、激素、微量元素等微生态的调节，而且克隆技术、基因研究，都提示了细胞核具有“同质化”的普遍性，这就从学术原理上决定了“结构决定功能”只是相对正确的粗浅知识，不是唯一正确的学术原理。

中医学以“生成论”为基础，主张有无相生，世界不存在“真空”，所以既研究明物质，也研究暗物质。中医“从无出发”，研究生命与健康，认为人与天地万物，都是自然整体生成的，最高的层次是精神，心神是复杂巨系统整体涌现出来的功能，精气神不能在局部找到相对应的结构实体，疾病也是“从无开始”逐渐生成的，无论多么努力生命也总归会消失，疾病治疗的目的，也是促使其“由有变成无”，因此，中医是“以无为本”的学术体系。

自然生成的生命有结构，生成论可以包容构成论，中医学术能包容西医技术方法，尽管目前看来西医很强大，在世界范围内普及程度很高，但是从学术原理看，中医未来必将成为世界医学的“显学”，西医必将用中医的理论改造自己的体系。

中医是会看病的哲学，也是充满智慧的医学。东西方医学的差别，是因为它们指导理论的差异，决定了其技术方法、临床经验的不同。在交流之中，通过互相争鸣、碰撞，有可能会逐渐融合。

曹东义指出，中医的疾病观强调暂时性和可转化。在临床上，中医与西医分别抓住了不同的东西，西医看重病灶，把它当作“构成”来研究。中医依据生成论来辨识证候，认为所有异常结果都是生成的结果，而不是原始构成因素。可以说，证候与病灶分别反映疾病的侧面，证候包容病灶，而不是单纯由病灶决定证候。

比如，冠心病的诊断必须依赖病理检测，有粥样斑块造成血管狭窄，看似属于很明确的“白箱病灶”，但是其纤维帽是否稳定，是否发生“冠脉事件”，不仅与病灶形态有关，而且与饮食、情绪、气候、劳倦、感染、血脂、血糖等都有关系，是一个随机而动的“黑箱控制”过程，并且不容易消除这个病灶。临床医生即使是控制状态，也不能笼统地说什么药是治疗冠心病的，而只能说选择的药物是钙离子拮抗剂、血管紧张素转化酶抑制剂、某个受体阻滞剂、激动剂等，需要说出分子靶点的作用机制。也就是说，在具体治疗过程中，病理解剖的“白箱病灶”已经太粗略了，病灶既不能精确地说明过去，也不能准确地预测未来，甚至不能精确地指导现在的治疗，因此，“白箱病灶”诊断实际上只是一个笼统的“灰箱”。

推崇“精细检查、精准控制”只是西方医学的理想，找出来“慢病高发难治”的世界难题，很多疾病是不能彻底治愈的，只能是保留病灶，控制症状，甚至是终身服药进行控制。很多人有许多慢性病，可以干预的靶点布满全身，因此，也就存在着“费用高昂难付、化学制药滥用成灾”的恶性循环。

中医的诊断“以无为本”，强调疾病的暂时性和可转化性。中医的疾病名称，都立足于“破字当头”，都是为了让病灶、症状消失，即使还有病灶存在，也可以做到“有病无害、有病无痛、带病延年”，有尊严、有自信地走完人生道路。

尽管中医的治疗是“黑箱操作”，但是，我们看到中医理论指导下的辨证论治，正是紧紧抓住复杂微观变化的整体综合状态，是大道从简，执简驭繁，而且通过反复实践，以中医理论贯穿起来的中药、针灸、按摩等都可以为帮助患者由疾病向健康转化，是理、法、方、药一气贯通的整体医学。它往往能够解决西医所解决不了的复杂病情，取得意想不到的临床疗效。

曹东义提出，“非药物疗法”是一个歧视性称谓。《黄帝内经》推崇“圣人杂合以治”，认为针刺、艾灸、按摩、导引等与药物治疗处于同等重要的地位，甚至说“毒药者亦从西方来”，千百年来一直把毒和药并称。《神农本草经》也是把药物分成上中下三等，认为药物有毒，但是可以治病。历代的中医学家，都善于化毒为药，充满“有毒无害”的大智慧。

西方医学认为化学分析是金标准，靶点治疗是精准控制，对于其他疗法有等而下之的歧视态度，并且认为不能用构效关系、量效关系说明的疗法，都属于不精准的疗法，一言以蔽之蔑称为“非药物疗法”。这种霸道的“精准”未必是世界本来的面目，并且化学制药的产品，往往是大自然的异物，生产的时候污染环境，吃进去污染身体，有近期和远期的危害，必须尽快排泄出去，否则就会蓄积中毒。

中医属于“道术并重”的医学体系，一百年来“重术轻道”，逐渐走进衰落难逃的怪圈；在面对西医的时候，如果只是“求同存异”，就容易“丢了自己”。只有坚持“道术并重”，与西医“求异存同”，彰显中医个性，才能逐渐走向复兴。

曹东义认为，“中医之道”有不同层次的表述。中医靠整体生成之道，生成的生命，从无开始，“以无为本”；生成的生命有结构，与天地万物的环境因素紧密相关。

中医有形神一体之道，认为五脏是“五神脏”，主张“形神一体”，凡是有皮脉筋骨肉的地方，都与五脏有关，也就是形与神密不可分，是一体两面。

中医擅“多元并存、整体和谐”之道，认为五脏之间的关系，与天地自然相应，其规律除了有阴阳之间的平衡关系之外，还有五行之间相互滋生，相互克制，生克制化的关系，不能一脏太过，一脏太弱，更不能去掉某个脏腑。

中医说“内外相关”之道，依据内外相关的整体性原则，可以通过人体色脉气味，反映人体健康状况，不需要深入人体的内部去进行检查，因此，“内病外诊”属于中医独门绝技。“内病外治”是在体表、肢体远端施治，解决内在疾病的问题，比如针刺、艾灸、按摩等，达到治疗疾病的目的。即使是喝汤药，也是借用中药的四气五味与脏腑、气血津液、血脉经络互相联系，互相影响。

中医是“杂合以治”之道，中医的治疗措施之间，经常是多元并举，帮助患者自身恢复健康，可以也应该形神兼备，衣食住行、内服外用相结合，充分发挥各种治疗措施的特点，“千方百计”“活法巧治”是中医推崇的，绝对不是长期使用一种不变的方法，让人“终身服药”。

中医有“用象代数”之道，立象尽意是古人说明事物的基本方法。自古以来，古人就了解到世间万物都有数有象，是象与数的统一体，《河图》《洛书》《周易》《老子》之道，生命之学都是这样，都有数，是天地自然之数，也是“大衍之数”，分阴阳，有五行，讲生成。

中医的辨证论治这个词语虽然出现的比较晚，但是它的神髓早就化生于张仲景的“随证治之”。其背后深刻的原因，是立足于疾病状态的不断变化，外感病有六经阴阳表里寒热虚实之别，内伤病也因为饮食起居情志变化而起伏，随着日月阴阳运转而不同。辨证论治不是“分型治疗”，辨证的过程，就是运用医学理论的过程，“候之所始，道之所生”。

中医是扶正祛邪之道，发病的原因多是“邪之所凑，其气必虚”，虚处留邪，久瘀成毒，影响气血运行，脏腑功能发挥，就出现了各种病证。“扶正祛邪”，以人为本，千方百计，活法巧治，是中医智慧的体现。

复兴中医也是一个系统工程，也必须借助西医的“五医联动”模式，才有可能走向复兴，否则单独某方面的突破，虽然有可能获得局部的发展，但是不会全面成功。

医疗、医药、医保处于“五医联动”的下游，上层建筑是医教、医政。

医疗事业需要人才去做，也需要规模发展，离不开医教研整体发展，或者再加上产业、文化、医养结合治未病等，才能在“适者生存”的环境里不被淘汰。

国家推进自主创新战略，中医药已经引起政府高度重视，出台了一系列有利于中医药发展的政策，党的二十大报告提出“促进中医药传承创新发展”，使中医有了彰显个性的保障。发展中医学术，必须有理论自信，才能扬长避短，做到中西医并重，为人类健康事业做出更大的贡献。

杜鹃花红了，他走了！
悼念易学大师朱胆教授

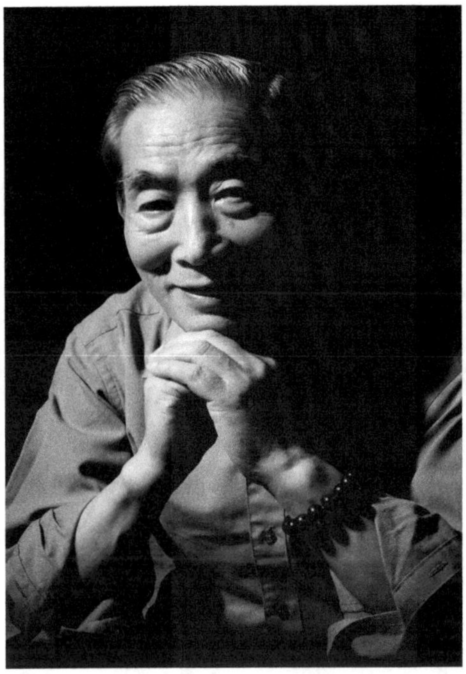

大诗人李白见杜鹃花想起家乡的杜鹃鸟，触景生情，怀念家乡，写出了一首脍炙人口的诗：“蜀国曾闻子规鸟，宣城还见杜鹃花。一叫一回肠一断，三春三月忆三巴。”美丽的杜鹃花始终闪烁于山野，装点于园林，尤其在三湘大地漫山遍野，勃勃生机，自古以来就博得人们的喜爱与赞美。自唐宋诗人白居易、杜牧、苏东坡、辛弃疾，至明清杨升庵、康熙帝都有赞誉杜鹃花的佳作。

关于杜鹃花和杜鹃鸟，还有个优美而离奇的传说。相传远古时蜀国国王杜宇，很爱他的百姓，禅位后隐居修道，死了以后化为子规鸟（又名子鹃），人们便把它称为杜鹃鸟。每当春季，杜鹃鸟就飞来唤醒老百姓“快快布谷！快快布谷！”嘴巴啼得流出了血，鲜血洒在地上，染红了漫山的杜鹃花。所以杜鹃花又是英雄花，人们常以他比喻为国家为社会为老百姓做出了贡献的人士，而不论他的地位高低，事迹是多么宏伟！杜鹃也代表着：爱的快乐、鸿运高照、奔放、清白、忠诚、思乡、繁荣吉祥、坚韧乐观、事业兴旺。《草花谱》有云：“映山红若生满山顶，其年丰稔，人竞采之。”

在今年春天三湘大地杜鹃花竞相开放的时候，我国国学与易学著名学者朱胆教授却离我们而去了！他像一只子规鸟，在鸣唱着弘扬国学与易学、弘扬传统中医中，展翅往飞天国！朱胆教授一生致力于教育事业，诲人不倦，在宣传、推广国学、易学与中医药学方面做出了巨大的贡献，在社会上享有很高的知名度，他的逝世是国学与易学学术推广与中医药事业的重大损失！

朱胆教授毕业于中国人民大学国际政治系马列主义专业，是朱子紫微堂创始人；国学国医岳麓大讲堂堂主；国学国医岳麓论坛创始人、国学国医岳麓论坛组委会常务副主席；湖南炎黄文化研究会常务副会长；中国自然辩证法研究会易学与医学专业委员会荣誉理事；湖南炎黄文化研究会易学与医学专业委员会原会长；《国医年鉴》副总主编；富智中和集团名誉董事长；国学与易学知名学者；曾任中建五局法律顾问处处长、中建五局职工中等专业学校党委书记；中国共产党党员、高级讲师、律师、教授、朱胆同志，因突发心脏病，抢救不及，于 2022 年 4 月 1 日凌晨在临湘市金盆村祖宅——紫微堂去世，享年 82 岁。

国学国医岳麓论坛组委会、《国医年鉴》编委会办公室、朱子紫微堂易医医派教研中心于 2022 年 4 月 5 日上午在朱胆教授出生地临湘市桃林镇金盆村紫微堂，联合举行了“朱胆教授追悼会”。国内外国学、易学与中医学知名学者；朱胆教授生前同事、同学、亲朋；特邀嘉宾等数百人参加了追悼。由于在疫情期间，采取了线下与线上模式召开，主会场设立在临湘市桃林镇金盆村紫微堂大厅，分会场设立在北京市、长沙市、株洲市、保定市及美国、加拿大等多地。大家在追悼会上既追思朱胆教授，又就朱胆教授所创立的朱子紫微五术展开了学术研讨。

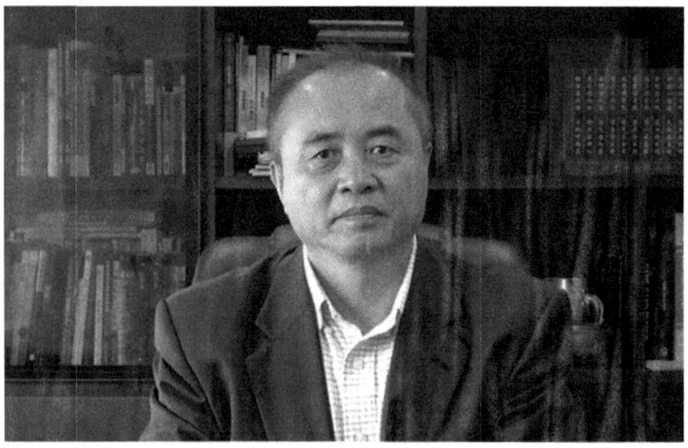

中华中医药学会亚健康分会创会会长、中和亚健康服务中心创建主任、国家中医药管理局机关服务局原局长、亚健康之父孙涛教授发言中赞扬了朱胆教授对国学、易学以及对中医药、亚健康事业推动所做出的巨大贡献。他认为朱胆教授是全国知名的中国传统文化的理解者、信仰者、开拓者！在国学与国医的结合和发展亚健康事业上做了很多具体工作，做出了巨大贡献。作为发起人之一，创立了《国医年鉴》传承、记载、弘扬中医药文化，目前已经发展成为推动中医药文化传播的巨著。希望大家继承朱胆教授的遗志，在共同开创亚健康事业的过程中，努力工作，创造自我价值！

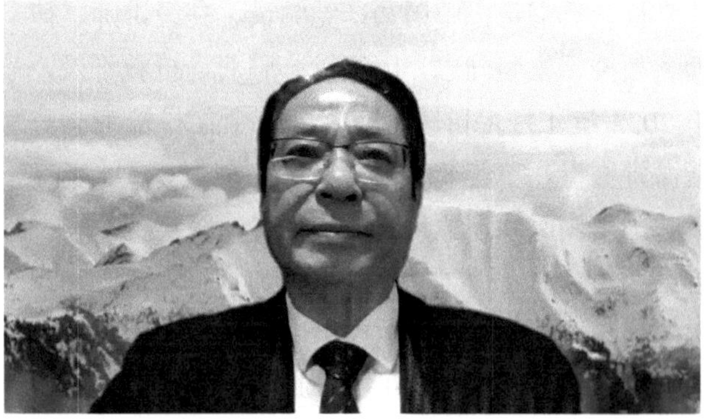

国家中医药改革发展专家咨询委员会委员、第五届中央保健委员会专家组专家、国医大师孙光荣教授追思了他与朱胆教授从相识到相交，从相交到相敬的23年，谈到了在他眼中的朱胆教授是一位出类拔萃、品格高尚的人。他对事业竭心尽力、甘于奉献；对工作不忘初心，担当使命；对同事谦虚谨慎、求同存异；对亲友诚挚厚道、互助互敬；对夫人同甘共苦、相敬如宾；对子孙仁慈关爱、面面俱到。逝者已矣，长歌当哭！大家应该把朱胆教授创建的国学国医岳麓论坛继续办好，把朱子紫微堂传承、推广好。朱胆教授风华长存、永垂不朽！

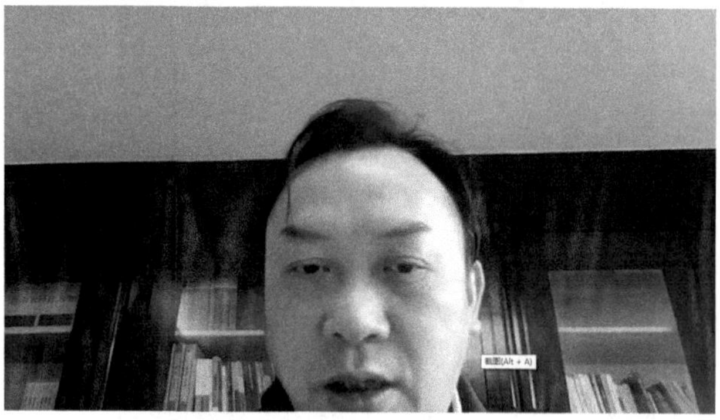

中华中医药学会治未病分会主任委员、湖南医药学院校长何清湖教授指出：朱老是易学大家，对《周易》的研究有较深的造诣。众所周知，《易经》是中国文化中最古老、最系统、最深奥的典籍，是中国乃至世界人文文化的基础。《易经》是古人思想与智慧的结晶，被誉为“大道之源”。《易经》佶屈聱牙，深奥莫测，没有深厚的国学底蕴根本难以一窥《易经》之貌。朱老不仅对《易经》如数家珍，更能用现代语言深入浅出地剖析《易经》，可见朱老学识之渊博！

医者易也；医者意也；医者艺也。第一层是说中医起源于《周易》；第二层是说中医需要悟性；第三层是说中医是一门艺术。朱老不仅是易学大家，对中医养生学也有独到的见解。众所周知，中医学的理论源于阴阳学说、五行学说、精气学说等中国传统哲学。朱老对国学的偏爱使他和中医药结下了不解之缘。朱老认为国学与国医是同一个源头，研究国学有助于发展国医，研究国医也有助于理解国学。

朱老认为，中国古代的元气学说，是健康养生的瑰宝。元气论认为人与宇宙万物一样，都由气构成。但人的元气随着年龄增长，会逐渐减少，导致人体产生病变。朱老认为，只有不断培补元气，保持阴阳平衡，才能达到延年益寿的目的。道家养生思想的基础是天人合一观。朱老认为，老子的“道”，《易经》的“太极”，《内经》的“太虚”，都有异曲同工之妙。养生长寿的秘诀，就是运用天人合一这一理论指导培补人体的元气。朱老告诉我们，发扬传统国学中的智慧，可以为人类养生长寿做贡献。

为了能让国学与国医共同争鸣、百花齐放，朱老不辞劳苦创建国学国医岳麓论坛。一生致力于国学与国医的研究，在湖南炎黄文化研究会、中国自然辩证法研究会等学会兼任重要的职务，产生了丰硕的学术成果。

今天，我们怀着沉重的心情怀念一位仁者，一位学者，一位智者。朱胆教授的学术思想将成为后辈攀登学术高峰时的养料。朱胆教授的光辉事迹将激励后辈在追求真理的道路上砥砺前行。

中华中医药学会少儿推拿传承发展共同体主席、山西省河东中医少儿推拿学校校长孙德仁教授谈道：朱老，一生都在乐呵呵积极向上，乐观对待一切，爱生活、爱家人、爱朋友、爱事业、爱万物。他有忙不完的事，走不完的路，心里装着社会和国家大事！他心胸大、志气大，有才华、有思路、有办法、有能力！想念他可亲可爱的气息容颜，想念他博学多识的言谈举止，更想念与他思想碰撞、交流心得的场景！咱们后人要化悲痛为力量，沿着老人家的脚步，奋发努力完成他老人家开创的事业，以告慰他老人家在天之灵。

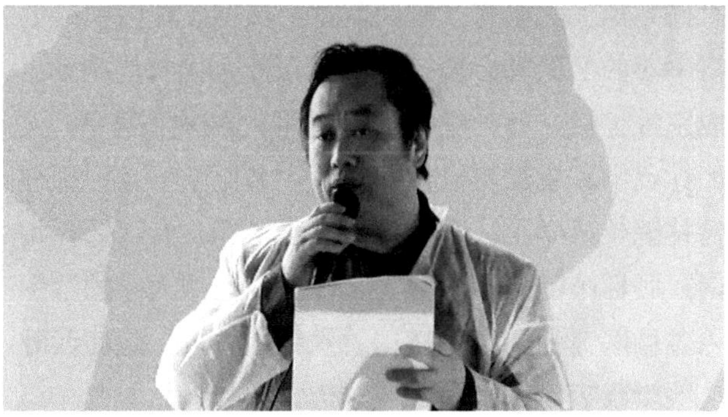

中国亚健康产业总部基地运营管理中心主任、中国中药协会亚健康药物研究专业委员会、中华中医药学会治未病分会副主任委员、富智中和集团董事长、朱胆教授儿子朱嵘研究员致悼词。悼词对朱胆教授高风亮节的一生，从五个方面做了总结：朱胆教授是一位侠义之人，侠之大者，以国为家！是一位清高自律，一生可谓怀才不遇，但又不忘初心的人！是一位对国家、对社会、对家庭、对朋友、对工作有高度责任感的人！是一位廉洁自律，不贪财，有大局观的人！是一位不甘寂寞，勇于创新的人！

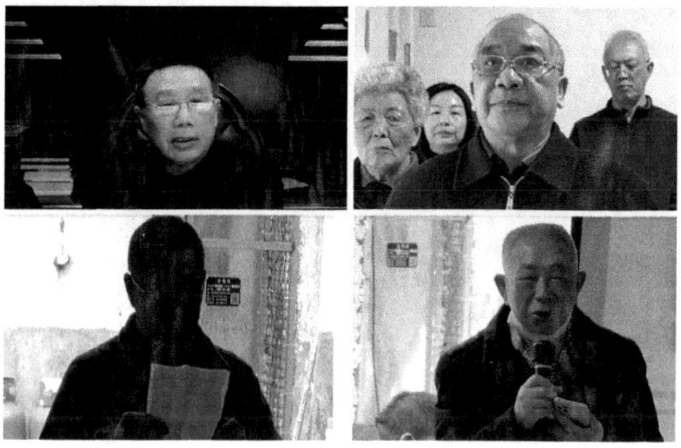

湖南省邮电管理局原常务副局长吴康亚先生、长沙市城市建设开发公司原总工程师方传铿先生、金盆村小学原校长乔光中先生等至交好友、亲属代表等也发表了感人至深的追思发言，并就朱胆教授提出的朱子紫微堂的学术观点发表了自己的看法，提出了新的建议。中国农工民主党中央委员会朱夜明先生专题撰写了《忠厚传家 诗书继世》《魂归故土、英明长存》两篇纪念文章。

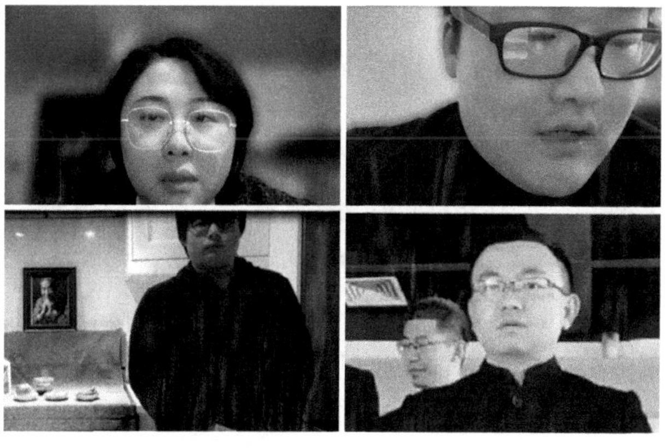

朱胆教授的第三代代表朱沁泉医师、朱正炀建筑设计师、朱锦阳等以及朱子紫微堂的第三代传承

人代表刘松鹤医生、刘媛总经理、魏西平主任、贺永彪主任、刘红云主任等也在会上表达了追思，以及在学习过程中的体会。决心继承和发扬朱胆教授创立的朱子紫微五术的学术思想，学以致用，为社会、为老百姓的身心健康服务！

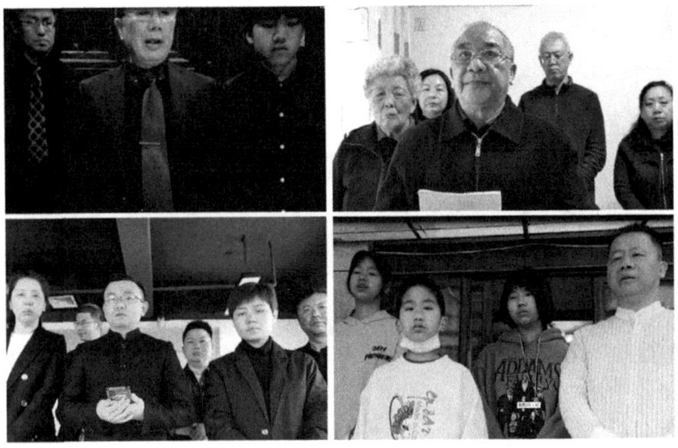

会议采取线下线上方式，分别在北京市、长沙市、株洲市、保定市以及美国、加拿大设立了六个分会场。

本文以朱胆教授的夫人、华夏墨情书画院方雪英院长的一首挽诗作为结尾，沉痛悼念朱胆教授！

【著千章】

七律

冽风扫过傲雪昂，
冻雨横行金盏黄。
泊岸弄潮岂停步，
南腔北调海墨香。
泰山顶上树标杆，
湘水明珠岳麓扬。
无限风光国字韵，
呕心沥血著千章。

（国学国医岳麓论坛组委会办公室 编辑）

耶律楚材的赠医诗

原所贤 辽宁省大连市中医医院

耶律楚材（1190－1244年），金元间义州弘政（现辽宁省义县）人，字晋卿，号玉泉老人，法号湛然居士，契丹族，有《湛然居士集》等传世。耶律楚材博览群书，旁通天文、地理、律历、术数及释老、医卜之说，与大圣安寺的澄和尚即圆照大禅师、儒医郑景贤、御医高善长等均有医事往来，并写诗相赠。

金元时期医学继承了唐宋医学的传统，汲取了少数民族医学和外邦医学的精粹，不断发展繁荣。当时，金元四大家医学流派的理论争鸣，医药学著作竞相刊行，蔚为大观。医官参政，儒而医，医而仕，是元朝特有的入仕现象。元太宗窝阔台汗施行一系列汉化政策，聘任耶律楚材为中书令，呼为“长髯人”。同时，元朝的太医院征召的儒医郑景贤、高善长、田阔阔等侍医们，对窝阔台汗的治国方略影响很大。元世祖忽必烈为政期间，医官参政成为常态。例如，许国桢博通经史，尤精医术，以医征至翰海，为忽必烈留守掌医术。待世祖即位，任提点太医院事，升礼部尚书。后进光禄大夫，时人称“许光禄”，撰有《御药院方》传世。许国祯给世祖举荐的名医韩公麟，敕授医正郎、御药局副使。成宗继位后，韩公麟被授承直郎、太医院副使。又如针灸学家窦默集名儒、名医、名臣于一身，历任翰林院侍讲学士、昭文馆大学士等职，有《针灸指南》《标幽赋》等传世。其他江西南城太守的沙图穆苏儒医兼通，撰有《瑞竹堂经验方》，是江西旴江医学代表医家。

赠诗圆照大禅师

耶律楚材在《谢圣安澄公馈药》中写道：“一粒灵丹寄我尝，湛然回简谢西堂。杀活一草真难会，药病相治未易量。子细嚼时元不碍，浑沦吞下也无妨。圣安骨董知多少，卖弄千年旧药方。”意思是说，得知耶律楚材生了病，澄公寄来灵丹丸药疗疾，弟子用诗简回谢恩师。虽然用草药祛疾似乎难以决定生死，药与病的相互作用也不易衡量。但我相信澄公的医术，把药丸仔细咀嚼和囫囵吞下都无大碍。大圣安寺有多少为人珍视的古董？千年的古药方也是值得夸耀的。这首答谢馈药的诗，是写给中都即当时燕京大圣安寺的住持圆照大禅师的，时人称之澄和尚。耶律楚材初从圣安寺的澄公问道习禅，后投于万松行秀门下，苦修三年，允为居士，形成禅儒兼容的思维模式。1218 年，元太祖成吉思汗闻其才学征聘之。耶律楚材离开燕京随太祖西征，以佛治心、以儒治国，辅佐元太祖成就大元伟业。

在中国医学史上，寺观医学是重要的分支之一。晋代葛洪、南北朝陶弘景和唐代孙思邈，都是道医的杰出代表。佛家传统的五明学中，就有“医方明”，即医治疾病的方法和经验。南北朝时的于法开、支法存、释昙鸾等，即为当时著名的僧医。萧山竹林寺女科，由南齐（479－502 年）古崇寺主持高昙始创，师徒代代相传，北宋时已誉满大江南北。圆照大禅师亦精于医理，为患病的弟子寄药疗疾，才有了这首互动的答谢诗。

耶律楚材还有一首《寄圣安澄公禅师》的诗，“澄公屡有寄来书，不著寒温问讯予。老柏依然笼古殿，旃檀无恙锁精庐”。用柏树和旃檀来比喻澄公，留下主僧和居士探讨佛理医道的交往佳话。

赠诗儒医郑景贤

郑景贤，名师真，字景贤，号龙冈居士，元顺德府（现河北省邢台）人。他精通医易，诗书琴俱精，是元朝著名的儒医。作为成吉思汗的从征医使和窝阔台汗身边的医官，深得信任。同为元代邢州的两大居士，耶律楚材与郑景贤交游深厚，称他是“龙冈医隐，天下奇才”。《湛然居士集》中有 80 余首诗是写给龙冈居士的，留下“林下因缘千古重，人间富贵一钱轻”的佳句。

耶律楚材曾经隐居邢台数年，圆照大禅师推荐他拜净土寺高僧万松行秀为师，因此与郑景贤成为禅友。后来，两人随成吉思汗西征，郑景贤担任三太子医官随侍窝阔台汗；耶律楚材则系“辽宗室近族”，被成吉思汗聘至西征军营咨访征战治国方略。他们多次劝止大军屠城，拯民众于战争水火之中。在《寄景贤》诗中，耶律楚材自讼“十年擐甲足疾作，三月弹琴臂力衰”即自己因征战十年，穿着甲胄而患足疾；却又因弹琴逾时，腕臂作痛，即使是“因病得闲闲却病，闲中虽病也便宜” 。耶律楚材精于琴艺，是金末鼓琴国手苗秀实的亲传弟子。他与郑景贤同为饱学之士，一人酷爱诗文翰墨，一人醉心琴声音律，视此为修身养性之道。“我爱龙冈老，鸣琴自老成”是对郑师真琴艺的称赞；“词翰双全妙天下，银钩深似鲁公书”是对龙岗居士诗文翰墨的溢美；“龙冈漆水两交欢，纵意琴书做老闲”则表达了对他们共同追求的隐逸生活的向往。

赠诗御医高善长

耶律楚材的《赠高善长一百韵》一诗，是写给御医高善长的五言长诗。高善长是辽阳籍的名医，元太宗七年（1235）蒙古军破汴梁，高善长被征为太医。诗序中写道“高善长本书生也，屡入御闱而不捷，乃翻然医隐。悉究难素之学，后进咸师法焉。与龙冈居士善，尤长于诗” 。高善长本是一介儒生，屡试不第后，才弃儒习医，成为当地名医。他与龙岗居士郑景贤是好友，也是一位擅长诗艺的儒雅之士。

“先生乃医隐，退身慕羲皇。难素透玄旨，针砭能起僵。可并华扁迹，可联和缓芳。门生皆良医，西海高名扬” 。耶律楚材说，先生退隐为医，仰慕制九针的伏羲的医术，详尽推究《难经》《素问》的深奥义理，用针砭治病救人。医术医德可与古代医家华佗扁鹊、医和医缓相媲美。门生都是医术高明的杏林妙手，在衍水一带闻名遐迩。

在军营中他与先生相逢，“我叹白头翁，君亦嗟髯郎”。请教医药和养生之道，先生开口说：“医术与治道，二者元一方。武事类药石，文事如膏粱。膏粱日日用，药石藏巾箱。”治病和治国的方法是相通的，要文修武备。礼乐教化的文事就像每日要吃的粮食，而兵法征战就类似药石，平时应该藏在药箱里，治病才用得上。“一朝有急病，药石施锋铓。病愈速藏药，膏粱复如常” 。先生还以用药之法比喻用兵之道，“国老似甘草，良将比大黄”。令他心领神会，施治应缓急相辅，刚柔相济，“一缓辅一急，一柔济一刚”。耶律楚材接着吟道：“寒多成冷痼，热盛为疮疡。”先生用寒温过极，人体便会出现冷痼和疮疡的道理，告诉他“政猛民伤残，政慢贼猖狂”。在用药上就要如《素问》所主张“寒者热之，热者寒之”的治则，“疗热用连蘖，理寒宜桂姜”。耶律楚材略通医理药性，感叹先生的比喻实在太精辟。

“未病宜预治，未乱宜预防”。先生引用《素问》里的格言，解答养生的询问，“五行不偏胜，所以寿而康”。而脾胃是人体后天之本，气血生化之源，“保生必求源，胃府为太仓。”耶律楚材在诗的最后说，“问一而得二，和璧并夜光。走笔书新诗，一笑呈龙冈”。耶律楚材本是请教颐养延年之道，先生却以医药为引，讲述了上医治国的道理，与和氏璧、夜明珠一样珍贵。耶律楚材并将把这首诗寄呈龙冈居士。

王卫东：做农民健康的“守门人”

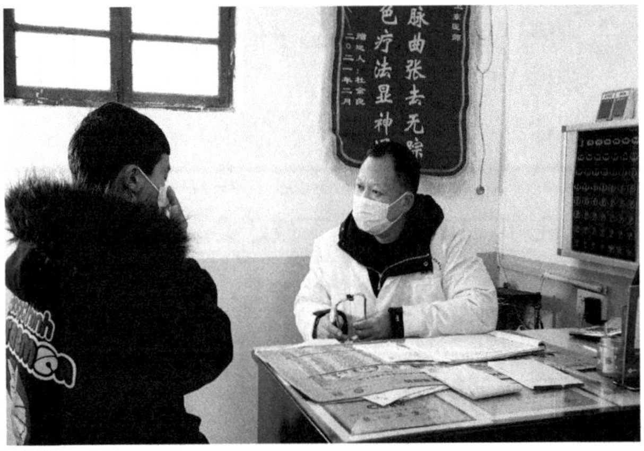

王卫东（右）为患者诊治。

河南省郸城县宁平镇竹园第一卫生所的医生王卫东扎根基层20余年，做农民健康的“守门人”。他用所学医术为患者解除病痛，用力所能及的力量帮助别人，“不忘初心，方得始终”是他追求的人生目标。

扎根基层为乡邻

2021年12月21日的清晨，王卫东像往常一样，开始了忙碌的一天。三刘庄的小朋友梓恩连续两天拉肚子被家长抱来求诊。20个月龄的他精神不振、躺在母亲的怀抱里呻吟。王卫东测温、查体，仔细询问患儿的疾病进展及饮食情况后，推荐用丁香、肉桂、吴茱萸制剂敷脐治疗，并嘱咐少吃奶粉、多吃米面。周楼村70岁的丁女士患有胃病，吃饭不消化且难排便。王卫东嘱咐患者用砂仁、陈皮、三仙、鸡内金、玄胡、螵蛸、厚朴水煎服，以调理脾胃、消食行气，小巧的方子药费才20多元。一上午，王卫东陆续接诊30多位患者。

学医是王卫东从小的理想。父亲王心田从上海第一医学院（现复旦大学上海医学院）毕业后，放弃大城市的工作机会，回到缺医少药的农村，在河南省周口市郸城县宁平镇卫生院工作。耳濡目染下，王卫东萌生了长大也要学医的理想，后来他如愿以偿地从河南中医学院（现河南中医药大学）中西结合专业毕业，来到郸城县宁平镇竹园第一卫生所工作，为当地农民诊疗疾病。

村医是三级医疗的网底，知识必须全面，能够应付脾胃病、糖尿病、高血压等基层常见病、多发病，并提供公共卫生服务。王卫东以过硬的技术、热情的服务诊治每一位患者，像善待自己的亲人一样善待患者，尽力用最少的钱治愈疾病，他通过自己的努力赢得了患者的信任和社会的认可。

王卫东擅长治疗内科、妇科、儿科及长期低热等疾病。我国台湾地区的一位患者长期反复低热，花费十几万元治疗仍不见好转，经在广州办厂的哥哥多方打听后，来到王卫东处诊治。王卫东分析其属于功能性低热，运用中医辨证论治效果颇佳，治疗一周后患者康复。

有一位在北京通州做水果生意的河南商贩，刚到北京没几天，儿子就发烧了。夫妻俩思来想去，决定回河南老家请王卫东诊治。经过一个星期的治疗，花费不到100元钱，王卫东就治好了孩子的病。

为做好基层群众健康的“守护者”，王卫东不断提升医术，在周口市中心医院、郸城县人民医院进修，去北京、西安、郑州等地学习新疗法。他对村卫生室建设倾尽力量，卫生室刚开始仅有两间小房子，为了让老百姓不出村就能看好病，他陆续花费几十万元添置了心电图、彩超等医疗设备。

医者父母心

勿以恶小而为之，勿以善小而不为。王卫东乐于行善，有一件事对他触动很大：父亲王心田在卫生院上班时，接诊的很多患者经济条件不好，没钱看病患者的欠费款项都记在医生账上，月底从医生工资中扣除。从医院退休时，王心田的账上还有患者欠的3万余元，父亲一把火就烧了所有患者的欠条。

在父亲的言传身教下，王卫东为许多留守老人、经济困难患者减免药费，甚至免费治疗。他热心公益，虽然自己不是很富裕，但当了解到有品学兼优的孩子因家庭条件差而辍学，他就伸出援助之手帮助他们完成学业。王卫东赞助的一位学生已从山西医科大学毕业，该学子希望报答他的帮助，但王卫东却说：“我给你的赞助是无偿的，希望可以改变你家庭的命运、你一生的命运。当你有能力的时候也可以伸出你的援助之手，帮助那些有需要的人，把这份爱传递下去”。

因为药品的良效，近两年王卫东经常给患者推荐好医生集团的穿黄胶囊。“带状疱疹是基层常见病，口服穿黄胶囊并用穿黄胶囊的粉末涂抹伤口，对带状疱疹治疗效果良好。穿黄胶囊的主要原料‘一枝黄花’产自曾经的深度贫困地区四川省凉山州，企业每年都拿出穿黄胶囊收益的一部分用于当地公益事业和产业发展，中药材种植也助力了脱贫攻坚、乡村振兴。”

（黄西）

学用中医五十年回望

韩仲成 山西省保德县中医院

1948年2月，我出生于山西省保德县韩家川乡官局村。

1954年夏，我的母亲因被狂犬咬伤，不幸患破伤风而逝，年仅26岁。次年，我的奶奶患臌胀之证，医治无效离世。而后，年仅7岁的我腹部长了三处疖肿臁疮，经当地中医的耐心治疗，以草药煎汤，内服外洗最终治愈，但我腹部至今仍留有三处伤疤。

这几件事激发了我学习中医的意愿，立下了济世救人的志向。我的曾祖父是针药兼施的土郎中，擅长以针灸医治常见病，家藏《针灸甲乙经》和一本手抄本《集验良方》，而这正是我最初见到的中医启蒙书。

自学之路

1966年，我18岁，方初中毕业，便走上了自学中医之路。在那个动乱的年代，我在家反复翻看中医书，把《药性歌括四百味》《汤头歌诀白话解》和《濒湖脉诀》背诵得滚瓜烂熟。

1971年，我借调到山西省卫生厅药械处工作，负责医疗器械装备工作。在山西省卫生厅工作期间，我结识的大多是“文革”前的老牌大学生，尤以医学院校毕业的居多。特别需要一提的是山西省卫生厅中医处的罗永康处长，他是山西省五台县人，一位德高术精的老中医，平易近人，非常关心年轻人的成长。罗处长将自己珍藏多年的《中医学概论》一书赠给我，说这本书是1957年南京中医学院受卫生部委托，由印会河主编的全国首部系统的中医高等院校教材。我如获至宝，从此将印会河的名字铭记于心中。

在山西省卫生厅，我用了三年业余时间，自学完北京中医学院的油印教材。对四大经典选读熟记，遇到问题随时请教身边的中医老师。对于重点书籍和篇章，如《医宗金鉴》中的《妇科心法》《伤寒心法》等篇章，我每天反复读、认真读，并结合临床实践，体悟其义，践行“读书百遍，其义自见”。

求学之路

1976 年，国家选拔最后一批工农兵上大学，组织推荐我去山西医学院。经过深思熟虑，我决定放弃此机会。1977 年 4 月，我走进山西省第八期西学中班。王世民老师是我们西学中班的班主任，负责讲中药学和方剂学。其他各科授课老师也都是山西省比较出名的老中医。例如，贾得道讲中医基础和医学史这两门课，朱进忠、王宁讲伤寒论、金匮要略，罗国钧讲内科学，邢维萱讲妇科学，费荣华讲儿科学，赵尚华讲外科学，王玉良讲诊断学，师怀堂、杨占林讲针灸学。当年的课堂笔记和实习病案，我一直完好无缺地保存着。至今不时打开学习，每次都有新的心得体会。1978 年，我又去山西省中医研究所进修，其间记录了八本临床医案，按诸位老师的初诊、复诊、疗效、常用方法加以分类和整理，达到学以致用的目的。

1979 年 5 月，我参加了全国统招中医（药）师考试并顺利通过。1979 年 9 月，分配至山西省忻州卫校任中医教师。

1981 年，我有幸参加了北京中医学院（现北京中医药大学）全国方剂师资班，王绵之兼任首届班主任。当时，王绵之、黄庭佐、李庆业系统讲授四版《方剂学》。其间，印会河讲内科课程，任应秋、刘景源讲各家学说课程，颜正华讲中药学课程，刘渡舟讲伤寒论课程，赵绍琴讲温病学课程，傅仁杰讲金匮要略课程，程士德讲内经五运六气课程，钱超尘、周笃文讲医古文课程。

十年之内，我拜求 20 位名医，融会贯通，以求医术精进。20 世纪 80 年代中期，我两次带强直性脊柱炎患者去北京中日友好医院请焦树德教授诊治，领悟焦树德补肾强督汤的临证变化。我登门拜访南京中医药大学的周仲瑛教授、陕西中医药大学的张学文教授、中国中医科学院药物研究所的高晓山教授，湖北中医药大学的梅国强教授，以及何任教授、张大宁教授、万友生教授、方药中教授、朱仁康教授、吕景山教授。我还曾于 1983 年请教程士德教授关于“精、气、神一体”的问题。

我与国医大师王世民教授交往 40 余年，情同父子，我的每一步成长都离不开他的指点。2003 年，王世民推荐我为《谢海洲医学文集》誊写书稿。130 万字的文集，我用了三个月的时间誊抄完。从抄写书稿中，我学到了谢海洲教授关于脑髓病等疑难病的诊治方法，也了解了谢海洲的学术思想、临床经验和治学特点的精华。

侍诊之路

1978 年秋，孟河医派费伯雄的师承传人印会河教授来山西省太原市讲学。印会河是我的老师王世民的老师。王世民将我举荐给印会河教授。我的真诚和勤奋，深得印会河的赏识，为给我一个“名分”，印会河接收我为“遥从弟子”。

受我邀请，已是古稀之年的印会河分别于 1988 年、1991 年、1993 年，从北京千里跋涉，风尘仆仆，三次来山西省保德县义诊、示教。印会河的“三进山城”，一度被传为佳话。

印会河每次来保德县，都是义诊一个月，其间不收取任何费用。在这期间，我每天侍诊左右。对这难得的机会，我格外珍惜，常白天侍诊，晚上整理日记，潜心研究病案。我勤于动脑、动口、动手，经常提问题，印会河对我有问必答，耐心解难释疑。

印会河说：“我深入县乡义诊带学，不是为了挣钱。一为给老百姓多治病、治好病。二为指导你临床学习。”由于患者很多，上午的门诊时间往往延迟至下午一点半左右才能结束。印会河说：“来多少患者咱诊多少。一定要让患者满意，因为他们奔我而来，不能让人家白跑。能为基层这么多老百姓治病，我累点儿也欣慰。给患者治好了病，我的心情也愉悦。”

一天下午，秋雨濛濛，我们正在讨论上午的病案，一名中年男子推门进来说，他家里83岁的老父亲高某双目失明，行动不便，想请印会河去家里看看，印会河立刻答应。我们一行人步行到高某家，先测高某的血压，又对其望、闻、问、切，经四诊合参，最后予以中药三剂。高某激动地对印会河说："1962年，我当时在山西省雁北专署工作，因支气管哮喘发作，去北京的东直门医院就诊，正好是您给我看的病。一晃近30年过去了，没想到今日会和您在寒舍会面。"印会河说："谢谢高老先生还记着我，请您多多保重身体。"

通过这件事，我不由想到，古代中医教育中，弟子出师之时，老师要送两件东西：一把雨伞，一盏灯笼。这其中蕴含的意义就是，为病家治病要不分昼夜，闻风而动，冒雨而行。在当代，这种一心为患者的精神仍然要提倡。

大医示人以法，印会河医海扬帆数十年，将毕生精力奉献给了所热爱的中医药事业。同时，他尤其注重中医人才的培养，重教爱生，使中医药事业后继有人，对学生、研究生及徒弟传道、授业、解惑，诲人不倦，教学内容丰富，观点独特。印会河既是一代名医，也是一代名师，是继承发扬孟河学术的有力践行者。

"博采名师煅赤金"，这是我50多年学习中医的经过。我也在修习中医的道路上，学会了尊师重道，见贤思齐，虚心好学。

传承之路

"百闻不如一见，百见不如一做""熟读王叔和，不如临证多"，这是历代医家的经验之谈。中医教育强调学生实际能力的培养，因而传统的家传师授模式的特点是，在随师临诊、同病家直接接触的过程中，完成学业。边理论、边实践、边学习、边临诊，是中医教育行之有效的教学方法。

1984年秋，我从忻州卫校调至保德县人民医院工作，1998年又任保德县中医院副院长。2003年10月，我从保德县中医院退休，然后开办了鹤年堂中医诊所，一直坚持继承孟河医派学术精髓，做一名守正创新的中医人。古人有"立功，立德，立言"三立之说，把学识奉献给后人，以仁厚之心回馈社会。我作为孟河医派第四代传人，印会河的入室弟子，多年侍诊左右，记录了1600余则医案，撰写222篇日记，2012年出版了《随印会河侍诊记》，正如国医大师王世民在序中所写："该书内容丰富，真实可靠，对印老的《中医内科新论》有某些补充与解读。最可贵的是记录了印老高明的医术和广博的学识，没有水分，没有添油加醋的做作。"

此外，在王绵之的支持与鼓励下，历经五年时间，我将课程讲稿资料整理成《中医方剂讲用》一书，凡五十万言。该书既融汇了王绵之、印会河、王世民等老一辈中医名家的用方经验，又加入了我自己的独到见解。

在王世民的指导下，我将所珍藏的印会河1617则医案，精心筛选，择其记录完整（包含复诊）且疗效可靠的部分，完成《印会河抓主症验案汇解》一书。其病案虽不能代表印老学术经验的全部，但管中窥豹，可见一斑。该书资料弥足珍贵，可以说是我师从印门的一大成果。

20世纪90年代中期，凡临证疗效可靠的门诊病例，我都有意收藏，最终整理成拙著《韩仲成50年临证验案》。2008年，再有拙著《仲成医录》出版。

30年来，我手中笔不停，发表学术论文60余篇，出版中医著作7部，凡约300万言。"跟名师，重临床，勤总结，善传承"是我从医治学50余年成就自身的法门，这也应是中医药人才成长的关键。

时至今日，我更能体会到当年印会河教授为我题字的深意，特援引至此，与诸位读者共勉："印门作学尚求真，鼻息难容仰古人。寄意云西遥弟子，治医切莫信图腾。"

鉴真东渡日本带去中医药

顾掌生 浙江省湖州市中心医院

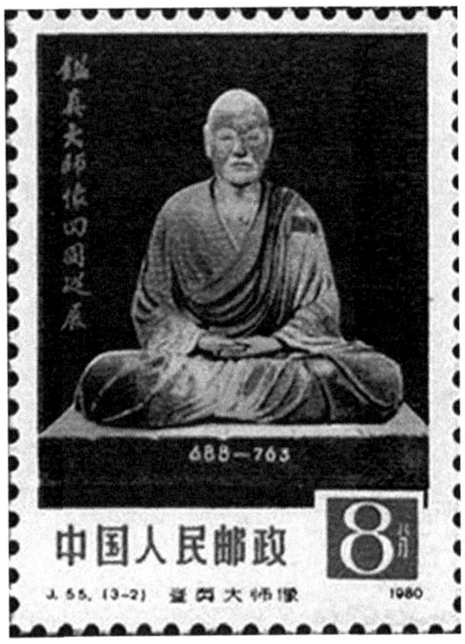

1980年4月13日，国家邮电部发行了《鉴真大师像回国巡展》纪念邮票1套3枚。这套邮票由我国著名邮票设计家孙传哲先生设计，北京邮票厂印刷。

3枚邮票图案分别为“扬州鉴真纪念堂”“鉴真大师像”和“鉴真东渡船”。邮票设计者以写实的手法向人们展示了纪念堂、大师像和东渡船。

其中第2枚邮票“鉴真大师像”的规格为3cm×4cm。图中的鉴真大师像是存藏于日本奈良的唐招提寺中的鉴真大师干漆坐像。这具坐像是在鉴真大师逝世前，由他的日本弟子们，于公元763年雕塑而成。鉴真大师像是江户时代保存下来的日本国家级重要文物。

邮票画面中，鉴真大师盘膝端坐，双手互搭，拇指相对，虽双目失明，却神态沉毅庄重，微含笑容，真实地表现了鉴真平静的心境；坐像衬以碧蓝色背景，既像无垠的宇宙，又寓意着东渡时跨越的茫茫海洋。

鉴真（688－763年），本是一位唐朝的高僧，俗姓淳于，广陵江阳（现江苏扬州）人，律宗南山宗传人。他在五次受挫后依然毫不动摇，历尽艰险，在11年后完成东渡日本，授律传戒，是日本佛教南山律宗的开山祖师。同时，鉴真又是著名的医学家，他博达多能，品鉴极精，曾在主持大云寺的悲田院时，为人治病，亲自为病者煎调药物，医道甚高。鉴真通晓医学，精通本草，他东渡日本时，一同带去的药草有30余种，包括麻黄、细辛、芍药、附子、远志、黄芪、甘草、苦参、当归、柴胡、川芎、玄参、地黄、紫苏、丹参、黄芩、桔梗、旋覆花、苍术、知母、半夏、芫花、栀子、五味子、黄柏、杏仁、厚朴、肉桂、杜仲、唐木瓜、大枣、蜀椒、花椒、吴茱萸等，并推动在日本使用。在日本，他传授中国科学文化，把我国中药鉴别、炮制、配伍、收藏等技术带到了日本，并传授中医学。

至德元年（756），鉴真及其弟子法荣为圣武天皇治病，当时鉴真虽已双目失明，但他以口尝、鼻嗅、手摸来鉴别药物真伪，辨之无误；他又大力传播张仲景《伤寒杂病论》，留有《鉴上人秘方》一卷，因此在日本医药界享有崇高的威望，被誉为“日本汉方医药之祖”，日本之“神农”。日本医史学家富士川游在《日本医学史》中指出：“日本古代名医虽多，得祀像者，仅鉴真与田代三喜二人而已。”

1000多年前，鉴真大师东渡日本，把盛唐先进的文化带到了日本，还把我国中医学传播到日本。为纪念他的功绩，在日本唐招提寺内的供华园里，种满了中国的古莲、芍药、牡丹等，用中国的花果供奉着鉴真。

为中医药增光　为冬奥会添彩

郑访江　中国中医药报

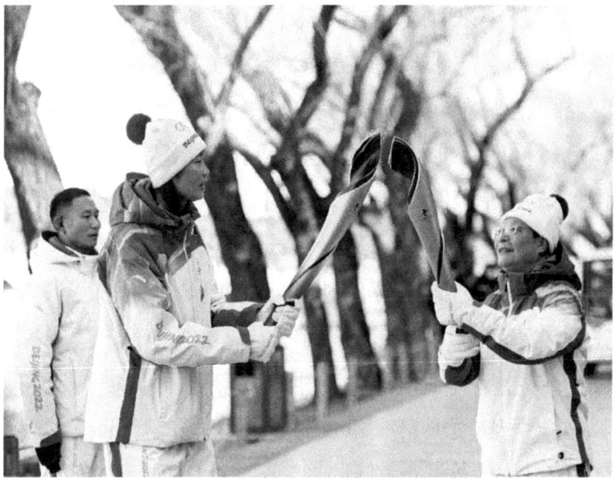

张志明（右）与排球运动员朱婷点火接力

2022 年 2 月 4 日，北京冬奥会隆重开幕，甘肃省中医院党委副书记、院长张志明有幸成为冬奥会的火炬手之一。

“北斗聚星辰，京华邀嘉宾；冬凌舞飞雪，奥庭一家亲。”得知被选为北京 2022 年冬奥会火炬手的消息后，甘肃省中医院党委副书记、院长张志明写下一首藏头诗，抒发内心的激动与喜悦。

2 月 4 日，正值立春，第一抹春色洒满颐和园时，满园生机勃勃。张志明身穿以瑞雪白和霞光红为主色、印有奥运五环的火炬手制服来到颐和园，参与北京冬奥会火炬接力。他觉得，奥运火炬手是一份荣誉，更是一项使命。“我一定不负使命，圆满完成任务！”

2 月 4 日 9 时 6 分，张志明与中国国家女子排球队队长、著名排球运动员朱婷点火接力，完成了冬奥会颐和园段第 18 棒火炬传递。

张志明认为，在颐和园传递奥运火炬具有特别的意义，因为颐和园是中国传统文化的代表之一，奥运火炬是奥林匹克精神的象征。“当象征着光明、团结、友谊、和平、正义的奥运火种与蕴含着中华民族古老文明的颐和园相遇，一场中国式浪漫随之开启”。

“我为祖国感到无比自豪！”在张志明看来，当前全球疫情形势依然严峻，中国在做好疫情防控的同时，向世界呈现如此精彩的赛事实属不易。作为一名中医人，能够亲身参与北京冬奥会并成为火炬手，他感到非常骄傲。

过去几年里，张志明积极发挥中医药优势，为甘肃省新冠肺炎疫情防控工作做出了突出贡献。

2020 年初，新冠肺炎疫情来袭，张志明临危受命，担任甘肃省新冠肺炎中医药防治专家组组长。他提出“关口前移、截断扭转、防治在早期、治愈在初期”的防治策略，确立了“立足肺脾，解表为先，祛湿为要”的中医药治疗原则，主张采取“一人一方”“一人一策”的中医辨证施治方法，确保甘肃省的新冠肺炎确诊患者 100%使用中药。

2021 年 10 月，新一轮新冠肺炎疫情袭来，张志明又一次挑起重担，担任甘肃省新冠肺炎疫情防控医疗救治专家组组长、中医药防治专家组组长。疫情期间，在张志明等专家的努力下，甘肃注重发挥中医药在疾病预防、救治、康复等各阶段的作用，仅用了 41 天时间，疫情防控工作就取得显著成效。

正因如此，张志明成为众多火炬手中的一员，为中医药“代言”。

甘肃省中医院党委书记郭峰表示，张志明同志能成为冬奥会火炬手，不仅是他个人的光荣，而且是甘肃省中医院这个大家庭的光荣，更是全体甘肃中医药人的光荣。

李延萍：上下求索为中医

何军林　中国中医药报

作为全国人大代表李延萍心系民生，为中医药事业发展建言献策；作为重庆市名中医，她躬身临床，医教研并进。

2021 年，那是平常的一天，在重庆市某地铁站，地铁门应声打开，一名女子走到门前，刚刚踏出一步，就栽倒在站台上。此时，正在候车的全国人大代表、重庆市中医院中医师李延萍一个箭步冲上去，以最快速度开展施救。

在施救过程中，李延萍发现一个问题：新修的地铁站内只有一些基础的急救设施，仍需增配。随后，她进一步深入调研，并提出建议引起相关部门的重视。如今，重庆市轨道交通的医疗急救设施日臻完善。从中，我们看到一个中医人治病救人的风采，也看到一个全国人大代表为民服务的情怀。

潜心临证攻疑难　传承经验扬文化

李延萍，重庆市中医院主任中医师，重庆市名中医，是“重庆英才·名家名师”、第三批重庆市学术技术带头人，擅长中西医结合防治风湿免疫疾病、脾胃病。

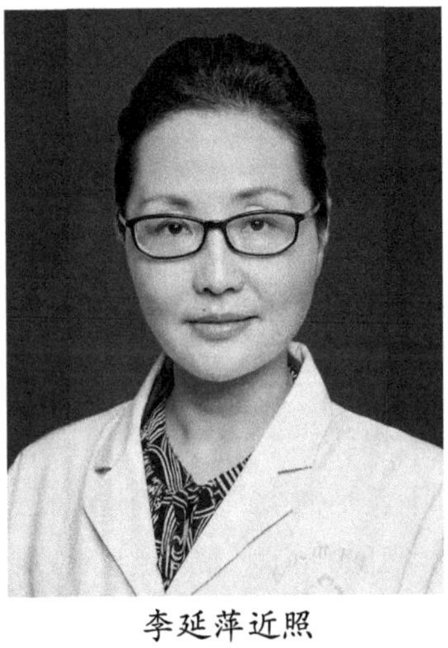
李延萍近照

“医者，治病救人是首要任务，精湛医术是基石”。30 余年来，李延萍始终抱定这样的信念，长期扎根中医临床一线，练就了扎实的中医理论功底和良好的中医临床思维能力，并熟练掌握中西医基础理论及本专业学科前沿动态，擅长中西医结合诊治脾胃病、类风湿关节炎、痛风、干燥综合征、骨关节病等内科难治疾病。

这些年来，李延萍从未停止过科研的步伐，围绕中医重点病种攻克内科疑难杂症，先后主持研发了益胃消瘀颗粒、痛风灵合剂、济生乌梅片等院内制剂。同时，形成隔物灸等治疗类风湿关节炎、膝骨关节病等中医适宜技术项目，现已推广到多个区县及专科联盟单位，惠及数十万民众。

她坚守临床，热心科研，深耕学术，硕果累累：先后发表论文 30 余篇，编写专著 20 余部，获国家发明专利授权 2 项，主持重庆市新冠肺炎疫情应急科技攻关专项项目、重庆技术创新与应用示范项目（社会民生类重点项目）等各级科研项目 6 项。

为弘扬中医药文化，传承中医精髓，李延萍主持编写了《重庆市中医院百年薪火传承集》系列丛书 7 部，首次系统整理新中国建立以来重庆地区历代的名医名方。同时，她积极参与国内外学术交流，并承办了一系列全国性学术交流会议，牵头和参与制定了《脾虚证中医诊疗共识意见》《消化系统常见病中医诊疗指南》等近 10 项行业专家共识、指南及团体标准。

值得一提的是，作为重庆市新冠肺炎疫情防控中医药科技攻关专家指导组组长、市级中医救治专家顾问组成员，李延萍第一时间参与重庆中医药防治新冠肺炎工作，积极思考并致力于中医药防治疫情的研究与实践。她牵头启动中医药救治新冠肺炎科技攻关，提出中医药防治建议方案，研究成果纳入重庆中医药诊疗推荐方案；开展中医临床诊疗研究，成功研发藿朴透邪合剂、麻杏解毒合剂、柴胡甘露合剂。疫情期间，她还多次参加重庆电视台专家面对面科普讲座，积极宣传中医药在疫情防控中发挥的重要作用。

心系中医重传承　建言献策助发展

熟悉李延萍的人都知道，她是一个有大格局的人。

她特别注重中医药人才的培养，重视中医药传承与创新。作为重庆市名中医、第三批重庆市中医药专家学术经验继承工作指导老师，她依托名中医工作室，已培养了一支16人的核心团队，近2年，团队获得国家自然科学基金等科研项目8项，发表论文22篇，研发了一批院内制剂、中医诊疗规范和特色技术。所依托的风湿病科、脾胃病科先后成为市级中医重点学科、专科联盟牵头单位，以及中国强直关爱会重庆分中心。

她以全国人大代表的身份，积极提出建议，适时在教育部《普通高等学校本科专业目录》中增设中医预防医学专业。在加强中医预防医学学科建设和课程建设的基础上，建议具备条件的中医药高校增设部分中医预防医学本科专业，培养具备中医药特色、中西医结合的中医预防医学专业人才。

她建议启动新一批中医预防医学重点学科建设项目，着重从参与培育项目的机构中进行遴选，凝练关键成果并进一步深入研究，全面系统整理中医预防医学理论、方法和成果，强化交叉学科科研攻关，争取产出一批标志性成果，为中医预防医学学科的发展提供有力的理论和实践支撑。

而随着成渝地区双城经济圈建设启动，李延萍相信川渝两地联动中医药发展大有可为。她积极建议，川渝两地应通过不定期组织学科建设、互派专家，以及开放实验室平台等方式，进行中医药发展的创新研究，从而打破两地之间的壁垒，互相交流、互相学习，持续加强川渝两地中医药界在人才、科研、教学、产业、流通、政策等领域的深度合作，做到优势互补、资源共享、互促共进。

贴近群众听民声 做实服务为民生

随着老龄化时代渐行渐近，足不出户就能享受优质专业的中医药服务，成为很多老年人的养老愿景，也成为李延萍关注的重点之一。

李延萍清楚地认识到，当前中医药参与居家养老服务的深度还远远不够，不能满足实际需求。她分析原因认为，一是能够提供中医药特色服务的医养结合养老机构少；二是中医药养老服务技能人才缺乏；三是医保等配套政策暂未与社区居家养老有效衔接，“家庭照护床位”收费标准相对较高。

对此，李延萍建议有关部门牵头开展专项调研，根据2017年《关于促进中医药健康养老服务发展的实施意见》提出的工作目标和重点任务进行调研，找准关键问题，深入落实现有或新制定的人才培养、资金匹配、医保扶持等政策，支持社区居家养老服务机构的中医药服务能力建设。

她建议在各地遴选经济基础好、老年人密集的街道社区，扩大“家庭照护床位”试点，特别是针对社区居家养老机构提供“家庭照护床位”服务给予政府补贴，落实将养老机构内设中医医疗机构纳入医保定点管理这一政策。

“作为全国人大代表，我必须深入群众，贴近群众，倾听民声，了解民意”。从当选全国人大代表的那一刻起，李延萍就把责任时刻放在心头。几年来，她除了坐诊、上课、带教，将更多的时间放在了社区和乡村。

坐落在渝东南的大山深处的秀山土家族苗族自治县，是重庆市最偏远的区县之一，这里是李延萍经常走访的地方，也是她最熟悉的地方。在一次义诊和医疗帮扶的过程中，当地一名村民的痛风引起了她的重视。在她看来，这并不是疑难杂症，但是拖久了，小病拖成大病。她通过定期深入基层，发现农村留守老人的医疗常识较为匮乏。为此，她聚焦老年人的医疗服务保障，在两会上提出相关建议。

有一次在参与某未成年人犯罪案件的医疗检查时，李延萍感受到这名未成年人的紧张和无助，觉得这孩子太需要心理抚慰了。于是，在她的推动下，2019年8月，由重庆市、区检察机关、公安机关共同打造的“莎姐”未成年人关爱中心在市中医院投入运行。重庆市中医院在院内开辟出一片区域，专门作为未成年人案件的询问区域，询问、医疗检查、心理抚慰，在这里可以进行及时、全面、个性化的一站式介入。

时至今日，李延萍依然没有停止前行的步伐。用她的话说，中医药源远流长，作为杏林中人，自己有责任为传承、弘扬和发展中医药尽心尽力、上下求索。

李今庸与我的四十四载师生情

许家松 中国中医科学院

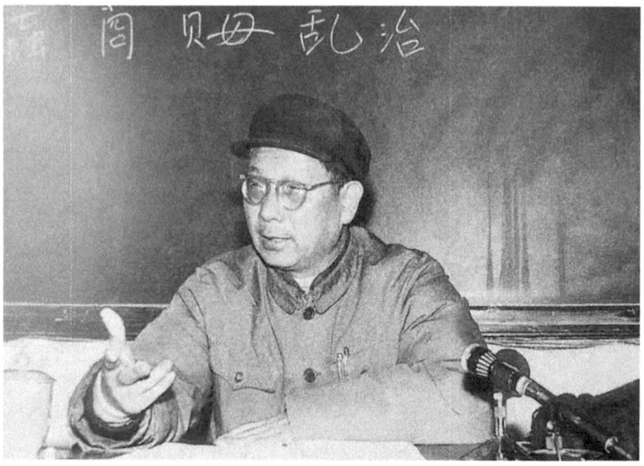

李今庸教授讲授《金匮要略》课程

惊悉当代著名中医学家、国医大师李今庸于2022年4月27日在湖北武汉仙逝。一颗杏林耆宿陨落了！书柜里一封封珍存的李今庸老师给我的书信涌入眼前，四十余年来，李今庸老师对我的谆谆教诲和鼓励涌上心头。悲兮！痛兮！

1978年，改革开放的春风吹遍了中华大地，也带来了中医的春天。中医开创研究生教育，招收首届研究生。我作为山东省中医院的一名内科住院医师，历经当地初试、进京赶考二试、名医口试三试，连闯三关，终于考取中医研究院（现中国中医科学院）研究生班，拜于著名中医学家方药中门下。

岳美中和方药中是中医研究生教育的创始人和奠基者。当时岳老已重病卧床，由方药中长期主持工作。他设计了以《黄帝内经》《伤寒论》《金匮要略》《温病条辨》四部代表性古医著作为研究生专业课程体系。创新了以学生自学为主、教师辅以“提要钩玄”的教学方法。聘请国内一流专家教授作为主讲教师，其中《金匮要略》由方药中、金寿山、李今庸、何任讲授，我在那时结识了李今庸先生。

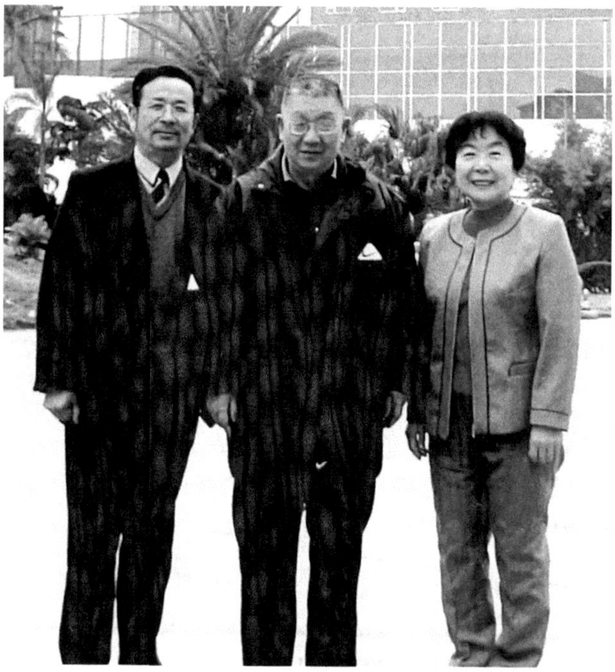

2005年，李今庸（中）和许家松（右）、王庆其（左）在福州开会

主讲经典 学术精深惠泽后辈

从方药中先生的介绍中，我们得知，李今庸在全国首开《金匮要略》课，是全国高等中医院校统编教材、评价颇高的“二版教材”之《金匮要略讲义》的主编。

开课后，我们真正领略到李今庸学术造诣的博大精深。他对《金匮要略》进行了全面精深的研究：从校勘学、古文字学、古音韵学、训诂学、历史学，均有很高学术造诣并发表多篇论著。后来多届《金匮要略》课程大都由李今庸主讲。

1987年，李今庸被聘为研究生部客座教授，与方药中联手为传承、捍卫中医，发展、健全研究生教育，献言献策，一起呐喊、发声。他们和任应秋同为国务院学位委员会成员，面对外语对中医专业课学习的冲击，曾联名发言并致函国务院学位委员会、卫生部（现国家卫生健康委员会）。当时他们三位老师命我起草信函并经审正后呈上，取得了实效：把医古文考试列入考试选项，外语和医古文可二选一。

1980年10月，首届中医研究生举行硕士学位论文答辩。答辩委员会由任应秋、耿鉴庭、李今庸三位老师组成，任应秋任主任委员。

我的学位论文题目是《论阴精实质及养阴法则的临床应用》，报告时间为40分钟。当我读到结尾“讨论”部分，也是自认为全文的华彩乐章时，突然有人宣布：“时间到，停止宣读。”当时场内鸦雀无声，一片寂静，我完全被吓蒙了。片刻后，任老终于发声了：“这篇论文是长了些，但并不冗长，我听得很有兴味，我看这样，让她读完吧，把下一位学生挪到下午进行吧。”紧接着李今庸老师发言支持任老意见。我也回过神来，继续朗读论文，最终得到了所有评委和与会领导的高度评价。

任应秋、李今庸两位老师为我解了围，救了场。那有惊无险的一刻至今仍历历在目，宛如昨日。

福州再会 十余年书信语重心长

2005年3月，正是“春风又绿江南岸”的美丽时光，我为全国高级中医临床人才培训班讲课，地点在福建省福州市。我欣喜得知，同期讲课的导师竟然还有李今庸老师以及我昔日同窗、今为上海中医药大学教授的王庆其。

距我当年学位答辩后拜别李老师已有27年，这次意外相会，师生三人格外惊喜，相拥欢笑。我和王庆其向李老师汇报毕业后的工作情况，李老师对我们的成长颇感欣慰，不断问这问那，不似当年讲课时的不苟言笑。

我们三人一起来到酒店前，留下了这张与李老师的独一无二的珍贵合影。我还冒昧提出，今后能否为我解疑释惑，李老师立即爽快应允。后来我和李老师一直书信来往，从2005年持续至2016年。

方药中先生辞世（1995年）后，作为他的学生、合作者、传承者和家人，我开始全面系统地整理研究方氏学术。历经十余载寒暑春秋，我终于完成了《方药中论医集》共六卷，近三百万言的书稿，由人民卫生出版社出版。出版后，我将全书寄赠李今庸老师，2009年6月14日收到回函：“惠寄之方老著作六种已收到，谢谢！由于您的努力，使方老的著作重新面世，全国中医界得以再次领悟方老的学术思想，对于澄清当前医疗上的学术混乱，无疑将起到正本清源的作用，实属功莫大焉！”这对我来说，是前辈对我的极大鼓励和激励。

2005年福州一别之后，我时常通过书信向李今庸老师请教、问安和祝福，李老师每信必复，并常寄来新作。其内容主要有三：一是为中医学的传承、发展呐喊著文，“中医药文化不容污蔑”。二是对当前的学术不端、学风浮躁、知识浅薄，提出批评、砭针和讽喻。虽有“怒向刀丛觅小诗”（鲁迅）的横眉冷对，更有作为前辈，对后辈的“恨铁不成钢”的怒其不争。三是学术讨论和商榷，范围很广，包括医学史、高校教材等。

亲书诗赋 为中医药事业鼓舞呐喊

对中医高级人才的培养，特别是“西学中”教育，当时坚持的是“系统学习，全面掌握，整理提高”的十二字方针。方药中正是在十二字方针指引下，设计了以四部古医著的研读作为中医研究生的专业课程体系，传承至今已四十余年，但是其来源和最早出处不够清楚。

2008年5月，我就此问题请教李今庸老师，很快收到他的回函和准确答复。回函谓：“……从公开发表的资料看，当是1958年9月卫生部党组向中央所写的《关于西医离职学习中医班的总结报告》中首先提出的。此文载于1958年11月22日《健康报》上。李今庸2008年5月29日。”准确无误地回答了我的问题。

2016年6月10日，李老给我寄来他写的《国医赋》，一片丹心颂中医。今刊录片段，展现李今庸老前辈对中医的热爱和赤诚之心：

“其乃我中华民族之原创兮，前途远大；创新有望兮，月异日新。具有辨证思维兮，病万变药亦万变。遵循辨证施治兮，病必否极泰来。……为人民之寿考兮，掘国医之宝藏。扬国医之特色兮，为民族而争光。……九百六十万平方公里土地兮，夜不闭户。十三亿人口男男女女兮，同登寿域而久遐！”

2016年1月6日，李今庸老师来函，述其身体欠安，重听，且全身乏力，行走困难。他甚至告诉我，因无力去买贺卡寄给我，“只能修函贺年”，从而感到很难过。

老师的悲情让我泪目，我后悔自己的来信给老师带去了麻烦和打扰。我认识到，他需要的是安安静静，颐养天年，从此未再打扰，只有怀念和遥遥祝福。直至今日惊悉老师已驾鹤西去。

四十四载师生情谊，山高水长；十余年书信教诲，语重心长。这一切都将化为永恒温馨的记忆，铭刻于学生终生。

沉痛悼念李今庸老师！

胡钢：让杏林之花在新疆绚丽绽放

李莎　中国中医药报

胡钢作为一名援疆医生，他把广受无锡百姓欢迎的“刘氏骨伤疗法”带到了新疆阿合奇县，边接诊边带教。

“无锡来的医生，棒！”在新疆维吾尔自治区克孜勒苏柯尔克孜自治州阿合奇县人民医院，一位74岁的柯尔克孜族同胞紧紧握着眼前这位医生的手，用不太流利的汉语表达着感谢之情。而她口中“无锡来的医生”，正是江苏省无锡市中医医院援疆医生胡钢。

原来，这位患者是因摔伤致右肩部肿痛前来就诊，诊断为“右肱骨外科颈骨折”。由于缺少固定器具，当地医生有些犯难，便求助于胡钢。虽然是周末，接到电话后，胡钢毫不犹豫地赶到现场。他考虑到骨折部位用普通石膏固定可靠性、舒适性不佳，还易导致骨折移位及局部压疮，他很快想到用“刘氏骨伤疗法”中的特色小夹板，为患者解除了病痛。

发挥优势 救治患者

2021年7月，胡钢随第十批第二期无锡援疆医疗队奔赴阿合奇县，开始了为期一年半的援疆工作。“要服从大局，积极主动，也要将医院的中医优势发挥好” 。胡钢始终牢记着院领导的嘱托，虽然远离家乡，生活习惯上有诸多不适，但一踏上阿合奇的土地，他就满腔热情地投入工作中。凭借精湛的医术、优质的服务，他很快赢得了当地百姓的信赖。

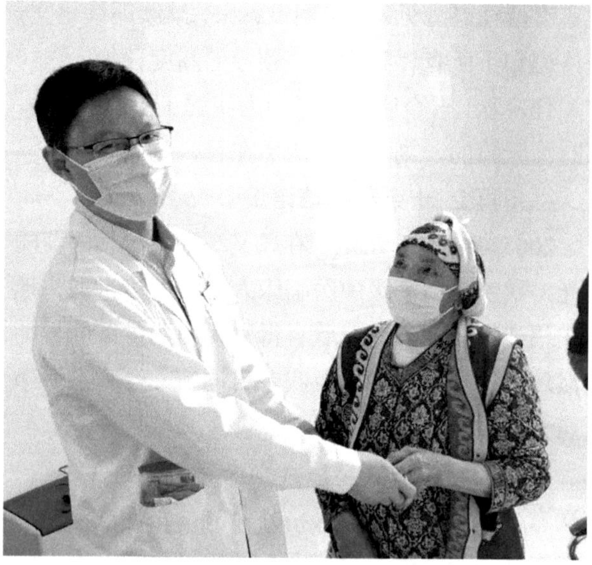

在阿合奇县人民医院，一位柯尔克孜族患者紧握着胡钢（左）的手，表示感谢。

外伤后导致骨折的患者在临床上多见，如不及时处理，可能会因为移位等问题影响其未来的生活。如何在医疗资源匮乏的阿合奇县，让百姓看得起病、看得好病，胡钢想到了广受无锡百姓欢迎的“刘氏小夹板”。于是，他很快与无锡市中医医院取得联系，医院向阿合奇县人民医院捐赠了数百副夹板与消肿膏，将“刘氏骨伤疗法”带到了阿合奇县。

结对帮扶 传经送宝

在无锡，胡钢师从“刘氏骨伤”第四代传人蔡建平教授。从事骨伤科临床十余年来，他对这一省级非遗项目的精髓可谓深谙于心。“刘氏骨伤疗法”由无锡市玉祁镇刘庄刘济川先生创立，历经百余年岁月磨砺和数代人薪火相承，以熟练手法为核心，以内服外敷为辅助，享誉无锡及周边地区。

在新疆，为了推动阿合奇县中医骨伤的建设发展，胡钢在阿合奇县人民医院开设了“蔡建平江苏省名老中医药专家传承工作室阿合奇县医院门诊”，边接诊边带教，将“刘氏骨伤疗法”中的“骨折手法整复”“小夹板固定”等理论知识和临床操作倾囊相授，将中医骨伤技术及名老中医药专家的丰富经验留在阿合奇。

义诊服务 惠及百姓

“时光如梭。我要在这一年半的时间里，尽可能多地为当地百姓解决病痛”。他是这样说的，也是这样做的，尽管平时的医疗、带教和管理工作十分忙碌，但胡钢依然积极参加各种义诊活动。每次义诊，他都耐心解答村民的疑惑，仔细地进行临床查体和影像学检查，因而及时发现了不少隐匿性疾病。

在阿合奇县哈拉奇乡的义诊活动中，他接诊了一名腰部、左膝关节长期疼痛的患者，患者之前一直被当作“腰肌劳损、左膝骨性关节炎”治疗，收效甚微。胡钢在体格检查中发现其左髋部活动显著受限，左侧腹股沟中点压痛，隐隐感觉到病情并不简单。果不其然，经过影像学检查提示：其左侧股骨头坏死，胡钢找到了真正的“元凶”，及时阻止了病情的进展。

援疆生活是忙碌而充实的，胡钢对家人的思念也是前所未有的。他说：“空闲的时候，我会通过视频和家人聊聊天，家人给我的支持和力量是无穷的。”

经历了阿合奇的春夏秋冬，这片土地的一山一水、一草一木，已深深根植在胡钢心中。不忘援疆初心，牢记援疆使命，他决心再接再厉，发挥无锡中医的特色，发扬“刘氏骨伤”的优势，让杏林之花在阿合奇绚丽绽放。

张奇文：振兴岐黄为苍生

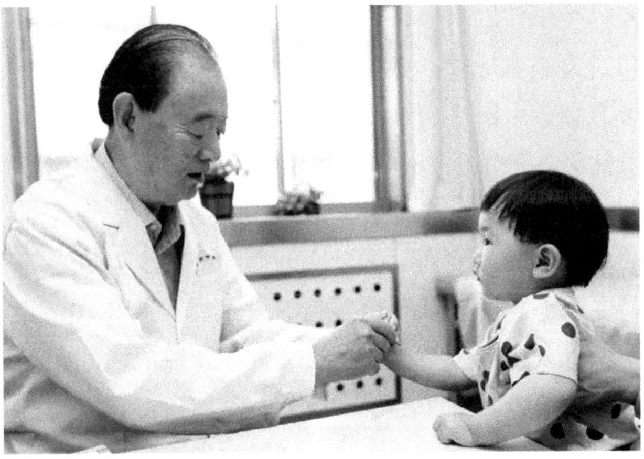

张奇文（左）在为小患者诊病

张奇文编辑了《名老中医之路》丛书，创办了“中医专业少年班”，在澳大利亚培养5届“洋中医”，这些在当时来说可谓是开创性的。

张奇文，中共党员，主任医师、教授。曾先后担任山东中医学院（现山东中医药大学）中医系主任、山东省中医药研究所所长兼省中医院副院长、潍坊市卫生局党委书记兼局长、山东中医学院党委书记等职，两次被评为全国劳模，任山东省政协四、五、六届委员。

六十载身许岐黄

张奇文年近九旬，不改为民情怀，奔走呼号，只为中医发展。张奇文1935年出生于山东寿光，幼时跟随祖辈得到中医启蒙，少时初从郄秋浦、张子美、曹同文、董子元等老中医，深入临床工作后跟随全国知名儿科专家、潍坊市中医院创始人蒯仰山学习。随着刻苦而广泛的学习，他逐渐精通内外妇儿诸科，尤其擅长儿科、妇科的中医治疗，同时兼及皮肤科、男性科、老年病等多个学科病种，从事临床工作60余年来，编写中医药著作30余部，患者遍及国内外，积累了丰富的临床工作经验。

对小儿疑难杂症的诊疗，张奇文颇有心得。一次，一个100多斤的重12岁男孩在家人的陪同下前来问诊。张奇文了解到，孩子常流鼻血、发热咳嗽，平日里声音嘶哑，睡觉还会磨牙打呼噜，爱吃肉却厌食蔬菜，甚至一天能吃五六个鸡蛋。辨证诊疗发现，孩子体质肥胖，痰瘀结于喉中，时常发热便秘，源于内热炽盛，上不得清，下不能泄。张奇文认为，治疗应当施以清咽利膈、清腑泄热之法，必须缓下为先，因此开具自制"咽门缩喉丸"一方，早晚饭后用蜂蜜水冲服。经治疗，男孩的扁桃体回缩，不再流鼻血，喉咙也不再嘶哑，大便也日渐正常。在这个病例的心得中，张奇文写道："患儿肥胖体型，喜食肉类鸡蛋，厌食蔬菜，病双侧乳蛾，左大右小，经常便干。肺合皮毛，肺与大肠相表里，食肉生内热，上攻咽喉，反复久用抗生素，一月住院两次。肺胃肠相关，肺火不降，挟胃火上冲，故鼻衄，清阳出上窍，浊阴走下窍，清浊混淆，上下不通，痰湿内生，故成易感儿，以清肺胃之热，病宜丸汤并进，标本兼治。"寥寥百余字，沉淀的是张奇文几十年行医和学习的真知灼见。

对于中医的学习，张奇文曾表示："路，在诸位中医老前辈的谆谆教导和嘱托中延伸，在继承的基础上不断创新，掌握中医药这门学问，除了靠自己的辛勤努力外，还必须经过名师的指教、传道、授业、解惑。"

一老一少一世界

张奇文这样概括自己一生的努力："我这一生做过的三件事最让人欣慰：'一老''一少''一世界'。'一老'便是编辑了《名老中医之路》丛书；'一少'就是创办的'中医专业少年班'；'一世界'便是将中医知识推向国外，在澳大利亚培养5届'洋中医'。这些在全国来说都是开创性的。"虽有那么多成就，但张奇文认为自己就是一名中医，他的努力和终生奋斗的目标便是济世救人。

"一老"即主编《名老中医之路》系列图书。该书从1980年起开始编著，后又编著《名老中医之路续编》，选取全国知名老中医专家，梳理成长之路，探究学术思想，共出版六辑。为了探究更多中医之道，在此基础上，张奇文又与中医儿科专家朱锛善、中医药学专家王昌恩合作主编《明中医之路》系列图书，已由中国医药科技出版社出版两辑，第三辑正在征稿中。这两个系列图书在业内产生强烈反响。国医大师、广州中医药大学教授邓铁涛称该书"是一部20世纪当代名医的'成才史'，是历史的新分支；是一部世界独有的中医教育史；也是一本20世纪中医传奇文学……是21世纪青年中医和有志于发扬中医药学的人们的必读之书，是一部值得中医教育家和高等教育行政部门深入研究的重要著作"。

"一少"则是在山东中医学院（现山东中医药大学）开办了中医少年班，成功实践中医人才从少年抓起的做法。张奇文表示，他在整理名老中医的成才之路时，悟出这样一个道理：中医学习要从少年抓起，"这样可以从根本上扭转中医后继乏人和从业人员素质下降的局面"。于是他决定办一个中医专业少年班。经山东省教育厅、卫生厅反复论证，最终第一届少年班于1985年开始招生。学员从14至16岁的应届初中毕业生中选拔，学制8年，预科3年、本科5年；预科阶段背诵中医启蒙著作和四大经典选读，外加中医文化课；本科阶段系统学习高等中医教育教材，临床带教，早定向跟师。虽然因各种原因少年班只招生3年，但3届学生毕业后，90%以上都成了硕士生、博士生，成为可靠的中医事业接班人。张奇文创办的中医少年班为培养中医人才开创了一个有益的尝试。

"一世界"则指他在澳洲办学，促成澳洲中医立法落地，将中医药引向国外发展。自担任原山东省卫生厅副厅长开始，张奇文先后多次应邀去澳大利亚讲学访问，让澳大利亚人对中医疗效有所了解，不断增进双方的交流与合作，之后澳大利亚教育部经过反复论证，批准在墨尔本皇家理工大学和墨尔本大学分别设立中医系和生物医学院。

张奇文还担任主编编写了《汉英中医辞典》。2000 年，澳大利亚维多利亚州正式通过中医立法，此消息一公布，轰动了整个澳大利亚乃至全世界。张奇文被选为澳洲中医学院特聘资深教授及澳洲全国中医药针灸学会联合会名誉会长、学术顾问，几次被挽留定居澳洲，但均被婉拒。张奇文说：“我的理想在国内。”

授业育人满杏林

1998 年退休后，张奇文先办本草阁、慈幼堂，后办百寿堂，沉潜社区，问病乡里，对待每一个患者都耐心、认真。张奇文说：“我的前半生很大一部分时间是当官、做学问，现在有时间了，我要把精力放在自己终生所热爱的事业上来。”

这是一段铭刻在张奇文百寿堂墙上的誓词：“积德行善，授业育人，为师一日，如父恩深；吃苦耐劳，事业要勤，修身养性，善待患者；医乃仁术，奉献爱心，严于律己，宽以待人；从零做起，学必认真，须知医理，博大精深；严师高徒，心心相印，不骄不躁，春满杏林。”与其说这是要求学生的行为规范，不如说是他自己承诺的行医信条和一辈子处世的人生准则。张奇文特别强调“医德”，他非常推崇清代寿光著名中医李莪华的医德高风。他认为，大人物、小人物，性命不分大小；有钱的、无钱的，治病不以钱量。

国医大师路志正先生有诗赞誉张奇文：

学了中医就姓中，振兴岐黄为苍生。

合倡编写名医路，少年班开育新星。

传播国粹赴海外，弘扬哑科力建功。

老骥伏枥雄心壮，余热济世丹心红。

60 多年从医路，从庙堂到市井，张奇文对中医药现状有着入微的观察，对中医药发展有着深刻的思考，耄耋之年，拳拳之心，可敬可叹。他说：“中医药振兴，长路漫漫。振兴中医药是历史给我们布置的重大使命，我们每一个参与者尚需加倍努力负重前行。”

（山医）

许润三：“三心”炼就“最美医生”

徐婧　中国中医药报

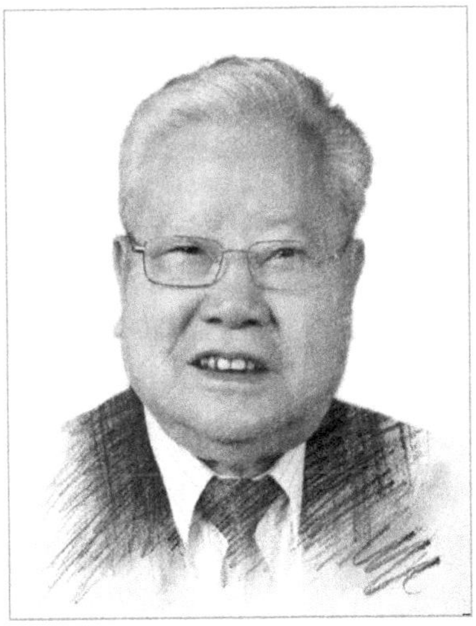

“看好一例不孕症，就等于保全一个小家庭。”当看到曾患不孕症的女性诞下婴儿，他欣喜的笑容最美。

“患者找到我，是对我最高的信任，我要对他们的生命负责。”在危急时刻挽救患者性命，他一袭白衣的身影最美。

“中医妇科在治疗上优势最大，一辈子研究透一个病就行。”在自己热爱的中医事业躬耕，他坚定的眼神最美。

“诗书典籍以润屋，救人治病以润德，饱学大度以润身。”少年时代，他因中医捡回一条命，于是将自己的名字“许富志”改为“许润三”，从此坚定走上中医道路。

2022 年，他荣获“最美医生”称号。已届 96 岁高龄的他说：“只要社会还需要我，患者还需要我，我就不能离开临床。”

潜心：“锄杏斋”里精研中医医术

诗书典籍以润屋

1949 年，跟随名医崔省三学习的许润三出师之后，成立了自己的诊所，命名“锄杏斋”，“杏”字表示杏林，代指中医，寓意这里是“耕耘中医的小屋子”。

从这间小屋子起步，他开始潜心钻研中医医

术。在这里，他救治了不少危急重症的患者，也渐渐声名鹊起。

行医之初，许润三并不自信。他总觉得自己学得太少了，而临床遇到的情况又非常复杂。因此每日诊病时必拿着老师的脉案，看证拿脉后索案下药。每晚要悉心思索白天的脉案是否合理，翻阅医学文献以印证自己的看法。

许润三回忆，在坐诊初期，一位患者前来求诊，当时患者已经昏迷不醒、牙关紧闭，患者家属已经几近放弃，开始着手为其打棺材了。许润三试着以清营汤配合安宫牛黄丸予以治疗，一服药下去，患者症状缓解了，棺材也不用做了。

自此，他渐渐找到了自信。

除了对中医古籍温故知新外，他喜欢读近代名医的医案、心悟等。他常常在临床中尝试老先生们的经验。比如看到章次公治疗出血善用瞿麦、益母草，他也把这两味药用于功血的患者；看到魏龙骧用生白术治疗便秘，他也常将其用于妇科诸疾伴便秘的患者；看到张山雷以贯众清热治疗带下病，许润三治带下的方药中亦常加此药。

他以求知若渴的心情向名医大家学习，遇到问题会记录在随身携带的小本子上，待有机会再向老师们请教。

“如果说，我比别人少走了一些弯路，那是因为我不排斥别人的有效经验，站在了巨人的肩膀上。”许润三说。

即使这样学习，许润三仍然觉得不解渴，同年他进入盐城地区中医进修班学习现代医学技术。眼见患者慢慢多了起来，很多人对他脱产学习的做法并不理解。“我就是想多学点知识，更好地用中医手段看病。”许润三的回答掷地有声。

1953 年，许润三响应政府号召，与当地 4 位西医联合开设了阜宁县新沟区联合诊所。与西医共事的过程中，他对西医不同的治疗思路、不同的治疗体系产生了兴趣。于是，他抓住当时当地组织开展的“中学西”机会，进入了盐城地区中医进修班，开始学习西医知识。

1956 年，在党中央的坚决领导下，中医办学被提上日程，这是新中国历史上首次兴办中医高等院校。但此时，教师、教材、校址、设备，无一不成问题。为了解决教材问题，江苏省特意举办了一个师资班，于全国招募，目的是选拔中医人才。之后，由中医名家教授临床各科，继而再由此师资班的学生担负起编写中医教材的任务。这其中，就有许润三。次年，对中医有独到见解的许润三，便被分配至北京中医学院（现北京中医药大学）诊断教研组开始任教。

这些经历，为他日后衷中参西攻克妇科难题打下了基础。

仁心：衷中参西攻克妇科难题
救人治病以润德

“社会上总有些拿中医和西医对比的观点，我重视中医，但不排斥西医，两者各有所长，可以取长补短。”许润三的这句话，是他走上衷中参西创新道路的心声。

1984 年，中日友好医院建成。当时的办院方针是中西医结合，西医有什么科，中医就要有什么科。全院一千张床位，四百张床隶属中医科。

事实上，从 20 世纪 70 年代开始，许润三就将研究重点放在了西医疗效较差的疾病上，如输卵管阻塞、闭经、子宫内膜异位症等。因此他在中日友好医院创建了中医妇科。

研究方向的选择，缘于他对妇女患病的同情。

许润三回忆：“那时很多不孕症的妇女深陷痛苦，因为不生孩子，公婆就叫儿子拉着媳妇去离婚。所以我给她们看好了不孕症，就等于保全了他们一个家庭。”

许润三对中西医的独特理解无疑是超前的，带着鲜明的个人认知。他看到了西方医学为中医发展带来的巨大可能性，也因此开始将研究方向锁定在输卵管不通导致的不孕不育上。

对当时的中国来说，输卵管堵塞是一个疑难病。而西医的试管婴儿刚刚起步，且费用昂贵，动辄几万元。而许润三要做的就是填补国内的空白。

在历代中医文献中，许润三和他的团队并没有找到输卵管阻塞的相关论述，但根据现代医学对其病理表现及临床体征的诊断，许润三认为此病症属于中医“血瘀证”范畴，他想到了张仲景的经典名方四逆散。

许润三继承了老师善用经方的用药特色，以中医传统辨证和输卵管局部辨病相结合的治疗思路，在四逆散的基础上加入化瘀通络之品口服，同时配合中药灌肠、中药热敷、中药离子导入及艾灸穴位等中药的外治法治疗输卵管阻塞，获得了很好的临床疗效。

多年来，经许润三治愈的不孕患者数以万计。1999年，许润三在美国进行学术交流期间，曾遇到一位36岁的台湾妇女，她患输卵管不通多年，曾花费9万多美元做过8次试管婴儿，均不成功，抱着试一试的态度找到许润三。经服36服汤药后，她竟奇迹般地怀孕了。

50余年来，许润三还潜心研究其他妇科疑难疾病，在临证中取得了很好的疗效。他内、妇、儿、外科兼擅，尤对中医内科、妇科病有丰富经验，医界恒以“内妇临床家”相许。

慈心：身正为范育杏林后学

饱学大度以润身

开的处方价格廉、药味少、疗效好，从不拒绝偏远地区来的患者加号要求……如今，许润三仍坚守在临床一线。他常教导年轻医生：“医乃仁术，做医生不能冷冰冰。”

在许润三身上，学生们看到了一位满怀慈心，又与时俱进的中医形象。

许润三的学生、中日友好医院主任医师辛茜庭说，他对待患者不论地位高低，不论贫富贵贱，都一视同仁。对于经济条件不好的患者，他更为热情，悉心诊治，深得患者称颂。

“面对跟自己‘较劲’的患者或家属，许老师总是耐心开导。”他的学生赵红说。

“老师的认知非常‘时髦’，对于前沿的科技成果十分关注，在输卵管不通治疗取得成功的基础上，还想着如何把现代先进技术融入临床之中，脑海中始终在思考着临床创新。”中日友好医院中医妇科主任医师王清说，老师培养学生“师古不泥古”的精神，要求学生们要“勤学善悟”，既要关注中西医的现代研究，又要精勤于自身的临床实践，融会贯通，逐渐形成自己的独特诊疗体系。

从医50余年，他培养了200余名中医妇科领域的临床专家、科研骨干及教学英才。在许润三的带领下，中日友好医院中医妇科正为众多患者提供有温度的中医医疗、有疗效的中医方案。

“菩提一叶，慈润三千”是很多患者对许润三的评价。

时隔多年，许润三还清晰地记得他治疗的第一例输卵管不通患者。家住北京市和平西桥的这位患者，结婚多年，一直怀不上孩子。经许润三治疗，她终于圆了当妈妈的梦。

她抱着孩子拜望许润三的照片，刊登在当年的报纸上，引起不小轰动。

这张照片，也躺在许润三珍贵的相册里，印证着他说的那句“患者的肯定是对从医者的莫大鼓舞”。

第二届中国中医药健康（澳门）品牌展览会日前在澳门开幕
大湾区出海，中医药产业迈向未来

罗乃莹　中国中医药报

蓝天、海滨、椰林，这里是休闲度假的圣地；背靠珠三角，面向海外，这里是中外进出口贸易的窗口；大湾区中心城市之一，科技与文化资源汇聚之地，这里将成为中医药国际化发展的“出海码头”。

乘着政策的东风，澳门这座具有独特地理区位优势的国际化城市，正集聚起发展中医药大健康产业的潜力和优势。在这里，中医药大健康产业方兴未艾，中医药国际化风头正劲。

2022 年 10 月 20~22 日，第二届中国中医药健康（澳门）品牌展览会在澳门举行。展览会由商务部主办，国家中医药管理局指导，商务部外贸发展事务局承办，中国医药保健品进出口商会协办。

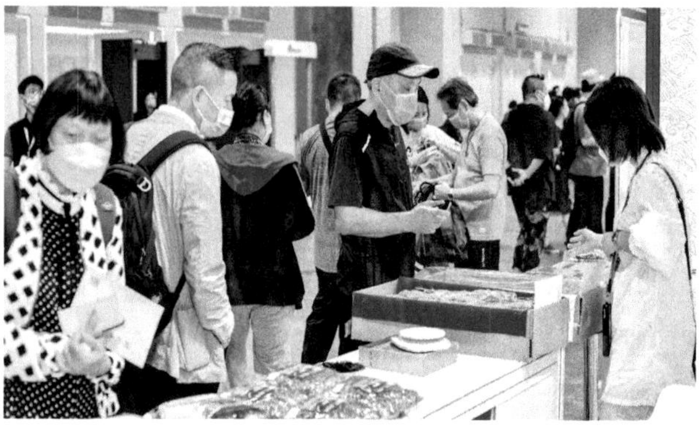

图为展览会现场

110 余家参展商以及国家中医药服务出口基地等单位携其明星中药产品、中药保健品以及智慧中医最新成果参展，展品覆盖中药饮片、中成药、中药配方颗粒、中药保健食品、艾灸、康复治疗仪器等，品类丰富。展览会展出面积 3000m^2，分为传统医药展区、大健康展区、智慧创新展区及服务贸易展区四大板块。

在同期举行的 2022 中华医药产业发展澳门论坛、中医针灸国际合作及产业发展论坛、粤港澳大湾区中医药行业交流会等论坛上，与会专家围绕中药新药研发、中药材生产质量管理等中医药领域热点前沿话题以及中医药大健康产业发展趋势及前景、中医药走出去等主题交流见解。

中医药是现代创新药物研究的重要源泉

医药产业关系到人民健康、社会稳定、国家安全。

“有人将医药产业誉为‘朝阳产业’‘永不衰败的产业’，但创新药物研发周期长、投入多、风险大。”暨南大学药学院名誉院长姚新生院士表示，医药产业的发展实践早已证明传统医药是现代创新药物研究的重要源泉，临床实践也证明了中医药在治疗慢性病、老年病、退行性疾病以及妇科疾病、儿童疾病等中有突出优势。

当前，我国面临人口老龄化以及疾病谱、生态环境、生活方式变化等带来的新挑战，要统筹解决关系人民健康的重大和长远问题，毫无疑问，中医药必将大有可为。

江苏鼎泰药物研究有限公司首席科学官窦金辉认为，复方植物药是中药研发突破口。窦金辉详细分析了单味复方中药天然植物药案例，认为美国食品药品监督管理局发布的植物药指南为中药新药国际化打开了一扇门，可以借鉴指南精神和审评理念。同时，他在新药研发中提出合理纯化、有效低毒的中药植物药研发的阴阳平衡观。此外，要重视药对的作用，将启发中药复方的新药创新发展。

“以中医药理论为指导，可选择有重要科学价值的中药，揭示中药活性分子与有机生命活动的交互规律，解析中药复杂体系中活性成分的作用模式，阐明中医药的科学内涵。”中国药学会副理事长、上海市中药化学生物学前沿科学基地主任陈红专介绍了其在中药化学生物学领域的研究思路，他表示，与西药“以靶找药”的方式不同，中药“以药寻靶”的研发过程需要化学生物学的参与，用中药化学生物学推动中医药创新发展。

与会专家一致认为，中医药是一个伟大的宝库，在很多世界性疾病难题难以突破的当下，可以从中医药宝库中寻找灵感，寻找解决问题的思路和方法，为创新药物研发提供思路、指引方向。

通“堵点” 打造现代化中医药湾区高地

传统医药对民族的繁衍昌盛发挥着不可替代的作用，同时在发展中也存在着一些不足。

“一些传统医药类产品的临床疗效及安全性还缺乏在循证医学基础上提供的现代临床试验数据，或者在真实世界数据分析基础上提供的真实世界证据；作用机理和作用物质等科学内涵不够清晰；现有质量监控标准和监控方法与传统药物的质量评价并不完全适配。”姚新生表示，这些问题如果不能妥善解决，传统医药很难进入国际医药主流舞台。

要为中医药"这双脚"找到合适的"鞋"，它山之石可以攻玉。姚新生表示，日本汉方药的发展启示我们，要树立文化自信，正确处理安全性与有效性的关系，同时要激发企业、社会团体创新活力，汇聚有识之士积极开展区域合作。

早在2011年，中药质量研究国家重点实验室落户澳门。《横琴粤澳深度合作区建设总体方案》明确，以国家中医药服务出口基地为载体，发展中医药服务贸易；对在澳门审批和注册、在合作区生产的中医药产品、食品及保健品，允许使用"澳门监造""澳门监制"或"澳门设计"标志等，这些利好政策为破解我国中医药产业发展卡点堵点，带动我国中医药产业出海作出了有益探索。

澳门中药研发中心主任王一涛表示，借助澳门横琴平台优势，澳门中药研发中心正在打造国际创新人才培养平台、中药科技集成创新平台、中药创新产品研发平台和国际一流医药创新平台，在产学研协同创新、服务中医药研发制造、融汇多学科人才力量等方面发力。目前，中心已经在经典名方研发、新药（中药）研发以及中药资源普查等方面协同内地及澳门特区政府、科研机构与企业，共同推动研发进展，同时在国家新药（生物药）、功能食品、保健品以及特殊医疗保健配方食品等方面开展创新举措。

谋划出海 澳门中医药发展前景广阔

独特的区位优势、相对宽松的投资环境和丰厚的人文及科研创新资源，使得澳门成为连接内地与海外的重要桥梁。借助澳门的全球化视野，建立巩固内地与海外的沟通联系，借力"出海"，中医药走出去的前景更加广阔。

"澳门可以在中医药走向国际化的道路上发挥至关重要的作用。"澳门中医药学会会长石崇荣介绍，一直以来，澳门中医药产业小而精，产学研一体化、中医药认可度高构成了澳门中医药产业发展的独特优势。他表示，大湾区将整合中医药服务产业全链的各个阶段，中医药产业发展可以借力澳门"自由港"优势，以澳门平台促进领域内经济和服务贸易的发展。

在中医药走出去的行列中，中医针灸一直以来是当之无愧的"排头兵"，对中医药走向海外探索出了许多宝贵经验。在2022中医针灸国际合作及产业发展论坛上，来自世界针灸学会联合会、湖南中医药大学和上海中医药大学等单位的多位专家学者聚焦针灸多学科交叉融合，介绍针灸发展现状及"十四五"期间针灸发展的重点任务，并从针灸在临床中的具体应用探讨针灸的国际化，通过"以针带医"推进中医药高质量融入"一带一路"，助力构建人类卫生健康共同体。

中国针灸学会副会长兼秘书长喻晓春具体分析了目前针灸发展面临的重大需求和问题，他表示，当前针灸研究对机体功能调控规律性的系统性揭示不够，针灸临床决策证据不足、实践指南形成困难、科学数据不够、证据质量不高，基本理论系统构建不足、临床指导不力，这些都构成了中医针灸国际化发展的阻碍。

针对上述问题，喻晓春认为，当前亟须调整针灸临床服务体系和针灸科学研究方向，加快针灸理论建设，提升临床指导价值，建立针灸临床证据体系，提高临床决策效率。同时他强调，要加强我国针灸研究的主导作用，保持国际领先地位，推进针灸器械研发创新，加快针灸科研成果转化，开发智能化、适应家庭应用场景的医疗器械。

2022年1月1日，澳门药物监督管理局成立，《中药药事活动及中成药注册法》落地执行。新成立的机构及新施行的法规引起了两岸多地中医药企业的关注。在粤港澳大湾区中医药行业交流会上，澳门药物监督管理局中药处处长林富聪详细解读了中成药注册管理制度及法规，鼓励中药企业将安全有效的中药产品引入澳门。

来自香港的苏女士表示收获满满。在交流会中，她了解了澳门中药注册的许多关键信息，之后有计划将已在香港注册的中药产品引入澳门。来自福建一家药企的林女士则表示，将在推广本企业中药产品的同时，挖掘澳门有价值的产品引入内地，未来还有很多的合作交流空间。

“我们希望，通过展览会以及同期的论坛活动，一方面推动传统中医药与现代科学相结合、相促进，助力中医药传承创新，推动中医药产业高质量发展。另一方面，在以‘治病为中心’向以‘健康为中心’的转变中，通过展会促进传统中医药与食品、保健、休闲等大健康产业的创新融合，充分发挥中医药在治未病方面的重要作用。”中国医药保健品进出口商会会长周惠表示，商会将持续搭建交流平台，助益中医药国际化推广与发展，为构建人类健康命运共同体贡献力量。

为有源头活水来
潘年松会长与湿缠身学派的故事

史亚文

笔者自担任中国中医药研究促进会治未病与亚健康分会常务副秘书长以来，有幸了解中国中医药研究促进会治未病与亚健康分会会长、遵义医药高等专科学校潘年松博士。

潘会长浓眉虎眼，乍看上去是很有威仪的严肃之人。其实，潘会长是很幽默、没有“架子”的。例如，潘会长出生于距离县城100多里外的农村，父母都是农民。

这个事实由潘会长来介绍，就成了下面这样子了：我是出生于有文化的官家，属于官二代，具体背景是父亲读过高小，在当时已经属于知识分子了，还担任过生产队作业小组的组长兼记分员、生产队小队长等。作业小组小组长和记分员、生产队小队长都是正儿八经的官了。例如，分会成立后究竟怎么开展具体工作，这个事情由潘会长来建议，就成了这样子了：我花费时间精力从事的工作，希望尽量都是有用的。

他从事的莪术、凤冈锌硒茶、辣蓼产品开发及《中医学》教材的编写，诸如此类，就没有浪费过。分会以茶和酒为抓手，将其分享在分会平台上交流了。其中，较为出色的当属于遵生酒，在短短时间里就作为健康酒文化的代表被广泛认可了。例如，潘会长建立了一个湿缠身学派，为了这个他还专门赋诗一首，后两句是：“而今现在眼目下，唯有掌门整天吼。”当人们戏问他怎么算是“整天吼”而不是“震天吼”时，他的解释是“整天吼”表达的是勤奋、敬业、干活，“震天吼”表达的是声威、功名、利禄。所以不宜用“震天吼”，而宜用“整天吼”。例如，潘会长担任分会会长一届了，在今年应该换届之际，潘会长自己主动说：我今年已经59岁了，明年退休，为了分会的更好发展，今年换届时不再参与连选连任，这不叫“前浪拍在沙滩上”，而应叫“为有源头活水来”。

那么，潘年松博士是如何从出生于偏安一隅的农村孩子，成长为大气豁达的治未病与亚健康分会会长、中医新学术流派掌门的呢？带着这个疑问，笔者做了一些调查了解，介绍如下。

潘会长1978年初中毕业，正好遇到中考，于是通过考试进入高中。1981年9月顺利进入中医学院学习中医，毕业后在县级中医院临床工作了10年，工作期间下乡蹲点1年、临床进修1年。1996年起又去读了3年中医硕士、3年中医博士，还进了一个西医院校的博士后工作站做了2年多科研，锻炼了实业才干，积淀了丰富的学术功底。入职遵义医药高等专科学校后，功力加上勤奋务实，潘教授取得一系列成果：①“贵州省实验用兔养殖基地”建设成果2013年被贵州省科技厅行政许可【许可证编号：SCXX（黔）2013－001号】。②“莪术及其复方抗肿瘤成分最佳提取方法与黔产莪术质量可溯源性研究”成果被中国民族医药学会评为2017年度科技奖2等奖。③“贵州凤冈锌硒茶实验研究”成果被中国中医药研究促进会评为2018年度国际科技合作奖2等奖。④“黔产辣蓼应用基础研究服务野生驯化基地标准化建设”成果被中国中医药研究促进会评为2020年度科技进步奖3等奖。⑤参编《中医学》第4、5、6版及其第5、6版辅导读物《中医学实训及学习指导》被中国中医药研究促进会评为2021年度学术成果奖2等奖。⑥优秀论文2等奖（河南省高教工委、共青团河南省委联合评定）、优秀论文特等奖（中华国际交流基金会、中国民族卫生协会、发现杂志社联合评定）。

20世纪后期，苏联学者提出一种人体处于既不是健康，也不是疾病的状态，并称之为“第三状态”，传入中国后称之为亚健康。孙涛先生率先发起成立中华中医药学会亚健康分会，因此被业内称为“亚健康之父”。由于亚健康概念源于外文翻译，“治未病”是中医学的独特理念，一批中医药研究者和工作者组建了相应的学会作为交流平台。潘会长系统学习过中医11年、系统学习过西医近4年，在中西医圈子里都有老师、同学、师兄弟姊妹。于是，就想搭建一个中西医研究者和工作者共同探讨交流的学术平台，把“治未病”和“亚健康”连在一起。这个想法得到了国家中医药管理局机关服务局原局长孙涛先生、成都中医药大学前校长李明富先生、国务院发展研究中心研究潜资源很有建树的前主任景亭湖先生的支持，也得到了中国中医药研究促进会相关负责人的鼎力支持。中国中医药研究促进会治未病与亚健康分会就这样成立了，并线上线下开展了历年年会和专题论坛。目前来看，命名为“治未病与亚健康”的学术交流平台，仅此一个。

2021年，潘会长创立“湿缠身学派”。学派创立之后，以湿缠身学派养生预防治疗康复技术中医传承非遗技师为抓手，进行师带徒，已经带了7名徒弟。其以贵州省湿缠身中医研究院为抓手，针对湿为主要病机的疾病，开发溻洗粉、皲褶敷等外用产品。据潘会长介绍，在湿缠身学派建设过程中，遵义医药高等专科学校附属医院提供了必要的支持，贵州省气象局巡视员刘建国先生提供了极大的气象科技帮助。

了解了潘会长的成长，他学业上不断推陈出新有所建树，同时也是揭示了新一代中医人的成长过程，是很有励志色彩的杏林故事。

（中国中医药研究促进会治未病与亚健康分会秘书长　史亚文）

潜心研究传承中医药文化

汤建文 北京七醇中医研究院

从记事开始，就看着母亲采药煎药为自己和家人治病，从小就闻中草药的味道，慢慢地开始认识了中草药，耳濡目染了解中医，熟悉中草药。四川省广安市岳池县是我的家乡，得天独厚的自然环境孕育了各种天然的中草药，从小母亲就告诉我，老家有近百种中草药。小时候母亲身体不好，经常采各种草药煮水治病。后来，自己也逐步认识了野生的柴胡、远志、延胡索、丹参、百合、鹅不食草、蒲公英、车前草等，从最初只知道它们的名字，到后来慢慢懂得了它们的药效。从把它们看作普通的植物，到为人治疗疾病的良药，家乡的天星草到处可见，用于治疗感冒、咳嗽、喉咙疼等病症至今沿用。

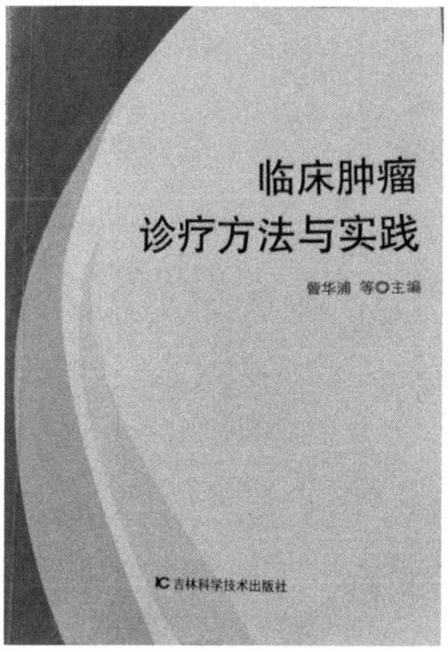

经过对中药的潜心研究，我亲身试验，1990年开始创业普洱茶制作，从普洱茶的发酵中慢慢摸索出中草药发酵的创新理论，1991年开

始全身心研究中草药。注册了七醇品牌商标，2016 年向国家知识产权局申请了一种药酒治疗和使用制备方法。

七醇抑菌液是我多年研究结果，可以用于皮肤、黏膜等部位的消炎、抗菌、清洁。七醇抑菌液的配方有鱼腥草、生姜、藏红花、灵芝、天星根、曼陀罗果实等，根据配方进行中草药原料配比，经过前期处理，在适宜的温度和湿度条件下进行发酵，按比例用活氧水进行发酵，发酵后的物料加入一定比例的白酒浸泡得到最终产物，中草药通过发酵和白酒浸泡，有效脱毒，同时增加有效成分溶出，药效浓度高，扩大用药范围、不良反应。

2021 年在北京成立了北京七醇中医研究院，在各大中医专家的合作帮助下创立了一整套中医抗生素产品，其中，七醇抑菌液已获得企标 标准号：Q/BQZY 001－2021。这个时候，我想到了云南，想到了我的第二故乡曲靖，我毅然地在曲靖成立中医研究院曲靖分公司。

在 2022 年 6 月我当选世界中医药学会联合会亚健康专业委员会第四届理事会理事，同年，任中国中医药信息学会全科医学分会副会长；2022 年 10 月成为中国抗癌协会会员；在 2022 年参编由吉林大学出版社出版《临床肿瘤诊疗方法与实践》，主编：訾华浦，副主编：汤建文。研发的《七醇抑菌液联合灌肠治疗直肠癌技术》荣获国家卫生健康委医药卫生基金管理办公室颁发的一等奖，2022 年 11 月被中国管理科学研究院特聘为中国管理科学研究院学术委员会中医研究中心客座教授。

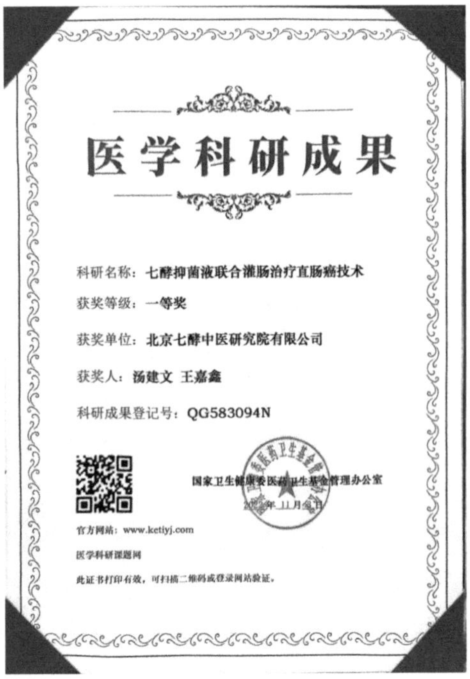
医学科研成果

科研名称：七醇抑菌液联合灌肠治疗直肠癌技术

获奖等级：一等奖

获奖单位：北京七醇中医研究院有限公司

获奖人：汤建文 王嘉鑫

科研成果登记号：QG583094N

国家卫生健康委医药卫生基金管理办公室

年 11 月 日

官方网站：www.ketiyj.com

医学科研课题网

此证书打印有效，可扫描二维码或登录网站验证。

在抗击疫情，中中医在治疗中起到了极大的作用，中药方剂已经被广泛应用于临床救治新冠肺炎。中医药是祖国的瑰宝，发展中医药事业，传承中医药文化，需要每位医者付出更多的努力和心血。更需要全民对中医中药有新的认识，任何事物的发展都不是一蹴而就的。我们不能急于求成，更不能停滞不前。我们不能盲目追从，更要创新发展。前进的路上布满着荆棘，追求创新的路困难重重。路漫漫其修远兮，吾将上下而求索。

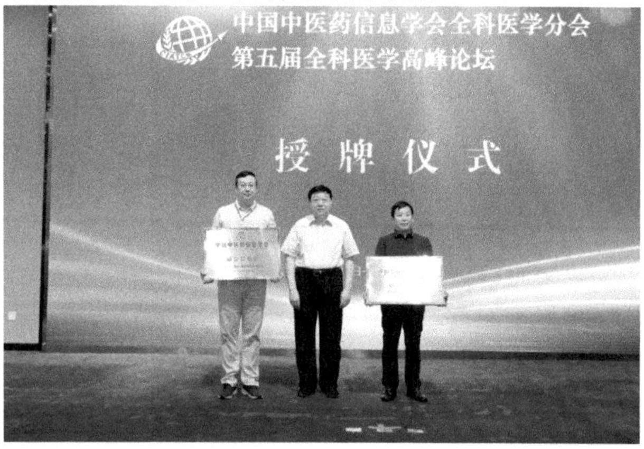

汤建文（右一）接受中国中医药信息学会全科医学分会副会长单位授牌

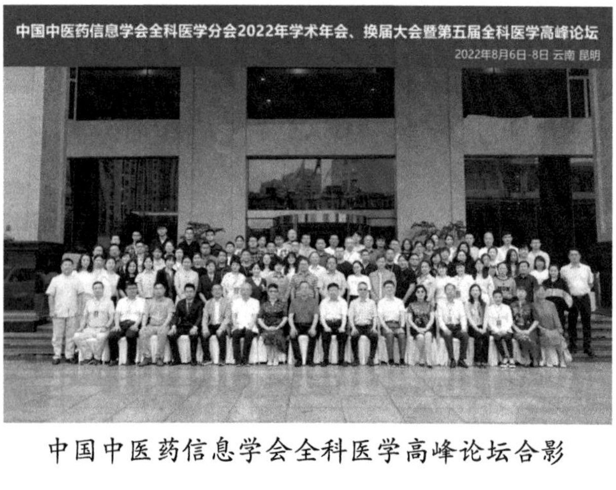

中国中医药信息学会全科医学高峰论坛合影

周氏世家墓遗址

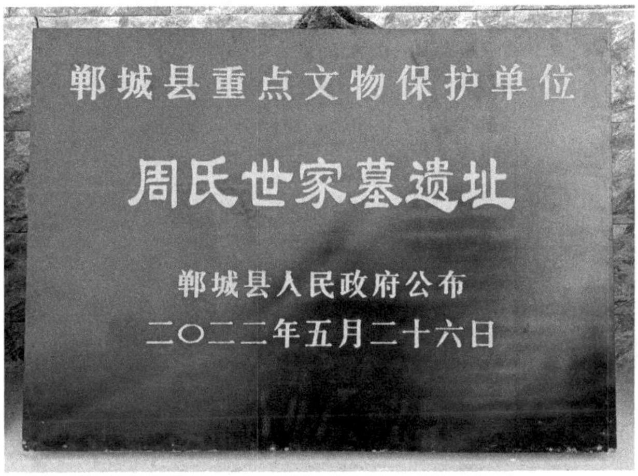

周氏世家墓遗址位于郸城县宁平镇李楼行政村，墓地面积约 2000m^2，包含有周氏世家祠堂、陈列展室、管理用房等，是周氏家族的墓群。1993 年，周氏家族后人周文彪在恢复重建周氏针灸馆时，在遗址处挖出了平地碗、敛口罐、灰陶盆、周氏世家针灸医书、古针具、古木杖等十余件文物，经市县文物部门的关专家认定，这些文物属明清两代时期的物品。

据周氏家族后人周景军叙说，1958 年郸城县文化馆长段芳瑜带领程万鹏、张庆乐、王好义、刘子江等人来此考察，对墓群遗址进行了认定，并带走了部分出土文物，存放在县城北大街路西文化馆内，用于开展文物展览和文物宣传活动。1967 年"文革"时期，文化馆被造反派占据，周氏世家墓出土的文物被毁被劫。1984 年，文化馆馆长程万鹏、副馆长王好义二人骑自行车多次来此察看古墓遗址。郸城县文物管理所成立后，文管所负责人建立了以周氏家族后人周文彪为组长的保护小组，参与文物部门的保护工作。

周氏家族久居郸城，是中原地区原住民，家族世代行医，是当地著名的针灸世家。周氏世家墓遗址作为特定时期和特定地域内留下的物质遗存，为中原文化提供了众多的佐证。墓地遗址保留了清代原貌，墓址设计古朴精巧、结构严谨，从各个方面都具有一定的历史文化研究价值。

2022 年，经市、县两级文物部门认定，周氏世家墓遗址被郸城县人民政府列入郸城县重点文物保护单位。同年，郸城县人民政府办公室关于印发《郸城县周氏针灸项目保护利用传承实施方案的通知（郸政办[2022]第 18 号）》、郸城县文化广电和旅游局下发了关于《周氏针灸铺旧址和周氏世家墓遗址修缮的批复（郸文广旅[2022]65 号）》文件，具体实施落实有郸城县针灸研究所负责。

（周怀明 供稿）

周氏针灸铺旧址

郸城县城东 10 公里，有一处周氏针灸铺旧址，旧址处现有清代、民国、近现代三处房屋，其占地面约 1600 m^2，主要有清代房屋 7 间：包含主房、偏房、诊疗室等。主房高 5.5m，房顶木瓦结构，墙体外砖内土，宽约 60cm，小瓦封顶，砖雕斗拱，主房门前立有木明柱，一对石狮子把门，石狮子精美绝伦，房屋窗棂线条轮廓简练，自然得体。民国时期房屋 11 间：包含主房、东西偏房、诊疗室。主房高 5m，房顶木瓦结构，墙体青砖，宽约 30cm，小瓦封顶。近现代房屋 60 间：包含主房、诊断室、治疗室、传习所、展示馆等。主房两层，高 8m，仿古建筑，房顶橡胶混凝土小瓦结构，墙体仿古瓷砖，宽约 30cm，混凝土封顶，整体建筑仿古风格。

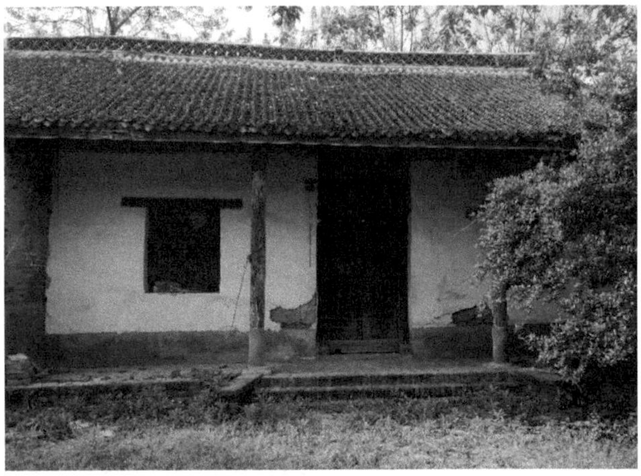

周氏世家两百年前的周氏家族针灸从医场所前院旧址

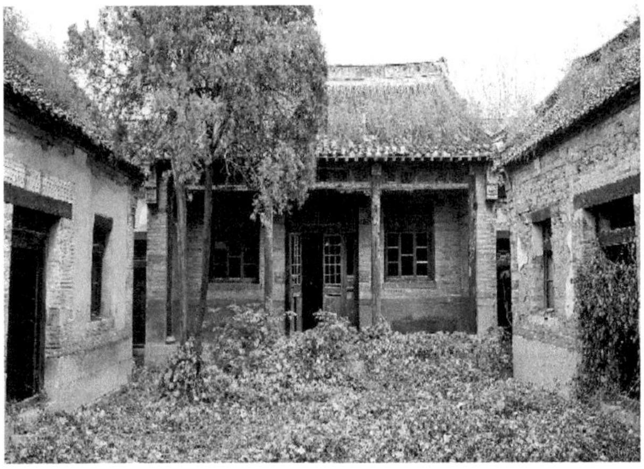

周氏世家两百年前的周氏家族针灸从医场所后院旧址

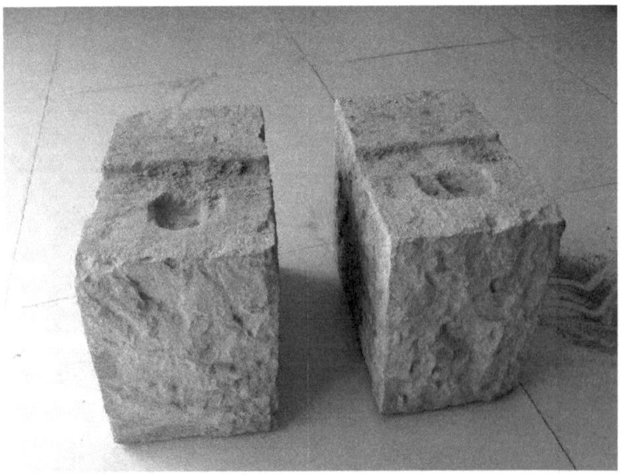

周氏世家后院旧址遗物门枕

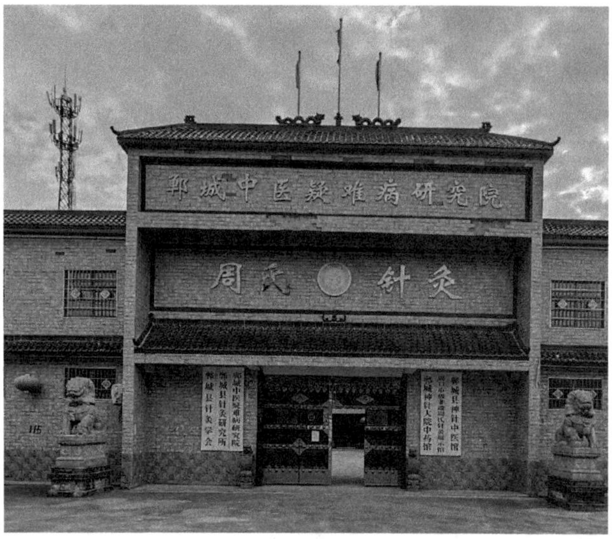
郸城中医疑难病研究院
周氏 针灸

周氏世家后人的近代行医场所

2021 年 7 月，由周口市博物馆馆长、研究馆员、中国博物馆协会传媒专业委员会委员周建山带领市县有关专业考古人员 10 余人，专门来此鉴定一处为清代建筑，历今已有 300 余年，另两处为民国和近现代建筑。2022 年此三处建筑被郸城县人民政府列入县级重点文物保护单位，同年亦被周口市人民政府列入市级重点文物保护单位。

据周氏家族相传，清康熙六十一年（1722 年），周氏先辈周佰贺在此建立了周氏针灸铺，后代人不断翻新增添，民国时期成为方圆百里著名的建筑之一。新中国成立后，建筑一部分作为生产队仓库，一部仍有周家后人为群众扎针看病之处。20 世纪 80 年代，周氏针灸铺由于房屋年久，由周家后人周景军、周文彪父子出资修缮，其修缮格局仍按原貌，恢复基本完整。

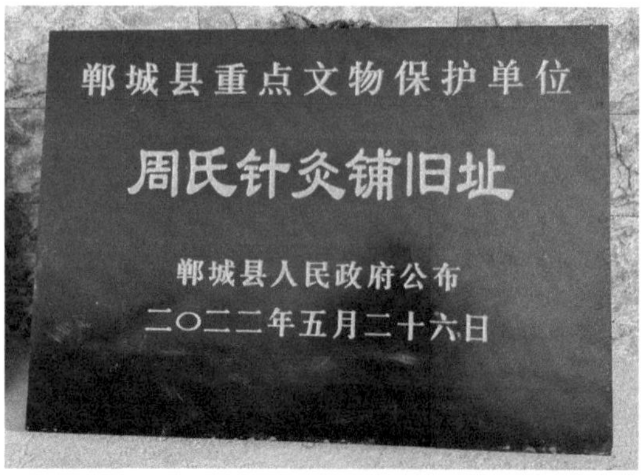
郸城县重点文物保护单位
周氏针灸铺旧址
郸城县人民政府公布
二〇二二年五月二十六日

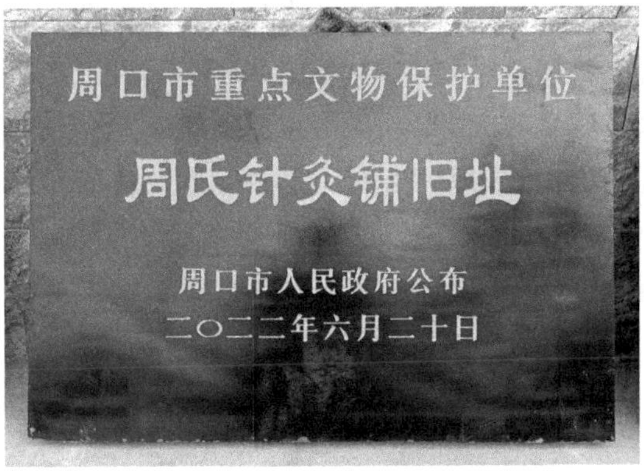
周口市重点文物保护单位
周氏针灸铺旧址
周口市人民政府公布
二〇二二年六月二十日

三处周氏针灸铺旧址从始建，历经清代、民国、近现代三个时期，其间经过多次扩建、重建，至今仍是总体布局严谨，功能完整，保存较好的古建筑群，代表了清代、民国、近现代中原建筑的特色和结构特征，包括材料工艺、文化内涵、雕刻装饰等，都具有重要的历史、科学、艺术价值。

目前，这三处周氏针灸铺旧址仍由周氏家族后人、河南省非物质文化遗产周氏针灸项目代表性传承人周怀明负责保护和管理工作。（周怀明 供稿）

蛇毒胶囊研发人尤学科

尤学科，1952 出生于宁夏中宁县，1978 年毕业于宁夏大学，本科学历。先祖是自清朝末年从江西移居宁夏的随军医官，擅长以蛇胆、蛇毒、舌骨、蛇鞭、蛇肉配合中医药用于临床治疗疑难杂症。他自幼酷爱中医学及华夏传统医学，潜心认真研读了家传医书及《黄帝内经》《本草纲目》《伤寒论》《温病论》及国内外对蛇毒治病抗病等一系列国内外相关文献，并总结了自己独特的体悟与经验。

1992 年，尤学科和朋友共同成立了宁夏中宁县德龙蛇产品开发有限公司，任新产品开发研究室主任。他以传承秘方为基础，开发了七项产品，一次性通过了国家有关部门的鉴定，获得了产品合格证、生产许可证。产品投入市场后得到了社会良好的评价。同年，他应邀成为中国蛇学会、中国蛇毒学会的会员。

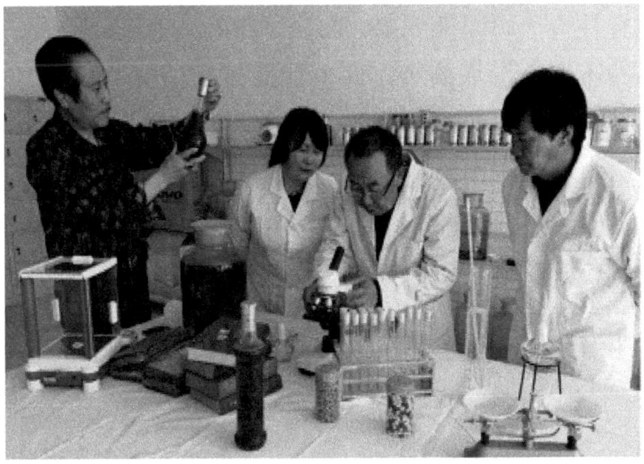

1997 年，经中国宁夏回族自治区科委批准，成立了宁夏仁德生蛇产品开发研究所。自此，尤学科正式开展中药传承蛇毒口服研究，并走向临床与应用。他自养了白眉蝮蛇、黑眉蝮蛇、乌梢蛇、黄颌蛇、白斑蛇、虎斑游蛇、沙莽等十几种蛇类品种用于研究。同年，他应邀成为中国蛇毒学会理事，进一步发挥祖传技术优势，深入对蛇毒药理、药性的研究，并与中药配伍治病相融合，确立了自己的研究方向与治病特点。2023 年在首届中医药抗衰老峰会上“尤氏仁德生牌蛇鞭酒”和“尤氏仁德生牌乌蛇酒”被评为推荐产品。

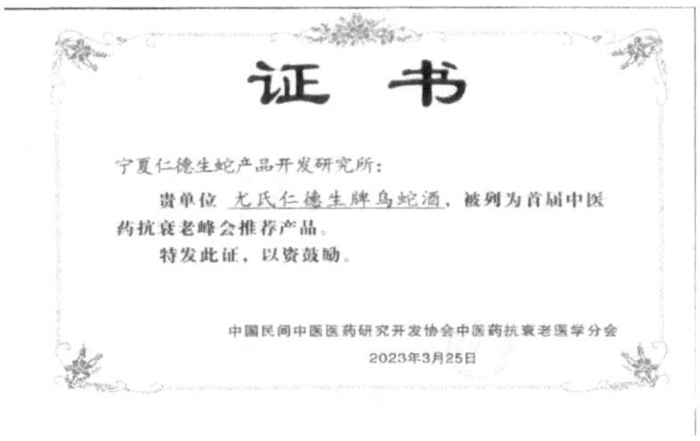
证 书

宁夏仁德生蛇产品开发研究所：

贵单位 尤氏仁德生牌乌蛇酒，被列为首届中医药抗衰老峰会推荐产品。

特发此证，以资鼓励。

中国民间中医医药研究开发协会中医药抗衰老医学分会

2023年3月25日

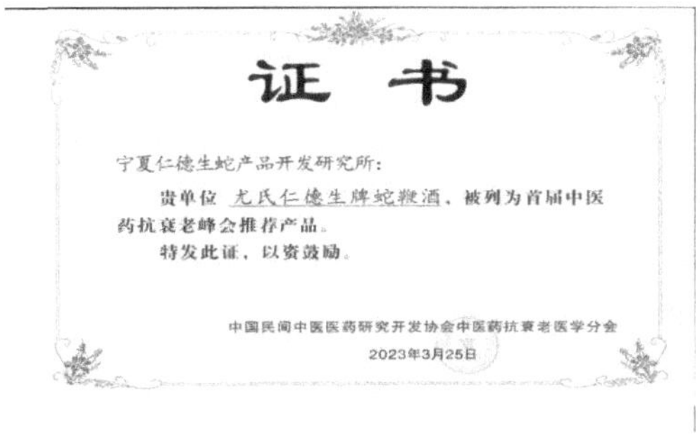
证 书

宁夏仁德生蛇产品开发研究所：

贵单位 尤氏仁德生牌蛇鞭酒，被列为首届中医药抗衰老峰会推荐产品。

特发此证，以资鼓励。

中国民间中医医药研究开发协会中医药抗衰老医学分会

2023年3月25日

2021年7月24日，尤学科先生作为特邀嘉宾，应邀参加了在中国西安举办的“新时代中医药健康产业发展峰会暨第四届中医药科技创新与服务发展大会”。会议期间，他和来自国内各省、市从事不同医药研发领域的专家、教授及民间中医高手做了认真务实的交流。他的研究经历和成果，赢得了与会者的高度赞扬。

2023年尤学科所研究的有关蛇毒胶囊对心脑血管、肠胃、风湿、类风湿、肝胆疾病与气血瘀阻的医疗养生的成果，纳入国家卫生健康委“十四五”规划全国重点课题《医疗卫生资源区域配置策略研究》范畴。同年入选中医药抗衰老医学分会第二届理事会常务理事。（尤学科）

传承中医精髓的李勇英

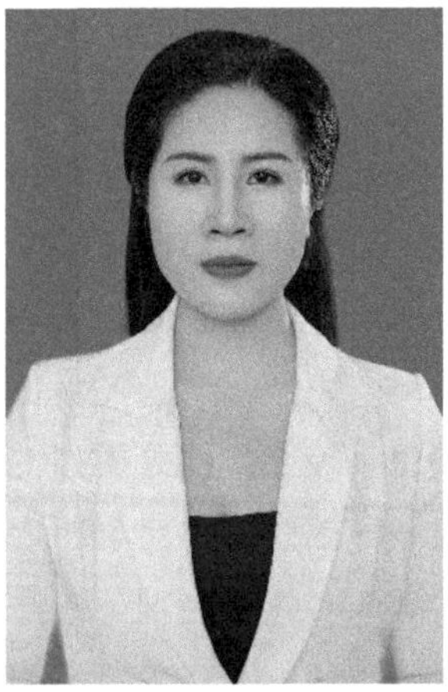

从对中医的热爱到如今，李勇英的人生就像一部矢志不渝追求医术高境的旅程。医术之路的成就，并非凭空而来，她师承于中国工程院院士国医大师石学敏、全国脾胃专家国医大师李佃贵、名老中医秦火印等多位名师于一身才铸就了今天的李勇英。

李勇英1973年出生于湖北一个普通的工薪家庭，通过少年时代跟随父亲学习中医知识和累积，她对中医产生了浓厚的兴趣。在广州中医药大学求学期间，李勇英扎实掌握了中医全科的知识，并在此后的实践中不断钻研和提高。通过国医大师石学敏院士的直接指导，使李勇英的医术更上一层楼。石学敏院士是著名针灸学者，他的《醒脑开窍针刺法》对脑中风及中风后遗症的世界性难题有所突破。如今，石学敏的针灸疗法已经推广到全球184个国家和地区。在国医大师石学敏院士的指导下，李勇英不仅深入学习并熟练掌握了师父的真传也受到了他治疗疾病的精神影响。在多年的学习和实践中，李勇英积累了丰富的临床经验，提炼出了独特的治疗方法，赢得了患者的尊敬和同行的赞誉。

李勇英现任北京玉医堂国际中医药研究院院长、广州妙指堂中医院院长、中国中医药协会常务理事。在她的带领下，广州妙指堂中医院不断开展深度的疾病研究，其中，她学习老师的醒脑开窍针法与鬼手神针和秘方独创特色疗法，在治疗脑梗死、心肌梗死以及中风后遗症等疾病中展现了显著的疗效，受到广大患者的热烈欢迎和好评。

李勇英的专长不仅源自对传统中医的精深研究和应用，更因为她将古老的医学智慧与现代医学理念相结合，针对各种疑难杂症疾病，提出并实践了一系列独特而颇具影响力的治疗方法。在李勇英的医疗生涯中，她和她医院的专家团队针对心脑血管疾病、冠心病、中风及中风后遗症患者制定了一套药食同源与中药秘方内服外治综合治疗方案。对于乳腺疾病、各种顽固性皮肤病、牛皮癣、白癜风等疑难杂症有确切的疗效。北京玉医堂研究院研发的蜜丸、中药面膜、皮肤一抹净，在临床应用中受到业内的高度评价。独特中药配方与埋线治疗强直性脊柱炎、顽固性头痛、面瘫、头晕、中风、肿瘤、不孕不育、糖尿病等疾病也效果显著。

李勇英一根针可代替微整形祛除法令纹、川字纹，对于面部各种细纹、面瘫有着确切的疗效。她以其独特的针灸埋线和推拿徒手整形技术，结合北京玉医堂国际中医药研究院研发中草药治疗方案，取得了显著的疗效。（王松波）

热爱中医药事业的李志威

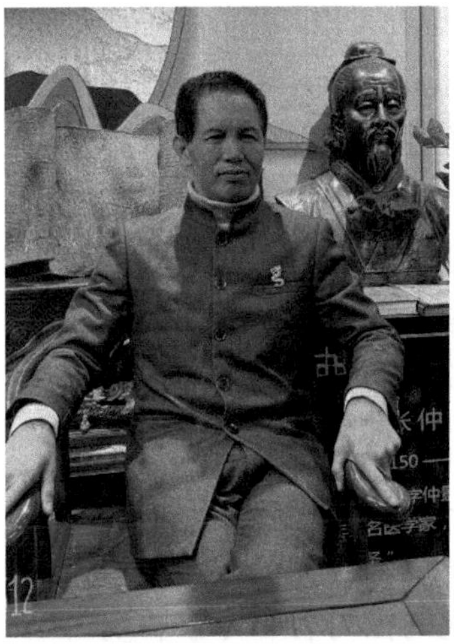

能够成为一名治病救人的中医，是李志威一生中最大的荣耀。

能清楚和明白各种疾病的病因、病机、病理，更加是李志威一生的自豪。

李志威出生于行医之家，因受家庭影响，从小酷爱中医，16 岁高中毕业后，正式跟师学医。

李志威心怀仁慈，大部分时间奔波于穷乡僻壤、缺医少药的山村。农民生活困苦，一旦患病，只能望医院而兴叹。为解救患者疾苦，他历尽千辛万苦搜集简便验廉的中医疗法，力求使农民少花钱而治大病。又因求医者病种繁多，贫病交困，情极可悯，经常处于推出去于心不忍，接下来则力难胜任的困窘，只好求助于先贤，时常要做“看书郎中”，急用先学，白天给患者调理，夜晚挑灯翻拣资料，读书明理，辨识病机，寻求有效方法，以解患者燃眉之急。当然这也让他不断积累医药的经验。

李志威几十年如一日所学甚杂，内、外、儿、妇、五官、皮肤各科均有涉猎。自迈入医门，常为破解一则医学难题，弄得焦头烂额，废寝忘食。至今虽过六十甲子，仍不敢稍懈。世上无难事，只要肯登攀，正是曾经的特殊年代、特殊的患者群，锻炼、造就了他研究多种重病大病以及疑难杂病的能力。更由于农村患者，非到危及生命，不敢言医。一发病就成九死一生之局，因不及救治而死者，屡见不鲜，人间惨事，莫过于此。为救危亡于顷刻，李志威被逼走上急症攻关之路，殚精竭虑探索张仲景圣医四诊合参，六经八纲辨证论治的理、法、方、药；借鉴后世百家的成功经验，亲阅 2000 多册明朝、清朝、民国古籍医书，以及新中国成立后的大量中医专业书籍，搜集了大量的救急要方，以积累经验，并创新调理方法。

不忘传承中医初心，牢记治病救人使命，呼吁全国各地老中青三代中医不要懈怠。要充满自信心与豪情，走中医自身发展的道路，攻克世界医学难题。用无可辩驳的事实，向世人展示中医中药的救治能力，培养新一代用中医、爱中医的接班人，增强青少年做中国人的志气、骨气、底气，坚定文化自信、民族自信。

投身健康事业的汪丽清

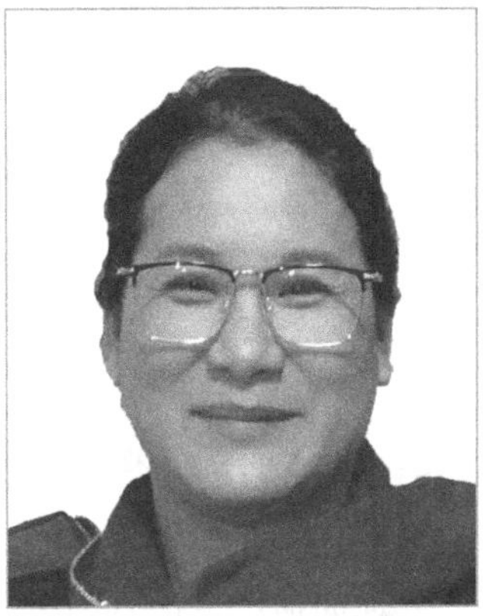

上海慈乾生物科技有限公司董事长汪丽清，出生于我国新四军浙东游击队的革命根据地四明山。旧时代四明山崎岖陡峭，缺医少药。三叶青是村民用于毒蛇咬伤、孩童高热惊厥、跌打损伤等的主要用药。战争年代更是负伤红军战士消炎抗感染、退热康复的功臣草药。

这么好的中草药使汪丽清萌生了强烈的分享愿望。于是曾是军人的丈夫，经常带上她驱车千里翻山越岭到处考察走访，特别是浙东和浙西地区适合种植三叶青的地理优势以及村民反馈饮用三叶青后重症的消失，让汪丽清下定决心投身到利家乡利百姓的健康事业中。

三叶青介绍：

三叶青（Tetrastigma hemsleyanum Diels etGilg），中文学名为三叶崖爬藤，又名蛇附子、石抱子、石猴子、石老鼠、金线吊葫芦，是葡萄科崖爬藤属多年生蔓生藤本植物。

《新编中国药材学》记载三叶青："主要成分为黄酮类、三萜及甾体类、酚酸类和脂肪酸类化合物等。其中，黄酮类化合物是其抗肿瘤的主要有效活性成分。"三叶青的功效主治最早见于清《植物名实图考》记载的"里医以治小儿高热、止腹痛，取浆冲服""治跌打损伤妇人经水不调，敷一切无名肿痛"。近现代的很多药典中也有记载，如《中华药海》记载："蛇子，入肺、心、肝、肾经。功效解毒消肿，泄热定惊，活血散瘀，祛风活血。主高热惊厥，肺炎，哮喘，肝炎，风湿痹痛，跌打损伤，痈疔疮疖湿疹，蛇伤。"《全国中草药汇编》记载："清热解毒，祛风化痰，活血止痛。用于治疗小儿高热惊厥、痢疾、支气管炎、肺炎、咽喉炎、肝炎及病毒性脑膜炎。外用治毒蛇咬伤，扁桃体炎，蜂窝织炎，跌打损伤。"《浙江民间常用草药记载》："清凉解毒，祛风化痰。"

近年来，由于人为过度采挖，三叶青已经处于濒危状态，《浙江省农业厅公告》2010年第5号文件将其列入了浙江省首批农作物种资源保护名录品种。2018年，三叶青入选新"浙八味"。2020年，以三叶青为主成分的中药复方制剂，正式获浙江省药监局批准为医院制剂（浙药制备字Z20200026000）并在全省9家新冠肺炎定点医院应用，用以治疗普通型新冠肺炎患者。

汪丽清作为有情怀、有担当的中国女企业家，专注生物医药研发，特别在中医药对国人健康的促进方面怀有激情，她邀请国内著名专家和院士团队，深耕中草药的研发创新，誓为中医药事业的传承和发展、大众百姓的幸福和安康奉献巾帼力量！

（汪丽清供稿）

家传古匾，激励我探索抗癌硒制品

魏林

一、我的祖训、古匾对我的启迪

我们家族自明朝时就居住在河南省郑州市东大街的魏家大院，足有几百年的历史了，直到20世纪末城市街道扩宽改造，我们整个家族才搬离此地。

据说，家族祖上出过多位名医，我至今还保留着几本药书，珍藏着一块古匾。匾的左侧刻字：光绪十二年荷月（1886年6月），穀旦（吉日），知郑州事马玉麟拜赠（当时的郑州市长马玉麟 赠匾）；匾的右侧刻字：恭送德润先生大人雅鉴；匾的正中刻的四个大字：妙手回春；匾的正上方刻有一个大印章：郑州之印。

德润先生名叫魏德润，是我的直系远祖，我俩相隔八代，此匾距今已137年了。据传，魏德润在清朝是当地著名的中医先生，医术高超，医德甚佳，他为人看病，总是先诊断、开药，后收钱；遇患者经济困难，也就免收钱物了。他还经常为患者出诊，几乎手到药到病除，深受地方百姓爱戴，因而市长代表当地政府亲自登门送"妙手回春"牌匾。

此匾两头用长凳子一支，匾上面铺好褥子床单，就是一个床了。我自五岁就在这个床上睡，直到高中毕业，如同先祖总在耳提面命济世活人的家

风。后来虽经多次搬家，物品基本散失，但我对这个“床板”感情颇深，走到哪扛到哪，始终不撒手，这才使此匾欣逢盛世，弘扬中医药文化和建设健康中国，成为国家战略和民心所向，促使我以家国情怀步入大健康事业。

二、我是如何走上专业研发有机硒产品道路的

2007 年，我父亲患了胃癌，为防止癌细胞扩散，我让医院为父亲做了胃全切除手术，结果，半年后我父亲还是逝世了。美好的愿望，没能得到期待的结果。从此，我开始关注癌症。中医“治未病”思想促使我反思父亲的治疗过程。为了留住父亲，我们用了最大的勇气做胃全切，以为彻底消灭癌细胞人就安全了。没想到这种“壮士断腕”的治疗，虽然消除了癌病的终端产物，但也会伤害到身体的机能，又没能改善身体内环境，最终回天乏力，徒留遗憾。无论防癌、治癌，都不能忽视养护身体，陪护自身“未病先防”和“已病防变”的能力。

探寻研究中发现，微量元素硒，既能提高身体免疫力阻止癌症发生，又能促使癌细胞凋亡，达到治疗癌症。膳食硒分无机硒和有机硒，无机硒有微毒，被限量食用，我国目前没有有机硒的国家标准。作为人体必需的微量元素，人类认识硒比较晚，生活中关注度还不够高，有机硒产业研究空间很大。这使我下了决心为了我父亲的情结，为了更多的人免受癌症之苦，为了所有的癌症患者多一种痛苦小、疗效好的救治方法，我来研发有机硒保健产品。

三、对硒的认知

1. 硒与人体的关系

硒的价值很高，纯硒 1 克价值 46 万元左右，是黄金（1 克价值 400 元左右）的 1 千多倍。硒在一个成人体内只有 6~21 毫克，微小到几乎可以忽略不计，但硒像原子弹一样，威力巨大，是人体不可缺少的生命元素。

硒以微克计量，参与了整个人体的内循环：人体的内脏器官有硒；血液里有血硒；肌肉和骨头里有少量硒；脂肪里的硒就更少了；男性的睾丸里硒含量高达 22%~40%，女性的卵巢里硒含量也不低，硒能修复卵巢。

2. 硒的四大功能

①硒能抗氧化，有冻龄、长寿的作用。②硒能清除自由基，被称为自由基的天敌。③硒是天然的解毒剂，能对多种有害重金属如汞、铅等产生拮抗作用，避免人体受害。④硒能修补人体细胞，提高免疫力。

3. 硒的作用

（1）硒被称为长寿之星：我国广西巴马地区的老人普遍长寿，是当地人身体里的硒含量高所致。

（2）硒被称为生命之火：硒有滋阴壮阳、提高男女性功能的作用；坚持合理服用硒产品，可使多年不孕者受孕。

（3）硒被称为抗癌之王：硒能阻断癌细胞的营养供给，使肿瘤逐渐萎缩；防止癌细胞游离、扩散；放疗、化疗后补硒，可降低放化疗毒不良反应，恢复体力，消除癌细胞的抗药性。

（4）硒是肝脏的保护神：硒能排毒解毒，保护肝脏。人体内的谷胱甘肽过氧化物酶的主要成分就是硒，没有硒，酶就不具活性。昆之杰公司生产的静希康有机硒片硒含量高、纯度高，有解酒护肝功能。

（5）硒对糖尿病的作用：硒有补充胰岛素和对防止糖尿病综合征有显著的调理作用。

（6）硒对心脑血管患者有五大作用：硒能清除血管壁上的动脉粥样硬化，软化血管，降血压，降血脂，防止栓塞。

（7）硒是明亮的天使：鹰可以从 3 千米的高空看到地上虫子的蠕动，因为鹰眼睛里的含硒量是人眼睛里的含硒量的 100 多倍。

四、我国缺硒现状

硒作为微量元素，在人体内无法生成，必须体外从饮食中补充硒；人体不能储存硒，只能从外界持续性获取。所以，要每天补充有机硒，要找到自身最佳补硒服用量的临界点。

我国人均含硒量是世界人均含硒量的 35% ，因为我国 72%的土地缺硒，我国的主粮产区都在缺硒地带。

主粮缺硒，我们每天从食品中只能摄取 26 ~31 微克硒，而人体每天的消耗量需要 50 微克硒，运动员需要消耗 60 微克硒。

由于国人无法从日常的饮食中补够身体的缺硒量，久而久之，免疫力下降，缺硒可以导致 42 种疾病，如癌症。身体不缺硒不容易得癌症。

杏林福音记白癜风专科医师林金春

林金春，字济华，男，出生于广东省惠来县。研究生毕业，中医主任医师，中国民间中医医药研究开发协会会员和浊毒理论分会常务理事。广州（广东省）抗癌协会委员，中华中医药学会会员，中国中西医结合医学会会员。广东省揭阳市济华医院门诊主任，擅长治疗白癜风。

儿时的林金春目睹母亲常常免费用青草药为乡亲解除病痛，他深感祖国中医药文化的神奇魅力，在母亲的潜移默化引领下，对医生这份职业产生浓浓的兴趣，立志学医之心便由此深植其心。

工欲善其事、必先利其器。林金春他自幼聪慧好学，阅读大量的古今医药书籍，对《黄帝内经》《医宗金鉴》《瘟病条辨》《伤寒杂病论》《金匮要略》等古今医药书籍爱不释手、细读精研；同时，他遍访医界名医，先后到北京中医药大学、斯里兰卡国际医科大学、中日友好医院、广安门医院进修学习，他在其后多年行医生涯中目睹一些皮肤顽疾给广大患者带来的痛苦，他暗下决心：一定要在白癜风等皮肤顽疾这一领域及一些疑难杂症上闯出一条属于自己的诊疗方。在其后多年的临床实践中，他融入众家之长，将祖国中医药精髓结合现代西医医技，自主摸索、研发，形成了林氏医理的综合医疗思路，在治疗皮肤绝症白癜风方面有独特建树。由于论证与辨治得法，已治愈包括在大医院未能治愈的很多白癜风患者，为很多年轻的白癜风患者赢得生存的自信。

仁医就是济世良药，在 30 余载的行医生涯中，用自己的行动履行着一个最美医生的誓言；他始终履行为民服务这一初心！做无愧于人民的好医生！他用娴熟的中医中药辨证论治方案在人生的舞台上展现得淋漓尽致；他用精湛医术和爱心服务周边百姓，重塑着无数患者的信心，使他们重获健康和幸福！

（林金春）

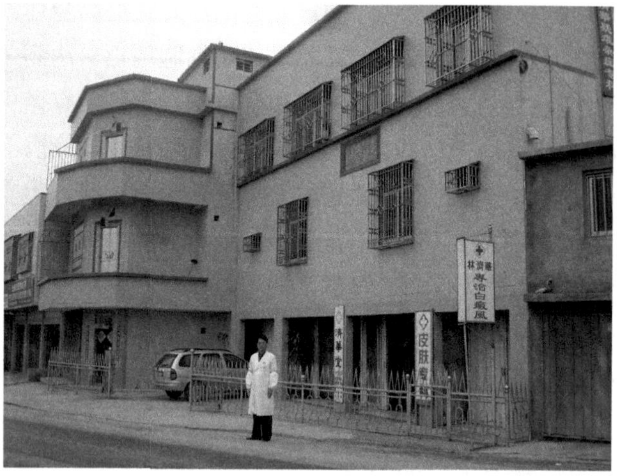

广东省 228 国道重 337 省道惠来隆江镇葵惠路 28—32 号（隆江大桥头）的济华门诊楼

医术高超驱疾苦　生将痛弱变康宁

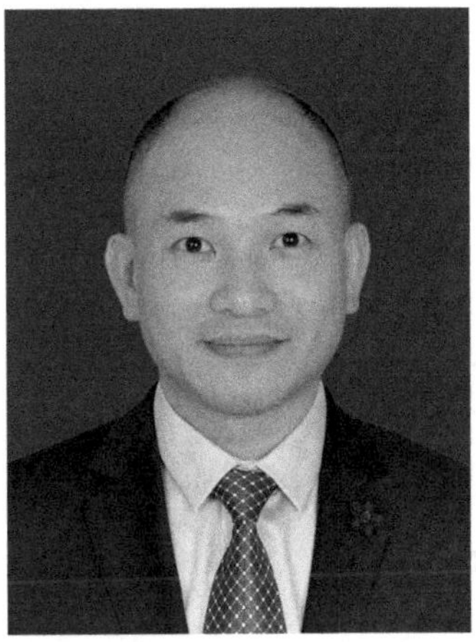

医者，德也；大医者，必为大德之人。以悬壶济世之心，施妙手回春之术，乃大医精诚也。孙亚泉就是这样一位医药工作者。

孙亚泉（字：葫芦），北京葫芦堂国际中医医院院长，广东葫芦堂细胞再生研制中心研究员。广东葫芦堂生物科技有限公司、吴川市康仁堂药业有限公司、吴川市黄坡葫芦堂凉热茶研制中心董事长。非物质文化遗产申报项目“疮疡生肌保健散制作技艺”第五代传承人。

经多年实践与继承祖传相结合，创制两个特色纯中药方剂。

其一：“疮疡生肌保健散”治疗术后感染、车祸碾压伤、各种机械性创伤、烧烫伤、蜂窝组织炎、植皮失败、糖尿病足、压疮、癌症溃烂、冻疮、脓肿切开术后引流、各种急慢性皮肤组织溃疡等一系列外伤创面 。经上千例临床实践，疗效显著，治愈率达98%，具有以下特色优势：①止痛快。涂药后5～10分钟止疼。②不植皮。本药能激活坏死的皮肤组织细胞再生，从而愈后无疤或少留瘢。③无感染及败血症的发生。治疗期间创面无感染，为愈后不留疤打下良好的基础。④疗程短、治愈快。较传统的疗法在疗程上节省2/3时间。⑤费用低廉。较传统的疗法费用节省50%。

其二：“熏蒸脚药”。中药熏蒸脚是先人养生长寿的经验，脚是人体的第二心脏，人老脚先衰。该药能打通人体健康长寿涌泉大穴，药物通过人体皮肤吸收，引药入经，改善身体的寒、湿、瘀、堵状况，修复受损的病变部位，把风寒湿邪毒，通过汗腺排出，使人无疾一身轻。对风湿性关节炎、关节扭伤、肩周炎、腰疼、滑膜炎、痛风、腱鞘炎、足跟痛、宫寒、失眠、夜尿频多、身体乏力、风寒感冒、体湿寒凉等症，疗效快捷显著。

中医药是中华民族的传统瑰宝，孙亚泉重视中医的传承和发展，坚持在中医产业的道路上前行，以简验便廉的方药和技艺，为社会、家庭减轻负担，为患者解除病痛，让更多人认识中医，了解中医，享受中医药的安全便利，提高家庭和社会的健康指数。　（孙亚泉　供稿）

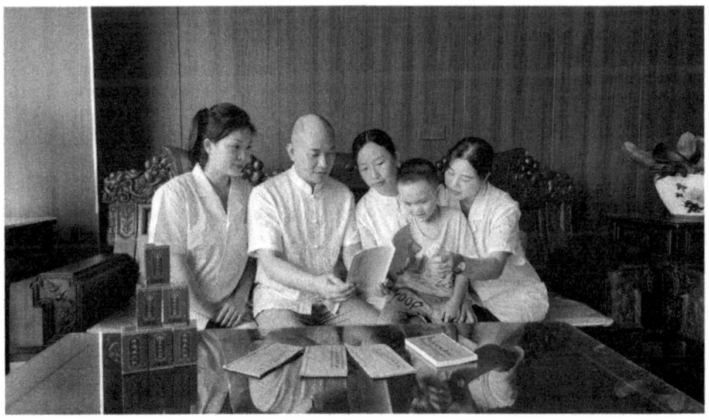

长春中医肿瘤门诊部李哲：守正创新中医药抗癌获硕果

专注中医药抗癌30年

1992年，李哲、刘庆范夫妇创办了长春中医肿瘤门诊部，接治来自全国各地已明确诊断的癌症患者。经数十年潜心钻研和临床实践，李哲创立了自有的中医治癌理论，研制出“珠香”系列抗癌中药四个剂型，八个制剂品种，经吉林省药品监督管理局批准为医疗机构临床制剂，用于肝、肺、脑、乳腺、胰腺等20多种癌症的治疗。“珠香”系列抗癌中药以“虚者补之”“坚者削之”“结者散之”“留者攻之”的原则，兼顾肌体、肿瘤、药物三者

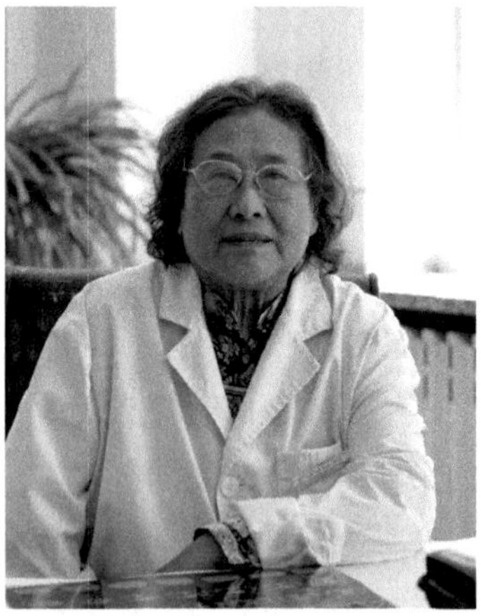

之间的关系，攻而不过，做到扶正固本，活血化瘀，调和阴阳，从而达到抗肿瘤治疗目的。

在李哲带领下，长春中医肿瘤门诊部从1992年发展至今，在中医药抗癌领域硕果满枝。

中国药品生物制品检定所、香港大学医学中心、吉林省中医中药研究院用李哲研制的“珠香”抗癌中药以抗肿瘤作用为主，进行了药理、药效、毒理等方面试验，试验结果表明，该药有明显抗肿瘤作用。其中，中国药品生物制品检定所对主治肺癌的“珠香胶囊”进行了药效学试验，结论为：“珠香胶囊”对Lewis肺癌、S180实体瘤有明显的抑瘤作用，对Lewis肺癌有明显的抗转移作用，对艾氏腹水瘤（EAC）、肝癌H22有延寿作用，抑瘤率达70%以上，并且安全可靠，质量稳定。

据临床观察“珠香”系列抗癌中药不仅可使患者缓解病情，延长生命，还可使瘤体缩小或消失。部分患者经“珠香”药物的治疗后，出现癌瘤脱落，排出体外现象，将脱落瘤体送医做病理检验结论为：查见癌细胞，证实为癌瘤脱落。“珠香”系列抗癌中药用整体围攻局部的效应，激发人体免疫抗原，以药代刀，迫使部分发生在体腔或管道器官表面的癌瘤脱落，这是中医药的特色机制效果。

弘扬国医精粹　中医特色护佑健康

李哲医疗团队用心诊治每一位前来就诊的患者，用精湛医术回应每一位患者的生命之托。长春中医肿瘤门诊部从名不见经传到医治过的患者遍布全国各地，乃至港澳台及国外多个国家。

经长春中医肿瘤门诊部医治受益的癌症患者越来越多，为分享亲历的中医药抗癌经验、帮助更多的癌症患者，患者间自发成立了“珠香”抗癌康复大家庭公益互助群体。在这个因长春中医肿瘤门诊部而彼此结识的大家庭中，抗癌者相互间一起交流中医药抗癌康复经验，像家人一样互相助力、互相温暖，积聚起众志成城的抗癌正能量。如今这个集体的成员越来越多，有肝、肺、脑、胰腺、乳腺、淋巴、直肠等20多种类型的癌症康复患者，他们中很多癌症患者已健康生活了10年、20年甚至30年……，这些是长春中医肿瘤门诊部发挥中医药特色优势、惠泽百姓的一个个真实缩影，平稳运行30年的背后，是癌症患者对中医药的认可和信任的最好诠释。

“传承中医国粹、践行守正创新、牢记初心使命、守护百姓健康”既是中医药发展的方向，同时也是长春中医肿瘤门诊部的发展理念。

长春中医肿瘤门诊部30多年的发展历程和成果，出自对中医药抗癌事业的执着，也是出自对生命的敬畏，更是她们与无数患者风雨同行的抗癌奋斗史。

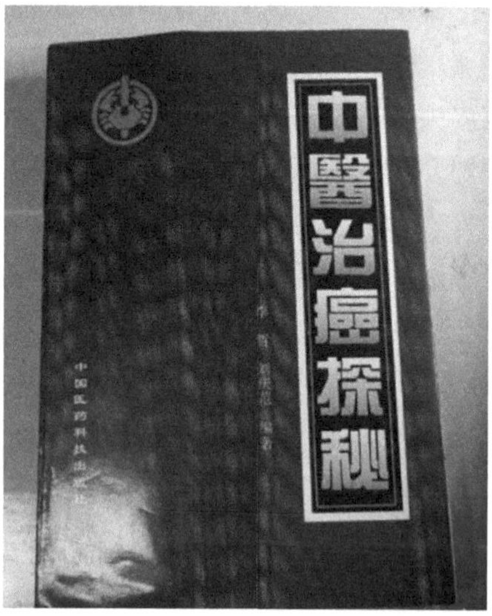

李哲、刘庆范于1996年编著了《中医治癌探秘》一书，由中国医药科技出版社出版，这部实践和理论相结合的专著，是他们倾注半生心血、潜心研究、精心治疗癌症患者的经验总结和理论阐述。医患双方均可阅读借鉴。　（王俊峰 供稿）

国医年鉴

2023

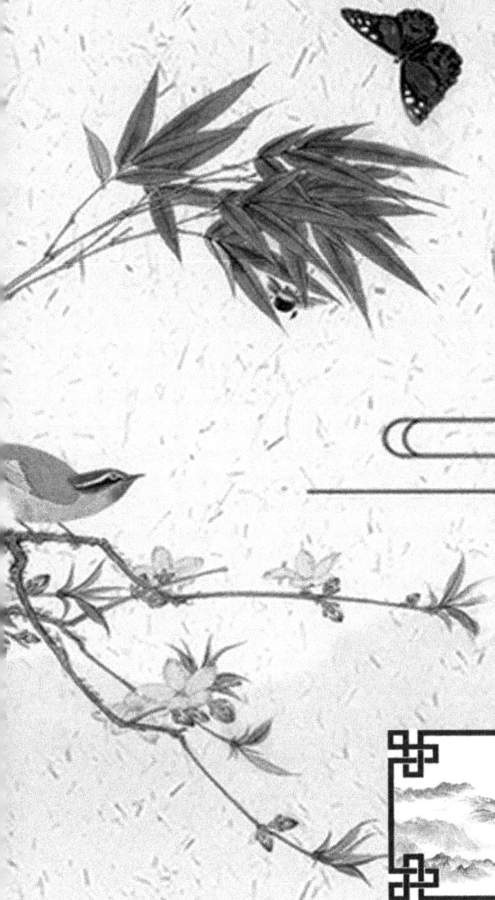

海外中医药

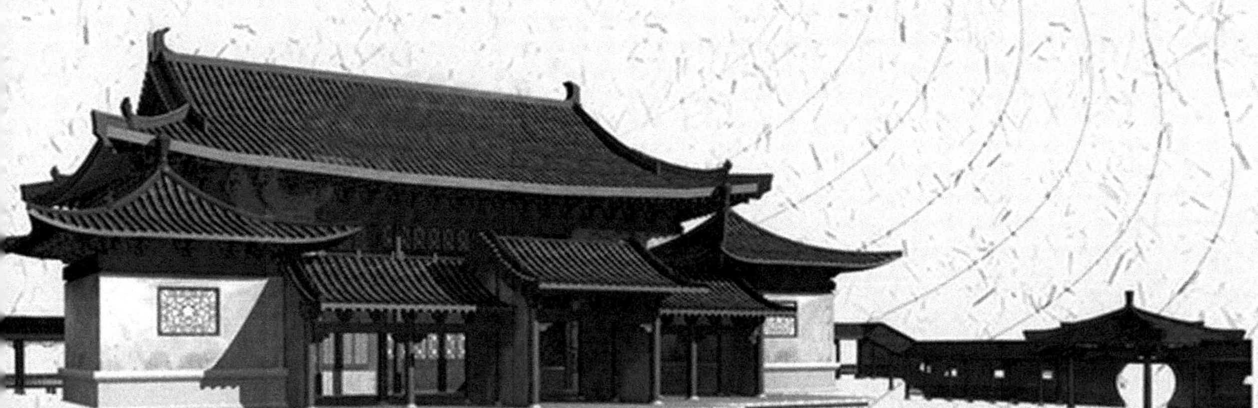

柬埔寨考斯玛中柬友谊医院启用
设立中医科，由中国中医专家负责技术指导

2022年3月21日，中国援助柬埔寨考斯玛中柬友谊医院大楼项目举行启用仪式，柬埔寨首相洪森和中国驻柬埔寨大使王文天出席仪式。

洪森感谢中方援助该项目，表示这是柬埔寨卫生事业发展的又一巨大成就，是柬中在全面战略合作伙伴关系和牢不可破的友谊下密切合作、互信互助的成果。洪森同时对由12名中医专家组成的中国医疗团队抵达柬埔寨帮助该国抗击疫情表示欢迎，他鼓励柬埔寨医生充分学习中国专家的专业知识，在柬埔寨发展中医药事业。

王文天在仪式上说，考斯玛医院是柬埔寨久负盛名的综合医院，自建立以来，为保障柬民众健康发挥了重要作用。此次经由中方援助扩建，引入高端医疗设备和科学分诊医护体系，将成为柬最现代化的公立医院。扩建后的医院还特别设立了中医科，由中国国家级中医医疗专家组负责技术指导等工作。

考斯玛中柬友谊医院位于柬埔寨首都金边市中心，主体是由中国建筑股份有限公司承建的一座以外科为主，包括门诊、急诊、医技、住院、后勤等功能在内的综合性医疗大楼。项目于2018年10月开工建设，建设用地面积约1.5万平方米，总建筑面积3.3万平方米。（吴长伟）

四川推动中医药高质量融入共建“一带一路”
到2025年与共建国家建8个中医药海外中心

2022年，四川省中医药管理局、省推进“一带一路”建设工作领导小组办公室印发《关于推进四川中医药高质量融入共建“一带一路”的实施意见》，紧扣共建国家不同国情和当地民众医疗保健需求，开展各具特色、多种形式的中医药国际交流与合作。

《意见》明确，到2025年，形成以医疗服务为基础、教学科研为支撑、文化传播为依托、贸易出口为载体的中医药国际合作模式，中医药产业国际化水平进一步提升，中医药高质量融入共建“一带一路”取得明显成效。与共建国家合作建设8个中医药海外中心，5个国家级中医药国际合作基地，4个海外惠侨远程医疗站，打造20个中医药健康旅游示范基地。

《意见》从中医药国际合作关系构建、多元化中医药优质服务供给、中医药国际贸易合作深化、中医药创新发展优势塑造、特色化中医药文化传播、中医药省际区域合作加强六个方面，提出16项务实举措，提升四川中医药参与共建“一带一路”质量与水平。

根据《意见》，四川将加强国际抗疫中医药合作，如组织中医药专家举办线上交流、开展国际远程诊疗等，分享中医药防治新冠肺炎方案。根据共建国家需求，提供抗疫技术支持、捐赠中药防疫颗粒剂，加大“三药三方”等有效方剂宣传推介力度。打造高水平中医疫病防治队伍，派出援外医疗队伍，持续助力国际抗疫。

四川将以省级龙头中医医疗机构为主体建设

海外惠侨远程医疗站，面向海外华侨华人、留学生、中资机构人员和赴境外旅行人员等重点人群，提供在线问诊、中医抗疫经验分享、中医健康管理等服务，促进中医药在海外传播。

此外，四川计划培育一批中医药服务贸易重点机构，加强国家中医药服务出口基地建设。以海外中心为基础，扩大海外服务和产品应用范围，以医带药，促进中药出口。加强中医药科研、教育、医疗机构及企业合作，多途径、多形式“走出去”。

《意见》提出，实施中医药文化海外传播行动，持续开展“驻蓉领事官员走进中医药”系列活动，创新开展中医药海外推介、学术交流、传统医药讲座、“一带一路”图文展览、中医义诊等活动。支持举办中医药对外交流活动，鼓励中医药机构和企业参加中医药现代化国际科技大会、博鳌中医药国际发展论坛等中医药国际会议。

针对中医药产业涉外的法律风险，《意见》在保障措施方面提出，将加强中医药产业涉外法律服务，支持律师事务所境外设立分支机构，为中医药海外发展提供优质法律服务。（黄蓓）

《世界中医药》杂志法国版创刊

据新华社报道 《世界中医药》杂志法国版启动暨编委会成立仪式2022年7月8日在法国中部的谢尔河畔塞勒市以线上视频和现场结合形式举行。

中国驻法国大使馆公使陈力出席仪式，在致辞中对该杂志法国版创刊表示祝贺。他说，《世界中医药》杂志法国版将成为中法两国中医药领域新的交流平台，也将成为法国人民了解中医药的良师益友。

谢尔河畔塞勒市长斯泰拉·科舍东在致辞中说：“我深感荣幸见证《世界中医药》杂志法国版创刊。”她表示，将致力于推动法中两国在多个领域交流互鉴。

世界中医药学会联合会副主席兼秘书长桑滨生通过视频连线致辞并表示，《世界中医药》杂志法国版创刊搭建了中医药通向法国的学术平台，在推进海外中医药教育、医疗、科研等方面将发挥良好的促进作用。

《世界中医药》杂志法国版社长吴宛霖介绍，首期杂志将于今年9月正式发行，预期发行量在2000本以上。在创刊最初两年是半年刊，此后将更改为季刊。（陈晨）

中国—新西兰中医药中心揭牌

2022年 10月28日，中国—新西兰中医药中心揭牌仪式在奥克兰、杭州两地同步举办。

中国－新西兰中医药中心由浙江中医药大学校与新西兰中医学院合作建设，是我国在新西兰建立的首家海外中医药中心。中心将围绕中医药人才培养合作，中医药诊疗合作与文化传播，中医药学术交流、科研合作、中药材及相关产品贸易开展交流与合作。双方共建课程、联合举办国际会议、搭建人才培养队伍、发起中医药海外教育联盟，同时积极推进交换生、学位联授等工作。

中国驻奥克兰总领事陈世杰表示，中医药在新西兰拥有良好发展基础和前景，所取得的成果既源于新西兰中医药学界的长期推动，也得益于良好的中新关系及两国中医药学界的交流合作。新西兰华人华侨众多，中医药在新发展需求强烈、潜力巨大。中医药走出国门，参与疫情防治，造福各国民众，正成为构建人类卫生健康共同体的生动实践。希望中国－新西兰中医药中心为增进旅新侨胞和新西兰民众健康福祉、促进中新卫生交流合作、增进两国民心相通发挥积极作用。中国驻新使领馆愿继续关注支持新西兰中医药事业及中医药中心的发展。

浙江省卫生健康委副主任曹启峰表示，浙江中医药大学要以新西兰中医药中心等海外合作点为载体，发挥浙江省数字经济优势、服务贸易优势，大力推进中新两地中医药教育、诊疗、文化传播、科研、产业等多层次多维度的交流合作。

新西兰（工党）国会议员陈耐锶、国会议员保罗·戈德史密斯、新西兰中医药委员会主席帕迪·麦克布赖德代表新西兰国会及中医药委员会对中心的成立表示祝贺。（浙江中医药大学奥领）

国医年鉴

2023

警示台

违法违规开展中医药服务典型案例

1. 北京某中医门诊部未经批准在登记的执业地点外开展诊疗活动案

北京某中医门诊部未经批准在登记的执业地点外开展诊疗活动，违反了《医疗机构管理条例》第二十四条的有关规定。北京市东城区卫生健康委员会依据《医疗机构管理条例》第四十四条的有关规定。对北京某中医门诊部进行罚款人民币3000元、没收器械0元、没收违法所得人民币28320元处罚。

2. 辽宁省某医药连锁有限公司壹佰伴分店未备案擅自开展执业活动案

辽宁省某医药连锁有限公司壹佰伴分店未经县级中医药主管部门备案在该场所内聘用医师赵某某从事中医诊疗活动开具中药处方，违反了《中华人民共和国中医药法》第十四条第二款和《中医诊所备案管理暂行办法》第四条的规定。辽宁省鞍山市海城市卫生健康局给予没收违法所得人民币3000元、罚款人民币30000元的行政处罚。

3. 江苏省无锡市某药铺有限公司擅自变更设置未经备案开展诊疗活动案

江苏省无锡市某药铺有限公司擅自变更设置未经备案开展诊疗活动，违反了《中医诊所备案管理暂行办法》第十条第二款的有关规定。江苏省无锡市梁溪区卫生健康委员会依据《中医诊所备案管理暂行办法》第二十二条的有关规定，对无锡市某药铺有限公司机构给予警告、罚款人民币14000元的处罚。

4. 江西省共青城市某美容养生馆未经取得《中医诊所备案证》擅自开展执业活动案

江西省共青城市某美容养生馆无《医疗机构执业许可证》违规擅自开展诊疗活动，违反了《中医诊所备案管理暂行办法》第四条的有关规定。江西省九江市共青城市卫生健康委员会对共青城市某美容养生馆进行了罚款人民币5000元的处罚。

5. 山东省青岛某医疗管理有限公司某中医诊所超出备案范围开展医疗活动案

山东省青岛某医疗管理有限公司某中医诊所超出备案范围开展医疗活动，违反了《中医药法》第五十四条第一款、《中医诊所备案管理暂行办法》第二十四条的有关规定。山东省青岛即墨区卫生健康局对该中医诊所进行了罚款人民币20000元的处罚。

6. 河南省洛阳市涧西区中医医师贾某某未取得《医疗机构执业许可证》擅自从事针灸穴位注射活动案

河南省洛阳市涧西区中医医师贾某某未取得《医疗机构执业许可证》擅自从事针灸穴位注射活动，违反了《中华人民共和国基本医疗卫生与健康促进法》第三十八条第二款的规定。河南省洛阳市涧西区卫生健康委员会依据《中华人民共和国基本医疗卫生与健康促进法》第九十九条第一款的规定，给予没收违法所得人民币1000元，没收药品玻璃酸钠注射液1罐和医疗器械针灸针2盒，并处罚款人民币5万元的行政处罚。责令贾某某立即停止其违法行为。

7. 广东省惠州市某健康管理咨询服务有限公司未取得医疗机构执业许可证擅自开展执业案

广东省惠州市某健康管理咨询服务有限公司在场所未取得《医疗机构执业许可证》，聘请的张某某在其本人没有取得医师资格证书和执业医师证书情况下，擅自开展中医诊疗活动给患者开具中医药处方，让患者自行去外面药店买药，该公司场所没有设置药房、没有输液打针，现场没有听诊器。该公司未取得《医疗机构执业许可证》擅自开展执业活动行为，违反了《中华人民共和国基本医疗卫生与健康促进法》第三十八条第二款的规定。惠州市惠阳区卫生健康局依据《中华人民共和国基本医疗卫生与健康促进法》第九十九条第一款和《惠州市卫生健康局行政处罚自由裁量适用规则》的规定，对该单位予以没收违法所得人民币17100元，并处罚款人民币85500元的行政处罚，同时责令立即停止执业活动。对当事人张某某非医师行医行为另案处理，给予张某某责令立即停止非法执业活动，罚款人民币20000元的行政处罚。

附录一：

2022年度亚健康专业调理机构一览表

机构名称：东莞市沙田康瑞美容店
机构编码：YJK-44-0411-17
机构简介：康瑞美容于2016年正式成立于东莞市沙田镇，是一家集美容美体一体的爱美女士会所，近7年的时间，现有康瑞会员近两千多名，不靠业绩，只靠口碑，争创东莞市美容业的知名品牌。康瑞美容秉承“以服务赢得尊重，以专业树立权威”的服务理念，弘扬“诚实做人 诚信经营”的企业精神，着力打造企业的核心竞争力，专注于亚健康专业调理。
机构负责联系人：杨俊芳
机构地址：东莞市沙田镇阇西村滨海中心商业街A1-109号

机构名称：成都市文三七健康科技有限公司
机构编码：YJK-51-028-20
机构简介：本公司是广州文化健康有限公司授权的成都地区运营中心，主要从事销售云南北科技有限公司生产的三七植物精油，以及昆明生物研究院有限公司生产的三七花粉。
机构负责联系人：徐海兵
机构地址：成都市金牛区五福桥东路9号附63号

机构名称：喜鹊驿站健康科技（东莞）有限公司
机构编码：YJK-44-0411-22
机构简介：喜鹊驿站隶属明道堂集团旗下，专注社区健康020与健康品牌连锁发展。致力于先进的健康管理模式，针对精英阶层对高端健康管理服务的需求，在健康评估、健康咨询、亚健康调理、养生与保健、健康教育与培训五个领域，为客户提供卓越的专业服务机构。
机构负责联系人：莫秀英
机构地址：东莞市东城街道旧锡边荔园南路2号119室

机构名称：东莞智康心家文化传媒有限公司
机构编码：YJK-44-0411-24
机构简介：智康心家创始于2006年8月，于2010年8月入驻东莞，拓展市场服务，2013年12月在东莞成立东莞智康心家文化传媒有限公司，涉足健康管理、营销策划、电子商务等领域。公司以一切为人民健康幸福而努力为宗旨，倡导科学宣传，理性消费，个性健康，人性服务，弘扬中医药养生文化，推广健康营养保健食品，团队历经16年的发展和沉淀，合作服务市场遍布广东，湖南，江西，广西贵州等400多家，服务客户人数几万人，深受一致好评和认可！
机构负责联系人：彭智
机构地址：东莞市莞城街道罗沙路莞城段138号青云大厦1栋201

机构名称：当涂县方玲魅力女人美容会所
机构编码：YJK-34-0555-25
机构简介：当涂县方玲魅力女人美容会所店，位于当涂县水墨兰亭，金街北门往西70m处，地处繁华街区主干道。会所共三层，一二层为接待区，观景休闲区。三层为会所主体，分体验区、产品展示区、消毒间、员工餐厅、VIP 包间。现有7个房间13张床位。整体环境优雅，硬件设施精良到位。美容师定期培训充电，团队整体优秀，朝气蓬勃。加之方玲美容多年的品牌信誉和甄选国内一线产品。客源充足，好誉频频。

机构负责联系人：方玲

机构地址：马鞍山市当涂县姑塾东营南街 346 号

机构名称：首航健康管理服务（台山）有限公司

机构编码：YJK-44-0750-26

机构简介：是一个专门为台山市政府建设社区健康促进服务和老人居家养老照顾服务的机构，机构既有公益性也有经营性。

机构负责联系人：雷耐平

机构地址：台山市台城陈宜禧路南 265 号保利公馆商业 7 号楼 201

机构名称：广州万融健康管理有限公司

机构编码：YJK-44-020-28

机构简介：是以社区服务中心为载体，对社区居民健康生活的一种全新服务定义。以健康服务引导为主线，通过特色项目热能及肠道水疗和食疗三大板块构建智能化科技养生服务，以预防和康养理疗为主，调理和改善身体体质，增强免疫力，远离药物的毒不良反应，让人们能够享受更健康的生活品质。为社区家庭提供：健康咨询，健康检测，健康体验，解决亚健康问题。

机构负责联系人：胡丹

机构地址：广州市花都区新雅街迎宾大道 173 号之五 602

机构名称：广州市天河区棠下逢道美容店

机构编码：YJK-44-020-29

机构简介：逢道养生品牌是连锁机构，广州天河旗舰店以健康养生为主；荔湾店以医美为主，具有医美诊所牌照，有自己的医生团队和专家团；主要在社区构建一个健康生态系统，二这个生态系统是围绕心身同疗，调理亚健康和抗衰为中心，真正为更多的亚健康人群调理好身心健康问题。

机构负责联系人：冯国雄

机构地址：广州市天河区华景新城 208 号

机构名称：广州市康缇雅美容有限公司

机构编码：YJK-44-020-32

机构简介：康缇雅美业成立于 2003 年是一个集研发，生产，销售服务一体化的美容连锁品牌，研发出好身材定制系列核心产品，我们的使命是：以匠心之手，成健康之美；我们的愿景：成为中国健康美产业领跑者。

机构负责联系人：汪金桥

机构地址：广州市番禺区桥南逸祥横街 21 号 513 室

机构名称：沧州市新华区瑞康医疗器械经销部

机构编码：YJK-13-0317-36

机构简介：沧州市玉瑞康医疗器械经销部成立于 2015 年 4 月 10 日。开展亚健康管理，中医健康养生服务，针对会员平时的生活方式管理以及疾病预防保健及病后康复，防复发的调理与康复，以及日常健康饮食及其保健食品的推荐及筛选，造福会员。

机构负责联系人：张艳玲

机构地址：沧州市新华区建设北路 25 号

机构名称：北京紫元槿商贸中心

机构编码：YJK-11-010-38

机构简介：北京紫元槿商贸中心成立于 2022 年 4 月 21 日。主要以中国传统盐浴、盐疗为主，并结合现代鹰眼孤儿帮助恢复机体机能，传播健康理念。

机构负责联系人：白云其其格

机构地址：北京市丰台区丰葆街北京国际花园 197 号

机构名称：滨城区食安营养食品坊

机构编码：YJK-37-0543-39

机构简介：滨城区食安营养食品坊成立于2021年9月开展亚健康管理，中医健康养生保健服务，针对会员平时的生活方式管理以及疾病预防保健及病后康复，防复发的调理与康复，以及日常健康饮食及其保健食品的推荐及筛选，造福广大会员家人。

机构负责联系人：齐娟娟

机构地址：山东省滨州市滨城区黄河十一路渤海七路八路之间宣家乐居沿街（路）32号

机构名称：衡水市开发区继强商贸中心

机构编码：YJK-13-0318-41

机构简介：继强亚健康调理中心成立于2017年5月8日开展亚健康管理，中医健康养生保健服务，针对会员平时的生活方式管理以及疾病预防保健及病后康复，防复发的调理与康复，以及日常健康饮食及其保的推荐及筛选，造福广大会员家人。

机构负责联系人：常继强

机构地址：衡水市开发区胜利西路1768

机构名称：天津市蓟州区北峰百货商店

机构编码：YJK-12-022-45

机构简介：天津市蓟州区北京峰业成立于2020年6月15日，店面位置在天津市蓟州区兴华购物街3-30号门市成立初期主要经营，蜂产品销售。

机构负责联系人：贾小梅

机构地址：天津市蓟州区兴华街3-30

机构名称：山东长寿源健康管理有限公司

机构编码：YJK-37-0632-47

机构简介：长寿源健康管理有限公司，是一家传统加现代科技健康服务企业，在山东发展健康连锁机构，服务与传统中医推拿按摩，科技养生服务，店内服务设施齐全，人员系统培训上岗，为中医发展做好基础服务。

机构负责联系人：顾超

机构地址：枣庄市中区远航未来城21号纽斯曼街118号

机构名称：珠海市伊之美美容保健有限公司香洲分公司

机构编码：YJK-44-0756-48

机构简介：康缇雅美业成立于2003年是一个集研发，生产，销售服务一体化的美容连锁品牌，研发出好身材定制系列核心产品我们的使命是：以匠心之手，成健康之美；我们的愿景：成为中国健康美产业领跑者。

机构负责联系人：郭艳琴

机构地址：珠海市春晖路1号-21号商铺

机构名称：惠州市康缇雅美之坊美容有限公司

机构编码：YJK-44-0752-49

机构简介：成立于2003年是一个集研发，生产，销售服务一体化的美容连锁品牌，研发出好身材定制系列核心产品。

机构负责联系人：何丽君

机构地址：惠州市惠城区河南岸白泥路23号汇湾公馆2号楼1层2号

机构名称：惠东县黄埠美之坊美容美甲养生馆

机构编码：YJK-44-0752-50

机构简介：成立于2003年是一个集研发，生产，销售服务一体化的美容连锁品牌，研发出好身材定制系列核心产品。

机构负责联系人：唐六军

机构地址：惠州市惠东县黄埠龟山坳地段15号

机构名称：赤壁市小慧天养护理用品有限公司第二分公司

机构编码：YJK-42-0715-51

机构简介：小慧天养鼻咽养护中心康复技术采用苗医药非遗医药类技术传承人几代人诊疗实践，不断守正创新，采取清鼻毒、清肺毒、鼻修复三联方法，运用外敷和鼻咽同调方式，安全、简单、有效，解除了民间“小病痛、大麻烦”，极大改善鼻咽患者的困扰和生活质量，特别针对青少年儿童鼻咽患者，早干预，早治疗，可以大大增加根治率，对家庭和个人成长具有极高社会价值。

机构负责联系人：王琼

机构地址：咸宁市赤壁市赤马港河北大道住建局临街 1104

机构名称：水城区喜康亚健康管理服务中心

机构编码：YJK-52-0858-52

机构简介：喜康亚健康管理服务中心，是在喜康诊所的基础上，成立的专业的亚健康管理服务中心，中心主要以中医理疗技术、药食同源产品、健康管理服务为主，从事四高调理和疼痛调理，中心现有工作人员 5 人，基本受过专业的理疗技术、中医理论培训，能够胜任亚健康管理工作，中心现有理疗床位 5 张，相关理疗设备一台，为解决社区居民亚健康管理方面以中医理论为基础，解决亚健康问题，受到了社区居民的一致好评，喜康亚健康服务中心将立足社区、服务社区，为社区居民健康做出自己的努力。

机构负责联系人：文玲

机构地址：六盘水市水城区朝阳社区 9 号 10 号综合楼一个门面积二楼一层

机构名称：美韵岛服饰有限公司

机构编码：YJK-44-0754-57

机构简介：集美容、美体方向 SPA 于一体的全方位私人养生 SPA 美容馆，具有自己经营特色的美容团队和高素质的专家顾问，有先进的设备和完整的配套设施，为您带来精致、私人的美容养生服务。

机构负责联系人：陈莉薇

机构地址：汕头市潮阳区澄海区澄华街道华逸雅景园

附件二：

2022年度首批百项亚健康中医调理技术一览表

技术名称：爱那屋油山茶油亚健康中医调理技术
评审时间：2022年7月
技术简介：爱那屋油山茶油是一款纯物理冷榨山茶油，保留了山茶油里所特有的角鲨烯、维生素E、山茶苷、不饱和脂肪酸以及微量元素锌等营养成分，故有润肠、清胃、生发、预防血栓、抗氧化、降胆固醇、止咳祛痰等保健功效。
申报单位：安徽正心油茶科技发展有限公司
联系地址：安徽省黄山市祁门区

技术名称：“拯救你”气血畅通亚健康中医调理技术
评审时间：2022年7月
技术简介：“拯救你”是通过仪器高频震颤和螺旋转动产生的作用力，由外及内地渗透身体，促进人体的血液微循环，加快身体代谢，驱赶淤堵，从而达到降压、激活体内免疫细胞等生理效应，使人体免受亚健康困扰。
申报单位：上海桁宗机电设备有限公司
联系地址：上海闵行区航新路408弄15号102室姜根弟15号

技术名称：五爪风透龙散亚健康中医调理技术
评审时间：2022年7月
技术简介：该纯中药配方中的五爪风具有活血散瘀，过风龙活血祛湿之功效，白英具有清热利湿、解毒消肿之功效，在家传配方的基本上不断改进，外敷调理骨类问题。成分所含的生物碱，有着各种明显的生理活性，在病理方面，能起到清热解毒、活血化瘀、消肿止痛、生肌祛湿的功效，可助骨病患者解除痛苦。
申报单位：大余县张光飞中草药店
联系地址：江西省赣州市大余区新城镇街2号

技术名称：佩弦武医流派头功亚健康中医调理技术
评审时间：2022年7月
技术简介：佩弦武医流派头功亚健康中医调理技术通过抹、转、点、弹、按、擦、拍、扫、推、拿多种技巧动作，开合有度、刚柔相济，刺激人体的多处经络穴位或特定部位，对机体产生影响，手法开合有度、刚柔相济，具有疏经通络，行气活血，解痉止痛，养心安神，调和阴阳，调整脏腑功能，增强抗病能力等作用。
申报单位：广东佩弦堂文化传播有限公司
联系地址：广东省佛山市南海区桂城街18号

技术名称：佩弦武医流派熊氏易筋经导引术亚健康中医调理技术
评审时间：2022年7月
技术简介：佩弦武医流派熊氏易筋经导引术以“筋”为核心，把中医的基础理论和导引实践相结合，提出“筋弛者易之以和，筋挛者易之以舒，筋靡者易之以壮，筋弱者易之以强，筋缩者易之以长”的“易筋”理论，并通过“筋、气、膜”的锻炼达到从内壮到外壮的目的。
申报单位：广东佩弦堂文化传播有限公司
联系地址：广东省佛山市南海区桂城街18号

技术名称：特殊膳食类食品亚健康中医调理技术
评审时间：2022年7月
技术简介：针对人体亚健康状态，采用药食同源技术，研发生产改善人体机能水平的系列化特殊膳食用食品，实现精准营养，精细营养，即能满足细胞修复所需要的特殊营养物质，同时也具有药食同源功能因子对健康的修复作用；以药食同源食材为主要原料，按特殊膳食标准组方生产，改善亚健康问题。

申报单位：中科和素（天津）医药科技有限公司

联系地址：天津市自贸试验区（空港经济区） 环河北路76号空港商务园西区2号楼1层106

技术名称：蕲艾灸托玛琳贴亚健康中医调理技术

评审时间：2022年7月

技术简介：碧艾尚·蕲艾灸托玛琳贴以传统艾灸养生为核心，通过现代技术创新，以三年陈艾为核心原料，同时配以精油等，既可达到传统艾灸温阳补气、温经通络、祛湿逐寒等效果，又无时间和场地以及专业技术的限制，适合疲劳、失眠、易感冒、手脚冰凉、食欲不佳、肩颈酸痛等亚健康症状调理。

申报单位：碧艾尚（福建）健康管理有限公司

联系地址：福建省福州市仓山区建新镇金林街35号

技术名称：人天中医亚健康调理导养法亚健康中医调理技术

评审时间：2022年7月

技术简介：通过具体的方法练习，行气化瘀，调整气机，不断排除体内污浊，吸收补充天地元气，疏通奇经八脉、调控十二正经，使体内元气周流不息运行，遍布周身，内灌脏腑，外濡腠理，脏腑、表里、上下保持有机协调，机体与外界保持统一，维持阴阳平衡。“导气以和，养心以安”，达到身心康泰的目的。

申报单位：北京世明国际医学研究院

联系地址：北京市丰台区万芳园二区13号楼1层9单元

技术名称：清浊降气肠道排毒（便秘）亚健康中医调理技术

评审时间：2022年7月

技术简介：清浊降气脏腑排毒亚健康调理技术，主要依据来源于中医内科学脏腑辨证的方法。脏腑、经络、气血是中医学独特的生理系统，是构成人体的一个有密切联系的整体。脏腑病证是致病因素导致的脏腑病机变化，反映于临床的不同证候。

申报单位：广东尚臻生物科技有限公司

联系地址：广东省广州市越秀区东风东路753号东塔2908房

技术名称：林定坤健体八段功亚健康中医调理技术

评审时间：2022年7月

技术简介：健体八段功以阴阳平衡为指导思想，涵盖了传统养生功法中的“意念”“呼吸”“体势”三要素，每个动作编排都兼顾“调心”“调息”“调身”三法则，包含了调整心理意识、增加有氧运动、控制肢体行为强化肌肉韧带等自我训练手段，讲求动静结合，达到固养精神、补益气血、通调气机、强壮筋骨的功效。

申报单位：广东省中医院

联系地址：广东省广州市越秀区大德街111号

技术名称：四维枕头颈椎护养技术亚健康中医调理技术

评审时间：2022年7月

技术简介：四维颈椎护养枕根据“筋骨平衡”理论，认为防治颈椎病时，首先要做到颈椎位置的正确，照顾到颈部的“筋”（软组织）、“节”（椎间盘和小关节）、“骨”（骨骼）、“髓”（脊髓和脊神经）四方面的整体平衡，所过的经脉和经络顺畅，气血才能通畅。

申报单位：广州荣道堂医药科技有限公司

联系地址：广东省广州市荔湾区信义街 24 号

技术名称：CDMI 药投 4 号补肺丸亚健康中医调理技术

评审时间：2022 年 7 月

技术简介：此方剂为药食同源纯中药制剂，沿用古方炮制流程+现代中药混合发酵工艺，采用古中医生化、气化、运化的人体原理调理肺气、肾气、脾胃之气的脏腑气机。

申报单位：成都药投中和科技开发有限公司

联系地址：四川省成都市武侯区星狮路 818 号 1 栋 3 单元 4 层 404 号

技术名称：CDMI 药投 5 号肠清丹亚健康中医调理技术

评审时间：2022 年 7 月

技术简介：肠清丹通过有效成分的功效可以将人体顺利排除肠道垃圾、宿便及滞留在肠道内无法排出的积食，又可以同时通过排泄的方式将体内部分湿气排出体外，让身体的消化系统恢复正常。

申报单位：成都药投中和科技开发有限公司

联系地址：四川省成都市武侯区星狮路 818 号 1 栋 3 单元 4 层 404 号

技术名称：桑黄酒-黄金岁月 45° 亚健康中医调理技术

评审时间：2022 年 7 月

技术简介：桑黄酒中富含对人体多种有益成分。桑黄的功效与作用关键是对平常人养生保健有很好的功效。有降血脂血糖心率、养肝作用、预防尿酸高等作用。

申报单位：德阳市明润农业开发有限公司

联系地址：四川省德阳市旌阳区泰山北路 六段 9 号

技术名称：心脑舒喷剂亚健康中医调理技术

评审时间：2022 年 7 月

技术简介：心脑舒喷剂是一种舌下溶栓喷剂及其制备方法及应用，以溶解血液中的垃圾和血栓，恢复各脏器的生理功能，促使人体细胞排毒，细胞修复和细胞再生，达到调理人体亚健康状态及预防心脑血管疾病的目的。

申报单位：养心得生物科技有限公司

联系地址：四川省乐山市市中区安谷镇慧星路 40 号 1 栋 6 单元 1 楼 14 号

技术名称：CDMI 药投 1 号研磨粉亚健康中医调理技术

评审时间：2022 年 7 月

技术简介：CDMI 药投 1 号研磨粉主要由怀山药、茯苓、 白芍、天麻、川贝母、 薏苡仁、芡实、糯米等组成，对人体免疫系统，心脑血管系统具有调节作用。白芍具有增强吞噬功能，增强细胞免疫，扩张冠状血管，抑制胃液分泌等作用。茯苓多糖提取液，主要增强机体免疫功能，激活免疫系统。

申报单位：成都药投中和科技开发有限公司

联系地址：成都市武侯区星狮路 818 号 1 栋 3 单元 4 层 404 号

技术名称：CDMI 药投 2 号鹿茸膏亚健康中医调理技术

评审时间：2022 年 7 月

技术简介：鹿茸膏主要含有鹿茸 冬虫夏草 黄芪 党参 枸杞 红枣 麻油 蜂蜜等成分，对人体调节免疫系统；具有保肝护肝，养肾益肾、提升人体免疫力等作用。

申报单位：成都药投中和科技开发有限公司

联系地址：成都市武侯区星狮路 818 号 1 栋 3

单元 4 层 404 号

技术名称：CDMI 药投 3 号抑菌液亚健康中医调理技术
评审时间：2022 年 7 月
技术简介：抑菌液作用于人体具有消炎抑菌、止血止腐、消肿止痛、活血化瘀、通经活络、杀虫疗癣、抗炎、抗菌等作用。
申报单位：成都药投中和科技开发有限公司
联系地址：成都市武侯区星狮路 818 号 1 栋 3 单元 4 层 404 号

技术名称：CDMI 药投 7 号红润养颜瑶浴粉亚健康中医调理技术
评审时间：2022 年 7 月
技术简介：红润养颜瑶族泡浴疗法是根据中医以风、寒、暑、湿、燥、火六淫为病因所引起的不同症状，使用不同的中草药配方用热水洗浴，使全身皮肤红润，毛孔扩张，从而使药物药性通过扩张的毛孔进入人体，达到清热解毒、除湿止痒、祛风、温通经络、迅速阻断发病原。
申报单位：成都药投中和科技开发有限公司
联系地址：成都市武侯区星狮路 818 号 1 栋 3 单元 4 层 404 号

技术名称：博御康草本灸贴亚健康中医调理技术
评审时间：2022 年 7 月
技术简介：草本灸贴系列产品秉承传统热灸原理，采用现代科学技术，模拟热灸热效应，物理作用，配合自发热技术，操作简单，携带方便，适用于肩颈、腰部、腹部、腿部等部位热灸及取暖，让热灸变得更轻松。
申报单位：南京御康生物科技有限公司
联系地址：南京市江北新区长芦街道利民路 11 号 E 幢 387 室

技术名称：博御康草本焕肤抑菌液亚健康中医调理技术
评审时间：2022 年 7 月
技术简介：以中医理论，辩证统一的思想精髓为指导，精选天然道地药材，经加工，筛选，浸泡，蒸煮等 7 道工序前处理后，进行分离纯化和超级浓缩，然后进行集成膜的纯化，分离，除菌工艺，再应用集成膜技术对上述中药组合物的有效成分获取，从而得到抑菌、抗皱、紧致美白、杀菌的天然洗消物质。
申报单位：南京御康生物科技有限公司
联系地址：南京市江北新区长芦街道利民路 11 号 E 幢 387 室

技术名称：博御康草本抑菌粉亚健康中医调理技术
评审时间：2022 年 7 月
技术简介：草本抑菌粉根据名方，精选道地药材，采用温度干粉发酵技术，和除菌工艺，透皮疗法。抑菌粉是借温度，机械力和药物功效，以达到促进血液循环，加快新陈代谢，调节经络脏腑，消瘀止痛，舒筋活络，祛风除湿，调节关节功能，同时还有防病健身的作用。
申报单位：南京御康生物科技有限公司
联系地址：南京市江北新区长芦街道利民路 11 号 E 幢 387 室

技术名称：颈腰关节脊柱康复亚健康中医调理技术
评审时间：2022 年 7 月
技术简介：此技术主要针对人体颈腰关节、脊椎矫正、理疗、保健、养生为一体的技术，此项技术采用了多项医学高新技术，将神经医学与骨科医学有机结合，将医学技术与智能电脑控制结为一体，将肌肉僵硬、肌筋膜链对称、骨骼端正及脊椎关节错位引起的相关疾病的检测、矫正、养护保健为一体的智能脊柱矫正技术。

申报单位：北京天笙生物科技有限公司

联系地址：北京市平谷区东高村镇兴业路55 号

技术名称：膏滋辽参系列亚健康中医调理技术

评审时间：2022 年 7 月

技术简介：膏滋辽参系列包括酒萸肉、覆盆子、枸杞子、淫羊藿、巴戟天、炒菟丝子、干鹿鞭以及益母草、白芍、当归等中草药成分，具有肝肾双补，养颜美容、滋补气血等作用。

申报单位：贵客道（大连）健康产业发展有限公司

联系地址：辽宁省大连市保税区海天路 12-16 号

技术名称：瑶方食疗调三高亚健康中医调理技术

评审时间：2022 年 7 月

技术简介：瑶方食疗调三高根据瑶医药治疗三高的草药配方基础上对组方进行改良，以药食同源为指导理念的膳食食疗技术，采用通气血、排湿毒、调阴阳、养脾胃、补肝肾的方法，结合现代营养学均衡营养调理身体，精准配伍使药效作用倍增从而达到排毒祛湿，调理高血压、高血脂、高血糖，并有提高人体免疫力和减肥的功效。

申报单位：广东农门大队生态农业发展有限公司

联系地址：广东省东莞市南城区大新路北十街（路）17 号

技术名称：荣兵柔性正骨亚健康中医调理技术

评审时间：2022 年 7 月

技术简介：荣兵柔性正骨通过点、按、拨及肘部的正骨手法，使“骨对缝、筋归槽”，恢复人体“骨正筋柔、气血自流”的理想状态。

申报单位：惠州市李氏健康产业服务有限公司

联系地址：广东省惠州市惠城区水口街合生大道 1 号

技术名称：好好宝康明目保健膏亚健康中医调理技术

评审时间：2022 年 7 月

技术简介：好好宝康明目保健膏主要由野菊花、夏枯草、红花、金银花、决明子等成分加工而成，将护养膏的滚珠在人体眼部周围进行滚动，经护眼膏均匀涂在眼周围，及在人体特定穴位如太阳穴、睛明穴等保健穴位进行涂抹按摩，可起到调节眼部机能，缓解视疲劳、目干涩，促进眼睛保健等作用。

申报单位：鹤壁市绿野仙踪健康管理咨询有限公司

联系地址：河南省鹤壁市淇滨区珠江路帝景湾 2 号楼 1 单元 303

技术名称：律动性脊柱梳理亚健康中医调理技术

评审时间：2022 年 7 月

技术简介：通过振动、抖动、抻拉、摇摆等有氧被动运动，律动身体细胞，放松锻炼肌肉，通经活络，深度按摩内脏，对背部督脉和夹脊穴刺激按摩。

申报单位：沈阳北星脊柱梳理有限公司

联系地址：辽宁省沈阳市大东区蒲裕路 25 号

技术名称：荣耀兔能量舱亚健康中医调理技术

评审时间：2022 年 7 月

技术简介：本产品是一种封闭式舱体结构，全身式理疗设备，采用远红外线技术和现代电子技术进行理疗，激活人体内部细胞。

申报单位：深圳前海友邦健康科技有限公司

联系地址：北京昌平区龙域北街华府 9 号 1 号楼 504

技术名称：碧墨颜白发转黑亚健康中医调理技术

评审时间：2022 年 7 月

技术简介：针对病理性白发通过：替换术拔除+补充+修复+再生的方式实现白发长黑。采用专利产品导入仪的"透皮"技术，通过碧墨颜产品给毛囊输送营养，恢复头皮的应有生理功能，不断生出黑色素，通过毛囊向发杆输送黑色素，从而实现白发转黑的。

申报单位：义乌柒派健康咨询服务有限公司

联系地址：浙江省金华市义乌市城西街道鸿运路315号6座403室

技术名称：碧墨颜头皮毛囊激活再生养护亚健康中医调理技术

评审时间：2022年7月

技术简介：通过毛囊激活仪激活毛囊，结合碧墨颜专利技术，运用仪器把生发乳导入到毛囊中，生发乳能够快速修复毛囊，有效培育休眠毛囊干细胞，恢复毛囊健康，达到秀发二次生长，实现秀发再生效果。

申报单位：义乌柒派健康咨询咨询服务有限公司

联系地址：浙江省金华市义乌市城西街道鸿运路315号6座403室

技术名称：平糖绿色贴敷疗法亚健康中医调理技术

评审时间：2022年7月

技术简介：通过贴敷神阙穴降低血糖的机理。神阙穴属于任脉，任脉为阴脉之海，且与督脉、 冲脉为"一源三岐"。三脉经气相通，贯穿于十二经脉之间，具有蕴蓄经脉气血的作用。

申报单位：杭州睦山医疗科技有限公司

联系地址：浙江省杭州市拱墅区湖墅南路 111号

技术名称：晖创氢疗百项亚健康中医调理技术

评审时间：2022年7月

技术简介：按照家用氢氧呼吸机的制氢制氧原理，是通过把水电解成氧和氢，高效率地将纯水电解，达到调理的作用。

申报单位：东莞晖创科技有限公司

联系地址：广东省东莞市长安镇上沙社区创立路8号1号楼202室

技术名称：CDMI药投6号圆通汤饮亚健康中医调理技术

评审时间：2022年7月

技术简介：本方是一种调理现代人亚健康体质的中药方剂，以《黄帝内经》为宗旨，结合《伤寒杂病论》利用中医理论、八纲八法，补破同用，以补为主，以通为辅，能达到气血通百病自止的目的。

申报单位：成都药投中和科技开发有限公司

联系地址：成都市武侯区星狮路 818 号 1 栋 3 单元 4 层 404 号

技术名称：磷虾油虾青素慢病调理亚健康中医调理技术

评审时间：2022年7月

技术简介：磷虾油虾青素制品含有人体必需的营养素：磷脂、虾青素、DHA、EPA、胆碱、维生素E、维生素A、类黄酮、低温生物酶等，原料来源于纯天然无污染南极磷虾精致萃取的磷虾油和天然雨生红球藻虾青素，具有增强免疫力、调理血脂、血糖、血压、尿酸等作用。

申报单位：青岛南极维康生物科技有限公司

联系地址：山东省青岛市城阳区上马街道前程社区

技术名称：石墨烯量子波动舱亚健康中医调理技术

评审时间：2022年7月

技术简介：采用旋磁、太赫兹、负氧离子、远红外线，输出能量。人体吸收的能量，产生共振，改善微循环。与汗蒸、桑拿对比，后者只能从外把汗蒸出来，为表层排汗，能量激活细胞修复。熵减仪是从骨髓深层次由内（太赫兹技术）到外（远红外线）把毒素、寒气、浊气、浊水、浊物等直接排出体外，为深层排毒；熵减仪可有效缓解各种炎症，使用熵减仪内脏机能的修复是平时的 20～30 倍。可有效启动人体自愈力。

申报单位： 广州富尔乐健康科技股份有限公司

联系地址： 广东省广州 市白云区人和镇凤和村学府 8 号

技术名称：高磁经络能量仪亚健康中医调理技术

评审时间： 2022 年 7 月

技术简介： 高磁经络能量仪是集高磁+热疗+中药包+生物电相结合的健康仪器；通过通经络、排寒湿、补气血等功能有效解决慢性病的相关症状，有效提升人体的免疫力。

申报单位： 和美堂（广东）健康管理服务有限公司

联系地址： 广东省东莞市南城街道宏图路 170 号 1 栋 428 室

技术名称：脑优宝亚健康中医调理技术

评审时间： 2022 年 7 月

技术简介： 脑优宝主要透过外部声光专利技术诱发脑电。使用特殊的声光多频装置，传递「声」「光」多重频率讯号，结合自研的频率 Bwavemix 算法，强化“节律同步化”效应，诱发并强化脑波，使使用者更容易从警觉进入“放松性”状态，达到放松，释放压力以及专注力集中等大脑优化状态。

申报单位： 脑优宝科技（北京）有限公司

联系地址： 北京市通州区中关村科技园区通州园金桥科技产业基地环科中路 17 号 26 幢 1 至 3 层 102-WL0998

技术名称：姨妈咖妃亚健康中医调理技术

评审时间： 2022 年 7 月

技术简介： 姨妈咖妃甄选 16 种药食同源的原料，按照中医针对经期以疏肝理气，滋补肝肾，补气养血，健脾胃，驱寒暖宫，温经通络的调理思路，参照艾附暖宫丸，温经汤等经典方剂合方加减进行配伍。

申报单位： 北京悦好伊人网络科技有限公司

联系地址： 北京市海淀区上地东路上地佳园 23 号楼 901-2

技术名称：汉唐子苏紫苏籽油红松籽油微囊粉护脑助眠亚健康中医调理技术

评审时间： 2022 年 7 月

技术简介： 汉唐子苏“紫苏籽油红松籽油微囊粉”健脑助眠亚健康中医调理技术是药食同源膳食食疗技术，通过中医治未病理论与中医食疗相结合。

申报单位： 南京汉唐子苏品牌管理有限公司

联系地址： 江苏省南京市雨花台区玉兰路 88 号南部创业园 2 栋 209B

技术名称：光谱能量桑拿毯亚健康中医调理技术

评审时间： 2022 年 7 月

技术简介： 采用碳纤维发热+9~14 μ m 远红外线，快速穿透皮下组织，直达人体内部，使大分子团振动，转换成热能量，促使皮下深度组织温度上升，加快全身血液流通，肌肤排油排汗排泄物，解决人体微循环障碍，打通全身经络，改善机体内部酸性体质，清除自由基，平衡机体最佳的内环境，促使身体恢复，提高人体含氧量，改善关节疼痛，肌肉酸痛，促进体内加速循环，达到防病的目的。

申报单位： 广州富尔乐健康科技股份有限公司

联系地址： 广东省广州 市白云区人和镇凤和村学府 8 号

技术名称：碧艾尚足浴汤灸亚健康中医调理技术

评审时间： 2022 年 7 月

技术简介： 足浴汤灸产品核心原料三年陈艾来自碧艾尚・千亩蕲艾种植基地，同时联合蕲春县李时珍艾灸研究所共同研发，传承古方，科技创新，核心原料三年陈艾，独家配方竹醋、茴香等中草药包，加上温水热力作用，产生“灸”的效果，带动全身气血循环。

申报单位：武夷艾（福建）生物科技有限公司

联系地址：武夷山市生态创业园仙屏路 2 号 9 楼 2 层

技术名称：康能嘉草虫草素固体饮料亚健康中医调理技术

评审时间：2022 年 7 月

技术简介：以北冬虫夏草（蛹虫草）为原料研制的康能嘉草虫草素固体饮料产品，以富含虫草素的蛹虫草粉为核心，辅以低聚果糖等益生元成分，通过冲饮等简单的方式，可以定量摄入虫草素及蛹虫草所含多种生物活性营养物质，对亚健康人群的肺肾健康起到重要调理、补益作用。

申报单位：南京缘裕嘉商贸有限公司

联系地址：江苏省南京市玄武区玄武门 22 号

技术名称：高美倍牌维生素 D、维生素 K 软胶囊亚健康中医调理技术

评审时间：2022 年 7 月

技术简介：主要针对亚健康人群补充维生素 D3 和维生素 K2,促进钙营养吸收与钙正向代谢， 缓解因钙代谢紊乱所致血管钙化及骨质疏松等相关亚健康症状。

申报单位：南京宏客泰贸易有限公司

联系地址：江苏省南京市玄武区玄傅厚岗路 1 号

技术名称：三宝高膳多维羊奶粉全营养亚健康中医调理技术

评审时间：2022 年 7 月

技术简介：针对三高慢病等亚健康人群的营养调理需要，以生鲜羊乳为基础研制的三宝高膳多维羊奶粉配方，在强化蛋白质、钙质、膳食纤维三大营养素指标的基础上，特别添加壳寡糖、植物甾醇酯、雨生红球藻三大重要的健康元素，同时在辅以益生菌、叶酸、多种维生素成分，成分体现对亚健康人群各种营养素的强化与补充，以实现食疗调理，改善三高及亚健康人群体质的作用。

申报单位：南京冠羚羊行企业管理有限公司

联系地址：江苏省南京市玄武区玄天山路 39 号 54 幢

技术名称：锐辰红松子油叶黄素酯微囊粉护眼亚健康中医调理技术

评审时间：2022 年 7 月

技术简介：锐辰红松籽油叶黄素酯微囊粉护眼亚健康调理技术是药食同源膳食食疗技术，通过中医治未病理论与中医食疗相结合，缓解眼部不适。

申报单位：南京宏客泰贸易有限公司

联系地址：江苏省南京市玄武区天山路

附录三：

2022年度中医药传承创新推动者名单

按姓氏笔画排序

丁恩来	丁广源	于景龙	万雪萍	习德付	王力宇	王义臣
王永欣	王先芝	王　延	王昌国	王　祎	尤学科	勾　傑
文教军	巴图·苏布生		石宏君	石坤龙	卢　静	付怀龙
白洪斌	达瓦·那木加甫		曲唐君	朱一中	朱培于	朱锡荣
伍吉云	刘民生	刘芬兰	刘克勤	刘宏彬	刘　鹏	闫建庄
关帏云	江宗维	汤　野	阮同舟	孙青青	杜浙平	杜　福
李万泉	李占鸿	李肖玲	李荣志	李钦平	李救民	杨月红
杨玉琼	杨景贺	肖仙其	吴卫平	吴名平	吴启添	吴家育
吴　萍	吴登清	吴　慎	余大龙	余辉玲	张　川	张书生
张永伦	张永建	张亚晓	张朝阳	张德凤	陆卡娅	陈乐雄
陈　欣	陈泉名	陈福顶	青囊伯良	范文清	欧阳江南	罗大友
周金玉	庞栋升	郑金聘	赵永菊	赵孟营	郝玉静	胡小平
胡绍云	郜金元	洪富祝	宫庆海	姚成银	姚建新	贺纳财
夏　川	徐中民	徐世传	徐　龙	徐永洪	徐　进	高永生
高　雨	郭正元	唐仕臻	陶长年	黄小进	黄世能	黄建朋
黄　荣	黄洪友	曹思杰	斛东兴	章文水	盖玉民	彭明生
葛志奎	董汉杰	蒋达豫	程军红	鲁灿岭	靳光祥	赖林贤
雷贵仙	蔡德成	谭义曼	翟俊署			

附录四：

国家中医药管理局
关于公布第五批全国中医临床优秀人才研修项目培养对象名单

北京市 37 人

孙占学　孙文军　薛武更　黄文玲　王　军　李春颖　刘玉超　孙丽蕴　李　杰
刘宝利　秦建国　董　微　李小黎　肖永华　李　博　杜宏波　王海隆　谢连娣
马小娜　刘　宁　方　金　李玲玲　李　敏　尚菊菊　马洪明　王建明　吴建军
梁腾霄　李　彬　潘国凤　潘　芳　徐旭英　周静威　于　洁　赵永烈　张永生
田　伟

天津市 13 人

崔俊波　何海波　刘　岩　王东强　张喜莲　刘　靖　唐丽明　张红霞　王　敏
周　震　郝文立　杨向东　耿连岐

河北省 13 人

柴　仪　庄克生　林　燕　姜利国　王茂生　贾庆宇　霍永利　陈雪清　陈分乔
刘玉兰　刘洪德　曹清慧　王　强

山西省 10 人

姚宏军　郝志红　李新玲　吕小燕　张海生　李兰英　张蓉芳　郭晓霞　钱雅玉
边红萍

内蒙古自治区 5 人

宋光明　任　磊　李国华　杨永生　武俊兰

辽宁省 34 人

姚　娓　徐　丽　李忻红　石绍顺　姜兆荣　沈　会　郑　忻　李冬梅　孙明祎
李国林　赵　政　付　晓　佟晓哲　陈志刚　李　鑫　王文丽　高允海　赵克明
石　磊　梁秀宇　宋婷婷　回世洋　卢正华　李　岩　李玉锋　武跃华　赵　用
张松兴　杜　毅　王　祺　宫成军　王丽敏　马　进　田明健

吉林省 9 人

罗　威　尹凤英　刘艳华　陈　曦　赵立爽　赵东凯　于明成　朴铁花　牟宗毅

黑龙江省 18 人

郑丽红　张鸿婷　隋博文　王海强　王立范　刘　娜　谈太鹏　李丽琦　孟长君
吴华慧　马斯风　李红艳　于　卓　张宜默　周海纯　胥风华　吴屹波　佟　颖

上海市 25 人

唐苾芯　赵　琳　尚德师　李　霞　刘淑清　薛鸿浩　毕丽娟　岳小强　胡明辉
曹　敏　付晓伶　李利清　王松坡　田建辉　王佑华　龚亚斌　张勤华　费晓燕
聂红明　商斌仪　肖秀丽　麦静愔　侯风刚　肖姝雲　石　瑛

江苏省 34 人

李峻　徐静　刘振　宋德胤　郑晓丹　沈杰枫　朱翔　骆守真　王勇
谢圣芳　杨德富　陈琰　王忠良　王猛　周莉　徐传花　刘增巍　徐陆周
李民　王素芹　朱红俊　章匀　徐丽霞　王国方　陈美云　刘健　袁雪晶
金春晖　王媛媛　周腊梅　张侃　张桂才　董华　屈长宏

浙江省 34 人

李孝文　王春林　张红波　王翀敏　包自阳　宋丰军　何飞　陈明显　李志军
王瑞明　董晶　牟新　艾宗耀　韩德雄　彭草云　黄继勇　张婷素　赵元琛
王彬彬　郑国庆　顾赞华　朱黎红　蔡新建　支英豪　陈秀芳　朱俊岭　龚文波
钟连江　赵天喜　吴春华　刘芳　史国军　高涛　徐海虹

安徽省 6 人

袁爱红　涂元宝　孙培养　邵子杰　费爱华　杨顺利

福建省 14 人

王可文　丘余良　叶明华　叶钢福　李雪琴　吴冬梅　王英　章亭　陈四文
王芸素　陈硕　邱明山　许正锦　陈淑娇

江西省 7 人

钟丹　王丽华　李志明　黄港　黄春华　何凌　楚瑞阁

山东省 24 人

朱文浩　滕晶　马玉侠　梁文慧　蔡平平　周霞　刘寨东　赵曼丽　庄步辉
刘丽清　马海燕　刘文琼　阎小燕　牟淑敏　孙灵芝　李光善　赵龙　王新伟
韩英　冉雪梦　袁泉　张大伟　司廷林　赵林

河南省 14 人

韩伟锋　陈文霞　赵璐　吴秀霞　孙维旭　李满意　王文娟　赵金岭　杨洸
王永霞　上官新红　范立华　王志强　刘光伟

湖北省 7 人

黄艳辉　曾宪玉　施斌　龙剑文　邹新蓉　镇树清　董慧

湖南省 17 人

童亮明　彭素娟　张希　陈斌　郭艳波　罗书跃　王岐黄　杨新　唐涛
刘向阳　易群　周芳　颜旭　贺小梅　胡金辉　郭永红　陶贤意

广东省 20 人

刘清平　贺君　刘浩　娄勍　苏巧珍　马春玲　王明　明康文　林海波
孟繁甦　张伦　陈全福　黄桂琼　孟丽琴　赵锋利　曾江涛　萧焕明　朱晓峰
李颖　聂晓莉

广西壮族自治区 6 人

孟立锋　姜俊玲　石清兰　刘旭东　刘锐　戴小良

海南省 2 人

朱叶　钟军华

重庆市 7 人

张国铎　周小莉　邱敏　程永　聂慧　冉传生　唐军

四川省 14 人

雷　雨　陈艳辉　李雪萍　张传涛　高　泓　陈太全　谢　利　陈贵全　李　陈
刘　艺　黄　建　张泽学　吴建英　雷行华

贵州省 2 人

周素芳　安祯祥

云南省 3 人

钱　锐　张春艳　杨春艳

陕西省 8 人

唐　勇　崔　翔　孙　洁　徐鹏刚　张玉龙　刘小燕　杨明丽　刘运磊

甘肃省 2 人

吴　荣　李玉霞

新疆维吾尔自治区 3 人

严兴海　胡金霞　糟玉琴

中国中医科学院 12 人

蒋跃绒　徐建龙　周育平　张翠珍　刘世巍　吴　敏　杨怡坤　张兰凤　张大武
唐今扬　付长庚　李海霞

附录五：

第二届全国中医药文创产品设计大赛奖项名单公布

一、2021 年度中医国礼文创特别大奖

空缺。

二、杰出“中医礼物”奖 8 名

香韵五行（丁龙艳、赵晨辰、谭柏泉、李经纬）；岐黄论道标签贴（郑州百草文化传播有限公司、淄博职业学院）；CM 塘人—携药香共赴钱塘（赵芸、吕旭涵、王泓斐、张嘉慧、杨心弦、陈杉杉、黄欣、郑一鹭、潘教亦、鞠颂、何富乐、黄冯钦）；川产道地药材文创礼盒（四川省中医药发展服务中心）；方回春堂精油（杭州方回春堂集团有限公司）；中药瓷“无年陈”醒酒器套装（朱剑峰）；凤羽花香款香囊（坤宁和堂药香团队）；诗情画意廿四节气述中药创意书签（李蕊）。

三、最佳设计奖（设计稿类）10 名

医趣·小药王 app（李玥函）；《中药百草》app（邢梓萱）；本草如画（方思韵）；《气韵国药》（尹广蔚）；《“妙手回春”中医药多功能日历》（王嘉鑫、赵茜雨、宋福芸）；药皇神农 IP 形象设计（宁波药行老街中医药文化有限公司）；“本草•鸟灵”系列盲盒摆件（徐潇枫）；沐药（代宇霞）；中医药口罩设计——试花影（李泓颖、杨本燕）；食补家族中医食补盲盒设计（宋知潼）。

四、最佳设计奖（实物类）10 名

彭艾香遇套装（河北省中医药管理局）；中医陶瓷刮痧系列（河北省中医药管理局）；《草木笔记》《晶石笔记》（贾杨）；香意香韵“合•家”香珠手串伴手礼（潘莉芳）；中药贴画作品（许可欣、施文）；五行香芦（魏联杰）；颐神香囊（翁来英）；浙八味 PP 夹（朱子瑶、厉涵祺）；怀地黄汴绣团扇（王利丽）；当中医药遇到剪纸（迁安市中医医院）。

五、网络人气奖 10 名

CM 塘人—携药香共赴钱塘（赵芸、吕旭涵、王泓斐、张嘉慧、杨心弦、陈杉杉、黄欣、郑一鹭、潘教亦、鞠颂、何富乐、黄冯钦）；浙八味 PP 夹（朱子瑶、厉涵祺）；中药猫砂包装盒（郭文昭）；基于《养生气功养肺方》的盲盒设计（刘晓丹、史嘉诚、连安贝、沈乐菲、刘沁欣）；中迁君与安素妹（迁安市中医医院）；四时•一心悬壶（孙迪、李思）；一种多功能中药袋（陈玲炫）；清肺排毒暖心杯（傅成婕）；香韵五行（丁龙艳、赵晨辰、谭柏泉、李经纬）；中药香薰（王萌）。

六、优秀参与奖 10 名

四时天寿香囊（吕沛宛）；五行主题迎新礼盒（陈美希）；国医文创儿童益智套盒（陈琳芸）；天“皂”地设，防护成双（沈敏）；明目簪（盛孝孝）；中药自愈系列香水（都乐亦）；中药香薰（王萌）；十大皖药原创水晶冰箱贴礼盒（崔琪、魏文清）；了香集梦回敦煌/舒眠甜梦/寻香系列精油（秦莹）；芳芷香佩、玉凝香珠（李星毅、张新月、梁耀斌、燕吉静、张有为、祝莹、尹瑞阳、任航）。

七、优秀组织奖 14 名

河北省中医药管理局、黑龙江省中医药管理局、浙江省中医药管理局、江西省中医药管理局、重庆市中医管理局、上海市中医药学会、江苏省中医药学会、四川省中医药发展服务中心、天津市儿童医院、辽宁中医药大学、海南医学院、山东农业大学、湖北文理学院、郑州铁路职业技术学院。

附录六：

第二届全国名中医公示名单

按姓氏笔画排序

丁丽仙（女）	贵州中医药大学第一附属医院主任医师
王　阶	中国中医科学院广安门医院主任医师、教授
王　檀	长春中医药大学附属医院主任医师
王毅刚	重庆市中医院主任医师
尤昭玲（女）	湖南中医药大学教授
牛兴东	内蒙古自治区中医医院主任医师
毛静远	天津中医药大学第一附属医院主任医师、教授
邓尔禄	青海省中医院主任医师
艾儒棣	成都中医药大学附属医院教授
石印玉	上海中医药大学附属曙光医院主任医师、教授
卡　洛（藏族）	果洛州藏医院主任医师
卢化平	银川市中医医院主任医师
旦松扎巴（藏族）	索县藏医院副主任医师
田振国	辽宁中医药大学附属第三医院主任医师
田维柱	辽宁中医药大学附属医院主任医师
史载祥	中日友好医院主任医师
乐德行	新疆医科大学附属中医医院主任医师、研究员
冯五金	山西省中医院主任医师
吕志平	南方医科大学主任医师、教授
吕绍光	福建省立医院主任医师
刘光珍	山西省中医院主任医师
刘华为	陕西省中医药研究院（陕西省中医医院）主任医师
刘华宝	重庆市中医院主任医师
米烈汉	陕西省中医药研究院（陕西省中医医院）主任医师
孙同郊（女）	西南医科大学附属中医医院教授
孙伟正	黑龙江中医药大学附属第一医院教授
孙国杰	湖北中医药大学教授
买买提·哈斯木（维吾尔族）	新疆维吾尔自治区维吾尔医医院主任医师
苏木亚（蒙古族）	内蒙古自治区国际蒙医医院主任医师
杜惠兰（女）	河北中医学院主任医师、教授
李冀	黑龙江中医药大学教授

李曰庆	北京中医药大学东直门医院主任医师、教授
李兴培	新疆医科大学第二附属医院主任医师、教授
李应东	甘肃中医药大学主任医师、教授
李灿东	福建中医药大学教授
李乾构	首都医科大学附属北京中医医院主任医师
杨　华	海南省中医院主任医师
杨　骏	安徽省中医院主任医师、教授
杨积武	辽宁中医药大学附属医院主任医师
连　方（女）	山东中医药大学附属医院主任医师
连建伟	浙江中医药大学主任医师、教授
肖定远	福建中医药大学附属第二人民医院主任医师
吴以岭	河北以岭医院主任医师、教授
吴荣祖	昆明市中医医院主任医师
吴勉华	南京中医药大学主任医师、教授
何念善	新疆生产建设兵团医院主任医师
何晓晖	江西中医药大学主任医师、教授
何嘉琳（女）	杭州市中医院主任医师
张志明	甘肃省中医院主任医师
张良英（女）	云南中医药大学教授
张奇文	潍坊市中医院主任医师
张忠德	广州中医药大学第二附属医院主任医师、教授
张佩青（女）	黑龙江省中医药科学院主任医师
张炳厚（满族）	首都医科大学附属北京中医医院主任医师、教授
张洪春	中日友好医院主任医师、教授
陈　意	浙江省中医院主任医师
陈日新	江西中医药大学主任医师、教授
陈抗生	香港注册中医学会
陈宝田	南方医科大学主任医师、教授
陈新宇	湖南中医药大学第一附属医院主任医师、教授
林　兰（女）	中国中医科学院广安门医院主任医师、研究员
杭盖巴特尔（蒙古族）	内蒙古自治区国际蒙医医院主任医师
郁仁存	首都医科大学附属北京中医医院主任医师、教授
罗　铨	云南省中医医院主任医师
罗颂平（女）	广州中医药大学第一附属医院教授
周天寒	重庆医药高等专科学校主任医师
周超凡	中国中医科学院中医基础理论研究所主任医师
庞国明	开封市中医院主任医师
郑玉玲（女）	河南中医药大学第一附属医院主任医师、教授

赵文海	长春中医药大学附属医院主任医师
赵文霞（女）	河南中医药大学第一附属医院主任医师、教授
赵继福	长春市中医院主任医师
胡国俊	安徽中医药大学第一附属医院主任医师
俞　瑾（女）	复旦大学附属妇产科医院教授
姜惠中（女）	湖北省中医院主任医师
洛桑罗布（藏族）	西藏自治区藏医院主任医师
袁长津	湖南中医药大学第二附属医院主任医师
袁金声（女）	贵州中医药大学第二附属医院主任医师、教授
莫　蕙（女）	澳门卫生局社区医疗服务范畴主任医师、教授
贾英杰	天津中医药大学第一附属医院主任医师、教授
凌昌全	中国人民解放军海军军医大学主任医师、教授
凌湘力（女）	贵州医科大学附属医院主任医师、教授
高树中	山东中医药大学教授
高思华	北京中医药大学主任医师、教授
郭维琴（女）	北京中医药大学东直门医院主任医师、教授
唐蜀华	江苏省中医院主任医师、教授
黄　煌	南京中医药大学教授
黄汉儒（壮族）	广西国际壮医医院主任医师
黄光英（女）	华中科技大学同济医学院附属同济医院主任医师、教授
黄鼎坚（壮族）	广西中医药大学第一附属医院主任医师
萨　仁（女，蒙古族）	三亚市中医院主任医师
梅建强	河北中医学院第一附属医院主任医师、教授
曹利平（女，满族）	陕西省中医药研究院（陕西省中医医院）主任医师
曹恩泽	安徽中医药大学第一附属医院主任医师
龚千锋	江西中医药大学教授
崔应麟	河南省中医院主任医师
阎小萍（女，回族）	中日友好医院主任医师、教授
童安荣	宁夏回族自治区中医医院暨中医研究院主任医师
蔡　钢	石河子大学医学院第一附属医院主任医师、教授
廖志峰	甘肃省中医院主任医师
熊大经	成都中医药大学教授
冀来喜	山西中医药大学教授

国家卫生健康委 国家中医药管理局

2022 年 3 月 21 日

附录七：

2022年度全国知名国医堂馆一览表

1.北京中医药大学国医堂中医门诊部
2.中国中医科学院中医门诊部
3.北京同仁堂国医馆
4.首都国医名师馆
5.北京鹤年堂
6.贺普仁中医诊所
7.北京黄枢微创骨科中医医院
8.北京弘医堂中医医院
9.上海佛慈堂中医馆
10.上海中医药大学众益达门诊部
11.上海锦医堂中医门诊部
12.上海中和堂中医门诊部
13.上海太安堂国医馆
14.上海仲华国医馆
15.广东省中医院门诊部
16.广东中医药大学国医馆
17.南京中医药大学国医堂
18.黑龙江中医药大学国医堂
19.山东中医药大学国医堂
20.天津中医药大学第一附属医院国医堂
21.长春中医药大学附属医院国医堂
22.湖南中医药大学附属第一医院国医堂
23.陕西省中医药研究会中医门诊部（长安国医馆）
24.成都中医药大学国医馆
25.浙江中医药大学国医堂
26.辽宁中医药大学国医堂
27.安徽中医药大学国医堂
28.福建中医药大学国医堂
29.湖北中医药大学国医堂
30.云南中医药大学门诊部
31.甘肃中医药大学附属医院门诊部
32.山西中医药大学附属医院门诊部
33.广誉远国医馆
34.湖南九芝堂
35.湖南渔父国医馆
36.湖南百杏堂
37.汉方神农中医馆
38.合灸堂汤宗德中医诊所
39.湖南医药学院国医堂
40.万全堂国医馆
41.胡庆余堂
42.三溪堂
43.孙泰和国医馆
44.叶种德堂
45.广杏堂国医馆
46.百草堂中医馆
47.南明永新堂尺肤诊疗中医院
48.南明森脊柱病专科研究所
49.汤瓶八诊疗法传承体验中医养生馆
50.北京窜山地龙中医医学研究院
51.绿园安桂梅中医诊所
52.深圳常仁堂中医（综合）诊所
53.乌兰浩特冯殿慧中医内科诊所
54.木瑶中医馆
55.红塔区抱云归养生堂
56.合阳南街医院
57.阳新易杏堂中医研究所
58.调兵山市文启勇中医诊所

59.沈阳同康医疗服务有限公司铁西中医诊所
60.德化县林氏青草药店
61.南宁明德医院
62.南宁黄荣久诊所
63.团风胡千军中医诊所门诊部
64.慈济国医馆
65.刘纯红（德盛堂）中医诊所
66.广州海珠区御生堂中医门诊部
67.杭州御和堂医疗有限公司江干中医门诊部
68.北京祖卿中医医院
69.吉林市船营区越北镇春光村卫生室
70.阆中市冯氏诊所
71.临淄蔡氏中医诊所
72.阜南县刘氏诊所
73.漯河中西医结合眼科医院
74.秦皇岛市卫校医院
75. 荣县留佳镇大屋坡村通输桥卫生室
76.沂源县历山街道办事处中儒林村第二卫生室
77.兴隆台区兴海街道东方托莱多社区卫生服务站
78.徐州泉山金奎门诊部
79.郑州御和堂中医门诊部
80.奇台县康乐诊所
81.么开平中医诊所
82.黄覃美中医诊所
83.蔡氏新医堂中医诊所
84.西平县柏城办事处南关居委会卫生所
85.德善堂中医门诊部
86.重庆南川金佛山中医医院
87.北京针缘堂中医院
88.南宁市武鸣区安稳经络保健部
89.北京启康堂中医诊所
90.北京同仁堂石家庄桥东长安中医诊所
91.云南滇鹤堂中医馆
92.石家庄百医堂中医门诊部
93.山西永济宣德医馆
94.沈阳蟾医堂中医门诊
95.辽宁旺裕和堂国医馆
96.吉林国盛弘医堂中医医院
97.苏州市李良济国医馆
98.孟河医派国医馆（江苏）
99.南阳张仲景国医馆
100.河南仲华国医馆

生命与疾病

中医秉承了中华民族认识自然的天人合一思想，形成了对生命认识的整体观，运用阴阳平衡和五行生克制化的观念阐释生命的机理，采用比类取象、由表及里的方法把握生命与疾病的文化规律，创造了以藏象、经络、精气神等为核心的生命观。产生于两千年前的《黄帝内经》奠定了中医理论的基础，经过世代传承、创造和发展，相继产生了《伤寒杂病论》、《脉经》等经典文献。

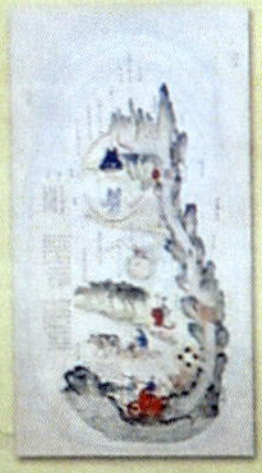

• 内景图

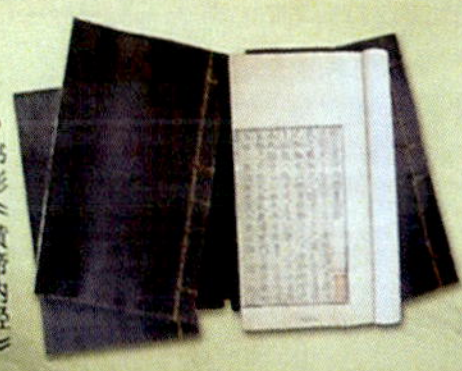

• 书影《黄帝内经》

中和亚健康服务中心
ZhongHe YaJianKang Service Center

中和亚健康服务中心

中心理念

弘扬“治未病”思想　合力亚健康事业
平台与标准齐抓　产业携学术共赢

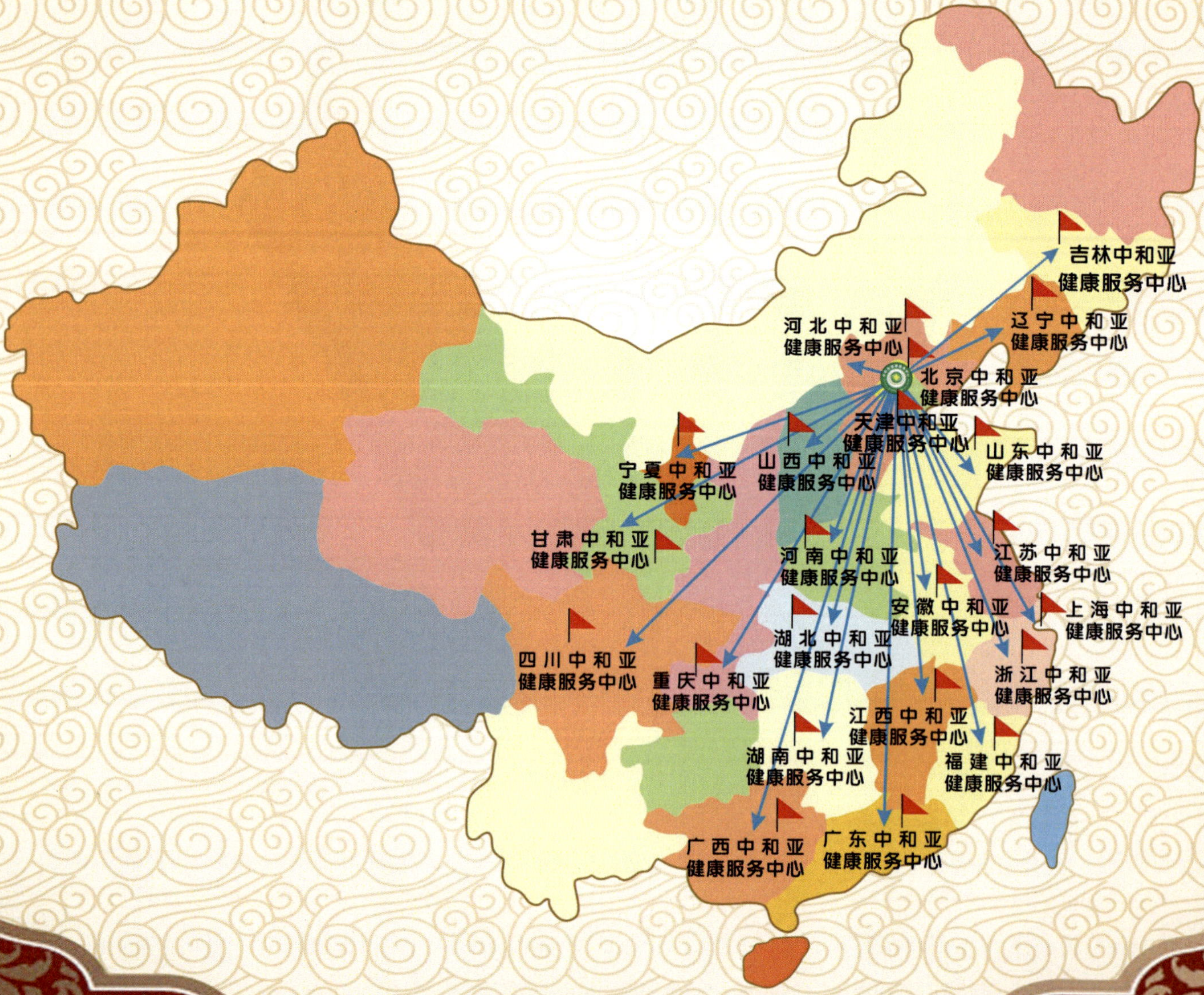

中和亚健康服务中心介绍

中和亚健康服务中心（以下简称中心）是经民政部批准，并在国家中医药管理局的业务指导和监督管理下，具有独立法人资格的社会组织。中心是国家批准的惟一的从事亚健康研究、服务、管理，并构建亚健康服务体系，培养亚健康专业人才的一级专业组织。

中心秉承以产业拉动学术，学术推进产业的理念，以传播中医药文化为先导，以推广中医常用养生保健方法为主要手段，以预防保健专业服务人才培养为突破点，联合有志于亚健康服务的各类机构和企业，共同发展亚健康产业、服务全民健康。构建一个集学术、产业推广；第三方权威质量监督；标准、规范制定；专业人才培训；新产品、新技术研发为一体的产业平台。中心将联合社会各界人士，从以下几个方面共同构建和发展我国的亚健康事业：

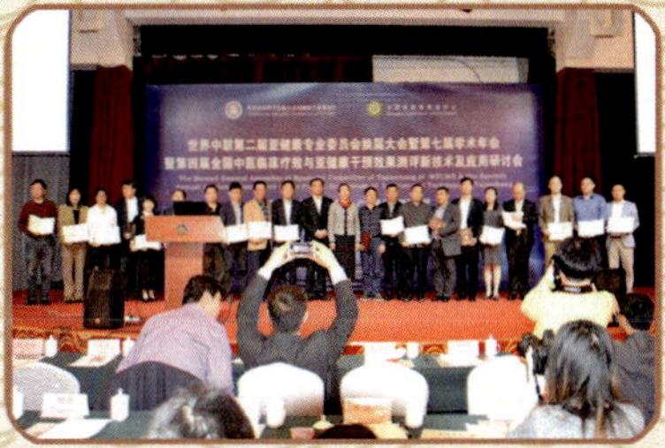

【政策/规范】

1) 在国家中医药管理局等上级主管部门的正确指导下，从事亚健康产业各个环节相关规范的制定。

2) 积极参与并推进亚健康产业管理的规范化进程。

3) 经主管部门同意或授权进行相关行业统计，收集、分析、发布相关行业信息。

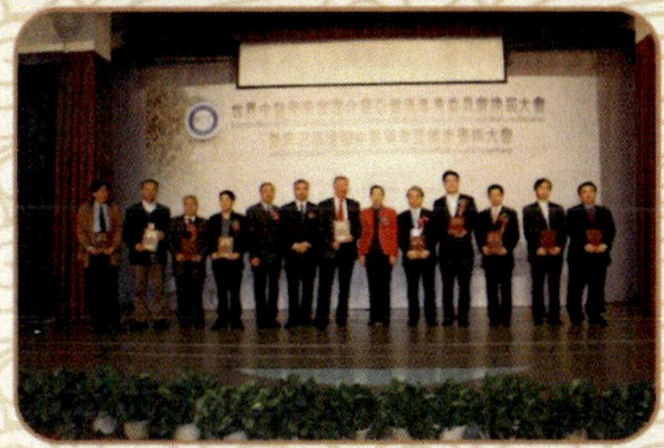

【学术/标准】

1) 开展各种形式的学术活动，组织重点学术课题的研究和考察活动。

2) 编辑出版有关亚健康方面的学术专著、最新科研成果信息、科普期刊、科普图书及音像制品。

3) 研究并制定亚健康临床干预指南等标准。

4) 建立和推广亚健康检测、干预、管理体系。

【人才/教育】

1) 开发亚健康咨询师等新的职业。开展亚健康咨询师等的培训、认证、考评、管理等各项工作。

2) 编撰亚健康专业系列教材，构建亚健康学科体系。

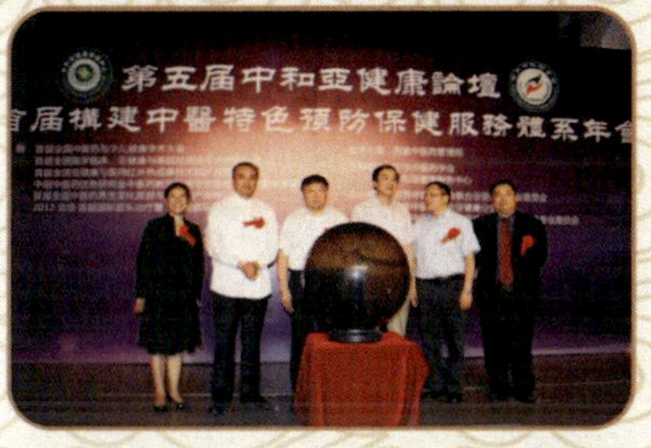

【交流/合作】

1) 联系政府和社会公益资源，展开整合传播与推广。

2) 举办各种学术会议和论坛，普及和宣传亚健康知识。

3) 通过培训、咨询、市场调查、技术推广、展览展示、组织文化艺术交流活动等方式，拓展亚健康产业的宽度和内涵。

4) 通过接受企业或个人捐赠、组织成立基金会组织，为亚健康产业的发展贡献力量。

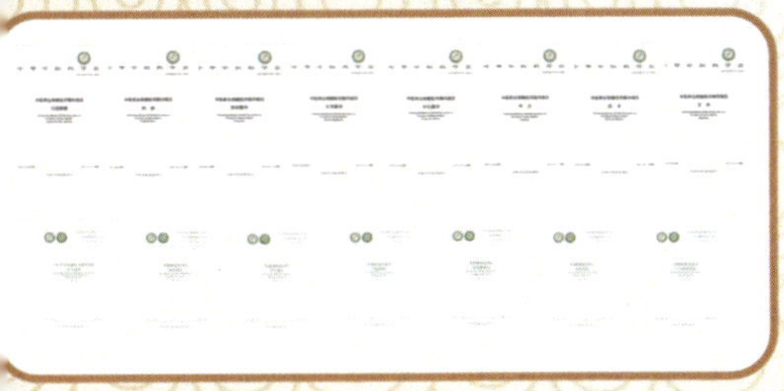

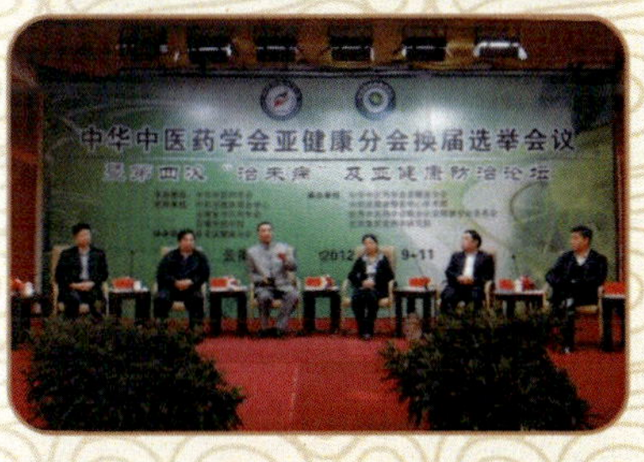

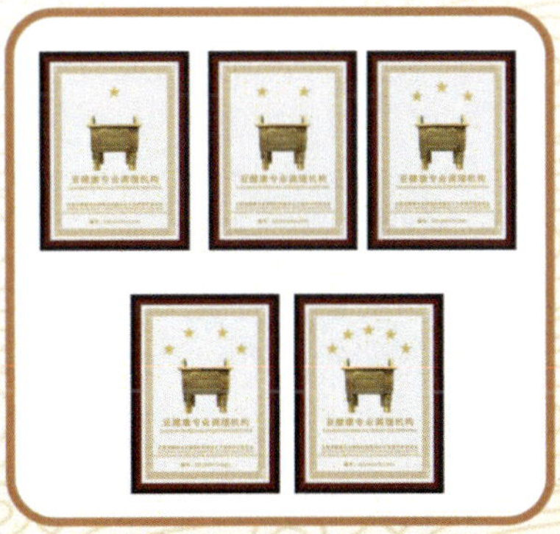

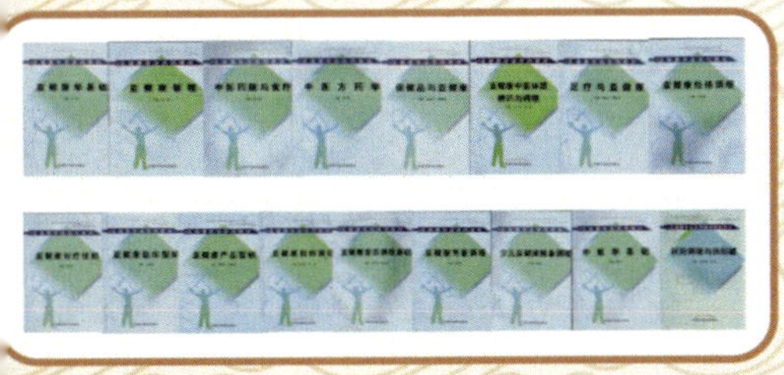

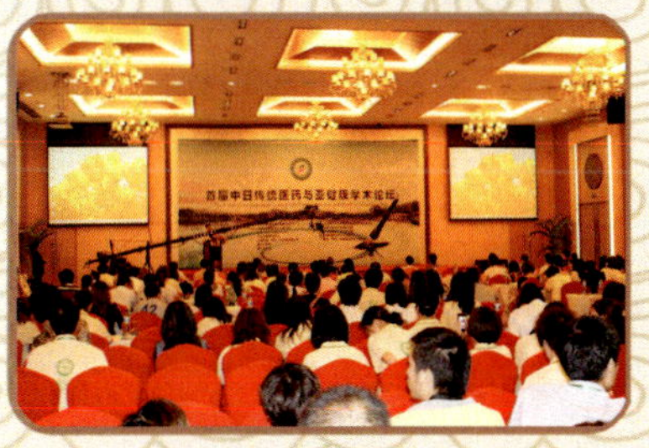

地址：北京市朝阳区幸福一村55号办公楼402室

联系电话：010-64128672　　邮编：100027

网址：www.zhsh.org.cn

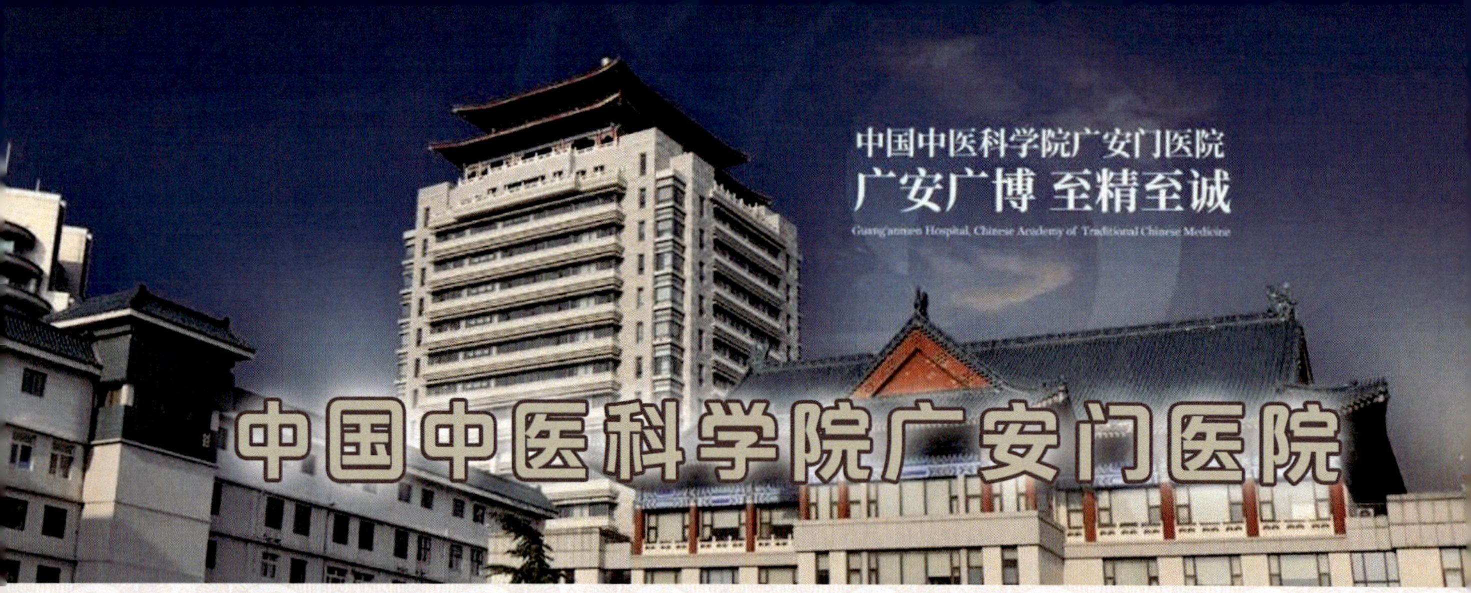

中国中医科学院广安门医院（中国中医科学院第二临床医药研究所）是一所集医疗、教学、科研和预防保健为一体的三级中医医院，位于北京市宣武区北线阁，南区位于北京市大兴区黄村。

医院设有风湿病科、心血管科、肾病科、呼吸科、内分泌科、泌尿科、脾胃病科、老年病科、综合科、血液病科、肿瘤科、外科、骨科、妇科、儿科、皮肤科、眼科、耳鼻喉科、口腔科、肛肠科、男科、心理科（睡眠医学科）、针灸科、推拿科、麻醉科、止痛门诊、心身医学科、急诊科、感染疾病科、国际医疗部、预防保健科、核医学科、超声科、放射科、功能科、检验科、病理科、药剂科等临床和医技科室。风湿病科、心血管科、内分泌科、肿瘤科、肛肠科、中医心理学、中医痹病学是国家中医药管理局中医药重点学科。

医生介绍

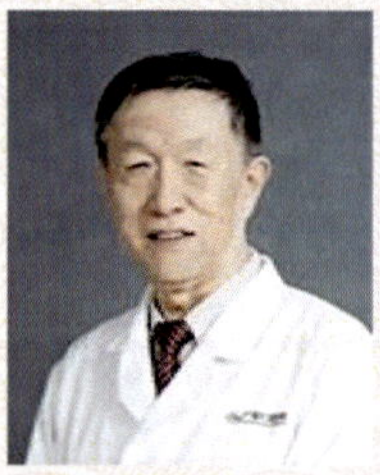

冯兴华，职务与职称：主任医师，教授，博士生导师，国家中医药管理局著名中医药专家学术经验传承博士后导师，第四批全国老中医药专家学术经验继承导师，国家中医药管理局风湿病重点学科学术带头人。诊治范围：类风湿关节炎、强直性脊柱炎、干燥综合征、系统性红斑狼疮、痛风等。

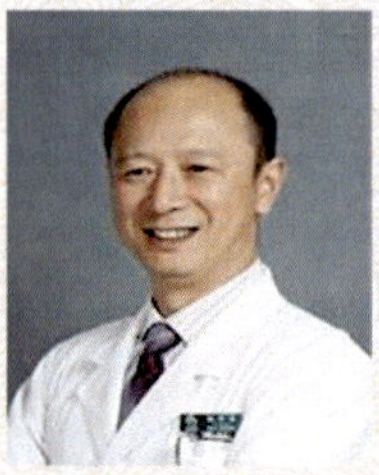

张华东，职务与职称：主任医师，教授，硕士生导师，风湿病科副主任，教授，世界中医药联合会风湿病专业委员会副秘书长，中华中医药学会风湿病分会秘书长，北京中医药学会风湿病专业委员会秘书长，民族中医药学会风湿病专业委员会常委。诊治范围：类风湿关节炎、干燥综合征、强直性脊柱炎、皮肌炎、头痛等内科疾病。

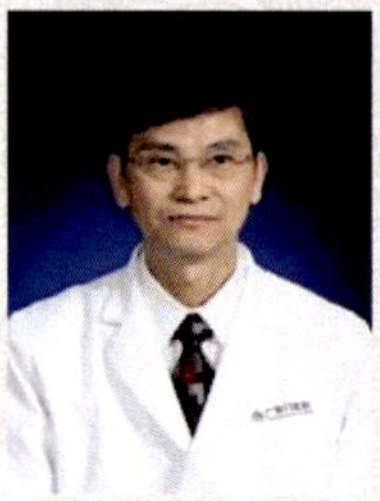

殷海波，职务与职称：主任医师，教授，博士生导师，教授，中华中医药学会风湿病分会副主任委员，世界中医药学会联合会风湿病专业委员会副会长、医学伦理委员会常委，国家自然科学基金项目评议专家，国家新药审评专家。诊治范围：红斑狼疮、结缔组织病、痛风、白塞病、干燥综合征、类风湿、脊柱炎等。

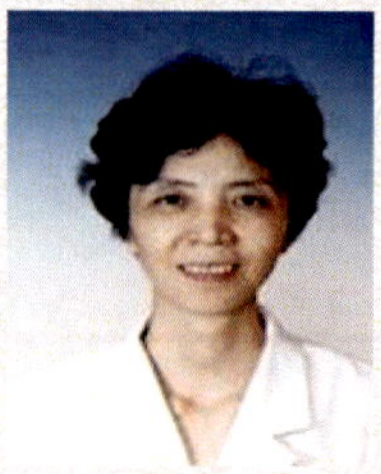

高齐健，职务与职称：主任医师，博士生导师，内分泌科主任，北京市中医学会糖尿病专业委员会委员，北京市中西医结合糖尿病学会委员，国家自然科学基金会专家家成员。诊治范围：糖尿病及其并发症、甲亢、甲减、高尿酸血症等。

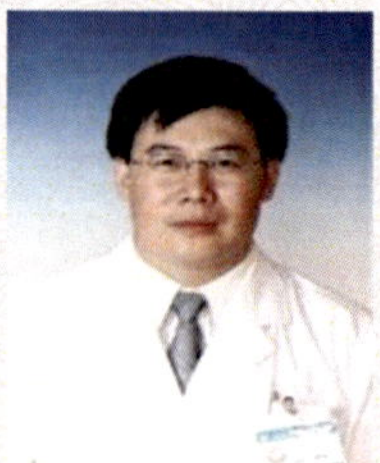

倪青，职务与职称：主任医师，硕士生导师，内分泌科主任，中国中西医结合学会内分泌专业委员会常委兼秘书，中华中医药学会糖尿病分会常委，中华中医药学会甲状腺专业委员会委员，中华中医药学会学术流派专家委员会副主任委员。诊治范围：糖尿病及神经病变、甲亢、甲减、甲结、痛风等。

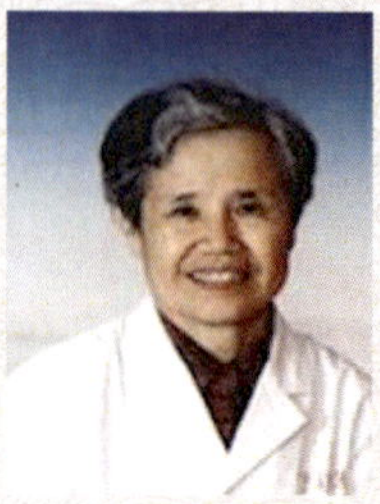

张大荣，职务与职称：主任医师，中国中医研究院卫生技术系列正高级专业技术职务评委会委员，广安门医院高级专业技术职务评委会委员，广安门医院专家委员会委员。诊治范围：冠心病、高血压病、心律失常、心肌病、脑梗死等。

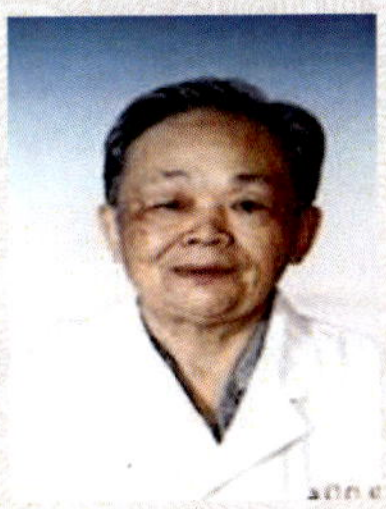

徐承秋，职务与职称：主任医师，研究员，硕士生导师，专家咨询委员会委员，全国中西医结合心血管疾病防治委员会委员，北京市中西医结合心血管委员会副主任，全国胸痹心痛协作组顾问。诊治范围：高血压、高脂血症、房颤、冠心病、脑梗死等。

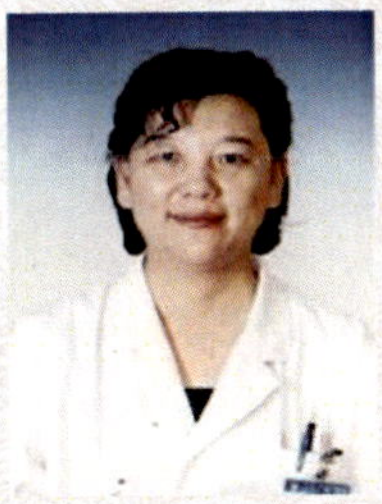

林洪生，职务与职称：主任医师，肿瘤科主任，全国中医肿瘤医疗中心副主任，国家中医药管理局重点研究室（肿瘤）主任，中华中医药学会肿瘤专业委员会副主任委员，中国中西医结合学会肿瘤专业委员会副主任委员，中国抗癌学会肿瘤传统医学委员会副主任委员，中国癌症研究基金会中医药肿瘤委员会副主任委员兼秘书长。诊治范围：肺癌、乳腺癌、淋巴瘤、卵巢癌、宫颈癌等。

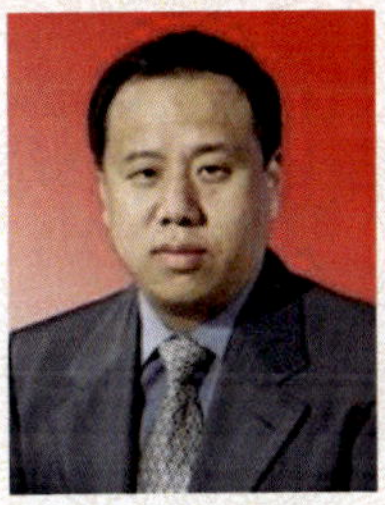

王健，职务与职称：主任医师，教授，硕士生导师，心理科（睡眠科）主任， 世界中医药学会联合会中医心理学专业委员会常务副会长，国家中医药管理局人才交流中心中医心理职业技能规范化培训专家委员会副主任委员，中国中医药研究促进会心身医学分会副主任委员、精神卫生分会常务委员兼副秘书长，北京神经内科学会 BNA 神经精神与临床心理专业委员会委员，中国心理学会科普专业委员会委员诊治范围：抑郁症、焦虑症、强迫症、进食障碍等。

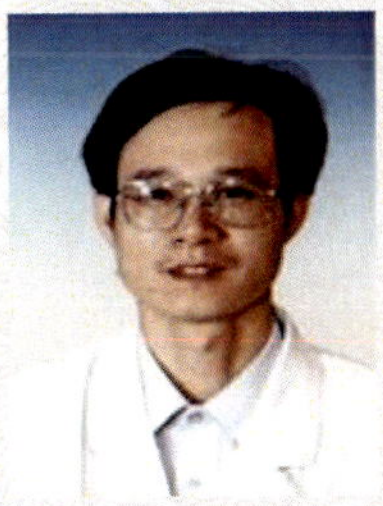

刘绍能，职务与职称：主任医师，博士生导师，消化科主任，世界中医药学会肝病专业委员会委员，中华中医药学会中医内科学会委员，中华中医药学会肝胆病学会委员，中华中西医结合学会消化病专业委员会委员，中华中医药学会脾胃病分会委员，北京市脾胃病专业委员会委员。诊治范围：胃溃疡、食管炎、便秘、肝硬化、结肠炎等。

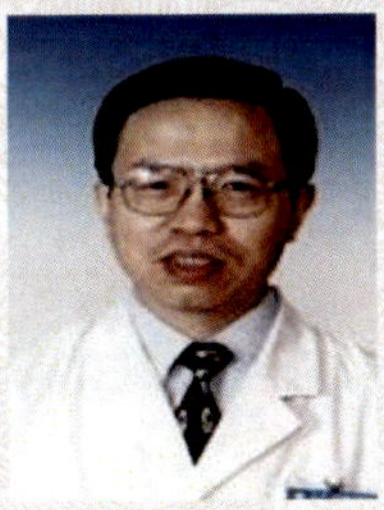

李国栋，职务与职称：主任医师，副研究员，博士生导师，肛肠科主任，全国肛肠学会副主任委员，北京市肛肠学会主任委员，全国青年科技工作者协会理事。诊治范围：结肠炎、肠癌、便秘、肛瘘、直肠脱垂、痔疮等。

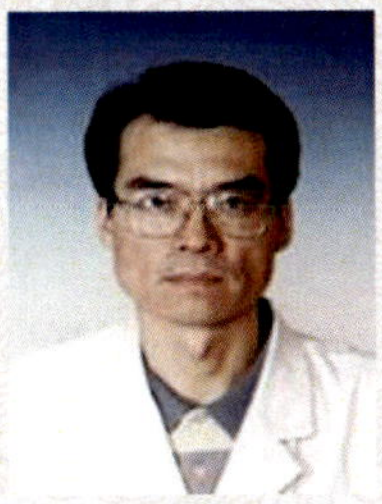

寇玉明，职务与职称：主任医师，硕士生导师，肛肠科行政副主任，中华中医药学会肛肠专业委员会理事，全国中医药高等教育学会临床教育研究会肛肠分会常务理事，北京市中医药学会肛肠专业委员会委员。诊治范围：痔、肛裂、复杂肛瘘、直肠脱垂、肛周皮肤病等。

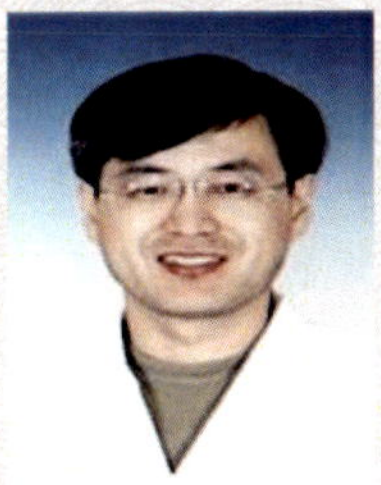

张培彤，职务与职称：主任医师，博士生导师，肿瘤科副主任，教授，中国中医科学院肿瘤学科带头人，世界中医药学会联合会肿瘤专业委员会常委兼副秘书长，中国中西医结合学会肿瘤专业委员会委员，中国老年学学会老年肿瘤专业委员会委员。诊治范围：肺癌、消化道肿瘤等。

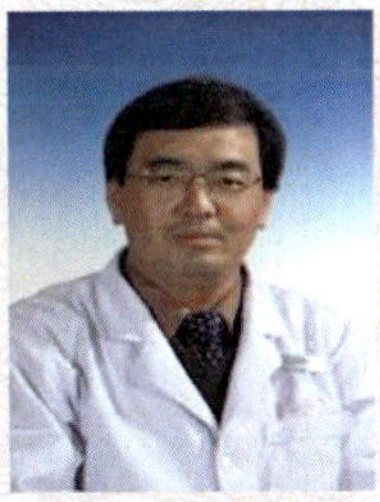

侯炜，职务与职称：主任医师，肿瘤科副主任。诊治范围：肺癌、头颈肿瘤、骨脑转移等。

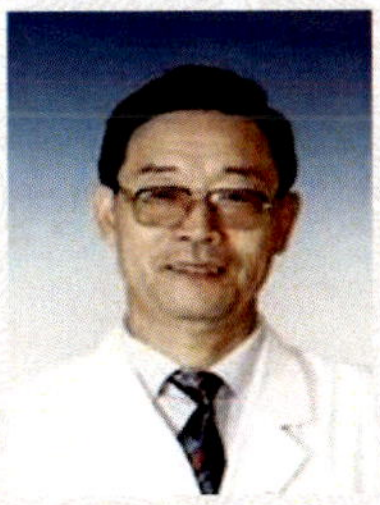

任俊杰，职务与职称：主任医师，消化内科主任，中华中医内科脾胃病专业委员会第二届委员。诊治范围：食管炎、咽炎、胃炎、胃溃疡、肠易激综合征等。

快速崛起的天津北部地区医疗中心

—天津中医药大学第二附属医院

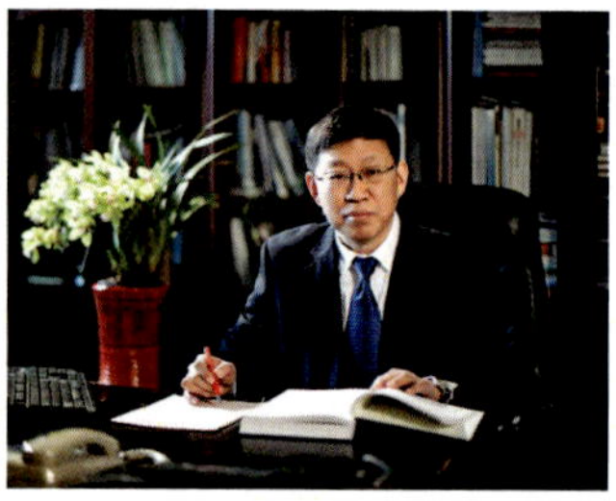

院长　孙增涛

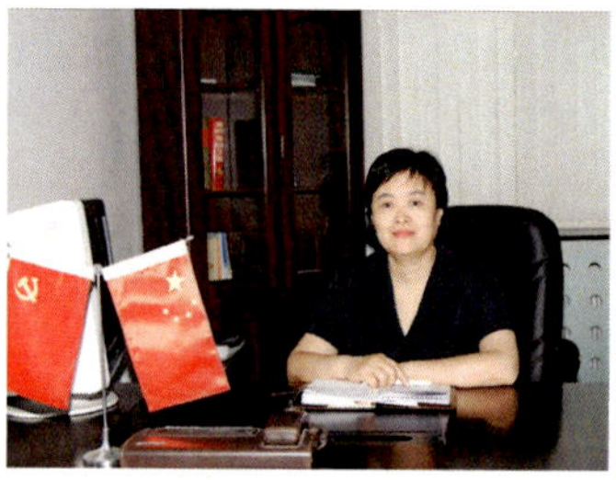

党委书记　宋津

天津中医药大学第二附属医院始建于1964年，是以中医、中西医结合治疗为特色的综合性三级甲等中医医院，是全国百姓放心示范医院；医院坐落于海河北岸，主要承担天津市东北部地区的医疗救治任务；医院以“国粹、医粹、仁和、仁术”为院训，秉承“承担社会责任，一切服务病人，打造一流学科，培养卓越人才”的办院宗旨，在传统中医药的沃土上深耕细作，形成了以一批重点学科、专科为代表的医院品牌，逐步成为天津北部地区的医疗中心。

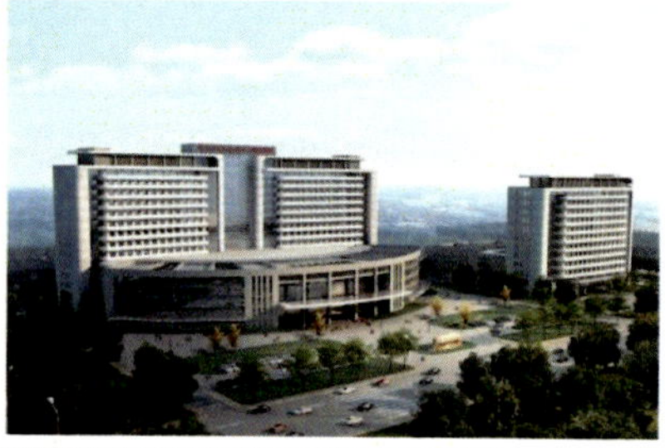

医院设有肺病科、脑病针灸科、心血管科、妇科、内分泌科等近三十个临床科室。拥有教育部重点学科1个——中医内科学；国家临床重点专科3个——肺病科、脑病科、妇科；国家中医药管理局重点学科6个——中医妇科学、中医肺病学、中医疮疡病学、中医心病学、临床中药学、中医“治未病”学；国家中管局重点专科8个——肺病科、脑病科、妇科、心血管病科、脾胃病科、外科、重症医学科、临床药学；天津市重点专科专病9个——肺病科、脑病科、妇科、心血管科、儿科专科、骨伤专科、肿瘤科专科、外科专科、糖尿病足专病。

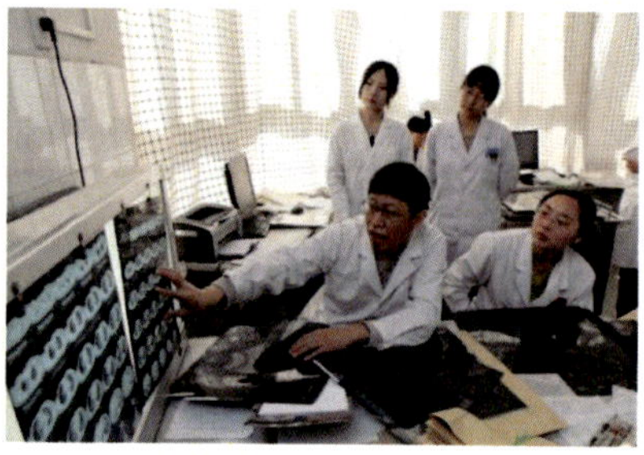

院长查房

治未病中心为国家中医药管理局重点学科，国家中医药管理局“治未病”试点单位，提供健康咨询与指导教育，提供中医特色医疗服务，开展“九种体质辨识”，中医预防保健技术如针刺、艾灸、药灸、推拿、拔罐、穴位敷贴、中药熏蒸、刮痧、穴位注射、磁热疗法、中药涂擦治疗等数十项；开展膏方调理，探索对“糖尿病”等专病的干预方法，展现中医治疗特色。

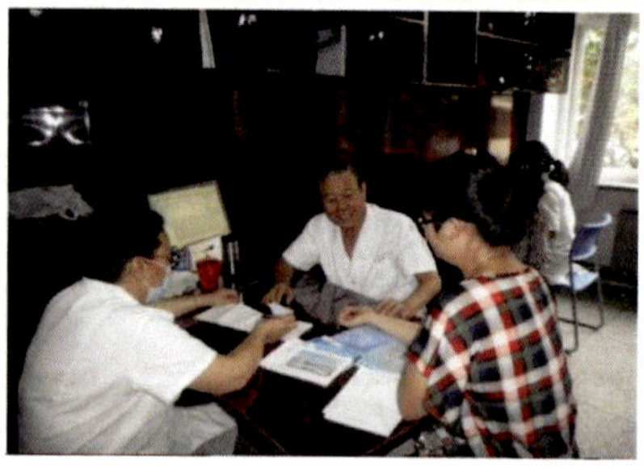

名老中医工作室

近年来医院主持参与国家重大科技专项4项，科技部国际合作项目1项，“973”计划课题3项、“863”计划1项，承担国家自然基金课题46项、省部级及横向课题项目近100项，近五年间获各级科研奖项及成果30余项，获科研经费支持6000余万元。

医院迁址新建项目是天津市“十二五”卫生资源调整规划重要项目之一，是天津市民心工程的重点建设项目。一期工程设计包括医疗综合楼、中西医结合儿童病院、医疗保障系统等，设置床位1000张；二期工程设计包括教学科研楼、康复中心、“治未病”中心，设置床位500张。目前项目处于内部精装阶段，预计2015年年底竣工，2016年中旬开诊运行。医院将继续秉承“承担社会责任，一切服务病人，打造一流学科，培养卓越人才”的办院宗旨，坚持中医为主，中西医结合优势，努力建设群众满意、患者信赖的现代化综合性医院，带动区域医疗协同发展。

国粹　医粹　仁和　仁术

中国中医科学院江苏分院
江苏省中医药研究院
江苏省中西医结合医院

中国中医科学院江苏分院、江苏省中医药研究院暨江苏省中西医结合医院，是省属从事中医药研究的专业研究机构，综合性的三级甲等中西医结合医院、南京中医药大学附属医院、全国重点中西医结合医院、国家药物临床试验机构和国家住院医师规范化培训基地，江苏省文明单位，2006年通过ISO9001质量管理体系认证。

始建于1958年，前身为江苏省中医药研究所，首任所长为著名中医药学家叶桔泉学部委员（院士）。先后研制出中药新药30余个，如脉络宁注射液、月月舒（痛经宝）冲剂等。全院占地面积78亩，建筑面积87500平方米，职工1218人；正、副教授、主任医师、研究员237名；博士、硕士生导师34名；全国名老中医、省名中医、省名中西医结合专家26名；12位专家享受国务院及省政府特殊津贴；拥有3个国家、2个省名老中医工作室；江苏省杰出青年基金获得者1名，省“333工程”、省“135工程”重点人才、省“领军人才”等30余名；拥有全国五一劳动奖章、全国医德标兵、全国巾帼岗位明星、省勤廉标兵、省市级我最喜爱的健康卫士、十佳健康卫士、省市级巾帼示范岗、青年文明号、行风建设先进单位等一批先进集体和模范人物。

医院核定床位730张，规划床位1500张，临床学科较为齐全，设有内科、外科、妇产科、儿科、急诊科等16个一级学科，肾科、心胸外科等32个二级学科。其中，消化科、骨伤科、心血管科、重症医学科为国家级重点专科，妇产科、呼吸科、肿瘤科、内分泌科、普外科等8个专科为江苏省重点专科。

现有专业设备总值2.5亿，拥有一批先进的进口设备，如核磁共振、DSA、64排CT、数字化胃肠机、电子内窥镜、彩色超声波诊断仪、液质联用仪、高效液相色谱仪、超细胃镜、双能X线骨密度仪、骨关节镜、腹腔镜等。常规开展各种断层摄片与造影、细菌培养、免疫组化、基因扩增、微创介入、冠心病介入诊疗、血液净化、ERCP、四级腔镜手术、颈椎前路、后路椎间孔镜技术微创治疗颈椎病、经输尿管气压弹道碎石术、保胆取石术、甲状腺弹性超声等先进的诊疗项目。检验科2009年通过ISO15189认证，为中医药临床和研究提供相应的质量保障。

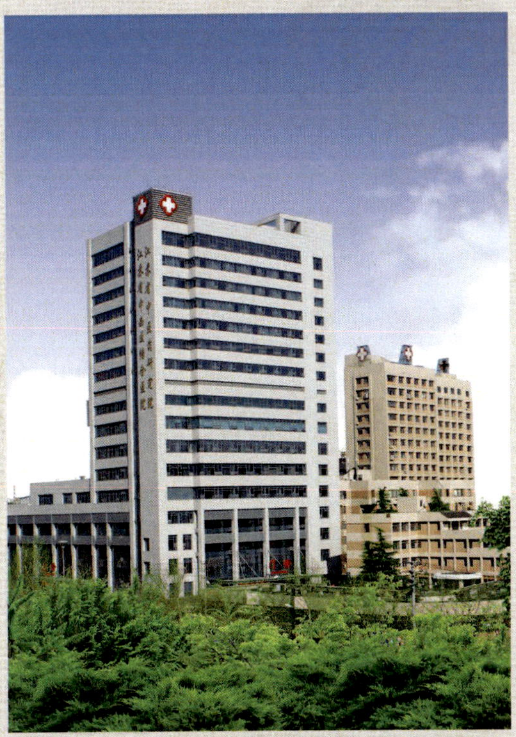

研究院拥有一批较为成熟的科研工作平台，包括中药口服制剂释药系统、瘿病证治2个国家重点研究室，江苏省现代中药制剂工程技术研究中心及中试放大平台、省天然药物研究与创制实验室和国家专利产业化江苏中医药试点基地，细胞与分子生物学实验室、消化病研究室、中医药抗动脉粥样硬化实验室、辅助生殖实验室、肺动力实验室、肿瘤免疫药理实验室，及传统中药资源、化学、制剂、分析、药理毒理、临床药学与代谢实验室和一个SPF级动物实验中心。近5年来，中标科研项目162项，获厅局级以上科技进步奖19项，获发明专利37项，取得新药证书、临床批件等4个，发表论文1547篇，其中SCI/ISTP收载169篇。

我院本着“仁心、仁术、前沿、前驱”的院训精神，以“中西医结合、医药教研相融”为特点，以“中西合璧、德艺双馨”为核心价值观，以“演绎医学的艺术与非凡、呵护患者的健康与尊严”为使命。目前已形成了中西医结合特色突出、医药相长优势显著，集医、药、教、研为一体的大型医疗、研究、教学机构。

西藏自治区藏医院

བོད་རང་སྐྱོང་ལྗོངས་སྨན་རྩིས་ཁང་།

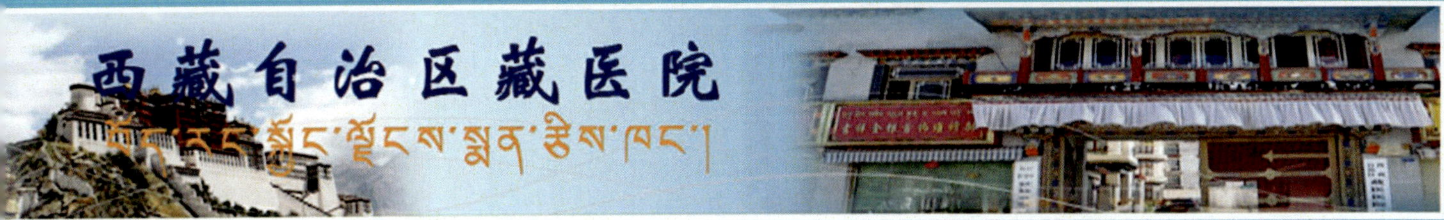

西藏自治区藏医院是全区唯一的自治区级藏医医疗机构，也是至今在全区、全国唯一被国家卫生部和国家中医药管理局通过评审达标后获得自治区级“三级甲等”藏医医院殊荣的一所综合性医院。现位于拉萨市娘热路26号，前身为拉萨“门孜康”（藏医星算学院），始建于1916年。

1959年西藏民主改革后，自治区筹委会将“门孜康”（藏医星算学院）改名为藏医院并和“药王山利众医学院”合并成为拉萨市军管会第二门诊部，由军代表负责管理。1978年党和政府为积极扶持藏医药事业的发展，拨出50万元兴建了第一所藏医门诊大楼，建筑面积达2871平方米。1980年根据中共中央对西藏工作做出的决定（31号文件）精神，大力发展藏医及天文历算，把藏医院变成全区藏医药医、教、研中心的精神，从9月1日起，将原来的拉萨藏医院正式更名为西藏自治区藏医院，隶属自治区卫生厅直属单位。

西藏自治区藏医院组织结构

藏医院现有建筑面积5万多平方米，内设2个研究所、一个药厂、9个职能部门、11个临床科室、5个医技科室、15个专利诊断室、开设260张床位。半自动化的藏药厂，年生产藏药最高指标达到万斤，医院在继承、发展藏医药学的同时，积极主动地吸收现代医学科技成果，不断拓展业务范围。形成了功能齐全、手段先进的影像、功能检验中心。在继承保持藏医诊断方法的基础上，积极引进现代科学技术，更新设备，先后引进了2台大型X光机、彩超、电子内窥镜、双螺旋“CT”诊断仪、全自动生化仪、血液流变学检查全套血液粘度仪及心电和手提X光机、CPM系列功能康复器、心电监护器等现代科技产品。

医疗走向规范化管理

近年来，随着医院的发展和医疗改革的不断深入，藏医院在医院的管理中紧紧围绕卫生厅制定的《藏医医院分级管理标准》和《藏医护理操作规程》的同时，进一步理顺原有的各项规章制度，废除不适应现代医院管理制度，制定了完善的规章制度，逐步开展分级管理达标和综合目标管理责任制，努力指导由传统的管理模式逐步向现代科学管理转变。特别是1991年，藏医院被国家中医药管理局列入“杏林”计划后，国家和自治区共投入400万元进行了重点建设，1996年被正式批准为全国示范藏医医院。在此基础上，于1998年藏医院提出争创“三级甲等”藏医医院的目标，在创建活动中，牢固树立“质量第一、服务第一、病人第一”的思想，以“病人为中心，实现病人利益最大化”作为医院的服务宗旨和经营理念，加强管理。确立了“临床一线为病人谋利益，后勤为临床一线服务”的运作机制。为保证医疗质量，为广大患者提供安全、优质的服务，建立了以院长为主任委员的医疗质量控制委员会、药事管理委员会、院内感染管理委员会和病案管理委员会等监督管理体系，制定了工作职责和实施细则及有关知识手册，加强了医疗文件的书写质量，补充完善了医疗各项规章制度和操作规范，医疗、护理业务技术评价标准。

坚持继承和发挥藏医药优势，提高藏医药学术水平和治疗能力，积极利用现代科学技术，促进藏医药理论与实践的发展，加快藏医医院的现代建设。坚持以专科为“龙头”，以医院为主体，两个研究所和藏药厂为两的发展思路，为人民群众提供价格低廉、质量优良的藏医药服务。使藏医院的管理水平、医疗质量、学术水平、医德医风、医疗环境有了大幅度的提高，成为集藏医医疗、教学、科研、预防保健和藏药生产为一体的具有民族特色的综合性藏医现代化医院。

地址:拉萨市娘热路26
联系电话:
住院部 (0891)6322351
门诊部 (0891)6323231

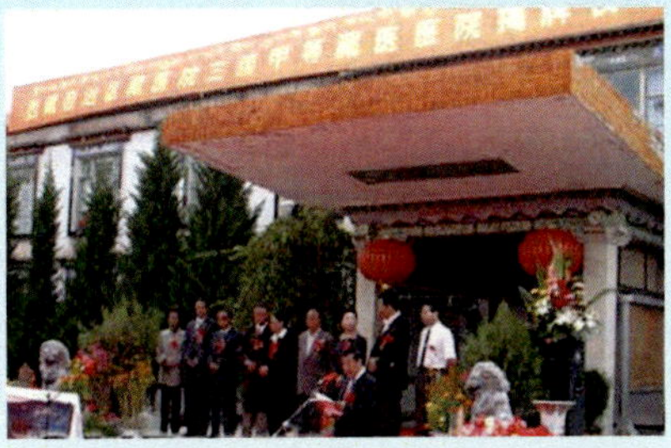

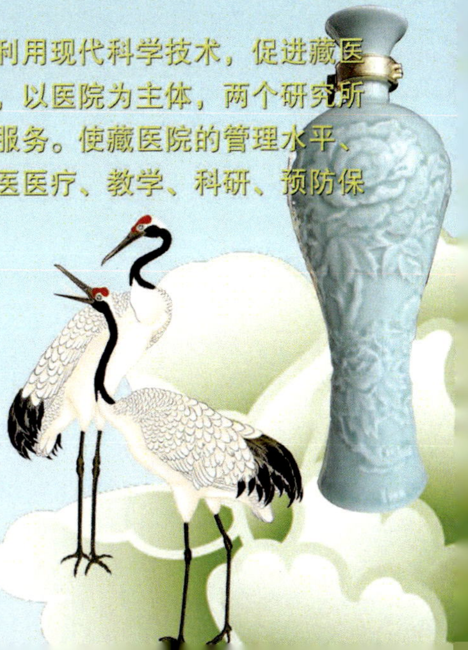

南通良春风湿病医院

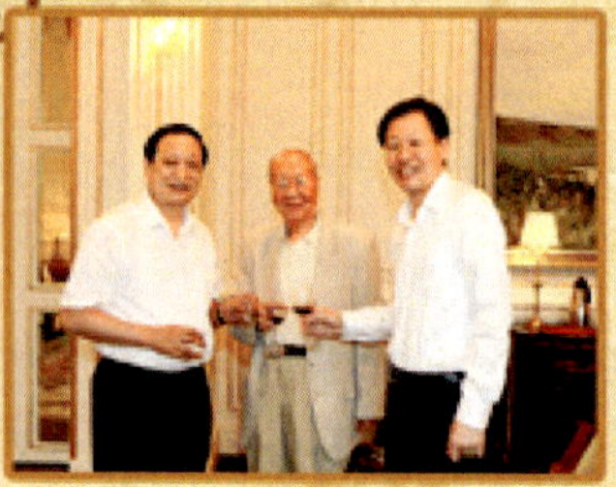

2011年7月23日，江苏省政府与国家中医院管理局将南京中医药大学合作办成国内一流、国际著名的大学的会议上，李学勇省长（右）、王国强部长（左）亲切会见朱良春教授。

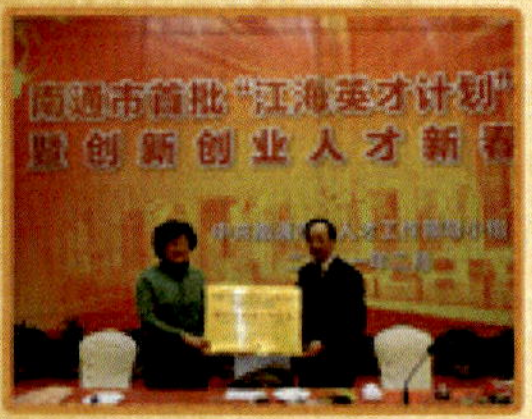

2011年2月19日，南通市杨展里副市长为我院博士后科研工作分站授牌。

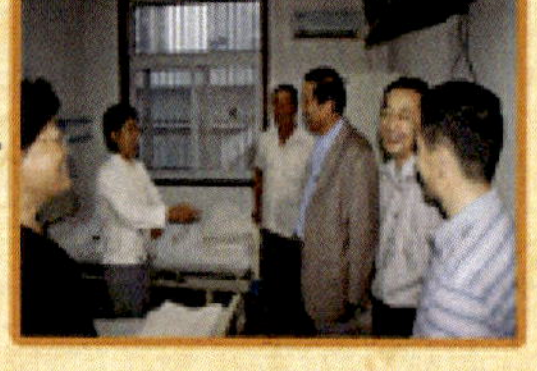

2011年9月10日，许志仁司长和省中医药管理局、市卫生局等领导在视察我院病房时，长春市类风湿患者在治疗半月后，生活能够自理，关节活动自如，对医院用中医疗法，疗效显著，向许司长表达了对医院的感激之情。

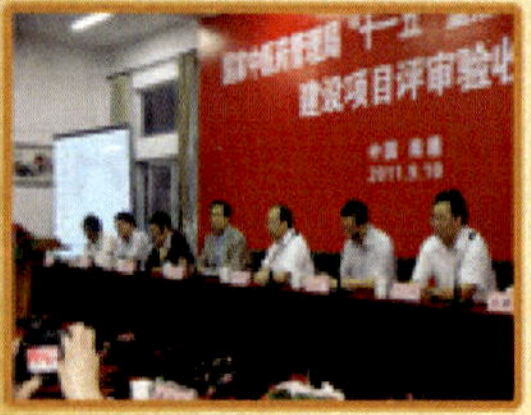

2011年9月10日我院通过国家中医药管理局"十一五"重点专科（风湿病科）项目评审验收，会上许司长给我院作了七点评价："士气高、发展快、特色浓、疗效好、影响大、有创新、工作实。"

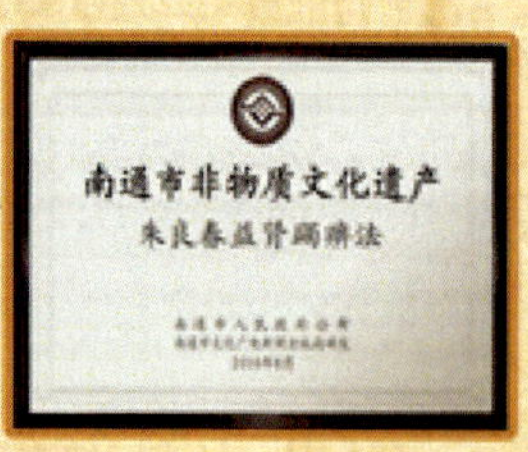

2010年8月，"朱良春益肾蠲痹法治疗风湿病"列入南通市"第二批非物质文化遗产"目录，同年已申报江苏省非物质文化遗产。

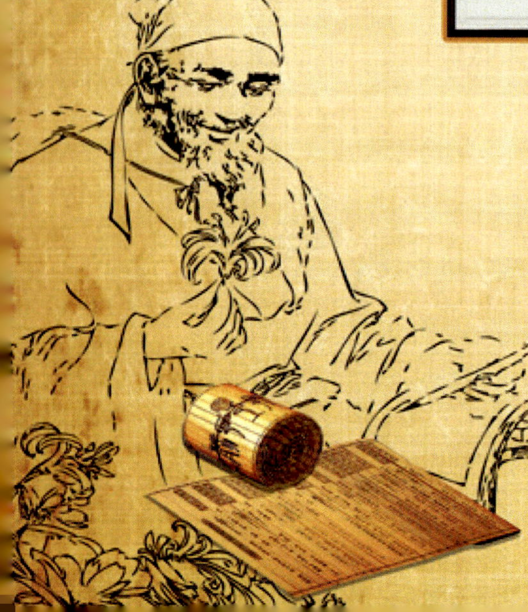

南通良春风湿病医院（前身是南通市良春中医药临床研究所）是一所由
医大师、著名虫类药专家、风湿病泰斗朱良春教授和他的学术继承人朱婉华
任中医师领衔创办的江苏省第一所市级风湿病专科医院，南通市医保定点单
中国中医科学院临床基础研究所博士后流动工作室（站）和南京中医药大
临床实习基地。2011年9月10日通过国家中医药管理局"十一五"重点专科
湿病科）建设项目验收。

医院以风湿病专科、肿瘤专科、康复养生科为医院的特色专科。建有达
要求的制剂室用房2800平方米，生产治疗风湿病、肿瘤、肝病、脾胃病、肾
肺病等疑难杂病的21种有自主知识产权的医院制剂。
以朱良春和朱婉华为首的学术团队在中医药治疗风湿病、恶性肿瘤领域已形
自己独特的临床治疗体系，"益肾蠲痹法治疗风湿病"具有疗效肯定，不良
应少的特点，居国内领先水平，显示出中医药的特色优势。多年来"良春人
秉承着国医大师朱良春"经典是基础，师传是关键，实践是根本"和"经验
保守，知识不带走"的理念，艰苦创业，走出了一条"名医、名科、名院"
成功之路，通过五年的不懈努力，医院的发展取得了阶段性的成果。

1．承担和参与国家"十一五"科技支撑计划课题2项，承担江苏省科技
撑计划课题1项：

（1）国家"十一五"科技支撑计划中医药治疗常见病研究项目"痛风
节炎中医综合治疗方案研究"课题（课题编号：2007BAI20B034）。

（2）国家"十一五"科技支撑计划"重大疑难病中医防治研究"项目
于二次临床研究的中医药治疗类风湿性关节炎的临床评价"课题（课题编号
2006BAI04A10）。

（3）江苏省科技支撑计划"朱良春诊疗经验传承创新及运用示范"课
课题编号：BE2009614）。

2．获得国家发明专利3项，专利受理3项：

（1）复方首乌痛风颗粒，专利号：ZL200610038350.2。

（2）痛风颗粒，专利号：ZL200610088103.3。

（3）益肾蠲痹丸作为治疗痛风慢性期药物的应用，专利号：
ZL200610097393.8。

（4）新癀片在制备治疗痛风急性发作的药物中的应用，专利受理号：
201110000885.1。

（5）痛宁胶囊及其生产方法和用途，专利受理号：201110000884.7。

（6）保健养生粥及其制作方法，专利受理号：201010152683.4。

3．科研成果及荣誉：

（1）2005年"益肾蠲痹法治疗风湿病（类风湿、强脊炎、骨关节炎、
腰椎退变、痛风、红斑狼疮等）"被列为国家中医药管理局科技成果推广项

（2）2009年6月，董事长朱良春被评为建国以来由人力资源和社会保障
卫生部和国家中医药管理局联合评选的首批国医大师（全国共30人，地市
仅此一人）。

（3）2010年8月，"朱良春益肾蠲痹法"被列为南通市非物质文化遗产
护名录。

（4）2010年8月，世界中医药学会联合会风湿病专业委员会成立，"益
蠲痹法"创始人朱良春任名誉会长，传承人朱婉华任常务理事，第三代传承
蒋恬任青联委员。

（5）2010年10月，人力资源和社会保障部与全国博士后管委会批准我
立全国博士后科研工作分站。

4．技术培训方面：

（1）2009年和2010年我院举办的两期全国性学习班吸引了300多名国内
的高层次学员，推动了各地风湿病专科的建立，受到学员的一致好评。

（2）2006年9月21日，与广东省中医院吕玉波院长签订合作协议，建成
的"良春中医专科医院"将成为广东省中医院主办卫生部高级研修院教学基
和国家中医药管理局中医现代化典范的实习基地。

（3）2009年11月，我院与南京中医药大学签订建立教学基地关系的协

（4）2011年3月10日，广州中医药大学副校长广东省中医院吕玉波院长等一行送陈党红博
前来拜师，向国医大师朱良春跟师学徒两年。

（5）2011年4月30日，上海中医药大学党委谢建群书记，二军大陈群平政委，江苏省中医
刘沈林院长带博士后方邦江，周媛，孙伟教授、主任医师，纪伟教授、主任医师四人前来，举
了隆重的拜师仪式。

"良春人"的自力更生、艰苦创业，以"医乃仁术、医术求精、服务至上、管理有序"的
营理念为来自世界各地数十万疑难病患者解除了疾苦。现已95岁高龄的国医大师朱良春教授仍
斗在第一线。朱良春先生的老师章次公在朱老出师临别时曾赠予他一方印章"儿女性情，英雄
胆，神仙手眼，菩萨心肠"，朱老以这十六字箴言为鉴，作为他做人、行医的准则，同时也以
教诲"良春人"。"良春人"深感章次公老、朱良春老的嘱意之重，以这十六字为座右铭，将
次公先生的遗风在良春医院发扬光大。

如果说"十一五"是谋发展的五年，那么"十二五"将是实现跨越的五年。良春人将以国
中医药管理局"十一五"重点专科（风湿病科）验收和二级医院评审为契机，齐心协力，在新
发展起点上不断拓展创新，吴仪副总理提出的"名医、名科、名院"三名工程战略，已在这块
地上生根、开花，我们坚信一定会结出更加丰硕的成果。

黑龍江省五大連池工人療養院

黑龙江省五大连池工人疗养院位于黑龙江北部，坐落于五大连池世界地质公园。这里有独特的矿泉资源和火山风光，是我国著名的疗养旅游胜地。我院于1979年由中华全国总工会投资兴建，隶属于黑龙江省总工会。是经省卫生厅批准的医疗机构。疗养院占地12万平方米、建筑面积3万平方米，拥有床位1320张，员工500余人（高级职称16人、中级职称65人、初级128人），是一所集疗养医疗、康复保健、矿泉科研、养生度假为一体的多功能疗养院。1989年，我院开始接待俄罗斯疗养员，到目前已经25年时间。最近几年，由于影响不断扩大，人数逐年增加，每年接待人数达20000人左右。我院主要是充分挖掘祖国传统医学的宝库，使中医中药、针灸、按摩等疗法发扬光大，结合现代医疗技术和矿泉饮、浴、泥疗等方法，推出具有中西医结合特色的康复医疗服务。收到明显的治疗效果，使许多慢性病患者得以康复，受到俄罗斯朋友的欢迎和信赖，树立了五大连池工人疗养院对俄服务的品牌，同时也促进了当地康疗产业和旅游经济的发展。

具体做法：一是发挥中医中药特色结合矿泉疗法治疗多种疾病。针对俄罗斯人喜欢中国的中医中药的特点，我院大力开展中医中药项目，发挥中医中药的优势结合当地的矿泉饮、浴、泥疗等治疗多种慢性病，取得了显著的疗效。被俄罗斯朋友称为“无创伤、无痛苦、无不良反应、人人愿意接受”的绿色疗法。二是打造特色服务品牌。为了更好地为俄罗斯朋友服务，多年来我们始终遵循“一切以患者为中心，以质量为核心”，涉外工作无小事的服务理念，为每位患者提供高效、安全、便捷、温馨的服务，让他们高兴而来，满意而归。我们根据俄罗斯人在院时间短而渴望尽快得到治疗的心理，入住的当天起，就由专职医护人员负责其全程的医疗服务，及时为每位俄罗斯患者制定详细的治疗康复方案，科学安排时间治疗，合理安排治疗项目，使他们在短短的十几天里尽可能的收到好的治疗效果。三是开展综合服务。在餐饮服务方面，我们按照俄罗斯的习惯，以西餐为主，辅以中餐，每餐均是自助餐，荤素搭配、主副食齐全、饮品多样，每天更新主副食种类，避免重复。建立每个俄罗斯朋友入住档案，对多次来院的老游客给予优惠奖励，给每位在入住期间过生日的俄罗斯患者送生日蛋糕等，让他们时刻感到家的温馨。另外院内设有娱乐场所：健身房，台球室、乒乓球室、排球场、篮球场，卡拉OK厅、室外游乐场、日光浴场，为俄罗斯朋友提供丰富多彩的文化娱乐场所和健身场所。

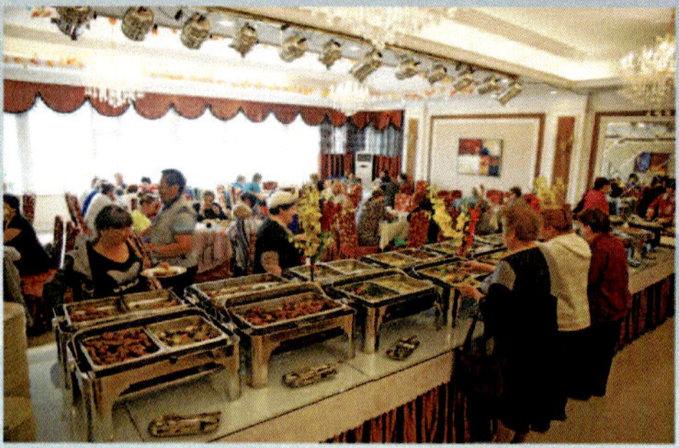
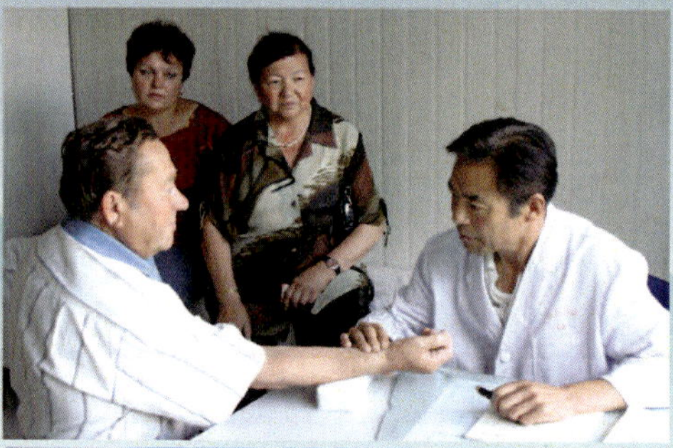
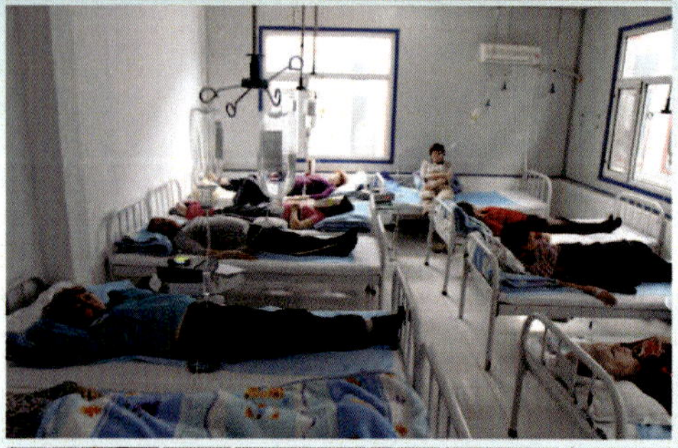
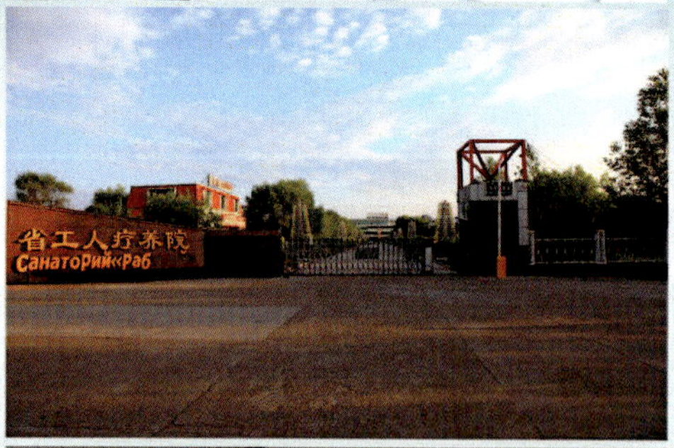

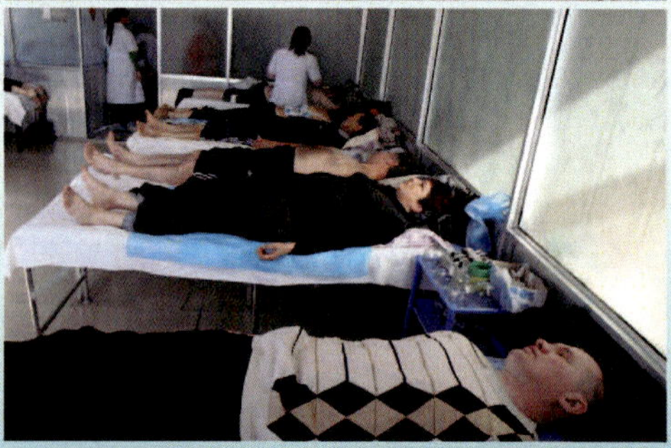
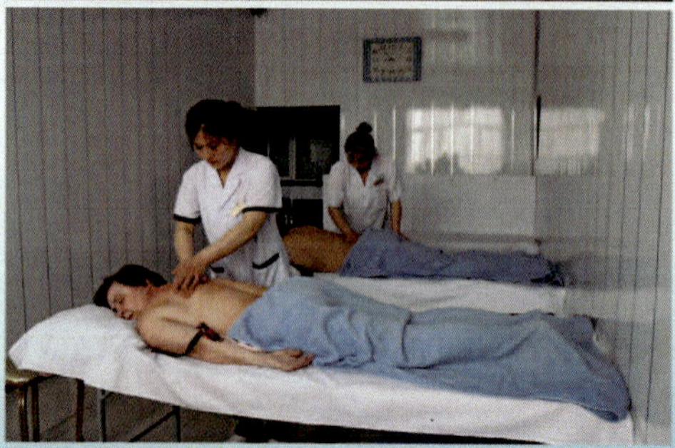
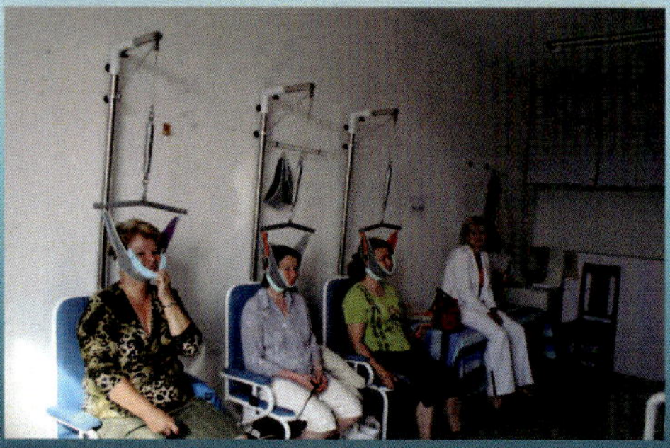
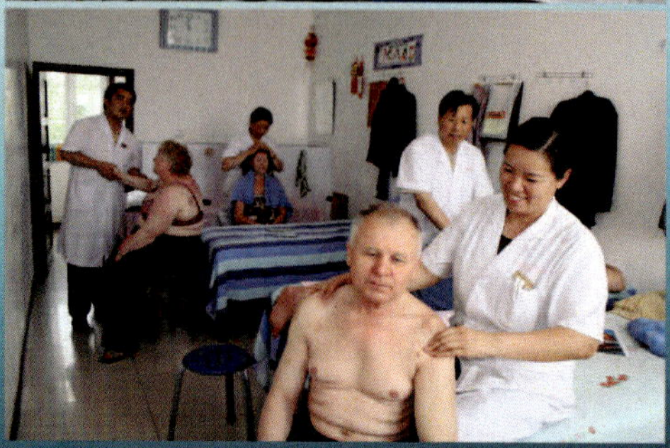

宁夏明德中药饮片公司

一、企业概况

宁夏明德中药饮片有限公司创建于2003年8月，是集中药材种植、中药饮片生产、销售、炮制、中药材种植技术研究及回药研发为一体的有限责任公司。是“国家中医药重点学科建设单位”、“自治区农业产业化重点龙头企业”、“自治区农业产业化优秀龙头企业”，是“自治区百家成长企业”。公司通过了《药品生产质量管理规范（GMP）》、质量管理体系（ISO9001）和环境管理体系（ISO14001）三项认证，拥有完整的生产质量管理体系，是西北规模最大，运行最规范的中药饮片企业。公司现有资产1.02亿元，员工183人，其中专业技术人员72人，占人员总数的40%。公司于2008年7月成为宁夏医科大学的教学和科研实践基地；2014年我公司承担了国家中医药管理局“种子种苗繁育基地建设项目”，南京中医药大学为技术支撑单位，与其建立了校企合作关系，依托南京中医大及医科大的科研优势，公司的科技进步和人才培养得到了有效保障。

二、生产经营情况

公司的经营理念是“承传、创新、规范、提高”。在继承中药饮片传统炮制方法的基础上，加大科技开发力度，依托自治区科技型中小企业技术创新、外贸出口产品开发、科技攻关等项目，积极创新中药饮片炮制技术，研究制定中药饮片质量标准,努力提升企业技术水平。公司现有生产线两条，年生产能力2000吨，经营中药材950多种，生产不同品种规格的中药饮片1200多种。在继承中药传统炮制技术的基础上，不断创新工艺，研究制定质量标准,提升炮制技术水平，同时不断完善以供应、生产、质量、销售各部门相互配合、相互监督的管理体系，保证了产品质量。公司凭管理打造精品，靠质量开拓市场，目前产品覆盖宁夏全境，辐射安徽、甘肃、内蒙等省区，质量享誉西北。2008年8月，我公司在西北地区率先开发生产小包装中药饮片，因其具有称量准确、质量优异等诸多优点而受到医患广泛的认可和欢迎。目前，小包装中药饮片已经牢固占据宁夏市场，年产销近500吨。2012年完成产量1500吨，实现工业产值6200万元，销售收入5500多万元，利税1000多万元；2013年完成产量2000吨，实现工业产值8100万元，销售收入7567万元，利税1200多万元。

三、农产化龙头带动情况

公司充分发挥产业龙头带动功能，积极推进中药材产业发展。倾力构建“公司+农户+基地”的产业经营格局，通过与农户签订《中药材种植与收购技术服务合同》，在农户中发展中药材种植。近年来，公司在隆德县建立了中药材种植基地，并带动全市种植中药材近十万亩。主要种植品种有六盘山区道地中药材金莲花、秦艽、柴胡、黄芪、党参、黄芩等。几年来，累计带动当地种植户近5000户，收购中药材5980多吨，支付农户药材收购款上亿元。为当地农民脱贫致富做出了贡献。

四、成绩荣誉

公司始终以树立明德形象、展示明德品牌、恪守明德信誉，弘扬明德文化为企业精神。近年来，先后被区、市、管委会及政府相关部门授予“自治区农业产业化优秀龙头企业”、“自治区农业产业化重点龙头企业”、“优秀企业”、“先进企业”“百家成长”企业；等二十多个奖项；2010年公司“文德”牌商标被自治区人民政府评为“宁夏著名商标”、公司产品被评为“宁夏名牌产品”；2011年-2012年获得“六盘山道地中药材秦艽规范化炮制技术研究”和“金莲花种植技术研究与示范”两项目自治区级科技成果，2009-2012年连续4年被自治区药监局评定为“A级诚信制药企业”，2013年，被自治区药监局评定为“AA级诚信制药企业”。

发展是硬道理，只有发展才是企业实现经济效益和社会效益的源泉所在。作为自治区农业产业化的龙头企业，可以预见，在政府的大力扶持下，在明德全体员工的不懈努力下，明德中药今后的成长步伐将大大加快，将为全区调整经济结构、优化产业布局、激发经济活力、促进社会和谐发挥重要作用。

追求卓越，不断进取，明德公司必将与您携手共同迈向充满希望的明天。

地　　址：固原经济开发区兴源路西段
联系电话：0954-2080716
销售热线：0954-2081111 2080566
传　　真：0954-2081866
邮　　箱：mingdezhongyao@163.com
网　　址：http://www.nxmdzy.com

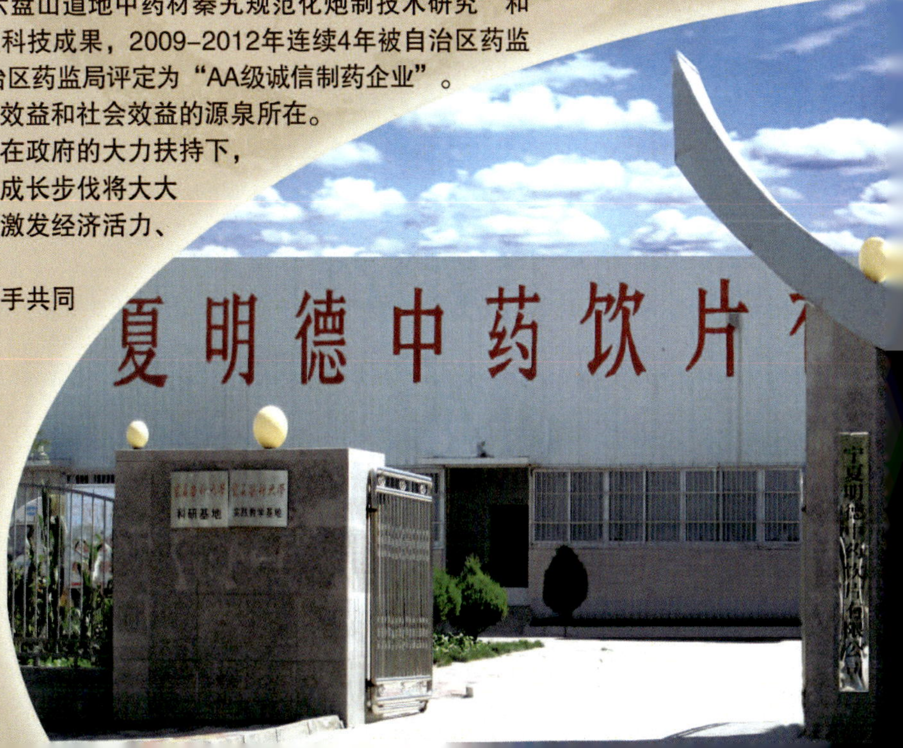

籽为康®

籽为康 亚麻籽膳食餐

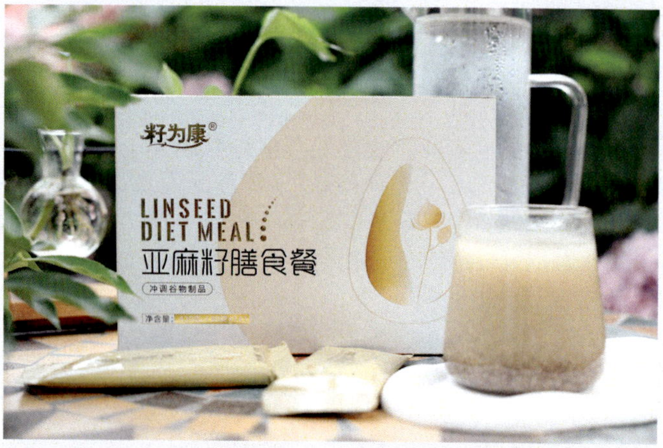

作为一款轻食冲调谷物制品，籽为康亚麻籽膳食餐凭借欧米伽-3及丰富的亚麻籽营养成分，为全年龄阶段人群创造完善的膳食环境，提供完整的科学健康饮食管理方案。

- 生活节奏加快
- 缺乏日常运动
- 饮食习惯不规律
- 摄入油脂不平衡

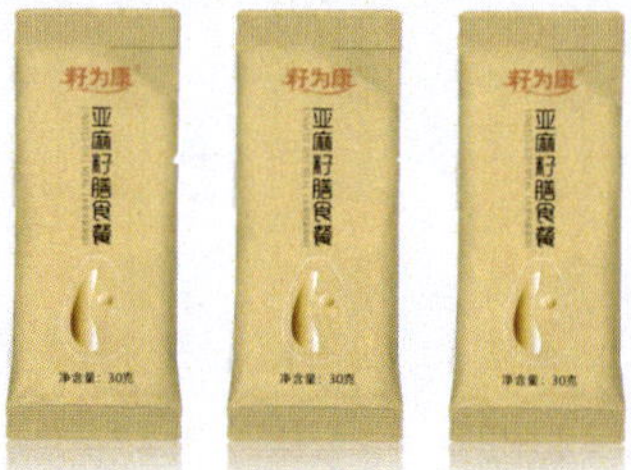

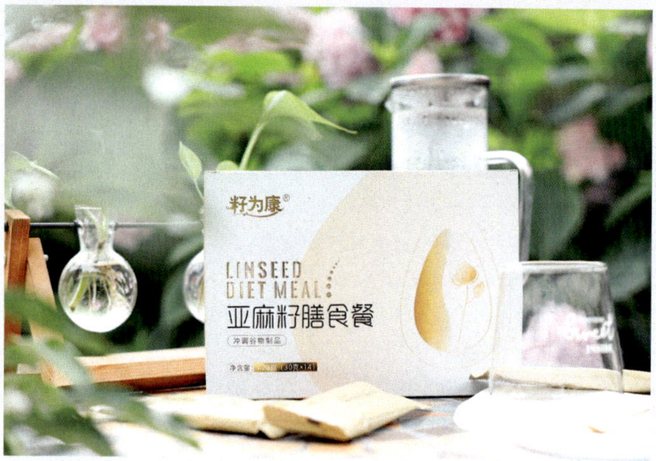

三大核心成分 远离亚健康

籽为康亚麻籽膳食餐将现代技术与传统养生精髓紧密结合，添加熟化亚麻籽粉、亚麻籽油微囊粉、亚麻籽肽三大核心成分，辅以多种天然谷物，保证人体营养摄入均衡的同时，助力达到轻体的效果。

亚麻籽粉（熟化技术）

熟化亚麻籽粉拥有5000多年食用历史，不仅饱腹感高，还蕴含多种对人体有益的营养元素，其中的欧米伽-3相当于三文鱼的7倍，更适合辅助改善亚健康。

亚麻籽油微囊——乳化包埋

国家发明专利—乳化包埋技术，进一步锁定亚麻籽油核心营养成分，通过“化油为奶”技术让小分子肽吸收率更高，实验表明：水溶植物ω-3比油溶ω-3的吸收率提高5～8倍！

亚麻籽肽

肽是构成人体所有细胞的基本材料，有益于体内各个系统、器官和细胞的生理功能保持健康水平。

七项专利技术

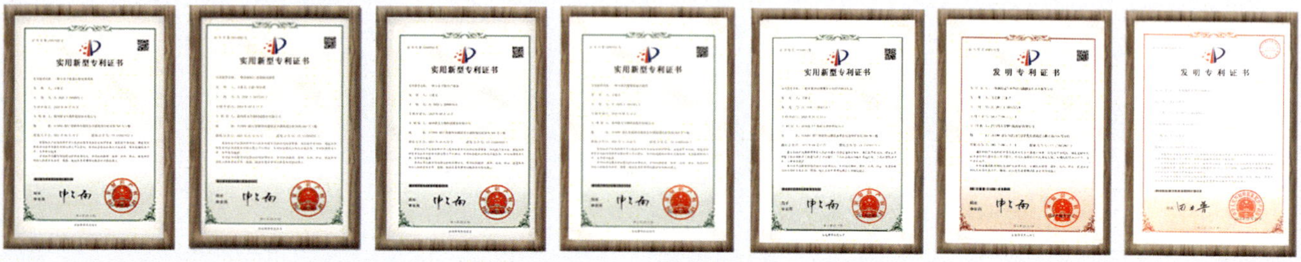

官方客服热线 4000139991

籽为康®

籽为康欧米伽-3植物乳茶

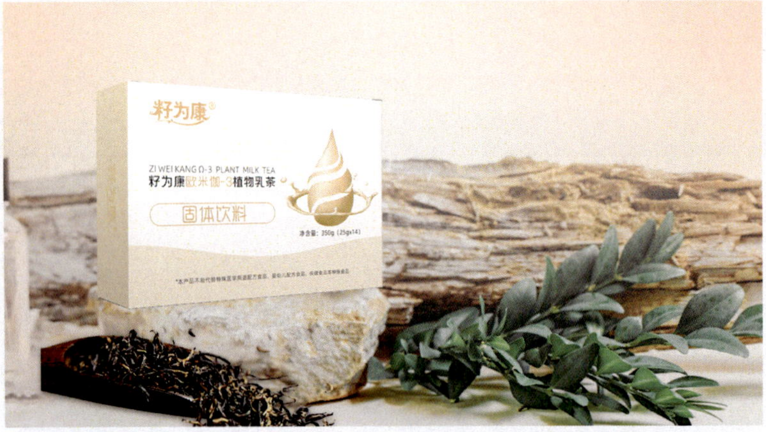

籽为康欧米伽-3植物乳茶是一款以生酮轻体为核心的产品，以低能量、均衡营养摄入为原则，在提高饱腹感的同时，辅助轻体塑性，适合多年龄段轻脂、健身人士。

欧米伽-3亚麻籽油微囊粉+MCT(中链脂肪酸)

亚麻籽油乳化包埋专利技术，其中生酮成分中的亚麻籽油微囊粉及中链甘油三酯微囊粉（MCT）取代植脂末（奶精），减少糖分的摄入，提高饱腹感的同时，为身体补充油脂及多种营养成分。不添加蔗糖，不含反式脂肪酸。

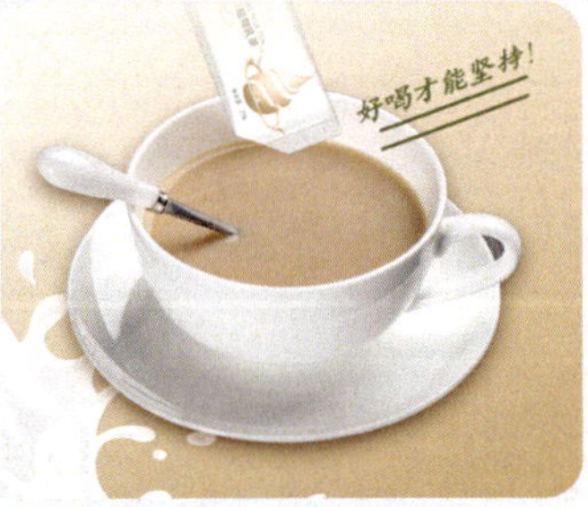

绿咖啡提取物+白芸豆提取物+共轭亚油酸微囊粉+抗性糊精

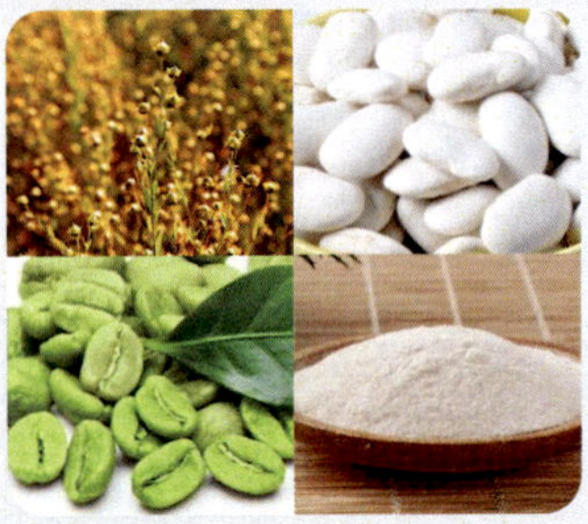

绿咖啡提取物：能够让肝糖释放保持正常水平，帮助脂肪分解

白芸豆提取物：让人体对淀粉的消化吸收以及葡萄糖的吸收达到正常水平

共轭亚油酸微囊粉：美体，走出亚健康状态

抗性糊精：帮助肠道内垃圾的排出

胶原蛋白燕窝肽

特别添加**胶原蛋白肽**、**燕窝肽**等活性物质，高效流走油腻垃圾，同时为身体补充营养，让肌肤充满活力。

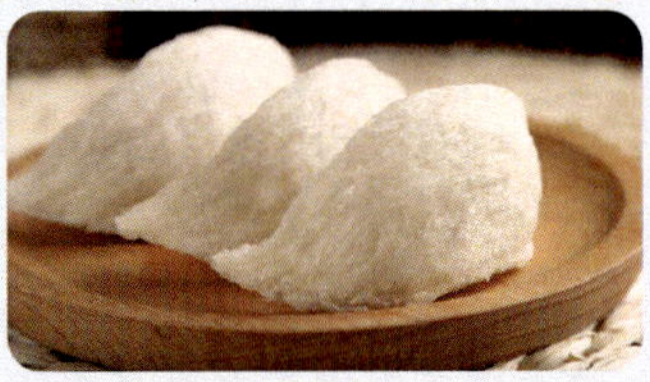

官方客服热线:400 -0139 - 991

基底原料:高品质红茶粉 +脱脂奶粉

高品质红茶：红茶粉经由多道工序研磨而成，入口醇香。红茶粉末中含咖啡碱，可提高集中力。

脱脂乳粉：含丰富的维生素A和维生素C，营养价值高、脂肪含量低，均衡补充身体所需营养成分。

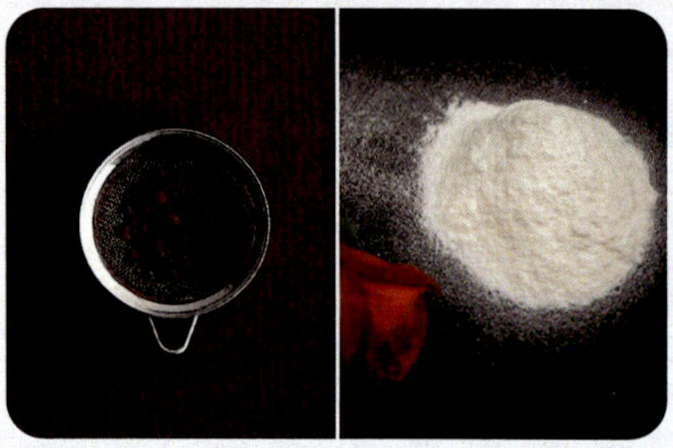

营养健康 控卡轻体

快速充电　应对碳脂　科学配方

优质原料　持久饱腹　口感满足

适合人群

食欲大

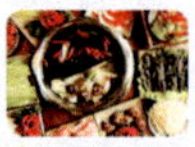

爱吃甜食

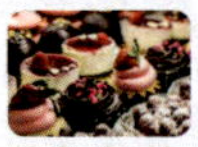

轻食计划中

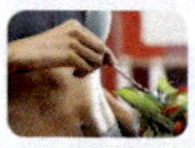

上班久坐

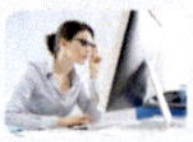

无暇运动

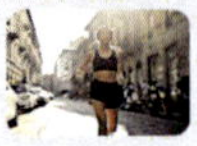

健身人群

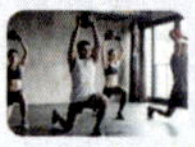

专利展示

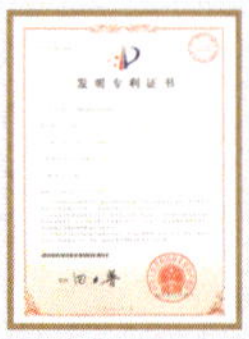
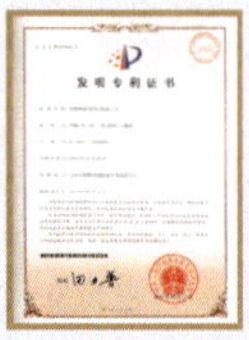
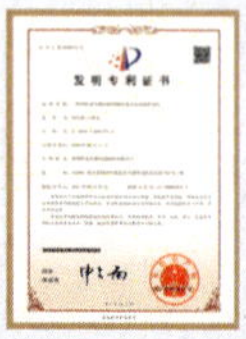
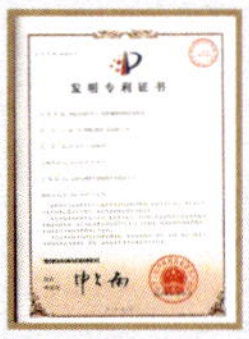
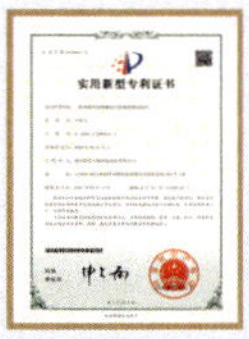
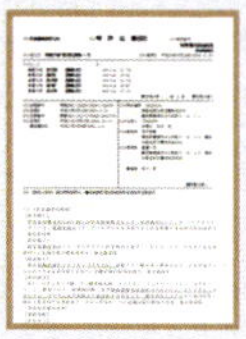

卿雅堂健康产业集团

QINGYATANG HEALTH INDUSTRY GROUP

卿雅堂健康产业集团（简称卿雅堂）是一家专注于儿童健康管理的品牌企业。作为一家集研发、生产、教育培训、管理为一体的综合性企业，卿雅堂下设有：山东中医药研究基地、天津智典培训学校、“青春主义”医疗美容机构以及卿雅堂品牌运营管理公司。目前，卿雅堂全国共开设专业调理机构上千家。企业以“善其身，济天下”为经营理念。在自身能力不够强大时，不慕虚名，不好高骛远，脚踏实地的向前发展，不断完善、强大自身；在具备一定能力时，做到胸怀天下，贡献社会，为国民健康谋福祉，传递企业正能量，弘扬优秀企业文化，这一理念是卿雅堂人始终坚定的行动指南。

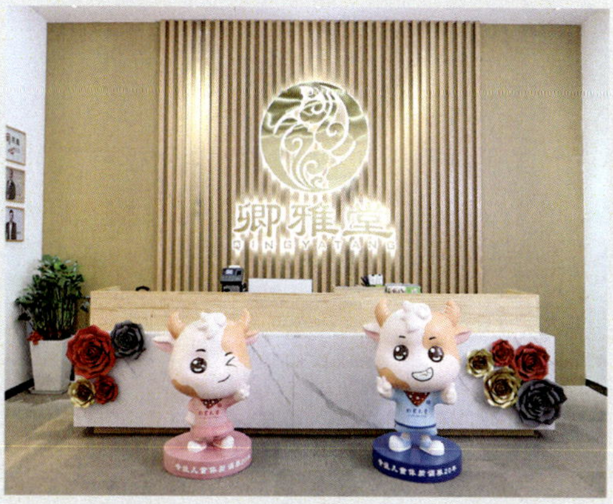

卿雅堂结合臣字门学术流派的学术思想，秉承“未病根养”理念，运用中医学理、法、方、药的思辨过程，致力于儿童体质调养。独创五行养生、经络养生、脏腑养生、药食养生、情志养生为一体的特色调养服务体系，打造气功小儿推拿、二十四节气儿童体质调养、畅呼吸鼻咽调养、青铜十八式五色热敷等26个健康调理项目。设立“卿雅堂儿童体质调养中心”让每一个社区都有一所儿童健康管理机构，使中医养生文化走进千家万户。

荣获中国质量认证管理评估中心、中国企业信用评价中心颁发的中国3.15诚信企业；中国著名品牌；全国消费者放心满意品牌；中国消费者可信赖企业；企业信用评价3A级信用企业；中国中药协会亚健康药物研究委员会理事单位；中和亚健康服务中心少儿亚健康推拿调理技术推广单位及亚健康咨询师培训教材入编专业技术单位；中和亚健康服务中心颁发的“亚健康执业技能水平培训基地”；天津武术协会颁发的“幼儿武术教育推广战略合作伙伴”；天津市健身气功协会武医健康专业委员会颁发的“武医融合体系建设战略合作单位”；全国中医药儿童健康工程办公室颁发的“全国少儿推拿调理专家委员会理事单位”；北京市中和亚健康科学研究院儿童健康研究所颁发的“全国儿童中医体质测评与调理数据采集单位”；全国中医药儿童健康工程办公室颁发的“全国儿童中医养生保健专家委员会理事单位” “儿童青少年视力防控中医药产业共同体服务单位”；臣字门学术流派传承发展办公室颁发的“‘臣字门’传承发展基地”，中医药儿童健康工程中医膏摩技术规范服务项目办事处，北京市中和亚健康科学研究院产后修复研究所颁发的“女性生殖健康管理推广单位”。

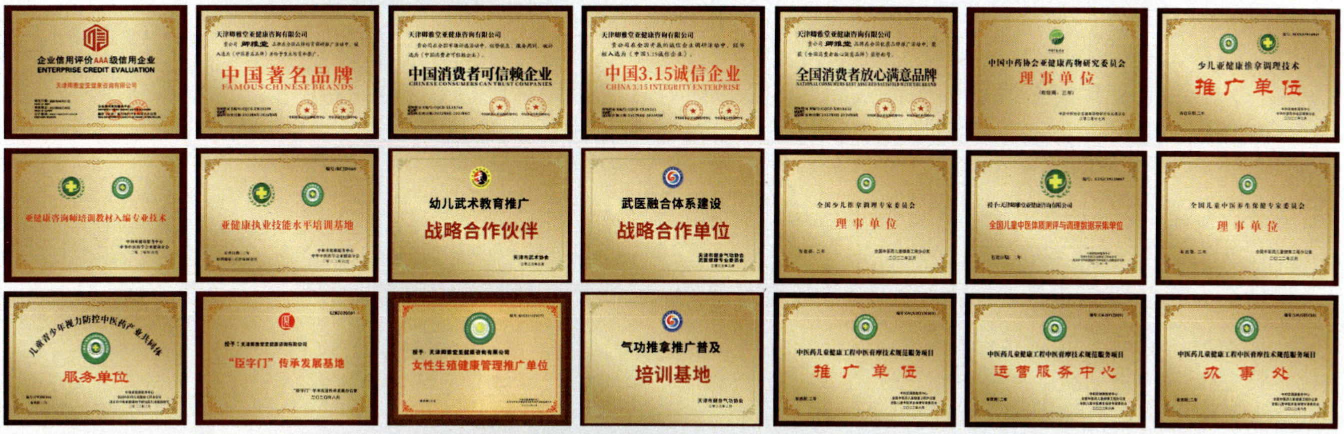

冯新阳

Xinyang Feng

QINGYATANG

卿雅堂健康产业集团总裁

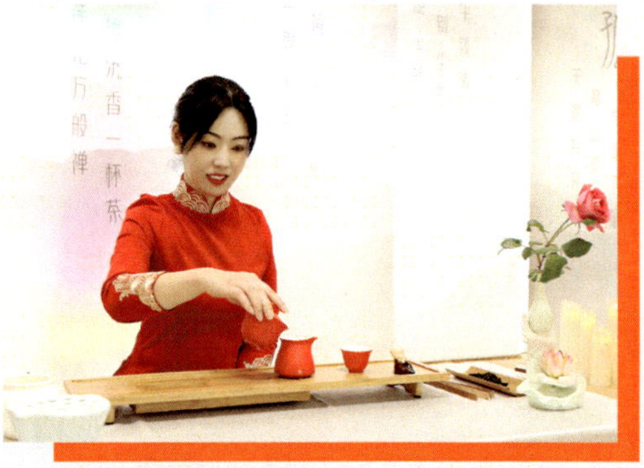

冯新阳，“臣字门学术流派”第七代嫡系传承人，医名冯诗臣，毕业于天津中医药大学针灸系，现任卿雅堂健康产业集团总裁，卿雅堂智典职业培训学校技术校长，国家高级中医理疗师、国家高级亚健康咨询师，致力于养生保健行业二十余年。

卿雅堂2002年由冯新阳创立，20年间卿雅堂在大健康领域的贡献获得较高的影响力，荣获“少儿亚健康推拿调理推广大使”“金丝带·形象公益大使”等荣誉称号。在传承中医药文化，推广亚健康事业发展，宣传四有儿童理念上，坚持以授人以鱼不如授人以渔的社会责任感，组织实施中医特色技术培训班，开设成人、儿童多领域专项亚健康调理师培训，培训人员超十万。自2010年起，专注于儿童健康管理，潜心于儿童健康事业，全国开展大型儿童健康公益讲座、臣字门膏摩技术培训班、气功推拿研学班、“大国育儿”之做智慧父母育四有儿童公益沙龙并参与《“手”护孩子健康工程》大型公益活动50余场，惠及家庭健康达10万余人；2019年先后受邀参加中央电视台《中国好故事》、CCTV《大国匠心》栏目，讲述卿雅堂十几载背后的发展历程。

社会兼职

中国中医药研究促进会治未病与亚健康分会副秘书长；
世界中医药学会联合会慢病专业委员会理事；
世界中医药学会联合会亚健康专业委员会理事；
中国中医药研究促进会综合儿科分会委员；
中华中医药学会治未病分会委员；
中国民族医药学会教育分会委员；
中国医药卫生文化协会中医儿科文化分会委员。

学术成就

臣字门膏摩技术团体标准联合发行人；
参与起草《中医亚健康状态分类指南》；
参与撰写《儿童体质学》《徐氏小儿按摩经》《神魂意魄志》等书籍；
中国中医药报发表《不让孩子输在起跑线上》等文章。

超级门店-卿雅堂儿童体质调养中心 SUPERSTORE—QINGYATANG CHILDREN'S BODY CONDITIONING CENTER

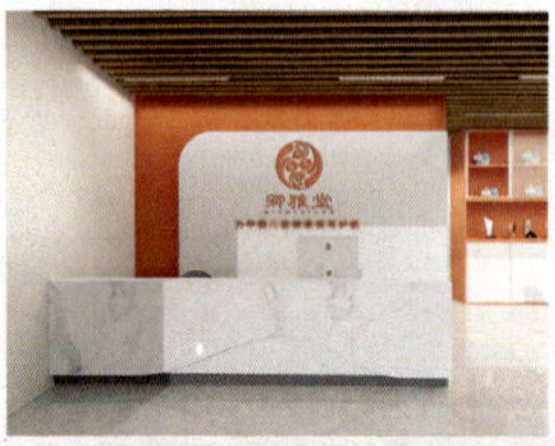

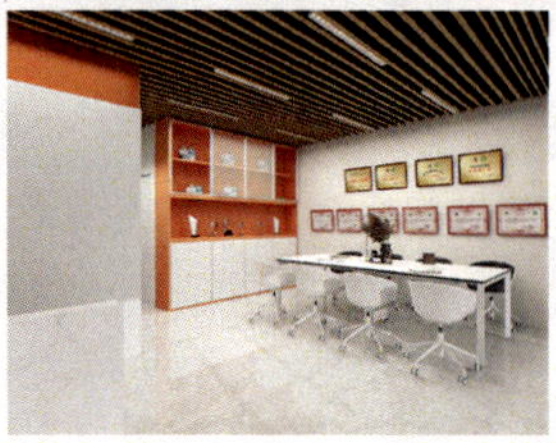

卿雅堂儿童体质调养中心是一家功效型一站式儿童体质调养专门店。

儿童体质调理以五季（春、夏、长夏、秋、冬）、五行、五色全生命周期体质保养为核心，秉承传统儿童亚健康外治疗法特色，开展针对儿童四大基础症状养护的儿童膏摩技术，鼻腔全方位养护的鼻腔养护技术、局部排湿排寒的热敷技术、回补五脏元阳的焫药技术的体质综合调理，以年少则求知于经、摩挲皮肤定魄安玄腑为理论依据，实现“专注未病根养”的体质调理核心理念。

作为儿童亚健康专业调理机构标准化建设与运营的独家品牌，卿雅堂儿童体质调养中心，以全新调理理念，独创13612周期调理法，根据儿童体质特点制定一对一调理方案，给儿童全方位的守护。

特色五季（春、夏、长夏、秋、冬）养生法，春发陈、夏蕃秀、清谷仓、秋荣平、冬闭藏，结合季节和儿童生理病理的特点，对儿童体质调养做到全年养护。

卿雅堂儿童体质调养中心特色技术 SPECIALTY PROGRAMS OF QINGYATANG CHILDREN'S BODY CONDITIONING CENTER

卿雅堂四有儿童24节气养护技术（特色）

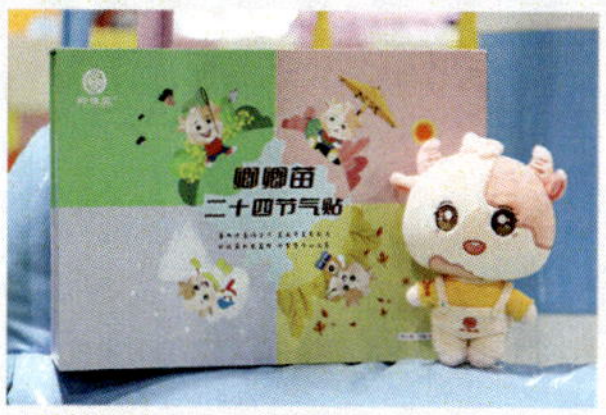

【技术原理】儿童脏腑娇嫩，型气未充，在24节气气候变化前后进行养护调理，可以有效起到预防和保健的作用。

【适应人群】0-12岁儿童。

【预防保健作用】提高免疫力。

卿雅堂五行膏摩亚健康中医调理技术

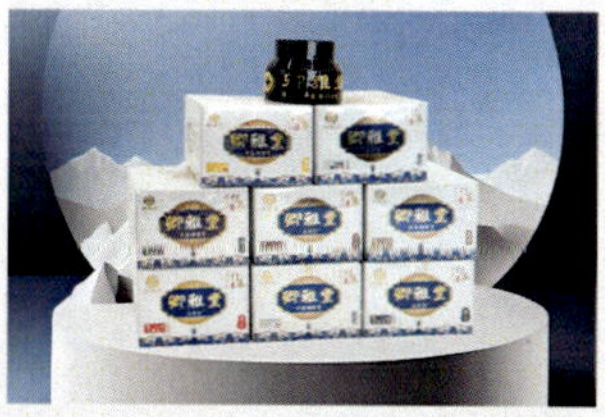

【技术原理】运用徐荣谦教授根据《内经》“天人相应”“五行生克”理论，结合《中医儿科学》《儿童体质学说》《三阳学说》对小儿的生理、病理特点及40多年临床工作经验总结，创立了臣字门五行膏摩技术。

【适应人群】0-12岁儿童。

【预防保健作用】通过摩、推、擦、揉的推拿手法，促进药效，达到疏经活络、理筋止痛、祛风散寒、发汗解表的效果，对儿童感冒、发热、咳嗽、便秘、腹泻、厌食有显著调理效果。

*已获“百项亚健康中医调理技术”认证

卿雅堂熥疗亚健康中医调理技术

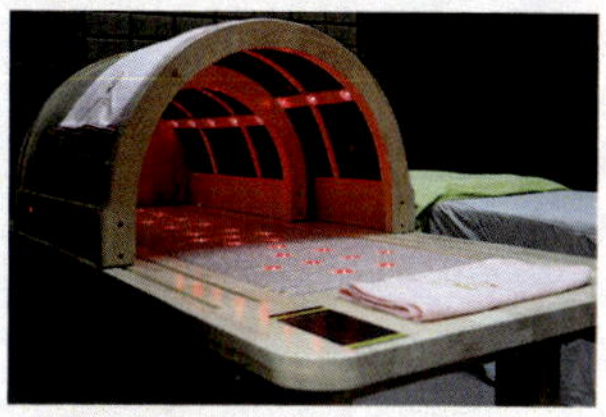

【技术原理】通过对特定部位的温灼效应及有效成分透皮吸收，使五脏六腑、四肢百骸、经脉九窍得以滋养。

【适应人群】儿童/成人。

【保健作用】因风、寒、湿、痰、淤、结，引起的人体不适状态，通过气、血、津、液在人体内正常运行，促进吸收、排泄、消退，从而达到对人体不适症状的调理和预防的目的。

*已获“百项亚健康中医调理技术”认证;2018年通过“中医治未病技术操作规范团体标准”。

卿雅堂鼻腔养护亚健康中医调理技术

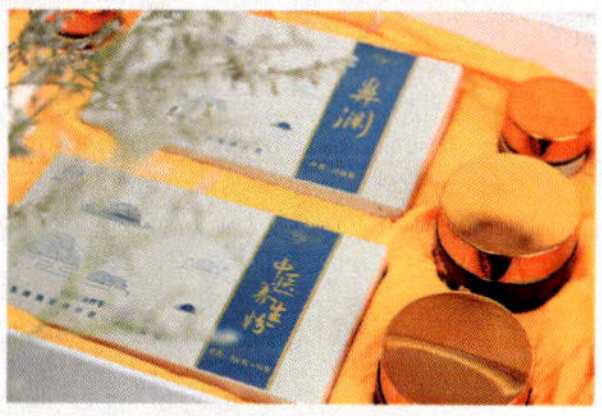

【技术原理】通过鼻腔冲洗、雾化熏蒸和面部拨筋手法，一照、一洗、一熏、一暖、一敷、一通、一拨、一喷、一抹、一贴，疏通鼻腔，从根部解决鼻子不适引起的呼吸不畅等问题。

【适应人群】成人、0-16岁儿童。

【保健作用】对于鼻子干痒、流鼻血、打喷嚏、呼吸不畅、打呼噜、憋气等问题做到“无痛有效”解决。

*已获“百项亚健康中医调理技术”认证

卿雅堂热敷亚健康中医调理技术

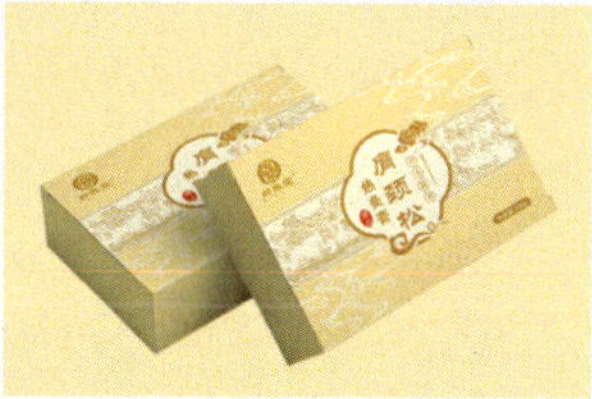

【技术原理】通过透皮热敷，经络系统的信息传递及不同植物草药之性味，由毛孔入经络，直达患处，能够缓解疼痛，让身体更轻松。

【适应人群】成人。

【保健作用】帮助人体气血通调，散热止痛，祛风除湿，对于宫寒、胃寒、关节寒、唇炎、皮炎、疱疹等有显著的调理效果。

*已获“百项亚健康中医调理技术”认证

卿雅堂健康产业集团以传承传播中医药文化为基石，以培育四有儿童为目标，以亚健康技能培训、健康咨询服务、产品生产研发为导向，以“儿童体质调养中心”加盟为链接，以构建儿童预防保健服务体系为目的，促进健康中国的发展。

理视康·幸福家

有家 有爱 有幸福

LISHIKANG·HAPPY HOME

理视康是陕西三八妇乐科技集团旗下的一家创新驱动产业公司，打造消费升级下健康生活的入口平台，为中国家庭客户提供高品质的产品和服务。30多年来，三八妇乐集团始终坚持以“健康一个女人，幸福一个家庭，兴旺一个民族”作为企业核心服务目标来发展业务。

2023年，作为三八妇乐集团战略升级的重要组成部分，理视康以“幸福一个家庭”为核心宗旨，正式将“理视康·幸福家”定位为企业战略品牌。“理视康·幸福家”综合运用前沿科技，针对现代家庭三大危机——视力危机、慢病危机、财务危机，提供一整套全方位的幸福家庭解决方案，营造最优家庭环境，全面提升生活品质，实现家庭整体的身体健康、家庭和谐、财务健康。打造幸福家庭，构建和谐社会！

未来，“理视康·幸福家”将着力深耕视力养护赛道、慢病调理赛道、生殖健康赛道，全面覆盖人们日常生活的各方各面，真正实现从家庭中每个成员的需求入手，精准把握每位成员的生活需求，打造成一个幸福生态的闭环，为中国4亿家庭提供极致的消费体验，提供更好、更优质、更具家庭幸福感的产品与服务。

企业精神 真实、正直、活力，与绽放光芒者同行。

价值观 不将就、不赚快钱、高性价比。

企业使命 因我们，世界更美好。

企业口号 理视康·幸福家 有家有爱有幸福

企业愿景 给人健康，让人向上，帮人成长。

五大基地 Five bases

理视康所在的三八妇乐集团拥有西安三八妇乐时代广场总部基地、杨凌三八妇乐健康产品生产基地、柞水三八妇乐功能食品生产基地、淳化三八妇乐七叶树种植基地、全美（加拿大）健康产品研发基地等五大基地为产品策源地。

多年来，五大基地为理视康保驾护航，生产了一系列高质量产品，经过多年的市场锤炼，在海内外市场享有非常高的知名度和美誉度。

暨南大学善百年先端食品联合研究院研制

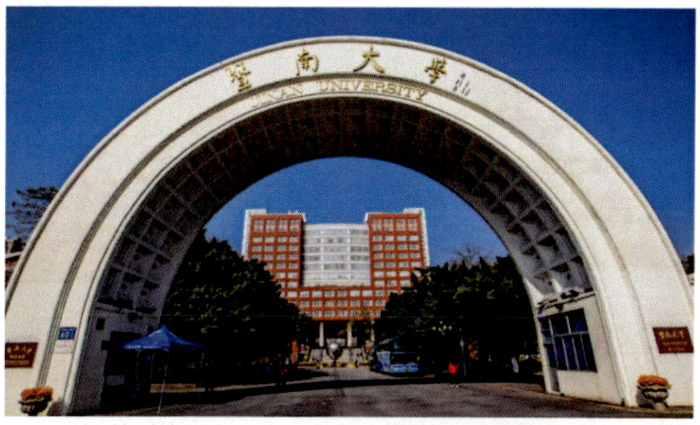

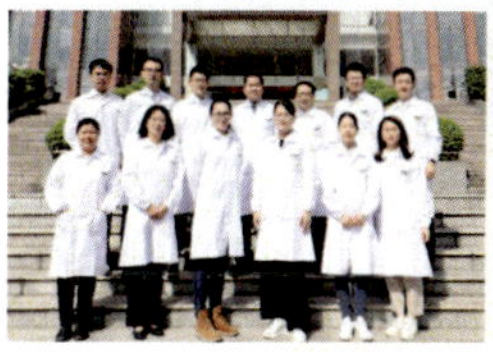

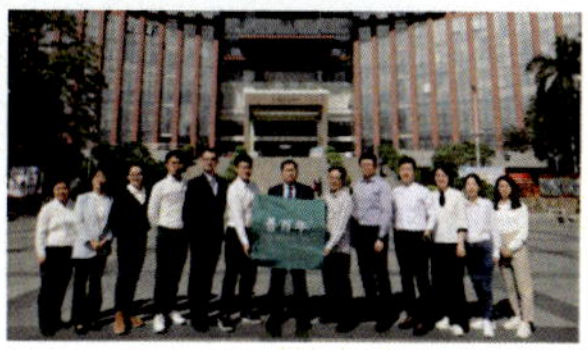

- ★ 研究院为善百年公司联合暨南大学专家团队围绕甘油二酯等先端食品的研究设立的专门科研机构
- ★ 定向为善百年公司发展提供强有力的科研技术支持
- ★ 目前专家团队在甘油二酯方面的科研实力和成果在全球处于顶尖水平

中国甘油二酯先行者 主导甘油二酯科研攻关

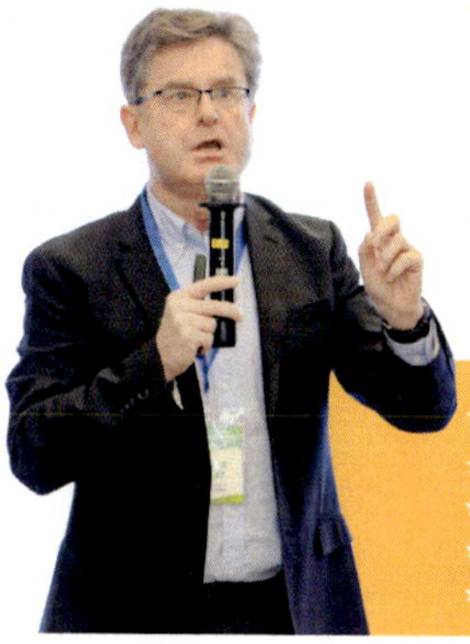

Martin Banwell 院士

- ★ 善百年先端食品联合研究院院长
- ★ 澳大利亚科学院院士
- ★ 中国政府友谊奖获得者
- ★ 澳大利亚官佐勋章获得者（2018年）
- ★ 2021年荣获中国政府友谊奖

长期与杜邦、葛兰素史克、巴斯夫、Biota等国际化学巨头合作广泛

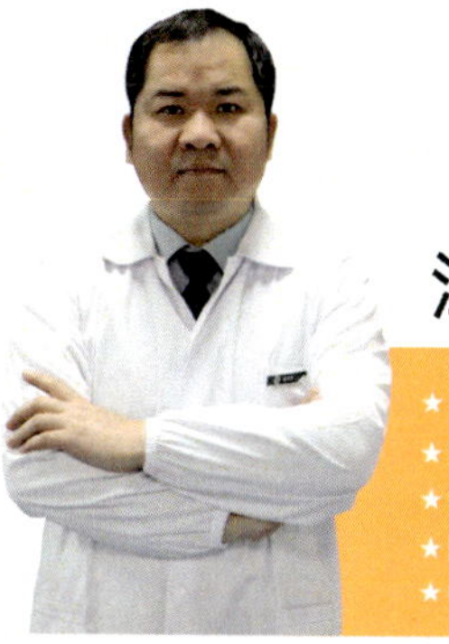

汪勇 教授

- ★ 善百年先端食品联合研究院执行院长
- ★ 暨南大学理工学院副院长
- ★ 中国粮油学会油脂分会副会长
- ★ 国家科学技术进步奖获得者
- ★ 中国首个甘油二酯专利发明人

凭借甘油二酯突破性发明专利荣获2020年度“国家科学技术进步奖”

营养代餐 健康膳食

亚维康亚麻籽甘油二酯膳食餐

心选加拿大黄金亚麻籽，品质优越，富含木酚素及Omega-3等营养物质
核心专利甘油二酯，荣获国家科学技术进步奖

中国发明专利
配方全新升级

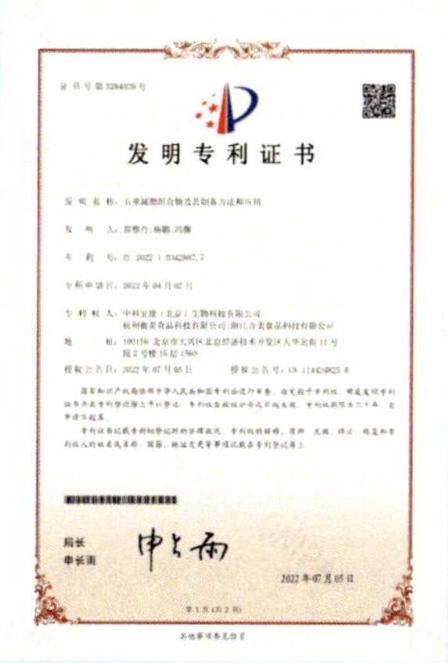
发明专利证书

组合物（五重组合）
中国发明专利

暨南大学善百年先端食品联合研究院研制

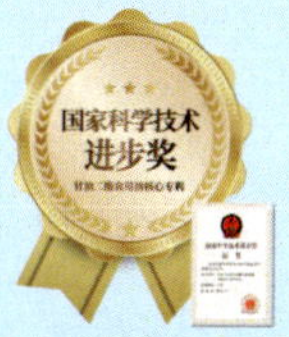

核心成分甘油二酯技术荣获国家科学技术进步奖

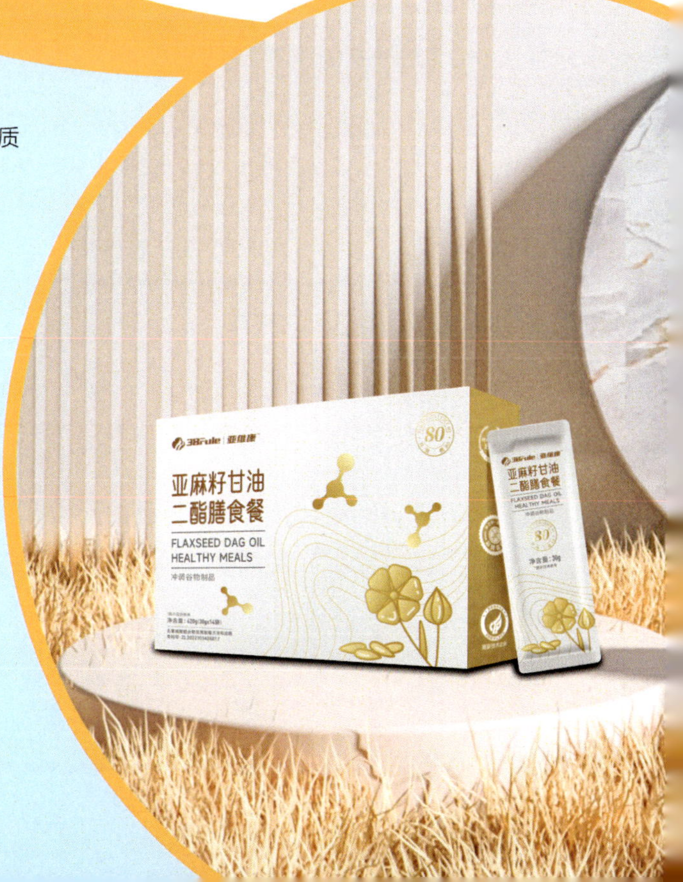

夜补理念 睡出健康

亚维康清脂晚安饮

核心专利甘油二酯技术
荣获国家科学技术进步奖

植物油脂天然珍稀成分甘油二酯
只供营养

8味汉方精选珍贵成分
营养健康

酸樱桃、酸枣仁、百合、茯苓
山药、莲子、桑葚、栀子

GABA发酵工艺国家专利证书
值得信赖

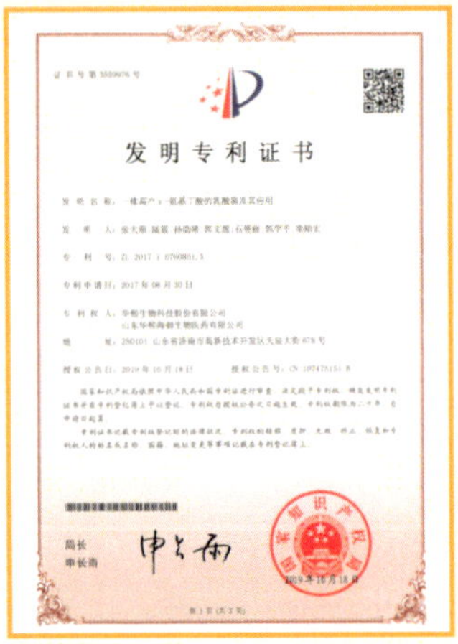

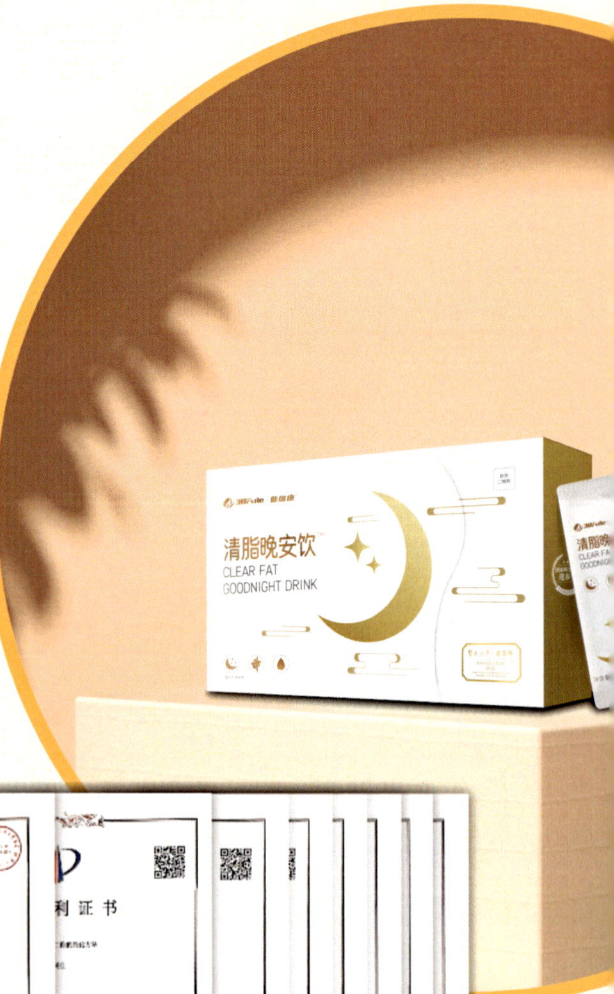

全套甘油二酯专利矩阵
品质保障

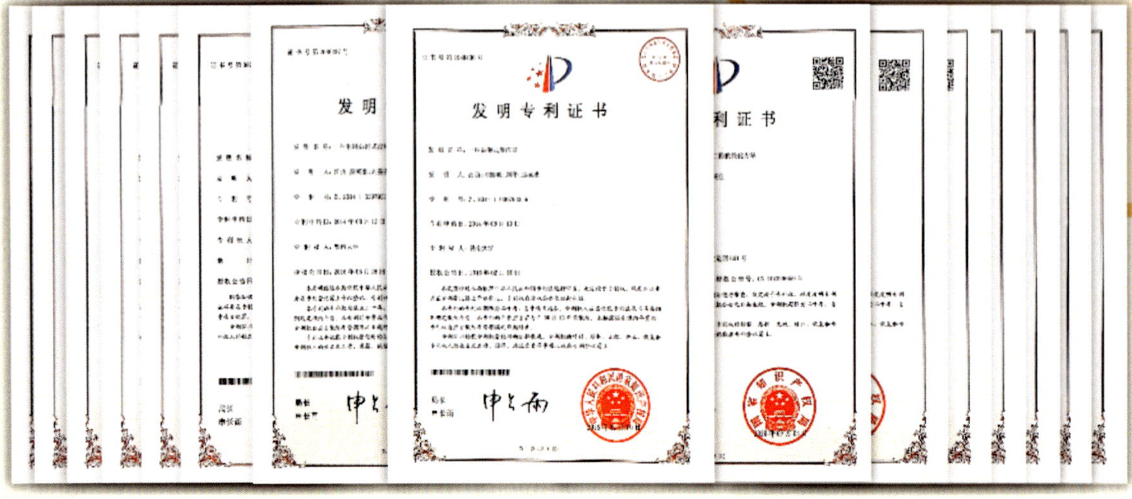

广东氢园春生物科技有限公司

邹化南生于二十世纪七十年代，他勤奋务实，现任广东氢园春生物科技有限公司董事长，广东素氢源生物科技有限公司董事长，河北省健康管理学会副秘书长兼培训中心主任，佛山市健康教育协会副会长，广东肿瘤康复学会理事，中国民族医药协会非药物疗法专业委员会理事，佛山市养生文化研究会副会长，氢园春基金会主任等职务，2019年获得由中国管理科学研究院主办并颁发的第三届品牌强国领军人物奖。

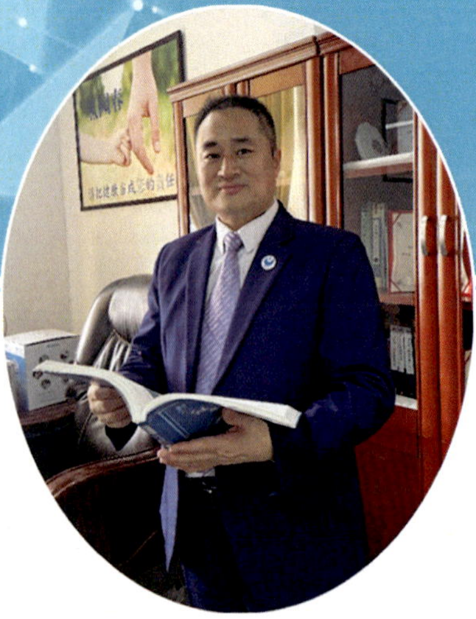

邹化南（字东润）

广东氢园春生物科技有限公司成立于2018年，坐落于广东佛山，由邹化南先生创立发起，是一家集产销研于一体的大健康实体企业，邹化南深知企业高质量可持续发展的要素是产品与人才，自公司成立伊始，他便注重产品的研发、人才招募与培养，成立氢园春 · 德和商学院，并制定多元化、高水准、全方位的人才培养机制，建立健全企业的人才成长体系，发现人才，培养人才，留住人才。

2019年他总结出水光震荡疗法，水光震荡疗法是一套绿色、自然的养生调理方法，利用生命生存四大要素:阳光、空气、水与营养的相互结合，启动人体生来自带的自愈能力。健康人体水分占比约为60%～70%左右，正常体温介于36.5～37.3℃之间，60%～70%的水分在36.5～37.3℃会产生一种光波，波长9.64微米，简称红外线波。可以理解为中医所讲的“气”，这个光波（气）在体内可以传递生命能量信息跟DNA的遗传密码子信息。光讯子启能灯拥有恒温热量，与人体恒温相吻和，当灯管恒温热量配上加湿器水雾，会产生6～12微米的红外光波，与人体9.64微米光波同频同波段，水光震荡疗法主要是通过启能灯热能和水分结合产生与人体吻合的有益光波，及富含负氧离子的小环境，适合人体细胞的良性分裂，补光2.5小时，形成真正的共振吸收，共振吸收以后才会传递生命能量信息跟DNA的遗传密码子信息，加快新陈代谢和自我修复的速度，从而启动人体自愈力，调理亚健康人群的身体状态。

广东氢园春生物科技有限公司被授予中国管理科学研究院职业教育研究所专业人才培训基地，还开设了高级健康管理师考证培训班课程，证书由中国管理科学研究院职业教育研究所专业人才技能培训中心审核颁发，颁发证书编号唯一、全国通用、官网可查。氢园春以产业聚人才，以人才强发展，培养更多热爱健康事业的技能型人才，促进就业扶持创业，构建教育链、人才链与产业链三链深度融合发展的新路径。氢园春秉承普及水光震荡疗法，愿天下无疾苦的愿景，着力打造千城万店、进千家万户，实现前店后院的康养旅居战略布局，目前氢园春旗下养生品牌门店已布局全国，氢园春致力于为广大客户提供个人、家庭的全面健康咨询管理服务，立志将健康带给更多的人，与更多有志人士共谋大健康产业的新发展，谱写非药物调理疗法新篇章。

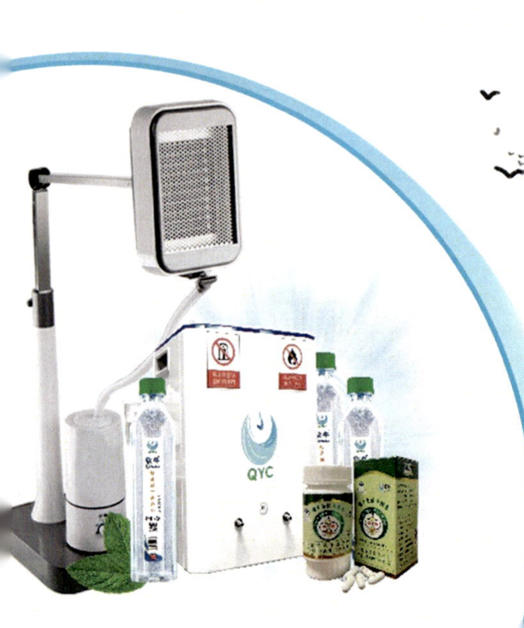

企业二维码

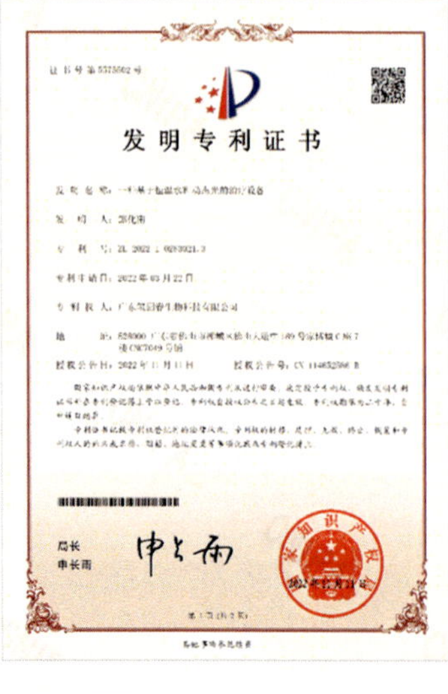
发明专利证书

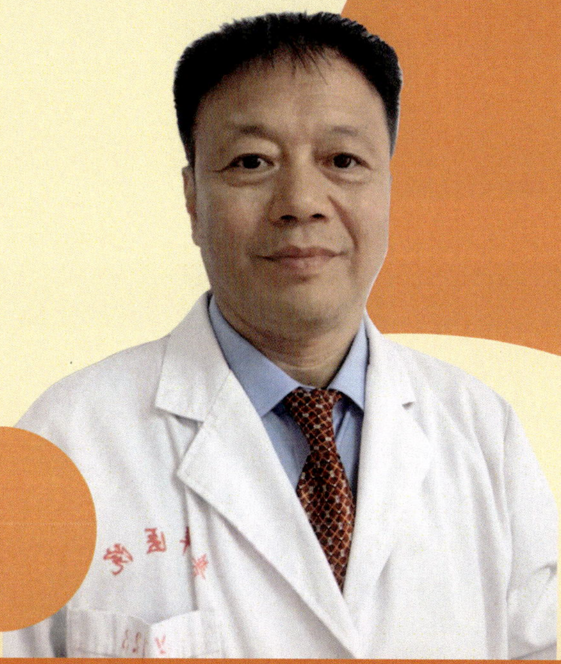

谢胜利

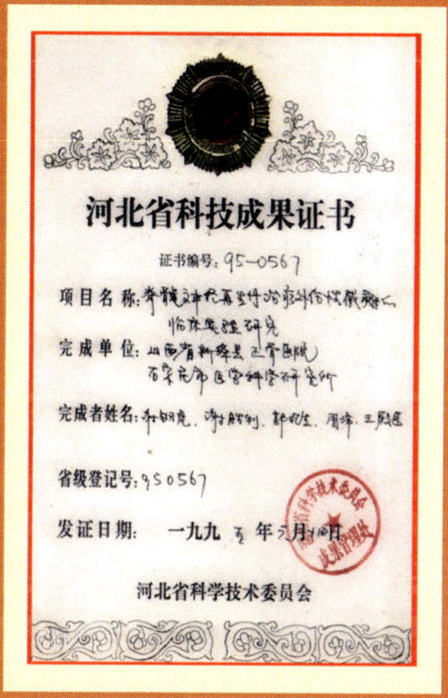

谢胜利，副主任医师，谢氏中医骨伤第五代传人、中医骨伤神经科专家、有四十余年的临床治疗经验和师带徒经验、独创神经再生疗法、经筋复位疗法、七星截穴疗法、量子靶向疗法对外伤性脑、脊髓及马尾神经损伤和周围神经损伤、缺血性脑脊髓损伤、脑脊髓炎性损伤、脑血管意外、脊椎手术导致的瘫痪、偏瘫、截瘫并肢体功能运动不全、二便失禁，肌肉萎缩，肌肉痉挛抽搐、震颤抖动、麻痹疼痛等治疗颇有疗效。对脑颈椎病和腰椎间盘突出导致的头晕、头痛，肢体麻木，酸抽冷痛等有绝对的疗效。撰写论文《脊髓神经再生丹治疗脊髓及周围神经损伤》《中西结合治疗股骨头坏死》《膝关节骨性关节病论治》等多篇论文发表并刊登于《中国骨科新技术》《中国骨伤》等国家顶级医学刊物上、并多次获国内外优秀论文金奖。

谢氏中医骨伤并根据多年临床经验独创了瘫痪，截瘫患者重新站起来的治疗方法--神经再生疗法。并根据主要内容进行总结申报国家专利：一种治疗外伤性截瘫的中药制剂及其制造方法，专利号：93107525.4。

手机(微信)：13683128523　　网址：http://www.jietan-yy.com

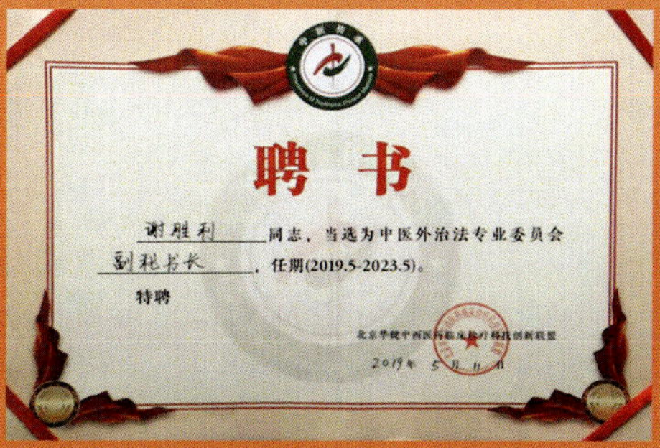

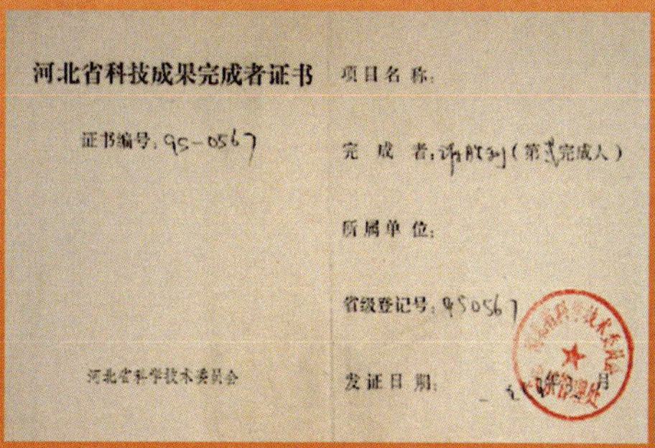

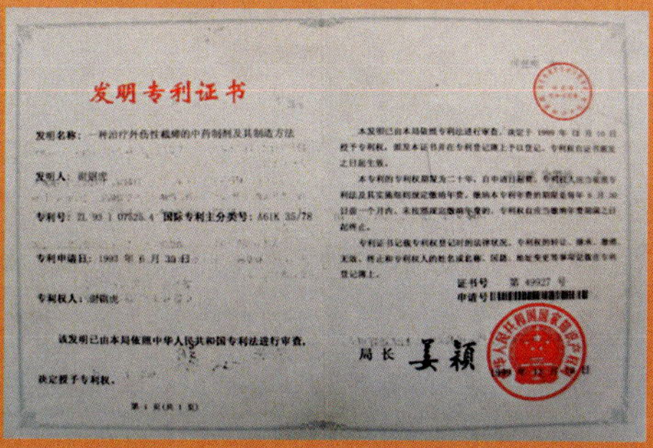

《国医年鉴》编撰委员会办公室
关于招募《国医年鉴》地方工作站的通知

各有关单位、专家：

《国医年鉴》至今已成功出版十五卷，以其发行范围广，发行量大，可读性强等优势获得了业内一致好评。《国医年鉴》以传承、传播中医药文化为主线、以服务中医药事业为己任、以政府方针政策为导向，倡导学术争鸣，关注特色技术，宣传优秀品牌，促进学术与中医药产业相对接。邀请了多位中国工程院院士、国医大师出任《国医年鉴》顾问；编委由诸多中医药领域知名教授和专家担纲。

《国医年鉴》发行主要面向的群体：第一是各级医药卫生行政管理机构、医院，广大中医药专业人士、专家、教授、学者；第二是社会健康产业单位和医疗保健服务机构等；第三是中医药文化爱好者和各界人士。

为了更好地组织编撰好2024年《国医年鉴》，编委会本着开放、开明、海纳百川的编撰态度，紧密团结全国中医界同仁，在全国范围内开展《国医年鉴》地方工作站招募、组建工作。希望各相关单位、专家予以积极配合，积极参与。

《国医年鉴》编撰委员会办公室

联系方式：北京市朝阳区幸福一村 55 号办公楼408室
联 系 人：史老师
电　　话：010-64150586/13439951630
邮　　箱：guoyinj@163.com